Pré-Hospitalar
2ª edição

Pré-Hospitalar
2ª edição

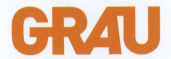

**GRUPO DE RESGATE
E ATENÇÃO
ÀS URGÊNCIAS
E EMERGÊNCIAS**

Editores

Gustavo Feriani
Jorge Michel Ribera
Maria Cecília de Toledo Damasceno
Pedro J. Rozolen Jr.
Ricardo Galesso Cardoso

Copyright © Editora Manole Ltda., 2015, por meio de contrato com os editores.

Editor gestor: Walter Luiz Coutinho
Editoras: Eliane Usui e Juliana Waku
Produção editorial: Eliane Usui
Projeto gráfico e diagramação: Anna Yue
Capa: Thereza Almeida
Ilustrações: Rodrigo Tonan (cap. 13) e Sírio José Braz Cançado

Dados Internacionais de Catalogação na Publicação (CIP)
(Câmara Brasileira do Livro, SP, Brasil)

Pré-hospitalar / GRAU (Grupo de Resgate e
   Atenção às Urgências e Emergências). --
   2. ed. -- Barueri, SP : Manole, 2015.

   Bibliografia.
   ISBN 978-85-204-4131-2

   1. Atendimento pré-hospitalar 2. Emergências
clínicas I. GRAU - Grupo de Resgate e Atenção
às Urgências e Emergências.

	DD-616.025
15-01949	NLM-WB 100

Índice para catálogo sistemático:
1. Atendimento pré-hospitalar : Treinamento :
Medicina 616.025

Todos os direitos reservados.
Nenhuma parte deste livro poderá ser reproduzida,
por qualquer processo, sem a permissão expressa dos editores.
É proibida a reprodução por xerox.

A Editora Manole é filiada à ABDR – Associação Brasileira de Direitos Reprográficos.

1ª edição – 2013
2ª edição – 2015

Editora Manole Ltda.
Av. Ceci, 672 – Tamboré
06460-120 – Barueri – SP – Brasil
Tel.: (11) 4196-6000 – Fax: (11) 4196-6021
www.manole.com.br
info@manole.com.br

Impresso no Brasil
Printed in Brazil

Foram feitos todos os esforços para se conseguir a cessão dos direitos autorais das
imagens aqui reproduzidas, bem como a citação de suas fontes. As ilustrações contidas
nesta obra foram em sua maioria realizadas pelo artista Sírio José Braz Cançado. Caso
algum autor sinta-se prejudicado, favor entrar em contato com a editora.

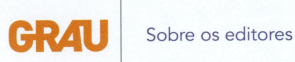

Sobre os editores

Gustavo Feriani
Médico especialista em Cirurgia Plástica. Ex-médico e ex-supervisor do Grupo de Resgate e Atenção às Urgências e Emergências (GRAU) da Secretaria de Estado da Saúde de São Paulo. Instrutor dos cursos de Advanced Trauma Life Support (ATLS), PreHospital Trauma Life Support (PHTLS) e Advanced Medical Life Support (AMLS).

Jorge Michel Ribera
Médico especialista em Cirurgia Vascular e Medicina Intensiva. Diretor Técnico do Grupo de Resgate e Atenção às Urgências e Emergências (GRAU) da Secretaria de Estado da Saúde de São Paulo. Médico do GRAU. Instrutor do PreHospital Trauma Life Support (PHTLS).

Maria Cecília de Toledo Damasceno
Médica especialista em Clínica Médica. Assessora do Secretário de Estado da Saúde de São Paulo. Médica assistente da Disciplina de Emergências Clínicas da Faculdade de Medicina da Universidade de São Paulo (FMUSP). Professora adjunta da Disciplina de Clínica Médica da Faculdade de Medicina do ABC. Instrutora dos cursos de Advanced Cardiology Life Support (ACLS), Advanced Trauma Life Support (ATLS), PreHospital Trauma Life Support (PHTLS) e Advanced Medical Life Support (AMLS). Doutora em Ciências da Saúde pela FMUSP.

Pedro J. Rozolen Jr.
Médico especialista em Urologia. Ex-diretor técnico do Grupo de Resgate e Atenção às Urgências e Emergências (GRAU) da Secretaria de Estado da Saúde de São Paulo. Membro da Comissão Médica da Confederação Brasileira de Automobilismo. Diretor Médico Adjunto do GP Brasil de Fórmula 1.

Ricardo Galesso Cardoso
Médico especialista em Cirurgia Geral e do Aparelho Digestivo. Gerente de treinamento do Grupo de Resgate e Atenção às Urgências e Emergências (GRAU) da Secretaria de Estado da Saúde de São Paulo. Médico do GRAU. Médico do 4º Esquadrão de Transporte Aéreo da Força Aérea Brasileira. Mestre em Ciências pela Universidade de Campinas (UNICAMP).

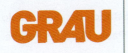 Sobre os autores

Abouch Valenty Krymchantowsky
Médico especialista em Neurologia. Mestre e Doutor em Neurologia pela Universidade Federal Fluminense. Piloto e Oficial Médico da Polícia Militar do Estado do Rio de Janeiro (PMERJ). Criador e Primeiro Comandante do Grupamento Especial de Salvamento e Ações de Resgate (GESAR) da PMERJ e Coordenador Técnico do Projeto de Ações Aeromédicas da PMERJ.

Adriano Rogério Navarro Dias
Médico especialista em Cirurgia Geral e do Aparelho Digestivo. Médico do Grupo de Resgate e Atenção às Urgências e Emergências (GRAU) da Secretaria de Estado da Saúde de São Paulo. Doutor em Ciências pela Universidade Federal de São Paulo (UNIFESP).

Agnaldo Píspico
Médico especialista em Cardiologia e Medicina Intensiva. Diretor do Centro de Treinamento de Emergências da Sociedade de Cardiologia do Estado de São Paulo (SOCESP). Médico do Grupo de Resgate e Atenção às Urgências e Emergências (GRAU) da Secretaria de Estado da Saúde de São Paulo. Instrutor do Advanced Cardiology Life Support (ACLS).

Alexandre Gonçalo Pereira Reche
Capitão do Corpo de Bombeiros da Polícia Militar do Estado de São Paulo (CBPMESP). Chefe da Seção de Operações do Comando de Bombeiros Metropolitano. Instrutor da Escola Superior de Bombeiros – Coronel PM Paulo Marques Pereira. Graduado em Engenharia Civil.

VII

Allan Muniz de Andrade

Capitão PM do Corpo de Bombeiros da Polícia Militar do Estado de São Paulo (CBPMESP). Instrutor da Escola Superior de Bombeiros – Coronel PM Paulo Marques Pereira. Bacharel em Direito.

Amaro Nunes Duarte Neto

Medico especialista em Moléstias Infeciosas e Patologia Clínica. Médico assistente da Disciplina de Emergências Clínicas e do Departamento de Anatomia Patológica da Faculdade de Medicina da Universidade de São Paulo (FMUSP). Doutor em Medicina pela FMUSP.

Andrei Fernandes Joaquim

Médico especialista em Neurocirurgia. Médico assistente da Disciplina de Neurocirurgia da Universidade de Campinas (UNICAMP). Doutor em Neurociências pela UNICAMP.

Antônio Carlos Turiani Martini

Médico especialista em Cirurgia Geral. Professor assistente da Disciplina de Cirurgia Geral e Propedêutica Cirúrgica do Departamento de Cirurgia Geral da Faculdade de Medicina da Universidade de São Paulo (FMUSP).

Antonio Carlos Marttos Jr.

Médico especialista em Cirurgia Geral e do Trauma. Associate Professor of Surgery. Director of Global e-Health/Trauma Telemedicine, William Lehman Injury Research Center – Division of Trauma & Surgical Critical Care – Dewitt Daughtry Department of Surgery – University of Miami, Leonard M. Miller School of Medicine.

Antonio Toshimitsu Onimaru

Médico especialista em Medicina Preventiva e Social com atuação em Emergência. Médico do Grupo de Resgate e Atenção às Urgências e Emergências (GRAU) da Secretaria de Estado da Saúde de São Paulo. Especialização em Gerenciamento e Atuação em Emergências Médicas pela Universidade de Grenoble (França). Consultor Técnico da Coordenação Geral de Urgência e Emergência do Ministério da Saúde e do Curso de Regulação Médica do Ministério da Saúde pelo Hospital Alemão Oswaldo Cruz. Coordenador geral e médico do SAMU Regional de Embu das Artes. Instrutor do PreHospital Trauma Life Support (PHTLS).

Augusto Uchida

Médico especialista em Cardiologia. Médico assistente do Serviço de Eletrocardiologia do Instituto do Coração do Hospital das Clínicas da Faculdade de Medicina da Universidade de São Paulo (InCor – HCFMUSP). Doutor em Cardiologia pela FMUSP.

Carlos Alberto Guglielmi Eid

Médico especialista em Medicina de Tráfego, Medicina do Trabalho, Clínica Médica e Dermatologia. Chefe do Departamento de Atendimento Pré-Hospitalar da Associação Brasileira de Medicina de Tráfego (ABRAMET).

Carlos Eduardo Smicelato

Tenente coronel do Corpo de Bombeiros da Polícia Militar do Estado de São Paulo (CBPMESP). Diretor de Salvamento Marítimo da Sociedade Brasileira de Salvamento Aquático. Instrutor do curso de guarda-vidas do CBPMESP. Presidente da Coordenadoria de Salvamento Aquático do CBPMESP. Graduado em Educação Física. Mestre e Doutor em Ciências Policiais de Segurança e Ordem Pública pelo Centro de Altos Estudos de Segurança da PMESP.

Carlos Roberto Rodrigues

Major do Corpo de Bombeiros da Polícia Militar do Estado de São Paulo (CBPMESP). Instrutor da Escola Superior de Bombeiros – Coronel PM Paulo Marques Pereira. Graduado em Engenharia Civil e Direito. Mestre em Ciências Policiais de Segurança e Ordem Pública pelo Centro de Altos Estudos de Segurança da PMESP.

Carmen Lúcia Pereira

Médica especialista em Anestesiologia e Dor. Médica do Serviço de Anestesiologia e Dor da Irmandade da Santa Casa de Misericórdia de São Paulo. Ex-médica do Grupo de Resgate e Atenção às Urgências e Emergências (GRAU) da Secretaria de Estado da Saúde de São Paulo. Instrutora do curso PreHospital Trauma Life Support (PHTLS).

César Biselli Ferreira

Médico especialista em Medicina Intensiva. Médico assistente da Unidade de Terapia Intensiva de Emergências Clínicas do Hospital das Clínicas da Faculdade de Medicina da Universidade de São Paulo (HCFMUSP). Médico plantonista da Unidade de Terapia Intensiva do Hospital Sírio-Libanês.

Cesar Angelo Galletti

Tenente coronel médico da Polícia Militar do Estado de São Paulo (PMESP). Médico especialista em Cirurgia Geral. Especialista em Medicina de Urgência pelo SAMU Paris. Médico de bordo pela Air Medical Physician Association (AMPA). Mestre e Doutor em Ciências Policiais de Segurança e Ordem Pública pelo Centro de Altos Estudos de Segurança da PMESP.

Cesar Vanderlei Carmona

Médico especialista em Cirurgia Geral e Medicina Intensiva. Instrutor do Advanced Trauma Life Support (ATLS) e do Advanced Cardiology Life Support (ACLS). Coordenador da Unidade de Terapia Intensiva do Trauma do Hospital de Clínicas da Faculdade de Ciências Médicas da UNICAMP (HC-UNICAMP). Diretor científico da Helpmovel® – Atendimento Médico Pré--Hospitalar.

Claus Robert Zeefried

Médico especialista em Ortopedia e Traumatologia e Medicina do Esporte. Colaborador do Departamento de Ortopedia e Traumatologia da Universidade Federal de São Paulo (UNIFESP). Instrutor do curso de Atendimento Pré-Hospitalar em Suporte Básico e Avançado à Vida do SAMU. Assistente médico da Central de Operações do SAMU 192 da cidade de São Paulo e coordenador da Comissão de Revisão de Prontuários do SAMU.

David Szpilman

Médico especialista em Clínica Médica. Chefe da Unidade de Terapia Intensiva do Hospital Municipal Miguel Couto. Médico da reserva do Corpo de Bombeiros do Estado do Rio de Janeiro, Grupamento de Socorro de Emergência. Membro do Conselho Médico da Federação Internacional de Salvamento Aquático. Sócio-fundador, ex-Presidente e atual Diretor da Sociedade Brasileira de Salvamento Aquático (SOBRASA). Membro da Câmara Técnica de Medicina Desportiva do Conselho Regional de Medicina do Estado do Rio de Janeiro (CREMERJ).

Débora Luciana Melzer-Ribeiro

Médica especialista em Psiquiatria. Médica assistente do Serviço de Emergências Psiquiátricas do Pronto-Socorro do Hospital das Clínicas da Faculdade de Medicina da Universidade de São Paulo (HCFMUSP).

Denise Estefan Ventura

Médica especialista em Cirurgia Pediátrica. Médica do Grupo de Resgate e Atenção às Urgências e Emergências (GRAU) da Secretaria de Estado da Saúde de São Paulo. Mestre em Cirurgia Infantil pela Universidade Federal de São Paulo (UNIFESP).

Diógenes Martins Munhoz

Capitão do Corpo de Bombeiros da Polícia Militar do Estado de São Paulo (CBPMESP). Instrutor da Escola Superior de Bombeiros – Coronel PM Paulo Marques Pereira. Graduado em Engenharia Civil e Direito.

Eduardo Biondi

Médico especialista em Cirurgia Geral e Cirurgia Vascular. Cirurgião vascular do Hospital Municipal Dr. Mario Gatti. Assistente da Cirurgia Vascular do Complexo Hospitalar do Mandaqui. Médico do Grupo de Resgate e Atenção às Urgências e Emergências (GRAU) da Secretaria de Estado da Saúde de São Paulo.

Eduardo Martins Zincone

Médico especialista em Clínica Médica. Médico assistente da Disciplina de Emergências Clínicas da Faculdade de Medicina da Universidade de São Paulo (FMUSP).

Eduardo Nogueira Garrigós Vinhaes

Médico especialista em Cirurgia Torácica. Doutor em Medicina pela Faculdade de Medicina da Universidade de São Paulo (FMUSP). Diving Medical Technician – Duke University/DAN. Coordenador da Pós-Graduação em Medicina Hiperbárica da Universidade do Estado de Mato Grosso (UNEMAT).

Eduardo Vieira da Motta

Médico especialista em Ginecologia e Obstetrícia. Médico ginecologista obstetra do Hospital Albert Einstein. Doutor em Obstetrícia e Ginecologia pela Faculdade de Medicina da Universidade de São Paulo (FMUSP).

Elaine Cristina de Melo Camargo

Médica especialista em Medicina Legal. Médica do Grupo de Resgate e Atenção às Urgências e Emergências (GRAU) da Secretaria de Estado da Saúde de São Paulo. Médica legista da Polícia Técnico-Científica do Estado de São Paulo. Instrutora do Advanced Trauma Life Support (ATLS).

Estêvão Bassi

Médico especialista em Medicina Intensiva. Médico assistente diarista da Unidade de Terapia Intensiva de Emergências Cirúrgicas do Hospital das Clínicas da Faculdade de Medicina da Universidade de São Paulo (HCFMUSP). Médico diarista da Unidade de Terapia Intensiva do Hospital Alemão Oswaldo Cruz.

Fabiana Maria Ajjar

Capitão Médico da Polícia Militar do Estado de São Paulo (PMESP). Médica especialista em Medicina Intensiva. Chefe da Unidade Integrada de Saúde do Grupamento de Radiopatrulha Aérea João Negrão (GRPAe) da PMESP. Médica intensivista da CTI Oeste e Neurocirúrgica do Hospital Samaritano de São Paulo.

Fábio de Almeida Gomes
Médico especialista em Urologia. Coronel Médico da Polícia Militar do Estado da Paraíba. Instrutor dos Programas Advanced Trauma Life Support (ATLS), PreHospital Trauma Life Support (PHTLS) e TCCC (Trauma Combat Casualty Care).

Fernanda Martini Kuchkarian
Gerente de Apoio à Pesquisa. William Lehman Injury Research Center – Ryder Trauma Center – Jackson Memorial Hospital, Divisão de Trauma e Cuidados Intensivos – Departamento de Cirurgia, Universidade de Miami Miller Escola de Medicina.

Fernando da Costa Ferreira Novo
Médico especialista em Cirurgia Geral. Médico assistente da Disciplina de Cirurgia Geral da Faculdade de Medicina da Universidade de São Paulo (FMUSP). Doutor em Clínica Cirúrgica pela FMUSP. Instrutor de Advanced Trauma Life Support (ATLS) e PreHospital Trauma Life Support (PHTLS).

Fernando dos Santos Paulo
Médico especialista em Anestesiologia. Médico assistente do Serviço de Anestesiologia e Dor da Irmandade da Santa Casa de Misericórdia de São Paulo. Médico do Grupo de Resgate e Atenção às Urgências e Emergências (GRAU) da Secretaria de Estado da Saúde de São Paulo. Instrutor do curso PreHospital Trauma Life Support (PHTLS).

Gisele Rossi Carneiro
Enfermeira especialista em Gestão Hospitalar pela Fundação Getulio Vargas (FGV). Enfermeira do Grupo de Resgate e Atenção às Urgências e Emergências (GRAU) da Secretaria de Estado da Saúde de São Paulo.

Giselle Marques de Rezende Dias Leite
Enfermeira especialista em Sistemas de Gestão da Qualidade pela Escola de Extensão da Universidade Estadual de Campinas (UNICAMP). Enfermeira do Grupo de Resgate e Atenção às Urgências e Emergências (GRAU) da Secretaria de Estado da Saúde de São Paulo. Enfermeira do Centro de Controle de Intoxicações do Município de São Paulo. Instrutora do Advanced Trauma Care for Nurses (ATCN).

Gustavo Buzzoni
Médico especialista em Cirurgia Geral e do Aparelho Digestivo. Capitão Médico da Marinha do Brasil.

Sobre os autores **XIII**

Hassan Ahmed Yassine Neto

Médico especialista em Cirurgia Torácica. Médico do Grupo de Resgate e Atenção às Urgências e Emergências (GRAU) da Secretaria de Estado da Saúde de São Paulo.

Homero de Giorge Cerqueira

Tenente coronel da Polícia Militar do Estado de São Paulo (PMESP). Subdiretor da Coordenadoria Estadual de Defesa Civil. Graduado em Educação. Mestre e Doutor em Ciências Policiais de Segurança e Ordem Pública pelo Centro de Altos Estudos de Segurança da PMESP.

Jefferson de Mello

Major do Corpo de Bombeiros da Polícia Militar do Estado de São Paulo (CBPMESP). Subcomandante do 4° Grupamento de Bombeiros. Instrutor da Escola Superior de Bombeiros – Coronel PM Paulo Marques Pereira. Graduado em Engenharia Civil, Educação Física e Fisioterapia. Mestre e Doutorando em Ciências Policiais de Segurança e Ordem Pública pelo Centro de Altos Estudos de Segurança da PMESP.

Johnny Mascarenhas de Queirós

Especialista em Gerenciamento de Crises. Ex-operacional Tático do Grupo de Ações Táticas Especiais (GATE) da Polícia Militar do Estado de São Paulo (PMESP) e Coordenador da Equipe de Negociação de Reféns do GATE.

José Alexander de Albuquerque Freixo

Major da Polícia Militar do Estado de São Paulo (PMESP). Piloto do Grupamento de Radiopatrulha Aérea João Negrão (GRPAe) da PMESP. Graduado em Administração. Pós-graduado em Segurança de Aviação e Aeronavegabilidade Continuada pelo Instituto Tecnológico de Aeronáutica (ITA). Mestre em Ciências Policiais de Segurança e Ordem Pública pelo Centro de Altos Estudos de Segurança da PMESP.

José Roberto Rodrigues de Oliveira

Coronel da Polícia Militar do Estado de São Paulo (PMESP), Secretário-Chefe da Casa Militar e Coordenador Estadual de Defesa Civil. Bacharel em Direito. Pós-graduado em Administração. Mestre e Doutor em Ciências Policiais de Segurança e Ordem Pública pelo Centro de Altos Estudos de Segurança da PMESP.

Karen Rose Sahade Mondin

Enfermeira especialista em Pronto-Socorro pelo Hospital das Clínicas da Faculdade de Medicina da Universidade de São Paulo (HCFMUSP). Enfermeira do Grupo de Resgate e Atenção às Urgências e Emergências (GRAU) da Secretaria de Estado da Saúde de São Paulo.

Lídia Miwako Kimura Feriani

Enfermeira especialista em Urgência e Emergência pela Universidade Federal de São Paulo (UNIFESP). Enfermeira do Grupo de Resgate e Atenção às Urgências e Emergências (GRAU) da Secretaria de Estado da Saúde de São Paulo. Enfermeira da Vigilância Epidemiológica do Município de São Paulo. Instrutora do Basic Life Support (BLS), PreHospital Trauma Life Support (PHTLS), Advanced Trauma Care for Nurses (ATCN) e Trauma Life Support for Nurses (TLSN).

Livia Barudi Damasceno

Enfermeira especialista em Pré-Hospitalar e Gestão de Qualidade em Saúde. Enfermeira do Grupo de Resgate e Atenção às Urgências e Emergências (GRAU) da Secretaria de Estado da Saúde de São Paulo.

Luciano Luiz de Souza

Major do Corpo de Bombeiros da Polícia Militar do Estado de São Paulo (CBPMESP). Chefe da Seção de Operações do CBPMESP. Curso de Especialização de Oficiais Bombeiros pelo CBPMESP. Curso de Incident Command System pela United States Coast Guard. Mestre e Doutorando em Ciências Policiais de Segurança e Ordem Pública pelo Centro de Altos Estudos de Segurança da PMESP.

Luiz Guilherme Villares da Costa

Médico especialista em Anestesiologia e Medicina Intensiva. Doutorando da Disciplina de Anestesiologia do Hospital das Clínicas da Faculdade de Medicina da Universidade de São Paulo (HCFMUSP). Pós-graduado em Neurointensivismo pelo Hospital Sírio-Libanês.

Marcelo Vieira dos Santos

Capitão da Polícia Militar do Estado de São Paulo (PMESP). Bacharel em Direito. Mestre em Ciências Policiais de Segurança e Ordem Pública pelo Centro de Altos Estudos de Segurança da PMESP.

Marcos de Paula Barreto

Major da Polícia Militar do Estado de São Paulo (PMESP). Subdiretor interino da Coordenadoria Estadual de Defesa Civil. Bacharel em Direito. Instrutor da Escola Superior de Bombeiros – Coronel PM Paulo Marques Pereira. Instrutor da Academia de Polícia Militar do Barro Branco e do Centro de Altos Estudos de Segurança da PMESP. Mestre em Ciências Policiais de Segurança e Ordem Pública pelo Centro de Altos Estudos de Segurança da PMESP.

Marino Pellegrino Guerriero

Médico especialista em Neurocirurgia e em Clínica Médica. Ex-gerente do Amil Resgate Saúde e ex-chefe médico da Aeromil Taxi Aéreo. Gerente médico do Hospital Paulistano.

Mario Fuhrmann Neto

Médico especialista em Cirurgia Pediátrica. Médico assistente do Pronto-Socorro do Hospital Santa Marcelina. Médico do Grupo de Resgate e Atenção às Urgências e Emergências (GRAU) da Secretaria de Estado da Saúde de São Paulo. Professor das Disciplinas de Atendimento Pré-Hospitalar e Técnica Cirúrgica da Faculdade Santa Marcelina (FASM). Instrutor do Pre Hospital Trauma Life Support (PHTLS).

Maurício Miname

Médico assistente da Disciplina de Anestesiologia da Faculdade de Medicina da Universidade de São Paulo (HCFMUSP). Médico anestesiologista do InRAD (Instituto de Radiologia do HCFMUSP). Médico anestesiologista do Hospital Israelita Albert Einstein. Médico do Grupo de Resgate e Atendimento à Urgências (GRAU) da Secretaria de Estado da Saúde de São Paulo. Médico instrutor do Centro de Treinamento em Vias Aéreas (CTVA).

Milton Mizumoto

Médico especialista em Ortopedia e Traumatologia, em Medicina do Esporte e em Nutrologia. Diretor Médico da Corpore Brasil.

Otávio Lima de Holanda

Médico especialista em Cirurgia Geral. Médico do Grupo de Resgate e Atenção às Urgências e Emergências (GRAU) da Secretaria de Estado da Saúde de São Paulo.

Paulo de Tarso Monteiro Abrahão

Médico especialista em Pediatria.

Pedro Henrique Ferreira Alves

Médico especialista em Cirurgia Geral. Ex-médico do Grupo de Resgate e Atenção às Urgências e Emergências (GRAU) da Secretaria de Estado da Saúde de São Paulo. Médico assistente da Disciplina de Cirurgia Geral do Hospital das Clínicas da Faculdade de Medicina da Universidade de São Paulo (HCFMUSP).

Regina Clemente Martins Mendes

Médica especialista em Cirurgia Geral e do Aparelho Digestivo. Supervisora médica do Grupo de Resgate e Atenção às Urgências e Emergências (GRAU) da Secretaria de Estado da Saúde de São Paulo. Médica do GRAU. Médica plantonista de Cirurgia Geral na UPA Perdizes – Hospital Israelita Albert Einstein (HIAE). Instrutora do Advanced Trauma Life Support (ATLS) e do PreHospital Trauma Life Support (PHTLS).

Ricardo Vanzetto

Médico especialista em Pediatria e Medicina Intensiva Pediátrica. Diretor operacional do Grupo de Resgate e Atenção às Urgências e Emergências (GRAU) da Secretaria de Estado da Saúde de São Paulo. Médico do GRAU. Médico da Concessionária CCR-Rodoanel.

Roberto Stefanelli

Médico especialista em Cirurgia Plástica. Coordenador do Resgate de 1996 a 1999. Professor convidado do Departamento de Emergência da Santa Casa de São Paulo. Médico do Grupo de Resgate e Atenção às Urgências e Emergências (GRAU) da Secretaria de Estado da Saúde de São Paulo. Instrutor de PreHospital Trauma Life Support (PHTLS) e Advanced Trauma Life Support (ATLS).

Rodrigo de Barros Camargo

Médico especialista em Cirurgia Geral e do Trauma pelo Hospital das Clinicas da Faculdade de Medicina da Universidade de São Paulo (HCFMUSP). Médico do Grupo de Resgate e Atenção às Urgências e Emergências (GRAU) da Secretaria de Estado da Saúde de São Paulo. Médico assistente do Serviço de Cirurgia Geral do Complexo Hospitalar do Mandaqui da Secretaria de Estado da Saúde de São Paulo. Instrutor do curso Advanced Trauma Life Support (ATLS).

Rodrigo de Moraes

Médico especialista em Anestesiologia. Membro da Sociedade de Anestesiologia do Estado de São Paulo e da Sociedade Brasileira de Anestesiologia. Anestesiologista do Hospital Santa Rosa em Cuiabá/MT.

Rodrigo Thadeu de Araújo

Capitão do Corpo de Bombeiros do Estado de São Paulo. Graduado em Educação Física. Mestre em Ciências Médicas pela Faculdade de Medicina de Ribeirão Preto da Universidade de São Paulo (FMRP-USP). Instrutor da Escola Superior de Bombeiros – Coronel PM Paulo Marques Pereira.

Silene Celerino da Fonseca
Enfermeira especialista em Emergências pela Universidade Federal de São Paulo (UNIFESP). Enfermeira do Grupo de Resgate e Atenção às Urgências e Emergências (GRAU) da Secretaria de Estado da Saúde de São Paulo. Instrutora do PreHospital Trauma Life Support (PHTLS), Advanced Medical Life Support (AMLS) e Basic Life Support (BLS).

Tales Rubens de Nadai
Médico especialista em Cirurgia Torácica. Doutor em Cirurgia pela Faculdade de Medicina de Ribeirão Preto da Universidade de São Paulo (FMRP-USP). Diretor Geral do Hospital Estadual Américo Brasiliense.

Tessie Maria Kreniski
Médica especialista em Cirurgia Plástica.

Vênus Bezerra Suassuna
Médica da Concessionária RENOVIAS.

Vidal Haddad Junior
Médico especialista em Dermatologia. Professor Livre-Docente do Departamento de Dermatologia da Faculdade de Medicina de Botucatu da Universidade Estadual Paulista (UNESP).

Walmir Magalhães Sales
Capitão do Corpo de Bombeiros da Polícia Militar do Estado de São Paulo (CBPMESP). Mestre em Ciências Policiais de Segurança e Ordem Pública pelo Centro de Altos Estudos de Segurança da PMESP. Instrutor do curso de guarda-vidas do CBPMESP.

Wilson de Oliveira Leite
Coronel da Reserva do Corpo de Bombeiros da Polícia Militar do Estado de São Paulo (CBPMESP). Bacharel em Direito pela Faculdade de Direito da Universidade de São Paulo. Pós-graduado em Gestão de Segurança Pública pela Pontifícia Universidade Católica (PUC). Técnico em Emergências Médicas e Instrutor de Resgate e Emergências Médicas pela Escola Superior de Bombeiros – Coronel PM Paulo Marques Pereira. Instrutor de Atendimento Pré--Hospitalar da Força Nacional de Segurança.

Yuan-Pang Wang
Médico especialista em Psiquiatria. Médico assistente do Serviço de Interconsulta Psiquiátrica do Instituto de Psiquiatria do Hospital das Clínicas da Faculdade de Medicina da Universidade de São Paulo (HCFMUSP). Doutor em Ciências pela FMUSP.

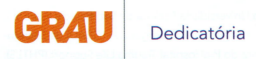# Dedicatória

> *O rio atinge seus objetivos, porque aprendeu a contornar os obstáculos.*
>
> *Meça sempre aquilo que foi feito com aquilo que poderia ser feito.*
> Lao Tsé

Ao idealista e incansável profissional do pré-hospitalar.

GRAU | Sumário

Apresentação da segunda edição XXV

Apresentação da primeira edição XXVI

Prefácio à segunda edição XXVII

Prefácio da primeira edição. XXIX

Agradecimentos XXXI

Seção 1   Histórico 1

1 Atendimento pré-hospitalar no Brasil e no mundo: histórico 3
Antônio Carlos Turiani Martini, Pedro J. Rozolen Jr.

Seção 2   Fundamentos em atendimento pré-hospitalar 13

2 Legislação e aspectos éticos 15
Carlos Alberto Guglielmi Eid, Maria Cecília de Toledo Damasceno

3 Aspectos médico-legais. 27
Elaine Cristina de Melo Camargo, Rodrigo de Barros Camargo

4 Regulação, comunicação e telemedicina 34
Antonio Carlos Marttos Jr., Antonio Toshimitsu Onimaru, Fernanda Martini Kuchkarian,
Paulo de Tarso Monteiro Abrahão, Ricardo Galesso Cardoso,
Vênus Bezerra Suassuna

5 Segurança em operações terrestres e aeromédicas 48
José Alexander de Albuquerque Freixo, Wilson de Oliveira Leite

6 Biomecânica do trauma. 70
Adriano Rogério Navarro Dias, Fernando da Costa Ferreira Novo

7 Transporte de pacientes 81
Cesar Angelo Galletti, Fabiana Maria Ajjar, Jorge Michel Ribera

XX   Pré-hospitalar

8   Ressuscitação cardiopulmonar: Suporte Básico e Avançado de Vida   104
Agnaldo Píspico, Lídia Miwako Kimura Feriani, Ricardo Vanzetto,
Silene Celerino da Fonseca

9   Insuficiência respiratória.   139
César Biselli Ferreira, Maria Cecília de Toledo Damasceno

10 Controle das vias aéreas e ventilação   146
Maurício Miname, Rodrigo de Moraes

11 Analgesia e sedação.   163
Carmen Lúcia Pereira

12 Choque   178
Eduardo Biondi, Ricardo Galesso Cardoso

13 Interpretação rápida do ECG   188
Augusto Uchida

14 Propedêutica armada   205
Luiz Guilherme Villares da Costa, Maria Cecília de Toledo Damasceno

15 Imobilizações.   215
Elaine Cristina de Melo Camargo, Rodrigo de Barros Camargo

16 Enfermagem no atendimento pré-hospitalar   230
Giselle Marques de Rezende Dias Leite, Gisele Rossi Carneiro, Livia Barudi Damasceno

17 Desinfecção e limpeza.   245
Gisele Rossi Carneiro, Karen Rose Sahade Mondin

Seção 3   **Trauma e emergências cirúrgicas** **255**

18 Abordagem inicial do paciente politraumatizado   257
Otávio Lima de Holanda

19 Traumatismo cranioencefálico   264
Luiz Guilherme Villares da Costa

20 Trauma raquimedular   273
Andrei Fernandes Joaquim, Marino Pellegrino Guerriero

21 Traumatismo de face.   280
Gustavo Feriani, Tessie Maria Kreniski

22 Trauma cervical.   292
Hassan Ahmed Yassine Neto

23 Trauma torácico   297
Hassan Ahmed Yassine Neto

24 Trauma cardíaco   306
Tales Rubens de Nadai

25 Trauma de abdome   315
Pedro Henrique Ferreira Alves, Ricardo Galesso Cardoso

26 Trauma pélvico   323
Gustavo Feriani

Sumário XXI

27 Trauma de extremidades e esmagamento 330
Claus Robert Zeefried, Ricardo Galesso Cardoso

28 Queimaduras 338
Roberto Stefanelli

29 Ferimentos por armas brancas e de fogo 351
Abouch Valenty Krymchantowsky

30 Abdome agudo 359
Ricardo Galesso Cardoso

Seção 4   Emergências clínicas e psiquiátricas 365

31 Urgências cardiológicas 367
Cesar Vanderlei Carmona

32 Emergências metabólicas e do equilíbrio acidobásico 398
Eduardo Martins Zincone, Maria Cecília de Toledo Damasceno

33 Condutas no paciente com rebaixamento de nível de consciência 408
Maria Cecília de Toledo Damasceno

34 Distúrbios psicomotores conversivos e abordagem
a tentativa de suicídio 415
Débora Luciana Melzer-Ribeiro, Diógenes Martins Munhoz, Yuan-Pang Wang

35 Condutas em doenças infecciosas 429
Amaro Nunes Duarte Neto, Maria Cecília de Toledo Damasceno

36 Anafilaxia 440
Maria Cecília de Toledo Damasceno

37 Intoxicação exógena 443
Jorge Michel Ribera, Maria Cecília de Toledo Damasceno

Seção 5   Abordagem de populações especiais 451

38 Paciente pediátrico 453
Denise Estefan Ventura, Mario Fuhrmann Neto

39 Paciente idoso 463
Estêvão Bassi, Maria Cecília de Toledo Damasceno

40 Paciente gestante e cesárea pós-morte 470
Eduardo Vieira da Motta, Regina Clemente Martins Mendes

Seção 6   Ambiente hostil, atendimento pré-hospitalar tático
e atividades esportivas 487

41 Afogamento e salvamento aquático 489
Carlos Eduardo Smicelato, David Szpilman, Walmir Magalhães Salles

42 Hipotermia e hipertermia 517
Luiz Guilherme Villares da Costa, Maria Cecília de Toledo Damasceno, Milton Mizumoto

XXII Pré-hospitalar

43 Acidentes por eletricidade 524
Maria Cecília de Toledo Damasceno, Mario Fuhrmann Neto

44 Doenças disbáricas 529
Eduardo Nogueira Garrigós Vinhaes

45 Acidentes por animais peçonhentos 535
Vidal Haddad Junior

46 Acidentes por animais selvagens 551
Vidal Haddad Junior

47 Vítima presa em ferragens. 555
Adriano Rogério Navarro Dias, Carlos Roberto Rodrigues

48 Movimentação e transporte de vítima em local de difícil acesso. 567
Allan Muniz de Andrade

49 Explosões. 577
Jorge Michel Ribera, Maria Cecília de Toledo Damasceno

50 Atendimento de vítimas de produtos perigosos 583
Maria Cecília de Toledo Damasceno, Walmir Magalhães Sales

51 Atendimento pré-hospitalar tático 609
Johnny Mascarenhas de Queirós, Jorge Michel Ribera

52 Uso progressivo da força – emprego de armas de menor potencial ofensivo. . . . 616
Fábio de Almeida Gomes, Maria Cecília de Toledo Damasceno

53 Atividades esportivas 627
Jorge Michel Ribera, Maria Cecília de Toledo Damasceno, Milton Mizumoto, Pedro J. Rozolen Jr.

54 Doenças relacionadas à altitude 643
Eduardo Nogueira Garrigós Vinhaes

55 Busca e resgate em estruturas colapsadas (BREC) 650
Jefferson de Mello, Jorge Michel Ribera, Ricardo Galesso Cardoso

56 Salvamento em altura 661
Rodrigo Thadeu de Araújo

Seção 7   Grandes eventos e desastres 669

57 Atendimento de desastres e incidentes com múltiplas vítimas. 671
Alexandre Gonçalo Pereira Reche, Jorge Michel Ribera, Maria Cecília de Toledo Damasceno

58 Desastres naturais 691
Amaro Nunes Duarte Neto, Maria Cecília de Toledo Damasceno

59 Bioterrorismo. 698
Amaro Nunes Duarte Neto, Maria Cecília de Toledo Damasceno

60 Emergências radiológicas 715
Gustavo Buzzoni, Maria Cecília de Toledo Damasceno

61 Grandes eventos. 722
Luciano Luiz de Souza

Sumário **XXIII**

62 O papel da defesa civil 734
Homero de Giorge Cerqueira, José Roberto Rodrigues de Oliveira,
Marcelo Vieira dos Santos, Marcos de Paula Barreto

Anexos 743

1 Consulta rápida de fármacos utilizados no pré-hospitalar 745
Carmen Lúcia Pereira, Fernando dos Santos Paulo

2 Escores para consulta rápida no pré-hospitalar 755
Gustavo Feriani, Maria Cecília de Toledo Damasceno

3 Nós 779
Allan Muniz de Andrade

Índice remissivo 787

A Medicina é uma área do conhecimento em constante evolução. As precauções de segurança padronizadas devem ser seguidas, porém, novas pesquisas e experiências clínicas podem merecer análises e revisões. Alterações em tratamentos medicamentosos ou decorrentes de procedimentos tornam-se necessárias e adequadas. Os leitores são aconselhados a conferir as informações sobre produtos fornecidas pelo fabricante de cada medicamento a ser administrado, verificando a dose recomendada, o modo e a duração da administração, bem como as contraindicações e os efeitos adversos dos medicamentos. É responsabilidade do médico, com base na sua experiência e no conhecimento do paciente, determinar as dosagens e melhor tratamento aplicável a cada situação. Nem os editores ou os autores assumem responsabilidade por quaisquer prejuízos ou lesões a pessoas ou propriedades.

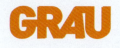

Apresentação da segunda edição

É um privilégio apresentar a segunda edição do livro do GRAU. A primeira edição foi um sucesso, tendo esgotado em menos de um ano, mostrando a grande relevância do tema pré-hospitalar. Baseado na inequívoca experiência dos autores, em sua maioria membros do RESGATE, grupo que atua desde 1989 no Estado de São Paulo, esta nova edição amplia os conhecimentos nas áreas de resgate, salvamento e desastres, entre outros.

Dr. David Everson Uip
Secretário de Estado da Saúde

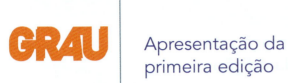

Apresentação da primeira edição

O Grupo de Resgate e Atenção às Urgências e Emergências (GRAU) é referência nacional e internacional em resgate médico e atendimento a incidentes com múltiplas vitimas. Trata-se de um verdadeiro grupo de elite que a Secretaria de Estado da Saúde tem em parceria com a Secretaria de Segurança Pública, representado pelo Corpo de Bombeiros e pelo Grupamento de Radiopatrulha Aérea da Polícia Militar do Estado de São Paulo.

Para citar as situações em que a atuação do órgão foi destaque, teríamos que escrever um novo livro. Mas todos sabem que, quando ocorrem desastres, o primeiro socorro no local tem sido sempre do GRAU.

Seus médicos e enfermeiros recebem treinamento que vai muito além da área de atendimento estrito em saúde. É variado, contínuo e exaustivo, envolvendo situações como negociação em sequestros, com artefatos explosivos, busca e resgate em estruturas colapsadas, salvamento em altura, etc. Além de participar de ações aéreas de resgate médico, por meio dos helicópteros Águias da Polícia Militar, o GRAU também disponibiliza viaturas de intervenção rápida, com especialistas preparados e equipados para prestação de atendimento avançado imediato para vítimas, no local do incidente e durante o transporte para a unidade hospitalar mais apropriada. É importante salientar que o atendimento pré-hospitalar é crucial para estabilizar a vítima antes da remoção, aumentando substancialmente suas chances de sobrevivência.

Este livro, mais que um relato dos 24 anos envolvidos no pré-hospitalar no Estado de São Paulo, deverá ser uma das principais referências para médicos, residentes, estudantes de medicina e demais profissionais envolvidos no atendimento pré-hospitalar.

Giovanni Guido Cerri
Diretor da Faculdade de Medicina da Universidade de São Paulo.
Professor Titular de Radiologia da Faculdade de Medicina da Universidade de São Paulo.

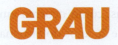

Prefácio à segunda edição

A caminho de completar 26 anos de operação, o Sistema de Resgate a Acidentados do Estado de São Paulo, formado pela união do Corpo de Bombeiros, pelo Grupo de Resgate e Atenção às Urgências e Emergências da Secretaria Estadual da Saúde (GRAU) e pelo Grupamento de Radiopatrulha Aérea da Polícia Militar, alcançou a incrível marca de 5 milhões de atendimentos desde a sua criação. Somente no ano de 2013 foram 314 mil atendimentos realizados no Estado de São Paulo, o que representa 860 atendimentos diários ou um atendimento a cada 1 minuto e meio.

O GRAU, grande parceiro do Corpo de Bombeiros, sempre teve papel determinante no fortalecimento do Sistema Resgate, hoje um serviço cuja excelência é reconhecida não só no Estado de São Paulo, mas em todo o país.

A capacitação e dedicação dos médicos e enfermeiros do GRAU são diferenciadas e resultam em uma notória qualidade de atendimento às vítimas. Uma criteriosa seleção de profissionais, seguida de especial capacitação, além da existência de um programa de educação continuada, propiciam um grande destaque deste grupo em relação aos outros serviços de emergência.

Na Escola Superior de Bombeiros (ESB) os profissionais de saúde do GRAU passam por capacitação para atuação conjunta aos bombeiros em situações de emergência. O conhecimento dos riscos nos incêndios e nos acidentes, a forma de apoio da equipe nas ações de salvamento, o conhecimento sobre a mobilização em desastres e a implantação do Sistema de Comando em Operações e Emergências (SICOE) são conhecimentos que de forma pioneira proporcionaram e proporcionam aos médicos e enfermeiros não serem apenas profissionais de atendimento pré-hospitalar, mas Profissionais Especialistas em Resgate, adaptados a uma atuação harmônica com os profissionais Bombeiros.

Outra grande virtude deste grupo especializado é a rápida capacidade de mobilização e o espírito de voluntariado para situações extremas e inesperadas, como ocorreu em diversas desastres dentro e fora do Estado de São Paulo nestes quase 26 anos do Sistema Resgate. Sempre que foi necessário um grande número de médicos e enfermeiros, mesmo em períodos de folga, se mobilizou e compareceu nos locais destes sinistros, e integrando-se ao SICOE para executarem importantes missões, tais como: organizar a área de concentração de vítimas, triagem, atendimento, remoção de múltiplas vítimas, etc.

O GRAU vem prestando um grande serviço à população paulista contabilizando milhares de atendimentos ao ano, seja pelo suporte avançado terrestre, pelo suporte avançado aéreo nas aeronaves "Águia" ou na regulação médica diuturna no Centro de Operações do Corpo de Bombeiros (COBOM). No início do serviço existiam duas unidades de suporte avançado terrestres e uma unidade de suporte avançado aérea (Águia de resgate) na capital paulista. Com o início do processo de expansão do serviço, hoje há diversas outras unidades.

Diante do sucesso do Sistema Resgate, o Governo do Estado de São Paulo iniciou em março de 2011 em conjunto com o Corpo de Bombeiros, o GRAU e o Grupamento de Radiopatrulha Aérea da Polícia Militar o planejamento da expansão do atendimento avançado de suporte a vida para todo o Estado, com o objetivo de operacionalizar mais bases, tanto no atendimento terrestre quanto no aeromédico. Já se encontram em operação as bases de Campinas e de São José dos Campos, sendo que as demais estão em fase de implantação. Dentro desse esforço foram adquiridas e distribuídas viaturas de suporte avançado, e mais dois helicópteros.

O sucesso do Sistema Resgate não se traduz apenas em números, como foi dito nos parágrafos anteriores, e sim na prestação de um serviço com excelência, que tem salvo milhares de vidas todos os dias. A expansão do Sistema Resgate levará a toda a população de São Paulo essa excelência.

O Corpo de Bombeiros encontra-se numa fase de reestruturação e crescimento e deseja que seu grande parceiro de décadas, o GRAU, participe deste aperfeiçoamento para que juntos continuem a vencer obstáculos, e cumprir a nossa nobre vocação que é a de salvar vidas.

Coronel PM Marco Aurélio Alves Pinto
Comandante do Corpo de Bombeiros

GRAU

Prefácio da primeira edição

Este livro chega em boa hora, quando o Brasil se consolida como produtor e receptor de grandes eventos. País considerado ainda como território privilegiado, sem terremotos ou vulcões, tem passado por grandes tragédias resultantes da urbanização e concentração de pessoas em regiões metropolitanas, exigindo o valoroso trabalho de equipes formadas por profissionais de diversas áreas. Conforme definição da Joint Commission on Accreditation of Healthcare Organizations/JCAHO "equipe interdisciplinar é um grupo composto de indivíduos de várias profissões e disciplinas que interagem em base regular e têm um conhecimento da avaliação e dos cuidados dos pacientes e famílias por cada membro da equipe. A equipe é caracterizada pela habilidade dos membros em permitir que seus papéis se confundam enquanto simultaneamente fornecem e recebem suporte, mantendo o respeito pelo trabalho de cada um". Ao ler os manuscritos deste livro fica claro que no ambiente de trabalho do Grupo de Resgate e Atenção as Urgências e Emergências (GRAU) o treinamento e as intervenções de cada profissional, médico, enfermeiro, piloto, bombeiro e policial, entre outros ao longo de mais de duas décadas têm trazido assistência e conforto à população, geralmente em situações de emergência que requerem soluções complexas, complicadas, imediatas, de alto risco e custo.

Na atuação diária do GRAU há necessidade do envolvimento de diversas áreas do conhecimento, que além da saúde incluem a administração, a economia, a geografia, a demografia, a antropologia, a logística, o cálculo de probabilidades de ocorrência de eventos (atuária), tanto no trato individual quanto no coletivo, em que ciências e experiências se misturam produzindo o bom sucesso das operações, resultando em preservação de vidas.

Depreende-se que negociação e interação, estão presentes em todas as situações, quer no seu campo de trabalho, fora das unidades de saúde, "a céu aberto", quer nas interações entre Secretarias de Estado, como é o caso da Saúde e da Segurança Pública, mas também com os pacientes, suas famílias, multidões e profissionais.

As grandes evoluções tecnológicas iniciadas no século XX (medicina, aviação, informação, telecomunicação...) tiveram papel preponderante no desenvolvimento de técnicas de resgate e salvamento.

Os cinquenta e quatro capítulos, distribuídos em seis seções, apresentam as bases metodológicas do importante trabalho desenvolvido pelo GRAU onde o ciclo continuamente se reproduz, da teoria que leva à prática que retorna a teoria para aprimoramentos, gerados pelo esforço e dedicação de pessoas/profissionais comprometidos com a saúde publica e com o bem-estar individual e coletivo.

Olhar para o futuro, a médio e longo prazo faz a instituição sobreviver sem perdas morais e materiais, mas, sem gravar a sua História, fundamental para consolidação da sua cultura, transmissão de informação, compreendendo circunstâncias que a originaram, impede que caia no esquecimento e na possibilidade de repetir os erros e não corrigi-los. Esta é a primeira seção deste livro.

Na segunda, os Fundamentos em Atendimento Pré-hospitalar trazem as bases técnicas e administrativas para a segurança das operações. Na terceira seção, Trauma e Emergências Cirúrgicas, aprofundam o conhecimento e a logística de atendimento, ressaltando-se sua importância nos dias atuais frente aos acidentes resultantes do aumento de carros e motos em todo o País. A quarta seção, Emergências Clínicas, aborda a maneira efetiva de tratamento fora das unidades de saúde destes eventos corriqueiros e que se bem diagnosticados e tratados salvam grande quantidade de vidas. Na quinta seção, a Abordagem de Populações Especiais, enfatiza os cuidados inerentes às crianças, idosos e gestantes, cada grupo com características particulares e necessidades distintas de abordagem. Concluindo-se, a probabilidade de ocorrência de transtornos agravantes das condições de saúde nos eventos com grande aglomeração de pessoas, merece destaque dos valores e de cada etapa da sua organização, tema tratado na sexta seção sobre atendimento em Ambiente Hostil, Atendimento Pré-hospitalar Tático, Grandes Eventos e Atividades Esportivas promovendo cuidados na segurança dos participantes e da equipe.

Preencher uma lacuna, validar a importância e o respeito à equipe do GRAU é o que cumpre este livro sobre atendimento Pré-Hospitalar.

Olímpio J Nogueira V Bittar
Médico especialista em administração de serviços de saúde e políticas de saúde.
Professor doutor com livre-docência em Saúde Pública.
Assessor de Gabinete da Secretaria de Estado da Saúde de São Paulo.

GRAU | Agradecimentos

Há pouco mais de vinte anos, as primeiras linhas deste livro começaram a ser escritas. Dia e noite, um pequeno grupo "corria" por todos os cantos da cidade de São Paulo, em um novo ambiente de trabalho, a rua, acumulando experiências nas mais variadas situações em que se fazia necessária a presença do RESGATE. Ali nasceu o sonho de um Serviço que um dia pudesse ser reconhecido pelo seu trabalho, respeitado por sua competência e visto como referência no atendimento pré-hospitalar no Brasil. O sonho se realizou. Atualmente, o GRAU ocupa posição de destaque no contexto do atendimento pré-hospitalar, tendo seu trabalho alcançado grande relevância na organização e no atendimento das emergências no Estado de São Paulo. Trouxe, também, a responsabilidade de dividir e divulgar a história e o conhecimento acumulado nestes anos de muito trabalho e de incontáveis obstáculos. Torna-se, assim, uma tarefa honrosa agradecer as pessoas e instituições que estiveram ao nosso lado, e que direta ou indiretamente contribuíram para a concretização deste livro. À Secretaria de Estado da Saúde, pelo apoio e estímulo incondicionais ao trabalho técnico-científico desenvolvido pelo GRAU. Aos parceiros do Corpo de Bombeiros e do Grupamento de Radiopatrulha Aérea da Polícia Militar do Estado de São Paulo, que construíram esta história conosco. A todos os autores convidados, que compartilharam seu conhecimento. A todos os integrantes do GRAU, do passado e do presente, que têm neste livro um pedaço de si. E, finalmente, aos pacientes que atendemos todos os dias, razão do nosso trabalho, o nosso muito obrigado.

Gustavo Feriani
Jorge Michel Ribera
Maria Cecília de Toledo Damasceno
Pedro J. Rozolen Jr.
Ricardo Galesso Cardoso

Seção 1

Histórico

CAPÍTULO **1**

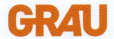

Atendimento pré-hospitalar no Brasil e no mundo: histórico

Antônio Carlos Turiani Martini
Pedro J. Rozolen Jr.

O atendimento pré-hospitalar (APH) nasceu da necessidade de prestar um atendimento imediato, provendo uma resposta adequada às situações que ocorrem fora do ambiente hospitalar.

Traçando a história do APH devemos destacar os principais acontecimentos e figuras importantes que gradualmente selaram a base da prática diária na área de emergência. O APH evoluiu com a história da medicina em geral, porém os seus conceitos já faziam parte do cotidiano da prática exercida há séculos. Já dizia Hipócrates (400 a.C.) que "o momento favorável para intervir passa rapidamente e a morte pode ocorrer se houver muita demora [...] existe uma possibilidade oportuna para toda doença". Como vemos, o conceito e a importância do atendimento imediato são um dos pilares da medicina, o que igualmente constatamos nas palavras do médico e filósofo italiano Galeno (129 d.C.): "[...] que os médicos tenham sempre à mão seus equipamentos para o atendimento de emergência".

Thomas Dekker declarou que "junto com a guerra e a fome, a praga é uma das três flechas da punição Divina". As guerras, entre os acontecimentos que influenciaram a medicina, foram os eventos que mais desenvolveram os conceitos do que hoje conhecemos como atendimento pré-hospitalar.

Na Roma antiga, os *Valetudinarium* eram áreas para o tratamento de feridos. Foram os primeiros hospitais militares. Nessa época, o Imperador Maurício já designara cavaleiros que transportariam os feridos a esses hospitais, longe do campo de batalha. Na França, Ambroise Paré (século XVI) foi responsável pela introdução de cirurgiões no corpo do exército e pela criação de técnicas de hemostasia com pinças e fios de sutura, contribuindo para o avanço no tratamento dos feridos de guerra após o aparecimento das armas de fogo. As pragas que assolaram a Europa principalmente entre os séculos

XIV a XVII dizimaram um terço de sua população entre 1347 e 1351. Apesar da enorme devastação econômica e social, resultaram em melhorias sanitárias e no cuidado médico, tendo sido criada uma estrutura de transporte dos pacientes até o hospital. Mas foi durante o reinado de Napoleão que a medicina de emergência apresentou grandes transformações, graças ao Barão Dominique-Jean Larrey. Como cirurgião-chefe do exército, Larrey constatou que a maioria dos soldados feridos em batalha morriam sem receber qualquer tipo de atendimento médico. Passando grande parte do tempo nas trincheiras, também percebeu que as ambulâncias demoravam um largo tempo para socorrer os feridos. Criou então as chamadas "Ambulâncias Voadoras" (Figura 1), que eram carroças puxadas por cavalos, leves o bastante para o deslocamento rápido e que traziam colchões e suprimentos no seu interior para o transporte dos feridos até o "hospital" localizado atrás das linhas de batalha, onde poderiam receber o tratamento definitivo com segurança. Com essas ambulâncias, era possível realizar o atendimento médico no local, com rápida estabilização e transporte, sendo o primeiro exemplo do que se realiza nos dias atuais. O sistema era bem organizado, incluindo médicos e soldados de infantaria para escolta da ambulância. Larrey tinha uma característica humanitária ímpar que o tornava respeitado mesmo pelos inimigos, já que, no campo de batalha, não fazia distinção de patente ou de qual exército pertencia o ferido; socorria a todos. A criação do conceito de triagem foi outra das inúmeras inovações que deixou como legado e que hoje é largamente utilizada.

Na Primeira Grande Guerra, as melhorias no cuidado sanitário (necessárias na guerra de trincheira) e a evacuação dos feridos com atendimento médico foram os avanços marcantes. Na Segunda Guerra, na Guerra da Coreia e na Guerra do Vietnã, a evolução dos equipamentos médicos, o progresso de técnicas, medicamentos e o atendimento rá-

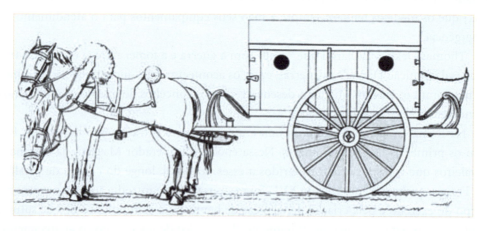

Figura 1 "Ambulância voadora." Retirado de Larrey DJ, *Mémoires de chirurgie militaire, et campagnes*, 1812.

pido com transporte imediato (já com a introdução de helicópteros) diminuíram expressivamente a morbidade e a mortalidade.

Muitos dos avanços no APH obtidos no campo militar foram igualmente utilizados no âmbito civil apenas a partir dos anos 1950. O desenvolvimento com a industrialização trouxe o aumento e a migração da população para áreas urbanas. O aumento no número de vítimas em acidentes, principalmente os automobilísticos, fez com que em muitos países uma estrutura baseada em atendimento e transporte fosse melhor estruturada. Na Irlanda, nos anos 1950 já existiam pequenos veículos com médicos preparados para o primeiro atendimento a vítimas de infarto agudo do miocárdio. Esse modelo foi replicado em muitos estados americanos, ao passo que em outros, optou-se pelo uso de técnicos com treinamento em suporte avançado de vida, incluindo a desfibrilação, o manuseio rudimentar das vias aéreas e a administração de algumas medicações. Com o passar dos anos e com as sucessivas leis que regulamentavam esses serviços, o Sistema Médico de Emergência nos Estados Unidos assumiu a forma que existe hoje. Um sistema heterogêneo, em que formas distintas de prestar o APH são utilizadas de acordo com a população, dimensão da cidade ou legislação vigente. Alguns modelos são públicos, sob comando do Corpo de Bombeiros ou da Polícia, e outros privados, sob responsabilidade de empresas privadas ou hospitais. Todos funcionam com paramédicos treinados em diferentes níveis, mas sempre sem a dependência do médico no local do atendimento, fato que distingue o modelo norte-americano da maioria dos outros países.

Na França, foram formadas nos anos 1950 as chamadas equipes de reanimação provendo socorro médico em acidentes e realizando transferência hospitalar de pacientes graves. O sucesso dessas primeiras experiências levaram à proliferação dessas equipes por toda a França na década de 1960, quando um decreto federal criou formalmente o Serviço de Atendimento Móvel de Urgência e Reanimação ligado a hospitais (SMUR). Em 1968 foram criados os SAMU (*Service d'Aide Medicale Urgente*) para coordenar as atividades dos Serviços Móveis de Urgência e Reanimação (SMUR), sendo um sistema abrangente com regulação médica das necessidades e dos recursos. Em 1986, o SAMU foi regulamentado como um sistema responsável pela atividade de atendimento às urgências e pelo transporte inter-hospitalar.

No Brasil, desde o início da República, ambulâncias foram trazidas da Europa para o que seria o início do atendimento de emergências, na então capital, Rio de Janeiro. Com a industrialização e as grandes cidades, o número de emergências médicas aumentou, mas o recurso disponível para o atendimento em todo o país encontrava-se prejudicado em virtude da desarticulação e defasagem na assistência médica em geral. Não havia organização no transporte de pacientes e os hospitais, na maioria, não tinham equipamentos e materiais especializados para o atendimento. Em algumas cidades, o APH era prestado pelo Corpo de Bombeiros, onde se iniciaram alguns serviços com atendimento médico, a exemplo do Rio de Janeiro, em 1986. Em outras, como Curitiba (1992), havia a participação conjunta da área da saúde e dos Bombeiros.

Ao Hospital das Clínicas da Faculdade de Medicina da Universidade de São Paulo (FMUSP), assim como a vários hospitais do município de São Paulo, era encaminhada uma quantidade de vítimas de traumas acima da capacidade de atendimento. Os pacientes apresentavam o que se chama de "segundo trauma", ou seja, lesões produzidas pelo atendimento inadequado inicial e que por sua vez produziam sequelas irreparáveis. A mortalidade era elevada principalmente por problemas respiratórios, hemorragias e pela demora no transporte para o hospital. As ambulâncias demoravam a chegar ao local e seus integrantes eram despreparados para o atendimento de vítimas de trauma. Eram geralmente veículos da Prefeitura, da Polícia Militar e do Corpo de Bombeiros que não tinham estrutura para garantir um transporte com segurança, evitando sequelas secundárias provocadas por transporte inadequado. Dificilmente existia a presença do médico no atendimento inicial dos casos graves. Quando era preciso, uma viatura dos Bombeiros deslocava-se ao hospital mais próximo na tentativa de que um médico os acompanhasse para ajudar no atendimento. Assim mesmo, esse médico não tinha sequer o preparo adequado para o atendimento fora do ambiente hospitalar. Já no final dos anos 1970 esse cenário era causa de preocupação para a sociedade, porém haveria ainda um lapso de tempo para que algo concreto acontecesse.

Em 1979 o Corpo de Bombeiros do Estado de São Paulo implantou as UTE (Unidade de Transporte de Emergência), veículo do tipo ambulância que acompanhava a viatura de comando de área, como primeira tentativa para organizar o APH. Porém, o número de viaturas era insuficiente para atendimento na capital; não existiam recursos necessários ao atendimento, contando com veículos antigos e deteriorados. O tempo de resposta para o atendimento era alto, o que levou ao descrédito na sua utilização. A falta de apoio interno e político e a ausência de integração com a rede hospitalar que não era regionalizada ou hierarquizada para o atendimento às emergências fizeram essa medida fracassar.

Em 1981, alguns médicos do pronto-socorro (PS) do Hospital das Clínicas formaram um grupo de trabalho para estudar os problemas comuns que ocorriam nos diferentes serviços de emergências, como: alta mortalidade das vítimas trazidas ao PS; sequelas graves secundárias por trauma raquimedular e outros tipos de trauma; ineficiência e inadequação do transporte das vítimas; falta de distribuição lógica das vítimas aos hospitais e a superlotação dos PS.

Esse grupo posteriormente foi denominado CRAPS (Comissão de Coordenação de Recursos Assistenciais de Pronto-Socorro), e tinha o objetivo de criar novas ações que gerassem melhorias no Sistema de Emergências no Município de São Paulo. Era composto por médicos e bombeiros. Na época, como primeira ação da Comissão, foi criado o conceito de Vaga Zero.

Em 09/02/1983, o Secretário da Higiene e Saúde do Município de São Paulo criou oficialmente o CRAPS. Em 15/09/1983, a Secretaria de Estado da Saúde em conjunto com a Secretaria Municipal de Saúde criou o CRAPS para a Grande São Paulo (Resolução SS-47).

Nos anos de 1986 e 1987 médicos e bombeiros do CRAPS visitaram Chicago (EUA), onde realizaram um curso de Emergências e visitaram o Serviço de Emergências Médicas local. No retorno, foi realizado o primeiro curso de *First Responder* no Corpo de Bombeiros – 1º Grupamento de Busca e Salvamento, ministrado por um paramédico norte-americano.

Nessa mesma época, médicos do Hospital das Clínicas conheceram e participaram do curso ATLS (Advanced Trauma Life Support) ministrado pelo American College of Surgeons, que tinha como finalidade organizar o atendimento ao politraumatizado dentro do ambiente hospitalar. Lá também puderam conhecer um Serviço de Atendimento Pré-hospitalar americano.

Em 10/08/1987 o Secretário de Estado da Saúde instituiu por meio da Resolução SS-266 a CAMEESP (Comissão de Atendimento Médico às Emergências do Estado de São Paulo), composta por professores das faculdades de Medicina do Estado de São Paulo. Essa Comissão tinha como objetivo apresentar um programa de enfrentamento às emergências. Esse programa contemplava a implantação de ações na prevenção, de ações no APH e de reorganização do sistema hospitalar com sua classificação e regionalização, bem como ações de reabilitação.

Em 13/07/1988, o Secretário do Estado da Saúde aprovou o programa apresentado pela CAMEESP e constituiu o GEPRO/Emergência (Grupo Especial de Programas de Emergências), em substituição ao CRAPS (Resolução SS-116).

O GEPRO/Emergência tinha como principais objetivos:

1. Desenvolver, implantar e fiscalizar o programa de emergências sob diretrizes técnicas e científicas da CAMEESP.
2. Regionalizar o atendimento aos pacientes politraumatizados na Grande São Paulo.
3. Elaborar princípios fundamentais para um plano de atenção médica de urgência na área da região metropolitana de São Paulo.
4. Estudar e propor um padrão mínimo de pronto-socorros e de ambulâncias.

Em 17/03/89 (Resolução SS-48) foi dada nova constituição ao GEPRO/Emergência, composto por médicos do Hospital das Clínicas, da Prefeitura de São Paulo, do INAMPS e da Associação Brasileira de Medicina de Tráfego, além de enfermeiros e Policiais Militares (Grupamento Aéreo e Corpo de Bombeiros). Em 1989 foi realizado o primeiro curso do ATLS de instrutores no Brasil, sendo frequentado por professores universitários.

Tinha como objetivo disseminar a ideia da importância da padronização do atendimento de emergência e da organização do sistema, de alguma forma baseado nos moldes norte-americanos.

No ano de 1989 o GEPRO elaborou e detalhou o Projeto Resgate, uma parceria entre a Secretaria de Estado da Saúde e a Secretaria de Segurança Pública. Era constituído por um centro de formação de recursos humanos e por uma central de comunicação, regionalização e hierarquização dos recursos hospitalares. Inicialmente esse projeto foi denominado "Sistema Integrado de Atendimento às Emergências do Estado de São Paulo", posteriormente Projeto Resgate e atualmente se chama Sistema Resgate.

Após aprovação do Projeto pelo Conselho Regional de Medicina do Estado de São Paulo, pelo Comando Geral da Polícia Militar e do Corpo de Bombeiros, foi então apresentado e aprovado pelo Secretário Estadual da Saúde. O setor de criação da Secretaria Estadual de Saúde desenvolveu a logomarca que persiste até hoje e o *layout* das ambulâncias na cor azul.

As novas viaturas iriam funcionar a partir dos quartéis do Corpo de Bombeiros, e para tal, seu *layout* foi readequado. Inicialmente pensou-se em ter um Suporte Avançado que pudesse atender grandes eventos, com três macas para atendimento, material cirúrgico, gerador e tenda para montar um hospital de campanha. Esse conceito foi mudado ao longo do tempo, sendo as viaturas desativadas e substituídas por outras menores e mais ágeis.

Em 22/05/89 e com participação decisiva do GEPRO, foi assinada a Resolução Conjunta SS-SSP-42, pelos Secretários de Estado da Saúde e da Segurança Pública, com a finalidade de implantar oficialmente o Sistema de Resgate a Acidentados. Essa resolução definia competências de ambas as Secretarias, que formaram uma Comissão Técnica para resolver questões de interesse comum na implantação do Sistema. No final de 1989 o projeto estava pronto, porém o momento para sua inauguração não era considerado

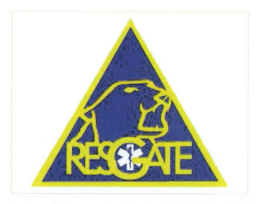

Figura 2   Logomarca criada pela Secretaria Estadual de Saúde de São Paulo.

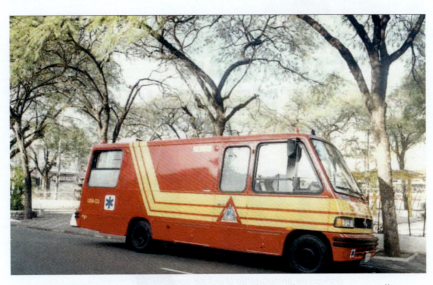

Figura 3   Unidade de Suporte Avançado após a mudança da cor para vermelho.

apropriado, foi quando ocorreu um acidente aéreo no aeroporto de Cumbica. Esse fato acabou sensibilizando e pressionando o poder público, que agilizou o início do serviço.

Ainda nessa fase, representantes do governo francês em contato com o GEPRO sugeriram estabelecer um convênio para troca de experiências entre o SAMU (*Service d'Aide Médicale Urgente*) da França e o Resgate. Com o conhecimento e a influência do sistema americano, houve um grande interesse nesse convênio, pois proporcionava a visão de um sistema que tinha, na figura do médico, a base para o atendimento às urgências pré-hospitalares. Após reuniões com o Ministério dos Assuntos Estrangeiros da França e o GEPRO, foi elaborado um projeto de Cooperação Técnico-científica entre o Brasil, através do Estado de São Paulo, e a França, que posteriormente foi aprovado pelo Itamaraty. A experiência desse convênio mostrou um caminho próprio a ser seguido, baseado em um sistema híbrido entre os modelos norte-americano e francês.

Finalmente em 20/02/1990 foi inaugurado o Projeto Resgate com a primeira implantação na zona oeste de São Paulo como projeto piloto. Contava com 18 Unidades de Resgate, duas Unidades de Suporte Avançado e um helicóptero. Os hospitais de referência para o Sistema foram escolhidos para os diferentes níveis de necessidade.

Neste ano de 1990 o Resgate atendeu 1.896 ocorrências. O número 193 da Central do Bombeiro não era conhecido pela população e nem pela própria Polícia Militar, o que motivou uma campanha de conscientização do número 193, aumentando o número de chamadas (Figura 4).

Em 21/09/1990 foi efetuado o primeiro curso de formação de instrutores de socorro básico de emergência. No ano seguinte iniciou-se formalmente o intercâmbio com a

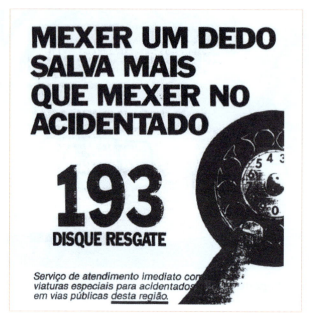

Figura 4   Campanha para início de divulgação do número 193.

França. Foram enviados médicos e bombeiros para conhecimento e capacitação, e médicos franceses vieram a São Paulo para ministrar cursos às equipes.

De 1990 para 1994 o Projeto demonstrou claramente sua importância social e assistencial. O número de atendimentos passou de 1.896 em 1990 para mais de 20.000 em 1993 (Figura 5). Desse Projeto resultou então um aspecto altamente positivo que foi a percepção da necessidade e viabilidade de criar um modelo brasileiro, bem como agregar a participação das universidades. Assim sendo, entendeu o Sr. Governador por oportuno assinar o Decreto n. 38.432, de 10 de março de 1994, onde foram estabelecidas as regras para operacionalização no Sistema RESGATE.

Em 1998 o Conselho Federal de Medicina, por meio da Resolução n. 1.529, normatiza a atividade médica na área do APH. No ano seguinte, o Ministério da Saúde inicia através de portarias a normatização do APH, integrando-o ao Sistema Único de Saúde. Finalmente, em 2002, com a Portaria Ministerial n. 2.048/GM, foi aprovado o regulamento técnico dos sistemas estaduais de urgência e emergência, estabelecendo os princípios e diretrizes, envolvendo toda a rede de assistência de forma regionalizada e hierarquizada, desde a rede pré-hospitalar fixa até o APH móvel (SAMU) e a rede hospitalar, e com a interface de todos os envolvidos feita por regulação médica.

Mesmo com o Estado de São Paulo contando com SAMU municipais e regionais, o Sistema Resgate permanece ocupando importante papel no atendimento à população,

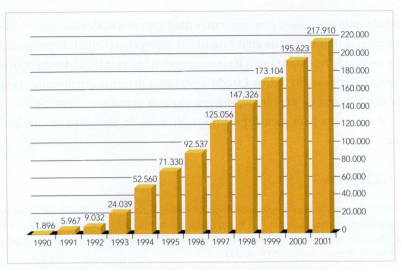

Figura 5   Evolução nos 12 primeiros anos das ocorrências de resgate.

principalmente na atenção às vítimas politraumatizadas. O quadro de médicos e enfermeiros do Sistema permaneceu, desde a sua criação, subordinado às Coordenações de Saúde da Secretaria de Estado sem uma estrutura formal. Em 2007, um decreto do Secretário de Saúde criou o CAMU – Centro de Acompanhamento Médico das Urgências, institucionalizando o grupo que desde a criação do Projeto Resgate era parte integrante deste serviço. Mas foi em 30 de outubro de 2012, através do Decreto n. 58.498 do Governador Geraldo Alckmin, que o CAMU muda de denominação, passando a se chamar GRAU – Grupo de Resgate e Atenção às Urgências e Emergências, tendo como atribuições:

1. Gerenciar e coordenar as atividades de atendimento médico pré-hospitalar nos casos de urgência e emergência, incidentes com múltiplas vítimas e desastres, de forma integrada ao Sistema Único de Saúde – SUS/SP.
2. Capacitar e reciclar, em sua área de atuação, os profissionais da Secretaria da Saúde e de outras instâncias, públicas ou privadas.
3. Prestar assessoria técnica em sua área de atuação, a interlocutores de outros níveis governamentais, no desenvolvimento e implantação de serviços de atendimento pré-hospitalar.

Atualmente o Sistema Resgate encontra-se em expansão. As estatísticas mostram um crescimento exponencial no número de ocorrências atendidas em todo o Estado de São Paulo. Concomitantemente a esse fato, as ocorrências atendidas apresentam um grau de complexidade cada vez maior, com pacientes mais graves e acidentes com múltiplas vítimas. As estruturas municipais de atendimento às emergências, quando presentes, não são suficientes ou não apresentam capacitação compatível para o trato dessas ocorrências de maior impacto. Replicar em todo o Estado a estrutura presente atualmente, a experiência adquirida nos 25 anos de existência, integrando-a às estruturas municipais e regionais existentes, é um meio para garantir a universalização do atendimento no âmbito pré-hospitalar.

✳ BIBLIOGRAFIA

1. Martini ACT. Sistema integrado de assistência às emergências no Estado de São Paulo/Assistence integrable system emergencies at São Paulo State. Secretaria da Saúde; jan.1989. 37 p. tab.
2. Pozner CN, Zane R, Nelson SJ, Levine MF. International EMS Systems: The United States: past, present, and future. Ressuscitation. 2004;60:239.
3. Traverse B, Locker-Freeman F. Medical discoveries: medical break-throughs and the people who develop them. Detroit, Michigan: UXL; 1997.
4. Menthonnex P, Menthonnex E. Histoire de la médecine d'urgence de Napoléon à nos jours. Urgences. 2010;52:569-97.

Seção 2

Fundamentos em atendimento pré-hospitalar

CAPÍTULO 2

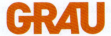

Legislação e aspectos éticos

Carlos Alberto Guglielmi Eid
Maria Cecília de Toledo Damasceno

✱ LEGISLAÇÃO EM ATENDIMENTO PRÉ-HOSPITALAR

Na área da saúde, a atividade pré-hospitalar (APH) é uma das mais recentes em todo o mundo e, naturalmente, também no Brasil. Entre nós, com o crescimento dessa atividade surgiram legislações que atenderam as demandas do momento, mas rapidamente tornaram-se obsoletas ou conflitantes, uma vez que os rumos ainda eram duvidosos e as opiniões entre técnicos divergiam. Nossa legislação necessitou de adequações constantes, restando, ainda hoje, alguns conflitos que merecerão futuras decisões e ajustes. A observação da evolução histórica da nossa legislação nos dá a visão de como o APH está se desenvolvendo em nosso país e, pela sua pouca idade, merecerá atualização constante e participação de todos que se interessam e atuam nessa importante área do atendimento às urgências ou emergências.

Constituição da República Federativa do Brasil – 1988

Na área da prestação de socorro, a legislação mais antiga sempre foi a Constituição Federal, que deu aos bombeiros a condição legal e obrigatoriedade de socorrer, mesmo antes de termos desenvolvido e normatizado nossos sistemas de APH. Atualmente a Constituição da República Federativa do Brasil de 1988, em seu Capítulo III, art. 144, diz que "A segurança pública, dever do Estado, direito e responsabilidade de todos, é exercida para a preservação da ordem pública e da incolumidade das pessoas e do patrimônio [...]" e define os órgãos, entre eles os Corpos de Bombeiros Militares e a Polícia Rodoviária Federal. No §5º diz que "às polícias militares cabem a polícia ostensiva e a preservação da ordem pública; aos corpos de bombeiros militares, além das atribuições definidas em lei, incumbe a execução de atividades de defesa civil". Fica definido, portanto, que os bombeiros têm a função de socorrer, cabendo o mesmo para a Polícia Rodoviária Federal nas rodovias federais, quando necessário. As Constituições de cada Estado especificaram mais as atribuições dos Bombeiros e das Polícias Rodoviárias Estaduais. É por estar na Constituição que muito de sua tarefa pode ser exercida independente das resoluções dos órgãos de classe como o Conselho Federal de Medicina (CFM) e o Conselho Federal de Enfermagem (COFEN). É também por esse motivo que um bombeiro pertencente à Corporação, quando deixar de exercer ali sua atividade, buscando outros locais de trabalho, não está mais sob o amparo legal da Constituição e necessita ter uma profissão regulamentada pela legislação trabalhista para atuar no APH[1].

Portaria CVS-SP n. 9 de 1994 (parcialmente revogada)

No Brasil, a primeira referência formal deu-se em 16/03/1994 com a publicação, pelo Centro de Vigilância Sanitária da Secretaria de Estado da Saúde do Estado de São Paulo, da Portaria CVS-SP n. 9, que "Dispõe sobre as condições ideais de transporte e atendimentos de doentes em ambulâncias". Foi o alicerce da legislação que se seguiu, seja pelo CFM, seja pelo Ministério da Saúde, que até hoje mantém parte do seu conteúdo. A CVS-9 introduziu conceitos como os tipos de ambulâncias e entre eles a Ambulância de Resgate, suas finalidades, características das equipes e a descrição dos itens mínimos que cada veículo deveria conter. Participaram de sua elaboração, conforme consta na própria portaria: "Secretaria Municipal de Saúde da Prefeitura de São Paulo, Divisão de Resgate do Corpo de Bombeiros, Conselho Regional de Medicina do Estado de São Paulo, Faculdade de Medicina da Universidade do Estado de São Paulo e Grupamento de Radiopatrulha Aérea da Polícia Militar". Após quase duas décadas, apesar de ultrapassada em muitos aspectos técnicos, ainda é válida, tendo sido revogado apenas seu art. 6°, através de diversas Portarias, sendo a última a CVS-4 de 21/3/2011. O art. 6° tratava do registro das ambulâncias nos órgãos de saúde do Estado de São Paulo. Apesar de não ter sido revogada, em diversos pontos a CVS-9/1994 deve deixar de ser observada, pois a legislação federal mais atual a ela se sobrepôs. Em outros pontos, entretanto, ainda é válida e deve ser seguida no Estado de São Paulo[2].

Resolução n. 1.529 de 1998 do Conselho Federal de Medicina (revogada)

Importante no entendimento da evolução histórica do APH, o CFM em 28/8/1998 pela Resolução n. 1.529 "normatiza a atividade médica na área da urgência-emergência na fase de atendimento pré-hospitalar", reconhecendo, pela primeira vez, a existência dessa nova modalidade de socorro no Brasil e dando ao médico a responsabilidade pela sua coordenação. Continha três artigos e um extenso anexo definindo a Regulação Médica, as atribuições de todos os profissionais no sistema e apresentava uma grade para treinamento dos envolvidos, sendo o módulo básico constituído por 226 horas e o módulo para médicos e enfermeiros por mais 60 horas. Também descreveu os veículos e seus componentes, à semelhança da CVS-9/1994. Para a área médica, cumpriu relevante papel, pois colocou essa atividade dentro das normas profissionais na prestação de socorro, cabendo aos profissionais médicos o cumprimento das responsabilidades ético-profissionais estabelecidas. Serviu como base para a Portaria n. 2048/2002 do Ministério da Saúde. Pouco depois, foi interrompida em virtude de um Mandado de Segurança obtido pelo COFEN, uma vez que a resolução tratava de outros profissionais e também fazia menção a dois não existentes na forma da lei, o "técnico em emergência médica" e o "socorrista". Foi substituída pela Resolução n. 1.671 de 2003 do CFM[3].

Portaria n. 824 de 1999 do Ministério da Saúde (revogada)

Em 24/6/1999 o Ministério da Saúde editou a Portaria n. 824, muito semelhante à Resolução n. 1.529/1998 do CFM, que passou a ser a base da normatização do APH no Brasil, pois, com a interrupção da n. 1.529 pelo Mandado de Segurança, passou a ser a única legislação vigente e, por ser oriunda do Ministério da Saúde, podia abranger quaisquer profissionais. Ela modernizou e contemplou todos os pontos desta atividade, à semelhança das anteriores. No terceiro parágrafo do anexo temos: "É importante frisar e definir que o sistema de atendimento pré-hospitalar é um serviço médico e, assim, sua coordenação, regulação e supervisão direta e à distância deve ser efetuada unicamente por médico". Também apresentou os mesmos pontos questionados judicialmente na Resolução n. 1.529 de 1998 do CFM, sendo revogada e substituída pelo próprio Ministério da Saúde, pela Portaria n. 2048 de 5 de novembro de 2002[4].

Norma da ABNT – NBR 14.561/2000, de julho de 2000

Especifica as dimensões e outros itens de uma ambulância. A Portaria n. 2048/2002 do Ministério da Saúde a ela se refere e a futura Resolução n. 1.671/2003 do CFM refere-se à necessidade de atender as normas da ABNT, sem especificar quais. Essa norma, na sua íntegra, não está disponível para acesso livre.

Resolução n. 354 de 20/09/2000 do Conselho Federal de Farmácia

Define como obrigatória e regulamenta a existência de farmacêutico nos serviços de ambulância. Diz: "Art. 1º – Todos os serviços que prestam atendimento de urgência/emergência deverão obrigatoriamente contar com assistência técnica do profissional farmacêutico. Art. 2º – Todas as empresas que exercem atividades de transporte de pacientes deverão contar com assistência técnica do profissional farmacêutico". Também especifica suas atribuições. A lógica desta Resolução está no fato de que os serviços de saúde que utilizam medicamentos, incluindo controlados, devem ter um farmacêutico para esta tarefa[5].

Parecer n. 44/2001 do CFM à Consulta 1.040/2000

Autoriza o uso de DEA (desfibriladores externos automáticos) por leigos treinados. Com essa autorização, na atividade APH, ficou possível a colocação de DEA em ambulâncias ou veículos não tripulados por médicos. Posteriormente, o Parecer n. 9/2007 do CFM à Consulta 10.391/2006 detalhou mais sobre o treinamento do leigo para uso do DEA[6].

Portaria n. 2.048 de 5/11/2002 do Ministério da Saúde

Esta Portaria "Aprova o regulamento técnico dos sistemas estaduais de urgência e emergência". É abrangente, incluindo a modernização e ampliação da Portaria n. 824/1999 no que se refere ao APH. Ela determina sua utilização pelas Secretarias Estaduais e pelos Municípios em todo o Brasil e aborda outras áreas da urgência além do APH. Em seu Regulamento Técnico anexo, surgem expressões até então não utilizadas e que passam progressivamente a fazer parte da urgência/emergência, como a divisão do APH em móvel e fixo.

O Capítulo III, que trata do atendimento pré-hospitalar fixo, assim o define: "O Atendimento Pré-Hospitalar Fixo é aquela assistência prestada, num primeiro nível de atenção, aos pacientes portadores de quadros agudos, de natureza clínica, traumática ou ainda psiquiátrica [...]. Este atendimento é prestado por um conjunto de unidades básicas de saúde, unidades do Programa de Saúde da Família (PSF), Programa de Agentes Comunitários de Saúde (PACS), ambulatórios especializados, serviços de diagnóstico e terapia, unidades não hospitalares de atendimento às urgências e emergências e pelos serviços de atendimento pré-hospitalar móvel (que serão abordados no Capítulo IV)". O Capítulo IV, que trata do atendimento pré-hospitalar móvel, assim o define: "Considera-se como nível pré-hospitalar móvel na área de urgência, o atendimento que procura chegar precocemente à vítima, após ter ocorrido um agravo à sua saúde (de natureza clínica, cirúrgica, traumática, inclusive as psiquiátricas), que possa levar a sofrimento, sequelas ou mesmo à morte, sendo necessário, portanto, prestar-lhe atendimento e/ou transporte adequado a um serviço de saúde devidamente hierarquizado e integrado ao Sistema Único de Saúde". Também separa o APH móvel em primário quando o socorro for oriundo do cidadão e secundário quando o socorro partir de um serviço de saúde, no qual o paciente já tenha recebido o primeiro atendimento. Esse capítulo aborda os mesmos pontos das Portarias anteriores, de forma mais ampliada e modernizada. Está aqui toda a definição sobre as ambulâncias, suas especificações, tripulação, perfil, competência e treinamentos, incluindo as Centrais de Regulação.

Chama a atenção que essa Portaria não mais utiliza termos como "técnico em emergência médica" ou "socorrista" utilizados nas anteriores, uma vez que essas profissões não existem no Brasil e também em decorrência dos embates jurídicos anteriores. É claro que todos os profissionais dessa área devem ser treinados em "emergências médicas", mas cada um dentro da sua profissão e sem que isso lhes confira denominação profissional distinta. Mesmo que cursos tenham sido ministrados no Brasil sob essas denominações, não existe a profissão correspondente para sua atuação legal.

Chamamos atenção e mencionaremos adiante que o COFEN editou a Resolução n. 375 e a n. 379, ambas de 2011, determinando que todas as ambulâncias no Brasil, independentemente do tipo e da finalidade e que tenham o profissional de enfermagem como membro da equipe de socorro, passem a ter ao menos um enfermeiro, não aceitando mais a presença única do técnico de enfermagem. Esse ponto entra em conflito com a Portaria n. 2048/2002, que aceita o técnico de enfermagem em diversas ambulâncias. Esse tema ainda está em discussão, mas caminha para sua implantação, possivelmente progressiva, em todo o Brasil. Nos serviços privados de APH essa exigência está sendo cobrada. Podemos entender também que se houver um acordo entre o CFM e o COFEN ampliando os procedimento possíveis para o enfermeiro sob regulação médica a distância e mediante utilização de protocolos acordados institucionalmente, um novo modelo de assistência pré-hospitalar estará sendo criado. Teremos o enfermeiro se aproximando do paramédico nos modelos da América do Norte, parte da Europa e da Ásia? Fica a menção e a reflexão. O futuro nos dará a resposta[4].

Resolução n. 1.671 de 2003 do Conselho Federal de Medicina

Veio preencher a lacuna deixada pela Resolução n. 1.529 de 1998 que foi objeto de Mandado de Segurança. É uma resolução muito semelhante à Portaria n. 2048/2002 do Ministério da Saúde, mas com foco na atividade médica e só abordando o que o Ministério da Saúde chamou de APH móvel. Essa resolução nada cita sobre a separação entre APH móvel e fixo do Ministério da Saúde. Ela é, até o momento, a legislação a ser seguida pelos médicos no atendimento aos preceitos éticos no exercício da profissão. Ela define o papel dos médicos nas diversas etapas do sistema, da assistência direta à regulação médica. Reafirma em seu art. 1º que: "o sistema de atendimento pré-hospitalar é um serviço médico e, portanto, sua coordenação, regulação e supervisão direta e a distância deve ser efetuada por médico, com ações que possibilitem a realização de diagnóstico imediato nos agravos ocorridos com a consequente terapêutica. Art. 2º – Que todo serviço de atendimento pré-hospitalar deverá ter um responsável técnico médico, com registro no Conselho Regional de Medicina da jurisdição onde se localiza o serviço, o qual responderá pelas ocorrências de acordo com as normas legais vigentes". Em seu anexo técnico aborda novamente os profissionais, treinamento, tipo de ambulâncias, outros veículos de emergência, equipamentos, materiais e medicamentos. Nesta Resolução consta a necessidade de DEA nas ambulâncias de resgate, mas nada cita para as de suporte básico. Sabemos hoje que tal equipamento é fundamental para todas as equipes de socorro, independentemente de legislação ou normas[7].

SAMU-192: Portarias do Ministério da Saúde ns. 1.863 de 29/9/2003 (revogada pela Portaria n. 1.600 de 7/7/2011), 1.864 de 29/9/2003 (revogada pela Portaria n. 2.026 de 24/8/2011) e Decreto Federal n. 5.055 de 27/04/2004

A Portaria n. 1.863 (revogada) instituiu a Política Nacional de Atenção às Urgências e criou o SAMU-192, sendo o dígito telefônico 192 o número único nacional para urgências médicas. A Portaria n. 1.864 (revogada) instituiu o componente pré-hospitalar móvel da Política Nacional de Atenção às Urgências, por intermédio da implantação de Serviços de Atendimento Móvel de Urgência – SAMU-192 em todo o território brasileiro, definindo também as regras para seu financiamento. O Decreto Federal n. 5.055 institui o Serviço de Atendimento Móvel de Urgência – SAMU em municípios e regiões do território nacional[4,8].

Resolução n. 1.672 de 09/07/2003 do CFM dispõe sobre o transporte inter-hospitalar de pacientes

Normatiza o transporte inter-hospitalar e também refere-se aos tipos de ambulância necessários, entre outros. Afeta diretamente o APH, uma vez que em muitos locais no Brasil são os serviços de APH que realizam essa tarefa. Fala também sobre o transporte neonatal[9].

Resolução COFEN n. 389 de 2011

Fixa as especialidades do enfermeiro, incluindo o APH. Revogou a Resolução n. 290 de 2004, que também incluía o APH[10].

Portaria n. 2.657 de 16/12/2004 do Ministério da Saúde

Estabelece as atribuições das centrais de regulação médica de urgências e o dimensionamento das centrais do SAMU-192[4].

Lei n. 9.503 de 23/09/1997 – Código de Trânsito Brasileiro e Resolução CONTRAN n. 168 de 14/12/2004

O Código de Trânsito Brasileiro (CTB) afeta em muitos pontos a operação de um serviço de APH, pois estão nele e em resoluções do Conselho Nacional do Trânsito as normas sobre o ato de conduzir um veículo de emergência. No CTB temos: art. 20, que amplia e define as funções da Polícia Rodoviária Federal; art. 29, VII e VIII que contém as prerrogativas de um veículo de emergência no trânsito e cuidados a serem tomados, incluindo ultrapassagem. A habilitação para conduzir veículo de emergência consta dos arts. 143, 145, 150, parágrafo único, 162, III, e 222, que versa sobre penalidade para sinalização do veículo de emergência. A Resolução n. 168/2004 estabelece normas para o curso obrigatório e emissão da Carteira Nacional de Habilitação (CNH) contendo a permissão para conduzir veículos de emergência que são abordados no art. 33 (que sofreu alteração pela Resolução n. 409 de 2012) e no anexo II. Neste último estão a carga horária e os requisitos para matrícula, ficando claro que o portador de qualquer categoria de CNH pode habilitar-se à condução de veículo de emergência, incluindo a motocicleta, desde que atenda outros itens especificados, como idade maior que 21 anos e sem infrações anteriormente cometidas. Como as resoluções do DENATRAM sofrem frequentes alterações parciais, recomendamos a busca sempre no sítio do próprio órgão que aponta todas as alterações realizadas e de forma atualizada[11].

Resolução n. 300 de 16/03/2005 do COFEN (protocolos)

O COFEN destaca a importância dos protocolos a serem utilizados pela enfermagem no APH e no inter-hospitalar e diz: "[...] Considerando decisão proferida pela 1ª Vara Federal do Distrito Federal, que vetou a criação e excluiu a figura do 'socorrista'; [...] Art 3º A assistência de enfermagem no APH deve estar alicerçada em protocolos técnicos específicos, devidamente assinados pelo diretor técnico e pelo enfermeiro responsável técnico da instituição ou empresa". O citado "socorrista" é parte do que foi objeto do Mandado de Segurança contra a Resolução n. 1.529/1998 do CFM ao qual nos referimos anteriormente[12].

Portaria n. 2.971 de 8/12/2008 do Ministério da Saúde

Institui o veículo motocicleta – motolância – como integrante da frota de intervenção do Serviço de Atendimento Móvel de Urgência em toda a Rede SAMU-192 e define critérios técnicos para sua utilização. Essa portaria insere a motocicleta no SAMU, uma vez que outros serviços privados e bombeiros já a utilizam há alguns anos[4].

Resoluções ns. 375 e 379 de 2011 do Conselho Federal de Enfermagem

A Resolução n. 375, em fase de implantação, tem potencial para alterar parte do modelo da APH, pois coloca o enfermeiro à frente da assistência, quando não existir um médico. A enfermagem constitui a maioria das equipes de APH no Brasil. Havendo um técnico em enfermagem, este será um segundo profissional na equipe de socorro. Diz a Resolução: "Art 1º – A assistência de enfermagem em qualquer tipo de unidade móvel (terrestre, aérea ou marítima) destinada ao atendimento pré-hospitalar e inter-hospitalar, em situações de risco conhecido ou desconhecido, somente deve ser desenvolvida na presença do enfermeiro. § 1º A assistência de enfermagem em qualquer serviço pré-hospitalar, prestado por técnicos e auxiliares de enfermagem, somente poderá ser realizada sob a supervisão direta do enfermeiro". A Resolução n. 379 altera o art. 3º da Resolução n. 375, determinando sua entrada em vigor em 1º de janeiro de 2012. As discussões sobre sua implantação ainda caminham junto ao Ministério da Saúde, onde os serviços públicos têm burocracia de contratação com rito formal mais demorado. Os serviços privados, incluindo as rodovias, estão se adequando[13].

Portaria n. 1.600 de 7/7/2011 do Ministério da Saúde – reformula a Política Nacional de Atenção às Urgências e institui a Rede de Atenção às Urgências no Sistema Único de Saúde (SUS)

Seu art. 7º fala sobre o Serviço de Atendimento Móvel de Urgência (SAMU-192) e as Centrais de Regulação Médica das Urgências, reafirmando seus objetivos e o APH primário ou secundário[4].

Portaria n. 1.010 de 21/05/2012 do Ministério da Saúde

Redefine as diretrizes para a implantação do SAMU-192 e sua Central de Regulação das Urgências, componente da Rede de Atenção às Urgências, e revoga as Portarias ns. 2.026, 2.301 e 2.649, todas de 2011, do Ministério da Saúde[4].

✳ ASPECTOS ÉTICOS EM ATENDIMENTO PRÉ-HOSPITALAR

Os aspectos éticos que norteiam o APH são embasados em:

Constituição Federal do Brasil de 1988

Capítulo I – Dos Direitos e Deveres Individuais e Coletivos

Art. 5º Todos são iguais perante a lei, sem distinção de qualquer natureza, garantindo-se aos brasileiros e aos estrangeiros residentes no País a inviolabilidade do direito à vida, à liberdade, à igualdade, à segurança e à propriedade, nos termos seguintes [...]

Assim, o atendimento pré-hospitalar é realizado como uma das formas de garantir a inviolabilidade do direito à vida.

Código Penal

Omissão de Socorro

Art. 135 – Deixar de prestar assistência, quando possível fazê-lo sem risco pessoal, à criança abandonada ou extraviada, ou à pessoa inválida ou ferida, ao desamparo ou em grave ou iminente perigo; ou não pedir, nesses casos, o socorro da autoridade pública.
Pena – detenção de 1 a 6 meses, ou multa.
Parágrafo único. A pena é aumentada de metade, se da omissão resultar lesão corporal de natureza grave, e triplicada, se resulta a morte.

Assim, cabe à equipe de pré-hospitalar realizar os diversos atendimentos, desde que a vida de quem socorre não esteja sob risco.

Estado de Necessidade

Art. 24 – Considera-se em estado de necessidade quem pratica o fato para salvar de perigo atual, que não provocou por sua vontade, nem podia de outro modo evitar, direito próprio ou alheio, cujo sacrifício, nas circunstâncias, não era razoável exigir-se.
§1º Não pode alegar estado de necessidade quem tinha o dever legal de enfrentar o perigo.

Este artigo versa sobre aqueles que têm dever legal de enfrentar o perigo, não podendo isentar-se em tais situações.

Fraude Processual

Art. 347 – Inovar artificiosamente, na pendência de processo civil ou administrativo, o estado de lugar, de coisa ou de pessoa, com o fim de induzir a erro o juiz ou o perito.
Pena – detenção, de 3 meses a 2 anos, e multa.
Parágrafo único. Se a inovação se destina a produzir efeito em processo penal, ainda que não iniciado, as penas aplicam-se em dobro.

Este artigo e o próximo, do Código de Processo Penal, têm grande importância para as equipes de pré-hospitalar. O atendimento de vítimas com vida é prioritário, mas o profissional deve atentar para preservar o local dentro das possibilidades, evitando deixar luvas, gazes, etc.

Código de Processo Penal

Título II – Do Inquérito Policial

[...]

Art. 6º – Logo que tiver conhecimento da prática da infração penal, a autoridade policial deverá:

I – dirigir-se ao local, providenciando para que não se alterem o estado e conservação das coisas, até a chegada dos peritos criminais;

II – apreender os objetos que tiverem relação com o fato, após liberados pelos peritos criminais.

Em casos de óbito evidente, o local deve ser preservado conforme estabelecido acima. São exemplos de situações com óbito evidente:

- Decapitação.
- Esmagamento completo da cabeça e/ou tórax.
- Calcinação ou carbonização.
- Estado de putrefação ou decomposição.
- Rigidez cadavérica.
- Seccionamento de tronco.

Nesses casos, deve a equipe de pré-hospitalar:

- Cobrir o cadáver.
- Solicitar os serviços competentes para providências legais.
- Preservar o local até a chegada do policiamento local.
- Preservar as informações das vítimas, fornecendo-as somente às autoridades competentes.
- Preservar a imagem da vítima, tentando evitar fotos e filmagens pela imprensa.

Em casos de óbito não evidente, a equipe de pré-hospitalar deve iniciar manobras de reanimação cardiorrespiratória imediatamente, e considerar a transferência para o hospital. Em caso de insucesso na reanimação, o óbito pode ser constatado no local. Deve-se atentar à preservação da cena, não deixando luvas, ampolas de medicamentos, etc. no local. Os procedimentos realizados e os locais (punção venosa, mensuração de pressão arterial, etc.) devem ser anotados na ficha de procedimentos.

Código de Ética Médica – 2012

O Código de Ética Médica, publicado em 2012, em sua sexta edição apresenta tópicos importantes para quem faz atendimento pré-hospitalar.

Capítulo I – Princípios Fundamentais

I – A Medicina é uma profissão a serviço da saúde do ser humano e da coletividade e será exercida sem discriminação de nenhuma natureza.

II – O alvo de toda a atenção do médico é a saúde do ser humano, em benefício da qual deverá agir com o máximo de zelo e o melhor de sua capacidade profissional. [...]

VI – O médico guardará absoluto respeito pelo ser humano e atuará sempre em seu benefício. Jamais utilizará seus conhecimentos para causar sofrimento físico ou moral, para o extermínio do ser humano ou para permitir e acobertar tentativa contra sua dignidade e integridade. [...]

VIII – O médico não pode, em nenhuma circunstância ou sob nenhum pretexto, renunciar à sua liberdade profissional, nem permitir quaisquer restrições ou imposições que possam prejudicar a eficiência e a correção de seu trabalho. [...]

Capítulo III – Responsabilidade Profissional

É vedado ao médico:

Art. 1º Causar dano ao paciente, por ação ou omissão, caracterizável como imperícia, imprudência ou negligência. [...]

Art. 7º Deixar de atender em setores de urgência e emergência, quando for de sua obrigação fazê-lo, expondo a risco a vida de pacientes, mesmo respaldado por decisão majoritária da categoria. [...]

Capítulo IX – Sigilo Profissional

É vedado ao médico:

Art. 73. Revelar fato de que tenha conhecimento em virtude do exercício de sua profissão, salvo por motivo justo, dever legal ou consentimento, por escrito, do paciente.

Parágrafo único. Permanece essa proibição: a) mesmo que o fato seja de conhecimento público ou o paciente tenha falecido; b) quando de seu depoimento como testemunha. Nessa hipótese, o médico comparecerá perante a autoridade e declarará seu impedimento; c) na investigação de suspeita de crime, o médico estará impedido de revelar segredo que possa expor o paciente a processo penal.

Art. 74. Revelar sigilo profissional relacionado a paciente menor de idade, inclusive a seus pais ou representantes legais, desde que o menor tenha capacidade de discernimento, salvo quando a não revelação possa acarretar dano ao paciente.

Código de Ética dos Profissionais de Enfermagem

O Código de Ética dos Profissionais de Enfermagem também apresenta tópicos semelhantes aos do Código de Ética Médica relevantes e relacionados ao atendimento pré-hospitalar, especialmente a Resolução n. 375 de 2011. Ele pode ser encontrado na página do Conselho Federal de Enfermagem – COFEN (www.novoportal.cofen.org.br).

Prontuário médico

É importante deixar registrado todo o atendimento realizado na ficha de atendimento/ocorrência: data, hora, provável mecanismo de trauma, etc., sempre de modo legível.

❋ REFERÊNCIAS BIBLIOGRÁFICAS

1. Brasil. Constituição da República Federativa do Brasil de 1988. Disponível em: www.planalto.gov.br/ccivil_03/constituicao/constituicao.htm.
2. Secretaria de Estado da Saúde do Estado de São Paulo. Centro de Vigilância Sanitária. Portaria CVS n. 9 de 16/03/1994. Dispõe sobre as condições ideais de transporte e atendimentos de doentes em ambulâncias. Disponível em: http://www.cvs.saude.sp.gov.br/legislacao.
3. Conselho Federal de Medicina. Resolução n. 1.529 de 28/8/1998. Normatiza a atividade médica na área da urgência-emergência na fase de atendimento pré-hospitalar. Disponível em: www.portalmedico.org.br/resolucoes/CFM/1998/1529_1998.htm.
4. Brasil. Ministério da Saúde. Sistema de Legislação da Saúde. Disponível em: http://portal2.saude.gov.br/saudelegis/leg_norma_pesq_consulta.cfm#.
5. Conselho Federal de Farmácia. Resolução n. 354 de 20/09/2000. Disponível em: http://www.cff.org.br/pagina.php?id=252&menu=5&titulo=Resolu%C3%A7%C3%B5es+do+CFF+de+2004+a+2000.
6. Conselho Federal de Medicina. Parecer n. 44/2001 do CFM à Consulta 1.040/2000. Disponível em: www.portalmedico.org.br/pareceres/cfm/2001/44_2001.htm.
7. Conselho Federal de Medicina. Resolução n. 1.671 de 2003. Disponível em: http://www.portalmedico.org.br/resolucoes/CFM/2003/1671_2003.htm.
8. Presidência da República. Casa Civil. Decreto Federal n. 5.055 de 27/04/2004. Disponível em: http://www.planalto.gov.br/ccivil_03/_Ato2004-2006/2004/Decreto/D5055.htm.
9. Conselho Federal de Medicina. Resolução n. 1.672 de 2003. Disponível em: http://www.portalmedico.org.br/resolucoes/CFM/2003/1672_2003.htm.
10. Conselho Federal de Enfermagem. Resolução n. 389 de 2011. Disponível em: http://novo.portalcofen.gov.br/categoria/legislacao/resolucoes.
11. Denatran – Departamento Nacional de Trânsito. Código de Trânsito Brasileiro, Lei n. 9.503 de 23/09/1997. Disponível em: http://www.denatran.gov.br/resolucoes.htm.
12. Conselho Federal de Enfermagem. Resolução n. 300 de 2005. Disponível em: http://novo.portalcofen.gov.br/categoria/legislacao/resolucoes.http://novo.portalcofen.gov.br/categoria/legislacao/resolucoes.
13. Conselho Federal de Enfermagem. Resoluções ns. 375 e 379 de 2011. Disponível em: http://novo.portalcofen.gov.br/categoria/legislacao/resolucoes.

CAPÍTULO 3

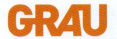

Aspectos médico-legais

Elaine Cristina de Melo Camargo
Rodrigo de Barros Camargo

✱ INTRODUÇÃO

O atendimento pré-hospitalar pode, e muito, ser útil à perícia médico-legal. O paciente é a prioridade e seu atendimento, inquestionável, no entanto, o conhecimento e a atenção a pequenos detalhes não podem ser ignorados.

"Medicina Legal – O conjunto de conhecimentos médicos e paramédicos destinados a servir ao Direito cooperando na elaboração, auxiliando na interpretação e colaborando na execução dos dispositivos legais, no seu campo de ação de medicina aplicada" (Hélio Gomes).

O art. 162 do Código de Processo Penal diz que "a autópsia será feita pelo menos seis horas depois do óbito", devido à necessidade dos sinais de certeza de morte, que são *algor, livor e rigor.*

No serviço pré-hospitalar em que haja suporte avançado, a presença do médico não deixa dúvidas quanto à constatação de óbito. Porém, para as equipes básicas ou intermediárias (enfermeiros, auxiliares, bombeiros, socorristas), perda de consciência, ausência de pulso carotídeo, insensibilidade e relaxamento muscular não são sinais de certeza de morte, e sim, de parada cardiorrespiratória, havendo apenas a possibilidade de morte.

No Estado de São Paulo temos o Instituto Médico Legal (IML) e o Serviço de Verificação de Óbitos (SVO). O IML é o órgão oficial subordinado à Superintendência da Polícia Técnico-Científica (estadual) responsável pela realização de necropsias em casos de mortes violentas ou suspeitas e em cadáveres desconhecidos e de detentos sob custódia do Estado, tendo como objetivo fornecer bases técnicas para o julgamento de causas criminais. O SVO é o órgão oficial subordinado ao Departamento de Patologia da Faculdade de Medicina da Universidade de São Paulo (municipal) responsável pela realização de necropsias em casos de mortes naturais com ou sem assistência médica ou com diagnóstico de moléstia mal definida, inclusive os casos encaminhados pelo Instituto Médico Legal (Portaria n. 1.405/2006 do Ministério da Saúde).

Todos os cadáveres desconhecidos devem ser encaminhados ao Instituto Médico Legal para exame necroscópico e procedimentos de identificação, que pode ser feita através de reconhecimento facial ou de características individuais (deformidades, cicatrizes e tatuagens, entre outros), dactiloscopia (impressões digitais – trabalho conjunto com o IIRGD), DNA e arcada dentária.

Sempre que um óbito ocorrer no interior de presídios ou Centros de Detenção Provisória e sem assistência médica, o cadáver deve ser encaminhado para necropsia no Instituto Médico Legal para avaliar se a *causa mortis* está relacionada a algum evento externo ou não natural, decorrente de tortura, maus-tratos ou condições degradantes a que possa ter sido submetido (Protocolo Brasileiro – Perícia Forense no Crime de Tortura – 2005).

✱ CONCEITOS

Cronotanatognose

É a estimativa do tempo de morte. Não é uma tarefa fácil e precisa, pois muitas são as variáveis:

- *Algor mortis* (resfriamento): nas primeiras 3 horas o corpo perde 0,5ºC por hora e a partir da quarta hora perde 1ºC por hora. Não se pode ignorar que vivemos em um país tropical e que o calor ou o frio extremos alteram essa perda de calor, bem como a posição do corpo em local aberto, seco ou úmido, entre outros.
- *Livor hipostático* (manchas de hipóstases): surgem em 2 a 3 horas e fixam-se em torno de 12 horas após a morte. Antes disso, as hipóstases podem mudar de posição com o decúbito. Se no atendimento pré-hospitalar for constatado o óbito, deve-se manter a posição original do cadáver devido às hipóstases. Outro auxílio fornecido por essas manchas são é a possibilidade de se identificar intoxicação devido à coloração das mesmas: vermelho carmim (carboxiemoglobina) por monóxido de carbono; vermelho intenso vivo (oxiemoglobina) por cianeto de fluoroacetato; arroxeado escuro nas asfixias; pardo avermelhado (metaemoglobina) na intoxicação por nitrobenzenos, anilinas, clorados, nitratos.
- *Rigor* (rigidez cadavérica): evolui de forma descendente (craniocaudal):
  - 1 a 2 horas da morte: mandíbula e nuca.
  - 2 a 4 horas: membros superiores.
  - 4 a 6 horas: musculatura torácica e abdominal.
  - 6 a 8 horas: membros inferiores.
  - Máxima ou generalizada em 8 horas.

O tempo de desaparecimento após a morte (início da putrefação) inicia-se em 36 a 48 horas na mesma sequência da instalação. Se, no atendimento, o corpo estiver sem rigidez, existe a possibilidade do tempo de morte ser maior que 48 horas, com o processo de putrefação já iniciado.

Nos casos de anemia aguda e asfixias, o aparecimento da rigidez é mais precoce e com duração menor. O frio ambiental retarda o aparecimento e prolonga sua duração. Em temperaturas elevadas o aparecimento é mais precoce e a duração, menor.

O "Calendário da Morte", segundo França[1], segue a seguinte sequência:

- Menos de 2 horas: corpo flácido, quente e sem livores.
- 2 a 4 horas: rigidez de nuca e mandíbula, esboço de livores.
- 4 a 6 horas: rigidez dos membros superiores, nuca e mandíbula, livores acentuados.
- 8 a 16 horas: rigidez generalizada, manchas de hipóstases.
- 16 a 24 horas: rigidez generalizada, esboço de manchas verdes abdominais.
- 24 a 48 horas: presença de manchas verdes abdominais e início de flacidez.
- 48 a 72 horas: extensão da mancha verde abdominal.
- 2 a 3 anos: desaparecimento das partes moles e presença de insetos.
- Acima de 3 anos: esqueletização completa.

Observação: não foram citados os fenômenos oculares.

Tanatologia

Estuda a morte e as suas repercussões na esfera jurídico-social. O Conselho Federal de Medicina, em sua Resolução n. 1480/97, cita que a parada total e irreversível das atividades encefálicas equivale à morte (morte encefálica).

A morte não é um instante, e sim, um processo. Alguns termos relativos ao assunto:

- Morte natural com antecedentes patológicos: decorre de doenças e pelo envelhecimento.
- Morte violenta: resulta de fatores externos, acidentes, suicídio, homicídio. Nesse caso, o diagnóstico jurídico da morte pode ser estabelecido por meio da investigação local (perinecroscopia) e da necropsia bem conduzida.
- Morte suspeita: a origem violenta da morte somente poderá ser afastada após exame do local (perícia) e da necropsia.
- Morte súbita: inesperada, imprevista, inexistência de patologia prévia.
- Morte súbita infantil: ocorre em menores de 1 ano (após descartar outras causas de morte, como asfixia).
- Criptoviolência: sem lesões externas, suspeita de trauma interno.
- Violência indefinida (ex.: envenenamento).
- Violência definida (ex.: suspeita de sufocação direta).
- Infortúnio de trabalho (ex.: queda de andaime).

Quedas

Nos casos de lesões por precipitação (queda de um nível a outro), algumas considerações devem ser feitas pela primeira equipe que chegar ao local:

1. Distância do corpo ao prédio: se muito próximo, possivelmente foi um acidente, pois o corpo cai verticalmente. Se a distância for suficiente para formar um arco, pensar em homicídio (a vítima foi jogada ou empurrada); no caso da distância formar uma trajetória parabólica, pensar em suicídio (houve necessidade de um impulso).
2. Pele intacta ou pouco afetada não é sinônimo de falta de gravidade, mas, sim, alerta para roturas internas e graves das vísceras maciças e fraturas ósseas.

Queimaduras

Diagnóstico do agente térmico:

- Chamas: propagação do fogo de baixo para cima, atinge mesmo as áreas cobertas por roupas.
- Gases ou vapores: atingem áreas desnudas do corpo.
- Líquidos escaldantes: propagação descendente, obedece a força da gravidade.
- Sólidos metálicos: queimaduras profundas com limites bem definidos.

Asfixias em geral

- Confinamento: permanência em ambiente restrito ou fechado sem renovação do ar.
- Asfixia por carboxiemoglobina (monóxido de carbono): mais frequente em suicídios.

Asfixias mecânicas

Sinais externos:

- Manchas de hipóstases precoces, abundantes e de tonalidade escura.
- Congestão da face.
- Cogumelo de espuma.
- Projeção da língua e exoftalmia.
- Sangue escuro e líquido.

Tipos de asfixias mecânicas:

- Sufocação:
  - Direta: oclusão da boca e do nariz. Sempre criminosa. Oclusão das vias aéreas por corpos estranhos: pode ser acidental (ex.: engasgar com uva, carne).
  - Indireta: compressão do tórax e abdome que impede os movimentos respiratórios (ex.: crucificado, enterrado até o tórax).
- Soterramento: obstrução das vias respiratórias por terra. Presença de material sólido ou semissólido em vias respiratórias, boca, esôfago e estômago. Lesões traumáticas pelo desabamento e desmoronamento podem ser a causa da morte. Nos casos de atendimento, retirar o mais rápido possível; não adianta só fornecer oxigênio por máscara, o problema está na obstrução da expansibilidade.
- Afogamento: penetração do meio líquido nas vias respiratórias, ocasionando a morte. Acidental, suicida ou homicida. Não necessita de imersão (ex,: alcoolizado caído na rua sobre uma poça de água). Sinais externos: maceração da epiderme, cogumelo de espuma, mancha verde no esterno e líquido nas vias respiratórias. Após afogamento em que ocorreu a imersão total do corpo, existe a sequência de flutuação dos afogados: primeira fase – imersão; segunda fase – flutuação devido aos gases da putrefação (24 horas a 5 dias, mais cedo no mar); terceira fase: rotura dos tecidos moles (segunda imersão); quarta fase: adipócera, diminuição do peso (segunda flutuação).
- Enforcamento: interrupção do ar atmosférico por meio da constrição do pescoço por laço decorrente do próprio peso da vítima. Causado por suicídio, homicídio, acidente e execução judicial (em outros países).
- Estrangulamento: constrição do pescoço por um laço acionado por uma força diferente do peso da pessoa (ex.: mulher dirigindo um carro conversível com uma echarpe que enrosca na roda e provoca o estrangulamento).

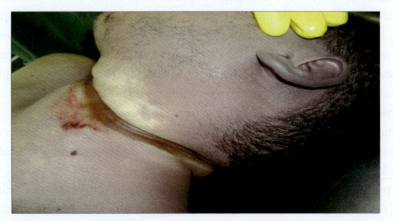

Figura 1   Enforcamento. Imagem cedida por Elaine Cristina de Melo Camargo.

- Estrangulamento antebraquial: golpe da gravata. Constrição do pescoço pela ação do braço e antebraço. Pode ser criminoso ou acidental (ex.: houve intenção de imobilizar e acidentalmente provocou a morte).
• Esganadura: constrição do pescoço pelas mãos.

Tabela 1 Diferenças entre enforcamento e estrangulamento

Enforcamento	Estrangulamento
Sulco oblíquo	Sulco horizontal
Interrompe no nó	Contínuo
Em geral único	Frequentemente múltiplo

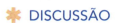 DISCUSSÃO

Lesões *in vitam* e *post mortem* são de extrema importância e podem ser percebidas facilmente por um olhar treinado. São lesões *in vitam*: infiltração hemorrágica, coagulação do sangue, retratilidade dos tecidos, presença e tonalidade das equimoses, aspecto das escoriações, reação inflamatória, embolias, evolução dos calos de fratura. Outros sinais importantes de lesões em vida: aspiração e deglutição do sangue, aspiração de corpos estranhos.

As roupas e o sangue (manchas e poças) devem ser mantidos intactos, para guiar a perícia no intuito de auxiliar na identificação de sinais vitais ou não. Se necessário, deve-se cortar a roupa e evitar tirá-la por completo, pois prejudica a perícia ao modificar as marcas de sangue. Também tem valor a roupa em relação à topografia das lesões: facadas ou tiros em que as lesões coincidem com os orifícios nas roupas, bem como as orlas (tatuagem, queimadura, fuligem) que podem impregnar nas vestimentas em tiros a curta distância.

Nos casos de tiros, não se deve pegar cápsulas ou projéteis que estejam no local, colocar o dedo nos orifícios de projétil de arma de fogo (tanto nos cadáveres quanto nos objetos), falar para familiares quantos tiros foram vistos, primeiramente porque nem todos os orifícios podem ter sido vistos, em segundo lugar porque os orifícios podem ser de entrada e de saída e não necessariamente só entrada. Nos casos de múltiplas lesões, tiros e facadas, por exemplo, a posição do sangue no corpo e nas roupas auxilia a perícia na cinemática do homicídio e por isso não deve ser retirado.

Quando possível, o socorrista deve fazer um desenho ou esquema da cena com a qual se deparou em sua ficha de atendimento, pois ela poderá servir como prova e documentação no futuro.

Um ponto que se faz de suma importância é a atenção durante o atendimento de crianças, devido à síndrome da criança maltratada – síndrome de Silverman ou de Caffey Kemp. As formas mais comuns são omissão (carência física ou afetiva) e ação (maus-tratos físicos ou psíquicos e abuso sexual). Sinais clínicos: apatia, tristeza, indiferença, temor, choro, olhar vencido. Lesões mais comuns: hematomas, equimoses, ferimentos contusos, queimaduras, edemas por compressão, mordidas humanas, alopécias traumáticas, fraturas dentárias, sufocação por introdução violenta de alimentos, desidratação, lesões genitais, intoxicação por tranquilizantes, desnutrição, fratura óssea e roturas viscerais.

A seguir são descritos dois casos verídicos atendidos por equipes do GRAU:

1. Caso 1: viatura USA (Unidade de Suporte Avançado) chamada para atendimento dentro de uma delegacia. Ao chegar, verificou-se a seguinte cena: uma vítima do sexo masculino ajoelhada com uma camiseta em volta do pescoço. Após constatar o óbito, o médico fez um esquema gráfico de como estavam a vítima, as roupas, o par de tênis fora da cela junto ao cinto. Quando foi chamado pela corregedoria da Polícia Civil anos depois para oitiva, devido a sindicância que averiguava as circunstâncias de morte dentro da delegacia, o profissional de saúde levou sua ficha de atendimento, que serviu como prova.

2. Caso 2: paciente gestante de 8 meses em parada cardiorrespiratória à noite, o marido tentando manobras de reanimação cardiorrespiratória na chegada da viatura de resgate. Após 1 hora de tentativas de reanimação, o médico constatou o óbito. O local era o quarto do casal, aparentemente sem alterações. O médico do GRAU foi chamado dois anos depois para uma oitiva na delegacia sobre o atendimento e ficou sabendo que a paciente havia morrido de intoxicação por chumbinho (Homicídio? Suicídio?).

Fica uma grande lição: NUNCA se deve tirar conclusões precipitadas, SEMPRE se deve ficar atento a tudo e a todos. Assim, muitos vestígios poderão ser preservados, venenos poderão ser identificados, etc.

✱ CONCLUSÃO

"Está na fragilidade do elo a força da corrente." Se durante o atendimento pré-hospitalar o profissional ficar atento aos detalhes, mantiver tudo no local e preservar a cena, quando a perícia chegar ao local suspeito de crime os vestígios estarão intactos e a verdade, mais próxima.

> A justiça não é cega porque a perícia enxerga no escuro!

✱ BIBLIOGRAFIA

1. França GV. Medicina legal. 6ª ed. Rio de Janeiro: Guanabara Koogan; 2001.
2. Fávero F. Medicina legal. 12ª ed. Belo Horizonte: Villa Rica; 1991.
3. Carvalho HV, et al. Compêndio de medicina legal. São Paulo: Saraiva; 1987.
4. Tsuchiya MJ. Medicina legal. CEPS Sapiens.

CAPÍTULO **4**

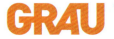

Regulação, comunicação
e telemedicina

Antonio Carlos Marttos Jr.
Antonio Toshimitsu Onimaru
Fernanda Martini Kuchkarian
Paulo de Tarso Monteiro Abrahão
Ricardo Galesso Cardoso
Vênus Bezerra Suassuna

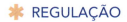 REGULAÇÃO

Introdução

A atenção e a assistência aos casos de urgência e emergência têm se tornado a cada dia um dilema e um problema de saúde pública, com repercussões tanto no setor público como no privado. Isso se deve a uma série de fatores, entre eles o aumento da morbimortalidade por causas externas, principalmente os acidentes de trânsito, aliados a uma população que gradativamente envelhece e que, consequentemente, apresenta um aumento nas doenças crônicas com maior potencial de agudização. Isso faz com que a demanda aos serviços de saúde cresça, em particular nas portas de entrada, que estão, na maioria das vezes, superlotadas e sem condições adequadas para uma assistência com qualidade.

Para o melhor enfrentamento deste cenário, a Política Nacional de Atenção às Urgências define diretrizes que visam regulamentar e organizar o sistema de saúde, no que tange ao atendimento dessas urgências. Dentro dessas diretrizes inclui-se a da "Regulação das Urgências".

O termo "regulação para a área de saúde" surgiu na década de 60, utilizado pelos franceses, significando uma ação médica que fizesse o ordenamento e o direcionamento das demandas de urgência e emergência em um sistema de saúde. No Brasil, o termo e o conceito de regulação médica foram trazidos na década de 90, e seu significado vem sendo discutido e trabalhado até os dias atuais, para melhorar sua aplicabilidade.

Para iniciar uma discussão sobre Regulação Médica é primordial ter em mente os conceitos dos pilares do nosso sistema de saúde, o Sistema Único de Saúde (SUS).

Princípios doutrinários do SUS

Universalidade

Todas as pessoas têm direito à saúde, independentemente de cor, raça, religião, local de moradia, situação de moradia ou renda, etc. A saúde é um direito de cidadania e um dever dos governos municipais, estaduais e federal. Deixa de existir, assim, a figura do "indigente", antes composta pelos brasileiros não inclusos no mercado formal de trabalho.

Equidade

Todo cidadão é igual perante o Sistema Único de Saúde e será atendido e acolhido conforme suas necessidades. Os serviços de saúde devem considerar que em cada aglomerado populacional existem grupos que vivem de formas diferentes, com problemas específicos em relação ao seu modo de viver, de adoecer e na forma de satisfazer suas necessidades de vida.

Dessa forma, os serviços de saúde devem reconhecer e acolher essas diferenças, trabalhando para atender diferentes necessidades, com respostas rápidas e adequadas, diminuindo as desigualdades existentes na qualidade de vida e saúde de diferentes camadas socioeconômicas da sociedade brasileira.

Integralidade

As ações de saúde devem ser combinadas e voltadas ao mesmo tempo para a proteção, recuperação e reabilitação da saúde dos brasileiros, buscando a maior autonomia possível para cada cidadão, dentro das especificidades de sua situação. Os serviços de saúde devem funcionar atendendo o indivíduo como um ser humano integral, submetido às mais diferentes situações de vida e de trabalho, que o levam a adoecer e a morrer.

Dessa forma, a atenção deve dirigir-se à saúde e não somente às doenças, o que exige intervenções destinadas à erradicação das causas e diminuição dos riscos, além do enfrentamento de danos.

Dentro dos princípios do Sistema Único de Saúde e de maneira a estruturar e operacionalizar os sistemas de urgência, a Regulação Médica é uma expressão criada para designar uma forma organizada de responder a toda situação de urgência que necessite de cuidados médicos, de forma harmônica, proporcional, equânime e de acordo com as diretrizes do SUS, evitando o uso inadequado dos recursos.

Regulação Médica das Urgências

A Regulação Médica das Urgências, baseada na implantação de suas **Centrais de Regulação**, é o elemento ordenador e orientador dos Sistemas Estaduais de Urgência e Emergência. As Centrais, estruturadas nos níveis estadual, regional e/ou municipal, organizam a relação entre os vários serviços, qualificando o fluxo dos pacientes no Sistema, e geram uma porta de comunicação aberta ao público em geral, através da qual os pedidos de socorro são recebidos, avaliados e hierarquizados.

As necessidades imediatas da população, necessidades agudas ou de urgência, são pontos de pressão por respostas rápidas. Então o Sistema deve ser capaz de acolher a clientela, prestando-lhe atendimento e redirecionando-a para os locais adequados à continuidade do tratamento, através do trabalho integrado das Centrais de Regulação Médica de Urgências com outras Centrais de Regulação de leitos hospitalares, procedimentos de alta complexidade, exames complementares, internações e atendimentos domiciliares, consultas especializadas, consultas na rede básica de saúde, assistência social, transporte sanitário não urgente, informações e outros serviços e instituições, como, por exemplo, as Polícias Militares e a Defesa Civil. (Portaria Ministerial n. 2.048, de 5 de novembro de 2002)

A regulação constitui-se, operacionalmente, no estabelecimento, pelo médico regulador, de uma estimativa inicial do grau de emergência de cada caso, desencadeando a resposta mais adequada e equânime a cada solicitação, monitorando-a continuamente até a finalização do caso, assegurando a disponibilidade dos meios necessários para a efetivação da resposta definitiva, de acordo com grades de serviços previamente pactuadas, pautadas nos preceitos de regionalização e hierarquização do sistema (Figura 1).

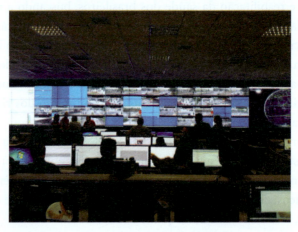

Figura 1   Centro Integrado de Comando e Controle em São Paulo utilizado durante a Copa do Mundo. Imagem cedida por Mauricio Augusto Gonçalves.

Conforme a Resolução do Conselho Federal de Medicina (CFM) n. 1.529/98 e a Portaria do Ministério da Saúde (MS) n. 2.048/2002, o sistema de atendimento pré-hospitalar é um serviço médico, sendo assim, sua coordenação, regulação, supervisão direta e à distância deve ser efetuada por médico. O ato de regular fica reconhecido como um ato médico, que consiste em ajustar, sujeitando a regras, de forma organizada, todas as respostas às situações de emergência, e gerir o fluxo dos pacientes conforme oferta de cuidados disponíveis em um município ou região.

Cabe então a esse médico regulador ouvir, qualificar, classificar a demanda e designar o recurso mais adequado às suas necessidades, incluindo enviá-la ao serviço mais adequado para cada momento do tratamento, respeitando ainda as respectivas capacidades operacionais e garantindo a distribuição racional dos casos entre os diversos serviços de saúde disponíveis (hospitais, unidades de pronto atendimento, etc.).

Essa atividade chama-se Regulação Médica e, portanto, apresenta duas faces. Uma face técnica que diz respeito à decisão quanto ao tipo de recurso a ser enviado e à realização dos procedimentos de suporte básico e avançado de vida no local da ocorrência e durante o transporte, a atenção pré-hospitalar. Uma outra face, denominada gestora, refere-se ao uso racional do sistema de saúde hierarquizado, estabelecendo qual tipo de serviço, em determinado momento, está mais bem preparado e em melhores condições para receber determinado paciente, para que esse possa ser mais bem atendido e obter a resolubilidade do seu problema.

Esse conceito é considerado importante na estruturação de sistemas brasileiros de atenção às urgências por várias razões. Entre elas porque reforça o papel da saúde enquanto responsável pela atenção integral à saúde do cidadão, numa lógica equitativa, utilizando-se das diversas categorias profissionais existentes para tal fim: médicos, enfermeiros, técnicos de enfermagem, etc. Segundo, porque mostra ser um mecanismo eficiente no sentido de organizar sistemas, reordenar fluxos, e pelo fato de constituir-se numa importante ferramenta de gestão, tornando-se um potencial observatório da saúde coletiva, cotidianamente avaliando e reavaliando fluxos e situações e orientando ações de planejamento.

A Portaria Ministerial n. 2.048, de 5 de novembro de 2002, define também que: "Ao médico regulador devem ser oferecidos os meios necessários, tanto de recursos humanos, como de equipamentos, para o bom exercício de sua função, incluída toda a gama de respostas pré-hospitalares previstas nesta Portaria e das chamadas portas de entrada de urgências com hierarquia resolutiva previamente definida e pactuada, com atribuição formal de responsabilidades".

São atribuições específicas da Regulação Médica das Urgências:

- Manter escuta médica permanente e qualificada para esse fim, nas 24 horas do dia, todos os dias da semana, por meio dos números de emergência.

38 Seção 2 | Fundamentos em atendimento pré-hospitalar

- Identificar necessidades, por meio da utilização de metodologia adequada, e classificar pedidos de socorro oriundos da população em geral, a partir de seus domicílios ou vias públicas.
- Hierarquizar necessidades.
- Decidir sobre a resposta mais adequada para cada demanda.
- Garantir os meios necessários para a operacionalização de todas as respostas às demandas.
- Monitorar e orientar o atendimento feito pelas equipes de Suporte Básico e Suporte Avançado de Vida.
- Providenciar os recursos auxiliares de diferentes naturezas para complementar a assistência, sempre que necessário.
- Notificar as unidades que irão receber pacientes, informando as equipes médicas receptoras das condições clínicas dos pacientes e possíveis recursos necessários.
- Constituir-se em "observatório privilegiado da saúde e do sistema", com capacidade de monitorar de forma dinâmica, sistematizada e em tempo real todo o seu funcionamento.
- Respeitar os preceitos constitucionais do país, a legislação do SUS, as leis do exercício profissional médico, o Código de Ética Médica, bem como toda a legislação correlata existente.

Conclusão

A Regulação Médica das Urgências ainda é um grande desafio, tanto para os gestores quanto para a sociedade como um todo. Como ferramenta de gestão ela é necessária para que se possa garantir de forma equânime os direitos de todos os cidadãos, nos momentos mais críticos de sua existência, ou seja, nos momentos em que sua saúde está fragilizada, quando não no limite entre a vida e a morte.

E cabe ao Médico Regulador a garantia dessas diretrizes, como uma de suas maiores funções dentro do sistema de saúde. Para tanto, utiliza-se do poder delegado pela sociedade para ações técnicas e ações gestoras, na função de autoridade sanitária.

✳ COMUNICAÇÃO

Um dos pontos críticos e essenciais para que qualquer sistema de atendimento pré-hospitalar (APH) funcione com eficácia e eficiência é a correta comunicação entre os diversos setores envolvidos. Diversas etapas compõem o sistema de comunicação e devem ser observadas:

- Central de regulação <–> Equipes de atendimento

- Equipes <–> Equipes
- Central de regulação <–> Hospitais

As informações trocadas entre a central de regulação e as equipes de atendimento, bem como a comunicação entre as equipes, devem ser sucintas e objetivas, porém devem conter os dados essenciais para a orientação em relação ao atendimento:

- Local da ocorrência: nome da rua, número, bairro, cidade, pontos de referência, página e coordenadas do guia de ruas (se houver). Em rodovias: km e sentido. Resgate aeromédico: coordenadas geográficas e referências "macro", que possam ser vistas em voo.
- Natureza da ocorrência: mecanismo de trauma ou emergência não traumática.
- Quantidade e condição das vítimas.
- Outras viaturas acionadas para a mesma ocorrência.

Normalmente essa troca de informações é feita via rádio, e para que haja rapidez, e principalmente para que ocorra o mínimo de dúvida e confusão em relação ao que é transmitido, utilizam-se padrões de fraseologia já consagrados, como a linguagem "Q", e o alfabeto fonético, exemplificados nas Tabelas 1 e 2.

Tabela 1 Códigos mais frequentemente utilizados da linguagem "Q"

QAR	Folga, interrupção da atividade
QAP	Na escuta
QRA	Nome do operador
QRL	ID ocupado
QRM	Entrecortado, muita interferência
QRS	Transmitir mais lentamente
QRU	Chamado urgente
QRV	À disposição
QRX	Aguarde na frequência
QRZ	Prossiga, quem chamou
QSA	Intensidade do sinal, 1 fraco a 5 ótimo
QSG	Transmitir sem interrupção
QSJ	Dinheiro
QSL	Ok, compreendido
QSM	Devo repetir a mensagem?
QSN	Você me ouviu?

(continua)

40 Seção 2 | Fundamentos em atendimento pré-hospitalar

Tabela 1   Códigos mais frequentemente utilizados da linguagem "Q" *(continuação)*

QSO	Contato
QSP	Solicitação de transmissão
QSQ	Tem médico (de plantão no local)?
QSY	Mudar para outra ID. Qual?
QTA	Cancelar o chamado
QTH	Endereço, posição
QTI	Destino, rumo
QTO	W.C.
QTQ	Comunicar rapidamente
QTR	Horário
QTY	A caminho do local da ocorrência
QUA	Informação ou notícia no local
QUC	Número de ordem
TKS	Obrigado, grato

Tabela 2   Alfabeto fonético

A	Alfa
B	Bravo, beta
C	Charlie
D	Delta
E	Eco
F	Fox
G	Golf
H	Hotel
I	Índia
J	Juliet
K	Kilo
L	Lima
M	Mike
N	November
O	Oscar
P	Papa
Q	Quebec
R	Romeu
S	Sierra

(continua)

Capítulo 4 | Regulação, comunicação e telemedicina **41**

Tabela 2   Alfabeto fonético *(continuação)*

T	Tango
U	Uniform
V	Victor
W	Whisky
X	Xingu
Y	Yankee
Z	Zulu

A pronúncia das palavras e frases deve ser a mais clara possível, com as sílabas tônicas corretas, evitando-se a utilização de gírias, regionalismos e linguagem coloquial.

Os algarismos podem ser pronunciados de acordo com a Tabela 3.

Tabela 3   Exemplo de pronúncia correta dos algarismos em comunicação via rádio

Algarismo	Palavra	Pronúncia
1	Uno	Úno (uma)
2	Dois	Dois (duas)
3	Três	Três
4	Quatro	Quá-tro
5	Cinco	Cin-co
6	Seis	Meia
7	Sete	Sé-te
8	Oito	Oi-to
9	Nove	Nó-ve
0	Zero	Zé-ro

Pode também ser utilizada a pronúncia de algarismos de acordo com o padrão adotado pelo Corpo de Bombeiros de São Paulo (Tabela 4).

Tabela 4   Pronúncia dos algarismos utilizada pelo Corpo de Bombeiros de São Paulo

Algarismo	Pronúncia
1	Primeiro
2	Segundo
3	Terceiro
4	Quarto
5	Quinto

(continua)

Tabela 4   Pronúncia dos algarismos utilizada pelo Corpo de Bombeiros de São Paulo (*continuação*)

Algarismo	Pronúncia
6	Sexto
7	Sétimo
8	Oitavo
9	Nono
0	Negativo

Outro passo importante é a comunicação entre as centrais de regulação e os hospitais. O Estado de São Paulo dispõe de um sistema informatizado e em rede, no qual se encontram informações relativas aos recursos disponíveis nos hospitais que compõem a rede de urgências, que pode ser consultado pelo médico regulador na central de operações. Tal sistema permite que os pacientes sejam direcionados aos serviços com os recursos adequados, e que estejam o mais próximo possível do local de atendimento.

O contato prévio da central de regulação com o hospital que irá receber o paciente é a maneira mais correta de se realizar o encaminhamento, porém ainda devido à grande dificuldade de contato telefônico com a maioria dos serviços, esse procedimento é utilizado apenas em casos selecionados, especialmente naqueles em que há transporte por via aérea, quando se faz obrigatório o contato, para que a equipe hospitalar esteja aguardando, posicionada no local adequado junto ao local de pouso.

Um grande avanço relativo aos recursos de comunicação entre os setores envolvidos é o advento da telemedicina, que permite, além da comunicação verbal, a utilização de comunicação visual, em tempo real. O uso da telemedicina será detalhado a seguir.

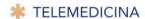 TELEMEDICINA

Introdução

A comunicação efetiva é essencial no atendimento pré-hospitalar. A urgência inerente ao trauma e às emergências exige que os socorristas avaliem rapidamente os pacientes e os estabilizem para o transporte ao centro de saúde mais adequado. Devido aos diferentes níveis de recursos, nem todos os sistemas pré-hospitalares no mundo são iguais. Alguns sistemas apoiam o uso de intervenções avançadas por socorristas, enquanto outros oferecem apenas atendimento básico e transporte. Embora existam variações nos sistemas de emergência pré-hospitalar, certos princípios, como sistemas de comunicação estabelecidos, continuam sendo essenciais e universais.

Profissionais de serviços de emergência sabem que as decisões críticas são sensíveis ao tempo e precisam de acesso a ferramentas de comunicação eficazes para a troca de informações sobre os pacientes. O papel principal do sistema de comunicação no pré-hospitalar é assegurar que as informações sobre os pacientes sejam rapidamente transmitidas entre os profissionais do campo, à central de regulação, e à unidade de saúde que irá receber os mesmos. Telemedicina no ambiente pré-hospitalar consiste na aplicação das tecnologias de telecomunicação para conectar o atendimento pré-hospitalar (APH) a hospitais, proporcionando assim melhoria e agilidade ao atendimento de emergência.

O uso da telemedicina na fase pré-hospitalar é desenvolvido de forma a apoiar os socorristas, fornecendo digamos a "telepresença" de um "especialista remoto" quando necessário. Ao conectar um especialista à cena do acidente, a assistência especializada é disponibilizada, ajudando tanto os profissionais paramédicos quanto os médicos emergencistas. As principais áreas de telemedicina existentes, hoje, no APH, incluem assistência com triagem e transporte, estabilização do paciente, consultas especializadas, indicação de intervenções precoces e preparo do hospital que irá receber a vítima. Este capítulo irá analisar os potenciais de aplicações da telemedicina na fase pré-hospitalar, seus benefícios e limitações, exemplos atuais da literatura científica, e considerações tecnológicas.

Aplicações

A introdução da telemedicina no atendimento pré-hospitalar tem crescido muito com os avanços da tecnologia. Melhorias nos sistemas sem fio e de banda larga têm facilitado a transmissão de áudio e vídeo em tempo real a partir do local do APH. Tecnologias frequentemente utilizadas incluem o uso de equipamentos de videoconferência, que são dispositivos médicos portáteis que podem transmitir dados e imagens. Existem dispositivos portáteis que possibilitam que os socorristas tenham as mãos livres durante o atendimento, além de oferecerem comunicação audiovisual entre os funcionários do hospital e os que atendem.

"Teleconsultas" com um especialista para se ter uma segunda opinião ou realizar um diagnóstico podem ocorrer diretamente da cena do acidente. Isso prova ser benéfico especialmente para os que atuam em áreas rurais, onde as transferências para um centro de maior capacidade resolutiva podem exigir maior tempo de deslocamento. O acesso a informações do paciente em tempo real facilita a tomada de decisões quanto ao tratamento a ser realizado, bem como auxilia socorristas na estabilização de pacientes gravemente feridos, além da triagem e localização do hospital com suporte mais adequado. Por exemplo, ao ver o paciente, cirurgiões especialistas em trauma podem orientar o pessoal que atende a emergência em intervenções que podem salvar a vida durante a "hora de ouro". Em contrapartida, a equipe de emergência pré-hospitalar se sentirá apoiada.

Há um grande número de programas ao redor do mundo que têm testado a telemedicina em ambulâncias, com diferentes graus de sucesso. Skorning et al. testaram um sistema que transmite em tempo real dados do paciente do local, como sinais vitais e eletrocardiograma, para um centro de atendimento especializado. O objetivo deste trabalho foi avaliar se a assistência por telemedicina impacta positivamente no atendimento de emergência. No centro de comando, médicos treinados estão disponíveis para oferecer assistência aos profissionais do APH, por meio da telemedicina. Simuladores de alta fidelidade com cenários padronizados para infarto do miocárdio e grandes traumas, por exemplo com lesão cerebral, foram testados por 29 equipes de APH, constituídas por um médico e dois paramédicos. As equipes foram instruídas para gerenciar os casos de forma independente, mas tinham a opção de procurar aconselhamento especializado quando necessário. Cada equipe deveria completar um cenário com e sem assistência da telemedicina. O estudo mostrou que nos cenários em que houve uso da assistência da telemedicina, a adesão aos protocolos de tratamento e de intervenção aumentou o potencial de salvamento de vidas.

Em estudo similar, Charash et al. (2011) demonstraram que a telemedicina nas ambulâncias melhorou o desfecho evolutivo de pacientes com traumas em situações simuladas.

Com a rápida evolução tecnológica do sistema de transmissão de dados, existe um grande potencial para integrar sistemas de APH a hospitais e ampliar o alcance dos serviços prestados pelo mesmo. Por exemplo, uma potencial aplicação é o manejo da via aérea usando um Glidescope™, videolaringoscópico para intubações traqueais. Um estudo relata o uso do Glidescope™ modificado de forma a transmitir sinais de vídeo a um computador em tempo real via *wi-fi* para auxiliar o médico do pré-hospitalar durante o procedimento de intubação de emergência, quando este não tem muita experiência ou não se sente confortável em realizá-la. O objetivo do trabalho seria evitar várias tentativas de intubação e a incapacidade de assegurar a via aérea definitiva de um paciente. Em outro estudo, paramédicos sem experiência anterior em ultrassom poderiam realizar o exame FAST (Avaliação Focada com Ultrassonografia para Trauma) sob a orientação de médicos em outro local. Os paramédicos foram submetidos a uma breve orientação sobre o funcionamento da máquina de ultrassom e do exame FAST. Posteriormente realizaram o exame em um paciente-modelo. Em uma sala separada, o médico da emergência monitorou o exame por meio de duas vias de rádio e do vídeo da máquina de ultrassom.

Aplicações no mundo real: além de simulação e pesquisa

A pesquisa demostra que, em situações dependentes de tempo, como acidentes de trânsito, acidente vascular cerebral isquêmico agudo ou síndromes coronarianas agudas, o tratamento judicioso dos pacientes é fundamental para reduzir a mortalidade. Serviços médicos de emergência têm papel crítico no tratamento deles, diminuindo o tempo de chegada ao hospital e de início de intervenções definitivas. A telemedicina pode auxiliar os profissionais do APH, permitindo a identificação precoce dos sintomas e o início imediato do tratamento. Uma área promissora é o uso da telemedicina no pré-hospitalar para o tratamento de acidente vascular cerebral e infarto agudo do miocárdio com elevação do segmento ST. Ambas as condições partilham muitas semelhanças, são causas importantes de morte e incapacidade. Nas duas condições a necessidade de se minimizar o tempo de tratamento é essencial. Para tanto, no acidente vascular cerebral isquêmico e no infarto agudo do miocárdio com elevação do segmento ST, o tratamento trombolítico pode ser o tratamento de escolha, porém a janela de tempo de administração da medicação é curta.

Redes de telemedicina que conectam os departamentos de emergência a ambulâncias fornecem em tempo real a possibilidade de avaliação de pacientes com AVC e IAM, permitindo rapidamente transferi-los para a unidade de saúde adequada e mais próxima para o tratamento. Isso é especialmente benéfico em áreas rurais mal servidas por neurologistas e cardiologistas. Estudos nessa área incluem o uso de tecnologias móveis, como *smartphones* e *tablets* equipados com sistemas de videoconferência para avaliar os pacientes remotamente, seja no local da ocorrência ou na ambulância a caminho do hospital. Da mesma forma, há aumento da utilização de telemedicina no pré-hospitalar para o tratamento de infartos do miocárdio com elevação de ST. Investigadores testaram no APH a realização de eletrocardiogramas e em seguida, o envio dos dados por telefone portátil a um cardiologista. O tratamento foi indicado logo após o especialista confirmar o diagnóstico. Um esforço coordenado como esse pode levar a melhores tempos de reperfusão e, portanto, melhor sobrevida dos pacientes.

Atualmente, existem em diversas partes no mundo programas que estão começando a testar o uso de redes de telemedicina e telessaúde em atendimento pré-hospitalar. Nos Estados Unidos, um programa em Tucson, Arizona foi pioneiro no movimento da chamada "ambulância digital". O Tucson ER Link foi um dos primeiros sistemas de telemedicina pré-hospitalar no mundo. O programa envolveu várias partes interessadas e sete anos de planejamento para desenvolver uma rede em malha sem fio *wi-fi* em toda a cidade que ligava o centro médico da universidade, o Corpo de Bombeiros e todas as ambulâncias da cidade. Em um período de um ano, o ER Link foi usado em 328 acionamentos de rádio e 195 transportes reais. A maioria dos casos eram de traumas. Apesar de existir há sete anos e proporcionar uma grande riqueza de conhecimento, o programa não está atualmente em uso devido à falta de financiamento. Outro programa semelhante foi lançado em Baton Rouge, Louisiana, o BR-Med Connect, usando um sistema de telemedicina semelhante ao do Arizona. Durante a primeira e segunda fases, estações de trabalho de telemedicina foram instaladas no departamento de emergência de cinco hospitais da região, bem como nas ambulâncias. A implementação do programa foi dividida em três fases e está aguardando financiamento para a terceira etapa. Finalmente, na Flórida existe uma rede de telemedicina criada entre centros de trauma e hospitais locais, com o objetivo principal de reforçar a preparação do atendimento de emergência no Estado. A rede é utilizada também para partilhar recursos e conhecimentos na área de emergência.

Conclusões

Redes de alta *performance*, videoconferência e dispositivos móveis oferecem ferramentas no uso pré-hospitalar. O conceito de "ambulâncias digitais", com equipamentos altamente sofisticados, parecia algo possível apenas em um futuro distante. Com a disponibilidade cada vez maior de dispositivos móveis e redes melhores de comunicações, a ideia não fica tão distante de ser alcançada. A capacidade de manter comunicação por meio da transmissão em tempo real de informações de audiovisual abre novas possibilidades no tratamento dos pacientes. Um esforço coordenado pode levar à identificação e ao tratamento precoce de situações nas quais cada segundo é extremamente importante para a melhor sobrevida da vítima. Isso é significativo, dado o atraso generalizado do início do tratamento mesmo em países desenvolvidos, com serviços de emergência médica bastante especializados. A ideia não é substituir os sistemas tradicionais, mas, sim, melhorar e complementar os sistemas atuais.

Apesar do vasto potencial da telemedicina pré-hospitalar, as dificuldades ainda são muito presentes, impedindo a sua ampla adoção. O maior obstáculo é a conectividade. Muitas das tentativas de avaliação dos sistemas de telemedicina nas ambulâncias móveis mostraram limitações devido à instabilidade da mesma. A capacidade de enviar imagens e dados com um baixo custo por meio de dispositivos móveis irá mudar a face do APH, como observado no exemplo citado da videolaringoscopia. Sistemas mais avançados, assim como unidades móveis de telemedicina, estão sendo desenvolvidos para gerenciar as questões de urgência na saúde, como acidente vascular cerebral, infarto, etc.

Há indicadores que fazem o APH parecer um cenário perfeito para aplicação do uso da telemedicina. A telemedicina tem o potencial de melhorar a avaliação, o diagnóstico e o tratamento de muitas vítimas.

Mesmo com uma melhor compreensão da tecnologia e de seu papel inovador, ainda são necessários mais estudos para sua utilização virar plena na prática diária.

✳ BIBLIOGRAFIA

1. Brasil. Ministério da Saúde. Secretaria de Atenção à Saúde. Departamento de Atenção Especializada. Regulação médica das urgências. Série Normas e Manuais Técnicos. Brasília: Editora do Ministério da Saúde; 2006.
2. Brasil. Portaria do Ministério da Saúde n. 2.048, de 05/11/2002. Disponível em: http://dtr2001.saude.gov.br/sas/PORTARIAS/Port2002/Gm/GM-2048.htm.
3. Brasil. Portaria do Ministério da Saúde n. 2.657, de 16/12/2004. Disponível em: http://dtr2001.saude.gov.br/sas/PORTARIAS/Port2004/Gm/GM-2657.htm.
4. Conselho Federal de Medicina. Resolução CFM n. 1.451, de 10/03/1995. Define os conceitos de urgência e emergência e equipe médica e equipamentos para os pronto-socorros.
5. Conselho Federal de Medicina. Resolução CFM n. 1.529, de 28/08/1998. Normatiza a atenção médica na área da urgência e emergência na fase de atendimento pré-hospitalar – Revogada.
6. Conselho Federal de Medicina. Resolução CFM n. 1.671, de 29/07/2003. Dispõe sobre a regulação do atendimento pré-hospitalar e dá outras providências.
7. Martinez-Almoyna M, Nitschke CAS (org.). Regulação médica de urgências e de transferências inter-hospitalares de pacientes graves. 2ª ed. Cooperação Brasil-França; 2000.
8. Rede Urgência e Emergência. Curso de Capacitação SAMU 192 – Macrorregional. Disponível em: http://www.scribd.com/doc/16786317/Apostila-do-SAMU-de-Minas-Gerais.
9. Skorning M, Bergrath S, Rortgen D, et al. Teleconsultations in pre-hospital emergency medical services: real-time telemedical support in a prospective controlled simulation study. Resuscitation. 2012 May;83(5):626-32.
10. Charash WE, Caputo MP, Clark H, et al. Telemedicine to a moving ambulance improves outcome after trauma in simulated patients. Journal of Trauma-Injury Infection & Critical Care. 2011;71:49-55.
11. Sakles JC, Hadeed G, Hudson M, et al. Telemedicine and telepresence for prehospital and remote hospital tracheal intubation using a GlideScope™ videolaryngoscope: a model for tele-intubation. Telemedicine and e-Health. 2011;17:185-8.
12. Boniface KS, Shokoohi H, Smith ER, Scantlebury K. Tele-ultrasound and paramedics: real-time remote physician guidance of the Focused Assessment with Sonography for Trauma examination. American Journal of Emergency Medicine. 2011;29:477-81.
13. Gonzalez MA, Hanna N, Rodrigo ME, Satler LF, Waksmann R. Reliability of prehospital real-time cellular video phone in assessing the simplified National Institutes of Health Stroke Scale in patients with acute stroke: a novel telemedicine technology. Stroke. 2011;42:1522-7.
14. Walter S, Kostopoulos P, Haass A, et al. Diagnosis and treatment of patients with stroke in a mobile stroke unit versus hospital: a randomised controlled trial. Lancet. 2012;11:397-404.
15. Ducas RA, Philipp RK, Jassal DS, et al. Cardiac outcomes through digital evaluation (CODE) STEMI project: prehospital digitally-assisted reperfusion strategies. Canadian J of Cardiology. 2012;28:423-31.
16. Hadeed GJ, Hadeed SJ, Latifi R. Prehospital telemedicine-digital ambulances. In: Latifi R (ed.). Telemedicine for trauma, emergencies, and disaster management. London: Artech House; 2011. p.215-23.
17. EMSWorld. Baton Rouge launches EMS telemedicine program. Disponível em: http://www.emsworld.com/web/online/ED-Industry-Wire/Baton-Rouge-Launches-EMS-Telemedicine-Progam /33$9279.
18. Mulholland J. Building a telemedicine network in the sunshine state. Florida's teletrauma pilot helps create a network of specialists available to the most remote of patients. Disponível em: http://www.governing.com/topics/technology/Building-a-Telemedicine-Network-in-the-Sunshine-State.html.

CAPÍTULO **5**

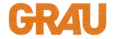

Segurança em operações terrestres e aeromédicas

José Alexander de Albuquerque Freixo
Wilson de Oliveira Leite

❋ SEGURANÇA NO LOCAL

Introdução

Na prestação de primeiros socorros ou no atendimento pré-hospitalar para vítimas de acidentes e traumas, um dos pontos mais importantes e que muitas vezes é negligenciado pelo socorrista ou por integrantes das equipes de resgate é a segurança na cena da emergência. Cuidados preliminares no local de acidente ou trauma não devem ser desprezados e devem anteceder até mesmo a preocupação com o socorro às vítimas. A cultura de se resguardar de perigos e também prevenir novos sinistros antes de iniciar o atendimento propriamente dito ainda não está completamente difundida, notadamente nas equipes profissionais que atuam nesta área no Brasil, quer sejam públicas ou privadas. Alguns serviços organizados possuem regras claras e protocolos que induzem seus integrantes a se preocuparem antes consigo para depois tratar das vítimas, porém isso nem sempre é observado na prática, o que pode colocar em risco tanto os socorristas quanto as próprias vítimas.

Medidas preliminares

A segurança em um local de ocorrência ou cena de emergência compreende a avaliação e neutralização dos riscos, a sinalização e a constante observação das condições de perigo existentes. A primeira medida que um socorrista deve tomar numa cena de emergência é avaliar se existe risco real ou potencial para si mesmo. No local, o socorrista deve pensar primeiro nele mesmo antes de se preocupar com a vítima.

Avaliação da cena

A avaliação da cena da emergência sob o ponto de vista da segurança é um estudo rápido e prático dos diferentes fatores relacionados aos riscos físicos, biológicos ou ambientais que implicarão na tomada de decisões quanto ao acesso à vítima e seu tratamento de primeiros socorros.

Essa avaliação deve ser constante e não apenas feita no primeiro momento, pois os fatores podem alterar-se com facilidade e rapidez. Deve ser feita de forma rápida, com etapas memorizadas que devem ser constantemente relembradas e treinadas.

A avaliação inicia-se mentalmente com o questionamento de fatores que podem ocorrer na cena de emergência mesmo antes da chegada ao local, como:

- *Qual a natureza da ocorrência?* Exemplos: acidente de trânsito, desmoronamento, queda, trauma por arma de fogo, emergência clínica súbita, etc.
- *Qual o número de vítimas e sua situação aparente?* Exemplos: múltiplas vítimas, vítima inconsciente, vítima com hemorragia importante, vítima presa nas ferragens, etc.
- *Existe algum perigo iminente que deve ser afastado ou minimizado?* Exemplos: vazamento de combustível, riscos elétricos, instabilidade de solo, risco de inundação, risco de explosão, etc.

Além disso, mesmo antes de chegar à cena da emergência o socorrista deve considerar a possiblidade de pedir ajuda a outras pessoas ou serviços de emergência, estando preparado para isso também.

Ao chegar ao local, o socorrista deve mentalmente preocupar-se com três questões cruciais:

- *Qual é a situação atual?* Esse questionamento visa a identificação da situação em si. O que está ocorrendo de fato, o que o socorrista vê.
- *Quais os riscos potenciais?* Aqui se trata de analisar a potencialidade dos perigos aos quais os socorristas e as vítimas poderão estar expostos, ou de como uma situação pode evoluir para uma condição insegura. O combustível derramado, por exemplo, pode indicar risco de explosão, um fio energizado solto pode sugerir o risco de choque elétrico e o fogo descontrolado, de um incêndio que poderá se alastrar.
- *O que fazer para controlar ou minimizar os riscos?* Quais as medidas imediatas que podem ser adotadas e quais os recursos a serem empregados, incluindo a solicitação de ajuda para atender adequadamente a situação, levando-se em conta, rigorosamente, os dois passos dados anteriormente.

A segurança pessoal é prioridade absoluta

Como já foi observado, numa cena da emergência o socorrista deve preocupar-se inicialmente com sua própria segurança. O desejo de ajudar a vítima não pode se sobrepor aos riscos eventuais que poderão existir, portanto ele deverá certificar-se primeiro de que o local está seguro antes de se aproximar da vítima para prestar-lhe o devido atendimento. No caso de acidentes de trânsito, uma regra prática consiste em realizar uma volta completa ao redor dos veículos acidentados, procurando sinais de riscos potenciais ou condições inseguras, antes de acessar a vítima para atendê-la, conforme a Figura 1.

Somente após ter certeza de que o local está seguro é que o socorrista deverá se aproximar da vítima. Caso haja riscos iminentes, como de explosão, fogo, vazamento, inundação, instabilidade do terreno, etc., devem ser neutralizados ou minimizados antes de se prosseguir nas demais fases do atendimento.

Equipamentos de proteção individual

Além da rápida avaliação das condições de segurança do local, é muito importante que o socorrista disponha de proteção individual para agir, seja na neutralização dos riscos, seja no atendimento propriamente dito. Os serviços profissionais e organizados disponibilizam para seus integrantes os Equipamentos de Proteção Individual (EPI), que são aqueles que se destinam à proteção da integridade física do socorrista, durante a realização de atividades nas quais possam existir riscos potenciais. Para os integrantes dos serviços de atendimento pré-hospitalar são indispensáveis equipamentos como: luvas apropriadas de vinil, látex ou

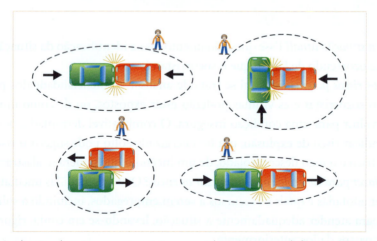

Figura 1 Avaliação dos riscos potenciais em acidentes automobilísticos. Fonte: Corpo de Bombeiros – PMESP.

nitrílicas; máscara facial de ventilação, com válvula e filtro para impedir o contágio; óculos protetores, para evitar o contato dos olhos com respingos de fluidos corporais, durante certos procedimentos; aventais e máscaras faciais descartáveis etc. Uma parte da preocupação do socorrista com a segurança pessoal também está relacionada com sua própria proteção contra as doenças infectocontagiosas. Para evitar o contágio, o socorrista deverá tomar as chamadas precauções universais que dizem respeito à utilização dos devidos equipamentos de proteção individual para cada caso de atendimento. O uso de capacete com visor é obrigatório em muitas situações, assim como de botas e capa de material resistente a abrasões e fogo, além de ser impermeável. Todo o uniforme deve ter faixas refletivas.

Neutralização de riscos

Em alguns casos, o socorrista não pode lidar com todos os riscos encontrados no local, sendo nesse caso recomendável o acionamento de socorro especializado para neutralizá-los e assim possibilitar o acesso à vítima com segurança. Em casos de incêndios ou explosões, por exemplo, não há condições de atuação sem equipamentos especializados e sem a ajuda de bombeiros para deixar o local seguro.

Existem situações, porém, em que os riscos foram eliminados e há a necessidade da obtenção de acesso à vítima para atendê-la. Em tais circunstâncias, pode ser necessário o emprego de equipamentos específicos, como cortadores, alargadores hidráulicos, alavanca, alicates especiais, machados, marretas, picaretas, serras, facões, outros materiais de sapa (enxadas, pá de escota, etc.), cordas flutuantes, flutuadores, etc. Tais equipamentos nem sempre estão disponíveis, e recomenda-se evitar improvisar sua utilização.

Obtenção de acesso às vítimas

Vencida a etapa de controle dos riscos, alguns exemplos de ações que o socorrista deve seguir para obtenção de acesso às vítimas e posterior prestação dos procedimentos de primeiros socorros estão listados a seguir.

Acidentes automobilísticos

- Providenciar a estabilização do(s) veículo(s) antes de entrar nele(s).
- Deixar disponível um extintor de pó químico seco (PQS) de pelo menos 12 kg para prevenção de incêndios.
- Avaliar a vítima e aplicar-lhe os procedimentos indicados.
- Providenciar o desencarceramento, tirando as ferragens que impedem a vítima de sair ou ser retirada, utilizando-se a proteção necessária para remoção de vidros, portas, laterais ou teto, se for o caso.

- Providenciar a estabilização e a retirada das vítimas.
- Permanecer sempre atento às condições de segurança da cena, porque poderão ser alteradas com o passar do tempo e a movimentação dos veículos.

Vítimas em espaços confinados ou poços

- Cuidar para que o ambiente seja ventilado e a vítima receba ar respirável, assim como o socorrista (a intoxicação por gases é comum nesse tipo de acidentes).
- Utilizar EPI e equipamento de proteção respiratória para chegar até o ponto onde a vítima está.
- Sempre que possível, aplicar um colete imobilizador dorsal para estabilizar as fraturas, antes de retirar a vítima.
- Utilizar equipamentos apropriados como cordas e mosquetões para içar a vítima com segurança ou retirá-la do local em questão.
- Observar constantemente as condições de estabilidade do local e manter sempre um sistema de retirada rápida, como cordas, se for o caso.

Vítimas em locais elevados

- Utilizar equipamentos apropriados para acessar a vítima com segurança.
- Utilizar equipamentos apropriados, como cadeiras de salvamento em altura, mosquetões e cordas adequadas, para retirar a vítima do local e descê-la em segurança.
- Tomar especial cuidado nos pontos de ancoragem das cordas e nos pontos de atrito que poderão comprometer a operação.
- Utilizar as técnicas de rapel ou tirolesa para retirar a vítima em segurança.

Vítimas no meio líquido

- Utilizar a técnica de salvamento aquático adequado para acessar e resgatar a vítima.
- Evitar o contato direto com a vítima e utilizar colete salva-vidas ou flutuador salva-vidas para abordá-la.
- Rebocar a vítima até a margem e aplicar-lhe os primeiros procedimentos de acordo com o grau de afogamento.

Vítimas em incêndios

- Adentrar o local de incêndio apenas se houver condições de fuga e segurança das estruturas.
- Utilizar equipamento de proteção respiratória e de proteção individual.

Capítulo 5 | Segurança em operações terrestres e aeromédicas **53**

- Trabalhar sempre em dupla, permanecendo ligados entre si por meio de um cabo da vida e esta a uma corda desde o local de entrada do incêndio.
- Utilizar equipamentos adequados, como lanternas e machados, e as técnicas recomendadas para o caso, como rastejar ou se agachar para evitar efeitos do calor e/ou fumaça proveniente da combustão.
- Efetuar a busca, estabilizar e retirar a(s) vítima(s) quando localizada(s) com rapidez, porém com cuidado para não agravar as lesões.

Vítimas de acidentes com produtos perigosos

- Identificar o produto e solicitar ajuda imediata para determinar os procedimentos que serão realizados.
- Permanecer na direção do vento (vento pelas costas) e evitar inalação de gases tóxicos.
- Avaliar o nível de risco que a ocorrência proporciona e, se houver risco à vida, não adentrar a área onde houver o vazamento, mesmo que haja vítimas.
- Providenciar o isolamento e aguardar a chegada de equipamento de proteção individual e respiratória compatível com o risco do produto em questão.
- Somente acessar a vítima se houver certeza do controle do risco.
- Remover a vítima o mais rápido possível para um local seguro.
- Devem ser observados os sinais, cores e placas para identificação do produto (ver Capítulo "Atendimento de vítimas de produtos perigosos").

Sinalização e canalização de tráfego

Os acidentes que ocorrem em vias públicas devem ter um cuidado especial das equipes de socorro, pois devido à posição em que se encontram os veículos, poderão ocorrer outros acidentes, colocando em risco a vida dos socorristas e das próprias vítimas que estão sendo atendidas. Qualquer pessoa que participe do atendimento de um acidente de trânsito deve se preocupar em sinalizar e orientar os demais condutores sobre o fato de que naquele trecho específico existe alguma interferência na via (acidentes, veículo quebrado, animal na pista, fumaça, alagamento, etc.). A sinalização deve ser realizada de acordo com a característica local e do tipo de acidente. Podem ser utilizados cones, triângulos refletivos, lanternas, bandeiras, ou meios de fortuna. Quando feita por pessoas, todos os cuidados devem ser tomados de forma que a mesma não se transforme em vítima, devendo seus movimentos serem claros. Caso haja uma viatura de socorro, ela deve ser estacionada, se possível, no acostamento, 200 metros antes do acidente, iniciando-se o desvio do tráfego com gestos. Cones devem ser distribuídos – mantendo-se, aproximadamente, dez passos entre cada um deles. A viatura de socorro deve, se possível, estacionar 20 metros à frente do local da ocorrência. As Figuras 2 a 8 mostram alguns exemplos de sinalização e canalização do tráfego.

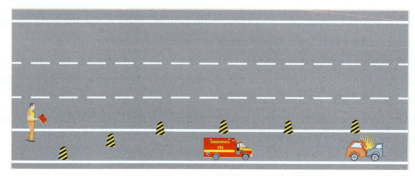

Figura 2 Acidente com interdição do acostamento.

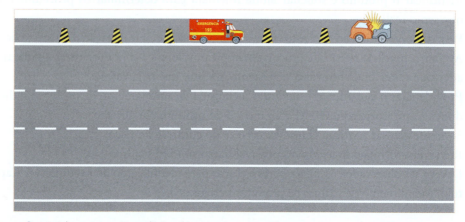

Figura 3 Acidente com interdição do canteiro central.

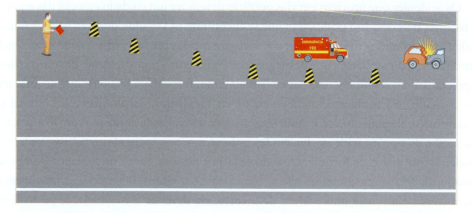

Figura 4 Acidente com interdição da primeira faixa em rodovia com duas faixas de rolamento.

Capítulo 5 | Segurança em operações terrestres e aeromédicas 55

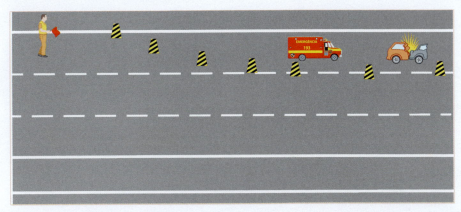

Figura 5   Acidente com interdição da primeira faixa em rodovia com três faixas de rolamento.

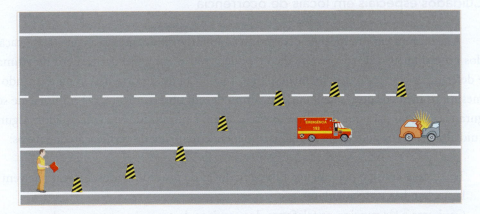

Figura 6   Acidente com interdição da segunda faixa em rodovia com duas faixas de rolamento.

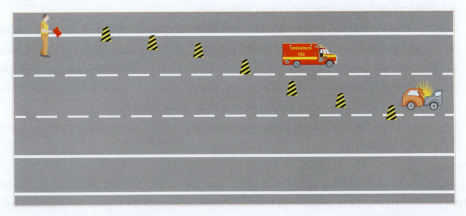

Figura 7   Acidente com interdição da segunda faixa em rodovia com três faixas de rolamento.

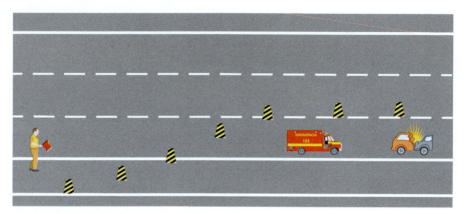

Figura 8   Acidente com interdição da terceira faixa em rodovia com três faixas de rolamento.

Cuidados especiais em locais de ocorrência

A segurança em um local de ocorrência é tão importante quanto a correta aplicação dos procedimentos de socorro médico e pode evitar o aumento do número de vítimas e determinar o sucesso das operações. Todo socorrista de suporte básico ou avançado e mesmo os médicos que trabalham em campo devem observar as regras mínimas de segurança e cuidar para que os eventuais riscos sejam neutralizados ou controlados. Alguns cuidados especiais podem ser tomados, independentemente da verificação dos riscos:

- Ter sempre consigo pelo menos EPI como luvas de procedimentos, máscara de ventilação, bandagens triangulares.
- Conhecer e ter consigo os telefones dos serviços de emergência para qualquer eventualidade e para solicitar apoio quando necessário.
- Mentalizar os passos para avaliação de uma cena de emergência e, sempre que possível, praticar de forma simulada essas avaliações.
- Conhecer os principais riscos de cada tipo de local, por exemplo, se for um acidente de trânsito poderá haver vazamento de combustível, instabilidade dos veículos, ameaça de queda de postes de iluminação, fios elétricos, etc. (Em uma fase preparatória poderão ser relacionados mentalmente os riscos possíveis para cada tipo de cena, o que poderá ajudar na correta avaliação em uma situação real.)
- Levar a sério os riscos reais ou potenciais e somente agir com segurança para o socorrista e para as vitimas.

Aquele que se propõe a atender alguém que foi vítima de um acidente ou trauma torna-se responsável pela segurança e deve sempre observar as regras de segurança e os riscos que o local oferece antes de agir.

✳ SEGURANÇA DE VOO EM OPERAÇÕES AEROMÉDICAS

Toda atividade aérea envolve riscos, em especial a operação aérea de segurança pública e de defesa civil, cujas características como urgência, imprevisibilidade, voo a baixa altura, pousos e decolagens em áreas não preparadas, pressão autoimposta para o cumprimento da missão, entre outras, a diferem da aviação privada e requerem das organizações o estabelecimento de procedimentos e treinamentos específicos, com o objetivo de mitigar os riscos.

Considera-se segura a organização aérea que possui defesas e barreiras que permitem a redução ao nível mais baixo possível dos riscos a que está habitualmente exposta. Essas defesas envolvem a manutenção adequada das aeronaves, formação e treinamento de todo o pessoal envolvido na operação, o estabelecimento de procedimentos operacionais padrão e um constante gerenciamento do risco durante a execução dos voos. De forma resumida, pode-se dizer que a segurança de voo, por meio de ações na área de prevenção, visa tornar o sistema mais resistente a falhas e erros.

A versatilidade do helicóptero permite o cumprimento de várias missões, com a utilização de diversas técnicas de acordo com os equipamentos que possua. Uma das principais operações desenvolvidas com o emprego de aeronaves de asas rotativas é o resgate aeromédico, permitindo a chegada rápida das equipes de urgência médica ao local de um acidente onde a vítima de trauma necessita de atendimento especializado. Além da assistência no local, a aeronave proporciona a condução ágil e segura até um centro hospitalar mais preparado para o recebimento de vítimas em estado grave.

Um voo de resgate envolve uma série de variáveis que o comandante de aeronave (Cmt Anv) deve gerenciar, como peso da aeronave, quantidade de combustível, potência disponível para o voo e condições meteorológicas, entre outras. Mas os pontos mais críticos da operação, sem dúvida, são o pouso em área restrita e a segurança da aeronave no solo.

Entende-se como área restrita para pousos e decolagens toda área não homologada ou registrada pela autoridade aeronáutica e que apresenta dificuldades de acesso para pouso devido à existência de obstáculos nas imediações ou que possua características que dificultem a operação normal da aeronave, e por essa razão, necessita de uma criteriosa avaliação para sua utilização com segurança.

A possibilidade de pousar em áreas não homologadas ou registradas é fundamental para o cumprimento de missões de resgate. A autorização para a realização desta condição especial de operação é prevista na regulamentação aeronáutica brasileira, para aeronaves em operações de segurança pública e/ou defesa civil, desde que o objetivo da missão seja a proteção e o socorro público ou o combate a incêndios florestais. Além disso, o órgão de segurança pública e/ou de defesa civil responsável deve ter estabelecido procedimentos padronizados de operação e de segurança de voo, com a finalidade de orientar a conduta das tripulações nessas condições especiais.

Quando ocorre o acionamento da equipe aeromédica, a tripulação não sabe onde realizará o pouso. Essa análise é feita no momento da localização da ocorrência, quando, de maneira dinâmica e com o auxílio de todos os tripulantes a bordo, o Cmt anv realiza o gerenciamento de risco, optando pelo local mais seguro, dentro de parâmetros preestabelecidos em um procedimento operacional padrão. O pouso nessas condições só deve ser realizado com a orientação de tripulantes treinados para essa finalidade.

O Grupamento de Radiopatrulha Aérea (GRPAe) da Polícia Militar do Estado de São Paulo treina seus enfermeiros e os médicos do GRAU para missões desse tipo. O treinamento envolve matérias teóricas sobre familiarização com a terminologia aeronáutica, meteorologia, regulamento de tráfego aéreo, segurança de voo, segurança no solo e procedimentos em caso de emergência. A parte prática abrange fraseologia operacional padrão, ambientação à aeronave operada, embarque e desembarque com a aeronave a baixa altura, descida de rapel e CRM (*Corporate Resource Management*)[1].

Outras organizações aéreas optam também pelo embarque de um tripulante operacional para auxiliar o piloto no pouso e decolagem em área restrita e para a segurança da aeronave no solo. Esse modelo adotado em algumas unidades aéreas possui a vantagem de diminuir a carga de trabalho da equipe médica, permitindo o foco no atendimento à vítima, porém a grande desvantagem é a de agregar peso ao helicóptero e de diminuir o espaço interno, que em muitos casos já é extremamente reduzido.

Atualmente o GRPAe utiliza a aeronave modelo AS350-Esquilo para as missões de resgate aeromédico. O helicóptero conta com os equipamentos exigidos para uma ambulância aérea e sua tripulação é composta por dois pilotos, um médico e enfermeiro. Por contar com dois pilotos, um Cmt anv e um comandante de operações (Cmt op), a maca é instalada na transversal do aparelho, diferentemente da configuração de transporte inter-hospitalar, onde a maca é montada na longitudinal, o que, neste caso, obriga a retirada do assento do copiloto e os respectivos comandos de voo.

Durante todo o voo e em especial no pouso em área restrita, o enfermeiro e o médico devem orientar o piloto no posicionamento da aeronave. A visão do piloto é muito limitada e somente com o trabalho da tripulação como uma equipe é possível efetuar um pouso com segurança. Com as portas traseiras abertas, o médico e enfermeiro têm visão das extremidades do rotor e da cauda da aeronave. A utilização da fraseologia operacional padrão

---

[1] A Agência Nacional de Aviação Civil (ANAC) define o Treinamento em Gerenciamento de Recursos de Equipes (*Corporate Resource Management – CRM*) como a aplicação de conceitos de gerenciamento moderno, tanto na cabine de pilotagem como em outras atividades operativas e administrativas que interferem no voo, visando o uso eficiente e eficaz de todos os recursos disponíveis (humanos, equipamentos e informações) que interagem nessa situação.

Capítulo 5 | Segurança em operações terrestres e aeromédicas 59

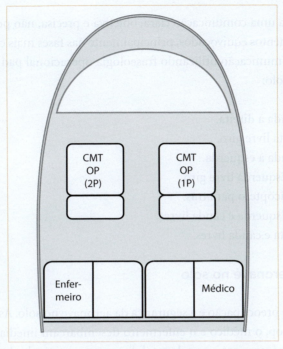

Figura 9   Composição da equipe de resgate aeromédico no GRPAe.

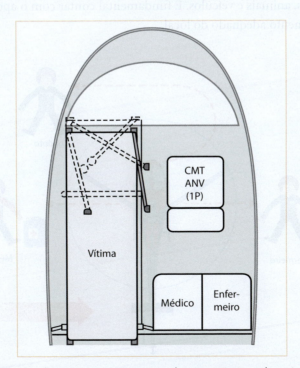

Figura 10   Composição da equipe em situações de remoção inter-hospitalar.

é fundamental para uma comunicação clara, objetiva e precisa, não permitindo interpretações ou entendimentos equivocados, principalmente nas fases mais críticas da operação.

Exemplo de comunicação utilizando fraseologia operacional padrão durante manobras próximas ao solo:

- **Cmt Anv** – Cauda à direita.
- **Médico** – Direita livre giro.
- **Cmt Anv** – Cauda à esquerda.
- **Enfermeiro** – Esquerda livre giro.
- **Cmt Anv** – Helicóptero para trás.
- **Enfermeiro** – Esquerda e cauda livres.
- **Médico** – Direita e cauda livres.

Segurança da aeronave no solo

A outra grande preocupação é a segurança da aeronave no solo. Assim que o helicóptero pousa, o Cmt op, o médico e o enfermeiro desembarcam imediatamente e fazem o isolamento do helicóptero até a parada total dos rotores, evitando dessa forma a aproximação de pessoas, animais e veículos. É fundamental contar com o apoio de equipes no solo para o isolamento adequado do local.

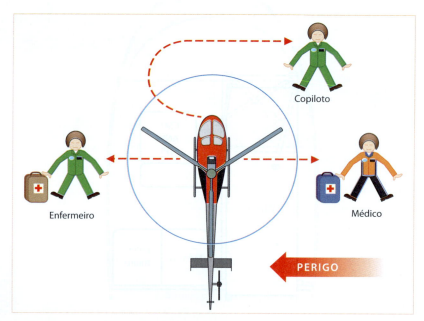

Figura 11 Posicionamento da equipe do GRPAe após pouso em ocorrência de resgate.

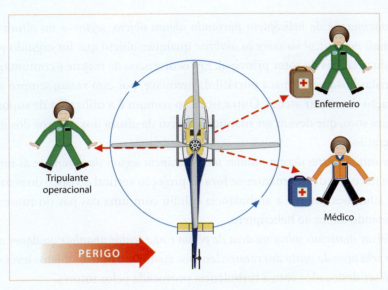

Figura 12 Posicionamento da equipe de unidade aérea que opera com tripulante operacional e maca longitudinal após pouso em ocorrência de resgate.

A operação com helicópteros requer a observação e o cumprimento das seguintes regras de segurança:

- *Somente aproxime-se ou afaste-se do helicóptero com o corpo levemente curvado à frente, na área em que o piloto possa vê-lo*: muitas vezes a aeronave pousa em terrenos irregulares, onde pode haver aclives ou declives, aumentando o risco da pessoa que se aproxima ou se afasta de ser atingida por uma pá do rotor principal. É importante também que a pessoa que se aproxima ou se afasta do helicóptero esteja no campo de visão do piloto, para que o mesmo não inicie uma decolagem ou manobra que possa prejudicar essa pessoa, ou até mesmo, lesioná-la.
- *Jamais aproxime-se da cauda do helicóptero, principalmente da área do rotor traseiro*: o rotor de cauda é a parte mais perigosa do helicóptero, pois está localizado a baixa altura e, quando em movimento, torna-se praticamente invisível devido à altíssima rotação. Já ocorreram acidentes em que pessoas tentaram passar por baixo do cone de cauda ou mesmo dar a volta por trás da aeronave e acabaram sendo atingidas pelo rotor traseiro.
- *Não use qualquer tipo de boné ou chapéu dentro da área de segurança num raio de 20 metros do helicóptero*: devido ao vento produzido pelos rotores do helicóptero, o chapéu pode ser arrancado da cabeça do usuário, que pode ir em direção à aeronave para pegá-lo de volta.

- *Ao aproximar-se do helicóptero portando algum objeto, segure-o na altura da cintura, jamais na vertical ou sobre os ombros*: qualquer objeto que for erguido poderá ser atingido pelas pás do rotor principal. Em ocorrências de resgate é comum que outros socorristas busquem a maca portátil da aeronave, por essa razão, sempre alguém da tripulação deve estar atento. Outra situação comum é a utilização de suportes verticais para soro, que devem ser mantidos abaixo da altura dos ombros dos envolvidos na operação.
- *As viaturas terrestres devem manter uma distância segura da aeronave*: as unidades de resgate terrestres devem manter-se fora da projeção vertical do disco do rotor. Já ocorreram situações em que a ambulância colidiu com uma das pás do rotor principal, ocasionando danos ao helicóptero.
- *Não deixar materiais soltos na área de pouso e não tentar apanhar qualquer objeto deslocado pela ação do vento dos rotores*: lençóis, ataduras e outros objetos leves ou frágeis podem ser deslocados com a turbulência provocada pelos rotores.

Obstáculos em voo

Os helicópteros voam, na maioria do tempo, a baixas altitudes, deixando-os mais vulneráveis aos obstáculos.

A todo instante a tripulação deve estar atenta à existência de obstáculos para informar ao Cmt anv. Essa informação deve ser feita utilizando-se a fraseologia operacional padrão, visando a eficácia da comunicação.

Os principais obstáculos encontrados por helicópteros são:

- Antenas.
- Balões.
- Cabos de alta tensão.
- Pássaros.
- Pipas.

Para indicação correta da presença de aeronaves, pássaros e obstáculos em geral no setor pretendido, a fraseologia operacional preconiza a utilização do sistema horário como referência, que consiste em imaginar a proa do helicóptero voltada para o número doze de um relógio. O obstáculo avistado será sempre apontado pela posição do ponteiro das horas. A altura em relação ao helicóptero será reportada pelas expressões: "baixo", "nível" e "alto" se estiver mais baixa, na mesma altura ou mais alta, respectivamente.

Exemplo de comunicação, utilizando-se fraseologia operacional padrão durante o voo:

- **Cmt Anv** – Curva à esquerda.
- **Enfermeiro** – Pássaro às nove horas – nível.

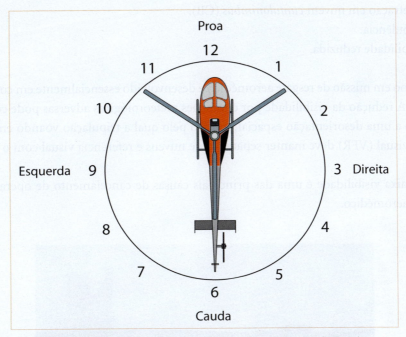

Figura 13 Representação do sistema horário para informação de obstáculos.

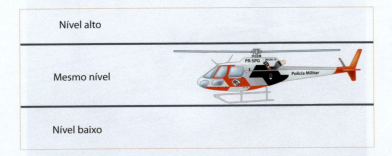

Figura 14 Níveis dos obstáculos a reportar.

Meteorologia

Meteorologia é a ciência que estuda a atmosfera, seus fenômenos e atividades. A meteorologia aeronáutica estuda esses fenômenos, visando exclusivamente a economia e a segurança do voo.

Os fenômenos meteorológicos que mais têm contribuído na ocorrência de acidentes com helicópteros são:

- Penetração em nuvem *cumulonimbus* (CB).
- Turbulência.
- Visibilidade reduzida.

O voo em missão de resgate aeromédico é desenvolvido essencialmente em condições visuais. A redução da visibilidade por condições meteorológicas adversas pode conduzir o piloto a uma desorientação espacial, motivo pelo qual a tripulação voando em regras de voo visual (VFR) deve manter separação de nuvens e referência visual com o solo ou água.

A baixa visibilidade é uma das principais causas de cancelamento de operações de resgate aeromédico.

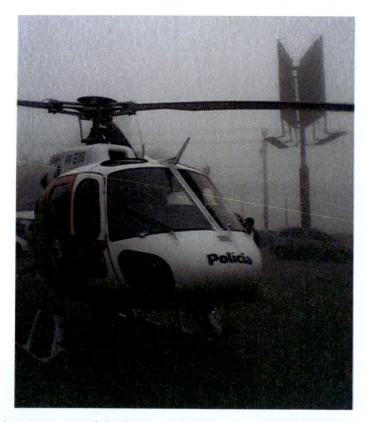

Figura 15 Aeronave impossibilitada de prosseguir na missão de resgate devido à restrição de visibilidade. Imagem cedida por José Alexander de Albuquerque Freixo.

Pouso em área restrita

Para a realização do pouso em área restrita, a tripulação deve observar os seguintes critérios:

- Operação entre o nascer e o pôr-do-sol.[2]
- Atentar para a presença de obstáculos.
- Observar materiais que possam ser danificados ou deslocados pela ação do vento do rotor.
- Atentar para dimensão de no mínimo 20 x 25 metros da área de toque (referência para aeronave modelo AS350).
- Identificar o tipo de solo, prevendo a formação de nuvens de poeira.
- Atentar para a inclinação do terreno e objetos que possam atingir o rotor de cauda.
- Caso não existam condições de segurança, escolher outro local nas proximidades e fazer nova verificação. Caso não exista um local seguro, a missão deve ser abortada.

Embarque/desembarque a baixa altura

A técnica de desembarque/embarque a baixa altura é utilizada quando há a necessidade da extração ou infiltração de efetivo em um determinado local onde o helicóptero não tem condições de pousar (esquis no solo), devido às irregularidades no terreno, presença de pequenos obstáculos no solo ou vegetação alta.

Tal técnica não é considerada um procedimento isolado, e sim, um meio para a realização de determinados procedimentos, como o desembarque de tripulantes e embarque de vítimas em encostas, desembarque de tripulantes em locais de difícil acesso por terra, como ilhotas, morros, matagais, lajes, etc.

Como nas atividades descritas no tópico "Operações aéreas de segurança pública e/ou defesa civil", se faz necessária e fundamental a realização prévia de treinamento com pessoal envolvido na missão, visando estabelecer padrões de segurança compatíveis com o risco assumido. Os objetivos a serem alcançados nesse tipo de treinamento são:

- Ambientação à cabine da aeronave.
- Conhecimento das regras gerais de segurança em operações embarcadas.

---

[2] A maioria das organizações aéreas opera o resgate aeromédico durante o período diurno ou após o pôr-do-sol somente em áreas homologadas ou registradas pela autoridade aeronáutica para operações noturnas. O GRPAe definiu como doutrina de segurança a operação de resgate aeromédico no período diurno.

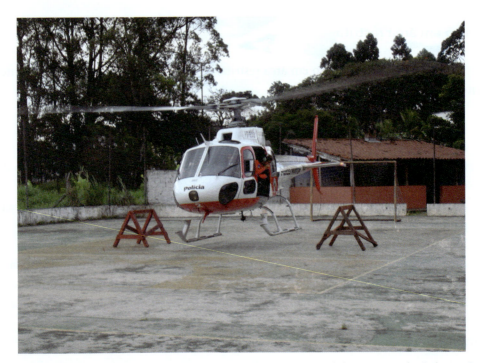

Figura 16 Treinamento de pouso em área restrita. Imagem cedida por Ricardo Galesso Cardoso.

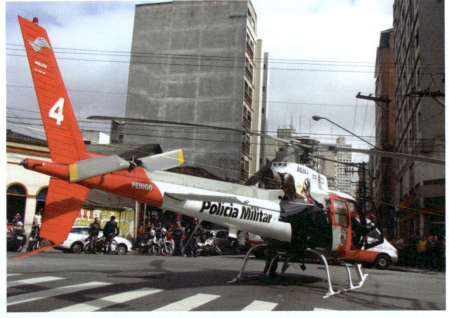

Figura 17 Aeronave do GRPAe durante operação de resgate aeromédico. Fonte: arquivo do GRPAe.

- Execução com proficiência do embarque/desembarque a baixa altura.
- Para a realização do referido treinamento é recomendada a instalação de alças de embarque para auxiliar os tripulantes na operação.

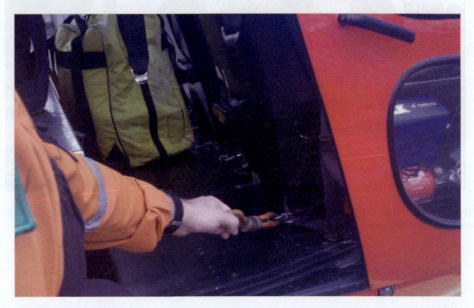

Figura 18   Alça utilizada para embarque e desembarque a baixa altura. Imagem cedida por Ricardo Galesso Cardoso.

Em 2004, um helicóptero em operação de segurança pública teve perda total e duas pessoas tiveram ferimentos leves, após um acidente em uma missão policial em que agentes envolvidos não receberam treinamento adequado e, devido à característica da operação, foi necessário o embarque com a aeronave a baixa altura em uma área onde o pouso não era possível, sendo que um dos policiais apoiou-se indevidamente na alça do cinto de segurança do piloto, resultando numa atitude brusca no comando do helicóptero, ocasionando a colisão do rotor de cauda com obstáculo.

Descida de rapel da aeronave

O rapel é uma técnica utilizada para o desembarque de tripulantes descendo até o solo por meio de cordas, partindo do helicóptero. Essa técnica não é muito comum em operações aeromédicas, porém já ocorreram situações em que foi exigida, por essa razão, é fundamental que a equipe médica tenha conhecimento dos procedimentos a serem utilizados nesse tipo de missão, bem como pratique a técnica, permitindo uma familiarização com os equipamentos e as particularidades a serem executadas.

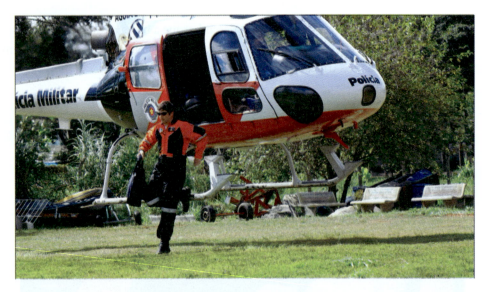

Figura 19 Treinamento de embarque e desembarque com a aeronave a baixa altura. Imagem cedida por Ricardo Galesso Cardoso.

O treinamento de descida de rapel do helicóptero somente será realizado após um detalhado *briefing* com os pilotos e tripulantes lançadores e a realização de descidas em torre de treinamento.

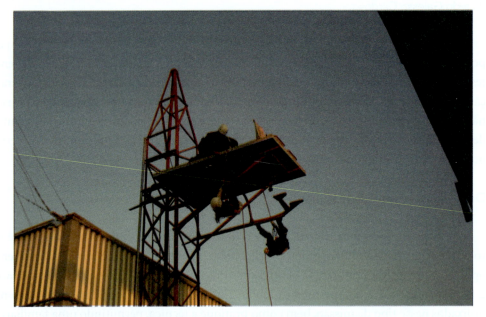

Figura 20 Preparação para descida de rapel do helicóptero realizada na torre de treinamento do GRPAe. Imagem cedida por José Alexander de Albuquerque Freixo.

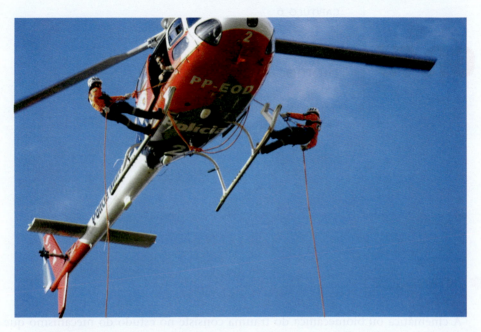

Figura 21 Treinamento de descida de rapel da aeronave. Imagem cedida por Ricardo Galesso Cardoso.

❋ BIBLIOGRAFIA

1. Brasil. Ministério da Defesa. Comando da Aeronáutica. Circular de informações aeronáuticas – AIC 06/06 – Operações Aéreas de Segurança Pública e/ou de Defesa Civil. Departamento de Controle do Espaço Aéreo – Divisão de Informações Aeronáuticas. Rio de Janeiro; 2006. Disponível em: http://publicacoes.decea.gov.br/?i=publicacao&id=3376. Acesso em: 05 mar. 2012.
2. Brasil. Portaria n. 482/DGAC de 20 de março de 2003. Regulamento brasileiro de homologação aeronáutica n. 91. Estabelece regras para a operação de aeronaves civis brasileiras. Diário Oficial da União. 2003; n. 76.
3. Corpo de Bombeiros da Polícia Militar do Estado de São Paulo. Manual Técnico de Bombeiros n. 12. Resgate.
4. Corpo de Bombeiros da Polícia Militar do Estado de São Paulo. Manual de procedimentos operacionais padrão do Sistema de Resgate a Acidentados do Corpo de Bombeiros da Polícia Militar do Estado de São Paulo. 2006.
5. Polícia Militar do Estado de São Paulo. Procedimento operacional padrão 8.04.15. Estabelece os procedimentos do GRPAe para pouso em área restrita. São Paulo: PMESP; 2001.

CAPÍTULO 6

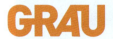

Biomecânica do trauma

Adriano Rogério Navarro Dias
Fernando da Costa Ferreira Novo

❋ INTRODUÇÃO

A cinemática ou biomecânica do trauma consiste no estudo do mecanismo que o agente externo causador do trauma utiliza para transferência de energia para o corpo humano, resultando em lesão funcional ou orgânica, temporária ou permanente.

O estudo da biomecânica do trauma é importante para melhor compreensão do mecanismo de lesão, possibilitando o estabelecimento dos níveis de tolerância do corpo humano ao impacto. Ele serve também para procurar uma resposta mecânica que explique as lesões encontradas e ajuda a predizer outras possíveis lesões não identificadas tão facilmente na avaliação inicial, reduzindo, assim, a possibilidade de o socorrista não reconhecer a real gravidade da situação da vítima. Possibilita também a criação de modelos de testes simulados, que ajudam a entender as lesões nos seres humanos. A partir dessas informações, é possível propor tratamento mais rápido e eficaz, evitando ou pelo menos diminuindo tanto a mortalidade quanto as sequelas do trauma. Além disso, o entendimento dos mecanismos de lesão fornece subsídios para a criação de equipamentos e sistemas de proteção, indiscutivelmente importantes na prevenção do trauma.

Este capítulo tem por objetivo fornecer subsídios para a avaliação adequada dos mecanismos de trauma que podem estar envolvidos na cena do acidente e as consequentes lesões, capacitando o socorrista a avaliar e planejar o atendimento da vítima de agravos agudos à saúde, de forma compatível com a sua gravidade.

❋ FUNDAMENTOS DA FÍSICA APLICADOS AO TRAUMA

O conhecimento dos princípios da mecânica permite ao socorrista a compreensão da transferência de energia que ocorre entre o agente lesivo e a vítima e a importância da velocidade nessa interação e na origem das lesões. Em um acidente, a tendência do condutor é acionar os freios de forma abrupta, para desacelerar ou parar o veículo. Nos sistemas de freios convencionais (não ABS), as rodas são travadas e impedidas de girar, ocasionando derrapagem ou desaceleração. As marcas de derrapagem são identificadas com frequência nos locais de acidente de trânsito e representam a distância percorrida pelo veículo entre uma velocidade antes de derrapar até parar. Impressas no solo, sua extensão sugere a trajetória do veículo, a estimativa de sua velocidade e a consequente energia cinética envolvida no acidente, transferida em parte para a vítima. Os princípios básicos da mecânica utilizados na compreensão de um acidente são:

- **Energia cinética**: a energia do movimento é igual à metade da massa de um corpo, multiplicada pela velocidade elevada ao quadrado ($E = \frac{1}{2}\ m.v^2$). Analisando a equação, fica evidente que a velocidade é o fator mais importante na quantidade de energia cinética envolvida no movimento. Se duplicarmos a massa do automóvel, teremos o dobro de energia cinética, enquanto que, se duplicarmos a velocidade, teremos o quádruplo da energia.
- **Lei da conservação e troca de energia:** a energia não pode ser criada nem destruída, mas sua forma pode ser modificada ou transferida. Quando dois corpos que se movimentam com velocidades diferentes interagem, as velocidades tendem a igualar-se. A rapidez com que um corpo perde velocidade para o outro depende da densidade (número de partículas por volume) e da área de contato entre os corpos. Quanto maior a densidade do corpo, maior a troca de energia.
- **Leis de Newton:**
  a. **Primeira lei de Newton (princípio da inércia):** todo corpo em repouso ou em movimento uniforme linear permanece nesse estado até que uma força externa atue sobre ele. Essa lei explica claramente a projeção do corpo da vítima sobre o painel do veículo ou sua ejeção para fora do veículo. Enquanto o veículo diminui sua velocidade de forma brusca, a tendência do ocupante no interior do veículo é manter-se em movimento retilíneo uniforme.
  b. **Segunda lei de Newton (princípio da dinâmica):** a mudança do movimento de um corpo é proporcional à força (F) aplicada sobre ele e na mesma direção linear daquela força, onde a força resultante aplicada é o produto entre a massa do corpo (m) e sua aceleração (a), isto é: F = m.a. Essa lei reforça a importância da velocidade do veículo no momento da colisão, através da variável aceleração. Esse princípio também explica as lesões em órgãos internos encontradas em ocupante vítima de colisão que não tem lesões externas. Durante a desaceleração abrupta, cada órgão interno recebe uma força resultante proporcional à sua massa. Em conjunto com o seu coeficiente de absorção de energia e o peso específico, essa desaceleração

súbita pode ser capaz de provocar lesões específicas, inaparentes externamente, mas de gravidade variável.

✳ MECANISMOS DE TRAUMA

Entre os mecanismos de trauma mais frequentes estão:

- Colisão automobilística:
  – Frontal.
  – Posterior.
  – Lateral.
  – Angular.
  – Capotamento.
- Colisão ciclística (ou motociclística).
- Atropelamento.
- Quedas.
- Explosões.
- Ferimentos penetrantes.

Colisão automobilística

É o impacto entre dois ou mais veículos com uma ou mais vítimas em seu interior. Pode ser subdividida em:

- Colisão entre a vítima e o veículo ou entre a vítima e algum objeto fora do veículo, quando a vítima é ejetada.
- Colisão dos órgãos da vítima contra a estrutura do corpo que os protege (parede abdominal, caixa torácica, crânio).

As lesões sofridas pela vítima ocupante do veículo vão depender do tipo de colisão. A colisão pode ser frontal, posterior, lateral, angular e capotamento.

- **Impacto frontal (anterior):** é o impacto contra um objeto que está à frente, reduzindo a velocidade do veículo (Figura 1). Essa redução pode ser gradual, quando o motorista consegue frear, ou ocorrer subitamente. O veículo que para utilizando os freios consegue, em um tempo maior e numa distância de parada também maior, perder energia, que será transferida, no impacto, para outras formas de contato, como o atrito do pneu com o solo, o apoio dos pés no assoalho do veículo, o apoio das mãos com o volante ou do corpo com o cinto de segurança. Essa transferência de energia para outras estruturas pode gerar lesões de menor gravidade, quando se compara com um veículo que colide de forma súbita, sem utilizar os freios. As lesões prováveis seguem a trajetória do corpo. Quando a trajetória é para a frente e sobre o painel do veículo, podem ocorrer trauma craniano, trauma na coluna cervical, trauma de tórax (contusões e fraturas), trauma na transição toracoabdominal em fígado, baço e grandes vasos sanguíneos. Se a trajetória for para a frente e para baixo do painel, o ocupante escorrega pelo assento no sentido dos pedais e da barra de direção. Podem ocorrer principalmente lesões musculoesqueléticas nos membros inferiores e na bacia.

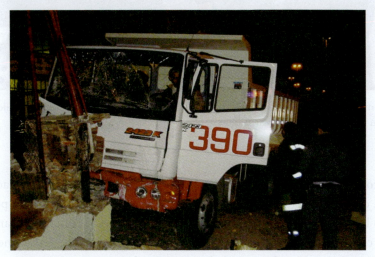

Figura 1   Impacto frontal de veículo pesado contra uma estrutura fixa. Imagem cedida por Adriano R. Navarro Dias.

- **Impacto posterior (traseiro):** ocorre quando o veículo de trás está com velocidade maior que o da frente (Figura 2). Com frequência o veículo da frente está parado, ocorre a colisão posterior e o veículo é empurrado subitamente para a frente. Com isso, seus ocupantes são lançados para a frente, pela aposição do encosto do banco. Se o encosto de cabeça não estiver posicionado corretamente, levará a um movimento da cabeça e da coluna cervical depois do tronco. Como resultado, poderá ocorrer lesão da coluna cervical, que pode ser distensão muscular e/ou ligamentar, fratura de vértebras e luxação. Caso o encosto esteja adequadamente posicionado, a cabeça e o tronco serão empurrados simultaneamente, junto com o veículo. Se houver espaço à frente para o veículo se movimentar, é pouco provável que o ocupante sofra lesões sérias. Se ao se movimentar o veículo se chocar com algum anteparo, ocorre mecanismo de impacto frontal, como descrito.

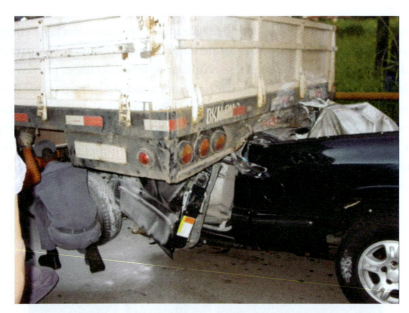

Figura 2 Impacto posterior (ou traseiro) entre um veículo pesado e outro veículo leve. Imagem cedida por Adriano R. Navarro Dias.

- **Impacto lateral:** é a colisão contra um dos lados do veículo, que transfere ao ocupante energia capaz de afastá-lo do ponto de impacto (Figura 3). O impacto pode ser do mesmo lado do ocupante, que corre o risco de sofrer lesões diretas de partes do veículo se chocando com seu corpo, além de lesões decorrentes do deslocamento lateral súbito, ou o impacto pode ser no lado oposto ao do ocupante. Nesta situação, o ocupante desloca-se lateralmente no interior do veículo. Se estiver com cinto de segurança, o ocupante irá movimentar-se junto com o veículo, sofrendo menor efeito lesivo do impacto. Nesse tipo de impacto, poderão ocorrer lesões em todos os segmentos do corpo. A cabeça se inclina lateralmente sobre o ombro e roda sobre seu eixo. Pode ocorrer lesão de cintura escapular, com fratura de clavícula e ombro, trauma de tórax e trauma abdominal e pélvico com lesões de baço, fígado, fraturas de fêmur e bacia.
- **Impacto angular (ou rotacional):** ocorre quando um canto do veículo atinge um objeto fixo, o canto de outro veículo ou um veículo mais lento ou na direção oposta. Nesse tipo de impacto, a parte do veículo que colidiu cessa o seu deslocamento ao atingir o outro objeto, enquanto a outra parte continua seu movimento, até que sua energia seja totalmente transferida (segunda lei de Newton). Por isso, ocorre a rotação. Esse tipo de impacto resulta em diversas lesões, que são uma combinação enre impacto frontal e lateral ou entre traseiro e lateral. As lesões mais graves ocorrem no ocupante mais próximo do ponto de impacto.

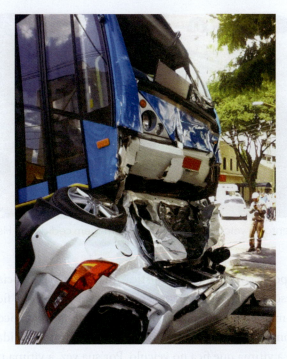

Figura 3   Impacto lateral entre um veículo pesado e outro leve. Imagem cedida por Adriano R. Navarro Dias.

- **Capotamento:** acidente automotivo no qual o veículo pode tombar para um dos lados (tombamento), ficar com as rodas para cima ou até sofrer giro sobre seu próprio eixo, podendo retornar à sua posição normal (Figura 4). Nesse tipo de mecanismo de trauma, o ocupante pode chocar-se contra qualquer parte do interior do veículo, se não sofrer os efeitos dos dispositivos de contenção e proteção, como cinto de segurança e *airbag*, que absorvem parte da energia envolvida durante os múltiplos impactos. Sendo assim, lesões mais graves podem ocorrer na falta desses dispositivos. O ocupante pode ainda ser ejetado, sofrendo lesões decorrentes do impacto contra o solo, ou por ser atropelado, na sequência, por outro veículo. O capotamento associa-se a grande probabilidade de lesões graves e a alta mortalidade, principalmente imediata ou precoce.

Somente o uso simultâneo dos dispositivos de contenção é capaz de oferecer melhor proteção ao ocupante do veículo. Para que sejam eficientes, esses dispositivos devem ser usados corretamente, pois o seu uso inadequado pode também provocar lesões. Alguns exemplos são as lesões abdominais e torácicas decorrentes do uso de cinto de segurança frouxo, colocado sobre o abdome, acima da pelve, e as lesões de coluna e tórax, quando o cinto de três pontas é posicionado abaixo do ombro, passando pelas axilas.

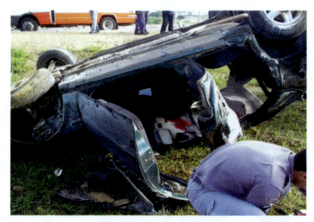

Figura 4 Capotamento de veículo leve em rodovia. Imagem cedida por Hebert W. de Mattos.

Em qualquer tipo de colisão automobilística, duas situações associam-se a risco muito aumentado de lesões graves: a vítima que é ejetada e a vítima que fica aprisionada nas ferragens. Embora mais frequente no capotamento, a ejeção pode ocorrer em qualquer tipo de colisão automobilística. A vítima que é ejetada tem probabilidade de morrer seis vezes maior do que a vítima que fica no veículo. Por sua vez, a vítima presa em ferragens pode precisar de procedimentos demorados e complicados de retirada, o que atrasa o início do tratamento médico adequado.

Colisão ciclística (ou motociclística)

Os acidentes motociclísticos representam um grave problema para a cidade de São Paulo, perdendo apenas para os atropelamentos, se considerarmos a proporção entre pedestres e motociclistas. Não só os pilotos, mas também os passageiros são vítimas. Ambos sofrem os efeitos dos mecanismos de lesões associados com impacto e ejeção. Além de também não serem protegidos pelas partes do veículo que durante o impacto absorvem energia, muitos deles andam sem os dispositivos de proteção, como capacete, botas e coletes.

No impacto frontal, o motociclista é lançado contra o tanque de combustível e o guidão da moto, podendo sofrer lesões pélvicas, seguindo-se ejeção, com trauma decorrente do impacto com o solo ou outro veículo, que pode até atropelá-lo. Lesões na bacia (fratura em "livro aberto") ou nos membros inferiores podem acontecer em consequência do aprisionamento dos pés nas partes da moto (pedais e carenagem). Nas colisões angulares, a moto pode cair sobre seu ocupante, que sofre lesões diretas, como queimaduras pelo motor ou escapamento, abrasões pelo contato com o asfalto e fraturas e avulsão de partes dos membros inferiores (Figura 5).

Capítulo 6 | Biomecânica do trauma   77

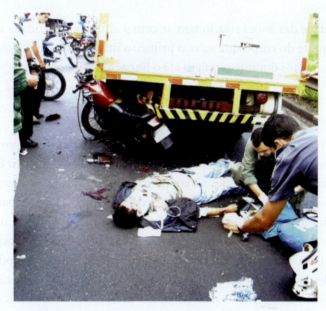

Figura 5   Impacto traseiro entre veículo pesado e moto. Imagem cedida por Hebert W. de Mattos.

Atropelamento

Neste mecanismo de trauma, as crianças são as vítimas mais comuns. Frequentemente os atropelamentos ocorrem em baixa velocidade. O mecanismo de lesão pode ser dividido em três etapas:

- Impacto contra o para-choque dianteiro: as lesões vão depender da altura da vítima e do para-choque, sendo que no adulto as lesões são mais frequentes nos membros inferiores e na bacia, enquanto nas crianças as lesões são mais frequentes no tronco.
- Impacto contra o capô e o para-brisas: a vítima, ao rolar, sofre lesões no tronco e na cabeça.
- Impacto contra o solo: a vítima rola de volta ao solo e geralmente o primeiro ponto de contato é a cabeça, causando flexão lateral da coluna cervical e consequentes lesões por estiramento, além de lesões em membros superiores. O veículo pode então passar por cima da vítima ou arrastá-la, o que ocorre com mais frequência se a vítima for criança.

Quedas

As vítimas de queda estão sujeitas a diversos impactos e, consequentemente, a múltiplas lesões. A queda corresponde à colisão frontal contra uma superfície fixa. A ex-

Seção 2 | Fundamentos em atendimento pré-hospitalar

tensão e a gravidade das lesões relacionam-se com a altura, a capacidade de deformação da superfície, a parte do corpo que sofre o primeiro impacto e com o fato de ocorrerem ou não outros impactos durante o trajeto até o impacto final no solo.

Explosões

A explosão resulta de reação química extremamente rápida, que provoca aumento brusco de pressão, que se propaga através de uma onda expansiva a partir do foco central (epicentro), podendo gerar várias lesões em função de fatores como a quantidade e o tipo do agente, o tipo de ambiente (fechado ou aberto), a distância que separa a vítima do epicentro e a existência de objetos no local. Essa rápida expansão produz uma onda de ar e gases comprimidos, que se deslocam formando uma onda de pressão positiva, deixando posteriormente uma área de pressão negativa com efeito de sucção em todas as direções.

Os efeitos dessa onda de propagação causam lesões que podem ser classificadas nas seguintes categorias:

1. Lesões primárias: são causadas pelo efeito direto da onda de pressão da explosão. Causam mais lesão nos órgãos que contêm gás, como tímpano, pulmões e intestinos. As lesões incluem sangramento pulmonar, pneumotórax, embolia gasosa ou perfuração do tubo digestivo e lacerações de pequenos vasos. Essas ondas podem causar dano grave ou morte, sem haver sinais externos de lesão.
2. Lesões secundárias: resultam de detritos da explosão ou objetos lançados sobre a vítima. Incluem ferimentos penetrantes, lacerações e fraturas.
3. Lesões terciárias: resultam do impacto da vítima, que foi lançada pela força da explosão, contra um objeto ou contra o solo. A extensão e a gravidade das lesões variam com a queda e o tipo de impacto.
4. Lesões quaternárias: são as queimaduras, as lesões consequentes à inalação de gases tóxicos, pó, fumaça ou outras substâncias, as lesões por contaminação ambiental e as eventuais lesões por colapso de estruturas onde se localizam as vítimas.

Ferimentos penetrantes

São os ferimentos produzidos por objetos que penetram no tecido, e têm como característica a transferência de energia concentrada em uma pequena área. Com isso, há pouca dispersão ao redor. As lesões não incluem apenas as que ocorrem no trajeto do objeto penetrante, mas também nas estruturas adjacentes que sofrem deslocamento temporário, decorrente da penetração. As lesões também se relacionam com a quantidade de energia liberada durante o impacto do objeto. A velocidade de impacto é o principal fator determinante da gravidade da lesão. A partir dessa característica, as armas podem ser classificadas em três categorias:

- Baixa energia: são as facas ou os objetos lançados manualmente. As lesões dependem principalmente da região anatômica atingida, da presença ou não de corte e da profundidade de penetração.
- Média energia: são os revólveres.
- Alta energia: são os rifles militares ou de caça.

As lesões por projétil de arma de fogo dependem da velocidade e do tipo de projétil. Uma velocidade crítica de 600 m/s aumenta significativamente a gravidade das lesões, em decorrência da cavidade temporária que é criada, com a consequente compressão dos tecidos adjacentes, que resulta da onda de choque durante a penetração do projétil. Essa cavitação é proporcional à área da superfície de impacto do projétil e sua velocidade, além da densidade do tecido. Alguns projéteis são planejados para aumentar a lesão tecidual. Outros fatores também podem contribuir para a extensão e gravidade da lesão tecidual, como a distância do disparo, a carga do projétil e a angulação de impacto. Esses fatores vão determinar a lesão no local de entrada, no trajeto e no local de saída do projétil. Em geral, o orifício de entrada apresenta-se redondo ou ovalado, com pequena área de abrasão rosada ou enegrecida. Pode ter crepitação à palpação, devido aos gases em expansão que penetram no tecido. Pode haver queimadura local e aderência de fumaça, com impregnação por pólvora. Uma vez tendo penetrado, o projétil tende a percorrer uma trajetória de menor resistência, normalmente linear. Porém, se encontrar maior resistência, pode desviar. O ferimento de saída apresenta-se estrelado, tem bordas irregulares e pode ter avulsão. Geralmente é maior que o de entrada.

Essas características são fundamentais para a identificação das possíveis lesões e poderão orientar a abordagem terapêutica.

✳ CONSIDERAÇÕES FINAIS

A avaliação do mecanismo de trauma pode ajudar muito a entender e a prever as possíveis lesões da vítima traumatizada, o que pode tornar o seu atendimento muito mais rápido e eficiente. Suspeitar das lesões, a partir de informações da biomecânica do trauma, faz com que diminua o número de lesões não percebidas e com que as lesões sejam diagnosticadas mais precocemente, permitindo que o tratamento ideal seja instituído mais rapidamente. Apenas o socorrista que fez o resgate da vítima pode obter as informações corretas sobre a biomecânica do trauma. Daí a importância de, ao chegar ao local, além de atentar para a segurança da cena, o socorrista analisar, ainda que rapidamente, o provável mecanismo de trauma envolvido nas possíveis lesões. O conhecimento e a análise das forças envolvidas na lesão, que só o socorrista que esteve no local pode obter, são de fundamental importância para o atendimento da vítima, podendo contribuir muito para que seu prognóstico melhore.

Não devemos esquecer ainda que a análise dos mecanismos de trauma pode ter papel importante no desenvolvimento de estratégias para a prevenção do trauma. Esse é um aspecto crucial, visto que, a médio e longo prazo, o panorama desolador da doença trauma só pode ser mudado por meio do investimento na prevenção.

✳ BIBLIOGRAFIA

1. American College of Surgeons Committee on Trauma. Advanced trauma life support, student course manual. 9th ed. Chicago: ACS; 2012.
2. PHTLS Committee of The National Association of Emergency Medical Technicians. Atendimento pré--hospitalar ao traumatizado, PHTLS. 7ª ed. Rio de Janeiro: Elsevier; 2011.
3. Brasil. Instituto Brasileiro de Geografia e Estatística. Anuário estatístico do Brasil – 2011. v. 71. Rio de Janeiro: IBGE; 2011.
4. Kleer AA, Thielo MR, dos Santos ACK. A física utilizada na investigação de acidentes de trânsito. Cad Cat Ens Fis. 1997;14(2):160-9.
5. Elvik R. Why some road safety problems are more difficult to solve than others. Accid Anal Prev. 2010 Jul;42(4):1089-96. Epub 2010 Jan 8.

CAPÍTULO 7

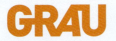

Transporte de pacientes

Cesar Angelo Galletti
Fabiana Maria Ajjar
Jorge Michel Ribera

 TRANSPORTE TERRESTRE

Implicações fisiopatológicas

O transporte terrestre, habitualmente utilizado, não é isento de agravos durante a sua execução. As forças de aceleração-desaceleração, ruídos, vibrações e outros podem determinar alterações fisiológicas suficientes para piorar quadros e desencadear outros sintomas.

Acelerações e desacelerações

O corpo está adaptado à posição estática ou a uma velocidade constante. As acelerações e desacelerações mobilizam de forma diferente o comportamento hemodinâmico, uma vez que submetem a coluna sanguínea a uma força G, alterando a progressão da coluna sanguínea em território venoso e arterial.

A mudança brusca da velocidade, seja acelerando ou freando o veículo, causa uma força G, que tem seu efeito alicerçado tanto em sua intensidade quanto na sua duração. Por exemplo, na presença de uma patologia, como um TCE com aumento da pressão intracraniana (PIC), durante a aceleração, a força G está aplicada no sentido caudal, porém uma forte freada, associada a uma baixa inclinação da cabeça, proporcionará um aumento da pressão da coluna sanguínea arterial e uma dificuldade do retorno venoso cefálico, determinando aumento da PIC durante os momentos de desaceleração. Dessa forma, convém elevar a cabeceira e solicitar ao motorista que desenvolva baixa velocidade ou freadas espaçadas para minimizar esse efeito.

Da mesma forma, esse efeito pode se manifestar em quadros pulmonares e cardiológicos limítrofes, onde essa sobrecarga pode agravar o quadro.

Cinetoses

Dentro de uma ambulância, deitado, sem referência visual do deslocamento, o sistema vestibular não reconhece o movimento linear ou em curvas, podendo determinar náuseas e vômitos e, a depender do grau de consciência, poderá facilitar uma broncoaspiração. O esforço do vômito pode aumentar a PIC nos casos de TCE.

Curvas acentuadas causam força G e podem agravar quadros centrais, como citado anteriormente.

Vibrações

As vibrações presentes dentro de uma ambulância não são inócuas. Geralmente se encontram entre 4 e 16 Hz, sendo que as mais prejudiciais para o corpo humano estão entre 4 e 12 Hz. Se entrar em ressonância com o corpo do paciente, pode causar hemorragias e deiscências em pós-operatórios, bem como aumentar a dor e o sangramento em fraturas, devido à vibração no foco da fratura.

Ruídos

As sirenes afetam de forma negativa, promovendo aumento da pressão arterial, da frequência cardíaca e promovendo a hiperventilação em alguns casos. Pacientes com distúrbio comportamental podem acentuar sua condição pelo estímulo sonoro. Comprometem a comunicação da equipe entre si e também com o paciente.

Tabela 1 Comparação de níveis de ruído e vibração dos diferentes veículos de resgate

Veículo	Ruído	Vibração
Avião	60-70	40-50
Helicóptero	40-45	28
Ambulância parada	70	4
Ambulância 40 a 90 km/h	75-80	4-16

Temperatura

Na maior parte do Brasil temos temperaturas elevadas durante quase todo o ano. Em geral, as ambulâncias não possuem ar condicionado, podendo determinar temperaturas elevadas dentro do compartimento da maca, podendo chegar perto de 40°C em algumas regiões, o que é ainda agravado pela baixa ventilação. Esse calor pode acentuar os agravos supracitados, bem como desencadear quadro de desidratação em longos trajetos e também pode determinar hipotensão por vasodilatação.

Em ambulâncias com ar condicionado, o socorrista deve observar a temperatura, que quando muito baixa pode dificultar a obtenção de acesso venoso, bem como desencadear tremores e aumentar o consumo de O_2. As crianças pequenas e os neonatos são mais suscetíveis a hipotermia.

Posições para transporte do paciente

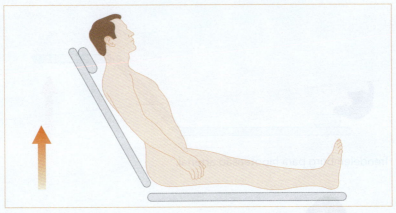

Figura 1 Posição para distúrbios respiratórios/cardíacos.

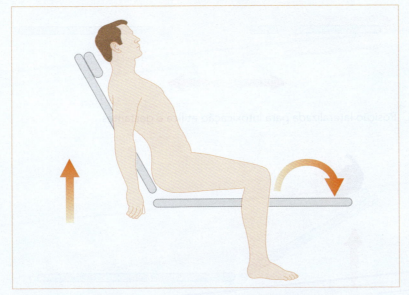

Figura 2 Posição para edema agudo de pulmão (restringe um pouco o retorno venoso dos membros inferiores).

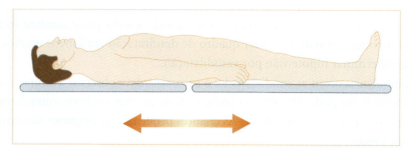

Figura 3 Posição para politrauma e RCP.

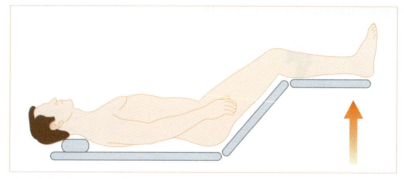

Figura 4 Trendelemburg para hipotensão arterial.

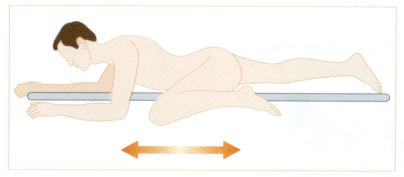

Figura 5 Posição lateralizada para intoxicação etílica e gestantes.

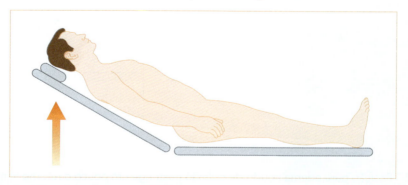

Figura 6 Anti-Trendelemburg para TCE.

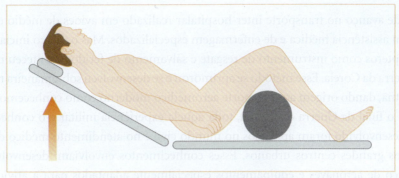

Figura 7   Posição para evisceração ou trauma abdominal.

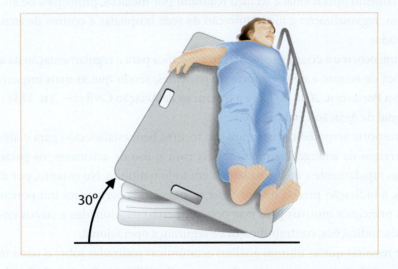

Figura 8   Transporte de gestantes com elevação lateral de 30°.

✱ TRANSPORTE AEROMÉDICO

Introdução e breve histórico

O transporte aeromédico teve sua origem nos conflitos militares, sendo que as primeiras ocorrências de transporte de pacientes pelos céus ocorreram por balões durante a Guerra Franco-prussiana no final do século XIX. Em seguida, na Primeira Guerra Mundial, iniciou-se o transporte de pacientes em aviões improvisados e mais tarde, na Segunda Guerra Mundial, com enorme quantidade de feridos, passamos a ter o uso de hidroaviões sobre o Canal da Mancha para resgatar os soldados feridos em combate. Também tivemos um grande avanço no transporte inter-hospitalar realizado em aviões de médio e grande porte com assistência médica e de enfermagem especializados. Mas o marco inicial no uso de helicópteros como instrumento de resgate e salvamento de feridos aconteceu nos anos 50 na Guerra da Coreia. Esse método se aprimorou e se desenvolveu sobremaneira na Guerra do Vietnã, dando origem ao transporte aeromédico moderno como conhecemos hoje.

Com o final da Guerra do Vietnã, toda aquela experiência militar e o conhecimento técnico desenvolvido foram aplicados no mundo civil e no atendimento médico de emergência nos grandes centros urbanos. Esses conhecimentos envolviam: desenvolvimento tecnológico de aeronaves e equipamentos especialmente adaptados para a atividade aeromédica, sistema de radiocomunicação, localização estratégica das aeronaves, formação com treinamento operacional e técnico realizado por médicos, protocolos de atuação padronizados, regionalização e hierarquização da rede hospitalar e centros de atendimento especializados.

Por fim, ocorreu a criação de legislação específica para a regulamentação da atividade aeromédica de resgate e de transporte de pacientes, sendo que as mais importantes no Brasil são a Portaria n. 2048 do MS e a Instrução de Aviação Civil (IAC) n. 3134 da Agência Nacional de Aviação Civil (ANAC).

O transporte aeromédico se tornou um recurso bem estabelecido para o atendimento nos serviços de emergência médica, pois com o uso de aeronaves, os pacientes são removidos rapidamente e de forma segura em todo o mundo. No entanto, por uma série de razões, a indicação precisa de uso desse recurso ainda permanece um pouco controversa. Os principais motivos para essa polêmica estão relacionados a custos envolvidos, efetividade, indicações, contraindicações e segurança operacional.

Cabe ressaltar que as últimas análises econômicas realizadas sobre o tema têm sugerido que os helicópteros apresentam bom custo/benefício ao Sistema de Saúde e que a utilização deles não é mais cara do que a implantação de sistemas de ambulâncias terrestres, levando-se em conta a abrangência e o tempo de resposta.

Outro aspecto importante se refere aos acidentes com ambulâncias aéreas, que embora sejam pouco frequentes, são muito divulgados pela mídia, além da necessidade de haver recursos adequados no esforço contínuo para maximizar a segurança operacional.

Fisiologia aeroespacial e fatores de influência

Fisiologia aeroespacial

Conceito de atmosfera

Atmosfera é a camada gasosa que envolve um astro e guarda uma relação entre a sua composição e os elementos sólidos da superfície do mesmo. Possui as seguintes divisões de acordo com a variação da densidade gasosa e fenômenos meteorológicos que abriga conforme a altitude a partir do nível do mar: troposfera, estratosfera, ionosfera e exosfera. As de maior interesse para o transporte aeromédico são:

- Troposfera (0 a 11 km de altitude): é onde ocorrem os fenômenos meteorológicos e as grandes variações dos fatores de temperatura, pressão, campo elétrico e suspensoides que decrescem de forma inversamente proporcional ao acréscimo da altitude.
- Estratosfera (11 a 100 km de altitude): o percentual de ozônio aumenta (25 a 50 km), mas o ar se torna extremamente rarefeito. O equivalente espacial de Strughold diz que acima de 15 km estamos no "espaço" em termos fisiológicos, pois não podemos receber oxigênio nos pulmões porque entramos em equilíbrio com o meio externo.

Variações da pressão

A pressão do ar é influenciada pela altitude e pela temperatura, atingindo um estado de equilíbrio dinâmico como resultado entre a força de atração exercida pela Terra e a força centrífuga gerada pela rotação da mesma, sofrendo influência direta da tendência gasosa à expansão.

Lembrando a Lei de Boyle-Mariotte, temos que "em temperatura constante, os volumes ocupados por uma mesma massa gasosa são inversamente proporcionais às pressões que suportam" (PV = P'V').

Vale comentar também a Lei de Dalton, que diz: "Em uma mistura gasosa, a pressão de cada componente é independente da pressão dos demais, a pressão total (P) é igual à soma das pressões parciais dos componentes" (Pt = P1 + P2 + ...Pn).

Lei da difusão dos gases

As moléculas de um gás exibem um movimento rápido e casual que está relacionado com a temperatura, densidade e pressão. O movimento de um gás de uma região de alta pressão para uma região de baixa pressão se chama difusão (transferência de O_2 e CO_2 em membrana capilar do sistema circulatório).

Umidade

O vapor d'água condiciona a umidade no ar e provém da evaporação da água dos mares, rios, lagos e chuvas, influenciada pela ação do calor e dos ventos. Observa-se uma redução média da umidade relativa de 6% para cada 1.000 m de altitude até 12 km; após essa altitude há uma estabilização, pois a temperatura é de aproximadamente -56°C e o vapor d'água desaparece.

Fatores fisiológicos de influência

- Hipóxia.
- Expansão gasosa/disbarismo.
- Aceleração e desaceleração.
- Vibração e ruído.
- Aerocinetose e dissincronose.
- Desidratação.
- Mudanças de temperatura.
- Imobilização prolongada.

Hipóxia

A passagem do oxigênio dos pulmões ao sangue obedece às leis físicas da difusão gasosa, sendo que a formação de oxi-hemoglobina ocorre em função da diferença entre as pressões parciais de oxigênio no ar inspirado alveolar e no sangue que chega aos pulmões. Temos hipóxia quando temos hipo-oxigenação e esta acarreta um grande número de reações no organismo com sintomas:

- Subjetivos: fadiga, lassidão, sonolência, tonturas, cefaleias e euforia.
- Objetivos: cianose, hiperventilação, sintomas do SNC como perturbações sensoriais, alteração de comportamento e das funções psicomotoras.

A hipóxia possui alguns estágios ou fases:

- Indiferente (até 2.000 m): saturação cai em média para 92%. Dificuldade de adaptação ao escuro e diminuição da visão noturna.
- Compensatório (até 4.000 m): saturação cai em média para 85%. Compensações fisiológicas com hiperventilação, taquicardia e aumento da velocidade circulatória.
- Sintomático (até 6.500 m): saturação cai em média para 70-80%. Polissintomático, incluindo sintomas de diminuição da cognição e alterações comportamentais.
- Crítico (acima de 6.500 m): saturação cai em média para abaixo de 60%. Perda de consciência, convulsão, colapso e até morte.

Para se evitar a hipóxia, devemos adotar medidas profiláticas de proteção respiratória, como aumentar a tensão parcial de oxigênio ofertada a tripulantes e pacientes e também, quando possível, aumentar a pressão atmosférica local por meio de cabines pressurizadas (Tabela 2).

Capítulo 7 | Transporte de pacientes

Tabela 2 Efeitos da altitude na atmosfera terrestre

Altitude (em pés)	Barométrico (mmHg)	Pressão (PSI)	PO_2 (mmHg)	PaO_2 (mmHg)	$PaCO_2$ (mmHg)	Temperatura C°	F°	Expansão gasosa	Sat. O_2
0	760	14,70	159,2	103,0	40,0	15,0	59,0	1,0	98%
1.000	733	14,17	153,6	98,2	39,4	13,0	55,4	–	
2.000	706	13,67	147,9	93,8	39,0	11,0	51,8	–	
3.000	681	13,17	142,7	89,5	38,4	9,1	48,4	–	
4.000	656	12,69	137,4	85,1	38,0	7,1	44,8	–	
5.000	632	12,23	132,5	81,0	37,4	5,1	41,2	–	
6.000	609	11,78	127,6	76,8	37,0	3,1	37,6	–	
7.000	586	11,34	122,8	72,8	36,4	1,1	34,0	–	
8.000	565	10,92	118,4	68,9	36,0	–0,9	30,4	1,3	93%
9.000	542	10,51	113,5	65,0	35,4	–2,8	27,0	–	
10.000	523	10,11	109,6	61,2	35,0	–4,8	23,4	1,5	87%
11.000	503	9,72	105,4	57,8	34,4	–6,8	19,8	–	
12.000	483	9,35	101,2	54,3	33,8	–8,8	16,2	–	
13.000	465	8,98	97,4	51,0	33,2	–10,8	12,6	–	
14.000	447	8,63	93,6	47,9	32,6	–12,7	9,1	–	
15.000	429	8,29	89,9	45,0	32,0	–14,7	5,5		84%
16.000	412	7,97	86,3	42,0	31,4	–16,7	1,9	–	
17.000	396	7,65	83,0	40,0	31,0	–18,7	–1,7	–	
18.000	380	7,34	79,6	37,8	30,4	–20,7	–5,2	2,0	72%
19.000	364	7,04	76,3	35,9	30,0	–22,6	–8,7	–	
20.000	349	6,75	73,1	34,3	29,4	–24,6	–12,3	2,4	66%
21.000	335	6,48	70,2	33,5	29,0	–26,6	–15,9	–	
22.000	321	6,21	67,2	32,8	28,4	–28,6	–19,5	–	60%
23.000	308	5,95	64,5	32,0	28,0	–30,6	–23,1	–	
24.000	295	5,70	61,8	31,2	27,4	–32,6	–26,7	–	
25.000	282	5,45	59,1	30,4	27,0	–34,5	–30,1	3,0	
26.000	270	5,22	56,6	–	–	–36,5	–33,7	–	
27.000	258	4,99	54,1	–	–	–38,5	–37,3	–	
28.000	247	4,78	51,7	–	–	–40,5	–40,9	–	
29.000	236	4,57	49,4	–	–	–42,5	–44,5	–	
30.000	228	4,36	47,3	–	–	–44,4	–47,9	4,0	
32.000	206	3,98	43,2	–	–	–48,4	–55,1	–	
34.000	188	3,63	39,4	–	–	–52,4	–62,3	–	
36.000	171	3,30	35,8	–	–	–56,3	–69,3	–	
38.000	155	3,00	32,8	–	–	–56,5	–62,7	–	
40.000	141	2,72	29,5	–	–	–56,5	–62,7	7,6	
42.000	128	2,47	26,8	–	–	–56,5	–62,7		
44.000	116	2,24	24,5	–	–	–56,5	–62,7		
46.000	105	2,04	22,2	–	–	–56,5	–62,7		
48.000	96	1,85	20,1	–	–	–56,5	–62,7		
50.000	87	1,68	18,2	–	–	–56,5	–62,7		

Disbarismo

O disbarismo se refere aos efeitos fisiológicos relacionados à expansão gasosa, que ocorre devido ao aumento da altitude no voo e por conseguinte pela diminuição da pressão atmosférica (barométrica) na cabine das aeronaves. Esse efeito da diminuição da pressão barométrica pela elevação da altitude afeta principalmente os órgãos cavitários do organismo, como estômago, intestinos, ouvidos, seios da face e é denominado aerodilatação:

- Aerogastria/aerocolia.
- Aerodontalgia.
- Aerotite.
- Aerossinusite.

Acelerações

Segundo a Física, todo corpo tem uma tendência natural de manter o estado de repouso ou de movimento em que se encontra. Sendo assim, todo paciente e/ou tripulante estará sujeito às forças acelerativas que afetam o voo:

- Aceleração para os pés (G positivo) com refluxo e estagnação do sangue nos membros inferiores.
- Aceleração para a cabeça (G negativo) com elevação da pressão venosa central e pressão intracraniana.

Vibrações

Os veículos de transporte aéreo possuem várias fontes que originam vibração que afeta seus ocupantes, como sistemas de propulsão, fatores aerodinâmicos e atmosféricos. Os helicópteros ou, como também são conhecidos, aeronaves de asas rotativas, são grandes geradores de vibração e em frequência lesiva ao corpo humano, podem causar:

- De forma aguda: dores e desconforto musculares, alterações respiratórias, alterações cardiovasculares e alterações labirínticas.
- De forma crônica: dor e comprometimento dos discos intervertebrais.

Aerocinetose

Pode ser descrita como uma crise labiríntica reflexa, complexa, ligada ao movimento da aeronave, desencadeada ou agravada por uma instabilidade neurovegetativa, somada a uma hipersensibilidade vestibular ou uma predisposição psíquica, levando a um quadro de náuseas e vômitos, muitas vezes incapacitantes ao voo.

Dissincronose

A natureza dotou os seres vivos de ritmo circadiano e o ser humano tem suas funções controladas por um conjunto de elementos biológicos e ambientais que lhe fornece um ritmo para seu perfeito funcionamento. Esse ritmo de funcionamento depende de estímulos endógenos (oscilações desencadeadas pelo próprio organismo – fatores hormonais) e estímulos exógenos (oscilações que dependem de impulsos rítmicos provenientes do meio ambiente – fatores ambientais). É importante saber que o relógio biológico do indivíduo sempre se encontra em fase com o horário do local de partida e nem sempre coincide com o astronomicamente determinado pelo horário local de destino.

Temperatura

O calor é resultante da radiação solar sobre a superfície da Terra e as camadas de ar são aquecidas por convecção. Quanto maior a altitude, mais rarefeito e gelado fica o meio, e de forma prática temos que, em média a cada elevação de 1.000 pés de altitude, temos a redução de 2°C.

Imobilização prolongada

É importante lembrar que tanto os pacientes aerotransportados como os tripulantes e passageiros de uma aeronave estão sujeitos aos efeitos deletérios da imobilização prolongada, pois durante o voo todos estarão em ambientes pequenos, com impossibilidade de fácil deambulação ou muitas vezes restritos à maca, sofrendo desidratação pelo ar rarefeito ou mesmo pelo ar seco das cabines pressurizadas. Esses fatores, somados a fatores predisponentes individuais [estase venosa em membros inferiores (MMII), varizes de MMII, insuficiência cardíaca, dentre outros], podem promover a formação de grandes trombos ou coágulos venosos nos membros, que podem se desprender durante o voo ou após o pouso e desembarque, levando a quadros de tromboembolismo pulmonar (TEP), quadro caracteristicamente conhecido como "síndrome da classe econômica".

Parâmetros de indicação e escolha do transporte aeromédico

A determinação da necessidade médica de transporte aéreo ou de cuidados intensivos médicos em ambos os transportes, APH (missões primárias) e transporte inter-hospitalar (missões secundárias), é um processo complexo. Esse processo decisório é feito muitas vezes em condições adversas, com pouca informação e tempo limitado de resposta. Os envolvidos na cena, na central de regulação e no hospital devem agir de forma a melhor proteger o paciente de novas lesões ou de deterioração clínica, otimizando as chances de sobrevida do paciente **(Figura 9)**.

Cabe aqui uma diferenciação entre as solicitações na cena do acidente (APH), que são feitas por profissionais diretamente envolvidos naquele atendimento, e as solicitações para transporte inter-hospitalar, em que outros parâmetros devem ser considerados antes da realização do mesmo.

Segundo o posicionamento da Air Medical Physician Association (AMPA), temos alguns princípios gerais:

- A indicação médica de transporte inter-hospitalar deve ser determinada pelo médico, com base no seu melhor julgamento, na condição clínica do paciente no momento do pedido de transporte e/ou na disponibilidade de meios terrestres alternativos de ambulâncias, sempre levando-se em consideração o tempo de transporte.
- A indicação médica de transporte APH deve ser determinada previamente por protocolos e políticas aprovadas pela direção médica dos serviços pré-hospitalares.
- Deve haver o estudo retrospectivo sobre a utilização do transporte aeromédico, feito por seus gestores, para identificarmos padrões de utilização inadequados e melhorarmos as decisões de necessidade médica prospectivamente.
- A utilização do tempo estimado de transporte terrestre ou da distância como orientação única e geral na indicação do transporte aéreo não deve ser preconizada, pois tal prática pode levar ao esgotamento de acesso, local e/ou regional, a esse recurso.

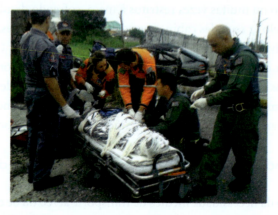

Figura 9   Escolha pelo transporte aeromédico. Imagem cedida por Raphael G. Caggiano.

Por fim, vale lembrar que o transporte aeromédico deve desempenhar papel cooperativo e integrado nos sistemas de respostas a desastres e acidentes em massa.

Listamos a seguir algumas perguntas que podem ajudar a determinar o modo de transporte mais adequado para cada paciente:

1. A condição clínica do paciente exige que o tempo fora do ambiente hospitalar durante o transporte seja minimizado?
2. O doente necessita de fato de tratamento específico ou de avaliação especializada que estão disponíveis apenas no hospital de referência?
3. O paciente está numa área que é inacessível ao transporte terrestre?
4. Quais são as situações climáticas atuais e previstas ao longo da rota de transporte?
5. O peso do doente (mais o peso do equipamento necessário e o peso do pessoal de transporte) é compatível com o transporte aéreo ou naquela determinada aeronave?
6. Para os transportes inter-hospitalares, há um heliporto e/ou aeroporto perto do hospital referenciado?
7. O doente necessita de fato de suporte intensivo (com o pessoal especializado, medicamentos específicos, equipamento específico) durante o transporte e que não está disponível no transporte terrestre?
8. O emprego do transporte terrestre local para longos deslocamentos pode deixar o local sem a adequada cobertura dos serviços de emergência médica?
9. Se o transporte terrestre local não for uma opção, podem as necessidades do paciente (e do sistema) serem atendidas por recursos terrestres regionais disponíveis?

Frisamos ainda que os critérios específicos e diagnósticos listados na Tabela 3 não se destinam a ser uma lista completa, mas, sim, uma referência de indicação para o transporte aeromédico.

Tabela 3 Critérios gerais de indicação para o transporte aeromédico

Pacientes que necessitam de intervenções críticas devem recebê-las da maneira mais rápida possível.
Os pacientes estáveis devem ser transportados da maneira que melhor atenda suas necessidades e as necessidades do sistema de saúde como um todo.
Pacientes com lesões críticas ou doentes com sinais vitais instáveis requerem transporte o mais rápido possível para o recurso com melhor capacidade de realizar o tratamento definitivo.
Pacientes com lesões críticas devem sempre ser transportados por equipes que possam fornecer cuidados de suporte avançados durante todo o transporte.
Pacientes que necessitam de cuidados intensos durante o transporte, mas não tenham tempo crítico de doença ou lesão, podem ser candidatos para transporte terrestre de suporte avançado, desde que tal serviço esteja disponível e seja logisticamente viável.

Considerações comparativas para os tipos de transporte aéreo

Asa rotativa

Vantagens:

- Ideal para distâncias de transporte de até 180 km.
- Em geral, traz diminuição do tempo de resposta para o paciente (dependendo da logística e da duração da "perna" de transferência em solo).
- Disponibilidade de equipes médicas altamente treinadas com equipamentos especializados.
- Não necessita de aeroporto.

Desvantagens:

- Afetado pelas condições meteorológicas e climáticas (por exemplo, ventos fortes, névoas quando em condições de operação apenas no visual).
- Disponibilidade limitada, em comparação com o serviço terrestre de ambulâncias.
- Apenas operação diurna, depende do voo visual, na grande maioria das aeronaves.

Asa fixa

Vantagens:

- Ideal para distâncias de transporte acima de 180 km.
- Em comparação com os transportes terrestres, proporciona redução do tempo do transporte.
- Disponibilidade de equipes médicas altamente treinadas com equipamentos especializados.
- Menos afetada pelas condições meteorológicas em comparação com a aeronave de asa rotativa.
- Operação diurna e noturna, dependendo da pista de pouso.

Desvantagens:

- Requer local próprio e muitas vezes distante para pouso, com duas "pernas" adicionais de transporte entre aeroportos e local de origem e local de destino do paciente.
- Em comparação com os transportes terrestres, mais sujeito a intempéries relacionadas ao clima e condições de funcionamento aeroportuárias.

- Em geral, menos desejável como modo de transporte para pacientes gravemente doentes ou feridos, pois esses pacientes e esse tipo de voo são mais afetados pelos fatores de influência fisiológica aeroespaciais citados anteriormente.
- Dependente de pista de pouso. Se for jato, dependente do tamanho da pista e de piso de asfalto.

Questões logísticas que determinam a necessidade de transporte aeromédico

Fatores de acesso e tempo/distância

Pacientes que estão em locais ou áreas topograficamente de difícil acesso:

- Em alguns casos, os pacientes podem estar em terreno de difícil acesso por terra (por exemplo, encosta).
- Outros casos podem envolver a necessidade de transferência de pacientes ilhados, em que o transporte aquático não é apropriado.

Pacientes em algumas áreas em que o transporte terrestre seja possível, mas envolva longas distâncias com tempo de deslocamento elevado.

Considerações sobre os Sistemas de Atendimento às Urgências

- Locais em que o sistema de APH terrestre não possua nível ideal de recursos e treinamento, podendo nesses casos haver maior permissividade no acionamento de recursos aéreos com equipes mais bem treinadas e equipadas.
- Sistemas em que há cobertura escassa de recursos de suporte avançado de vida (USA), deixando o sistema descoberto por longos períodos. Nesses casos, o serviço aeromédico pode ser o melhor meio para prestar assistência ao paciente e ao mesmo tempo evitar a privação da utilização da USA numa região geográfica carente.
- Desastres e incidentes em massa oferecem oportunidades importantes para participação de recursos aeromédicos, minimizando o tempo de transporte dos pacientes graves, bem como auxiliando na logística, conduzindo vítimas para diversos hospitais mais distantes do foco do evento, onde geralmente ocorre a saturação dos serviços. No desastre na região serrana do Rio de Janeiro ocorrido em 2011, o Grupamento de Radiopatrulha Aérea de São Paulo apoiou a operação em Teresópolis, conduzindo bombeiros para as áreas de trabalho ainda isoladas. A equipe médica do GRAU também participou, executando triagem de casos clínicos e traumáticos, optando pelo tratamento local ou transportando os pacientes para outros recursos. Também ma-

peou os doentes crônicos e suas necessidades, como no caso de diabéticos, cardiopatas, pneumopatas e sequelados neurológicos. A aproximação das equipes de socorro por via aérea dessas populações foi fundamental para o sucesso da operação.

Cuidados no transporte aéreo de pacientes

Princípios gerais

Após todas as considerações anteriores, referentes a fatores fisiológicos de influência no voo, indicação, contraindicações relativas e tipos de transporte aeromédico, devemos entender o transporte aeromédico como uma ferramenta médica extremamente útil no ambiente pré-hospitalar.

Fases da missão

Todo voo aeromédico ou missão aeromédica possui várias fases com procedimentos específicos, que apesar de muito dinâmicos, devem ser respeitados e cumpridos à risca para que haja sucesso operacional. Didaticamente, temos as seguintes fases:

- Pré-voo e início da missão.
- Início do voo e durante a missão.
- Pouso, chegada e desembarque.
- Situações de emergência.

Pré-voo e início da missão

Nesta fase ocorre o preparo da aeronave, dos equipamentos, da equipe (médicos, enfermeiros e pilotos – *briefing* operacional) e o preparo do paciente.

Quanto ao paciente a ser aerotransportado, devemos obter informação sobre seu quadro clínico detalhado, incluindo histórico da moléstia atual, antecedentes de doenças prévias, alergias medicamentosas, entre outros. Em seguida estabilizamos o paciente o máximo possível para o transporte, usando o ABCDE do ATLS, corrigindo os distúrbios encontrados, garantindo vias aéreas pérvias, respiração adequada, circulação e acessos venosos seguros e eficientes e que garantam a infusão precisa mesmo no interior das aeronaves, monitoramento de pressão arterial, oximetria, monitoramento cardíaco, capnografia, débito urinário etc.

Antes do embarque do paciente, os aspectos da segurança operacional para o paciente e a equipe devem ser lembrados e considerados. Devemos abordar com o piloto antes do voo todos os procedimentos apropriados para a missão, destacando as necessidades do paciente quanto aos aspectos de temperatura de cabine, altitude ideal, vibração, atitude de cabine, aceleração e grau de urgência. Os procedimentos de emergência de voo e de cabine, como operação e localização das saídas de emergência e suplementação de oxigênio, também fazem parte como *check list* antes do voo.

Observação: de acordo com o regulamento brasileiro de aeronáutica, a responsabilidade, sob todos os aspectos de segurança na operação, recai sobre o piloto em comando. Todos os passageiros e demais tripulantes devem se comportar, dentro ou nos arredores da aeronave, de acordo com as ordens do piloto. A segurança de uma operação aeromédica é aumentada pela cooperação do médico e do enfermeiro de bordo, mas a palavra final sobre os procedimentos de voo sempre é do piloto comandante da aeronave, cabendo ao médico e ao enfermeiro os procedimentos de saúde sobre o paciente a ser aerotransportado.

Quanto aos equipamentos médicos a serem utilizados, só podem ser embarcados após checagem de compatibilidade com o tipo da aeronave e com o tipo de voo a ser realizado, consultando o certificado de homologação da aeronave e/ou o comandante da missão. É totalmente proibido o uso de equipamentos ou materiais soltos na aeronave; eles devem ser alojados em locais adequados ou seguramente guardados quando não estiverem em uso. Os objetos pontiagudos ou afiados como agulhas e cateteres endovenosos devem ser protegidos antes e após seu uso. Também devemos manter afastado dos controles de voo qualquer equipamento médico ou de comunicação que possa atrapalhar ou interferir no voo.

Por fim, o embarque do paciente deve ser feito em posição condizente com sua patologia (cabeça ou pés para a proa da aeronave?), sempre bem restrito à maca, mesmo antes do voo. Lembramos ainda que os cintos de segurança devem ser usados sempre e por todos que estiverem a bordo.

Início do voo e durante a missão

O início do voo se dá com a partida dos motores da aeronave e a partir daí a equipe médica deverá seguir as ordens do piloto em comando.

Observação: quando em missão em aeronave de asa rotativa, o número de pessoas a se aproximarem do helicóptero deve ser mantido no mínimo possível. O médico ou o enfermeiro de bordo, a critério do piloto, podem ser usados também para garantir a segurança da zona de pouso no solo e ter seu embarque retardado, devendo fazê-lo sempre pela frente da aeronave, a comando do piloto. Em princípio, a posição no solo do tripulante é a de 11 horas.

Com os motores girando ou em voo, a comunicação com o piloto deve ser mantida durante todo o tempo. O piloto deve ser avisado a respeito de tráfego aéreo próximo ou obstáculos para pouso ou decolagem. Também devemos avisar antes de usar equipamentos elétricos, motorizados ou barulhentos como sucção a bordo, desfibrilador etc., ou ainda antes de qualquer outro procedimento que possa distrair o piloto, como mexer na iluminação, etc.

Observação: conversas desnecessárias devem ser mínimas durante as fases críticas do voo (aproximação, pouso e decolagem). Usar nas comunicações de rotina somente terminologias padronizadas para evitar confusão ou instruções mal entendidas durante qualquer fase da missão.

Preparando para o pouso e desembarque

É função da equipe de saúde auxiliar o piloto nos pousos em áreas ocasionais e garantir a segurança da zona de pouso no solo até que o piloto deixe os controles.

Observação: um método que tem sido efetivo é o "*posting*". No pouso e depois que o piloto deixa os comandos, um médico ou enfermeiro de bordo é colocado fora do disco do rotor na posição 11 horas. Se dois tripulantes são usados, o segundo é colocado na posição 1 hora.

Devemos observar algumas situações especiais, como:

- Em pouso noturno: desligar ou diminuir a iluminação durante aproximação.
- Reabastecendo: lembrar o piloto de informar as autoridades aeroportuárias da presença de paciente a bordo, a fim de ser priorizado o reabastecimento. Se as condições do paciente permitirem, ele deve permanecer a bordo todo o tempo; todos os equipamentos elétricos, juntamente com aqueles que possuam partes móveis que possam gerar faíscas ao se moverem, devem ser desligados ou desconectados, desde que não sejam essenciais à manutenção da vida do paciente.

Observação: é absolutamente proibido fumar em qualquer lugar dentro do pátio de estacionamento das aeronaves.

Situações de emergência

Identificada uma situação de emergência, a equipe de saúde deve seguir todas as ordens do piloto, alojar todo o equipamento, manter o paciente em posição segura, afivelando os cintos de segurança e protetores de ombros. Os cilindros de O_2 deverão ser desligados quando não estiverem em uso. O piloto deve ser auxiliado a efetuar o pouso. Após o pouso, verificar se o piloto está bem e se efetuou os cortes do motor, do sistema elétrico e de combustível. Se ele não tiver feito isso, faça você mesmo antes de prosseguir. Depois da emergência, transferir o paciente para um lugar seguro, prover todo o equipamento de sobrevivência e assegurar-se do uso apropriado do rádio. Permanecer em frente ou junto da aeronave, para que se possa avistá-lo do ar. Consulte o Manual de Sobrevivência da aeronave.

Patologias ou situações que exigem cuidados específicos

Paciente agitado

O paciente agitado é sempre um risco para o transporte aéreo. Devemos lembrar que os quadros de agitação psicomotora podem e normalmente são agravados por:

- Barulho.
- Vibração.
- Hipóxia.
- Dor.
- Restrição ao leito.

Então, para um transporte seguro desse paciente, devemos quando possível estabelecer um diálogo persistente e honesto com ele ou seu acompanhante, propor e utilizar protetores auriculares e nas situações mais intensas é obrigatório o uso de medicação sedativa.

Politraumatizado

Este paciente normalmente sofre muito com os fatores de influência fisiológicos, em especial com os efeitos da hipóxia e do disbarismo. Sendo assim, nesse caso sempre devemos proceder a um levantamento da história completa do paciente, da cinemática do trauma e análises primária e secundária detalhadas.

O paciente politraumatizado e em choque sempre representa uma emergência cirúrgica. As prioridades de tratamento são a manutenção das vias aéreas e um rápido transporte para o hospital definitivo. Em condições em que a única chance do doente é a intervenção cirúrgica, como, por exemplo, num trauma abdominal fechado com lesão de víscera parenquimatosa, dissecção da aorta, aneurismas abdominais, sangramentos importantes e incontroláveis com as medidas iniciais, o tempo de transporte para um hospital de referência torna-se a medida mais importante. Nesses casos devemos ter em mente a possibilidade frequente de instabilidade clínica e a rápida deterioriização hemodinâmica mesmo durante o transporte, então, sempre que possível, devemos promover uma estabilização primária rápida antes do voo.

Na presença de pneumotórax, se o transporte for por asa fixa, deve-se atentar ao fato de que esse volume de gás se expandirá com a altitude da cabine, em média de 5.000 pés, o que geralmente impõe a drenagem de tórax previamente ao embarque.

Cabe salientar que em casos de hemorragia digestiva alta ou baixa e de pós-operatório de cirurgia abdominal, com grande distensão de alças e/ou sangramento, estas se distenderão ainda mais se expostas à altitude, podendo determinar aumento de sangramento ou agravamento do quadro de distensão durante o transporte.

Cardiovascular

Para esse tipo de paciente, o transporte deve sempre aguardar pela estabilização clínica do quadro, visto que uma transferência mal planejada e apressada pode piorar em muito a condição do doente e causar muitos problemas durante o transporte. Muitos desses pacientes precisam de equipamentos e medicamentos especiais (por exemplo: bombas de infusão, balão intra-aórtico, aparelho de circulação extracorpórea), que devem ser considerados antes do início da missão.

Observação: a desfibrilação a bordo é um assunto relativamente polêmico, mas quando utilizamos equipamentos modernos, bifásicos e desenvolvidos para o uso em aeronaves, não temos restrições a ela, desde que observados os seguintes aspectos:

- Não coloque o paciente sobre superfícies metálicas em caso de cardioversão.
- Mantenha as extremidades do paciente perto do corpo para evitar contato com membros da tripulação ou outras superfícies da aeronave.
- Use as pás adesivas de desfibrilação e não gel, pois ele pode transmitir a corrente a outros lugares.

Pneumopatas

Estes pacientes também sofrem muito com os fatores de influência fisiológicos, em especial com os efeitos da hipóxia e do disbarismo, sendo assim, para eles sempre devemos proceder a um levantamento da história completa do paciente e quando nos transportes inter-hospitalares, devemos incluir: resultados de raio X, exames de sangue, teste de função pulmonar, equipamentos e parâmetros dos respiradores em uso e balanço hídrico, entre outros. Na presença de lesões potenciais ou reais, sempre devemos utilizar cabines pressurizadas quando em asa fixa e/ou suplemento de oxigênio na quantidade e forma adequadas. Tendo em mente que a saturação de oxigênio no ambiente hospitalar é sempre superior à da cabine da aeronave, que geralmente fornece uma pressurização equivalente a uma altitude de 5.000 pés, se fará necessária a complementação da oferta de oxigênio.

Pacientes neurológicos

Devemos discutir os efeitos do ambiente aeromédico no paciente neurológico, realizando sempre os procedimentos de estabilização primária e secundária antes e durante o voo, lembrando que estes pacientes podem descompensar muito rapidamente e vir a necessitar de cuidados intensos durante o transporte, como acesso avançado a via aérea e/ou sedação importante.

Na vigência de aumento da pressão intracraniana (PIC) em aeronaves de asa fixa, deve-se posicionar o paciente de forma a minimizar a exposição. É interessante fazer um *briefing* com o piloto sobre o quadro, antes de decidir a posição do paciente na cabine, definindo junto ao mesmo qual a situação em que se fará possível proporcionar um menor "G", se na decolagem ou no pouso e assim decidir pela melhor posição para o paciente.

Na presença de pneumoencéfalo, se em asa fixa, lembrar da distensão dos gases, que pode se tornar uma contraindicação para esse transporte.

Psiquiátricos

Pacientes com alterações psiquiátricas endógenas ou de outras origens podem se tornar combativos e se transformar num sério risco à segurança de voo. Determine a possibilidade de um comportamento agressivo do seu paciente e, se necessário, sede-o.

Pacientes obstétricos

Obtenha uma história obstétrica completa, que inclua avaliação das condições fetais, determine a frequência das contrações e se possível inicie medicação tocolítica. Nestas pacientes sempre administre oxigênio, coloque-as em decúbito lateral e providencie o ambiente mais calmo possível.

Pediátricos

Minimize a ansiedade do paciente, comentando o transporte, coloque o acompanhante sentado de forma que o paciente possa facilmente vê-lo e, se possível, tocá-lo, explique ao paciente a necessidade do uso de restritores, estabeleça um contato verbal constante e dedique atenção especial às condições de temperatura de cabine.

Queimados

O paciente queimado deve ter um exame traumatológico completo, independentemente da queimadura propriamente dita, em especial exame e conduta da parte respiratória, reposição de volume e perfusão periférica. Todos os pacientes com lesões inalatórias devem ser transportados com especial atenção. Lembramos ainda que pacientes com edema labial ou lesão de vias aéreas, especialmente quando associados com progressão rápida do edema e rouquidão, devem ser entubados tão logo possível e receber oxigênio

102 Seção 2 | Fundamentos em atendimento pré-hospitalar

úmido para evitar ainda mais o ressecamento das vias aéreas. Com a evidente perda de líquido, lembrar que o ambiente da aeronave, se asa fixa ou asa rotativa com porta aberta, é mais seco e que convém proteger a superfície queimada com manta metalizada para minimizar a perda pelo ambiente.

Doenças transmissíveis e moléstias infectocontagiosas

O diagnóstico do paciente como portador de doenças transmissíveis é quase sempre desconhecido no momento da remoção, então todo o sangue e as secreções devem ser considerados como potencialmente contaminados, e devem ser adotadas as precauções universais. No transporte de pacientes sabidamente portadores de moléstias infectocontagiosas e em especial as transmissíveis pelo ar (por exemplo, meningite meningocócica), devemos promover uma proteção especial para todos os aeronavegantes diretamente envolvidos (incluindo os pilotos), com o uso de máscaras e ao término do voo as medidas de quimioprofilaxia cabíveis.

Considerações finais

- Todos os procedimentos devem ser feitos em solo, antes do embarque, pois na aeronave os espaços são muito escassos, tanto para manusear o paciente quanto para manipular equipamentos, medicações e acessos. Ao menos um hemicorpo do paciente estará inacessível, na maioria das vezes.
- Em caso de dúvida entre entubar ou não entubar, entube.
- Quando em aeronave de asa fixa, se o paciente possuir sondas com *cuff*, substituir ar por água ou soro, pois na altitude ocorrerá a expansão gasosa que poderá romper o balonete ou criar desconforto ao paciente (sonda endotraqueal, traqueostomia, sonda vesical, gastrostomia etc.).
- A aproximação da equipe ao helicóptero deve ser feita sempre pela frente, após autorização do piloto. Nunca se aproximar pela cauda da aeronave.

✳ BIBLIOGRAFIA

1. Petrie DA, Tallon JM, Crowell W, Cain E, Martell P, McManus D. Medically appropriate use of helicopter EMS: the mission acceptance/triage process. Air Med J. 2007;26(1):50-4.
2. Ringburg AN, Frissen IN, Spanjersberg WR, Jet G, Frankerna SE, Schipper TB. Physician-staffed HEMS dispatch in the Netherlands: adequate deployment or minimal utilization? Air Med J. 2005;24:248-51.
3. Mahid SS, Hornung CA, Minor C, Turina M, Galandiuk S. Systematic reviews and meta-analysis for the surgeon scientist. Br J Surg. 2006;93:1315-24.
4. Henry MC. Trauma triage: New York experience. Prehosp Emerg Care. 2006;10:295-302.
5. Guice KS, Cassidy LD, Oldham KT. Traumatic injury and children: a national assessment. J Trauma. 2007;63(6 suppl):568-S80; discussion S81-86.

Capítulo 7 | Transporte de pacientes **103**

6. Scheetz U. Effectiveness of prehospital trauma triage guidelines for the identification of major trauma in elderly motor vehicle crash victims. I Emerg Nurs. 2003;29:109-15.
7. Berns KS, Caniglia JJ, Hankins DG, Zietlow SP. Use of the autolaunch method of dispatching a helicopter. Air Med J. 2003;22(3):35-41.
8. Thomson DE, Thomas SH. Guidelines for air medical dispatch. Prehosp Emerg Care. 2003;7:265-71.
9. Wish JR, Davis DP. Auto launch/early activation: a survey of AAMS members and literature review. Air Med J. 2005;24(2):83-8.
10. Saffle JR, Edelman L, Morris SE. Regional air transport of burn patients: a case for telemedicine? J Trauma. 2004;57:57-64; discussion 64.
11. Diaz MA, Hendey GW, Bivins HG. When is the helicopter faster? A comparison of helicopter and ground ambulance transport times. J Trauma. 2005;58:148-53.
12. Slater H, O'Mara MS, Goldfarb W. Helicopter transportation of burn patients. Burns. 2002;28:70-2.
13. Holcomb JB, Niles SE, Miller CC, et al. Prehospital physiologic data and lifesaving interventions in trauma patients. Mil Med. 2005;170:7-13.
14. Davis DP, Peay J, Serrano JA, et al. The impact of aeromedical response to patients with moderate to severe traumatic brain injury. Ann Emerg Med. 2005;46:115-22.
15. Black JJ, Ward ME, Lockey DJ. Appropriate use of helicopters to transport trauma patients from incident scene to hospital in the United Kingdom: an algorithm. Emerg Med J. 2004;21:355-61.
16. Eckstein M, Jantos T, Kelly N, Cardillo A. Helicopter transport of pediatric trauma patients in an urban emergency medical services system: a critical analysis. J Trauma. 2002;53:340-4.
17. Lerner EB, Billittier AJ, Dorn JM, Wu YW. Is total out-of-hospital time a significant predictor of trauma patient mortality? Acad Emerg Med. 2003;10:949-54.
18. Guidelines for the enforcement of 42 CFR 489.24, appendix to EMS State Operations Manual. v. 22-34. Disponível em: www.EMTALA.com.
19. CMS program memorandum intermediaries/Carriers Transmittal Ali-02-130 September 17, 2002.
20. Thomas SH, Cheema F, Wedel SK, Thomson D. Trauma helicopter emergency medical services transport: annotated review of selected outcomes-related literature. Prehosp Emerg Care. 2002;6:359-71.
21. Falcone RE. Indication for air medical transport: practical applications. Salt Lake City, UT: Air Medical Physicians Handbook; 1999.
22. American College of Emergency Physicians. Appropriate utilization of air medical transport in the out-of-hospital setting. ACEP policy statement. Disponível em: www.acep.org.
23. Thomas SH, Harrison TH, Burns WR, Ahmed W, Cheema F, Wedel SK. Helicopter transport and blunt trauma mortality: a multicenter trial. J Trauma. 2002;52:736-45.
24. Benson N, Hankins D, Wilcox D. Air medical dispatch: guidelines for scene response [position paper]. Prehosp Disaster Med. 1992;7:75-8.
25. Jablonowski A. Position paper on the appropriate use of emergency air medical services. J Air Med Transport. 1990 Sept;9(9):29-33.
26. Popovic A. Personal communication. Member services coordinator, Association of Air Medical Services. March 13, 2002.
27. Bruhn JD, Williams KA, Aghababian R. True costs of air medical versus ground ambulance systems. Air Med J. 1993;12(10):262-8.
28. Gearhart PA, Wuerz R, Localio AR. Cost-effectiveness analysis of helicopter EMS for trauma patients. Ann Emerg Med. 1997;30:500-6.
29. Thomas SH, Cheema F, Cumming M, Wedel SK, Thomson D. Nontrauma helicopter emergency medical services transport: annotated review of selected outcomes-related iterature. Prehosp Emerg Care. 2002;6:242-55.
30. Thomas SH, Harrison TH, Buras WR, et al. Helicopter transport and blunt trauma outcome. J Trauma. 2002;52:136-45.
31. Mann NC, Pinkney KA, Price DD, et al. Injury mortality following the loss of air medical support for rural interhospital transport. Acad Emerg Med. 2002;9:694-8.

CAPÍTULO 8

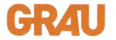

Ressuscitação cardiopulmonar:
Suporte Básico e Avançado de Vida

Agnaldo Píspico
Lídia Miwako Kimura Feriani
Ricardo Vanzetto
Silene Celerino da Fonseca

❋ INTRODUÇÃO

Parada cardíaca ou parada cardiorrespiratória (PCR) é a interrupção súbita da circulação sistêmica, da atividade mecânica ventricular e ventilatória em indivíduo sem expectativa de morte naquele momento, não portador de doença crônica intratável ou em fase terminal. Pode ocorrer como consequência de cardiopatias estruturais (cardiomiopatia isquêmica, dilatada, hipertrófica, valvulares), não estruturais (infarto agudo do miocárdio, síndrome do QT longo, síndrome de Brugada) ou por causas secundárias (intoxicações, hipóxia, distúrbios hidroeletrolíticos, arritmias e tireotoxicose, entre outras).

A PCR constitui um problema de saúde pública de relevância mundial. Nos Estados Unidos é responsável por aproximadamente 330.000 mortes por ano, que ocorrem fora do ambiente hospitalar e nos serviços de emergência, segundo dados do Centers for Disease Control and Prevention (CDC).

A doença isquêmica do coração é a principal causa de morte no mundo. A morte súbita é responsável por mais de 60% das 335 mil mortes anuais estimadas por doenças coronarianas, nos Estados Unidos. No Brasil, o número estimado é de 212 mil mortes anuais. A principal causa de morte súbita são problemas cardiovasculares. A maior parte das vítimas morre fora do hospital sem receber intervenções adequadas.

Cerca de dois terços das mortes súbitas estão relacionadas a doença arterial coronariana ocorrendo fora do ambiente hospitalar; aproximadamente 50% dos indivíduos com infarto agudo do miocárdio evoluem com PCR na primeira hora após o início dos sintomas e não chegam ao hospital.

A detecção do ritmo que causou a PCR é dependente do tempo entre o colapso e o registro do ritmo. Durante os primeiros quatro minutos, as taquiarritmias ventriculares (fibrilação ventricular e taquicardia ventricular sem pulso) representam cerca de 85%

dos ritmos encontrados. Essa incidência diminui conforme o intervalo de tempo aumenta, tornando-se mais comum, após alguns minutos, a identificação de assistolia.

Dividimos de forma didática as paradas cardíacas em rtimos chocáveis (fibrilação ventricular e taquicardia ventricular sem pulso) e ritmo não chocáveis (atividade elétrica sem pulso e assistolia).

O tratamento mais efetivo nesses casos é composto por reconhecimento rápido com aplicação das manobras de ressuscitação cardiopulmonar e desfibrilação nos ritmos chocáveis, com ênfase nas compressões torácicas de alta qualidade e a desfibrilação o mais rápido possível quando indicado.

A ressuscitação cardiopulmonar (RCP) pode restaurar os corações que "pararam subitamente" à atividade espontânea, antes que o cérebro seja permanentemente lesado. A RCP compreende um conjunto de manobras realizadas na tentativa de restaurar ventilação e circulação espontânea de forma efetiva. Essas manobras têm a finalidade de manter artificialmente um fluxo de sangue oxigenado aos órgãos vitais, principalmente o cérebro e o próprio coração.

Os esforços de RCP compreendem duas etapas: o Suporte Básico de Vida (SBV) e o Suporte Avançado de Vida (SAV). O SBV constitui a fase inicial do atendimento, caracterizada pelo reconhecimento imediato do evento de PCR e pela aplicação deas intervenções imediatas, incluindo acionamento do serviço médico de emergência, compressões torácicas externas (CTE) efetivas com alta qualidade, abertura das vias aéreas, ventilação artificial não invasiva e desfibrilação rápida. O SAV é a fase seguinte, realizada pela equipe médica, compreendendo obtenção de acesso venoso, administração de fluidos e drogas vasopressoras e antiarrítmicas, obtenção de via aérea avançada com a intubação orotraqueal ou utilizando dispositivo supraglótico (máscara laríngea, tubo laríngeo ou combitube), monitorização cardíaca, reconhecimento dos diagnósticos diferenciais e tratamento das causas associadas a PCR.

A American Heart Association (AHA), juntamente a outras comunidades científicas, estabeleceu diretrizes sobre ressuscitação cardiopulmonar e atendimento cardiovascular de emergência que são adotadas por diversos países através das Diretrizes do International Liaison Committee on Resuscitation (ILCOR), que são revisadas a cada 5 anos. No Brasil, I Diretriz de Ressuscitação Cardíaca e Emergências Cardiovasculares da Sociedade Brasileira de Cardiologia (SBC) publicada em 2013 segue basicamente as recomendações da Diretriz do ILCOR de 2010.

Neste capítulo, é sugerida uma sequência sistematizada de abordagem ao paciente em PCR, com base nas Diretrizes 2010 do ILCOR com a aplicação do SBV seguido do SAV, que inclui os cuidados após o retorno da circulação espontânea.

✱ RECONHECIMENTO E CONDUTAS NA EMERGÊNCIA

A importância da Corrente de Sobrevivência

Desde 1991, a American Heart Association (AHA) desenvolveu o conceito de "corrente de sobrevivência", metáfora que se refere a uma série ordenada e interligada de medidas que devem ser idealmente instituídas no atendimento a uma PCR para aperfeiçoar as taxas de sucesso da RCP. Cada passo realizado no atendimento é representado como um elo e esses vários elos se somam para constituir a corrente de sobrevivência (Figura 1).

Esse conceito destaca a importância do tempo na instituição dos esforços, pela necessidade de realização indispensável de cada etapa, assegurando rapidez e otimização na sobrevivência. Se qualquer uma dessas ações for retardada ou negligenciada, a sobrevivência das vítimas ficará comprometida. Os três primeiros elos correspondem ao SBV, sendo o primeiro elo, o reconhecimento imediato da PCR e acionamento do serviço de emergência, o segundo, RCP precoce, com ênfase nas compressões torácicas, e o terceiro, a rápida desfibrilação.

Manobras de Suporte Básico de Vida

As manobras de suporte básico de vida são realizadas de maneira sistematizada e segundo prioridades. Utiliza-se uma regra mnemônica para facilitar sua execução: ABCD (vias aéreas – boa ventilação – compressão torácica – desfibrilação), porém nas diretrizes de 2010, a sequência foi modificada pelo International Liaison Committee on Resuscitation (ILCOR) e pela AHA para CAB (compressão torácica – vias aéreas – boa ventilação) em adultos, crianças e bebês (exceto recém-nascidos), sendo que a desfibrilação deve ser realizada o mais rápido possível (Algoritmo 1).

A avaliação inicial e imediata deve observar, ao mesmo tempo, o nível de consciência e a respiração da vítima. A avaliação do nível de consciência é feita por meio de estimulação tátil e sonora, enquanto o padrão respiratório efetivo é avaliado pela elevação do tórax. A respiração anormal (agônica ou *gasping*) deve ser considerada como ausência de

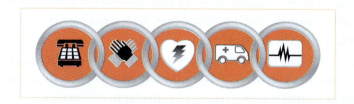

Figura 1 Cadeia de sobrevivência de Atendimento Cardiovascular de Emergência (ACE) adulto da AHA. Adaptada de: Destaques das Diretrizes da AHA 2010 para RCP e ACE (versão em português).

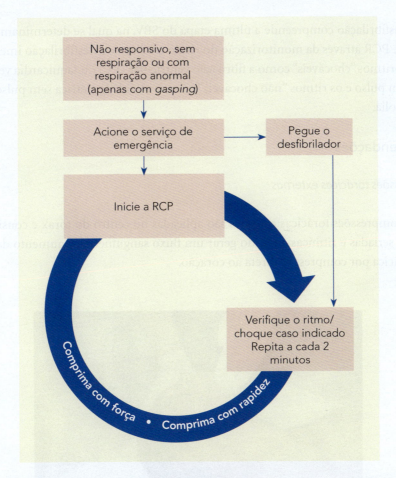

Algoritmo 1 Suporte Básico de Vida em adulto simplificado. Adaptado de: Destaques das Diretrizes da AHA 2010 para RCP e ACE.

respiração. Em seguida, deve-se acionar um serviço de emergência e buscar e/ou solicitar um desfibrilador externo automático (DEA). Dentro de um hospital, a ajuda consiste no acionamento da equipe de reanimação ou de profissionais da unidade providos de um desfibrilador e carro de emergência.

Após essa sequência, verificar a presença de pulso carotídeo, de 5 até 10 segundos e na ausência de pulso iniciar imediatamente compressões torácicas externas (CTE). Em crianças menores de 1 ano, deve-se checar o pulso na artéria braquial ou femoral; se o pulso estiver ausente, igual ou abaixo de 60 batimentos por minuto, iniciar CTE. Após 30 compressões, abrir a via aérea por meio de inclinação da cabeça nos pacientes clínicos (Figura 2) e tração da mandíbula nos casos de trauma – *jaw thrust* (Figura 3). Realizar duas ventilações com dispositivo bolsa-valva-máscara, de forma sincronizada, mantendo a relação de 30 compressões para 2 ventilações (1 ciclo) enquanto o DEA não estiver disponível.

A desfibrilação compreende a última etapa do SBV, na qual se determinam a modalidade de PCR através da monitorização do ritmo cardíaco e a desfibrilação imediata nos casos de ritmos "chocáveis" como a fibrilação ventricular (FV) ou taquicardia ventricular (TV) sem pulso e os ritmos "não chocáveis" como a atividade elétrica sem pulso (AESP) ou assistolia.

Recomendações

Compressões torácicas externas

As compressões torácicas externas são aplicadas no centro do tórax e consistem em pressões seriadas e rítmicas, visando gerar um fluxo sanguíneo por aumento da pressão intratorácica por compressão direta ao coração.

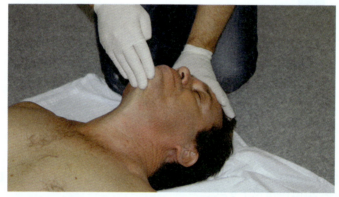

Figura 2   Abertura das vias aéreas com inclinação da cabeça.

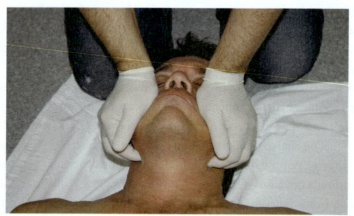

Figura 3   Anteriorização da mandíbula ou *jaw thrust*.

Utilizando o peso do tronco, o socorrista impulsiona-se sobre o tórax da vítima, comprimindo o esterno para promover uma depressão mínima de 5 cm em adultos e 4 cm em crianças, descomprimindo-o totalmente a seguir, de modo a permitir que o tórax retorne a posição anterior (*recoil*) **(Figura 4)**. Esses movimentos são repetidos de forma seriada, procurando atingir uma frequência mínima de 100 compressões por minuto. Deve-se minimizar as interrupções nas compressões torácicas, não ultrapassando 10 segundos de pausa quando necessário. As ventilações são aplicadas intercaladas às compressões torácicas numa relação compressão/ventilação de 30:2.

Em lactentes (crianças abaixo de 1 ano), a área de compressão torácica está na metade inferior do esterno, logo abaixo da linha mamilar. Recomenda-se usar 2 dedos e comprimir uma profundidade mínima de 4 cm **(Figura 5)**, ou envolver o tórax da criança com as mãos e aplicar as compressões com as polpas digitais dos dedos polegares **(Figura 6)**.

Em crianças entre 1 e 8 anos, pode-se utilizar somente uma das mãos para efetuar as compressões torácicas **(Figura 7)**.

RCP com 1 socorrista

Uma vez detectada a PCR, o socorrista deve solicitar ajuda (Unidade de Suporte Avançado) e iniciar imediatamente as compressões torácicas externas mantendo uma relação de 30 compressões para 2 ventilações. Após cinco ciclos de 30:2, o pulso é che-

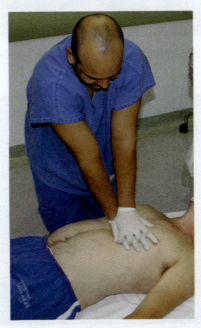

Figura 4 Posição para realização de compressão torácica (peso do corpo, braços retos).

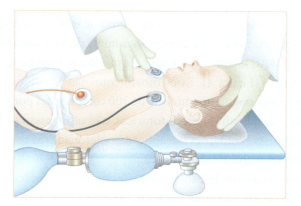

Figura 5   Técnica de compressão torácica com 2 dedos para lactentes.

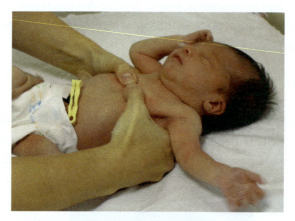

Figura 6   Técnica de compressão torácica com as polpas digitais dos polegares para recém--nascidos e lactentes.

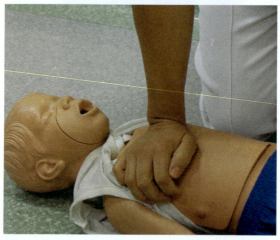

Figura 7   Técnica com compressão torácica com uma das mãos para crianças entre 1 e 8 anos.

cado novamente. Se ausente, as manobras são mantidas até a chegada de um segundo socorrista com o DEA, lembrando que a reavaliação da vítima é feita a cada 2 minutos ou a cada 5 ciclos de compressões/ventilações. Leigos devem realizar apenas as compressões torácicas, a uma velocidade mínima de 100 por minuto.

RCP com 2 socorristas

Um socorrista realiza a avaliação da vítima e responsabiliza-se por iniciar as compresões torácicas e o segundo socorrista aplica as ventilações artificiais – a relação compressões/ventilações é de 30:2. O pulso é reavaliado a cada 2 minutos ou a cada 5 ciclos. As manobras são mantidas até a chegada da ajuda com o desfibrilador, que deve ser providenciado imediatamente após checar a ausência de responsividade da vítima.

A fadiga do indivíduo que realiza as compressões torácicas pode conduzir a inadequada frequência e profundidade da massagem cardíaca. Fadiga significativa com compressões superficiais é comum após um minuto de RCP. Quando dois ou mais reanimadores estão disponíveis, é indicado o revezamento a cada dois minutos (ou cinco ciclos de compressão-ventilação na frequência 30:2), para prevenir a redução da qualidade nas compressões. Essa troca deve ocorrer durante qualquer intervenção associada à necessidade de interrupção da compressão torácica (por exemplo, durante a desfibrilação). Todos os esforços devem ser feitos para realizar a troca em menos de dez segundos. Em atendimento com dois socorristas em crianças, deve-se manter a relação de 15 compressões para 2 ventilações (15:2).

Respiração por dispositivo bolsa-valva-máscara

É o método mais utilizado em hospitais e serviços de saúde. Consiste em uma bolsa de borracha ou silicone e uma válvula unidirecional acopladas a uma máscara facial e a um reservatório de oxigênio.

Esta técnica requer prática e treinamento para proporcionar ventilações efetivas, podendo ser realizada por um ou dois socorristas. Sempre que possível, deve ser realizada por dois socorristas, o que proporciona maior efetividade e segurança.

Técnica com um socorrista: coloca-se a máscara sobre o nariz e a boca e apoia-se o terceiro, quarto e quinto dedos na mandíbula, conservando a inclinação da cabeça e a tração da mandíbula para manter as vias aéreas abertas; com o polegar e o indicador pressiona--se a máscara contra a face para formar uma vedação e evitar o escape de ar. A outra mão comprime a bolsa e observa-se a elevação do tórax. Essa técnica deve ser evitada e praticada somente por socorristas altamente treinados pela dificuldade da ventilação (Figura 8).

Técnica com dois socorristas: um socorrista mantém a máscara acoplada à face assegurando a abertura das vias aéreas e evitando o escape de ar, enquanto o outro comprime a bolsa e observa o tórax se elevar **(Figura 9)**. Essa técnica deve ser a preferida pelas equipes, pois a ventilação a quatro mãos aumenta as chances de sucesso da reanimação.

As ventilações fornecidas devem ter a duração de 1 segundo cada uma, com volume corrente suficiente para permitir a expansão torácica visível. Assim, evita-se a distensão gástrica, regurgitação e broncoaspiração.

Para paciente em PCR o dispositivo bolsa-valva-máscara deve ser enriquecido com oxigênio com fluxo de 15 litros por minuto.

Desfibrilação

O desfibrilador deve ser utilizado em vítimas de PCR, o mais brevemente possível. O tempo ideal para se iniciar a desfibrilação fora do ambiente hospitalar é de 5 minutos,

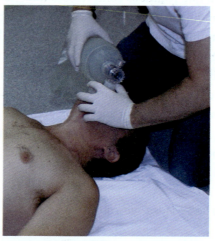

Figura 8   Técnica de ventilação com um socorrista.

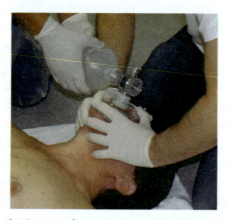

Figura 9   Técnica de ventilação com dois socorristas a quatro mãos.

considerando o intervalo entre o reconhecimento da parada cardíaca e o acionamento de um serviço médico de emergência. Quando o evento ocorre em hospitais e serviços médicos, a desfibrilação deve ser iniciada em até 3 minutos. Para que esse objetivo seja alcançado, as equipes devem ser treinadas, e as unidades, equipadas com desfibriladores.

Nas situações em que a parada cardíaca é presenciada, a RCP deve ser iniciada imediatamente pelas compressões torácicas, e o DEA, utilizado o mais brevemente possível.

Sob o ponto de vista fisiológico, pode-se dividir a evolução temporal da FV em três fases distintas: elétrica, hemodinâmica e metabólica:

1. Primeira fase – elétrica: corresponde aos primeiros 4 minutos da situação de PCR em FV, sendo a mais suscetível à desfibrilação e correlaciona-se com melhor prognóstico.
2. Segunda fase – circulatória: etapa crucial para a perfusão cerebral e coronariana, quando as compressões torácicas são fundamentais para otimizar a pressão de perfusão coronariana e aumentar o sucesso da desfibrilação e do retorno à circulação espontânea (RCE). Engloba o período correspondente entre 4 e 10 minutos após o início do quadro.
3. Terceira fase – metabólica: caracterizada pelo desencadeamento de reação inflamatória com liberação de citocinas e radicais livres com lesão celular, ocasionando alterações miocárdicas e cerebrais muitas vezes irreversíveis, geralmente após 10 minutos do início da PCR sem retorno da circulação espontânea.

✳ DESFIBRILADOR EXTERNO AUTOMÁTICO (DEA)

O DEA é um equipamento computadorizado que analisa o ritmo cardíaco por meio de microprocessadores programados para reconhecer os traçados de fibrilação ventricular e taquicardia ventricular e indicar a desfibrilação. Pás adesivas colocadas no tórax da vítima permitem a análise do ritmo e a aplicação do choque. O choque é aplicado pelo socorrista e a energia fornecida é programada pelo aparelho. O DEA pode ser utilizado por leigos treinados em SBV e por profissionais de saúde.

O DEA pode ser utilizado em crianças entre 1 e 8 anos de idade, com um sistema atenuador de carga pediátrico, se disponível. Em bebês (com menos de 1 ano de idade) é preferível um desfibrilador manual. Se este não estiver disponível, aconselha-se o uso do DEA com atenuação de carga pediátrica. Caso não haja nenhum dos dois, usar um DEA sem atenuador de carga.

Passos para utilização do DEA (Figura 10)

1. Ligar o DEA. Imediatamente o aparelho emite mensagens sonoras indicando ao socorrista os passos a serem seguidos.

2. Conectar o cabo das pás adesivas. Após abrir a embalagem, conectar o plugue no local indicado no aparelho e manter as compressões torácicas se houver número de socorristas suficiente, interrompendo somente quando solicitada a pausa para análise.
3. Colocar as pás adesivas no tórax da vítima. Retirar a película protetora e aplicar as pás no local indicado sem interromper as compressões torácicas. Uma das pás adesivas é fixada na borda esternal direita abaixo da clavícula e a outra inferiormente ao mamilo esquerdo. A posição correta das pás normalmente é ilustrada na embalagem.
4. Manter-se afastado da vítima e não permitir que toquem nela. Qualquer movimentação na vítima pode interferir na avaliação do ritmo causando artefatos que podem simular uma fibrilação ventricular e indicar erroneamente o choque.
5. Manter-se atento para a recomendação do aparelho. Aguardar se há indicação de desfibrilação.
6. Aplicar o choque quando recomendado pelo DEA. Certificar-se que todos estão afastados e pressionar o botão CHOQUE.
7. Reiniciar imediatamente as compressões torácicas externas após o CHOQUE.
8. Manter o DEA ligado e conectado à vítima e continuar seguindo suas instruções até a chegada da equipe de suporte avançado.
9. Não transportar a vítima com o DEA acoplado.

Situações especiais para o uso do DEA

- Vítima molhada: deve-se secar a região torácica antes de aplicar as pás adesivas no tórax.
- Excesso de pelos na região torácica: deve-se retirar com aparelhos de barbear o excesso do local onde serão colocadas as pás autoadesivas, se possível sem interromper as compressões torácicas.
- Marca-passo e cardioversor-desfibrilador implantável (CDI): aplicar a pá 2 cm abaixo do gerador do marca-passo ou na posição anterior e posterior do tórax quando o DEA sofrer algum tipo de interferência durante a análise do ritmo.
- Adesivos de medicamentos: retirar os adesivos que estejam na região da colocação das pás adesivas.
- Não deixar a fonte de oxigênio próximo às pás adesivas no tórax da vítima pelo risco de ocorrerem explosões.
- O DEA não pode ser utilizado durante o transporte da vítima, pois há risco de erros na análise.

❉ ATENDIMENTO PRÉ-HOSPITALAR DA PARADA CARDIORRESPIRATÓRIA

Os serviços de atendimento pré-hospitalar foram criados visando dar suporte adequado às diversas situações de emergências, desempenhando papel importante no aten-

Capítulo 8 | Ressuscitação cardiopulmonar: Suporte Básico e Avançado de Vida 115

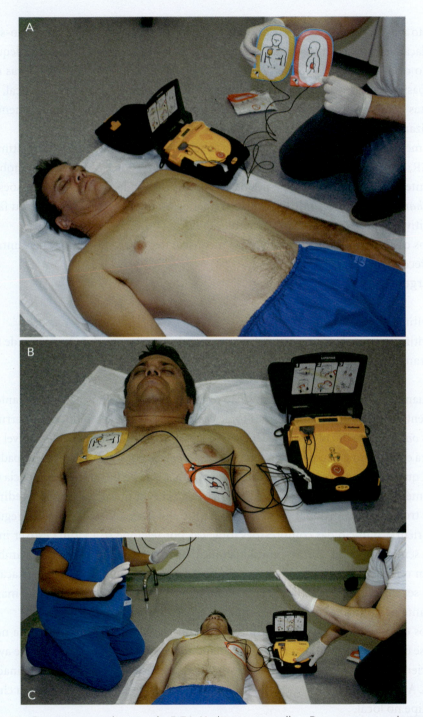

Figura 10 Passos para utilização do DEA (A: ligar o aparelho; B: conectar os eletrodos; C: certificar-se de que todos estão afastados enquanto o aparelho analisa o ritmo e apertar o botão de desfibrilação quando indicado).

dimento a PCR. Essa modalidade de assistência atua em várias esferas, iniciando-se com a regulação feita pela Central de Comunicação, encaminhando-se os recursos adequados, fazendo orientações por via telefônica para que o solicitante inicie as manobras de suporte básico (compressões torácicas exclusivas) até a chegada das equipes ao local, sendo que estas darão continuidade ao atendimento, prestando a assistência propriamente dita e finalizando com o transporte ao hospital.

O médico regulador deve questionar o solicitante, sempre supondo que a vítima está em PCR, com o objetivo do envio rápido do recurso de saúde e orientar as manobras de RCP antes da chegada da equipe no local, dando prioridade para as compressões torácicas (*hands only*) em caso de leigos não treinados ou que tenham objeção e/ou falta de dispositivo de proteção para fazer a ventilação boca a boca.

Nos casos de solicitação para vítimas inconscientes, deve-se seguir as perguntas e as ações recomendadas pela AHA:

Pergunte:

- A vítima está acordada?
- A vítima respira de forma normal, como quando está dormindo? Ou respira de forma estranha, agônica (*gasping*)?

Quando a vítima está inconsciente, não respirando de forma normal, o solicitante deve ser orientado a iniciar as compressões torácicas de modo forte e rápido sem interrupções (*hands only*) (classe IIa, nível de evidência B) e a usar um DEA, assim que disponível no local. Será enviada uma equipe, de preferência de suporte avançado ou viatura equipada com o DEA que esteja mais próxima do local da ocorrência (classe IIa, nível de evidência C).

O médico regulador não deve pedir para o leigo checar pulso, pois esse procedimento requer treinamento adicional e o índice de erros é alto. Dessa forma, o médico regulador deve orientar o início das compressões torácicas por telefone se a vítima estiver inconsciente, sem respirar ou com respiração agônica, pedir calma e informar que a ambulância com o recurso necessário já está a caminho e que as manobras de ressuscitação não devem ser interrompidas até a chegada da mesma ao local. Se possível, deve-se manter o solicitante na linha para orientações e informações complementares.

Nos casos clínicos em que a vítima está inconsciente, mas respira de forma normal como se estivesse dormindo, o médico regulador deve enviar a equipe de suporte avançado e orientar a abertura das vias aéreas por meio da elevação do queixo com inclinação da cabeça. A posição de recuperação em decúbito lateral pode ser considerada até a chegada da equipe no local.

O atendimento pré-hospitalar

Qualquer pessoa leiga ou profissional de saúde pode deparar-se com uma situação de emergência. O treinamento de suporte básico de vida (SBV) deve ser de conhecimento de todos os profissionais de saúde, principalmente do profissional médico que também necessita ter conhecimentos de suporte avançado de vida independentemente da sua especialidade, já que faz parte da formação básica do médico.

O atendimento da PCR pode ocorrer em diversas situações e diferentes locais, portanto, ao se deparar com tal emergência fora do hospital, o primeiro profissional treinado necessita ser capaz de avaliar sua segurança, de sua equipe e, se possível, tornar a cena segura para o atendimento da vítima. Para tanto, deve avaliar os 3S:

- Segurança.
- Situação.
- *Scene* (cena).

Assim que a cena estiver segura e for constatada a PCR, deve-se iniciar imediatamente as manobras de SBV e solicitar apoio da Unidade de Suporte Avançado (USA), que ao chegar dará continuidade ao atendimento com as manobras avançadas. As diretrizes do ILCOR recomendam que os procedimentos de RCP sejam realizados no local até que haja retorno da circulação espontânea ou até o término dos esforços realizados pela equipe de SAV. Os atendimentos de parada cardíaca, sem trauma, têm maiores chances de reversão no local, não devendo acontecer o transporte se a vítima não tiver a circulação espontânea restabelecida, exceto em caso de risco para a equipe por questões de segurança ou nas situações em que recursos necessários para o SAV não estejam disponíveis. Em nosso país, somente médicos podem constatar morte, a não ser em casos de morte evidente (rigidez cadavérica, decapitação, carbonização total do corpo ou despostejamento), em que não devem ser iniciadas as manobras de ressuscitação. Portanto, as equipes de suporte básico não podem interromper as manobras de ressuscitação até haver um médico no local ou até a chegada da equipe em um serviço de saúde, embora não se recomende a realização das manobras em deslocamento, pois não há evidências científicas sobre a eficácia das CTE, além do risco aos socorristas que realizam as compressões durante o transporte. Os protocolos deverão ser adaptados à legislação do Brasil, pois as manobras não poderão ser interrompidas no local enquanto a equipe de SAV não estiver disponível. O ideal é que o transporte ao hospital tenha início somente quando houver o retorno da circulação espontânea (RCE).

Quando não iniciar a RCP pelo SBV no pré-hospitalar

Não se recomenda iniciar as manobras de RCP quando houver sinais evidentes de morte, como *rigor mortis* (rigidez cadavérica), estado de decomposição, despostejamento, decapitação ou hemicorpectomia, carbonização total do corpo ou esmagamento de crânio com perda de massa encefálica e ausência de sinais vitais (não confundir com trauma de crânio com perda de massa encefálica, quando deve ser tentada a reanimação).

A equipe que constatar os sinais evidentes de morte deve entrar em contato com o médico da Central de Regulação e comunicar a existência desses sinais, preservando o local, e aguardar orientações sobre os procedimentos legais. Em caso de morte evidente a cena deve ser preservada para ser periciada. Adulterar essa cena pode ser considerado crime quando as alterações não se caracterizarem necessárias para o atendimento.

✳ RESUMO DO SUPORTE BÁSICO DE VIDA

Em pacientes inconscientes, os elos da corrente da sobrevivência devem ser estabelecidos. O Suporte Básico de Vida deve ser aplicado independentemente da equipe ser habilitada em suporte avançado.

O socorrista deve solicitar ajuda com DEA e, por meio do telefone 192 ou 193, pedir o envio de uma equipe de primeira resposta. Deve-se ter certeza de que a ajuda está a caminho com o desfibrilador; o pulso carotídeo é verificado por até 10 segundos e, se ausente, as compressões torácicas devem ser iniciadas, de forma rápida e forte, com os braços estendidos com frequência de pelo menos 100 compressões por minuto, deprimindo o tórax em torno de 5 cm e permitindo o retorno do tórax, até a chegada de um desfibrilador ou DEA e da equipe de suporte avançado, com todos os recursos necessários (classe I, nível de evidência C).

Se o socorrista não dispõe de dispositivo para ventilação ou não é treinado, deve manter apenas as compressões torácicas (*hands only*) (classe IIa, nível de evidência C). Entretanto, se possuir dispositivo para ventilação ou optar por fazer ventilação boca a boca e for treinado, deve intercalar 30 compressões torácicas com 2 ventilações artificiais, até a chegada do DEA. Compressões, vias aéreas e ventilação – CAB (classe I, nível de evidência B).

✳ SUPORTE AVANÇADO DE VIDA

Introdução

O atendimento de parada cardíaca apresentou alterações de protocolos nos últimos anos, com a criação do Comitê da Aliança Internacional de Ressuscitação (ILCOR) e com as publicações das Diretrizes de Emergências e Ressuscitação a cada 5 anos, respaldadas

Capítulo 8 | Ressuscitação cardiopulmonar: Suporte Básico e Avançado de Vida **119**

por análise de trabalhos com critérios rígidos da medicina baseada em evidências e sem conflitos de interesse. A próxima Diretriz será publicada em 2015 e com certeza ocorrerão avanços no atendimento da ressuscitação.

Infelizmente, apesar de todos os avanços do conhecimento e da tecnologia, a sobrevida de vítimas de parada cardíaca ainda continua muito baixa e houve pouca melhora nas últimas décadas. A última Diretriz de Ressuscitação publicada pela American Heart foi a de 2010, a qual será utilizada como base no decorrer deste capítulo.

O conceito da divisão da parada cardíaca em fases elétrica, circulatória e metabólica, descrito em 2002 por Weinsfeldt e Becker, e o conceito do sofrimento celular por isquemia com hipoxemia tecidual e o consumo progressivo de energia pelas células cardíacas reforçam a ideia da necessidade do atendimento mais breve possível com a realização de compressões torácicas de alta qualidade sem ventilação nos primeiros minutos e com a desfibrilação assim que possível. Tudo isso aumenta as chances de sobrevida especialmente na fase elétrica da PCR, ou seja, nos primeiros 4 minutos, propiciando a realização dos três primeiros elos da corrente de sobrevida (suporte básico) independentemente do socorrista ser ou não capacitado em fazer o SVA, que no Brasil só pode ser realizado por médicos.

Embora a Diretriz de 2010 da AHA já defina a sequência CAB, ou seja, compressão torácica, vias aéreas e ventilação, e somente compressões para socorristas não treinados ou impedidos de fazer a ventilação boca a boca, o futuro sinaliza que a ventilação vai ser cada vez mais secundária e a compressão torácica manual de alta qualidade vai continuar sendo a prioridade até a chegada do desfibrilador, que deverá ser utilizado assim que disponível, independentemente do tempo ou fase da parada cardíaca. Estudo recente realizado por Ian G. Stiell e colaboradores esclarece que não há benefício em atrasar o choque para fazer RCP depois na fase circulatória ou metabólica, devendo o choque se indicado ser ministrado o mais rápido possível, caindo o conceito da necessidade de compressões antes do choque nos casos que o desfibrilador chega depois do início da fase elétrica.

O conceito de ventilação na parada cardíaca é um tema que avançou muito, pois não existem evidências na literatura de que a ventilação melhore o prognóstico nos primeiros minutos da parada cardíaca, principalmente na fase elétrica, em paciente com ritmo de fibrilação ventricular ou taquicardia ventricular sem pulso. Assim, constituem prioridade absoluta o início das compressões torácicas de alta qualidade e da desfibrilação o mais breve possível. A partir do momento em que o paciente recebe as primeiras 30 compressões torácicas, ele pode receber ventilações de forma não invasiva por meio do boca a boca ou de ventilação bolsa-máscara, que devem ser mantidas enquanto forem eficazes. Se a ventilação não for eficaz, a intubação orotraqueal ou dispositivo supraglótico deverá ser providenciado, mas somente por profissionais habilitados e de preferência sem interromper as compressões por mais de 10 segundos. Não existe evidência, até o momento, de que a intubação orotraqueal melhore as chances de sobrevida das vítimas em PCR com fibrilação ventricular ou taquicardia ventricular sem pulso durante os 10 primeiros minutos. A tendência no futuro é a maior utilização destes dispositivos supraglóticos, tornando mais eficaz a ventilação se comparados com a bolsa-máscara, principalmente se o socorrista estiver ventilando sozinho (duas mãos) e com menor chance de erro ou interrupções das compressões torácicas se comparados com a intubação orotraqueal, que exige maior habilidade e treinamento para sua realização.

Ainda falando em ventilação e oxigenação, há evidência de que após a fase circulatória, ou seja, após 10 minutos de parada cardíaca, a hipoxemia tecidual causada não só pela dificuldade de ventilação, mas principalmente pela hipoperfusão tecidual persistente secundária ao baixo débito cardíaco e a baixa pressão de perfusão coronária causam grande impacto na disautonomia neurológica. Várias recomendações nas Diretrizes de Ressuscitação de 2010 reforçam a importância das compressões torácicas de alta qualidade com interrupções mínimas e necessárias não ultrapassando 10 segundos, de ventilar sem hiperventilar e da monitoração por capnografia de onda para avaliação da qualidade das compressões com meta de atingir no mínimo 10 mmHg na $ETCO_2$. O entendimento das consequências da hipoxemia tecidual com poucos resultados nas ações propostas pelos protocolos atuais desafia os pesquisadores a encontrar drogas ou procedimentos para que a vítima de parada cardíaca tenha menor dano e hipoxemia tecidual.

Equipe de Suporte Avançado

Com a chegada da Equipe de Suporte Avançado, o médico assume a liderança e certifica-se o tempo da parada cardíaca, se foi assistida ou não, e se foram realizados choques pelo DEA.

- As compressões torácicas não devem ser interrompidas. O ritmo cardíaco deve ser avaliado por meio do monitor cardíaco, com as pás convencionais ou pelo acoplamento das pás adesivas no desfibrilador convencional (Figura 11), sendo que neste instante as compressões torácicas devem ser interrompidas para a análise, que não deve durar mais do que 10 segundos. Se o ritmo for fibrilação ventricular ou taquicardia ventricular sem pulso, o choque deverá ser entregue, sendo 360 Joules para os desfibriladores monofásicos e 200 Joules ou energia equivalente para os desfibriladores bifásicos.
- O acesso venoso está indicado para o atendimento de pacientes durante a parada cardíaca, após a determinação do ritmo e a rápida desfibrilação, quando indicada, sem interromper as compressões torácicas de alta qualidade. Esse procedimento tem importância secundária em relação às compressões torácicas de alta qualidade e a desfibrilação imediata, considerando que não há aumento da sobrevida com alta hospitalar devido à realização dessa intervenção. Caracteriza-se por implante e manutenção de um cateter

em uma veia periférica para a infusão de soluções hidroeletrolíticas e medicamentos. É um procedimento considerado não invasivo, que exige conhecimento anatômico, habilidade técnica e necessariamente deve ser realizado por profissional de saúde do suporte básico ou avançado. Se o acesso venoso periférico não for obtido rápida e eficientemente, é possível lançar mão de outras alternativas, como a via intraóssea e punção da veia jugular externa ou interna, sem prejuízo das manobras de ressuscitação, e a administração de medicações pela cânula traqueal. A recomendação em ordem de prioridade, durante situações extremas como a parada cardíaca, é cateter venoso periférico, acesso intraósseo (classe IIa, nível de evidência C), acesso venoso central (classe IIb, nível de evidência C) e via endotraqueal (classe IIb, nível de evidência B) (Figuras 12 e 13).

- A ventilação com máscara-valva-bolsa deve ser feita a quatro mãos, enquanto estiver sendo eficaz, ou seja, com elevação do tórax em cada ventilação, na proporção de 2 ventila-

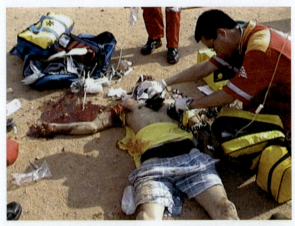

Figura 11 Determinar o ritmo por meio das pás do desfibrilador convencional e aplicar o choque, se indicado.

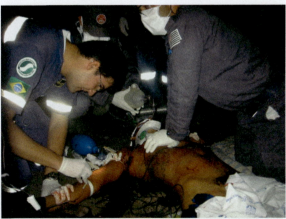

Figura 12 Acesso venoso periférico realizado sem interrupção das compressões torácicas.

ções para cada 30 compressões torácicas. A partir do momento em que a ventilação não for eficaz ou o médico for experiente no procedimento de intubação orotraqueal ou quando a equipe dispuser de acessórios supraglóticos para via aérea, o procedimento deverá ser realizado sem interromper as compressões torácicas. A checagem da posição do tubo é feita por meio da ausculta e realizada em 5 pontos. Se possível, a capnografia deve ser usada (classe I, nível de evidência A). Após a intubação ou passagem do acessório supraglótico com adequada ventilação, as compressões passam a ser de forma assincrônica, sendo pelo menos 100 compressões por minuto e 8 a 10 ventilações por minuto, com enriquecimento de oxigênio assim que possível, com fluxo de 10 a 15 litros por minuto **(Figura 14)**.

- A desfibrilação deve ser aplicada a cada dois minutos se o choque estiver indicado. Se o ritmo for organizado, o pulso carotídeo deve ser checado sem durar mais do que 10 segundos e, se ausente, o protocolo de atividade elétrica sem pulso deve ser inicia-

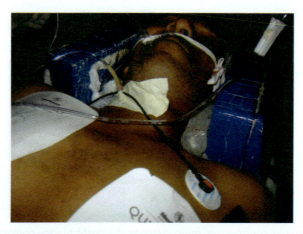

Figura 13   Acesso venoso na jugular externa.

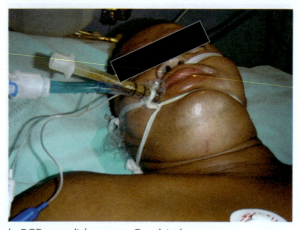

Figura 14   Vítima de PCR atendida com o Combitube.

do, verificando-se a presença dos 5Hs (hipóxia, hipovolemia, hiper ou hipocalemia, hipotermia e H⁺/acidose⁻) e 5Ts (tensão no tórax/pneumotórax, tamponamento cardíaco, tóxicos, trombose coronária, tromboembolismo pulmonar), dando prioridade ao combate da hipoxemia e hipovolemia, que são as causas mais comuns e podem ser tratadas no ambiente pré-hospitalar (Figura 15).

A assistolia é confirmada por meio do protocolo da linha reta, com a verificação das conexões dos eletrodos ou pás. Esse protocolo é de grande relevância no APH e no transporte, pois a perda de conexão do monitor e as interferências durante o transporte podem provocar erros de interpretação, causando prejuízo ao paciente em PCR. Se confirmada a assistolia, como em AESP, inicia-se o protocolo fundamentando-se nos 5Hs e 5Ts, dando prioridade ao combate da hipoxemia e da hipovolemia.

As compressões torácicas poderão ser incrementadas no APH com o uso de dispositivos de compressão torácica mecânica pelas equipes de primeiro atendimento, embora até hoje os trabalhos publicados e a Diretriz da AHA de 2010 não demonstrem superioridade. Porém, o *Circ Trial* mostrou que apesar do Auto Pulse não ser superior a equipes altamente treinadas, ele tem benefícios quando utilizado para o transporte, em locais confinados ou no caso de equipes reduzidas, ou seja, situações comuns que as equipes de primeiro atendimento enfrentam no APH (Figura 16).

✻ MEDICAMENTOS A SEREM ADMINISTRADOS DURANTE A PARADA CARDÍACA

No atendimento de uma parada cardíaca não se conseguiu provar que o uso de drogas aumentou a sobrevida e a alta hospitalar, sendo que vasopressores e antiarrítmicos

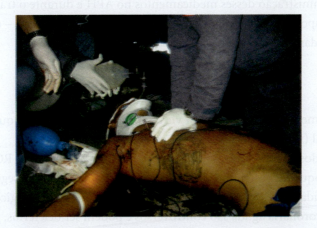

Figura 15 Vítima em PCR com descompressão torácica por punção no segundo espaço intercostal.

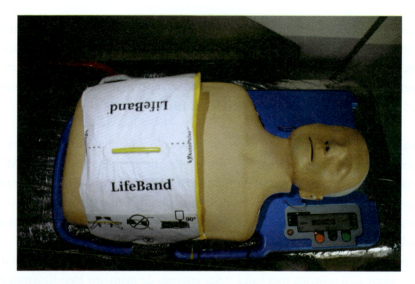

Figura 16   Auto Pulse – dispositivo de compressão mecânica.

devem ser utilizados sem comprometer a realização das compressões torácicas de alta qualidade, sem retardar a análise do ritmo e a desfibrilação imediata quando indicada.

Deve-se considerar que no ambiente pré-hospitalar e durante o transporte, as dificuldades para obter uma via de administração podem ser maiores, por se contar com equipe reduzida para as ações de maior prioridade, existindo dificuldades no próprio local de atendimento, como luminosidade, espaços confinados e a necessidade de iniciar o transporte rapidamente.

Sendo assim, a prioridade das ações continua sendo compressões torácicas de alta qualidade e desfibrilação imediata quando indicada. Mas é preciso considerar a disponibilidade e a administração desses medicamentos no APH e durante o transporte, divididos em dois grupos: drogas vasopressoras – epinefrina e vasopressina – e drogas antiarrítmicas – amiodarona, lidocaína e sulfato de magnésio.

Epinefrina

A dose recomendada é de 1 mg, por via endovenosa ou intraóssea, ou 2 a 2,5 mg, por via endotraqueal (tubo) se outras vias não estiverem disponíveis.

A primeira dose deve ser administrada após cerca de 2 minutos de RCP e a aplicação do primeiro choque quando indicado, ou seja, imediatamente após a segunda análise do ritmo ou necessidade do segundo choque, pois os efeitos beta-adrenérgicos em pacientes com síndrome coronária aguda são controversos e podem ser deletérios, pois aumentam o trabalho cardíaco e reduzem a perfusão subendocárdica.

Nos casos de assistolia e atividade elétrica sem pulso também deve ser administrada após 2 minutos de RCP, ou seja, após a segunda análise de ritmo. Deve ser repetida dose de 1 mg a cada 3 a 5 minutos, com a preocupação contínua de não atrasar as análises e os choques quando indicado e sem interferir nas manobras de compressões torácicas de alta qualidade.

Se a epinefrina for utilizada por acesso venoso periférico em *bolus* de água destilada ou soro fisiológico de 20 mL, deve ser feita elevação do membro para a medicação chegar até a circulação central (classe IIb, nível de evidência A).

Vasopressina

A vasopressina é uma droga vasoconstritora não adrenérgica, mas que pode causar vasoconstrição coronária e renal. Estudos demonstraram que seu efeito não aumentou a sobrevida e a alta hospitalar em comparação com a epinefrina.

A dose da vasopressina é de 40 unidades, por via endovenosa ou intraóssea, no tratamento de todas as formas de parada cardíaca, substituindo a primeira ou a segunda dose da epinefrina, pois não demonstrou benefícios em ser repetida (classe IIb, nível de evidência A).

Drogas antiarrítmicas

Não existem evidências de que as drogas antiarrítmicas administradas de forma rotineira aumentaram a sobrevida com alta hospitalar em casos de parada cardíaca. A amiodarona demonstrou pequeno benefício na admissão no hospital em comparação com a lidocaína.

Amiodarona

Deve ser administrada na dose de 300 mg em *bolus*, por via endovenosa ou intraóssea, se a fibrilação ventricular ou taquicardia ventricular sem pulso for refratária a compressões torácicas, desfibrilações (primeira e segunda) e após terem sido administradas drogas vasopressoras, ou seja, por volta da terceira análise do ritmo logo após o terceiro choque ter sido aplicado. Podem ser repetidos 150 mg se a fibrilação ventricular ou taquicardia ventricular sem pulso forem refratárias, 3 a 5 minutos depois da primeira dose de amiodarona (classe IIb, nível de evidência B).

Lidocaína

Não demonstrou benefício comparada à amiodarona e não aumentou a alta hospitalar e a sobrevida, devendo ser utilizada nos casos de fibrilação ventricular e taquicardia ventricular sem pulso persistente, quando a amiodarona não estiver disponível.

A dose da lidocaína é de 1 a 1,5 mg/kg, podendo-se considerar uma dose adicional de 0,5 a 0,75 mg/kg se a arritmia for persistente ao primeiro *bolus* e pode ser repetida dose 5 a 10 minutos após a primeira se a arritmia for persistente, respeitando a dose máxima de 3 mg/kg por via endovenosa e intraóssea. Pode ser administrada por via endotraqueal (tubo), considerando 2 a 2,5 vezes a dose endovenosa (classe IIb, nível de evidência B).

Sulfato de magnésio

Deve ser administrado para pacientes com taquicardia ventricular polimórfica instável refratária a desfibrilação ou suspeita de hipomagnesemia, por via endovenosa ou intraóssea na dose de 1 a 2 g (2 a 4 mL de sulfato de magnésio a 50%), diluídos em 10 mL de solução glicosada 5%.

✳ CUIDADOS PÓS-PARADA CARDÍACA NO APH E TRANSPORTE

Após o retorno da circulação espontânea (RCE) detectado pela presença de pulso carotídeo, o paciente deve ser preparado para o transporte e para a transferência ao hospital que tenha capacidade de realizar intervenções em pacientes com síndrome coronária aguda, com serviço de hemodinâmica de urgência em condições de realizar angioplastia coronária se indicada, cuidados neurológicos e terapêutica com hipotermia. O uso da hipotermia terapêutica após o retorno da circulação espontânea já faz parte da Diretriz de Ressuscitação do ILCOR desde 2005 e foi reforçado em 2010 como classe I de indicação em vítimas de PCR clínica em qualquer forma de parada cardíaca em que o retorno da circulação espontânea com alteração do nível de consciência é justificado por melhora da sobrevida e redução do dano neurológico.

O resfriamento deve ser iniciado o mais rápido possível ainda no local, ou seja, a indução da hipotermia terapêutica moderada de 32°C a 34°C deverá ser ampliada para antes do RCE no futuro.

Após o RCE, deve-se:

- Tentar identificar e tratar as causas que levaram à parada cardíaca e prevenir recorrência.
- A: vias aéreas:
- Verificar a posição e fixação do tubo orotraqueal.
- B: ventilação:
- Monitorizar a saturação de oxigênio, mantendo-a por volta de 94%, evitando a hiperoxia.
- Otimizar o mecanismo de ventilação, evitando a injúria pulmonar e monitorizar a capnografia, mantendo a $PetCO_2$ em 35 a 40 mmHg ou a $PaCO_2$ em 40 a 45 mmHg, evitando hipocapnia causada, na maioria das vezes, por *overbagging*.

- C: circulação:
- Monitorizar de forma contínua o ritmo cardíaco, estando preparado para intervir prontamente em caso de fibrilação ventricular ou taquicardia ventricular sem pulso, com desfibrilação imediataou intervir se frequência cardíaca (taquicárdico ou bradicárdico) com repercussão hemodinâmica.
- Aferir a pressão arterial do paciente e avaliar a necessidade de infusão de volume, se não houver sinais de hipervolemia, e/ou drogas vasoativas para manter a pressão arterial acima de 90 mmHg (verificar se a jugular está plana ou com estase, pulmões limpos ou com sinais de congestão pulmonar).
- Considerar drogas antiarrítmicas se a causa da parada cardíaca for fibrilação ventricular ou taquicardia ventricular sem pulso se houver recorrência.
- Temperatura axilar: controlar a temperatura do corpo iniciando resfriamento no local, com soro fisiológico a 4°C (20 mL/kg) e bolsas de gelo, em todos os pacientes clínicos inconscientes que retornaram a circulação espontânea, com o objetivo de manter a temperatura entre 32 e 34°C.
- Glicemia capilar: corrigir de hipoglicêmico.
- D: diagnóstico diferencial:
- SAMPLE: sinais e sintomas; alergias; medicamentos em uso; patologias prévias; líquidos e alimentos ingeridos; eventos relacionados ao quadro.
- Usar o raciocínio clínico: pensar e agir nas causas. É possível? Sim ou não. Se possível: pouco provável ou muito provável.
- Considerar as causas da parada cardíaca: 5Hs (Hipóxia, Hipovolemia, H^+(acidose), Hipercalemia /Hipocalemia, Hipotermia) e 5Ts (Pneumotórax hipertensivo, Tóxicos, Tamponamento cardíaco, Trombose coronária, Tromboembolismo pulmonar).
- Solicitar ou cobrar os exames solicitados, reconhecer as limitações dos exames fora do hospital, poucos serviços dispõem de exames no ambiente pré-hospitalar.
- Eletrocardiograma de 12 derivações (ECG). Identificar síndrome coronária aguda.
- Transportar o paciente de forma rápida e segura com destino certo orientado pela central de regulação médica (**Figura 17**).

✳ QUANDO INTERROMPER OS ESFORÇOS E DECLARAR MORTE

No Brasil, somente médicos podem interromper as manobras de ressuscitação e declarar óbito, exceto em situações em que existam sinais de morte evidente como rigidez cadavérica, livores de hipóstase, decapitação ou carbonização. Portanto, equipes de suporte básico devem manter as manobras de RCP até a chegada da equipe de suporte avançado no local ou transportar a vítima para o pronto-socorro, mantendo as manobras de RCP até avaliação de um médico, apesar de não ser recomendado o transporte de pacientes sem pulso. Nessa situação, isso faz-se necessário por conta da legislação brasileira.

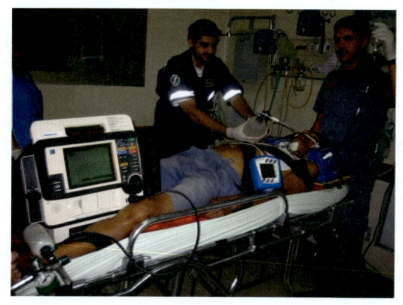

Figura 17 Uso de capnografia de onda e hipotermia terapêutica após o retorno da circulação espontânea durante o transporte.

A equipe de suporte avançado deve interromper as manobras de ressuscitação se o paciente apresentar ritmo de assistolia refratária a todas as intervenções que foram descritas. Não existe regra em relação a por quanto tempo devem ser mantidas as manobras de RCP e a equipe de suporte avançado deve considerar:

- O tempo de parada cardíaca e o tempo-resposta da primeira equipe.
- Se a parada cardíaca foi assistida ou não pelo solicitante.
- Se foram iniciadas manobras de RCP antes da chegada da equipe de primeira resposta.
- O ritmo inicial da parada cardíaca e se houve necessidade de choque.
- A existência de doenças prévias e outros dados que podem orientar a equipe em relação ao prognóstico e à continuidade ou não das manobras de RCP.

ATENDIMENTO DE VÍTIMAS DE TRAUMA FORA DO HOSPITAL

Conceitos básicos

A segurança, a situação e a cena precisam ser analisadas com rigor e apenas se o local estiver seguro o atendimento poderá ser iniciado.

- Imobilizar a cabeça da vítima e manter a coluna cervical em posição neutra.

Capítulo 8 | Ressuscitação cardiopulmonar: Suporte Básico e Avançado de Vida **129**

- Abrir as vias aéreas com manobras manuais (tração da mandíbula).
- Avaliar se a vítima respira e adotar o protocolo de SBV. Seguir a sequência ABCDE. Não perder tempo no local com vítimas com sinais de choque e TCE grave, pois se pode fazer muito pouco fora do hospital.
- Garantir acesso à via aérea (intubação, acessório supraglótico ou cricotireodeostomia), ventilar, descomprimir o pneumotórax se necessário.
- Não atrasar o transporte se houver dificuldade no acesso venoso ou com imobilizações de extremidades.
- Avaliar a pelve, pois fraturas instáveis de bacia podem ser causa de choque grave e a imobilização com técnica adequada ameniza o sangramento que pode agravar-se durante o transporte.
- Fazer o acesso venoso durante o transporte, se for possível.
- Avisar o hospital de referência sobre as condições das vítimas (seguir o protocolo do serviço de emergência local).

A primeira hora é chamada de "hora de ouro"; considerando que pouco pode ser feito no local em vítimas graves, a equipe não deve demorar mais que 10 minutos no local. A vítima necessita ser levada, o mais brevemente possível, para o hospital mais próximo e ao tratamento. "Vítima certa para o hospital certo", segundo as orientações da regulação médica.

Atendimento de múltiplas vítimas

Em caso de múltiplas vítimas, não se deve iniciar a RCP nas vítimas que não respiraram após a abertura das vias aéreas ou sem pulso; de acordo com protocolos de triagem como o START (Simples Triagem e Tratamento Rápido), é preciso conhecer e usar esses protocolos para salvar o maior número de vítimas possível, dando prioridade a vítimas graves, porém com chance de sobrevida. Essa triagem deve ser sempre realizada quando a ocorrência ultrapassar a capacidade de atendimento da equipe. São utilizados cartões que facilitam a identificação e a triagem das vítimas de acordo com a gravidade, definindo a prioridade do atendimento e transporte. Esse protocolo é dividido em cores, sendo:

- Código vermelho para vítimas graves (prioridade I).
- Código amarelo para vítimas intermediárias (prioridade II).
- Código verde para vítimas leves (sem prioridade).
- Código cinza para vítimas inviáveis.

Se a capacidade no local superar a capacidade de atendimento e transporte, lonas com as cores do START deverão definir as áreas de atendimento com os recursos médicos concentrados na área vermelha e na área amarela.

✳ CRITÉRIOS DE RCP NO TRAUMA

Os critérios de RCP, de acordo com o protocolo de atendimento de PCR do PreHospital Trauma Life Suport (PHTLS), o qual está baseado nos *guidelines* da National Association of EMS Physicians (NAEMSP) Standards and Clinical Practice Committee and the American College of Surgeons Committee on Trauma publicados em 2003, diferem daqueles do paciente clínico, mesmo quando se trata de vítima única. A justificativa é o prognóstico, que é muito mais desfavorável no trauma do que no paciente clínico, quando atendido nos primeiros minutos. Na maioria das vezes, a PCR ocorre em pacientes clínicos por arritmias cardíacas e causas respiratórias, as quais podem ser resolvidas ainda pelo local; já os pacientes em PCR por trauma frequentemente apresentam lesões incompatíveis com a vida, com morte imediata no local. Nesses casos, quando a morte é evidente por decapitação e carbonização, entre outras causas, torna-se importante preservar a cena, pois legalmente esse local é classificado como "cena de crime" e necessita ser periciado. Somente a autoridade policial pode liberar o corpo quando a morte é evidente.

Outra diferença em relação ao paciente clínico é que a taxa de sobrevida no trauma é muito baixa (por volta de 0 a 2,6%), sendo as tentativas de reanimação consideradas fúteis na maioria dos estudos, colocando em risco as equipes, desviando os recursos e diminuindo as chances de outras vítimas viáveis.

As tentativas de RCP podem ser suspensas ou não iniciadas em:

- Pacientes com traumas fechados e sem pulso em apneia na chegada da equipe ao local.
- Pacientes sem pulso e sem sinais de vida, mesmo com ritmo cardíaco organizado se a frequência cardíaca for menor que 40 batimentos por minuto (AESP), em traumas penetrantes.
- Pacientes em morte evidente.
- Em caso de múltiplas vítimas.

As manobras podem ser suspensas e o óbito declarado nos casos que a equipe presenciou a parada cardiorrespiratória e foi iniciada RCP no local e não houver sucesso, ou seja, retorno à circulação espontânea após 15 minutos de tentativas ou quando o recurso necessário (hospital) estiver a mais de 15 minutos do local da ocorrência.

Se o transporte for indicado, as manobras de ressuscitação não devem ser interrompidas durante todo o transporte, pois muitas ações só poderão ser realizadas no hospital, na sala cirúrgica e com reposição de sangue.

Essas recomendações estão no PHTLS e podem diferir de outros protocolos. As decisões de iniciar ou não a RCP podem ser consideradas caso a caso com profissionais médicos experientes e, ocorrendo dúvida, deve ser iniciada.

No Brasil, o suporte básico só pode decidir por não iniciar RCP nos casos de morte evidente e somente médicos podem decidir por não iniciar ou interromper as manobras de ressuscitação nas demais situações. Ainda é necessário ressaltar que uma vez iniciada a RCP pela equipe do suporte básico, só é possível interrompê-la com a presença de um médico.

Quanto ao protocolo de atendimento na PCR, deve ser atendido com prioridade no ABC (vias aéreas, ventilação e compressões) e deve-se pensar e agir quanto às causas, combatendo a hipoxemia e a hipovolemia com controle das hemorragias externas. Sabemos que a vítima de trauma em PCR tem prognóstico extremamente reservado, mas a chance existe e cabe ao médico, podendo ouvir a sua equipe, definir o início e o término dos esforços.

✳ PARADA CARDIORRESPIRATÓRIA EM CRIANÇAS E BEBÊS

A ocorrência da parada cardiorrespiratória (PCR) primária em crianças é menor se comparada aos indivíduos adultos, sendo comum apresentar inicialmente uma deterioração da parte respiratória.

Primeira avaliação

Existem fatores indicativos que devem ser observados para se evitar a evolução para PCR:

a. Respirações irregulares ou frequência > 60 rpm.
b. Alteração da frequência cardíaca:
   I.   ≤ 2 anos: < 80 bpm ou > 180 bpm.
   II. > 2 anos: < 60 bpm ou > 160 bpm.
c. Má perfusão periférica.
d. Dispneia (retrações, batimento de asa do nariz, gemidos).
e. Cianose ou queda da oximetria.
f. Alteração do nível de consciência: agitação, letargia, incapacidade de reagir à dor.
g. Convulsão.
h. Febre com petéquias.
i. Traumas.
j. Queimaduras em mais de 10% de área corpórea.

No ambiente extra-hospitalar existem outras causas que podem evoluir para choque ou insuficiência cardíaca e, posteriormente, PCR.

a. Colisão com criança sem o cinto de segurança dentro do veículo.
b. Atropelamento.
c. Queimaduras.

d. Anafilaxia e asma grave.

e. Arma de fogo.

f. Afogamento.

g. Asfixia.

h. Intoxicação.

Segunda avaliação e cuidados iniciais

Estando o profissional perante essas situações e não tendo tempo para revertê-las ou caso a criança já tenha evoluído para a PCR, devem ser iniciadas imediatamente as manobras de ressuscitação cardiopulmonar com compressões torácicas de 5 cm em uma frequência de, no mínimo, 100 compressões por minuto.

Havendo a necessidade do uso do DEA, o socorrista deverá usar um sistema atenuador para crianças entre 1 e 8 anos, como falado anteriormente.

A carga usada deverá ser de 4 J/kg, podendo chegar até 9 J/kg, dando preferência para o uso das pás pediátricas. Não sendo possível, usar a adulta.

Tabela 1 Sinais vitais em crianças

Frequência cardíaca por minuto*			
Idade	Em vigília	Na média	No sono
Recém-nascido a 3 meses	85 a 205	140	80 a 160
3 meses a 2 anos	100 a 190	130	76 a 160
2 a 10 anos	60 a 140	80	60 a 90
> 10 anos	60 a 100	75	50 a 90
Frequência respiratória por minuto**			
Idade	Frequência		
< de 1 ano	30 a 60		
1 a 3 anos	24 a 40		
Pré-escolar	22 a 34		
Escolar	18 a 30		
Adolescente	12 a 16		
Pressão arterial (PA)***			
PA sistólica típica de 1 a 10 anos (50° percentil)	90 + (idade em anos x 2) mmHg		
Limites inferiores da PA sistólica entre 1 e 10 anos (5° percentil)	70 + (idade em anos x 2) mmHg		
PA média típica (50° percentil)	55 + (idade em anos x 1,5) mmHg		
Faixa inferior da PA sistólica normal para > 10 anos	Aproximadamente 90 mmHg		

*Modificado de Gillette PC, Garson A Jr et al. Heart disease in infants. **Produzido a partir de Hazinski MF. Children are different. ***Haque IU, Zaristky AL. Analysis of the evidence for the lower limit of systolic and mean arterial pressure in children.

Capítulo 8 | Ressuscitação cardiopulmonar: Suporte Básico e Avançado de Vida **133**

Assim que as compressões tenham sido iniciadas (C) e a via aérea tenha sido asse-gurada (A), devem ser iniciadas as ventilações (B) e a obtenção de um acesso venoso. A monitorização cardíaca identificará ritmos que possam ser chocáveis ou desfibriláveis.

Na Tabela 2 encontram-se os principais componentes para o atendimento da PCR em crianças e bebês.

Tabela 2 Principais componentes para o atendimento da PCR em crianças e bebês

Componente	Recomendações	
	Crianças	Bebês
Reconhecimento	Não responsivo (para todas as idades)	
	Sem respiração ou apenas *gasping*	
	Sem pulso para todas as idades	
Sequência de RCP	CAB	
Frequência de compressão	No mínimo 100 mpm	
Profundidade da compressão	No mínimo 1/3 do diâmetro AP, ± 5 cm	No mínimo 1/3 do diâmetro AP, ± 4 cm
Retorno da parede torácica	Permitir o retorno total da parede, fazendo trocas de socorristas a cada 2 min	
Interrupções das compressões	Minimizar ao máximo as interrupções, sendo menores que 10 s	
Vias aéreas	Inclinação da cabeça com elevação do pescoço. Na suspeita de trauma, anteriorizar a mandíbula	
Relação ventilação/compressão antes da IOT	30:2 com apenas 1 socorrista 15:2 com dois ou mais socorristas	
Ventilação com socorrista não treinado	Apenas compressões	
Ventilação após IOT	1 ventilação a cada 6 a 8 segundos (8 a 10 ventilações por minuto) Assíncronas com as compressões Cerca de 1 por segundo Elevação visível do tórax	
Desfibrilação	Colocar DEA assim que possível, minimizando as interrupções e as compressões	

DEA/DAE: desfibrilador automático externo; AP: anteroposterior; RCP: ressuscitação cardiopulmonar.
*Excluindo-se recém-nascidos, cuja etiologia da PCR é, quase sempre, a asfixia.

Tratamento

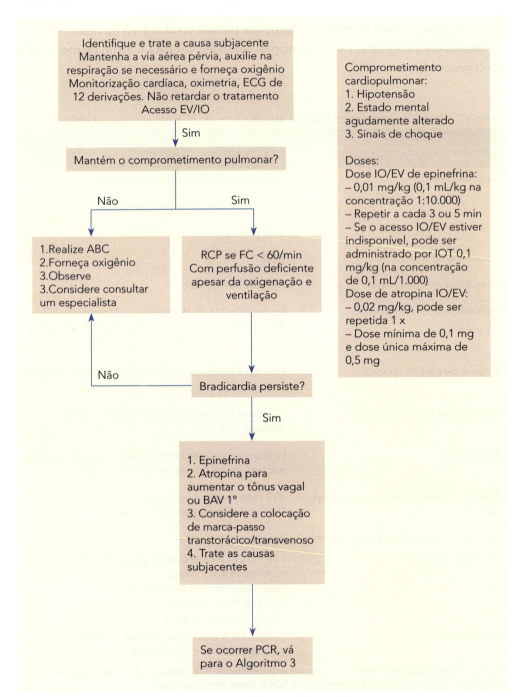

Algoritmo 2   Bradicardia pediátrica com pulso e perfusão deficiente.

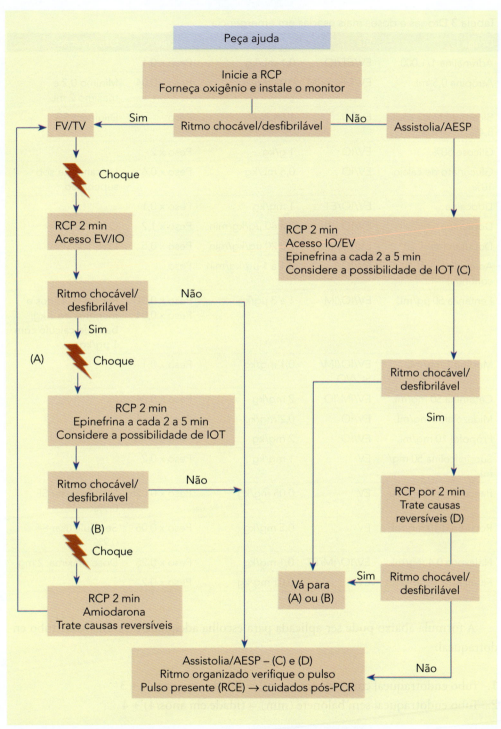

Algoritmo 3 PCR em pediatria.

Tabela 3 Drogas e doses mais usadas em emergência

Droga	Via	Dose	Cálculo	Observação
Adrenalina 1/1.000	EV/ET/IO	0,1 mL/kg	Peso x 0,1	
Atropina 0,5/mL	EV/ET/IO/IM	0,02 mg/kg	Peso x 0,04	Mínimo 0,2 e máximo 2 mL
Bicarbonato de sódio 8,4%	EV/IO	1 mL/kg	Peso	Diluir em SG
Glicose 50%	EV/IO	1 g/kg	Peso x 2	
Gluconato de cálcio 10%	EV/IO	0,6 mL/kg	Peso x 0,6	Lentamente sob supervisão
Lidocaína	EV/IO/ET	1 mg/kg	Peso x 0,1	
Dopamina	EV/IO	2 a 40 µg/kg/min	Peso x 1,2	QSP 100 SG
Dobutamina	EV/IO	2 a 20 µg/kg/min	Peso x 0,5	QSP 100 SG
Adrenalina (inf. contínua)	EV/IO	0,1 a 1 µg/kg/min	Peso	
Fentanila 50 µg/mL	EV/IO/IM	1 a 3 µg/kg	Peso x 0,02 Peso x 0,04	Recém-nascidos e menores de 3 kg: base de cálculo com 1 µg/kg
Morfina 1 mg/mL	EV/IO/IM/ SC/VO	0,1 mg/kg	Peso x 0,1	
Cetamina 50 mg/mL	EV/IM/IO	2 mg/kg	Peso x 0,04	
Midazolan 5 mg/mL	EV/IO	0,2 mg/kg	Peso x 0,04	
Propofol 10 mg/mL	EV/IO	2 mg/kg	Peso x 1	
Succinilcolina 50 mg/ mL	EV	1 mg/kg	Peso x 0,2	
Pancurônio 2 mg/mL	EV	0,05 mg/kg	Peso x 0,025	Se diluir, usar SF 0,9%
Rocurônio 10 mg/mL	EV	0,5 mg/kg	Peso x 0,05	Se diluir, usar SF 0,9%
Nalaxona 0,4 mg/mL	EV/IO/IM/ET	0,1 mg/kg	Peso x 0,25	Dose máxima: 2 mg
Flumazenil 0,1 mg/mL	EV	0,01 mg/kg	Peso x 0,2	

A fórmula abaixo pode ser aplicada para escolha adequada do número de tubo endotraqueal:

1. Tubo endotraqueal com balonete (mm) = (idade em anos/4) + 3
2. Tubo endotraqueal sem balonete (mm) = (idade em anos/4) + 4

✴ BIBLIOGRAFIA

1. Field JM, Hazinski MF, Sayre M, et al. Part 1 executive summary: 2010 American Heart Association guidelines for cardiopulmonary resuscitation and emergency cardiovascular care. Circulation 2010;122(18 Suppl 3).
2. American Heart Association. Destaques das Diretrizes da American Heart Association 2010 para RCP e ACE. Currents in Emergency Cardiovascular Care. Oct 2010.
3. Pispico A. Atendimento de parada cardiorrespiratória fora do hospital. In: Costa MPF, Guimarães HP. Ressuscitação cardiopulmonar: uma abordagem multidisciplinar. São Paulo: Atheneu; 2006. p. 263-80.
4. Timerman, S, Gonzalez MMC, Ramires JAF, Quelici AP, Lopes RD, Lopes AC. Rumo ao Consenso Internacional de Ressuscitação Cardiopulmonar e Cuidados Cardiovasculares de Emergência 2010 da Aliança Internacional dos Comitês de Ressuscitação. Rev Bras Clin Med. 2010;8(3):228-37.
5. Tallo FS, Moraes Jr R, Guimarães HP, Lopes RD, Lopes AC. Atualização em reanimação cardiopulmonar: uma revisão para o clínico. Rev Bras Clin Med. 2012;10(3):194-200.
6. AHA Guidelines for Cardiopulmonary Ressuscitation and Emergency Cardiovascular Care (ECC) – CPR Part 5 – Adult Basic Life Support. Supplement to Circulation. 2010;122:S685-S694.
7. Comitê do PHTLS da National Association of Emergency Medical Technicians (NAEMT) em cooperação com o Comitê de Trauma do Colégio Americano de Cirurgiões. Atendimento pré-hospitalar ao traumatizado básico e avançado, PHTLS/NAEMT. 7ª ed. Rio de Janeiro: Elsevier; 2012.
8. AHA Guidelines for Cardiopulmonary Ressuscitation and Emergency Cardiovascular Care (ECC) – CPR Part 8 – Adult Advanced Cardiovascular Life Support. Supplement to Circulation. 2010;122:S729-S744.
9. AHA Guidelines for Cardiopulmonary Ressuscitation and Emergency Cardiovascular Care (ECC) – CPR Part 9 – Post-Cardiac Arrest Care. Supplement to Circulation. 2010;122:S768-S773.
10. AHA Guidelines for Cardiopulmonary Ressuscitation and Emergency Cardiovascular Care (ECC) – CPR Part 3 – Ethics. Supplement to Circulation. 2010;122:S665-S671.
11. Mollberg NM, Wise SR, Berman K, Chowdhry S, Holevar M, Sullivan R, Vafa A. The consequences of noncompliance with guidelines for withholding or terminating resuscitation in traumatic cardiac arrest patients. J Trauma. 2011;71:997-1002.
12. Field JM, Hazinski MF, Sayre MR, Chameides L, Schexnayder SM, Hemphill R, et al. 2010 American Heart Association guidelines for cardiopulmonary resuscitation and emergency cardiovascular care. Circulation. 2010;122(suppl 3):S640-S656.
13. Weinsfeldt ML, Becker LB. Commentary resuscitation after cardiac arrest – A 3-phase sensitive model. JAMA. 2002;288;3035-8.
14. Holzer M. The mild therapeutic hypothermia to improve the neurologic outcome after cardiac arrest. N Engl J Med. 2002;346(8):549-56.
15. Stiell IG, Nichol G, Leroux BG, Rea TD, Ornato JP, Powell J, et al., for the ROC Investigators. Early versus later rhythm analysis in patients with out-of-hospital cardiac arrest. N Engl J Med. 2011;365:787-97.
16. CIRC. Auto Pulse® Clinical Trial. Study overview. Disponível em: http://circtrial.com/studyoverview.html.
17. Abella BS, Zhao D, Alvarado J, Hamann K, Hoek TLV, Becker LB. Intra-arrest cooling improves outcomes in a murine cardiac arrest model. Circulation. 2004;109:2786-91.
18. American Heart Association. Suporte Avançado de Vida em Pediatria –PALS 2005.
19. Oliveira RG. Black Book Pediatria. 3ª ed. Belo Horizonte: Black Book; 2005.
20. Novas diretrizes da American Heart Association para PCR de 2010.
21. Lopes MCP. Ressuscitação cardiopulmonar pediátrica. In: Schvartsman C, Reis AG, Farhat, SC. Pronto-socorro. Coleção Pediatria. Barueri: Manole; 2009.

22. Schvartsnam C, Carrera R, Abramovici S. Avaliação e transporte da criança traumatizada. Jornal de Pediatria. 2005;81(S5):S223-S229.
23. Matsumoto T, Carvalho WB, Intubação traqueal. Jornal de Pediatria. 2007:83(Supp2):S583-90 10-2005.
24. American Heart Association Guidelines for Cardiopulmonary Resuscitation and Emergency Cardiovascular Care. Part 6: Pediatric Basic and Advanced Life Support Circulation. 2005;112:III-73-III90.
25. Haque IU, Zaristky AL. Analysis of the evidence for the lower limit of systolic and mean arterial pressure in children. Pediatric Critical Care. 2007;8(2):138.
26. Gillette PC, Garson A Jr, et al. Heart disease in infants. Baltimore, MD: Williams & Wilkins; 1989. p. 925-39.
27. Hazinski MF. Children are different. In: Hazinski MF. Manual of pediatric critical care. St Louis, MO: Mosby; 1999. p. 1-13.

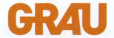

CAPÍTULO **9**

Insuficiência respiratória

César Biselli Ferreira
Maria Cecília de Toledo Damasceno

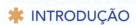 INTRODUÇÃO

Queixas de desconforto respiratório, incluindo falta de ar, são responsáveis por aproximadamente 13% de todas as chamadas do serviço de emergência móvel nos EUA. Diferentes doenças podem apresentar dispneia como principal sintoma; entre elas se destacam: pneumonia, insuficiência cardíaca (IC) descompensada, exacerbações da doença pulmonar obstrutiva crônica (DPOC), pneumotórax, embolia pulmonar, tamponamento cardíaco, anafilaxia e asma.

A causa exata da insuficiência respiratória de um paciente pode não ser evidente, mesmo depois da anamnese e do exame físico, e muitas vezes tem causa multifatorial. Além disso, muitos pacientes apresentam diversas comorbidades concomitantes, tornando difícil, se não difícil, o diagnóstico correto da causa do desconforto respiratório sem o uso de exames laboratoriais e/ou radiológicos. Por exemplo, um paciente que apresenta DPOC e IC pode descompensar devido a um quadro de embolia pulmonar. E mesmo após a realização de exames complementares que estão disponíveis no pronto-socorro, os médicos podem ainda ter dificuldade em determinar a causa exata do problema.

Por isso, os socorristas em primeiro atendimento terão a difícil tarefa e deverão estabelecer minimamente a causa mais provável e iniciar imediatamente o suporte clínico da vítima. Existe comprovação científica de que o tratamento adequado no pré-hospitalar melhora a sobrevida de pacientes com insuficiência cardíaca aguda e também de que o tratamento equivocado por erro de diagnóstico ainda no campo pode agravar a evolução de pacientes com DPOC e IC.

AVALIAÇÃO PRIMÁRIA

A insuficiência respiratória é definida como a incapacidade do sistema respiratório de atender as demandas metabólicas de oxigênio do organismo de forma adequada, e sua instalação pode ser aguda.

Ela é classificada em dois tipos:

- Hipoxêmica com $PaO_2 < 60$ mmHg.
- Hipercápnica com $PaCO_2 > 50$ mmHg.

Os principais mecanismos relacionados são:

- A diminuição da complacência pulmonar (pneumonia, edema agudo de pulmão).
- O aumento da necessidade ventilatória (sepse, choque hipovolêmico).
- A dificuldade para gerar o gradiente de pressão entre o ambiente e o espaço pleural (broncoespasmo, pneumotórax hipertensivo).
- A diminuição da força muscular (desnutrição, doenças crônicas).

A hipoxemia é o desbalanço entre a ventilação e a perfusão pulmonar, gerando sangue não oxigenado para a circulação. DPOC, asma, broncoespasmo grave, embolia pulmonar, contusão pulmonar, infecção respiratória, seja viral, bacteriana ou fúngicas manifestam-se, em geral, com quadros variáveis de graus de insuficiência respiratória do tipo hipoxêmico (Figura 1).

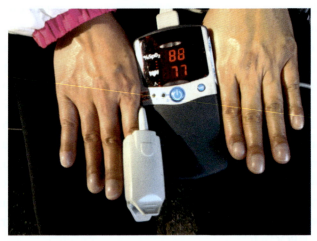

Figura 1 Baixa saturação de oxigênio e baqueteamento de dedos. Imagem cedida por Maria Cecília de Toledo Damasceno.

Também para que a ventilação ocorra de forma completa é necessário que as vias aéreas estejam pérvias. O socorrista sabe que a queda da língua em pacientes com diminuição do nível de consciência é a primeira causa de obstrução das vias aéreas. Corpo estranho e broncoespasmo também se incluem nesse mecanismo. O centro respiratório (bulbo) também precisa estar íntegro para que o processo respiratório seja completo; casos de acidente vascular cerebral (AVC), traumatismo cranioencefálico (TCE), meningite ou intoxicação exógena podem comprometer essa função, devendo o socorrista ter isso em mente. Nervos e músculos igualmente fazem parte deste processo de ventilação/oxigenação e precisam estar íntegros. Nos casos de trauma raquimedular, trauma de diafragma, Guillain-Barré, distrofia muscular e miastenia, o comprometimento nervoso e/ou muscular origina diversos quadros de insuficiência respiratória. Trauma de tórax, fraturas de costela, derrame pleural e ascite volumosa são exemplos de patologias que também comprometem a ventilação, causando hipoxemia.

Pode ocorrer a combinação dos mecanismos acima descritos, sendo definidos:

- Distúrbio entre ventilação e perfusão.
- Hipoventilação.
- *Shunt.*
- Alterações difusionais.

Os principais achados clínicos são:

- Ansiedade.
- Sudorese.
- Sonolência.
- Taquicardia.
- Taquipneia.
- Arritmia cardíaca.
- Confusão mental.
- Letargia.
- Coma.
- Cefaleia.
- Hipotensão.
- Hipertensão arterial, etc.

O exame físico pode dar bons indícios da causa da insuficiência respiratória. Deve o socorrista buscar sinais de cianose, palidez, desidratação, sopro cardíaco, abafamento de bulhas, edema de membros inferiores, déficit motores e nível de consciência, uso de musculatura acessória (uma vez que o diafragma fatiga, este é um mecanismo importante de expansão da caixa torácica) e ausculta pulmonar – crepitação, estertores, sibilos, roncos, etc.

Na avaliação inicial devem ser realizadas:

- Monitorização cardíaca, da pressão arterial.
- Oximetria de pulso.
- Capnografia.
- Glicemia capilar.

Oxigênio suplementar deve ser oferecido de forma a manter-se a saturação acima de 90%. Pode ser usada máscara facial (10 a 15 L/minuto) para casos mais graves. A máscara com válvulas de Venturi permite controlar a FiO_2 (fração inspirada de oxigênio) oferecida, e máscaras com reservatório permitem o uso de altos fluxos de oxigênio com FiO_2 a 100%.

✳ CUIDADOS INICIAIS

Pacientes rebaixados (Glasgow < 8-9), com instabilidade hemodinâmica ou risco iminente de parada cardiorrespiratória devem ser intubados. Vítimas com sinais de desconforto respiratório e/ou instabilidade hemodinâmica, com suspeita de pneumotórax hipertensivo, devem ser submetidos a imediata descompressão torácica por meio de punção com jelco no segundo espaço intercostal, sendo necessária, após, a drenagem definitiva do tórax. No atendimento pré-hospitalar, a suspeita de hipercapnia não deve impedir o uso de oxigênio suplementar, já que a hipóxia é muito mais deletéria.

Nos casos de paciente estável hemodinamicamente, mas que mantém o desconforto respiratório, mesmo suplementado com oxigênio o uso de CPAP deve ser considerado. A ventilação não invasiva permite oferecer alto fluxo de oxigênio suplementar com FiO_2 controlada. Atualmente, as principais indicações do uso de CPAP são:

- DPOC descompensada.
- Edema agudo de pulmão.
- Asma.
- Insuficiência respiratória aguda no paciente imunodeprimido.

Cabe ao socorrista ficar atento à evolução clínica apresentada, não devendo retardar a intubação orotraqueal caso haja falência da ventilação não invasiva. Diversos estudos mostram redução da mortalidade e não necessidade da intubação orotraqueal com o uso de ventilação não invasiva nas patologias acima citadas.

O paciente atendido pode necessitar também de ventilação invasiva com respirador mecânico. Entre as principais indicações podemos citar: hipoxemia refratária, fadiga muscular, trabalho respiratório excessivo, redução da pressão intracraniana, instabilidade hemodinâmica, anormalidades na parede torácica, *drive* ventilatório diminuído, etc. Os principais parâmetros a serem trabalhados no uso da ventilação invasiva são a frequência respiratória e o volume corrente. Os módulos ventilatórios mais utilizados são: controlado, em que o aparelho controla todos os parâmetros do ciclo respiratório; assistido-controlado, em que o aparelho trabalha com parâmetros predeterminados que permitem a interação entre máquina e paciente que pode deflagrar estímulos respiratórios; espontâneo, em que o indivíduo controla os parâmetros da frequência, sendo oferecida basicamente a pressurização ao sistema respiratório.

Nos últimos anos, vem crescendo a utilização do ultrassom de pulmão no manejo dos pacientes dispneicos na sala de emergência, bem como no ambiente pré-hospitalar, de forma a facilitar o diagnóstico. Descrito pela primeira vez por Liechtenstein, o sinal ultrassonográfico da cauda de cometa (que surge a partir da linha pleural e invade o interstício) é sugestivo de congestão pulmonar. A partir dessa descoberta, outros estudos mostraram que o ultrassom pulmonar tem um alto valor diagnóstico na distinção entre edema pulmonar e exacerbação da DPOC, além de permitir a confirmação da presença de pneumotórax. Também permite a visualização de tamponamento cardíaco, derrame pericárdico, etc., mostrando grande valia no ambiente de APH.

✳ AVALIAÇÃO SECUNDÁRIA E TRATAMENTO

- Asma: doença inflamatória reversível, crônica e intermitente. Principais achados: tosse, sibilos, dispneia, obstrução das vias aéreas, PCR. Sinais indicativos de gravidade: frequência respiratória > 30 por minuto, uso de musculatura acessória, frequência cardíaca > 120 batimentos por minuto, agitação psicomotora, pulso paradoxal > 25 mmHg, etc. Tratamento pré-hospitalar: oxigênio suplementar, β_2-agonista – salbutamol, 10 a 20 gotas em nebulização com 3 a 5 mL de soro fisiológico a 0,9%. Efeitos colaterais: tremor, taquicardia, palpitação, ansiedade, etc. Pode ser combinado com brometo de ipratrópio – 40 gotas na mesma inalação. Hidrocortisona, 200 a 300 mg por via endovenosa. Sulfato de magnésio é indicado para casos graves, 1 a 2 g por via endovenosa em 20 a 30 minutos.
- Choque: ver Capítulo "Choque".
- Derrame pleural: tem como causas mais prevalentes no Brasil insuficiência cardíaca, pneumonia bacteriana, cânceres, embolia pulmonar e tuberculose. Principais achados: dor torácica do tipo pleurítica, dispneia, diminuição do murmúrio vesicular com

diminuição da ausculta da voz e macicez à percussão. Tratamento pré-hospitalar: suporte clínico conforme apresentação clínica.

- DPOC: doença crônica, com limitação ao fluxo aéreo, não reversível em sua totalidade. Principais achados: tosse, sibilos, taquicardia, taquipneia, sonolência, etc. Sinais indicativos de gravidade: uso de musculatura acessória, instabilidade hemodinâmica, movimentos paradoxais da parede torácica, etc. Tratamento pré-hospitalar: oxigênio suplementar, ventilação não invasiva, β_2-agonista – sambutamol, 10 a 20 gotas em nebulização com 3 a 5 mL de soro fisiológico a 0,9%. Pode ser combinado com brometo de ipratrópio – 40 gotas na mesma inalação. Hidrocortisona, 200 a 300 mg por via endovenosa. Sulfato de magnésio é indicado para casos graves, 1 a 2 g por via endovenosa em 20 a 30 minutos.
- Doença terminal: em geral, cursa com quadros variados de insuficiência respiratória. Tratamento pré-hospitalar: suporte clínico conforme a necessidade.
- Embolia pulmonar: é de difícil diagnóstico no APH. Principais achados: dor torácica com ou sem dispneia, taquipneia, dispneia, síncope, hipotensão, tosse, hemoptise, taquicardia, cianose, etc. Tratamento pré-hospitalar: suporte clínico conforme apresentação.
- Insuficiência cardíaca: ver Capítulo "Urgências cardiológicas".
- Hemoptise: causas variadas, como trauma, corpo estranho, fístula arteriotraqueobrônquica, tuberculose, leucemia, etc. A hemoptise maciça é definida quando a expectoração com sangue é de aproximadamente 200 a 600 mL em 24 horas. Pode haver insuficiência respiratória grave e instabilidade hemodinâmica. Tratamento pré-hospitalar: suporte ventilatório e hemodinâmico conforme a necessidade.
- Pneumonia adquirida na comunidade: o principal agente é o pneumococo em qualquer faixa etária. Sinais de gravidade: confusão mental, frequência respiratória de 30 por minuto, hipotensão arterial, choque, etc. Tratamento no pré-hospitalar: suporte clínico conforme a necessidade.
- Rebaixamento de nível de consciência: ver Capítulos "Condutas no paciente com rebaixamento do nível de consciência" e "Intoxicação exógena".
- Sepse: ver Capítulo "Condutas em doenças infecciosas".

✳ BIBLIOGRAFIA

1. Martins HS, Brandão Neto RA, Scalabrini Neto, A, Velasco IT. Emergências clínicas – abordagem prática. 8ª ed. Barueri: Editora Manole; 2013.
2. Maio RF, Garrison HG, Spaite DW, et al. Emergency medical services outcomes project I (EMSOP I): prioritizing conditions for outcomes research. Ann Emerg Med. 1999;33:423-32.
3. Zechner PM, Aichinger G, Rigaud M, Wildner G, Prause G. Prehospital lung ultrasound in the distinction between pulmonary edema and exacerbation of chronic obstructive pulmonary disease. Am J Emerg Med. 2010 Mar;28(3):389.e1-2.

Capítulo 9 | Insuficiência respiratória **145**

4. Singer AJ, Emerman C, Char DM, et al. Bronchodilator therapy in acute decompensated heart failure patients without a history of chronic obstructive pulmonary disease. Ann Emerg Med. 2008;51(1):25-34.
5. Wuerz RC, Meador SA. Effects of prehospital medications on mortality and length of stay in congestive heart failure. Ann Emerg Med. 1992;21:669-74.
6. Lichtenstein D, Meziere G, Biderman P, et al. The comet-tail artifact. An ultrasound sign of alveolar-interstitial syndrome. Am J Respir Crit Care Med. 1997;156(5):1640-6.
7. Lichtenstein DA, Meziere GA. Relevance of lung ultrasound in the diagnosis of acute respiratory failure: the BLUE protocol. Chest. 2008;134(1):117-25.
8. Lichtenstein D, Meziere G. A lung ultrasound sign allowing bedside distinction between pulmonary edema and COPD: the comet-tail artifact. Intensive Care Med. 1998;24(12):1331-4.

CAPÍTULO 10

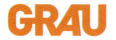

Controle das vias aéreas e ventilação

Maurício Miname
Rodrigo de Moraes

✱ INTRODUÇÃO

O manejo adequado das vias aéreas traz ao socorrista a possibilidade da estabilização e proteção quase que imediata das funções vitais da vítima, além de um transporte muito mais confortável e seguro até a unidade hospitalar determinada. Para isso, existe a necessidade do socorrista manter suas habilidades cognitivas e psicomotoras muito bem treinadas, participando de cursos práticos e realizando treinamentos quase que diários das técnicas a serem empregadas e dos equipamentos disponíveis para sua utilização.

O manejo rápido e adequado das vias aéreas no paciente politraumatizado traz melhor prognóstico à vítima, uma vez que se elimina a imediata *causa mortis*.

O conhecimento anatômico das vias aéreas, assim como de suas variações, traz a este tema complexidade e importância ímpar.

Dividindo as vias aéreas em porção superior e porção inferior, ficaremos atrelados à primeira, sendo aquela em que o socorrista deverá atuar primeiro, seja para restabelecer a ventilação à vítima, seja para a obtenção de uma via aérea definitiva (Figura 1).

✱ ANATOMIA

A cavidade oral é limitada superiormente pelo palato duro e posteriormente pelo palato mole. Lateralmente temos os dentes e a mucosa das bochechas e na parte inferior o assoalho da boca, onde se insere a língua. Apesar da existência do palato duro, o qual separa anteriormente a região nasofaríngea da orofaríngea, existe a junção dessas duas regiões posteriormente, o que torna qualquer sangramento nasal ou nasofaríngeo um grande desafio no atendimento pré-hospitalar. Além disso, nas crianças a língua é pro-

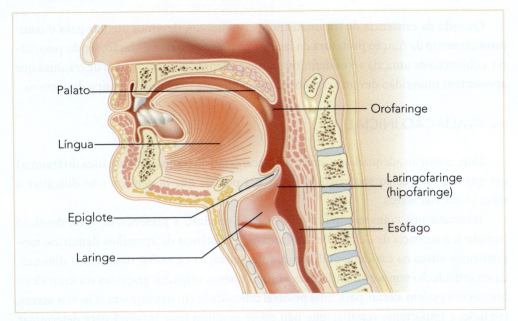

Figura 1 Anatomia das vias aéreas superiores. Modificada de Penteado RZ, Teixeira MI e Pereira B.

porcionalmente maior que nos adultos, o que pode vir a dificultar significativamente a intubação orotraqueal, além da desproporção craniocorporal, tornando a hiperextensão do pescoço limitada pela posição da cabeça.

A epiglote, localizada na entrada da laringe, tem importante função, ocluindo a glote – abertura da laringe – e evitando assim a aspiração. Daí também a importância em se obter uma via aérea definitiva em pacientes inconscientes ou com seu nível de consciência rebaixado, quando a epiglote perde sua função, uma vez que consideramos todas as vítimas de trauma como "estando de estômago cheio". A epiglote, portanto, separa de forma funcional a laringe, que leva à traqueia, da hipofaringe, que leva ao esôfago.

O esqueleto laríngeo é composto por nove cartilagens: a tireoide, a cricoide, a epiglótica e os pares das aritenoides, cuneiformes e corniculadas, as quais, em conjunto, abrigam as cordas vocais.

Na inervação das vias aéreas superiores destacamos o nervo glossofaríngeo, o qual inerva a faringe, a língua e a submucosa do palato mole; o nervo vago – 10º par craniano –, o qual fornece inervação sensitiva para as vias aéreas abaixo da epiglote; o nervo laríngeo recorrente – ramo do vago –, inervando a traqueia e a laringe abaixo das cordas vocais (músculos laríngeos); e o nervo laríngeo superior, também ramo do nervo vago, o qual inerva o músculo cricoaritenóideo.

Quando da existência de traumatismo a esses nervos, devemos atentar para o comprometimento da função protetora da laringe na prevenção da aspiração, sendo prioritária a obtenção de uma via aérea definitiva neste paciente. Por isso, vítimas de traumas que apresentem rouquidão devem ser colocadas sob atenção máxima da equipe de socorro.

❋ AVALIAÇÃO INICIAL

Uma avaliação adequada da cena e do mecanismo de trauma (cinemática do trauma) em questão fornece ao socorrista informações ocultas que podem ou não dificultar o manejo das vias aéreas.

Traumatismos cranioencefálico (TCE) e/ou cervical, a presença de uma dentição completa, a ausência de dentes, dentes frouxos, a existência de aparelhos dentários, sangramentos ativos na cavidade oral, tumoração, salivação excessiva, mobilidade diminuída da articulação temporomandibular, vítimas obesas, crianças, gestantes ou indivíduos brevilíneos podem alertar para uma possível dificuldade em manusearmos as vias aéreas, contudo, é importante ressaltar que não existe nenhum teste infalível para determinar com adequada sensibilidade e especificidade se uma via aérea será ou não de difícil acesso, mas, sim, preditores de uma via aérea difícil, o que obriga o socorrista a ter sempre uma segunda ou terceira alternativa em mente. Frequentemente associamos, por meio da inspeção da vítima, algoritmos que auxiliam na avaliação da via aérea, como a classificação de Mallampati e a classificação de Cormack e Lehane, entre outras (Figura 2).

Essa complexidade e suas dificuldades inerentes a cada indivíduo fazem com que o socorrista se qualifique no perfeito conhecimento das variações específicas a cada vítima e conheça como a palma de sua própria mão os equipamentos disponíveis e estratégias técnicas alternativas.

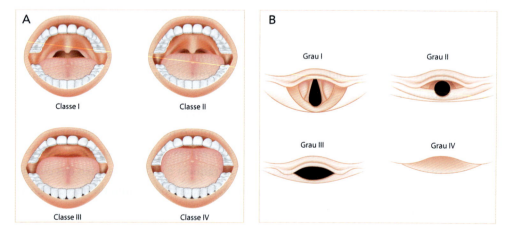

Figura 2 (A) Classificação de Mallampati. (B) Classificação de Cormack e Lehane.

✱ EQUIPAMENTOS

Máscara facial

Trata-se de um dispositivo para a administração de oxigênio à vítima, sendo frequentemente utilizada para a ventilação dessas vítimas quando houver uma apneia ou visível dificuldade respiratória. Deve ser obrigatoriamente transparente para que o socorrista visualize qualquer intercorrência, principalmente a presença ou acúmulo de secreções, sangue ou conteúdo gastrointestinal (Figura 3).

A ventilação com pressão positiva utilizando a máscara facial deve ser evitada na maioria das vezes, no entanto, quando se fizer necessário, deverá ser feita criteriosa e cautelosamente e, desde que possível, com a realização concomitante da manobra de Sellick, que consiste na compressão digital da cartilagem cricoide (única cartilagem completa e anular do arcabouço tireóideo), que por sua vez comprime o esôfago, minimizando assim o refluxo gastroesofágico. Em atendimento pré-hospitalar, todas as vítimas devem ser consideradas como tendo o estômago cheio.

Uma vez que a vítima se encontra em ventilação espontânea, instala-se imediatamente oxigênio suplementar (10 L/min), fornecendo ao socorrista tempo hábil para melhor avaliação da necessidade de possível via aérea definitiva, bem como preparo farmacológico e venopunção para administração medicamentosa e/ou reposição volêmica.

Alguns pacientes, desde que o trauma permita (ausência de lesões de coluna cervical), exigem do socorrista a realização de algumas manobras visando a liberação das vias

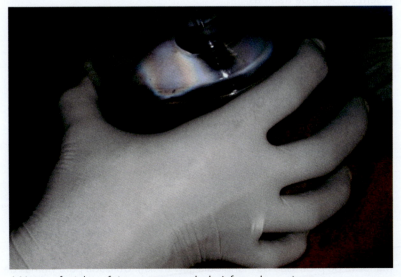

Figura 3   Máscara facial perfeitamente acoplada à face do paciente.

aéreas, como as manobras de *jaw thrust* (manobra de anteriorização da mandíbula) e *chin lift* (ou "posição olfativa" – hiperextensão da cabeça), as quais devem ser mantidas até a obtenção de uma via aérea definitiva ou melhora do grau de consciência do indivíduo (Figuras 4 e 5).

A aplicação da máscara ao paciente deve ser firme, constante e sem vazamentos. Apoios digitais devem ser aplicados à estrutura óssea da face mantendo-se as manobras de *chin lift* e *jaw thrust*.

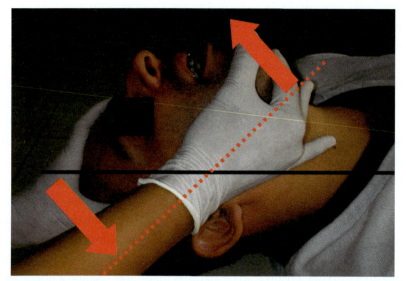

Figura 4 Manobra de hiperextensão da cabeça e elevação do mento (*chin lift*). Utilizada para vítimas sem suspeita de traumas.

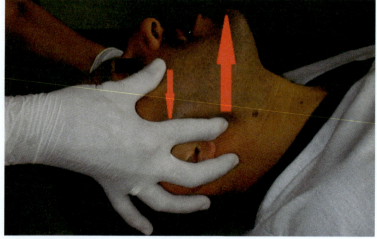

Figura 5 Manobra de protrusão da mandíbula (*jaw thrust*). Utilizada para vítimas de traumas em que a estabilização da coluna cervical é imprescindível.

Em crianças, obesos, brevilíneos, micrognatas e retrognatas, frequentemente haverá a necessidade da utilização de uma cânula orofaríngea (cânula de Guedel) associada à utilização de ambas as mãos para o acoplamento correto da máscara.

A escolha do tamanho adequado da máscara também é de importância para oxigenação e ventilação adequadas.

As máscaras existem nos tamanhos neonatal, infantil e em dois tamanhos adultos, um menor e outro maior. A máscara escolhida deve cobrir por inteiro o nariz e a boca da vítima, de forma a permitir uma pressão positiva uniforme e eficaz, sendo que as máscaras transparentes, ou seja, de material translúcido, devem ser sempre a primeira escolha do socorrista. Elas permitem ao socorrista continuar a visualizar a boca e o nariz do paciente enquanto é ventilado ou oxigenado.

Cânulas de Guedel

Vítimas em parada cardiorrespiratória ou com nível de consciência rebaixado perdem o tônus muscular que mantém as vias aéreas pérvias, fazendo com que a língua e a epiglote caiam e obstruam assim a porção posterior da faringe.

Nesses casos, a introdução de uma cânula orofaríngea acaba criando uma abertura artificial entre a faringe e a língua, permitindo ao socorrista ventilar adequadamente sua vítima ou até mesmo que essa vítima retome seu "estado" ventilatório fisiológico.

A introdução dessas cânulas em vítimas conscientes ou semiconscientes não é recomendada, já que tal dispositivo induz reflexos de tosse, náuseas e vômitos, provocando frequentemente laringoespasmos em crianças.

Para instalarmos a cânula orofaríngea em adultos, deve-se colocá-la direcionada ao palato duro e girar a cânula ao mesmo tempo em que é empurrada para o interior da boca. Já em crianças, devido à fragilidade da mucosa orofaríngea, na utilização da cânula orofaríngea, recomenda-se inseri-la com abaixador de língua e introduzir com sua extremidade distal voltada para baixo, diminuindo assim possíveis lesões palatinas.

As cânulas orofaríngeas existem nos tamanhos 00, 0, 1, 2, 3, 4 e 5 (Figura 6).

Para escolher o tamanho adequado ao paciente, deve-se utilizar a distância entre a comissura labial e o lobo da orelha (Figura 7).

Cânulas nasofaríngeas

Essas cânulas são raramente utilizadas no atendimento pré-hospitalar, apesar de geralmente serem mais bem toleradas que as cânulas orofaríngeas.

Por serem introduzidas através da narina, podem eventualmente causar sérios danos às vítimas com TCE, além de frequentemente provocarem sangramentos nasais, mesmo

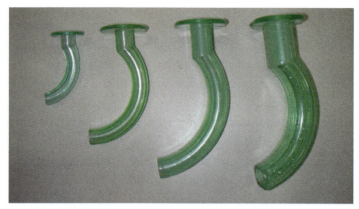

Figura 6   Cânulas orofaríngeas (números 2, 3, 4 e 5).

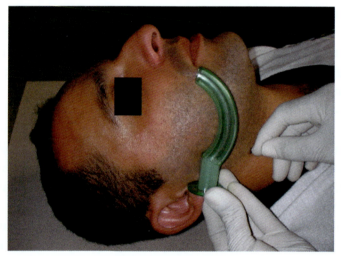

Figura 7   Escolha da cânula orofaríngea (distância entre comissura labial e lobo da orelha).

em mãos bem treinadas. Não devem ser utilizadas em pacientes com suspeita de fratura de base de crânio.

Dispositivos supraglóticos

São atualmente um dos maiores aliados da ventilação e oxigenação de emergência a uma vítima que está prestes a sucumbir por falência respiratória, culminando com falência cardíaca se não identificada e imediatamente tratada.

Inicialmente utilizada de maneira tímida por médicos anestesiologistas em procedimentos de curta duração, hoje é largamente difundida associada a anestesias regionais e bloqueios em pacientes em que se monitora a ventilação.

No ambiente pré-hospitalar, não raramente o socorrista ou a vítima se encontram em posições que fogem do normal ou mesmo em espaços confinados onde a execução de intubação traqueal convencional ou cricotireoidostomia é difícil. Nesses casos, com raras exceções, o uso dos dispositivos supraglóticos impera, sendo as vítimas transferidas ao hospital.

Alguns dispositivos mais recentes (Fast Trach®, LMA®), após introduzidos e locados, resgatam a via aérea através de tubo introduzido por dentro do dispositivo em 96,5% das vezes, isolando e protegendo a via aérea contra broncoaspirações por secreções e/ou sangue.

Merecem destaque a "Supreme" LMA e o I-gel (Figura 8). Ambos são utilizados largamente por nossa equipe por apresentarem baixa curva de aprendizado e eficácia ao acesso à via aérea.

Combitube e Easytube (tubo esofagotraqueal)

Esses bloqueadores esofágicos são constituídos por um tubo único e dois balonetes de baixa pressão, um distal e outro proximal.

Quando introduzidos, o balonete proximal veda a faringe, enquanto que o balonete distal faz o mesmo com o esfíncter esofágico superior, permitindo assim a ventilação da vítima pelas aberturas hipofaríngeas do seu lúmen.

Apesar de protegerem as vias aéreas de regurgitações, de não necessitarem do manuseio da região cervical para serem locados e de não necessitarem do laringoscópio para sua introdução, estes dispositivos estão sendo utilizados com muito critério pelas equipes de resgate devido ao fato de frequentemente causarem intensa dor, disfagia, lacerações e hematomas da mucosa orofaríngea, além de terem sido descritos casos de rupturas esofágicas provocadas pelo uso afoito e brusco de alguns socorristas.

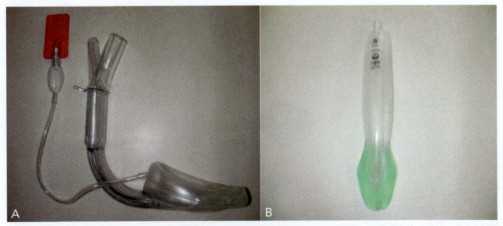

Figura 8   Dispositivos supraglóticos (A: máscara laríngea; B: I-gel).

Tubo traqueal

Tem sido muito utilizado em ambiente pré-hospitalar. Foi desenvolvido na Alemanha na década de 90. É um tubo com um balão grande no meio (orofaríngeo) e um balão na extremidade menor (esofágico). Existem duas aberturas entre os dois balões por onde é realizada a ventilação. É usado sem visualização direta da via aérea. O tamanho varia de 0 a 5 (Figura 9).

Máscara laríngea

Tubo semicurvo com máscara na ponta colocada sem visualização direta e que veda toda a volta da entrada da laringe. Pode ser utilizada durante intubações consideradas difíceis. No APH é pouco utilizada.

Laringoscópios

Laringoscópios rígidos

Laringoscópios rígidos são aparelhos dotados de bateria interna, articulados com lâminas retas ou curvas que apresentam uma lâmpada ou LED em sua extremidade distal para visualização da laringe em sua porção proximal. O tamanho e o tipo das lâminas se adequam ao tipo e formato da vítima em questão.

Apesar dos formatos das lâminas serem popularmente conhecidos pelos socorristas como lâminas curvas ou retas, existem pelo menos quatro tipos de lâminas muito utili-

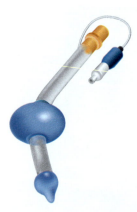

Figura 9   Tubo traqueal.

zadas nas técnicas de intubação. São elas: a Macintosh (Figura 10), a Miller, a Wisconsin e a Oxford (exclusiva para crianças).

Devem estar sempre com novas baterias e sendo frequentemente testados quanto ao bom funcionamento.

A utilização desse instrumento no Brasil está restrito ao profissional médico, necessitando de longa curva de aprendizado, alto conhecimento anatômico associado a utilização de farmacologia venosa e, em alguns casos, discernimento para abandonar a técnica de laringoscopia direta e abordar a via aérea de maneira cirúrgica e eficaz.

Laringoscópios ópticos (Air Traq®, Glide Scope®)

Laringoscópios ópticos são aparelhos não articulados, formando um só conjunto de empunhadura e lâmina que apresentam bateria interna ou fonte de alimentação e são dotados de lâmpada ou LED em sua extremidade distal para visualização da laringe proximal (Figura 11).

Como os rígidos, os laringoscópios ópticos apresentam adequação de tamanho de acordo com o paciente a ser atendido. Em geral, o conjunto de empunhadura e lâminas é de uso único, apresentado em embalagens estéreis e descartado após a utilização (Air Traq®). São muito úteis em pacientes com pequena abertura bocal em que se torna impossível locar e utilizar o laringoscópio articulado (fraturas de mandíbulas, traumas de face, fraturas de LeFort).

Fibroscópio

Permite a visualização direta da via aérea, sendo pouco utilizada em âmbito pré-hospitalar.

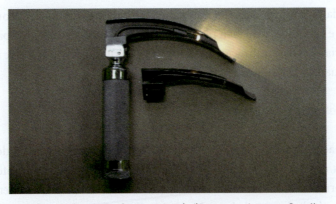

Figura 10 Laringoscópio e lâminas de Macintosh (lâminas números 3 e 4).

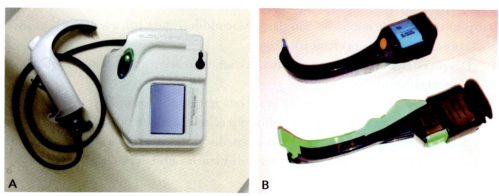

Figura 11   Laringoscópios ópticos (A: Air Traq®; B: Glide Scope®).

✱ TÉCNICAS DE INTUBAÇÃO

Intubação

No APH, a intubação orotraqueal é indicada a todas as vítimas em que haja a necessidade de se obter uma via aérea definitiva, frequentemente classificadas como vítimas cuja pontuação na escala de Glasgow esteja igual ou abaixo de 8 (oito), seja para a sua proteção, seja para o restabelecimento e/ou manutenção da ventilação.

A intubação é um procedimento invasivo de Suporte Avançado de Vida (SAV) em que o médico, com o uso de um laringoscópio, introduz um tubo traqueal no paciente a fim de restabelecer ventilação e oxigenação adequadas à vida, bem como isolar e proteger a via aérea contra aspiração de secreções e sangue, prejudiciais às trocas gasosas.

Intubação orotraqueal por visão direta

Trata-se da técnica mais frequentemente utilizada pelo médico socorrista. Quando bem treinada e estudada, é de fácil planejamento e execução, sendo que para sua realização é necessária apenas a utilização do laringoscópio rígido ou óptico e, se necessário, um fio-guia adequado para a introdução do tubo escolhido.

Intubação nasotraqueal

Técnica não recomendada na prática pré-hospitalar pelo potencial de causar lesões das estruturas nasais, que podem sofrer importantes sangramentos, potencializando o trauma já ocorrido. Além disso, em vítimas que sofreram trauma cranioencefálico e que apresentam sinais de fratura de base de crânio, tal técnica está proscrita.

Se estiver indicada a intubação nasotraqueal, a utilização de pinça de Magill é recomendada, como apoio ao procedimento.

Em raríssimas exceções e reservadas indicações, realiza-se a intubação nasal às cegas, guiando-se a introdução do tubo por meio da ausculta direta da ventilação da vítima, que se encontra em respiração espontânea, através do tubo.

Intubação face a face

Técnica em que o médico socorrista realiza uma intubação endotraqueal face a face com sua vítima.

Para a realização da intubação face a face, o médico inverte a posição de utilização do laringoscópio e das mãos, além de utilizar uma lâmina reta (Miller) para fazer a laringoscopia.

Trata-se de uma técnica de difícil realização, por vezes abandonada durante o ato em razão de subsequentes tentativas fracassadas ou pelo domínio de outras técnicas e equipamentos disponíveis.

Intubação interdigital

Manobra utilizada pelo médico socorrista na impossibilidade de realização da intubação orotraqueal com o uso de um laringoscópio.

Nesta técnica, o médico socorrista segura o tubo endotraqueal entre o segundo e o terceiro dedos da mão e o conduz através da orofaringe até a realização da intubação endotraqueal.

Trata-se de uma técnica também muito pouco utilizada em decorrência do elevado grau de dificuldade de realização e dos riscos inerentes ao socorrista que a está realizando.

✳ CRICOTIREOIDOSTOMIA

É uma abertura realizada na membrana cricotireóidea no intuito de se obter um acesso à via aérea infraglótica em uma situação emergencial, na falha da intubação endotraqueal, seja por via oral ou nasal, e na impossibilidade de ventilação do paciente por outra técnica e/ou dispositivo.

Trata-se de intervenção médica de acesso cirúrgico e imediato à via aérea, sendo descrita em uma situação crítica e salvadora pela máxima "não intuba, não ventila".

A cricotireoidostomia consiste em realizar uma abertura na membrana cricotireóidea em sua linha média entre a borda anterossuperior da cartilagem cricoide e a borda anteroinferior da cartilagem tireoide. Devido ao fato da membrana cricotireóidea estar localizada logo abaixo da pele, esse é o local mais acessível à via aérea infraglótica e introdução da cânula (Figura 12). É importante ressaltar que, assim que possível, a cricotireoidosmia deve ser substituída por traqueostomia.

Está contraindicada em crianças com menos de 12 anos de idade por apresentar risco de desabamento da laringe e alto grau de estenose.

A cricotireoidostomia realizada indica que a via aérea foi acessada de maneira emergencial.

Essa técnica exige experiência, discernimento e poder de decisão do médico socorrista.

✱ INTUBAÇÃO TRAQUEAL SOB SEQUÊNCIA RÁPIDA

É a estratégia técnica-farmacológica mais comumente utilizada para se obter uma via aérea definitiva no ambiente pré-hospitalar.

Na maioria das vezes, a intubação traqueal se dá por via oral, uma vez que a via nasal é contraindicada em traumatismos cranioencefálicos, principalmente em vítimas que apresentem sinal dos olhos-de-guaxinim, oto e/ou rinorragia, oto e/ou rinoliquorreia, equimose retroauricular, sugerindo na cena do trauma a presença de fratura de base de crânio.

Com aspirador ligado e eficaz e laringoscópio funcionante, escolhe-se a lâmina de Macintosh ou Miller mais adequada ao paciente, bem como o fármaco indutor de inconsciência (em geral, etomidato 0,2-0,6 mg/kg e midazolam 0,1-0,5 mg/kg) para ser administrado endovenosamente. Imediatamente à perda de consciência, aplica-se a compressão digital sobre a cartilagem cricoide (única do arcabouço tireóideo que é circular e completa), direcionando-a para baixo e contra o esôfago, minimizando-se possível refluxo gastroesofágico, e administra-se endovenosa e lentamente succinilcolina (cloreto de suxametônio) na dose de 1 mg/kg. Aguarda-se 30-45 segundos e procede-se a laringoscopia direta com intubação orotraqueal. Após checagem e confirmação do posicionamento

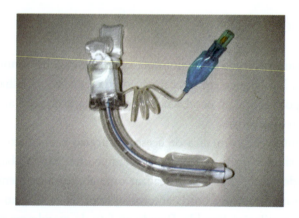

Figura 12 Cânula utilizada para cricotireoidostomia (Quicktrach – cânula para cricotireoidostomia com trava de segurança e balonete).

do tubo traqueal, através de inspeção e expansão pulmonar, ausculta pulmonar com estetoscópio e exame clínico, insufla-se o *cuff* e fixa-se o tubo para impedir possível deslocamento com seletividade pulmonar ou extubação e somente nesse momento abandona-se a manobra de Sellick.

Em nosso serviço, também utilizamos capnometria aliada aos parâmetros acima mencionados.

A intubação traqueal é, em nosso país, de acordo com a Portaria n. 2048 do Ministério da Saúde, ato exclusivamente médico. E para lembrar: "intubação inadvertida ou acidental do esôfago não é e nunca será demérito ao seu executor. O não diagnóstico, sim".

✳ VENTILAÇÃO

A manutenção de uma ventilação adequada deve ser preocupação constante no dia a dia do socorrista, sendo uma habilidade imprescindível àqueles que prestam cuidados aos doentes críticos.

O conhecimento das manobras de desobstrução das vias aéreas deve fazer parte do Suporte Básico de Vida, em que a hiperextensão da cabeça e a manobra de anteriorização da mandíbula têm de ser exaustivamente treinadas antes que a equipe seja considerada apta para atuar nas ruas.

Por vezes, a utilização das cânulas orofaríngeas (Guedel) torna a ventilação bem mais fácil, sempre lembrando que no APH temos uma regra básica: "pacientes que aceitam a inserção de uma cânula orofaríngea por não apresentarem reflexos de tosse devem ser criteriosa e repetidamente avaliados, pois provavelmente necessitarão de via aérea definitiva para ventilar e oxigenar adequadamente e também protegê-los contra regurgitações e broncoapiração".

Com a via aérea devidamente liberada, a ventilação poderá ser ofertada por meio de duas maneiras no pré-hospitalar:

- Bolsa-válvula-máscara.
- Bolsa-válvula-cânula (tubo endotraqueal, dispositivos supraglóticos, cânula de cricotireoidostomia).

Outras modalidades ventilatórias não serão citadas, ou por não oferecerem segurança ao socorrista, ou por não serem úteis no APH, assim como as diversas modalidades ofertadas por equipamentos de ventilação mecânica em que o conhecimento específico e a real necessidade os tornam inviáveis na maioria dos casos.

A escolha adequada do tamanho da bolsa dependerá principalmente do peso aproximado do paciente (**Figura 13**). Essas bolsas, ou ressuscitadores, como são também chamados, possuem uma variação razoável de volume interno dependendo do fabricante. Por isso, o fato de ter em mãos bolsas específicas para pacientes neonatais, infantis e adultos traz ao socorrista uma segurança muito maior na hora de ventilar o seu paciente, sempre lembrando que a observação constante da expansibilidade torácica e a utilização de bolsas com válvulas *pop-off* (válvulas de escape) são imprescindíveis para não causar um barotrauma ao paciente.

O reservatório deve estar sempre acoplado ao ressuscitador. Este possibilitará o fornecimento de uma fração inspirada de oxigênio de 100%, índice que deve ser mantido até a chegada da vítima ao ambiente intra-hospitalar.

Um dos erros mais comuns dos socorristas é a hiperventilação. O paciente adulto sob ventilação deve ser submetido a uma frequência ventilatória de aproximadamente 12 incursões respiratórias por minuto (IRPM), ou seja, uma ventilação a cada 6 a 8 segundos. Ainda é muito comum nos depararmos com equipes hiperventilando seus pacientes, o que pode estar fechando definitivamente o prognóstico.

A presença de uma equipe experiente e bem treinada é sempre prova que um atendimento exemplar e de qualidade é possível.

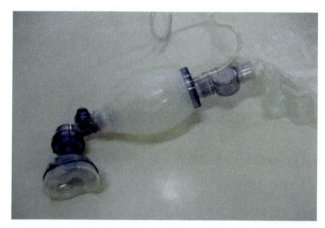

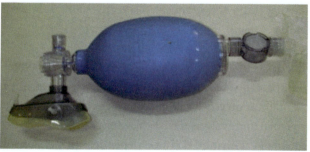

Figura 13   Bolsa-válvula-máscara (infantil e adulto).

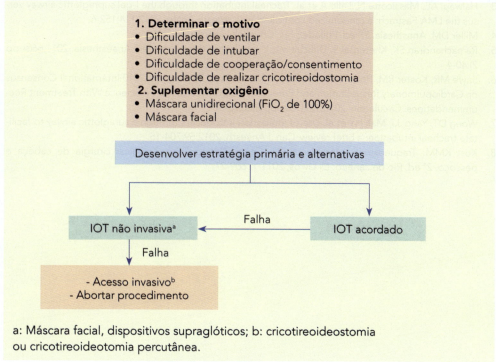

a: Máscara facial, dispositivos supraglóticos; b: cricotireoideostomia ou cricotireoideotomia percutânea.

Algoritmo 1   Via aérea difícil.

Quando há via aérea difícil, podemos dizer que quatro fatores estão presentes, isoladamente ou associados: falha na tentativa de intubação, dificuldade de intubação, dificuldade na laringoscopia e na ventilação com máscara (Algoritmo 1). Em algumas situações, pode o socorrista identificar que haverá dificuldade para se realizar o procedimento e tomar medidas preventivas. No ambiente de APH nem sempre é possível fazer isso previamente. Os preditores tradicionais de intubação difícil são: pescoço curto, mandíbula proeminente, dentes incisivos profusos, pequena mobilidade tempomandibular, palato alto e arqueado e dificuldade de mobilidade cervical. Também aqueles classificados como Mallampati III e IV e Cormack Lehane III ou IV.

A calma, o poder de decisão e o espírito de equipe sempre foram e sempre serão os pontos-chave no manejo das vias aéreas e na obtenção de uma ventilação adequada.

✱ BIBLIOGRAFIA

1. Penteado RZ, Teixeira MI, Pereira B. A voz do professor: relações entre trabalho, saúde e qualidade de vida. Rev Bras de Saúde Ocupacional. 1995/96;25:109-29.
2. Frova G, Sorbello M. Algorithms for difficult airway management: a review. Minerva Anestesiol. 2009;75(4):201-9.

162 Seção 2 | Fundamentos em atendimento pré-hospitalar

3. Halwagi AE, Massicotte N, Lallo A et al. Tracheal intubation through the I-gel supraglottic airway versus the LMA Fastrach: a randomized controlled trial. Anesth Analg. 2012;114:152-6.
4. Miller DM. Anesthesia. 7th ed. Philadelphia: Churchill Livingstone; 2010.
5. Ramachandran SK, Kheterpal S. Difficult mask ventilation: does it matter? Anaesthesia. 2011;66(supp 2):40-4.
6. Sayre MR, Koster RM, Botha M, et al. Part 5: Adult Basic Life Support: 2010 International Consensus on Cardiopulmonary Resuscitation and Emergency Cardiovascular Care Science With Treatment Recommendations. Circulation. 2010;122(16 supp 2):s298-324.
7. Wong DT, Yang JJ, Mak HY et al. Use of intubation introducers through a suraglottic airway to facilitate tracheal intubation: a brief review. Can J Anaesth. 2012;59:704-15.
8. Kost KMM. Traqueostomia. In: Myers EN. Otorrinolaringologia cirúrgica: cirurgia de cabeça e pescoço. 2ª ed. Rio de Janeiro: Di Livros; 2011. p.609-27.

CAPÍTULO **11**

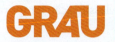

Analgesia e sedação

Carmen Lúcia Pereira

❋ INTRODUÇÃO

Analgesia e sedação muitas vezes são necessárias para o adequado manejo do indivíduo vítima de trauma, diminuindo assim a morbimortalidade relacionada ao não controle da dor e da ansiedade. Enfatiza-se aqui que essas são técnicas diferentes, cabendo ao profissional de saúde adequada avaliação clínica para indicar especificamente analgesia e/ou sedação. O domínio da farmacocinética e farmacodinâmica dos medicamentos utilizados é essencial nas diferentes faixas etárias, levando em consideração as diferenças fisiológicas e fisiopatológicas de cada paciente, para uma assistência de qualidade no ambiente pré-hospitalar.

Em 1996, a Sociedade Americana de Dor introduziu a frase "a dor é o quinto sinal vital", enfatizando a importância da dor, equiparando-a aos outros sinais vitais (pressão arterial, frequência cardíaca, frequência respiratória e temperatura) e destacando a necessidade de agir quando o paciente refere esse sintoma.

Existem vários motivos para o tratamento inadequado da dor, como: falta de avaliação de sua intensidade e do resultado das intervenções terapêuticas, medo de sedação excessiva, falta de prática no controle das medicações pelo médico socorrista, preocupação com alterações cardiorrespiratórias e com o mascaramento dos sintomas iniciais do politraumatizado, além da opiofobia. Todas essas causas contribuem para a oligoanalgesia, que leva ao aumento da morbimortalidade do indivíduo traumatizado.

❋ DEFINIÇÃO E CLASSIFICAÇÃO

A melhor definição de dor é a adotada pela Associação Internacional para Estudo da Dor (IASP): "A dor é uma experiência sensorial e emocional desagradável, associada

164 Seção 2 | Fundamentos em atendimento pré-hospitalar

a lesão tecidual presente, potencial ou descrita em tais termos". Pode ser classificada em relação ao seu tempo de aparecimento ou pela sua fisiopatologia. A classificação temporal divide a dor em aguda e crônica.

A dor aguda, inferior a 30 dias, é a mais prevalente no atendimento pré-hospitalar (APH), normalmente associada a trauma tecidual e ativação dos nociceptores próximos ao local do insulto. A injúria modifica a resposta característica dos nociceptores, suas conexões centrais e o sistema nervoso autonômico da região. Esse tipo de dor é observado após trauma, intervenções cirúrgicas e em algumas doenças; ela é acompanhada de reflexos somáticos e autonômicos, que tendem a desaparecer em pacientes com dor crônica.

A dor crônica pode ter uma relação muito fraca entre intensidade e gravidade dos sintomas, isto é, sintomas muito intensos podem ser relatados sem que se encontre uma alteração clínica evidente.

Enquanto a analgesia é a ausência ou supressão de dor ao estímulo nociceptivo, a sedação é a diminuição do nível de consciência, variando desde a sedação mínima (ansiólise) até a anestesia geral (Tabela 1), dependendo dos fármacos e doses utilizadas. O grau de sedação pode ser quantificado por meio das escalas de Ramsay (Tabela 2), SAS (Tabela 3) e Richmond Agitation-Sedation Scale (RASS) (Tabela 4).

Tabela 1 Comparação dos níveis de sedação

Característica	Sedação			
	Mínima	Moderada	Profunda	Anestesia geral
Consciência	Mantida	Mantida	Diminuída	Inconsciência
Reflexos protetores	Intactos	Intactos	Deprimidos	Ausentes
Manutenção das vias aéreas sem assistência	Presente	Presente	Pode estar ausente	Ausente
Resposta a comando verbal	Presente	Pode estar diminuída	Ausente	Ausente
Resposta a estimulação tátil	Presente	Presente	Ausente	Ausente
Resposta a estimulação dolorosa	Presente	Presente	Reflexo de retirada	Ausente
Sinais vitais	Estáveis	Geralmente estáveis	Geralmente estáveis	Podem ser lábeis
Ansiedade	Diminuída	Diminuída	Ausente	Ausente
Necessidade de monitoramento	Básica	Intermediária	Avançada	Avançada
Tempo de recuperação	Rápido	Intermediário	Intermediário	Pode ser prolongado

Capítulo 11 | Analgesia e sedação **165**

Tabela 2 Escala de sedação de Ramsay

Nível de atividade	Pontos – Ramsay
Paciente ansioso, agitado ou impaciente	1
Paciente cooperativo, orientado e tranquilo	2
Paciente que responde somente ao comando verbal	3
Paciente que demonstra uma resposta ativa ao toque leve na glabela ou a um estímulo sonoro auditivo	4
Paciente que demonstra uma resposta débil ao toque leve na glabela ou a um estímulo sonoro auditivo	5
Paciente que não responde ao toque leve na glabela ou a um estímulo sonoro auditivo (irresponsivo)	6

Tabela 3 Escala de agitação-sedação de Riker (SAS)

7. Agitação perigosa: puxando tubo endotraqueal, tentando remover cateteres, subindo nas laterais da cama, agredindo a equipe, virando-se de um lado para outro
6. Muito agitado: não se acalma a despeito de alertas verbais, requer contenção mecânica, mordendo o tubo endotraqueal
5. Agitado: ansioso ou moderadamente agitado, tentando se sentar; acalma-se com instruções verbais
4. Calmo e cooperativo: calmo, facilmente despertável, obedece a comandos
3. Sedado: difícil de acordar, desperta com estímulo verbal ou leve toque, mas adormece novamente; obedece a comandos simples
2. Muito sedado: desperta com estímulo físico, mas não se comunica nem obedece a comandos; pode mover-se espontaneamente
1. Não despertável: nenhuma ou mínima resposta a estímulo doloroso*, não se comunica nem obedece a comandos

* Estímulo doloroso (no APH: aspiração ou pressão vigorosa do músculo trapézio, externo ou leito ungueal por cinco segundos).

Tabela 4 Escala de sedação e agitação de Richmond (RASS)

Pontos	Termo	Descrição
+4	Combativo	Claramente combativo, violento, representando risco para a equipe
+3	Muito agitado	Puxa ou remove tubos ou cateteres, agressivo verbalmente
+2	Agitado	Movimentos despropositados frequentes, briga com o ventilador
+1	Inquieto	Apresenta movimentos, mas que não são agressivos ou vigorosos
0	Alerta e calmo	Calmo e colaborativo
-1	Sonolento	Adormecido, mas acorda ao ser chamado (estímulo verbal), e mantém os olhos abertos por mais de 10 s
-2	Sedação leve	Despertar precoce ao estímulo verbal, mantém contato visual por menos de 10 s

(continua)

Tabela 4   Escala de sedação e agitação de Richmond (RASS) (*continuação*)

Pontos	Termo	Descrição
-3	Sedação moderada	Movimentação ou abertura ocular ao estímulo verbal (mas sem contato visual)
-4	Sedação intensa	Sem resposta ao ser chamado pelo nome, mas apresenta movimentação ou abertura ocular ao toque (estímulo físico)
-5	Não desperta	Sem resposta ao estímulo verbal ou físico

-1 a -3: estímulo verbal; -4 a -5: estímulo físico.
Como utilizar a escala:
Observe o paciente.
Se o paciente estiver alerta ou agitado – pontuação de 0 a 4+.
Se não estiver alerta, chame o paciente pelo nome e peça para que abra os olhos e olhe para você.
Paciente acordado que abre os olhos, os mantém abertos, assim como o contato visual – pontuação -1.
Paciente acordado que abre os olhos, os mantém abertos, mas sem o contato visual – pontuação -2.
Paciente tem algum tipo de movimentação com a voz, mas sem contato visual – pontuação -3.
Quando não há resposta à estimulação verbal ou física, o paciente deve ser chamado agitando-lhe os ombros ou friccionando o esterno.
Paciente com algum tipo de movimentação como resposta ao estímulo físico – pontuação -4.
Paciente sem qualquer resposta ao estímulo físico – pontuação -5.

Analgesia e sedação eficazes proporcionam alívio do sofrimento, facilitam os procedimentos, diminuem as manifestações deletérias exacerbadas da resposta neuroendócrina e metabólica ao trauma. Contudo, qualquer um dos agentes utilizados para a analgesia e/ou sedação pode cursar com efeitos adversos. Esses efeitos mais frequentemente afetam a patência das vias aéreas (através do relaxamento muscular por diminuição do nível de consciência e reflexos), as funções ventilatória e cardiovascular, cursando com hipoventilação e/ou hipotensão. Além disso, podem provocar náuseas, vômitos e prurido, entre outras queixas. A avaliação da vítima e a indicação adequada dos fármacos, bem como a identificação rápida de alterações nas funções respiratória e cardiovascular, são fundamentais, por meio de monitorização e tratamento precoce a fim de prevenir e diminuir efeitos indesejáveis.

Como a dor é sempre subjetiva, deve-se ter como mais fiel indicador o relato do paciente e a variação dos sinais vitais. Alguns grupos de pacientes apresentam maiores riscos de serem inadequadamente tratados, pois apresentam dificuldade de comunicação, como crianças, pacientes que falam idiomas diferentes ou pessoas com deficiências cognitivas, mentais ou emocionais.

✳ AVALIAÇÃO

As escalas de dor são ferramentas úteis para avaliar a intensidade da dor e servir como guia do tratamento. Precisam ser adaptadas à idade e ao desenvolvimento cognitivo dos pacientes. A maioria dos adultos e crianças com mais de sete anos são capazes de utilizar, para avaliação de sua dor, escalas numéricas, categóricas ou analógicas visuais.

Dentre as escalas de avaliação da intensidade da dor, pode-se destacar as escalas unidimensionais, que incluem:

1. Escala de avaliação numérica visual de zero a 10 (Figura 1).
2. Escala numérica verbal de zero a 10.
3. Escala verbal como, por exemplo, "nenhuma dor", "dor leve", "dor moderada" e "dor intensa".
4. Escala analógica visual (Figura 2) com uma linha de 10 cm com escores como "ausência de dor" à esquerda e "pior dor imaginável" à direita, e o paciente indica o lugar na linha que representa melhor a sua intensidade.

Há também uma variedade de escalas que utilizam desenhos de faces (utilizadas mais comumente para crianças), que vão do sorriso à aflição (Figura 3). Todavia, a avaliação da dor é complexa, devido à variedade de aspectos que compõem o quadro álgico, sendo a base para a formulação diagnóstica a proposição terapêutica e a apreciação dos

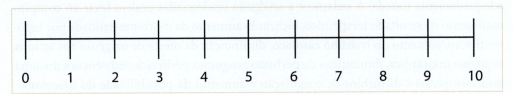

Figura 1   Escala numérica visual.

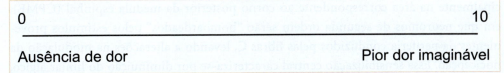

Figura 2   Escala analógica visual.

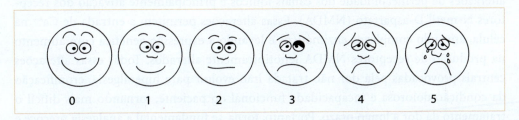

Figura 3   Escala de faces de Wong Baker.

resultados obtidos. De modo geral, classifica-se a dor em intensa (intensidade igual ou maior que 7), moderada (intensidade de 4 a 6) e leve (intensidade igual ou menor que 3).

✳ FISIOPATOLOGIA DA DOR

A dor tem início de forma aguda, envolvendo o sistema nervoso periférico e central, além do componente psicológico. A associação de fármacos analgésicos com mecanismos de ação diferentes permite usar doses menores para obter bom controle álgico com mínimo efeito adverso, a chamada analgesia multimodal.

A lesão periférica causada por trauma provoca dor decorrente da ação de mediadores químicos liberados pelos vasos sanguíneos, sistema imunológico e migração antidrômica das terminações nervosas. Alguns desses mediadores, como óxido nítrico, cininas, bradicininas, prostaglandinas, serotonina, histamina, citocinas, substância P, glutamato, neurocinina A e peptídeo geneticamente relacionado a calcitonina ativam e/ou sensibilizam os nociceptores, constituindo o processo inflamatório, o que leva a hiperalgesia e sensibilização periférica.

Em situações de emergência ou sob curso de intervenções e procedimentos invasivos, a dor aguda perde a sua função de advertência, sendo angustiante para o paciente se não adequadamente tratada. A sedação e a analgesia inadequadas podem levar ao comprometimento do resultado terapêutico, incluindo aumento da morbimortalidade por hipoventilação, aumento do trabalho cardíaco, diminuição da oferta de oxigênio aos tecidos, isquemia miocárdica, diminuição da perfusão sanguínea periférica, resistência à insulina, imunossupressão, distúrbios de coagulação e aumento da possibilidade do desenvolvimento de transtorno de ansiedade.

A dor aguda não tratada, persistente e intensa leva à sensibilização central, principalmente na área correspondente ao corno posterior da medula espinhal (CPME), em que neurônios de segunda ordem serão "bombardeados" pelos estímulos provenientes da periferia conduzidos pelas fibras C, levando a alterações na modulação da nocicepção. Essa sensibilização central caracteriza-se por diminuição do limiar álgico, expansão de campo receptivo, despolarizações ectópicas espontâneas decorrentes das alterações de permeabilidade dos canais iônicos e principalmente ativação dos receptores N-metil D-aspartato (NMDA). Essas alterações permitem a entrada de Ca^{++} na célula, ativando complexos enzimáticos e levando à expressão genética com aumento na produção de receptores NMDA fenotipicamente alterados. Todas essas alterações centrais provocadas pela dor não tratada irão evoluir para hiperalgesia, cronificação da condição dolorosa e incapacidade funcional do paciente, tornando mais difícil o tratamento da dor a longo prazo. Portanto, torna-se fundamental a analgesia precoce e adequada para evitar este processo.

✳ TRATAMENTO

Analgesia

Os fármacos utilizados na analgesia multimodal para o tratamento da dor aguda pertencem a diferentes classes com mecanismos de ação diferentes, a saber:

1. Analgésico simples: dipirona.
2. Anti-inflamatório não hormonal (AINH): tenoxicam e cetorolaco.
3. Opioides: morfina e fentanil.
4. Antagonistas de receptores NMDA: cetamina S.
5. Anestésicos locais: lidocaína, bupivacaína e ropivacaína.

Em 1996, a Organização Mundial de Saúde divulgou a escada analgésica (Figura 4) para o tratamento da dor oncológica, composta por três degraus e que hoje tem sido usada em várias situações de dor crônica e aguda. Nessa escada, considera-se a intensidade da dor para a escolha do(s) fármaco(s) mais adequado(s) para a analgesia isolado(s) ou em associação.

A dipirona produz analgesia por inibir a produção de prostaglandinas principalmente em nível central (seus efeitos anti-inflamatórios periféricos são fracos). Os AINH bloqueiam a enzima cicloxigenase (COX-1 e COX-2) inibindo a síntese de prostaglandinas e impedindo seus efeitos sobre o nociceptor. Seus efeitos adversos decorrem da inibição da enzima constitutiva COX-1, podendo provocar broncoespasmo, sangramento gastroin-

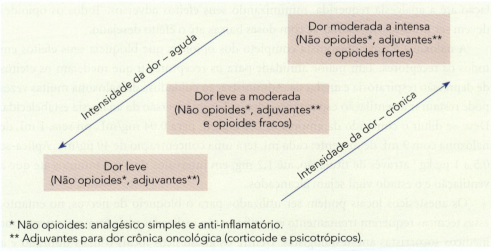

Figura 4   Escada analgésica proposta pela Organização Mundial da Saúde (OMS).

testinal, alteração das funções plaquetária e renal, enquanto a COX-2 é responsável pela inflamação. Deve-se evitar AINH em pacientes com úlcera péptica, coagulopatias e em uso de anticoagulantes e, principalmente, em idosos e indivíduos com depleção volêmica.

O cetorolaco é um AINH usado para prover analgesia de dores moderadas e, quando associado aos opioides para dores severas, reduz o consumo destes. A vantagem dessa associação é reduzir os possíveis efeitos dos opioides, como depressão respiratória, prurido, retenção urinária, sedação e náuseas. É importante frisar que no contexto pré-hospitalar os AINH são perigosos, uma vez que muitos pacientes estão hipovolêmicos, com rabdomiólise e/ou em choque hipovolêmico. Aliado a um baixo potencial analgésico, os agentes dessa classe nesse âmbito não apresentam boa relação risco-benefício, podendo precipitar lesão.

Os opioides, em decorrência da sua efetividade e fácil titulação, são a maior classe de analgésicos usados no manuseio da dor de moderada a forte intensidade tanto na população adulta quanto nos extremos etários. São substâncias endógenas e exógenas que se ligam a receptores específicos localizados por todo o sistema nervoso central e por alguns tecidos periféricos. São três os principais receptores: μ (mu), κ (kappa) e δ (delta). Produzem um certo grau de sedação, mas são mais eficientes na produção de analgesia. Os opioides podem reduzir a pressão arterial e levar a rigidez de tórax, a qual impede a ventilação adequada, principalmente quando são utilizadas doses elevadas administradas em *bolus*, o que ocorre mais frequentemente com a utilização de alfentanil, fentanil e sufentanil.

Dentre todos, a morfina é a que possui maior incidência de broncoespasmo devido à intensa liberação de histamina. É o padrão-ouro dos analgésicos opioides, efetiva para o tratamento da dor aguda, crônica oncológica e não oncológica de moderada a forte intensidade, hidrossolúvel, de baixo custo e sem efeito teto. O fentanil é cem vezes mais potente que a morfina e também de fácil manuseio no pré-hospitalar, por meio de titulação até a analgesia requerida, minimizando seus efeitos adversos. Todos os opioides devem ser titulados, iniciando-se com doses baixas até o efeito desejado.

A naloxona é um antagonista completo dos opioides que bloqueia seus efeitos em todos os receptores. Tem maior afinidade para os receptores μ que medeiam os efeitos de depressão respiratória e analgesia. Administração cuidadosa de naloxona muitas vezes pode restaurar a ventilação espontânea adequada sem inversão da analgesia estabelecida. Deve-se diluir o conteúdo da ampola de 0,4 mg/mL para 0,04 mg/mL, ou seja, 1 mL de naloxona com 9 mL de diluente; cada mL terá uma concentração de 40 μg/mL. Aplica-se 0,5 a 1 μg.kg^{-1} através de titulação, até 1,2 mg, em intervalos de 3 a 5 minutos até que a ventilação e o estado vigil sejam alcançados.

Os anestésicos locais podem ser utilizados para o bloqueio de nervos, no entanto, essas técnicas requerem treinamento específico e são realizadas mais frequentemente por médicos socorristas anestesiologistas. Dentre os anestésicos locais o mais utilizado é a lidocaína sem vasoconstritor de 1 a 2%, na dose máxima de 5 mg.kg^{-1}. A ropivacaína e a bupivacaína também podem ser empregadas.

A cetamina S interage com múltiplas áreas de ligação, incluindo os receptores para glutamato NMDA e não NMDA, receptores nicotínicos, muscarínicos, colinérgicos, monoaminérgicos e opioides. É um agente que leva a um estado dissociativo, caracterizado por profunda analgesia e amnésia, mas não necessariamente por perda da consciência. Ainda que o paciente não esteja dormindo, ocorre indiferença ao ambiente. Inibe a recaptação de serotonina (5-HT), dopamina (DA) e noradrenalina (produzindo efeitos simpatomiméticos). O bloqueio dos receptores NMDA está associado ao aumento na liberação de DA, podendo desencadear sintomas psicóticos.

Os efeitos respiratórios da cetamina são geralmente benéficos. Ela é broncodilatadora, causa mínima depressão respiratória e os reflexos protetores da via aérea são parcialmente preservados. Produz aumento na pressão arterial, na frequência cardíaca e é relatado aumento na pressão da artéria pulmonar, sobretudo nos pacientes com doença cardíaca prévia. Sugere-se cautela no uso da cetamina em pacientes com doença coronariana, insuficiência cardíaca direita, doenças psiquiátricas e trauma cranioencefálico com hipertensão intracraniana suspeita ou instalada.

Tabela 5 Fármacos para analgesia*

Fármaco	Indicação	Efeito adverso	Dose
Dipirona	Dor leve a moderada	Displasia de medula	30 mg.kg^{-1}
Tenoxicam	Dor leve a moderada, em adultos	Reduz a agregação plaquetária e prolonga o tempo de sangramento	0,4 a 0,8 mg.kg^{-1}
Cetorolaco**	Dor moderada a intensa, em pessoas com mais de 2 anos de idade	Reduz a agregação plaquetária e prolonga o tempo de sangramento	0,5 a 1 mg.kg^{-1} (máximo de 30 mg). Na criança, dose máxima de 15 mg
Morfina	Dor intensa	Náusea e vômito, sedação, prurido, retenção urinária, hipotensão, broncoespasmo e depressão respiratória	30 a 100 µg.kg^{-1}
Fentanil	Dor intensa	Náusea e vômito, sedação, prurido, retenção urinária, hipotensão, rigidez torácica, broncoespasmo e depressão respiratória	0,5 a 3 µg.kg^{-1}
Cetamina S	Dor intensa	Aumento da FC e PA, nistagmo, broncodilatação, salivação, movimentos musculares incontrolados, delírios, experiência de dissociação, ilusões visuais.	0,1 a 0,5 mg.kg^{-1}

* No GRAU, dispõe-se das seguintes apresentações: dipirona (500 mg/mL) – 2 mL, tenoxicam 20 mg/frasco e ampola, morfina (10 mg/mL) – 1 mL, fentanil (50 µg/mL) – 2 mL, cetamina S (50 mg/mL) – 2 mL.
** Sugestão para os serviços de APH: cetorolaco 30 mg/mL – 1 mL. Pode ser administrado em *bolus*.

Sedação

Os benzodiazepínicos são os fármacos sedativos mais amplamente utilizados na prática clínica em razão da potente ação sedativa propriamente dita, amnéstica, anticonvulsivante e relaxante muscular, não possuindo, no entanto, efeito analgésico. Todos atuam no nível de receptores do ácido gama-aminobutírico (GABA), potencializando seus efeitos inibitórios sobre o SNC.

Seu principal efeito adverso consiste na depressão respiratória, que depende da dose utilizada, da associação com outras drogas hipnoanalgésicas (p. ex., opioides) e da velocidade de infusão.

Uma característica enganosa é que eles têm um rápido início de ação (algum efeito é evidente logo após a injeção), no entanto, a latência para o pico do efeito é lenta. A do midazolam, por exemplo, pode chegar a 9 minutos, logo é um fármaco ruim para indução anestésica quando há necessidade de sequência rápida para intubação traqueal. Utilizam-se doses de 0,01 a 0,1 mg.kg^{-1} para sedação e 0,1 a 0,4 mg.kg^{-1} para indução anestésica, por via intravenosa.

O diazepam, por possuir tempo de eliminação longo, é pouco utilizado rotineiramente no pré-hospitalar para sedação, no entanto é um fármaco que, titulado em baixas doses, também pode ser empregado (0,04 a 0,2 mg.kg^{-1}).

Os efeitos sedativos do diazepam e do midazolam podem ser revertidos pelo flumazenil, antagonista específico e competitivo dos receptores dos benzodiazepínicos (ampola de 0,5 mg/5 mL). As doses devem ser tituladas, normalmente de 0,2 mg a cada minuto, até a reversão da sedação. A dose total habitual é de 0,6 a 1,0 mg por via intravenosa.

Etomidato é um sedativo-hipnótico de ação curta, cujo perfil farmacológico e segurança oferecem muitas vantagens para a indução durante a intubação por sequência rápida (ISR). Seu início de ação é de 5 a 15 segundos, e sua duração de ação é de 5 a 15 minutos. Não provoca liberação histaminérgica e, ao contrário da maioria dos agentes atualmente utilizados, tem efeitos mínimos sobre os parâmetros cardiovasculares. Por conseguinte, pode ser usado com segurança em doentes hemodinamicamente instáveis e naqueles com isquemia do miocárdio ou infarto. É neuroprotetor, tem a capacidade de diminuir a pressão intracraniana (PIC) e manter a pressão de perfusão cerebral (PPC), tornando-o um agente ideal para o paciente com trauma cranioencefálico. Na dose de 0,3 mg.kg^{-1} leva a rápida indução, embora frequentemente seja associada a movimentos musculares involuntários. É um excelente fármaco por causar pouco impacto sobre o sistema cardiovascular, preservando a estabilidade hemodinâmica. Associado a diminuição da síntese de esteroides endógenos, pode levar a supressão adrenal, que geralmente é transitória, mesmo após uma única dose.

Cetamina S, antagonista NMDA, é utilizada na dose de 1 a 2 mg.kg^{-1}, por via intravenosa (IV), para indução anestésica. Se necessário, pode-se utilizar dose de 4 mg.kg^{-1} por via intramuscular (IM).

O haloperidol (butirofenona) e a clorpromazina (fenotiazínico) são fármacos com propriedades antipsicóticas. Não possuem muita utilidade como sedativos, tendo em vista a disponibilidade de outros fármacos com essa finalidade específica na prática médica, exceto quando tratar-se de delírio, estados confusionais e agitação psicomotora. Apresentação: haloperidol, ampola com 1 mL (5 mg/mL) e clorpromazina, ampola com 5 mL (5 mg/mL). Na crise psicótica utiliza-se haloperidol de 5 a 10 mg, a cada 15 minutos até 3 doses ou a clorpromazina, 25 a 50 mg, por via intramuscular (preferível), repetida a cada 15 minutos até obter sedação. Efeitos adversos: sedação, convulsões em epilépticos, perturbação da regulação da temperatura corporal, delírio, síndrome neuroléptica maligna, estado catatônico, arritmias cardíacas e hipotensão ortostática, entre outros sintomas.

É importante ponderar que todo paciente em emergências deve ser considerado portador de estômago cheio e se deve ter em mente o altíssimo potencial de broncoaspiração.

Tabela 6 Fármacos para sedação e/ou indução anestésica*

Fármaco	Início de ação	Efeito adverso	Dose para sedação	Dose para indução anestésica
Diazepam	1 a 3 minutos	Depressão respiratória	0,04 a 0,2 mg.kg^{-1}	0,3 a 0,6 mg.kg^{-1}
Midazolam	1 a 5-9 minutos	Reações paradoxais com hiperatividade e comportamento agressivo, tosse, amnésia anterógrada, depressão respiratória e hipotensão	0,01 a 0,1 mg.kg^{-1}	0,1 a 0,4 mg.kg^{-1}
Etomidato (ISR)**	5 a 15 segundos	Dor durante a injeção, mioclonias na indução, soluços, náuseas, vômitos e supressão adrenal transitória	N/A	0,3 a 0,4 mg.kg^{-1}
Cetamina S	30 a 60 segundos	Aumento da FC e PA, nistagmo, broncodilatação, salivação, movimentos musculares incontrolados, delírios, experiência de dissociação, ilusões visuais	0,1 a 0,5 mg.kg^{-1} (analgesia)	1 a 2 mg.kg^{-1}

(continua)

174 Seção 2 | Fundamentos em atendimento pré-hospitalar

Tabela 6 Fármacos para sedação e/ou indução anestésica* (*continuação*)

Fármaco	Início de ação	Efeito adverso	Dose para sedação	Dose para indução anestésica
Fentanil***	1 a 3 minutos	Náusea e vômito, prurido, retenção urinária, hipotensão, rigidez torácica, broncoespasmo e depressão respiratória	0,5 a 3 µg.kg^{-1} (analgesia)	1 a 5 µg.kg^{-1}

* No GRAU-Resgate 193, dispõe-se das seguintes apresentações: diazepam (5 mg/mL) – 2 mL, midazolam (5 mg/mL) – 3 mL, etomidato (2 mg/mL) – 10 mL, cetamina S (50 mg/mL) – 2 mL.
N/A: não se aplica.
** O objetivo da intubação com sequência rápida (ISR) é o de reduzir o risco de broncoaspiração por meio da minimização do intervalo de tempo entre a abolição dos reflexos protetores das vias aéreas pela indução anestésica e o estabelecimento de uma via aérea segura por intubação da traqueia com uma cânula com balonete. Portanto, deve-se utilizar fármacos cujo tempo de latência (início da ação) seja curto, idealmente com menos de 60 segundos.
*** Fentanil (50 mg/mL) – 2 mL (opioide utilizado como adjuvante para analgesia durante a intubação traqueal quando não há contraindicação).

✹ MONITORIZAÇÃO DURANTE A SEDAÇÃO E/OU ANALGESIA

1. Função respiratória:
   - Frequência e padrão respiratório.
   - Oximetria de pulso.
   - Capnometria/capnografia se intubação traqueal estabelecida.
     - Hipoventilação normalmente é resolvida com estimulações tátil e verbal. Caso necessário, utilizar um antagonista farmacológico específico. Sempre ofertar oxigênio através de máscara facial.
2. Função cardiocirculatória:
   - Monitorização da pressão arterial e frequência cardíaca.
   - Monitorização eletrocardiográfica por meio de cardioscopia.
     - A maioria dos fármacos utilizados para analgesia e sedação são vasodilatadores, portanto podem exacerbar quadros de hipotensão arterial principalmente se o paciente estiver com depleção volêmica. Nesses casos faz-se necessária infusão de cristaloides e deve-se avaliar a necessidade de vasopressores.
3. Avaliação da sedação por meio da escala de Ramsay (Tabela 2).
4. Avaliação pela escala de RASS (Tabela 3).
5. Avaliação pela escala de SAS (Tabela 4).
6. Avaliação da analgesia pelas escalas de dor (Figuras 1 a 3).

Capítulo 11 | Analgesia e sedação **175**

✳ CONSIDERAÇÕES GERAIS DE TRATAMENTO

- Lembrar que analgesia e sedação são duas técnicas médicas diferentes, devendo ser respeitados a dose e o melhor fármaco para o objetivo proposto.
- A dose dos fármacos deve ser calibrada individualmente com base na resposta clínica desejada e limitada aos efeitos adversos apresentados.
- Ao utilizar fármaco em *bolus* por via intravenosa, ele deve ser cuidadosamente administrado para reduzir os efeitos adversos.
- Idosos podem apresentar descompensações cardiocirculatória e respiratória mais facilmente quando se utilizam sedativos e/ou analgésicos, portanto necessitam de dosagens mais baixas e tituladas com maior rigor.
- Situações especiais no ambiente pré-hospitalar requerem cautela para a escolha dos fámacos mais adequados. Sugestão para analgesia e sedação nessas ocasiões: ver Tabela 7; sugestões para diluição, ver Tabela 8.

Tabela 7 Analgesia e sedação em situações especiais

Situação	Sedação leve	Indução para intubação traqueal	Analgesia para dor intensa	Observação
Hipovolemia/ choque	Midazolam*	Etomidato Cetamina S	Fentanil ou morfina, se necessário associar a cetamina S (baixa dose)	Se hipotenso, preferir cetamina S para analgesia
Trauma cranioencefálico	Midazolam*	Etomidato Cetamina S	Fentanil ou morfina, se necessário associar a cetamina S (baixa dose)	Evitar hipotensão para diminuir o risco de lesão cerebral secundária
Preso nas ferragens	Midazolam*	Cetamina S	Cetamina S (baixa dose)	Opioides podem levar a depressão respiratória se não adequadamente titulados
Mal asmático	Midazolam*	Cetamina S	Fentanil, se necessário associar a cetamina S (baixa dose)	Evitar morfina pela histamino-liberação, risco de exacerbar broncoespasmo grave
Queimado	Midazolam*	Cetamina S	Fentanil ou morfina, associados a cetamina S (baixa dose)	

*Recomenda-se o uso de midazolam, baixa dose (1 a 3 mg), principalmente antes da administração de cetamina S para diminuir efeitos indesejáveis como as manifestações psicodélicas.
Obs.: cuidado ao associar benzodiazepínico com fentanil em pacientes críticos, risco de hipotensão acentuada!

176 Seção 2 | Fundamentos em atendimento pré-hospitalar

Tabela 8 Diluição dos fármacos mais comumente utilizados no APH*

Fármaco	Apresentação	Diluição	Exemplo, indivíduo de 70 kg
Midazolam	5 mg/mL – 3 mL	3 mL midazolam + AD 7 mL A solução 1 mL = 1,5 mg	Sedação 0,01 a 0,1 mg.kg^{-1}, fazer de 0,7 a 7 mg (0,5 mL a 5 mL da solução) Indução 0,1 a 0,4 mg.kg^{-1}, fazer de 7 a 28 mg (1 a 2 ampolas)
Etomidato	2 mg/mL – 10 mL		Indução 0,3 a 0,4 mg/kg^{-1}, fazer 20 a 30 mg, ou seja, aplicar 10 mL a 15 mL do medicamento
Cetamina S	50 mg/mL – 2 mL	2 mL cetamina + AD 8 mL, cada mL = 10 mg	Analgesia 0,1 a 0,2 mg/kg^{-1}, fazer de 7 a 14 mg, ou seja, aplicar 1 mL a 2 mL da solução Indução 1 a 2 mg/kg^{-1}, fazer 70 a 140 mg, ou seja, aplicar de 7 a 17 mL da solução
Morfina	10 mg/mL – 1 mL	1 mL morfina + AD 9 mL, cada mL = 1 mg	Analgesia 30 a 100 µg/kg^{1}, fazer de 2.100 a 7.000 µg, ou seja, aplicar 2,1 mL a 7 mL da solução. Sugere-se titular a analgesia aplicando 2 mL da solução até o efeito desejado
Fentanil	50 µg/mL – 2 mL	2 mL fentanil + AD 8 mL, cada mL = 10 µg	Analgesia 0,5 a 3 µg/kg^{-1}, fazer de 35 a 210 µg, ou seja, aplicar de 3,5 mL a 21 mL da solução. Sugere-se titular a analgesia aplicando de 2 a 3 mL da solução até o efeito desejado
Naloxona	0,4 mg/mL – 1 mL	1 mL naloxona + AD 9 mL, cada mL = 0,04 mg = 40 µg	Antagonistas de opioide, 0,5 a 1 µg/kg^{-1}, fazer de 35 a 70 µg, até 1,2 mg; ou seja, no máximo 3 ampolas

*Recomenda-se iniciar com doses baixas e sempre titular conforme a necessidade de cada caso.

✳ BIBLIOGRAFIA

1. Albrecht E, Taffe P, Yersin B, Schoettker P, Decosterd I, Hugli O. Undertreatment of acute pain (oligoanalgesia) and medical practice variation in prehospital analgesia of adult trauma patients: a 10 yr retrospective study. Br J Anaesth. 2013;110(1):96-106.
2. Alves Neto O, Costa CMC, Siqueira JT, Teixeira MJ et al. Dor, princípios e prática. São Paulo: Artmed; 2009.
3. Bonanno FG. Issues of critical airway management (which anesthesia; which surgical airway?). J Emerg Trauma Shock. 2012 Oct-Dec;5(4):279-84.
4. Braun P, Wenzel V, Paal P. Anesthesia in prehospital emergencies and in the emergency department. Current Opinion in Anaesthesiology. 2010;23:500-6.
5. Calil AM. Avaliação da dor e analgesia no atendimento pré-hospitalar em pacientes de trauma. Rev Gaúcha Enferm, Porto Alegre (RS). 2008 jun;29(2):308-13.
6. Daniels SE et al. A double-blind, randomized comparison of intramuscularly and intravenously administered parecoxib sodium versus ketorolac and placebo in a post-oral surgery pain model. Clin Ther 2001;23(7):1018-31.

7. Dunwoody CJ, Krenzischek DA, Pasero C, Rathmell JP, Polomano RC. Assessment, physiological monitoring, and consequences of inadequately treated acute pain. Journal of PeriAnesthesia Nursing. 2008;23(1A):S15-S27.
8. Fields AM, Rosbolt MB, Cohn SM. induction agents for intubation of the trauma patient. J Trauma. 2009 Oct;67(4):867-9.
9. Fleischman RJ, Frazer DG, Daya M, Jui J, Newgard CD. Effectiveness and safety of fentanyl compared with morphine for out-of-hospital analgesia. Prehospital Emergency Care. April-June 2010;14(2):167-17.
10. Flower O, Hellings S. Sedation in traumatic brain injury. Emerg Med Int. 2012. Disponível em: http://www.ncbi.nlm.nih.gov/pmc/articles/PMC3461283/.
11. Galinski M, Picco N, Hennequin B, Raphael V, Ayachi A, Beruben A, et al. Out-of-hospital emergency medicine in pediatric patients: prevalence and management of pain. Am J Emerg Med. 2011;29:1062-6.
12. Galinski M. Prevalence and management of acute pain in prehospital emergency medicine. Prehosp Emerg Care. 2010;14(3):334-9.
13. Haddad SH, Arabi YM. Critical care management of severe traumatic brain injury in adults. Scand J Trauma Resusc Emerg Med. 2012 Feb 3;20:12.
14. Himmelseher S, Durieux ME. Ketamine for perioperative pain management. Anesthesiology. 2005;102:211-20.
15. Holbrook TL, Galarneau MR, Dye JL, Quinn K, Dougherty AL. Morphine use after combat injury in Iraq and post-traumatic stress disorder. N Engl J Med. 2010;362:110-7.
16. International Association for the Study of Pain. Declaration of Montreal. Disponível em: http://www.iasp-pain.org/painsummit/declaration. Acessado em 30/11/2012.
17. Joint Commission on Accreditation of Healthcare Organisations and the National Pharmaceutical Council, Inc. Pain: current understanding of assessment, management and treatments. 2001.
18. Johansson P, Kongstad P, Johansson A. The effect of combined treatment with morphine sulphate and low-dose ketamine in a prehospital setting. Scand J Trauma Resusc Emerg Med. 2009 Nov;27:17:61.
19. Longnecker DE, Brown DL, Newman MF, Zapol WM. Anesthesiology. New York: McGraw Hill Medical; 2008.
20. Lvovschi V, et al. Intravenous morphine titration to treat severe pain in the ED. Am J Emerg Med. 2008;26:676-82.
21. Malchow RJ, Black IH. The evolution of pain management in the critically ill trauma patient: emerging concepts from the global war on terrorism. Crit Care Med. 2008;36(7 Suppl.).
22. Martins HS, Damasceno MCT, Awada SB. Pronto-socorro: medicina de emergência. Barueri: Manole; 2007.
23. Miller RD, Eriksson LI, Fleisher LA, Wiener-Kronish JP, Young WL. Miller's anesthesia. 7th ed. Philadelphia: Churchill Livingstone; 2010.
24. Oliveira CMB, Sakata RK, Issy AM, Gerola LR, Salomão R. Citocinas e dor. Rev Bras Anestesiol. 2011;61(2):255-65.
25. Park CL, Roberts DE, Aldington DJ, Moore RA. Prehospital analgesia: systematic review of evidence. J R Army Med Corps. 2010 Dec;156(4 Suppl 1):295-300.
26. Patterson DR, Jensen MP, Wiechman SA, Sharar SR. Virtual reality hypnosis for pain associated with recovery from physical trauma. Int J Clin Exp Hypn. 2010 July;58(3):288-300.
27. Ricard-Hibon A. Epidemiology of adverse effects of prehospital sedation analgesia. Am J Emerg Med. 2003;21(6):461-6.
28. Russell KW et al. Wilderness Medical Society practice guidelines for the treatment of acute pain in remote environments. Wilderness & Environmental Medicine 2014;25:41-9.
29. Schug SA. 2011 – the global year against acute pain. Anaesthesia and Intensive Care. 2011;39(1):11-4.
30. Strayer RJ, Nelson LS. Adverse events associated with ketamine for procedural sedation in adults. Am J Emerg Med. 2008 Nov;26(9):985-1028.
31. World Health Organization. Cancer pain relief with a guide to opioid availability. 2nd ed. Geneva: World Health Organization; 1996.
32. Yeung JK, Zed PJ. A review of etomidate for rapid sequence intubation in the emergency department. Can J Emerg Med. 2002;4(3):194-8.

CAPÍTULO 12

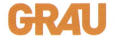

Choque

Eduardo Biondi
Ricardo Galesso Cardoso

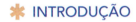

INTRODUÇÃO

O choque pode ser definido como um estado de hipoperfusão celular generalizada, que resulta em deficiente oxigenação tecidual e induz o metabolismo anaeróbio, levando à morte celular.

Existem diferentes etiologias para o choque, que podem ser divididas em três grupos principais:

1. Hipovolêmico: relacionado à perda de volume sanguíneo.
2. Distributivo: relacionado a distúrbios no tônus vascular, ocasionados por motivos diversos.
3. Cardiogênico: relacionado à deficiência da função contrátil do coração.

O choque distributivo pode estar presente em pacientes que sofreram lesão raquimedular e por consequência perderam o tônus simpático, levando a um aumento relativo do continente vascular (vasodilatação), sem aumento proporcional de conteúdo, o que pode gerar hipotensão. Esse tipo de choque é denominado choque neurogênico, e tem como peculiaridade o fato de causar hipotensão sem a presença de outros sinais de choque, como taquicardia, palidez ou sudorese. Outros tipos de choque distributivo são o séptico e o anafilático, porém esses raramente serão vistos em vítimas de trauma em ambiente pré-hospitalar.

O choque cardiogênico, no trauma, está relacionado a lesões que levam à falha no bombeamento e/ou enchimento cardíacos, tais como contusão miocárdica, tamponamento cardíaco e pneumotórax hipertensivo. Tais lesões terão sua abordagem mais detalhada em outras seções deste livro.

No trauma, a etiologia mais frequente do choque é a hipovolemia resultante de hemorragia. Todo paciente vítima de trauma e com sinais de choque deve ser considerado portador de choque hemorrágico até prova em contrário.

A hemorragia é responsável por aproximadamente 30 a 40% das mortes no trauma, sendo que 50% dessas ocorrem dentro das primeiras 24 horas após o evento traumático. Apenas as lesões cerebrais traumáticas superam esse índice de letalidade. Nesse grupo de pacientes que vão a óbito devido ao choque hemorrágico, 33 a 56% têm tal desfecho ainda em ambiente pré-hospitalar[1].

A classificação do choque hemorrágico mais aceita e utilizada é a proposta pelo Comitê de Trauma do Colégio Americano de Cirurgiões, que o divide em quatro classes, conforme ilustra a Tabela 1.

Tabela 1 Classificação do choque de acordo com o Comitê de Trauma do Colégio Americano de Cirurgiões

	Classe I	Classe II	Classe III	Classe IV
Perda sanguínea (mL)	< 750	750-1.500	1.500-2.000	> 2.000
Perda sanguínea (% do volume sanguíneo corporal)	< 15	15-30	30-40	> 40
Frequência cardíaca (bpm)	< 100	100-120	120-140	> 140
Frequência ventilatória (mrpm)	14-20	20-30	30-40	> 35
Pressão arterial	Normal	Normal	Diminuída	Diminuída
Estado mental	Ansiedade discreta	Ansiedade moderada	Confusão	Letargia
Débito urinário (mL/h)	> 30	20-30	5-20	< 5
Reposição de fluidos	Cristaloides	Cristaloides	Cristaloides e sangue	Cristaloides e sangue

Modificado de: Advanced Trauma Life Support for Doctors[2].

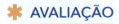

AVALIAÇÃO

Pacientes que apresentem comprometimento das vias aéreas ou indicação de via aérea definitiva deverão ter, prioritariamente, sua via aérea e ventilação garantidas antes de qualquer outro procedimento a ser realizado, seguindo-se sempre os princípios do "ABC" do trauma, preconizado pelo ATLS/PHTLS[3].

Para a suspeição e o reconhecimento do choque hemorrágico, devem-se levar em conta diversos fatores: análise do mecanismo de trauma (que poderá fornecer uma ideia da quantidade de energia cinética envolvida), aferição dos sinais vitais (tais como frequência cardíaca, frequência ventilatória, perfusão periférica e pressão arterial) e análise das lesões específicas apresentadas pelo paciente.

No ambiente pré-hospitalar, é muito frequente que se encontrem pacientes nos quais os mecanismos compensatórios (descargas adrenérgica e de noradrenalina) ainda estejam atuantes, e o choque grave ainda não tenha se instalado, o que nos deve fazer atentar para sinais sutis, que muitas vezes passam despercebidos, e que podem ser indicativos de hipoperfusão em órgãos-alvo específicos (Tabela 2).

Tabela 2 Sinais precoces de choque hipovolêmico

Pele	Palidez, sudorese, queda da temperatura
Pulso	Taquicardia, pulso fino
Perfusão periférica	Enchimento capilar > 2 segundos
Ventilação	Taquipneia, respiração superficial
Pressão arterial	Normal
Estado mental	Confusão, agitação, letargia, rebaixamento do nível de consciência

Deve-se sempre ter em mente que a pressão arterial só apresentará alterações significativas após uma perda mínima de aproximadamente 30% do volume sanguíneo, ou seja, a hipotensão é um sinal tardio de choque hipovolêmico, e não se deve aguardar sua manifestação para que o tratamento seja iniciado.

A avaliação inicial deve prosseguir à procura de sítios de sangramento externo ou lesões que possam justificar o choque. O exame físico de tórax, abdome e pelve é de extrema importância, pois é nessas três regiões anatômicas que pode haver sangramento oculto, de difícil detecção, e que, em relação ao atendimento pré-hospitalar, há pouco que se possa oferecer ao paciente, visto que a grande maioria dessas lesões são de tratamento cirúrgico ou endovascular, e só podem ser realizadas em ambiente hospitalar. Mais uma vez destaca-se a necessidade de correlacionar os dados do mecanismo de trauma com o exame clínico, para que a suspeita da lesão seja feita e o paciente seja encaminhado ao serviço adequado com tempo hábil para instituição de tratamento efetivo.

✳ TRATAMENTO

Inúmeros estudos têm sido feitos acerca da abordagem ideal para os pacientes vítimas de choque hemorrágico no ambiente pré-hospitalar. A literatura ainda apresenta muita controvérsia em diversos tópicos, porém pode-se resumir os princípios do tratamento em:

- Parar o sangramento: identificação do sítio da hemorragia e contenção, se possível.

- Terapia de reposição de fluidos.
- Transporte ao centro de referência em trauma adequado mais próximo, para o tratamento definitivo.

A etapa inicial pode ser subdividida em duas categorias: hemorragias compressíveis e não compressíveis. Hemorragias compressíveis normalmente são facilmente identificáveis quando da realização da avaliação inicial do paciente, e a conduta preconizada para o seu tratamento é a compressão manual direta. Nos casos em que a compressão direta não seja suficiente para conter o sangramento, principalmente nas lesões em membros, a próxima etapa a ser realizada é o uso do torniquete. Torniquetes tiveram seu uso desaconselhado por muito tempo, com a premissa de que poderiam causar lesão isquêmica ou neurológica se utilizados por tempo prolongado. Diversos estudos foram realizados, principalmente em ambiente militar, e foi comprovado que o uso desse dispositivo pode ser feito com segurança, sem causar danos maiores e possibilitando a manutenção da vida dos pacientes[4,5]. O tempo de uso deve ser o menor possível, e assim que houver a possibilidade de substituí-lo por um curativo compressivo convencional, isso deve ser feito (Figuras 1A e B e 2A, 2B e 2C).

Existem locais, no entanto, em que a compressão direta e o uso do torniquete não são possíveis, tais como pescoço, axila ou virilha, e por isso foram propostos curativos hemostáticos, que possuem compostos químicos capazes de auxiliar na coagulação e consequente parada do sangramento[6,7].

As hemorragias classificadas como não compressíveis têm seu tratamento muito limitado no ambiente pré-hospitalar. Fraturas fechadas de ossos longos (principalmente o fêmur) podem causar sangramentos volumosos, por isso a imobilização e, por vezes, a

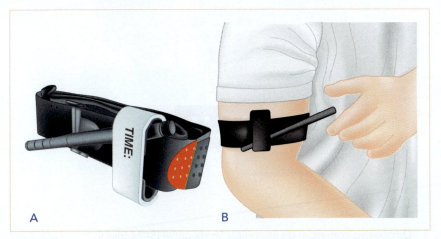

Figura 1   A e B. Torniquete de aplicação em combate (CAT – *combat application tourniquet*).

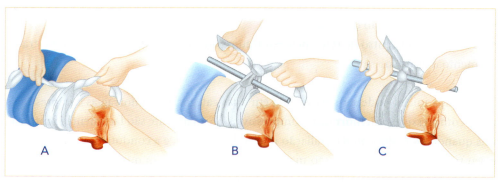

Figura 2   A, B e C. Torniquete.

tração do membro fraturado podem auxiliar na contenção da hemorragia. Fraturas de pelve também devem ser imobilizadas da maneira mais eficiente possível, podendo ser usados dispositivos comerciais ou, na ausência desses, um simples lençol amarrado ao redor da bacia[8,9] (Figuras 3 e 4).

Sangramentos oriundos das cavidades torácica e abdominal só poderão ter seu tratamento definitivo realizado em ambiente hospitalar, portanto nos pacientes em que se

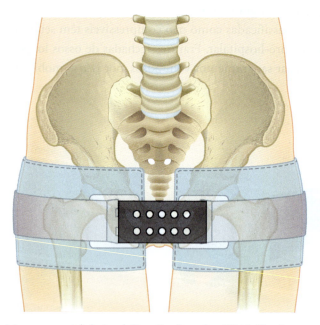

Figura 3   Dispositivo comercial de imobilização da pelve (SAM-Sling).

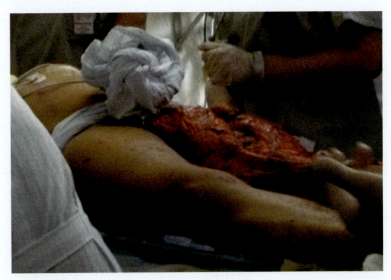

Figura 4 Utilização de lençol para imobilização de fratura de bacia. Imagem cedida por Ricardo Galesso Cardoso.

suspeite de que a causa do choque seja sangramento nessas regiões, o transporte ao hospital de referência não deve ser retardado. O uso da ultrassonografia para triagem de sangramento (FAST) antes da chegada ao hospital tem sido proposto, e há relatos de que seu uso possa ser benéfico a esse grupo de pacientes[10].

A segunda etapa no tratamento desses pacientes é a terapia de reposição de fluidos, e para que isso seja possível, é necessário que se obtenha um acesso venoso. Diversos estudos foram realizados acerca do local, técnica e momento mais indicados para esse procedimento, e as recomendações são para que não se perca tempo na cena obtendo o acesso venoso e, se possível, tal procedimento deve ser realizado já durante o transporte para o hospital[11]. A utilidade do acesso venoso não se limita apenas à reposição volêmica, podendo também ser usado para administração de medicamentos, como analgesia, sedação e antiarrítmicos. A técnica mais indicada é o acesso percutâneo periférico, preferencialmente em membros superiores, com cateter de grosso calibre. A preferência é pelas veias cefálica ou basílica, através de punção percutânea (Figura 5).

Se após duas tentativas não se obtiver sucesso, o acesso intraósseo (IO) deve ser tentado. Consiste em técnica de simples aprendizado e suas complicações são inferiores a 1%. Pode ser realizado com eficácia em adultos e crianças em estado crítico, como via de emergência para infusão tanto de reposição volêmica quanto de medicações. O local para punção mais frequentemente usado em adultos e crianças corresponde à face interna da tíbia, 1 a 3 cm abaixo da tuberosidade tibial. Outros locais passíveis de punção intraóssea são: esterno, crista ilíaca, úmero, calcâneo, maléolo medial e fêmur. O acesso IO obtido em situações de emergência pode ser mantido por até 24 horas, havendo necessidade de

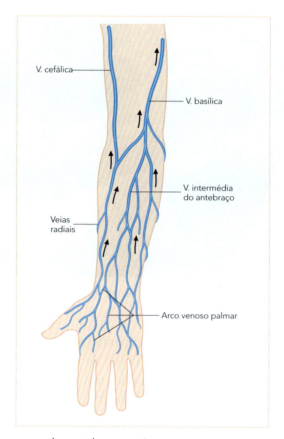

Figura 5   Anatomia venosa do membro superior.

substituí-lo após esse período (Figura 6). Caso esteja disponível, é possível utilizar o recurso da punção venosa guiada por ultrassonografia. A punção guiada por ultrassom tem alto índice de sucesso e baixas taxas de complicações, e pode ser realizada com segurança por equipes treinadas no procedimento[11,12].

Outras alternativas para acesso vascular são a dissecção venosa, geralmente realizada em veia safena interna distal, e o acesso venoso central (punção de veia jugular interna ou subclávia). Tais procedimentos demandam maior tempo, oferecem maior dificuldade técnica, apresentam taxas de sucesso e complicações semelhantes, e têm indicações bastante restritas em atendimento pré-hospitalar[13].

Em relação ao tipo de líquido e velocidade de infusão, já foram propostas diversas soluções, entre elas a salina hipertônica a 3% ou 7,5%, os coloides ou ainda a associação desses, porém até o momento não há evidência científica de que sejam melhores do que os cristaloides isotônicos (ringer lactato e solução fisiológica a 0,9%). A infusão deve ser realizada de preferência em pequenas quantidades, suficientemente para que se obtenha um pulso radial palpável (PA sistólica ao redor de 90 mmHg), principalmente em pacien-

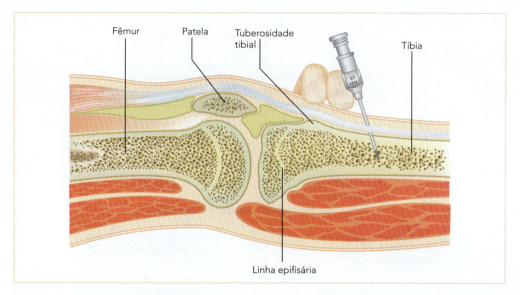

Figura 6   Esquema ilustrando posicionamento correto de punção intraóssea.

tes que apresentem lesões hemorrágicas não passíveis de contenção direta, corroborando com o conceito de reanimação hipotensiva, segundo o qual a elevação da pressão até níveis normais, por meio de infusão de cristaloides, pode gerar aumento ou recidiva do sangramento, bem como diluição e depleção relativa dos fatores de coagulação, levando à piora clínica do paciente[14,15]. Uma exceção a essa conduta são os pacientes que apresentem traumatismo cranioencefálico associado, visto que a hipotensão é extremamente deletéria ao sistema nervoso central, e a reanimação com fluidos deve ser titulada até que se obtenha uma pressão arterial sistólica acima de 90 mmHg, numa tentativa de se evitar a lesão cerebral secundária[16,17].

Cuidado especial deve ser tomado em relação à prevenção da hipotermia, visto que ela pode agravar ou mesmo desencadear coagulopatia associada ao trauma, com consequente aumento do sangramento.

Finalmente, o transporte ao centro de trauma deve seguir os protocolos regionais estabelecidos entre os serviços de emergência, e um contato prévio entre as equipes na cena, a regulação médica e o hospital de referência pode ser de extrema valia para o paciente, pois permite que as equipes intra-hospitalares estejam preparadas e muitas vezes, dependendo das condições da vítima e das lesões apresentadas, pode-se realizar o transporte direto para o centro cirúrgico, evitando assim perda de tempo na sala de emergência e possibilitando a realização do atendimento inicial e o tratamento definitivo de uma maneira mais rápida e eficiente[17].

O **Algoritmo 1** resume as orientações relativas ao atendimento do paciente traumatizado vítima de choque hemorrágico.

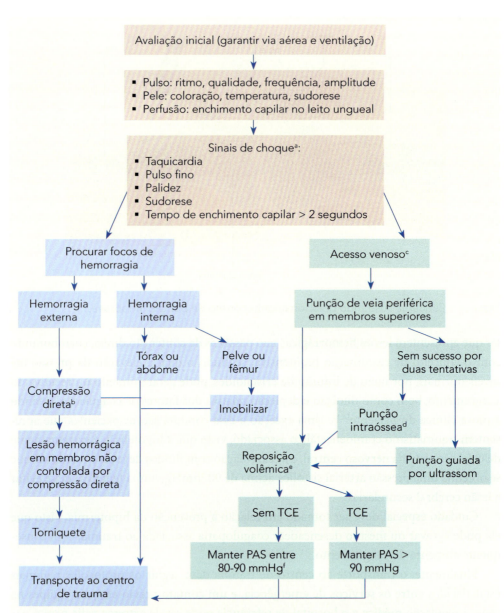

a. Situações fisiológicas que podem trazer fatores de confusão: atletas (bradicardia), extremos de idade (menor capacidade de compensação ao choque), gravidez (aumento do volume sanguíneo em até 50%), uso de medicamentos (hipotensores, antiarrítmicos) e patologias prévias.
b. Locais de difícil compressão (pescoço, axila, virilha): avaliar uso de curativos hemostáticos, se disponíveis.
c. Não perder tempo. Realizar a punção a caminho do hospital.
d. Dissecção venosa e acesso central são alternativas, porém demandam mais tempo e há maior índice de insucesso e complicações.
e. Cristaloides isotônicos: ringer lactato ou solução salina 0,9%.
f. Pulso radial palpável.

Algoritmo 1 Atendimento do paciente traumatizado vítima de choque hemorrágico.

Capítulo 12 | Choque **187**

✳ REFERÊNCIAS BIBLIOGRÁFICAS

1. Kauvar DS, Lefering R, Wade CE. Impact of haemorrhage on trauma outcome: An overview of epidemiology, clinical presentations, and therapeutic considerations. J Trauma. 2006;60:S3-11.
2. American College of Surgeons. ATLS: Advanced Trauma Life Support for doctors (student course manual). 8th ed. Chicago: American College of Surgeons; 2008.
3. Comitê do PHTLS da National Association of Emergency Medical Technicians (NAEMT) em cooperação com o Comitê de Trauma do Colégio Americano de Cirurgiões. Atendimento pré-hospitalar ao traumatizado, PHTLS/NAEMT. 7ª ed. Rio de Janeiro: Elsevier; 2011.
4. Lakstein D, Blumenfeld A, Sokolov T, et al. Tourniquets for haemorrhage control on the battlefield: a 4-year accumulated experience. J Trauma. 2003;54:S221-5.
5. Lee C, Porter KM, Hodgetts TJ. Tourniquet use in the civilian prehospital setting. Emerg Med J. 2007;24:584-7.
6. Pusateri AE, Holcomb JB, Kheirabadi BS, et al. Making sense of the preclinical literature on advanced haemostatic products. J Trauma. 2006;60:674-82.
7. Wedmore I, McManus JG, Pusateri AE, Holcomb JB. A special report on the chitosan-based haemostatic dressing: Experience in current combat operations. J Trauma. 2006;60:655-8.
8. Lee C, Porter K. The prehospital management of pelvic fractures. Emerg Med J. 2007;24(2):130-3.
9. Geeraedts T, Chhor V, Cheisson G, Martin L, Bessoud B, Ozanne A, et al. Clinical review: Initial management of blunt pelvic trauma patients with haemodynamic instability. Crit Care. 2007;11(1):204.
10. Walcher F, Weinlich M, Conrad G, et al. Prehospital ultrasound imaging improves management of abdominal trauma. Br J Surg. 2006;93:238-42.
11. Lamperti M, Bodenham AR, Pittiruti M, Blaivas M, Augoustides JG, Elbarbary M, et al. International evidence-based recommendations on ultrasound-guided vascular access. Intensive Care Med. 2012 Jul;38(7):1105-17. doi: 10.1007/s00134-012-2597-x. Epub 2012 May 22. Review.
12. Egan G, Healy D, O'Neill H, Clarke-Moloney M, Grace PA, Walsh SR. Ultrasound guidance for difficult peripheral venous access: systematic review and meta-analysis. Emerg Med J. 2013 Jul;30(7):521-6. doi: 10.1136/emermed-2012-201652. Epub 2012 Aug 11. Review.
13. Geeraedts Jr LMG, Kaasjager HAH, van Vugt AB, Frolke JPM. Exsanguination in trauma: A review of diagnostics and treatment options. Injury. 2009;11-20.
14. Cotton BA, et al. Guidelines for prehospital fluid resuscitation in the injured patient. J Trauma. 2009;67:389-402.
15. Theusinger OM, Madjdpour C, Spahn DR. Resuscitation and transfusion management in trauma patients: Emerging concepts. Curr Opin Crit Care. 2012;18(6):661-70.
16. McSwain NE, et al. State of the art of fluid resuscitation 2010: Prehospital and immediate transition to the hospital. J Trauma. 2011;70:S2-10(may supplement).
17. Tan PG, et al. Review article: Prehospital fluid management in traumatic brain injury. EMA. 2011;23:665-76.
18. Bulger EM, May S, Brasel KJ. et al. Out-of-hospital hypertonic resuscitation following severe traumatic brain injury: A randomized controlled trial. JAMA. 2010;304(13):1455-64.
19. Steele JT, Hoyt DB, Simons RK, et al. Is operating room resuscitation a way to save time? Am J Surg. 1997;174:683-7.

CAPÍTULO 13

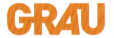

Interpretação rápida do ECG

Augusto Uchida
Ilustrações: Rodrigo Tonan

✱ CONCEITOS INTRODUTÓRIOS

Habitualmente, o eletrocardiograma (ECG) registra uma sequência da atividade elétrica do coração.

O nó sinusal (NSA), que fica localizado na junção da veia cava superior com o átrio direito, é normalmente a origem da ativação elétrica do coração. Uma onda de despolarização caminha do NSA para ativar o átrio direito e logo na sequência o átrio esquerdo, gerando no ECG a onda P.

A seguir, a onda de despolarização atinge o nó atrioventricular (NAV). Nessa região do coração, ocorre uma lentificação da condução elétrica para evitar que a ativação elétrica dos átrios coincida com a ativação dos ventrículos. Nesse momento, o ECG não registra nenhuma deflexão específica.

Após passar pelo NAV, o estímulo elétrico atinge o feixe de His, que está localizado no septo interventricular, e a velocidade de condução torna a acelerar. Com a ativação septal, o ECG registra uma onda Q. A seguir, a onda de despolarização ativa as paredes livres dos ventrículos direito e esquerdo ao passar pelos ramos e divisões do feixe de His, promovendo o surgimento da onda R. Logo na sequência, as porções basais dos ventrículos são ativadas, gerando a onda S. As ondas Q, R e S formam o complexo QRS, que representa todo o processo de ativação de ambos os ventrículos.

Por fim, após todo o processo de ativação (despolarização) dos ventrículos, ocorre o fenômeno da repolarização ventricular que no ECG é representado pelo segmento ST e pela onda T. Pode existir ainda uma onda U, que é uma deflexão que ocorre logo após a onda T em cerca de 40% dos indivíduos normais. Sua amplitude é geralmente pequena e proporcional à da onda T, é mais fácil de ser identificada em baixas frequências cardíacas e possui um formato semelhante a uma onda P. Os mecanismos relacionados à gênese da onda U ainda não são totalmente esclarecidos. A onda U, quando oposta à onda T, é um indicativo de doença.

A repolarização dos átrios gera uma deflexão denominada onda T atrial, que comumente coincide com o complexo QRS e, por isso, não pode ser identificada na vasta maioria dos casos.

Em resumo:

- A onda P corresponde à ativação de ambos os átrios.
- A onda Q corresponde à ativação do septo interventricular.
- A onda R é a deflexão gerada pela ativação das paredes livres dos ventrículos.
- A onda S equivale à ativação das porções basais dos ventrículos.
- A onda T é a principal deflexão da repolarização ventricular.

A Figura 1 ilustra a sequência da ativação elétrica cardíaca com as deflexões correspondentes no ECG.

Derivações eletrocardiográficas

A derivação deve ser entendida como um ponto de vista. Cada derivação observa o mesmo fenômeno elétrico de um ângulo diferente, ou seja, com um ponto de vista distinto (Figura 2). Algumas derivações permitem melhor visualização da ativação atrial (onda P) e outras permitem melhor visualização da ativação septal (onda Q) e assim por diante. As derivações do ECG são categorizadas classicamente em dois planos: frontal e horizontal.

Derivações do plano frontal

Também denominadas derivações periféricas, são obtidas pelo posicionamento dos eletrodos nos membros superiores e inferiores. As derivações do plano frontal são: D1, D2, D3, aVR, aVL e aVF (Figura 3).

Derivações do plano horizontal

Também denominadas derivações precordiais (Figura 4), são registradas pelo posicionamento de eletrodos na superfície do tórax, conforme demonstra a Tabela 1.

É possível traçar uma correlação entre a região do ventrículo esquerdo e as derivações do ECG:

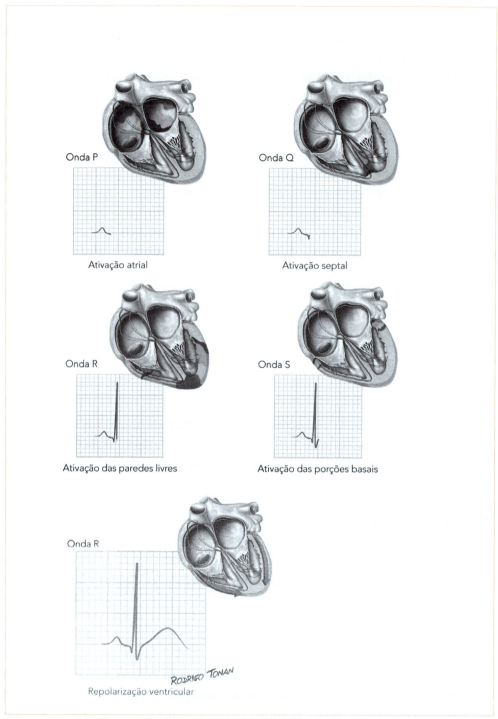

Figura 1 Sequência de ativação do coração com as principais deflexões do eletrocardiograma.

Capítulo 13 | Interpretação rápida do ECG 191

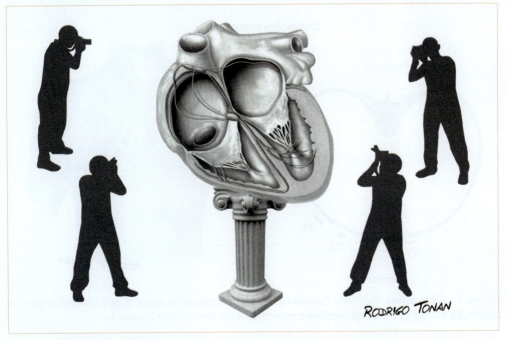

Figura 2   Derivações do eletrocardiograma. Cada derivação enxerga o mesmo fenômeno de um ponto de vista diferente.

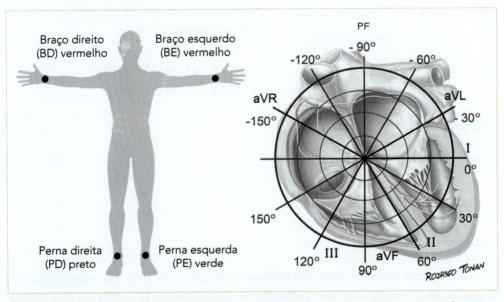

Figura 3   Derivações do plano frontal (PF). São obtidas através do posicionamento de quatro eletrodos nos braços e pernas, conforme a ilustração acima. Assim, temos o registro de seis derivações, sendo três bipolares (D1, D2 e D3) e três unipolares (aVR, aVL, aVF).

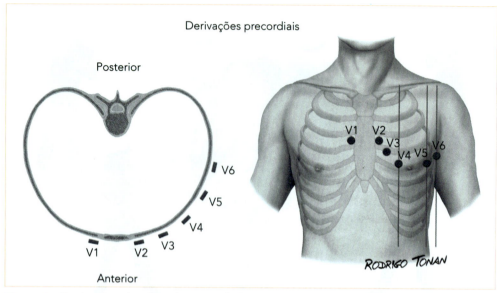

Figura 4 Derivações do plano horizontal. O posicionamento correto dos eletrodos para a obtenção do registro das derivações precordiais está descrito na Tabela 1.

Tabela 1 Derivações do plano horizontal

Derivações clássicas do plano horizontal	Posicionamento do eletrodo
V1	4° EIC, na borda esternal direita
V2	4° EIC, na borda esternal esquerda
V3	5° EICE, entre V2 e V4
V4	5° EICE, na LHCE
V5	5° EICE, na linha axilar anterior
V6	5° EICE, na linha axilar média

- Região inferior: D2, D3, aVF.
- Região anterior: V1 a V4.
- Região anterior extensa: V1 a V6.
- Região anterosseptal: V1 a V3.
- Região lateral: D1, aVL, V5 e V6.

Registro do ECG

É usualmente realizado com uma calibração em que 1 mV = 10 mm e com velocidade padrão de 25 mm/s. Com essa padronização de registro do ECG (Figura 5), a menor unidade de área (menor quadrado) vale 1 mm na vertical e 0,04 s na horizontal. Assim, cinco quadrados menores equivalem a 5 mm na vertical e 0,20 s na horizontal. Costumei-

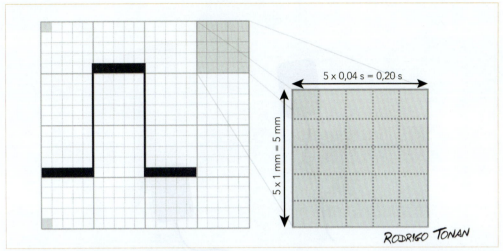

Figura 5 Padrão de registro do ECG com calibração N, no qual 1 mV equivale a 10 mm e a velocidade de registro é de 25 mm/s. Assim, cada quadradinho vale 1 mm na vertical e 0,04 s na horizontal.

ramente, o ECG é obtido com 12 derivações: 6 do plano frontal e 6 do plano horizontal (Figura 6).

Outras formas usuais de registro eletrocardiográfico na sala de emergência são:

1. Pás do desfibrilador (Figura 7). Um registro eletrocardiográfico pode ser obtido pelo posicionamento anterolateral das pás do desfibrilador.

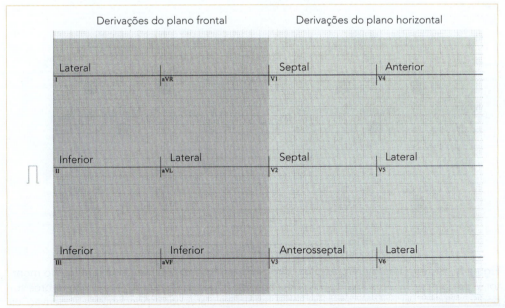

Figura 6 ECG com doze derivações clássicas: seis derivações do plano frontal e seis do plano horizontal. As derivações V1 e V2 também são conhecidas como precordiais direitas.

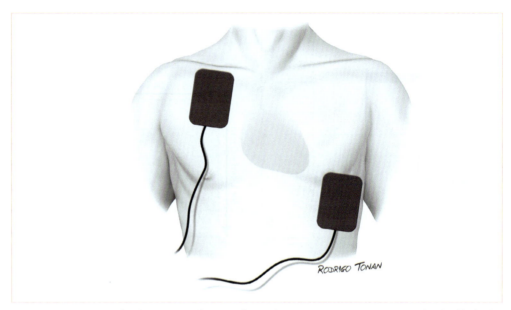

Figura 7 Um traçado de ECG pode ser adquirido ao se posicionar as pás do desfibrilador na região anterolateral do tórax.

2. Sistemas de monitorização. Registros eletrocardiográficos podem ser obtidos com um monitor eletrocardiográfico. O posicionamento dos eletrodos para obtenção de registros de monitor é padronizado conforme a Figura 8. São dois os padrões mais utilizados na prática: AHA (American Heart Association) e IEC (International Engineering Consortium).

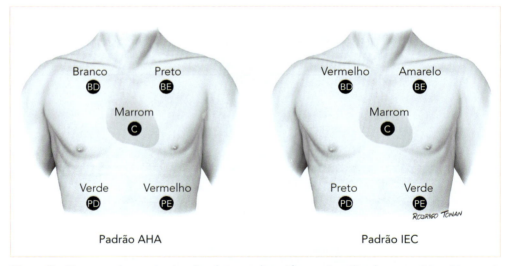

Figura 8 Sistemas de monitorização eletrocardiográfica mais utilizados na prática. No monitor, é possível visualizar somente uma derivação de cada vez. As derivações dos membros superiores devem ser posicionadas nas linhas hemiclaviculares correspondentes e as derivações dos membros inferiores devem ser posicionadas nas linhas hipocondriais correspondentes. BD: braço direito; BE: braço esquerdo; C: centro do tórax; PD: perna direita; PE: perna esquerda.

❋ ANÁLISE DO ECG

A Figura 9 mostra as principais deflexões e intervalos do ECG que devem ser avaliados.
Idealmente, deve-se adotar uma sistemática para a análise do ECG. Uma sugestão prática é seguir a sequência do Quadro 1.

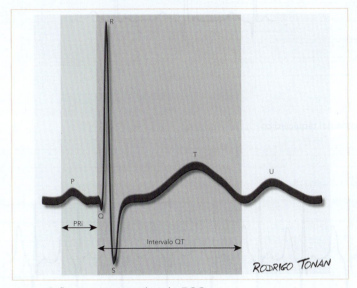

Figura 9   Principais deflexões e intervalos do ECG.

Quadro 1   Sequência de análise do ECG

Ritmo
Frequência cardíaca
Ativação atrial
Condução atrioventricular
Ativação ventricular
Repolarização ventricular

1. **Ritmo.** O ritmo sinusal (Figura 10) é o normal e caracteriza-se pela presença de onda P monofásica e positiva em D1, D2 e D3 e negativa em aVR.
2. **Frequência cardíaca (FC).** A FC normal do adulto varia de 50 a 100 bpm. Ela pode ser estimada com a regra dos 1.500 (Figura 11): basta dividir 1.500 pelo número de quadrados menores (unidade menor = 0,04 s ou 40 ms) que contém o intervalo RR.
3. **Ativação atrial.** Habitualmente, a ativação dos átrios gera a onda P, que se caracteriza por ser monofásica (formato arredondado), com amplitude inferior a 2,5 mm e du-

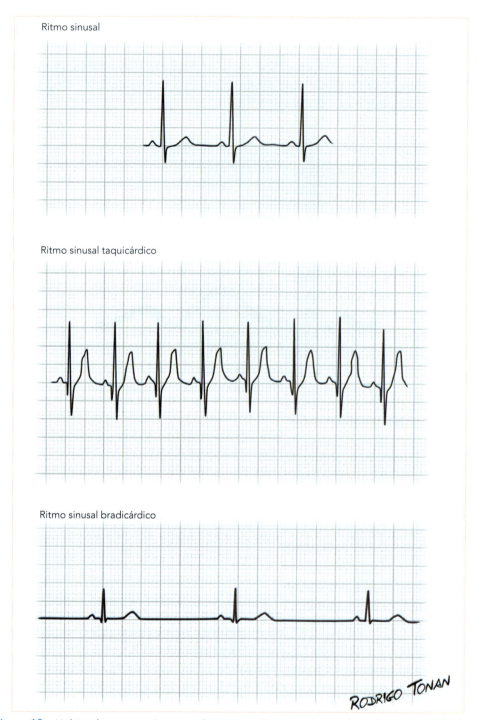

Figura 10 Habitualmente, o rítmo predominante é o sinusal, com frequência variando de 50 a 10 bpm. Quando a frequência é inferior a 50 bpm, temos uma bradicardia sinusal, e quando a frequência é superior a 100, temos uma taquicardia sinusal.

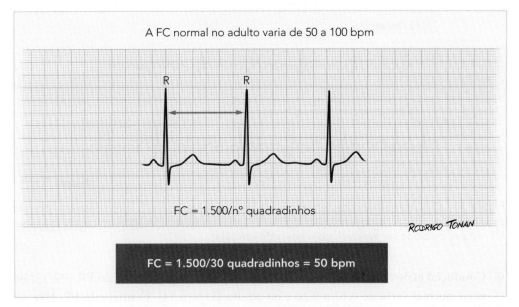

Figura 11 Cálculo prático da frequência cardíaca. Divida 1.500 pelo número de quadradinhos do intervalo RR para obter a frequência cardíaca em batimentos por minuto.

ração de até 0,08 s. Uma onda P com amplitude igual ou superior a 2,5 mm indica sobrecarga atrial direita e uma onda P com duração superior a 0,08 s indica sobrecarga atrial esquerda. Em condições normais, toda onda P deve estar seguida do complexo QRS, com uma relação atrioventricular de 1:1. A ausência da onda P deve levantar a suspeita de arritmias, como fibrilação atrial (Figura 12), ritmo juncional e pausas sinusais, entre outras. Quando a ativação atrial produz ondas com formato senoidal e frequência de disparo igual ou superior a 250 bpm, temos o diagnóstico de *flutter* atrial (Figura 13).

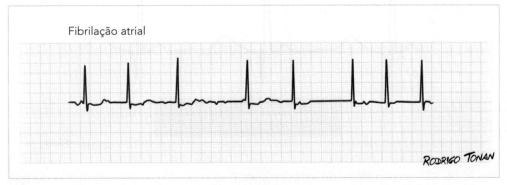

Figura 12 Ritmo de fibrilação atrial. A onda P está ausente e os intervalos RR são irregulares.

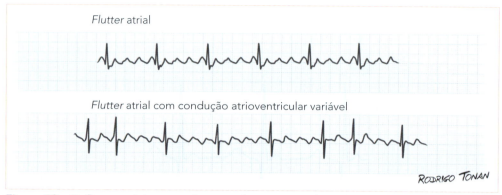

Figura 13 O *flutter* atrial caracteriza-se pela presença de ondas F que possuem aspecto senoidal. A condução atrioventricular do *flutter* atrial pode ser fixa, determinando intervalo RR regular, ou pode ser variável, com intervalo irregular.

4. **Condução atrioventricular.** É avaliada essencialmente pelo intervalo PR (PRi), cujo valor normal varia de 0,12 a 0,20 s no adulto (Figura 14). O intervalo PR deve ser medido do início da onda P ao início do complexo QRS. O PRi varia fisiologicamente conforme a FC, sendo maior na bradicardia e menor na taquicardia. Quando o PRi está prolongado, superando 0,20 s, temos o diagnóstico de bloqueio atrioventricular

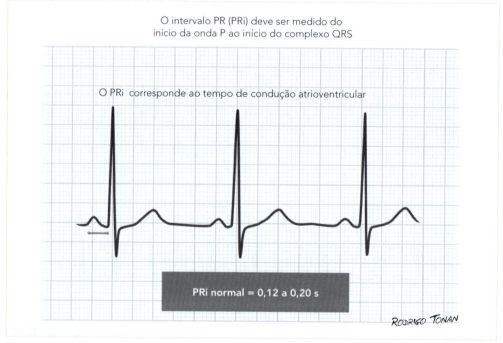

Figura 14 O intervalo PR vai do início da onda P ao início do complexo QRS. Sua duração varia conforme a frequência cardíaca.

(BAV) de primeiro grau. Prolongamentos maiores do PRi podem determinar o surgimento de bloqueios atrioventriculares de segundo e terceiro graus. O BAV de segundo grau pode ser classificado como Mobitz 1, Mobitz 2, fixo ou avançado. No BAV de segundo grau Mobitz 1 nota-se um aumento progressivo do PRi até que uma onda P é bloqueada, ou seja, não é seguida por um complexo QRS. No BAV de segundo grau Mobitz 2, a onda P é bloqueada subitamente e o PRi é fixo antes e após o bloqueio. O BAV de segundo grau fixo tem uma relação P:QRS fixa de 2:1, 3:1, ou seja, duas ondas P para cada complexo QRS, três ondas P para cada complexo QRS. No BAV de segundo grau avançado, a relação P:QRS é superior a 3:1 ou há períodos de dissociação ventricular. O BAV de terceiro grau ou BAV total caracteriza-se pela dissociação atrioventricular com a frequência atrial superior à frequência ventricular. No BAV total, o coração é comandado por dois marca-passos independentes: um marca-passo comanda os átrios (geralmente o sinusal) e um marca-passo comanda os ventrículos. Se o comando ventricular tem origem no feixe de His, o complexo QRS é estreito, e se o comando ventricular ocorre no miocárdio ventricular, o complexo QRS é alargado (QRS > 0,12 s). Quando o PRi é curto, inferior a 0,12 s, é possível, em alguns casos, definir o diagnóstico de pré-excitação ventricular.

5. **Ativação ventricular.** Caracterizada pela inscrição do complexo QRS, que é um conjunto de deflexões que representam a despolarização dos ventrículos. O complexo QRS dura habitualmente até 0,12 s. Seu eixo normal varia de -30 a +110 graus no PF e para trás no PH, onde a onda R cresce progressivamente e a onda S decresce de V1 a V6. Por convenção, a nomenclatura das deflexões do complexo QRS são assim definidas: onda Q ou q é a primeira onda negativa do complexo QRS seguida de uma onda R ou r. Ondas de menor voltagem escrevem-se com letra minúscula (q), e as de maior profundidade, com letra maiúscula (Q). Onda R ou r é a primeira onda positiva do complexo QRS precedida ou não de Q ou q e sucedida ou não de S ou s. Ondas R, R' e R": primeira, segunda e terceira deflexão positiva do complexo QRS. Ondas S, S' e S": primeira, segunda e terceira deflexão negativa após a primeira, segunda ou terceira onda positiva do complexo QRS. Onda Q anormal ou patológica deve ter a duração aumentada (superior a 0,04 s) e/ou amplitude aumentada (superior a 3 mm ou 25% do tamanho da onda R) e usualmente indica área eletricamente inativa. Em ritmo sinusal, o complexo QRS com duração igual ou superior a 0,12 s indica distúrbio da condução intraventricular, geralmente bloqueio de ramo direito ou esquerdo (Figura 15). Complexos QRS de baixa voltagem são caracterizados quando a sua amplitude é inferior a 5 mm nas derivações do plano frontal ou inferior a 8 mm nas derivações precordiais. Taquicardias supraventriculares costumam gerar taquiarritmias com QRS estreito, ou seja, duração inferior a 0,12 s (Figuras 16A e B). Existem inúmeros tipos de taquicardias supraventriculares, mas sinais eletrocardiográficos es-

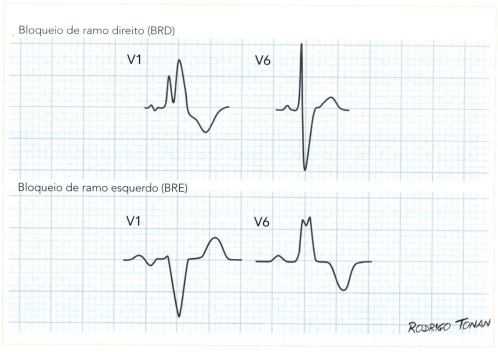

Figura 15 No BRD, o complexo QRS é predominantemente positivo, com morfologia em M na derivação V1. No BRE, o complexo QRS é predominantemente negativo em V1, com morfologia em torre na derivação V6.

pecíficos que diferenciam essas arritmias devem ser reconhecidos por especialistas. Taquicardias ventriculares geram taquiarritmias com QRS largo (Figuras 17A e B). Em geral, têm maior risco para evoluir para quadros de fibrilação ventricular e parada cardiorrespiratória. Em alguns casos, taquicardias supraventriculares podem gerar taquiarritmias com QRS largo (duração superior a 0,12 s). Como cerca de 80% dos casos de taquicardias de QRS largo são ventriculares, deve-se assumir que toda taquicardia com QRS largo deve ser, *a priori*, uma taquicardia ventricular. Algoritmos para diagnóstico diferencial das taquicardias de QRS largo devem ser aplicados somente por especialistas treinados.

6. **Repolarização ventricular.** Compreende a análise do segmento ST, da onda T e do intervalo QT. O segmento ST usualmente é uma linha isoelétrica e une o complexo QRS à onda T. Desvios do segmento ST (infradesnível ou supradesnível) podem indicar isquemia miocárdica, todavia, podem ser considerados padrões variantes do normal ou serem documentos em diversas outras situações clínicas. As principais causas de elevação do segmento ST são: infarto agudo do miocárdio, repolarização precoce, variação do normal, sobrecarga ventricular esquerda, distúrbios da condução intraventricular, estimulação cardíaca artificial (marca-passo), pericardite, miocardite, aneurisma

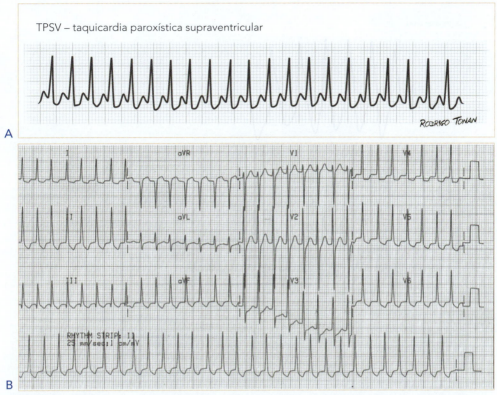

Figura 16 A. Exemplo de TPSV. Trata-se de taquicardia regular de QRS estreito que se origina acima da bifurcação do feixe de His. O termo paroxístico significa que o início e o final são súbitos. B. Exemplo de taquicardia paroxística supraventricular no registro eletrocardiográfico de doze derivações.

ventricular esquerdo, síndrome de Brugada, distúrbios eletrolíticos, tromboembolismo pulmonar, hipotermia, contusão miocárdica, feocromocitoma, cardiomiopatia de Takotsubo, artefato. As principais causas de depressão do segmento ST são: bloqueios de ramo esquerdo e direito, pré-excitação ventricular tipo Wolff-Parkinson-White e estimulação cardíaca artificial (marca-passo artificial), taquiarritmias, infarto agudo do miocárdio, angina instável, sobrecargas ventriculares direita e esquerda, pericardite, miocardite, ação de drogas, distúrbios eletrolíticos, tromboembolismo pulmonar. Um exemplo de elevação do segmento ST por quadro de infarto agudo do miocárdio (IAM) pode ser visto na Figura 18.

A onda T tem morfologia assimétrica, com porção inicial ascendente mais lenta e com amplitude de até 6 mm no PF e de até 12 mm no PH. Usualmente, as alterações da onda T são inespecíficas. Alterações dinâmicas da onda T durante quadros de *angina pectoris* indicam isquemia miocárdica.

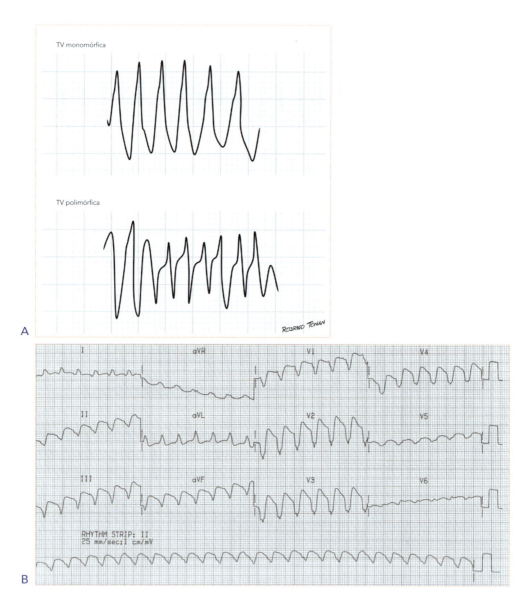

Figura 17 A. Tipos de taquicardia ventricular (TV). As taquicardias ventriculares se originam após a bifurcação do feixe de His e aparecem no ECG como taquicardias de QRS largo. B. Exemplo de taquicardia ventricular monomórfica documentada num ECG de 12 derivações.

Intervalo QT é o intervalo que vai do início do complexo QRS até o final reconhecível da onda T. A duração do intervalo QT é inversamente proporcional à FC e existem fórmulas que devem ser aplicadas para a correção do intervalo QT pela FC.

A fórmula mais amplamente adotada na prática clínica é a de Bazett: QT corrigido = QT medido / √RR (nota: os intervalos QT e RR devem ser considerados em segundos).

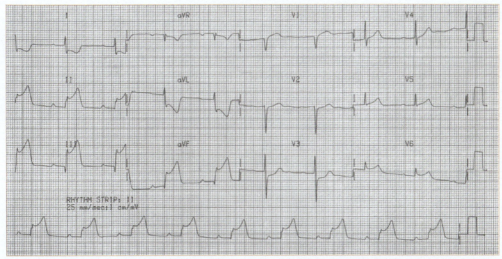

Figura 18 Exemplo de infarto agudo do miocárdio inferior. A elevação do segmento ST nas derivações de D2, D3 e aVF define o acometimento do IAM na região do ventrículo esquerdo.

O intervalo QT corrigido (QTc) é considerado prolongado quando superior a 0,45 s no sexo masculino e superior a 0,47 s no sexo feminino. O intervalo QT corrigido é curto quando inferior a 0,35 s.

A Figura 19 mostra um exemplo de ECG normal, registrado com as 12 derivações clássicas:

- Ritmo sinusal.
- Frequência cardíaca de 74 bpm.

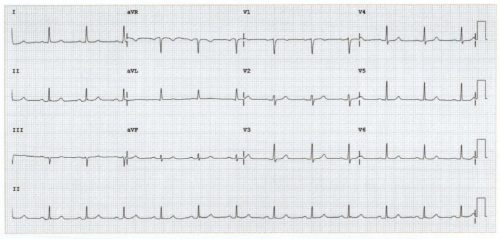

Figura 19 Exemplo de ECG normal, registrado com as 12 derivações clássicas.

- Ativação atrial. Onda P de morfologia, amplitude, duração e orientação dentro dos limites da normalidade.
- Condução atrioventricular. Intervalo PR dentro dos limites da normalidade.
- Ativação ventricular. Complexo QRS de morfologia, amplitude, duração e orientação dentro dos limites da normalidade.
- Repolarização ventricular. Onda T, segmento ST e intervalo QT dentro dos limites da normalidade.

✳ BIBLIOGRAFIA

1. Sociedade Brasileira de Cardiologia. Diretrizes da Sociedade Brasileira de Cardiologia sobre análise e emissão de laudos eletrocardiográficos (2009). Arq Bras Cardiol. 2009;93(3 supl.2):1-19.
2. Meek S, Morris F. ABC of clinical electrocardiography. Introduction. I- Leads, rate, rhythm, and cardiac axis. BMJ. 2002 Feb 16;324(7334):415-8.
3. Wagner GS, Macfarlane P, Wellens H, Josephson M, Gorgels A, Mirvis DM, et al.; American Heart Association Electrocardiography and Arrhythmias Committee, Council on Clinical Cardiology; American College of Cardiology Foundation; Heart Rhythm Society. AHA/ACCF/HRS recommendations for the standardization and interpretation of the electrocardiogram: part VI: acute ischemia/infarction: a scientific statement from the American Heart Association Electrocardiography and Arrhythmias Committee, Council on Clinical Cardiology; the American College of Cardiology Foundation; and the Heart Rhythm Society. Endorsed by the International Society for Computerized Electrocardiology. J Am Coll Cardiol. 2009 Mar 17;53(11):1003-11.
4. Huang HD, Birnbaum Y. ST elevation: Differentiation between ST elevation myocardial infarction and nonischemic ST elevation. J Electrocardiol. 2011 Sep-Oct;44(5):494.
5. Channer K, Morris F. ABC of clinical electrocardiography: Myocardial ischaemia. BMJ. 2002 Apr 27;324(7344):1023-6.
6. Edhouse J, Morris F. ABC of clinical electrocardiography: Broad complex tachycardia – Part II. BMJ. 2002 Mar 30;324(7340):776-9.

CAPÍTULO **14**

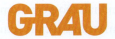

Propedêutica armada

Luiz Guilherme Villares da Costa
Maria Cecília de Toledo Damasceno

✱ INTRODUÇÃO

O atendimento pré-hospitalar (APH) desenvolve-se, muitas vezes, em cenários complexos, onde o exame clínico da vítima pode ficar prejudicado por questões ambientais, como barulho, falta de iluminação, locais perigosos para a equipe e o paciente, sendo necessário e frequente proceder a rápida operação de evacuação de todos os envolvidos no atendimento. Existe também a necessidade de se trabalhar com equipamentos portáteis, de fácil transporte, para facilitar o dia a dia, além de propiciarem grande autonomia de uso e robustez para o manuseio em locais adversos.

Existem equipamentos que permitem a monitorização da ventilação, frequência cardíaca, pressão arterial, débito cardíaco e concentração de gases (CO_2, CO, etc.). Também aparelhos que avaliam indiretamente o metabolismo e a perfusão tecidual, trocas gasosas, marcadores de necrose miocárdica, além dos equipamentos de ultrassom, que permitem correlação anatômica, fisiológica e patológica.

Monitorização cardíaca, oximetria de pulso e pressão arterial não invasiva são os procedimentos básicos a serem instituídos em todos os pacientes atendidos pela equipe de APH, lembrando que a investigação no âmbito pré-hospitalar tem valia, se o resultado alterar o manejo imediato do paciente, e que o transporte não deva ser retardado em busca de eventuais diagnósticos.

✱ A (VIA AÉREA)

O adequado manejo da via aérea é fundamental para o bom atendimento, constituindo etapa bastante crítica do atendimento. As manobras de desobstrução das vias aéreas são discutidas no Capítulo "Ressuscitação cardiopulmonar: Suporte Básico e Avançado de Vida". Máscaras faciais de oxigênio com reservatório e sem reinalação permitem oferecer concentração de oxigênio entre 90 e 100% (10 a 15 L), e máscaras faciais sem reservatório, concentrações entre 40 e 60% (8 a 10 L). Cateter de oxigênio, hoje, tem sido pouco utilizado pelo GRAU, e permite oferecer de 24 a 35% de oxigênio suplementar ao paciente (1 a 6 L). Pacientes com DPOC podem beneficiar-se do uso de máscara de Venturi, com o qual é possível estabelecer de forma eficiente as concentrações de oxigênio a serem ofertadas, sem risco de retenção de CO_2.

No manejo da via aérea avançada contamos com recursos que facilitam a realização do procedimento, como os videolaringoscópios (Figura 1) que permitem a visualização direta anatômica, possibilitando a percepção de danos estruturais, edema, desvios, corpo estranho e alterações na anatomia. Máscaras laríngeas com visores de LED para observação direta e broncoscópios portáteis também podem ser úteis (Figura 2).

A confirmação de intubação traqueal ou de ventilação efetiva (máscara laríngea, tubo laríngeo, ventilação bolsa-valva-máscara, etc.) pode ser determinada com o uso de capnógrafos e capnômetros (Figura 3), auxiliando no correto posicionamento de dispositivos de ventilação, aumentando a segurança do atendimento.

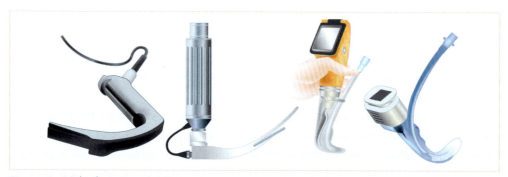

Figura 1 Videolaringoscópios.

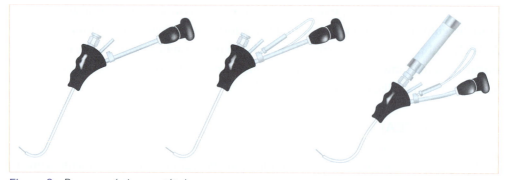

Figura 2 Broncoscópios portáteis.

✱ B (VENTILAÇÃO)

A capnografia é instrumento elementar de monitorização ventilatória, permitindo diagnosticar broncoespasmo (Figura 4), pneumotórax (Figura 5), baixo débito pulmonar (Figura 6), comunicações intracardíacas, depressão respiratória, restrição a expansibili-

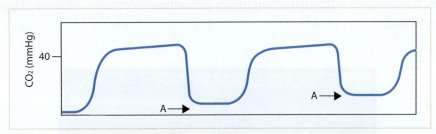

Figura 3   Capnografia confirmando posicionamento correto na via aérea.

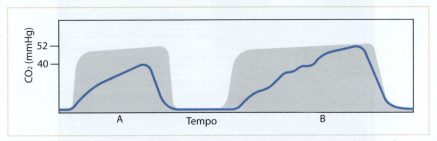

Figura 4   Broncoespasmo – note o formato ascendente da curva de capnografia.

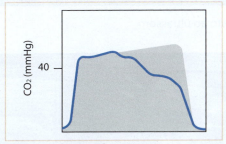

Figura 5   Pneumotórax visto na capnografia.

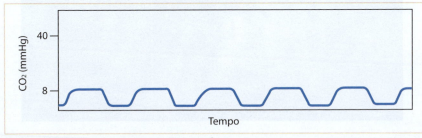

Figura 6 Baixo débito pulmonar na capnografia.

dade torácica, hiper e hipocapnia (fundamental no cuidado do paciente neurológico) e ser instrumento de auxílio prognóstico e de monitorização da qualidade da ressuscitação cardiopulmonar.

A ultrassonografia, que hoje conta com aparelhos bastante portáteis, encontra papel importante na visualização de pneumotórax (Figura 7), congestão pulmonar, condensações, hepatizações pulmonares, contusões pulmonares, derrames pleurais (Figura 8), hemotórax, etc.

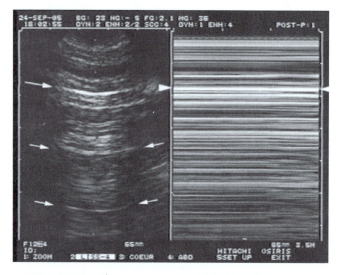

Figura 7   Pneumotórax visto ao ultrassom.

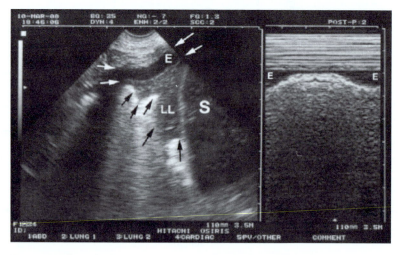

Figura 8   Derrame pleural.

✳ C (CIRCULAÇÃO)

São vários os dispositivos diagnósticos atualmente disponíveis que permitem a avaliação de elementos bioquímicos, metabólitos perfusionais, índices de fluxo tecidual de macro e microcirculação. Comecemos pela análise de sangue que pode ser feita de forma *point-of-care* na cena de atendimento. Dispositivos portáteis, a bateria, podem dosar eletrólitos, tempo de protrombina, hemoglobina e hematócrito, ureia, troponina I, peptídeo natriurético atrial, gasometria arterial e venosa, lactato, entre outros. Permitem avaliação de sangramentos ativos, perfusão tecidual, discrasias sanguíneas, distúrbios ventilatórios ou ventilatório-perfusionais, e trazem dados que podem melhorar o tratamento pré-hospitalar.

Monitores multiparamétricos (Figura 10) favorecem o atendimento no âmbito pré-hospitalar, pela praticidade de permitir a mensuração de vários dados simultaneamente e o armazenamento de parâmetros vitais seriados ao longo de um período definido, facilitando a análise retrospectiva de dados e auxiliando no entendimento fisiopatológico do caso. Dados como pressão arterial não invasiva, frequência cardíaca e respiratória, oximetria de pulso e temperatura ou ainda capnografia são facilmente disponíveis em muitos dispositivos de abordagem multiparâmetro não invasivos.

Monitores com capacidade de avaliação de hemoglobina oxigenada e com maior precisão na mensuração por utilizarem várias formas de análise mostram-se interessantes aos profissionais de APH, estimando o estado hemodinâmico e hemorragias em curso. Esses mesmos dispositivos podem trazer a leitura de gases como CO, ampliando ainda mais sua utilidade no campo de intoxicações. Meta-hemoglobina também pode ser men-

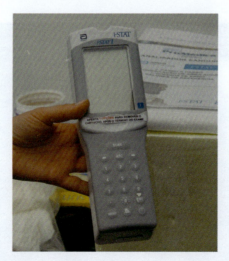

Figura 9 Analisador portátil sanguíneo. Imagem cedida por Maria Cecília de Toledo Damasceno.

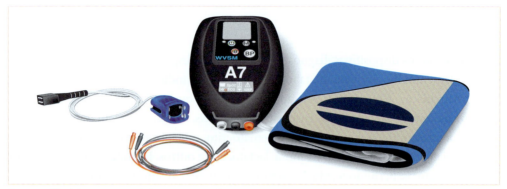

Figura 10 Monitor portátil mutiparamétrico.

surada por esses aparelhos. Outra funcionalidade são índices de variabilidade de onda de pulso que podem ajudar a identificar pacientes com fluidorresponsividade.

A ultrassonografia como recurso diagnóstico dos parâmetros circulatórios, hoje, permite a elucidação em hemorragias intra-abdominais (*focused abdominal sonography test – FAST*), intratorácicas, de membros, além de permitir análise rápida de função cardíaca pelo uso do ecocardiograma transtorácico. Este último traz dados fundamentais sobre contratilidade miocárdica, existência ou não de tamponamentos, perfurações, dados de débito cardíaco, função do aparelho valvar, análise aórtica, além de guiar punções de derrames pleurais, hemotórax, vasculares e de derrame pericárdico (Figura 11).

Com relação à monitorização de perfusão tecidual, temos a microscopia intravital desenvolvida para avaliação de pacientes sépticos e a tonometria gástrica, que podem vir a ser úteis futuramente em APH.

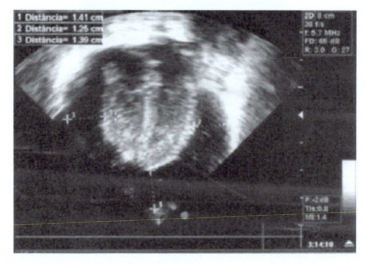

Figura 11 Tamponamento pericárdico extenso.

✳ D (NEUROLÓGICO)

Pacientes com quadro clínico de hipertensão intracraniana, seja de origem traumática ou não, assim como aqueles com doenças cerebrais isquêmicas, necessitam de monitorização mais agressiva e precisa. O dado do fluxo sanguíneo cerebral é essencial para o adequado tratamento. A correlação entre a melhor pressão arterial que nosso paciente necessita e o gradiente de pressão na vasculatura cerebral capaz de gerar o referido fluxo hoje é fundamental para que medidas protetivas cerebrais sejam instituídas. O uso do ultrassom doppler transcraniano (Figura 12) no âmbito intra-hospitalar já propõe uma ressuscitação sistêmica guiada pelos dados gerados por ele. Essa estratégia é vital, pois numa situação de choque hemorrágico com hipotensão e traumatismo cranioencefálico grave com suposta hipertensão intracraniana (HIC), é muito perigoso subir a pressão arterial a níveis altos para melhor perfundir o encéfalo, às custas de uma potencial exsanguinação do politraumatizado por destamponamento de outras lesões sistêmicas. Com o doppler transcraniano seria possível encontrar um meio-termo.

Outra medida que a ultrassonografia traz é a medida da bainha de nervo óptico, que pode inferir quais pacientes apresentam HIC (> 55 mm). Estudos futuros devem mostrar se essa medida é fidedigna no acompanhamento e tratamento de pacientes com HIC.

A capnografia já citada anteriormente é fundamental para que possamos normoventilar (PCO_2 arterial entre 35 e 45 mmHg) (Figura 13) os pacientes com dano neurológico, evitando lesões secundárias. Isso não é possível se não houver monitorização gasimétrica. Deve-se lembrar que devido ao espaço morto da via aérea, o CO_2 exalado e medido pelo capnógrafo é em torno de 5 mmHg abaixo do sanguíneo.

Por fim, na questão neurológica, temos a oximetria cerebral por espectroscopia infravermelha (NIRS), mostrando resultados promissores em APH.

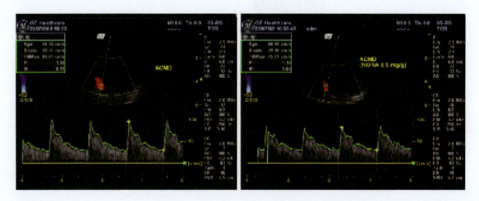

Figura 12   Doppler transcraniano mostrando fluxo na artéria cerebral média.

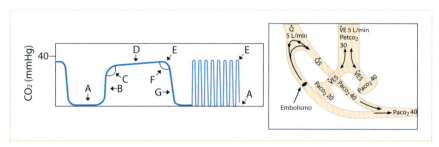

Figura 13   Capnografia: espaço morto fisiológico.

✱ E (EXPOSIÇÃO)

A mensuração da temperatura é fundamental para a condução do tratamento de vítimas com afecções neurológicas, evitando-se a qualquer preço a ocorrência da hipertermia, e em pacientes hipotérmicos, nos quais deve-se promover um aquecimento lento para não agravar a lesão. A melhor forma de se aferir a temperatura é por meio de medidas centrais como a timpânica (Figura 14), retal ou esofágica. É importante lembrar que a temperatura cutânea é até 2°C maior do que a cutânea, principalmente em pacientes com HIC. Termômetros de superfície com infravermelho também podem ser uteis especialmente em situações em que o contato com o paciente coloca a equipe em risco (p. ex., epidemia de Ebola) (Figura 15).

A oximetria transcutânea (muscular) é uma perspectiva futura para se analisar a curva de tendência dessa mensuração, podendo-se estimar como está a perfusão global do indivíduo (Figura 16).

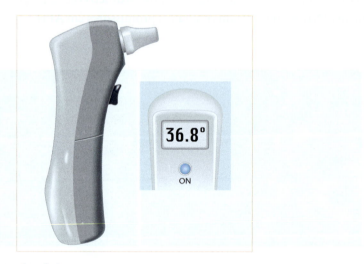

Figura 14   Termômetro timpânico.

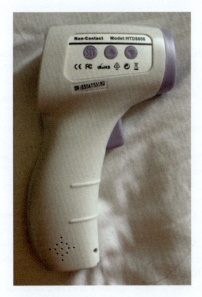

Figura 15   Termômetro de superfície com infravermelho. Imagem cedida por Maria Cecília de Toledo Damasceno.

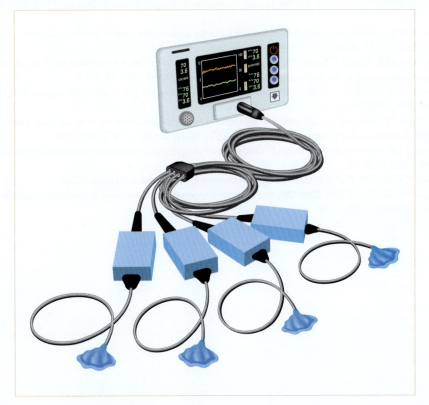

Figura 16   Oximetria transcutânea.

✳ BIBLIOGRAFIA

1. Société Française d'Anesthesie et de Réanimation, Samu de France, Société Francophone de Médecine d'Urgence, Société de Réanimation de Langue Française. [Monitoring of patients with severe trauma in prehospital care]. Rev Prat. 2006;56:859-64.
2. Langhan M. Availability and clinical utilization of capnography in the prehospital setting. Conn Med. 2011;75:197-201.
3. Kupnik D, Skok P. Capnometry in the prehospital setting: are we using its potential? Emerg Med J. 2007;24:614-7.
4. Hoyer HX, Vogl S, Schiemann U, et al. Prehospital ultrasound in emergency medicine: incidence, feasibility, indications and diagnoses. Eur J Emerg Med. 2010;17:254-9.
5. Lichtenstein DA, Meziere GA. Relevance of lung ultrasound in the diagnosis of acute respiratory failure: the BLUE protocol. Chest. 2008;134:117-25.
6. Okorie ON, Dellinger P. Lactate: biomarker and potential therapeutic target. Crit Care Clin. 2011;27:299-326.
7. Vandromme MJ, Griffin RL, Weinberg JA, et al. Lactate is a better predictor than systolic blood pressure for determining blood requirement and mortality: could prehospital measures improve trauma triage? J Am Coll Surg. 2010;210:861-9.
8. Davis DP, Aguilar S, Sonnleitner C, et al. Latency and loss of pulse oximetry signal with the use of digital probes during prehospital rapid-sequence intubation. Prehosp Emerg Care. 2011;15:18-22.
9. Nilson D, Partridge R, Suner S, et al. Non-invasive carboxyhemoglobin monitoring: screening emergency medical services patients for carbon monoxide exposure. Prehosp Disaster Med. 2010;25:253-6.
10. Dubick MA. Current concepts in fluid resuscitation for prehospital care of combat casualties. US Army Med Dep J. 2011:18-24.
11. Duchateau FX, Gauss T, Burnod A, et al. Feasibility of cardiac output estimation by ultrasonic cardiac output monitoring in the prehospital setting. Eur J Emerg Med. 2011;18:357-9.
12. Chenaitia H, Squarcioni C, Marie BP, et al. Transcranial sonography in prehospital setting. Am J Emerg Med. 2011;29:1231-3.
13. Scheeren TW, Schober P, Schwarte LA. Monitoring tissue oxygenation by near infrared spectroscopy (NIRS): background and current applications. J Clin Monit Comput. 2012;26:279-87.
14. Bledsoe BE, Hertelendy A, Romig LE. Disorders of temperature regulation: prehospital implications. JEMS. 2003;28:36-50.
15. Owen R, Castle N. Prehospital temperature control. Emerg Med J. 2008;25:375-6.
16. Sagraves SG, Newell MA, Bard MR, et al. Tissue oxygenation monitoring in the field: a new EMS vital sign. J Trauma. 2009;67:441-3; discussion 443-4.

CAPÍTULO 15

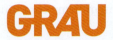

Imobilizações

Elaine Cristina de Melo Camargo
Rodrigo de Barros Camargo

✱ INTRODUÇÃO

O tripé do atendimento pré-hospitalar é formado por manutenção da via aérea, controle da hemorragia externa e do choque e imobilização do paciente.

O objetivo da imobilização é conter o sangramento no caso das fraturas de pelve, melhorar a dor nas fraturas com o alinhamento e impedir novos traumas ou lesões.

A imobilização da vítima assume importância ímpar quando do transporte até o hospital. Durante a avaliação e a manipulação da via aérea (ABCDE), grande cuidado deve ser tomado para evitar a movimentação excessiva da coluna cervical – a cabeça e o pescoço da vítima não devem ser hiperestendidos, hiperflexionados ou rodados com o intuito de estabelecer ou manter uma via aérea permeável. A proteção da medula da vítima deve ser feita e mantida com uso de dispositivos apropriados de imobilização. Considere a existência de uma lesão instável de coluna cervical – fraturas e/ou lesões de ligamentos – em toda vítima com traumatismos multissistêmicos, especialmente naqueles que apresentem nível de consciência alterado ou traumatismo fechado acima da clavícula (trauma craniano e maxilofacial). Se os dispositivos de imobilização tiverem de ser removidos temporariamente, um dos membros da equipe de trauma deve estabilizar manualmente a cabeça e o pescoço da vítima, mantendo-os alinhados.

✱ TÉCNICAS DE IMOBILIZAÇÃO

Aplicação do colar cervical

- Retirar qualquer vestimenta e outros adornos da área do pescoço da vítima.

- Examinar o pescoço da vítima antes de colocar o colar cervical.
- O socorrista 1 faz lentamente o alinhamento da cabeça e a mantém firme com uma leve tração para cima.
- O socorrista 2 escolhe o colar cervical de tamanho apropriado.
- O socorrista 2 deve colocar o colar cervical iniciando pela parte do queixo, deslizando o colar sobre o tórax da vítima até que seu queixo esteja apoiado firmemente sobre o colar (parte anterior).
- Deve passar a parte posterior do colar por trás do pescoço da vítima até se encontrar com a parte anterior (retirar o cabelo do colar cervical).
- Deve ajustar o colar e prender o velcro observando uma discreta folga (um dedo) entre o colar e o pescoço da vítima.
- Manter a imobilização lateral da cabeça (Figura 1).

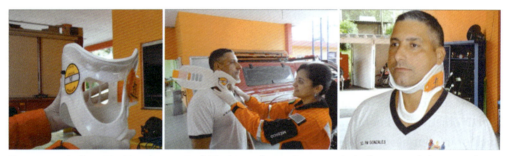

Figura 1 Aplicação do colar cervical. Todas as fotos deste capítulo foram cedidas por Elaine Cristina de Melo Camargo e Rodrigo de Barros Camargo (com colaboração do 3° GB – Bombeiros do Posto de Itaquera e do 7° GB).

Devido ao grande número de motociclistas nas ruas, a remoção do capacete tem sido tarefa frequente no atendimento pré-hospitalar. Deve ser realizada por duas pessoas. Enquanto uma realiza a estabilização e o alinhamento manual da cabeça e pescoço, a segunda abre o capacete lateralmente. Em seguida, a segunda pessoa remove o capacete com cuidado para não ferir o nariz e o occipício. Quando o capacete for muito justo, realizar pequenos movimentos anteriores e posteriores de pequena amplitude durante a tração, sem movimentação da coluna. Depois disso, a primeira pessoa segura a cabeça do paciente, enquanto a segunda mantém o pescoço estável e alinhado. Atentar para o tamanho apropriado do colar cervical e se a posição está adequada (Figura 2).

Controle da hemorragia externa e do choque (ABCDE)

A hemorragia é a causa mais comum de choque na vítima traumatizada. As lesões extensas de partes moles e as fraturas comprometem o estado hemodinâmico da vítima

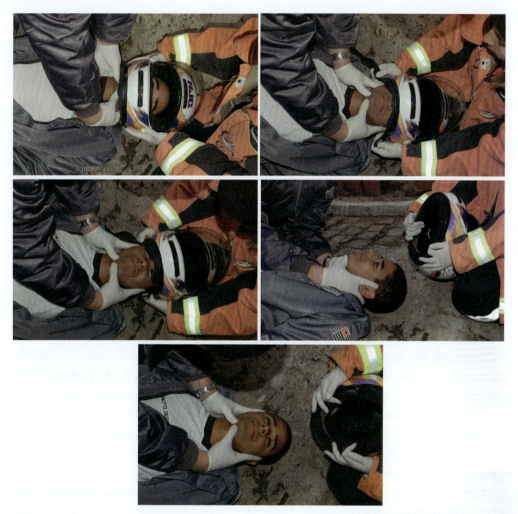

Figura 2   Remoção de capacete.

traumatizada pela perda de sangue. Uma fratura de úmero ou tíbia pode ocasionar perdas equivalentes a aproximadamente 750 mL de sangue, uma fratura de fêmur, até 1.500 mL e vários litros de sangue (até a volemia toda) podem acumular-se em um hematoma de retroperitônio consequente a fratura pélvica. Poderá existir perda sanguínea volumosa se considerarmos que, nos politraumatizados, inúmeras vezes há associação de fraturas [ex.: úmero (750 mL), fêmur (1.500 mL) e pelve (2.000 mL ou mais) = 4.250 mL]. Sabe-se que em um indivíduo adulto normal 7% do peso corporal é o valor estimado de sua volemia (70 kg – 5 L de sangue), o que ressalta a necessidade de diagnóstico e tratamento rápido das fraturas. O tratamento básico é interromper o sangramento e repor as perdas sanguíneas. As fraturas pélvicas associam-se, com frequência, a lesões viscerais intra e retroperitoneais e a lesões de estruturas vasculares. Pacientes com fraturas pélvicas instáveis e choque hemorrágico apresentam como fontes potenciais de perda sanguínea: superfícies ósseas fraturadas, plexos venosos pélvicos, lesão arterial pélvica ou fontes extrapélvicas. O anel pélvico deve ser temporariamente estabilizado ou "fechado" utilizando-se dispositivos de compressão (cinta pélvica, tala, lençol) com o intuito de diminuir a hemorragia (Figuras 3 e 4).

✱ TRANSPORTE DO PACIENTE POLITRAUMATIZADO

O transporte do paciente politraumatizado deve ser efetuado em imobilizador que mantenha a estabilidade de toda a coluna vertebral. O decúbito dorsal é a posição preferida, pois permite estabilização da coluna e início das medidas de suporte de vida. O paciente deve permanecer estabilizado manualmente até estar fixado ao imobilizador. O colar cervical isoladamente não é um bom imobilizador, pois não impede totalmente os movimentos da coluna cervical, principalmente o de lateralidade.

Prancha longa consiste em uma prancha mais larga na parte superior que na inferior (pés). Pode ser construída com compensado naval, plástico, madeira ou outro material resistente. São dispositivos de baixo custo, alta resistência e versatilidade. A espessura da prancha deve ser de poucos centímetros para facilitar a colocação do paciente e sua superfície deve ser lisa. A imobilização na prancha longa é unidimensional, desse modo, são necessários cintos (tirantes 3 ou 4) ou faixas de segurança para fixação de tronco e membros e um imobilizador especial para a cabeça visando evitar a movimentação lateral dela durante o transporte. Indicada para remover pacientes vítimas de traumatismos, como suporte secundário para pacientes imobilizados com o KED (*Kendrick Extrication Device*) e em extricações rápidas de veículos e resgates aquáticos. Pode-se improvisar com portas ou tábuas longas e resistentes.

O princípio básico da utilização da prancha longa consiste em estabilizar manualmente a cabeça e o pescoço e movimentar o paciente em bloco de maneira sincronizada. Na presença ou suspeita de lesões instáveis de coluna dorsal, a prancha longa propicia

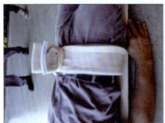 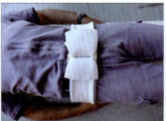 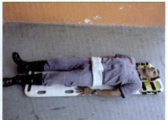

Figura 3 Estabilização do anel pélvico.

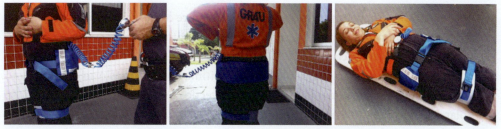

Figura 4 Estabilização do anel pélvico com dispositivo específico.

imobilização completa do corpo da vítima, mas sua superfície dura pode propiciar úlceras de decúbito após duas horas do início da sua utilização. Assim, recomenda-se a transferência da vítima assim que possível para uma superfície que mantenha a estabilidade da coluna dorsal, mas com superfície acolchoada.

O ideal é colocar coxins entre a prancha e os espaços que ficam entre a vítima e a prancha, no nível das regiões cervical, lombar e poplítea. Os cintos são colocados no nível dos ombros, quadril e acima dos joelhos do paciente. A cabeça deve ser fixada à prancha com o imobilizador lateral da cabeça. As mãos podem ser fixadas através de ataduras. O número mínimo para a execução das técnicas de rolamento é de três socorristas. Em situações de emergência (extricações rápidas, cena insegura, vítima com risco iminente de morte necessitando de intervenção médica imediata, vítima obstruindo acesso a outra vítima mais grave), o procedimento pode ser feito por dois ou mesmo por um socorrista, com prejuízo para a estabilidade do paciente, na ausência do número ideal de pessoas para realizar essas manobras. A posição do paciente e o acesso dos socorristas a seu corpo é que determinam a técnica empregada. A técnica mais utilizada é a manobra de rolamento. Se for empregado o rolamento, sempre que possível, rolar o paciente sobre o lado menos lesado e sem fraturas de membros.

Rolamento de 90°

Utilizado para vítimas em decúbito dorsal (Figura 5).

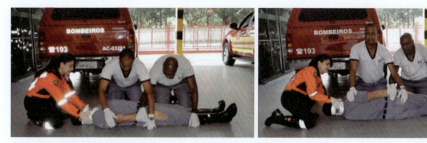

Figura 5 Rolamento a 90°.

- Líder: estabiliza a cabeça por trás (o líder será sempre o socorrista que coordenará as ações e tem como atribuição estabilizar a cabeça da vítima).
- Auxiliar: ajusta o colar cervical.
- Auxiliar: posiciona a prancha paralelamente à vítima no lado oposto ao do rolamento.
- Dois socorristas se ajoelham lado a lado, no nível dos ombros e joelhos da vítima.
- Rolar em bloco a vítima ao comando do socorrista (líder) até a posição em decúbito lateral, para o lado onde estão os socorristas.
- A prancha é deslizada até encostar no corpo do paciente. Neste momento, o socorrista aproveita a posição para examinar ferimentos e deformidades no dorso e no trajeto da coluna.
- O socorrista líder dá outro comando e a vítima é devolvida ao decúbito dorsal em bloco sobre a prancha.
- Ajustar a vítima sobre a prancha, com deslizamentos em zigue-zague, se necessário.
- Manter todo o tempo a estabilização manual da cabeça e do pescoço.
- Ajustar o colar cervical e fixar tronco e extremidades com os tirantes de aplicação rápida.
- Aplicar e fixar a cabeça da vítima ao imobilizador lateral.

Rolamento de 180°

Indicado para vítimas em decúbito ventral.

- O socorrista líder fica atrás da cabeça da vítima e inicia a estabilização manual. Colocar a mão direita na orelha direita da vítima e a mão esquerda na orelha esquerda.
- Posicionar a prancha paralelamente ao corpo da vítima, do lado para o qual o rolamento será feito (no lado oposto ao qual a cabeça da vítima está voltada). Neste momento, o socorrista aproveita a posição para examinar ferimentos e deformidades no dorso e no trajeto da coluna.
- Os dois socorristas se colocam ajoelhados sobre a prancha, no nível de seus ombros e quadril.
- Após o comando do líder, rolar a vítima em bloco 90° para o lado da prancha, deixando-a em decúbito lateral.
- Os auxiliares saem da prancha se ajoelhando no solo.
- O líder comanda um novo rolamento da vítima sobre a prancha.
- Ajustar a vítima sobre a prancha, com tração a cavaleiro no sentido da cabeça, se necessário.
- Manter por todo o tempo a estabilização manual da cabeça e do pescoço.
- Ajustar o colar cervical e fixar tronco e extremidades com os tirantes de aplicação rápida.
- Aplicar e fixar a cabeça da vítima ao imobilizador lateral.

Elevação a cavaleiro

Vítimas encontradas em decúbito dorsal nas quais não é possível se posicionar a seu redor (Figura 6).

- O líder se posiciona acima da cabeça da vítima, estabilizando manualmente sua cabeça e pescoço.
- O colar cervical é aplicado pelo socorrista 2. A prancha é posicionada ao lado da vítima.
- O socorrista 2 se posiciona a cavaleiro no nível da cintura escapular da vítima.
- O socorrista 3 se posiciona a cavaleiro no nível da cintura pélvica da vítima.
- O socorrista 4 se posiciona a cavaleiro no nível dos membros inferiores da vítima.
- Após o comando verbal do líder, a vítima é elevada cerca de um palmo do solo.
- O líder dá um novo comando e o paciente é colocado sobre a prancha.
- Ajustar colar cervical e fixar tronco e extremidades com os tirantes de aplicação rápida.
- Aplicar e fixar a cabeça da vítima ao imobilizador lateral.

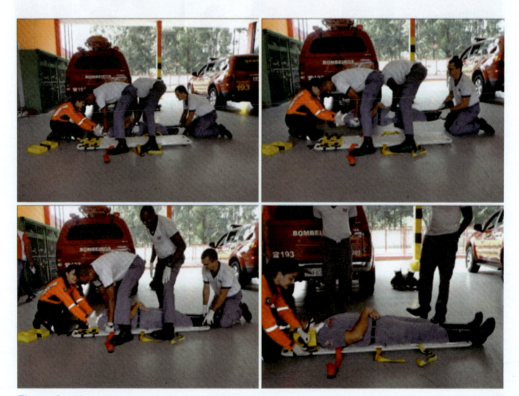

Figura 6   Elevação a cavaleiro.

Aplicação da prancha à vítima em pé

Empregada para vítimas encontradas deambulando após sofrerem traumatismos com mecanismos de trauma importante e de risco para lesões de coluna (Figura 7).

- Explicar o procedimento ao paciente.
- O socorrista 1 aborda a vítima pela frente e estabiliza a coluna cervical.

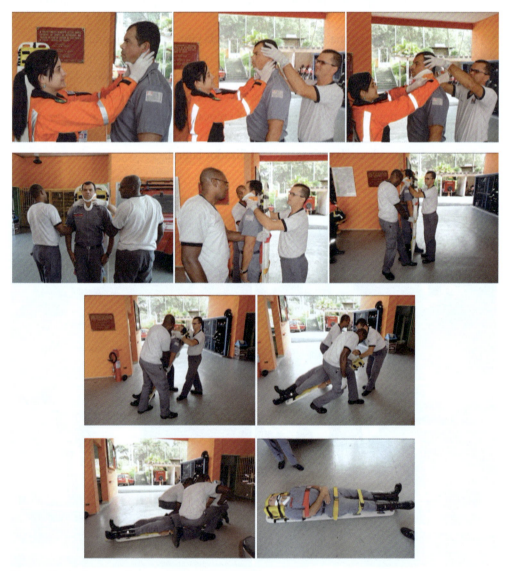

Figura 7   Aplicação da prancha à vítima em pé.

- O socorrista 2 aborda a vítima por trás e assume a estabilização da coluna cervical.
- O socorrista 1 aplica o colar cervical.
- O socorrista 3, ao término da aplicação do colar cervical, posiciona a prancha atrás da vítima.
- O socorristas 2 e 3 fixam o paciente à prancha manualmente segurando-o pelas axilas e estabilizando sua cabeça com uma das mãos.
- Os socorristas e o líder abaixam a prancha até o chão. Se necessário, realizar deslocamento da vítima cranialmente por meio da técnica de zigue-zague.
- Ajustar o colar cervical e fixar tronco e extremidades com os tirantes de aplicação rápida.
- Aplicar e fixar a cabeça da vítima ao imobilizador lateral.

Maca em concha/padiola articulada (*scoop-style stretcher*)

Equipamento feito em alumínio consistindo em maca que se divide em metades direita e esquerda e pode ser regulada de acordo com a vítima (Figura 8). A maca pode ser colocada sob o corpo do paciente sem que ele seja manipulado pelos socorristas. Após o posicionamento da *scoop-style stretcher,* as duas metades são reunidas. O paciente então deve ser colocado sobre a prancha longa para transporte.

Extricação (retirada)/vítimas sentadas

A extricação (retirada) ideal é realizada com o KED (*Kendrick Extrication Device*), um dispositivo imobilizador de toda a coluna. O KED é um colete que é aplicado ao dorso do paciente após estabilização e aplicação do colar cervical e possui duas abas laterais para estabilização da cabeça e do tronco. O tronco do paciente é fixado ao dispositivo por meio de três cintos coloridos (o primeiro tirante a ser fixado é o do meio, o segundo é o inferior e ultimo é o superior) e as extremidades inferiores por meio de dois cintos. A

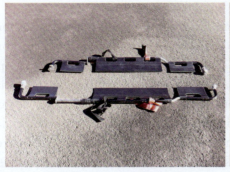
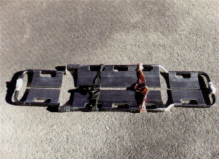

Figura 8   Maca em concha (*scoop-style strecher*).

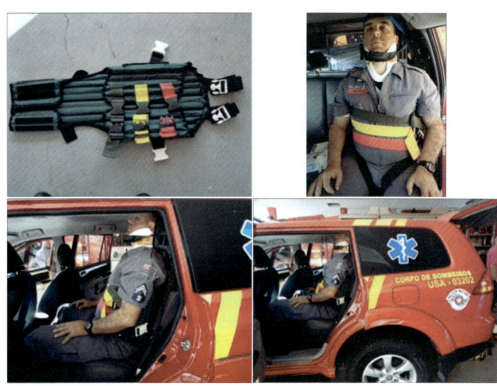

Figura 9   Extricação.

cabeça e o pescoço são fixados por meio de uma tira mentoniana e uma tira frontal. Logo que a vítima for extricada, é necessário colocá-la em uma prancha longa com o KED, que não deve ser retirado no ambiente pré-hospitalar. O KED é uma versão aperfeiçoada da prancha curta que é utilizada em alguns serviços.

Princípios da imobilização de fraturas

Na ausência de lesões que denotem risco iminente de morte, os traumas dos membros podem ser imobilizados durante a avaliação secundária. Todas as fraturas de membros devem ser imobilizadas e estabilizadas antes que se realize o transporte da vítima. Após imobilizações com o emprego de talas e após realinhamento de fraturas é mandatória a avaliação do estado neurovascular do membro. Existem dispositivos específicos de imobilização que podem ser usados para determinados tipos de fratura. Não se recomenda o uso de PASG para imobilizar fraturas de membros inferiores, mas pode ser usado em caráter temporário na presença de hemorragia severa secundária a lesões pélvicas com risco de morte ou em traumatismos graves de extremidade inferior com lesão de partes moles.

Os objetivos da imobilização inicial das fraturas são o realinhamento da extremidade lesada na posição mais próxima possível da anatômica e a prevenção da movimentação excessiva do foco de fratura. Isso é conseguido pela tração para realinhar a extremidade e mantido pela imobilização. A aplicação adequada da tala ajuda a controlar a perda de sangue, reduz a dor e evita o agravamento das lesões de partes moles.

O realinhamento de fraturas e a analgesia são realizados pelo médico do suporte avançado com experiência.

Fraturas que não colocam a vida em risco na cena do trauma podem em um futuro próximo colocar em risco a viabilidade do membro e mesmo desencadear o óbito por embolia gordurosa, tromboembolia ou síndrome compartimental.

A imobilização precoce das fraturas e luxações pode prevenir complicações graves e sequelas tardias. Portanto, se houver dúvida se há ou não fratura, deve-se sempre imobilizar.

Avaliação dos membros

1. Inspeção:
   - Avaliar a presença de hemorragia interna ou externa, uma vez que vítimas de fraturas expostas têm incidência de 70% de lesões associadas não esqueléticas por serem ocasionadas por traumas de maior energia.
   - Deformidade no membro que vai denotar fratura ou luxação articular.
   - Avaliar a cor da extremidade (a palidez pode ser a primeira manifestação clínica de sofrimento vascular de um membro).
   - Avaliar movimentos espontâneos dos membros que, quando ausentes, expressam lesões graves locais ou ocultas (ex.: trauma raquimedular).
2. Palpação:
   - Palpar a pelve à procura de instabilidade que alerte para uma eventual hemorragia com risco potencial à vida. Realizar essa manobra apenas uma vez.
   - Palpar todos os pulsos de todas as extremidades, assim como verificar enchimento capilar, que deve ser inferior a dois segundos.
   - Palpar todos os membros em busca de sinais clínicos de fratura: dor, crepitação, mobilidade anormal.
   - Avaliar sensibilidade sumariamente.

Princípios da imobilização de extremidades

- Avaliar ABCDE em busca de risco à vida.
- Remover roupas, relógios, pulseiras e anéis que possam garrotear os membros.

- Avaliar pulso, hemorragias, realizar exame motor e sensitivo.
- Cobrir com curativo estéril qualquer lesão aparente.
- Escolher o tipo e tamanho certo do dispositivo de imobilização.
- Procurar empregar no mínimo três talas por membro.
- Sempre imobilizar uma articulação acima e uma abaixo da lesão.
- Proteger proeminências ósseas para evitar contato com o dispositivo de imobilização.
- No suporte avançado, alinhar a fratura antes de aplicar o dispositivo.
- Restaurar o comprimento do membro por meio da aplicação de tração longitudinal delicada.
- Corrigir os desvios de rotação e a seguir um segundo socorrista deve aplicar o dispositivo de imobilização adequado enquanto se mantém o realinhamento com tração manual.
- Após realinhamento pelo médico do suporte avançado e controle da dor com uso de medicamentos, faz-se necessária a avaliação dos pulsos e da perfusão nas extremidades.
- Não forçar o realinhamento quando existir deformação. Se não obtiver sucesso, imobilizar na posição em que o membro foi encontrado. Se houver osso exposto, evitar reintroduzi-lo pelo risco de infecções e de lesões vasculares.

No pré-hospitalar deve-se imobilizar a mão com o punho em ligeira elevação dorsal e dedos fletidos em 45° no nível das articulações metacarpofalangeanas. Essa posição da mão pode ser atingida utilizando uma pequena tala no antebraço (região anterior) e um rolo de atadura de crepe apoiando a palma da mão.

O antebraço e o punho são imobilizados estendidos sobre talas acolchoadas.

O cotovelo é imobilizado em posição fletida, utilizando-se talas acolchoadas ou contra o corpo utilizando-se bandagem triangular e tipoias.

O braço é mais facilmente imobilizado junto ao corpo, podendo-se utilizar talas acolchoadas ou bandagens triangulares e faixas que envolvam a região toracoabdominal.

O ombro é imobilizado utilizando-se bandagens triangulares ou tipoias em ambiente pré-hospitalar. Raramente usa-se enfaixamento de Velpeau em atendimento pré-hospitalar.

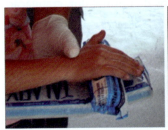 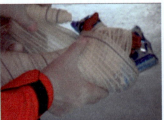 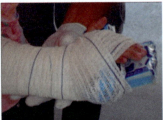

Figura 10 Imobilização da mão.

Uma forma simples de imobilizar o membro inferior é enfaixando-o ao membro contralateral.

O joelho, quando lesado, deve ser imobilizado com uma flexão discreta de 10° para diminuir o risco de estiramento das estruturas neurovasculares.

Por ser o maior e o mais forte osso do corpo, a presença de fratura de fêmur denota trauma de alta energia e, portanto, o paciente tem risco de apresentar outros traumas associados. Sendo assim, o paciente com fratura de fêmur em boa parte das vezes será um politraumatizado que irá necessitar de um transporte imediato e rápido ao hospital adequado para o tratamento definitivo.

O uso de dispositivo de tração de fêmur foi originalmente empregado na Primeira Guerra Mundial pelo Doutor Thomas Splint, incluindo o seu uso nas fraturas de fêmur resultantes de ferimentos ocasionados por projéteis de arma de fogo, e que por definição são fraturas expostas.

As fraturas de fêmur podem ser imobilizadas temporariamente com talas de tração (*splint*) em decorrência do risco de lesão de pele em pé, tornozelo e períneo ou de lesões neurovasculares por estiramento.

Aplicação de tração na fratura da porção central do fêmur (diáfise) diminui a movimentação do osso e das espículas da fratura, diminuindo a hemorragia e a dor do paciente. A tração com *splint* não deve ser usada nas fraturas próximas ou distais de fêmur, pois o dispositivo pode propiciar movimentos inadequados da fratura, aumentando o risco de complicações.

Na fratura exposta de fêmur deve-se evitar reduzir o osso pelo maior risco de infecção e eventuais lesões causadas pela espícula óssea, que se torna uma "lança". Na presença de comprometimento neurovascular ou hemorragia importante, a fratura pode ser manipulada no intuito de restaurar os pulsos distais à fratura ou no intuito de diminuir sangramento, mas sempre por médico com experiência.

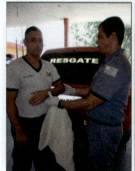 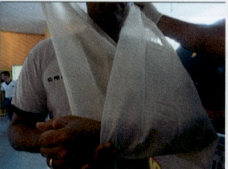 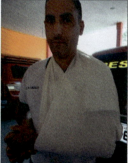

Figura 11   Imobilização do ombro.

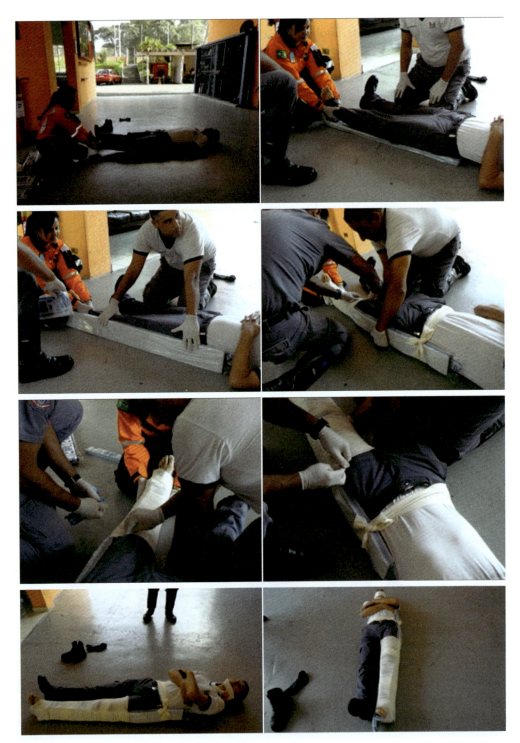

Figura 12 Imobilização de membro inferior com talas.

Na literatura não há evidência classe I que dê suporte para o uso ou para contraindicar o uso de tração do tipo *splint* na fratura exposta de diáfise de fêmur, mas recomendamos não usar o dispositivo em fraturas expostas de fêmur.

Em situações urbanas com períodos de transporte curtos, a aplicação da tração com *splint* para fratura de fêmur (aberta ou fechada) mostrou não ter impacto sobre o prognóstico do paciente.

Em pacientes com fratura de fêmur (diáfise) isolada ou associada a politraumatismo na situação em que o transporte para o tratamento definitivo é significativamente demorado, a aplicação da tração da fratura com dispositivo *splint* após a estabilização das lesões que causam risco de morte iminente pode aumentar o conforto do paciente e reduzir a possibilidade de lesão neurovascular.

Mais frequentemente as fraturas abertas ou fechadas de fêmur são imobilizadas com talas rígidas ou moldáveis, nunca em número menor do que três e fixadas visando impedir a movimentação do quadril e do joelho.

O atendimento pré-hospitalar deve ser sistematizado (ABCDE), rápido e eficiente, visando identificar e tratar as situações que denotam risco de morte iminente. As fraturas de pelve, as fraturas de ossos longos e os traumas musculoesqueléticos em geral também podem ocasionar risco iminente de morte ou evoluir para situações posteriores letais ou potencialmente mórbidas com sequelas frequentes.

Isso posto, as fraturas e os traumas musculoesqueléticos demandam atenção especial, equipe multidisciplinar e experiente de socorristas, transporte adequado, treinamentos e reciclagens constantes e hospitais terciários preparados para o atendimento definitivo.

✳ BIBLIOGRAFIA

1. American College of Surgeons Committee Trauma. PHTLS – Prehospital Trauma Life Support. Burlinton, MA: Jones & Bartlett Learning; 2012.
2. Colégio Americano de Cirurgiões. Comitê de Trauma. Suporte Avançado de Vida no trauma – ATLS. Manual do curso de alunos. 8ª ed. Chicago: ACS; 2008.
3. Governo do Estado de São Paulo. Manual de procedimentos operacionais padrão do sistema de resgate a acidentados do Corpo de Bombeiros do Estado de São Paulo. São Paulo: Corpo de Bombeiros; 2006.
4. Santos RR, et al. Manual de socorro de emergência. São Paulo: Atheneu; 2003.
5. History of traction splinting. Disponível em: http://www.haretractionsplint.com/history.htm.
6. Melamed E et al. Prehospital care of orthopedic injuries. Prehosp Disaster Med. 2007;22:21.
7. Rowlands T, Clasper J. The Thomas Splint – A necessary tool in the management of battlefield injuries. R Army Med Corps. 2003;149:291-3.
8. Bleadsoe B, Barnes R. Traction splinting. Jems. August 2004:64.

CAPÍTULO **16**

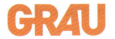 Enfermagem no atendimento pré-hospitalar

Giselle Marques de Rezende Dias Leite
Gisele Rossi Carneiro
Livia Barudi Damasceno

✱ INTRODUÇÃO

A Portaria GM/MS n. 20.483, de 05/11/02, que regulamenta os Sistemas Estaduais de Urgência e Emergência, considera como nível pré-hospitalar móvel na área de urgência "o atendimento que procura chegar precocemente à vítima, após ter ocorrido um agravo à sua saúde (de natureza clínica, cirúrgica, traumática e/ou psiquiátrica) que possa levar a sofrimento, sequelas ou mesmo à morte". É responsabilidade de serviços pré-hospitalares como o Resgate, o Serviço de Atendimento Móvel de Urgência ou ambulâncias do setor privado, prestar atendimento e/ou transporte adequado da vítima até o serviço de saúde.

A composição da equipe de profissionais da área de saúde a atuar no atendimento pré-hospitalar (APH) definida nessa portaria inclui o responsável de enfermagem, os enfermeiros assistenciais e os técnicos e auxiliares de enfermagem, cabendo ao enfermeiro realizar ações assistenciais, administrativas e operacionais no serviço.

A Lei do Exercício Profissional da Enfermagem (n. 7.498, de 25/6/86) descreve como privativa ao profissional enfermeiro a direção do órgão de enfermagem; a chefia de serviço e de unidade de enfermagem, de suas atividades técnicas e auxiliares; os cuidados diretos a pacientes graves com risco à vida ou de maior complexidade técnica; o desenvolvimento dos planos assistenciais de saúde; o desenvolvimento de programas de educação continuada; e a participação nos processos relativos ao provimento de cargos ou contratação de pessoal de enfermagem. Também são de competência privativa o planejamento, a organização, a coordenação, a execução e a avaliação do processo de enfermagem (desenvolvimento de histórico, diagnóstico, planejamento, implementação e avaliação do cuidado).

Ao profissional técnico de enfermagem, que exerce atividades de nível médio, competem a orientação e supervisão do trabalho de enfermagem em grau auxiliar, a participação na equipe de saúde e na programação da assistência, além da execução de ações assistenciais de enfermagem não privativas ao enfermeiro. Já ao auxiliar de enfermagem, exercendo também atividades de nível médio, de natureza repetitiva e sob supervisão, compete a participação na equipe de saúde em atividades de nível de execução simples e em processos de tratamento, assim como a observação, o reconhecimento, a descrição de sinais e sintomas e a prestação de cuidados de higiene e conforto ao paciente.

O processo de enfermagem é operacionalizado através da Sistematização da Assistência de Enfermagem (SAE) e deve ser realizado nos ambientes públicos ou privados onde é desenvolvido o cuidado profissional de enfermagem. O técnico e o auxiliar de enfermagem devem participar da execução do processo sob a supervisão e a orientação do enfermeiro, que são registradas em papel ou meio eletrônico na documentação de atendimento. Cabe ao enfermeiro realizar o diagnóstico de enfermagem, prescrever ações e intervenções de enfermagem, liderando a execução e avaliação do processo.

Considerando as Diretrizes Curriculares Nacionais do curso de graduação em Enfermagem (DCN/ENF) e o Código de Ética dos Profissionais de Enfermagem (CEPE) temos, no perfil e no objetivo de formação do enfermeiro, um profissional pautado em princípios éticos; apto a desenvolver ações de promoção, prevenção, recuperação e reabilitação da saúde; capaz de assumir liderança em equipe multiprofissional; apto ao gerenciamento e à administração de recursos humanos, materiais e de informação; além de capaz de realizar educação permanente para si e para a equipe de serviço. Tendo por base os requisitos de formação, perfil e as competências definidas à equipe de enfermagem, assim como considerando a inserção desses profissionais nos serviços, podemos classificar os pontos de atuação da equipe de enfermagem no atendimento pré-hospitalar.

O responsável/gerente de enfermagem é um profissional que necessita ter conhecimento científico, capacitação técnica e experiência prática tanto no gerenciamento do serviço, da equipe e da assistência, quanto na promoção de pesquisa, produção científica e educação continuada. Espera-se que esse profissional seja referência técnica para a equipe multiprofissional e para a própria instituição. Seu papel é de supervisão da equipe, representação junto a outros órgãos e junto ao conselho de classe. Articula politicamente na interdisciplinariedade e multiprofissionalidade em sua organização.

Embora existam instituições com unidades de recursos humanos estabelecidas, compete ao enfermeiro a organização do serviço de enfermagem e de suas atividades, sendo responsável pela seleção de novos profissionais, apresentação e inserção no serviço, treinamento e supervisão. Além disso, há o desenvolvimento e a coordenação de escalas (escalas diárias de serviço e mensais de plantão, férias, licenças, aprimoramentos, etc.) e o desenvolvimento de normas, rotinas e protocolos assistenciais da unidade, que podem ser realizados em cogestão entre o gerente e a equipe de enfermeiros.

O atendimento pré-hospitalar é um serviço que aborda a complexidade das vítimas atingidas por emergências clínicas e traumáticas, no qual o tempo é fator decisório para o prognóstico, uma vez que 40% dos óbitos ocorrem na fase pré-hospitalar do cuidado[1]. Além disso, a ênfase em uma ressuscitação cardiopulmonar efetiva diminui a morbidade e mortalidade nos casos de parada cardiopulmonar, sendo que novamente o tempo é fator determinante no prognóstico da vítima, e a detecção precoce e a intervenção imediata contribuem eficazmente para o atendimento[2].

O curto período de intervenção no qual o enfermeiro deve realizar suas atividades otimiza significativamente o estado da vítima, visando a retirada rápida e segura da cena, estabilizando e realizando o transporte de modo seguro ao local em que receberá o tratamento adequado[3].

A Portaria n. 379/2011 do Conselho Federal de Enfermagem determina que o enfermeiro deve supervisionar todo o atendimento pré-hospitalar prestado aos indivíduos e comunidades (Portaria COFEN n. 379/2011). Assim, é privativa do enfermeiro a realização dos procedimentos de alta complexidade e a assistência direta em Unidades de Suporte Avançado de Vida terrestre, aéreo e aquático[4].

✳ ATRIBUIÇÕES E COMPETÊNCIAS DO ENFERMEIRO

A Portaria n. 2.048 considera que as urgências não se constituem em especialidade de enfermagem e que, devido ao pouco desenvolvimento da temática nos cursos de graduação, os profissionais a atuarem em APH devem ser habilitados pelos Núcleos de Educação em Urgências, estabelecidos pela mesma Portaria para realizar a formação, capacitação, habilitação e educação continuada de recursos humanos para as urgências. Em 2011, entretanto, o atendimento pré-hospitalar, o suporte básico e o suporte avançado de vida foram classificados como abrangência da especialidade de "Enfermagem em Urgência e Emergência" para enfermeiros.

O desenvolvimento de programas de treinamento e aprimoramento de pessoal pode ser realizado em apoio ao serviço de recursos humanos; a partir da formação de enfermeiros multiplicadores; por meio da programação de reciclagens/atualizações permanentes; de reuniões para discussão de temas e casos; de encontros para treinamentos práticos; pelo apoio e incentivo à participação em cursos externos de extensão/especialização; e pela produção científica dentro do próprio serviço. O uso de indicadores de qualidade também pode direcionar a temática para ensino e pesquisa. O propósito é a melhoria do padrão de assistência, a diminuição da exposição e do risco laboral, a atualização de capacidades, competências, conhecimentos e a valorização pessoal e profissional dos integrantes da equipe, direcionando a ascensão profissional a longo prazo. Há diversos cursos no mercado com reconhecimento internacional, que são indicados para o desenvolvimento de habilidades no atendimento de suporte básico e avançado de vida, doutrinando a assistência por meio de protocolos de atendimento. Os cursos de *life support* possuem ampla indicação e reconhecida qualidade.

É necessário ressaltar que a educação em saúde é parte do processo do cuidar em enfermagem[5], e no universo do atendimento pré-hospitalar é constante. A equipe bem treinada proporciona manobras adequadas, rápidas, eficazes e integradas, contribuindo para o prognóstico favorável das vítimas[6].

Outro aspecto fundamental no ensino é o cuidado na prevenção de acidentes de trabalho dentre os próprios profissionais, por meio do treinamento contínuo para a execução das atividades de serviço, o desenvolvimento e o compartilhamento de protocolos de conduta no caso de acidentes e a capacitação de todos na fiscalização e no uso dos equipamentos de proteção individual e coletiva.

O atendimento pré-hospitalar tem como objetivo a ressuscitação da vítima, bem como a minimização dos danos instalados. O enfermeiro é um profissional que participa ativamente da previsão de necessidades da vítima, definindo prioridades, iniciando intervenções necessárias, fazendo a estabilização, reavaliando o estado geral e realizando o transporte da vítima para o tratamento definitivo[7].

O papel do enfermeiro é abrangente no que tange o atendimento pré-hospitalar: previsão, provisão, educação em saúde, intervenção direta, liderança de equipe e intermediação das informações entre as equipes envolvidas no atendimento são tarefas que o enfermeiro desempenha comumente nesse âmbito.

De acordo com Cyrillo et al.[4], as necessidades psicobiológicas encontradas em pacientes vítimas de emergências traumáticas são: oxigenação/respiração, circulação, percepção sensorial, termorregulação, integridade tecidual, atividade e integridade física. As necessidades psicossociais foram necessidades de segurança. Essas necessidades são a base para o raciocínio clínico que o enfermeiro do atendimento pré-hospitalar deve obter durante o atendimento a essas vítimas. As intervenções devem ser sistematizadas e individualizadas, pois a detecção e o controle dos agravos presentes no cenário contribuem de forma positiva para o restabelecimento da vítima.

O enfermeiro assume no pré-hospitalar o papel de articulação e integração da equipe, interferindo diretamente na relação das equipes envolvidas no atendimento, além de ter a responsabilidade de gestão e da assistência, administração do serviço, educação em saúde e participação em projetos de urgência e emergência[8].

O enfermeiro assistencial também responde pela gerência de sua unidade de atendimento e pela equipe de enfermagem concernentes ao plantão. Embora haja a presença do enfermeiro gestor do serviço, primariamente encontra-se em cena o profissional plantonista – em um espaço que também permite a cogestão. O enfermeiro mantém as diretrizes de autonomia, resolubilidade, trabalho em equipe e interdisciplinaridade, devendo atuar de forma ética e responsável.

Na administração de recursos materiais/equipamento, o enfermeiro participa da avaliação técnica de produtos e equipamentos e da requisição, recepção, armazenamento e distribuição dos itens na(s) base(s) de atendimento, a fim de garantir quantidade e qualidade dos recursos de almoxarifado e unidade assistencial móvel. Há serviços em que o enfermeiro está envolvido em todo o processo: classificação, padronização, especificação e previsão de materiais, compra, recepção, armazenamento, distribuição e controle de insumos. O treinamento da equipe para utilização de recursos materiais e tecnológicos de nova incorporação ao serviço também pode ser desenvolvido pelo enfermeiro.

Os materiais devem ser controlados principalmente quanto à disponibilidade, integridade dos invólucros, prazos de validade e esterilização, condições de armazenamento e minimização de perdas/danos. Na unidade móvel, além desses, deve ser verificado a cada plantão o volume de oxigênio nos cilindros. O procedimento de conferência e testagem deve ser realizado no início do plantão, após cada atendimento e ser registrado diariamente. A reposição de materiais, a limpeza e a desinfecção da unidade e dos equipamentos devem seguir as rotinas definidas pela gestão do serviço.

Recentemente surgiu uma movimentação dos serviços de saúde quanto ao gerenciamento da qualidade. Sua realização objetiva a melhoria contínua de produtos e serviços por meio da monitorização de dados e da utilização de método científico que gere ações de correção e prevenção de falhas, por meio da implantação de Sistemas de Gestão de Qualidade (SGQ) ou de Acreditação (específico para a área de saúde). São utilizados indicadores para a mensuração de necessidades e expectativas do cliente final, do profissional de saúde e do órgão prestador do serviço.

São poucos os órgãos que possuem sistemas de qualidade implementados e certificados no âmbito pré-hospitalar. As instituições são avaliadas a partir de indicadores como o conhecimento da organização e do Sistema de Gestão da Qualidade; fluxos de requisição, compra e distribuição de insumos; disponibilidade e validade de materiais; procedência e calibração de equipamentos (monitores multiparamétricos, etc.); controle e manutenção de recursos – viaturas, equipamentos); tempos de atendimento (das centrais de regulação, do acionamento da equipe, da saída da base, chegada ao local, saída para o hospital); processos de treinamento e capacitação profissional. O desdobramento da equipe de enfermagem é, em qualquer serviço, fundamental para certificar a realização da assistência com qualidade.

As DCN/ENF requerem que o enfermeiro seja possuidor de formação generalista, humanista, crítica e reflexiva, competente para atuar nos diferentes cenários da prática profissional e para prestar cuidados de enfermagem compatíveis com as diferentes neces-

Capítulo 16 | Enfermagem no atendimento pré-hospitalar **235**

sidades apresentadas pelo paciente. São necessárias habilidades e competências de atenção à saúde, tomada de decisões, comunicação, liderança, administração, gerenciamento e educação permanente.

O atendimento pré-hospitalar é caracterizado por prestar assistência às pessoas em situações de agravos urgentes nas cenas em que os eventos ocorrem, garantindo atendimento precoce e adequado, assim como o acesso do usuário ao sistema de saúde[9].

O perfil do enfermeiro envolvido com o atendimento pré-hospitalar abrange as seguintes características: raciocínio clínico para a tomada de decisão e habilidade para executar as intervenções prontamente. Sendo assim, para a sua formação, conhecimento científico, prontidão e habilidade técnica para atuar em situações que envolvam estresse e gravidade do paciente são fatores determinantes para o enfermeiro atuar no serviço pré-hospitalar[10].

Dentro desse contexto, o conteúdo teórico mínimo para esse profissional deve ser[10]:

- Segurança individual e da equipe.
- Manuseio dos equipamentos de proteção individual.
- Conhecimento das manobras de reanimação cardiopulmonar básica.
- Manejo dos equipamentos necessários ao atendimento de urgência circulatória.
- Manejo de drogas e analgesias[11].
- Medidas para controle da disfunção respiratória grave, incluindo as de suporte básico.
- Manejo de equipamentos de suporte ventilatório básico e avançado.
- Reconhecimento de sinais de disfunção respiratória prevalente na criança.
- Urgências traumáticas em adultos, gestante, idosos e em crianças.
- Sinais de gravidade da vítima traumatizada.
- Disfunção ventilatória, respiratória e circulatória.
- Atendimento à gestante, em trabalho normal, distocia e complicações obstétricas.
- Sinais de doenças cardiológicas agudas por ECG.
- Atendimento a múltiplas vítimas.
- Atualização técnico-científica.

O enfermeiro assume conjuntamente com a equipe a responsabilidade pelos cuidados prestados, atuando em ambientes diversos, espaços físicos restritos, e com limites de tempo. Tais aspectos exigem desse profissional decisões imediatas e precisas[12].

O atendimento avançado pré-hospitalar exige do enfermeiro raciocínio ágil na tomada de decisão clínica para atingir os objetivos do cuidado. Para isso, o processo de enfermagem é um instrumento essencial para promover um guia sistematizado para o desenvolvimento do julgamento clinico[13].

Conforme a Portaria n. 2.048, o enfermeiro assistencial é responsável pelo atendimento de enfermagem necessário para a reanimação e a estabilização do paciente, no local do evento e durante o transporte. A experiência prévia em serviço de saúde voltado ao atendimento de urgências e emergências é um requisito do profissional, definido na Portaria. Além disso, o profissional deve possuir habilidades na rápida avaliação das situações – presumindo necessidades e definindo prioridades no atendimento, intervindo de maneira ágil e segura, com destreza, atenção e concentração, capacidade de lidar com estresse, disposição para cumprir ações orientadas, iniciativa e facilidade de comunicação, equilíbrio emocional e autocontrole, capacidade física, capacidade mental, disciplina e disponibilidade para recertificação periódica.

Particularidades do APH

Em março de 2001 foi regulamentada a assistência de enfermagem em APH pela decisão COREN-SP-DIR/001/2001, definindo a prestação de serviços pelo enfermeiro, técnico e auxiliar de enfermagem. A mesma decisão também considera que o atendimento em unidades móveis de terapia intensiva, suporte avançado de vida e a implantação da SAE são de responsabilidade do enfermeiro. O atendimento realizado por militares das Forças Armadas, Polícia e Bombeiros treinados ao Resgate e SBV em situações de urgência e emergência é permitido até o acesso do profissional de saúde.

Após dez anos da decisão DIR/001 do COREN, foi publicada a Resolução COFEN n. 375, estabelecendo que a assistência de enfermagem em unidades móveis de APH só pode ser desenvolvida na presença do enfermeiro e que a atuação da equipe de técnicos e auxiliares deve ser realizada sob supervisão direta do mesmo. Com a determinação, as unidades de SBV passam a contar com a presença do profissional enfermeiro, representando o investimento e a busca para melhoria da qualidade de assistência pelo COFEN.

Todos os atendimentos realizados pelas unidades móveis de APH devem ser regulados por centrais que qualificam o fluxo de pacientes no sistema, na esfera pública e privada. Na central de regulação, o médico obtém dados e informações repassadas pela equipe móvel, de forma a monitorar e orientar o atendimento, para então estabelecer o destino do paciente. É vedado ao profissional de enfermagem aceitar, praticar, cumprir ou executar prescrições medicamentosas/terapêuticas realizadas por qualquer profissional da saúde à distância, exceto em situações de urgência, havendo iminente e grave risco de vida do cliente. Nessa condição, é desenvolvida a regulação médica das urgências e emergências.

O atendimento pré-hospitalar possui peculiaridades que refletem no desenvolvimento da assistência. As equipes nem sempre possuem a mesma escala ou atendem na mesma base geográfica, o que requer a disposição de atuar e se adaptar ao meio. Para inserção e atuação no ambiente onde se encontra(m) a(s) vítima(s), são necessários muita atenção, equilíbrio emocional e cuidado, podendo ser área de conflito social, de risco à integridade física (para vítima, equipe ou terceiros) e moral, local de crime, ambiente contaminado (produtos químicos, biológicos, etc.) ou sob condições adversas (de espaço, clima, iluminação, ruído, etc.), atendimento a ocorrências com múltiplas vítimas ou mesmo haver grande ansiedade de populares acompanhando a situação e pressionando a equipe no local, podendo desencadear reações de estresse no profissional. Muitas vezes é prejudicado o desenvolvimento da humanização da assistência sob essas condições, somadas à gravidade da vítima.

Outro importante ponto de atuação da enfermagem no APH é o papel preventivo e educacional do serviço. Vários órgãos contam com campanhas de conscientização, de avaliação de saúde e com publicações na mídia para a população, relacionadas a problemas de saúde, segurança e prevenção de acidentes. O envolvimento e a aderência da equipe nesse processo de educação em saúde possibilita que o conhecimento desses profissionais no processo saúde-doença seja compartilhado com a população. As medidas são desenvolvidas a fim de alertar, informar, prevenir e mobilizar as pessoas na adoção de comportamentos seguros e saudáveis, promovendo a qualidade de vida e a redução da morbimortalidade a longo prazo.

✱ ASPECTOS ÉTICOS DE ENFERMAGEM NO APH

A ética profissional visa a despertar no enfermeiro a reflexão sobre o processo de trabalho, as relações interpessoais e a responsabilidade diante de ações profissionais, comportamentos ou decisões, que devem condizer com o Código de Ética dos Profissionais de Enfermagem[14].

Para Dolor[15], os conflitos éticos são enfrentados por todos os prestadores de cuidados. No atendimento pré-hospitalar não é diferente. Fatores como distância dos recursos demandados, falta de informações de cuidados médicos, demora em solicitar ajuda, chegada em cenários de crime e falta de espaço para a equipe trabalhar são situações que colocam as equipes diante de difíceis prioridades, de conflitos entre valores e normas.

Outro fato de importante consideração no exercício da enfermagem é a responsabilidade ética e legal do profissional, que deve atuar com competência, responsabilidade e honestidade, sem discriminações de qualquer natureza, com assistência livre de danos (inclusive por parte de outros membros da equipe) decorrentes de imperícia, negligência, imprudência e garantindo sua continuidade, como pautado no CEPE. Há situações em que o profissional enfermeiro se depara, no APH, com cenários que requerem a realização da classificação de risco e priorização da assistência, dilemas quanto à ressuscitação cardiopulmonar ou a necessidade de realização de procedimentos aos quais é capacitado – na ausência do profissional médico, sendo fundamental o amparo por meio de protocolos institucionais de atendimento, embasamento técnico-científico e o conhecimento de determinações ético-legais que assegurem sua conduta, incluindo determinações dos conselhos de classe (COFEN, COREN, Conselhos Federal e Regional de Medicina).

Ainda tratando de questões éticas, é dever do profissional de enfermagem assegurar o respeito ao pudor, a privacidade e a intimidade do paciente em seu ciclo vital, item constante no artigo 19 do CEPE. No APH, muitos atendimentos ocorrem em ambiente aberto com a exposição do paciente à cena e ao exercício da assistência. É cada vez mais comum nos cenários de APH a imagem de populares com câmeras e aparelhos de telefonia celular nas mãos, captando imagens com intuito de comercialização ou divulgação. A equipe de enfermagem deve se manter atenta para preservação da vítima ao decorrer do atendimento.

Diante disso, a postura reflexiva da equipe de enfermagem sobre os aspectos diferenciais do atendimento pré-hospitalar exige dessa equipe a destreza em raciocinar e tomar as decisões embasadas pelo CEPE.

✳ ATUAÇÃO E INTERVENÇÃO DO ENFERMEIRO NO APH

A atuação do enfermeiro no suporte avançado é permeada pela identificação imediata dos problemas reais e de risco, com base no julgamento clínico e na tomada de decisão[4]. Tal afirmatição nos leva a elencar que suas intervenções se iniciam com:

- Cuidados e conferência de materiais, equipamentos e medicações pertinentes ao atendimento.
- Reposição de materiais, equipamentos e medicações utilizados durante a assistência.
- Uso obrigatório dos equipamentos de proteção individual padronizados pelo serviço.
- Avaliação do cenário quanto à segurança para a equipe e a vítima.
- Comunicação eficaz entre as equipes envolvidas no atendimento.
- Assistência sistematizada e individualizada.

✳ SISTEMATIZAÇÃO DA ASSISTÊNCIA DE ENFERMAGEM NO APH

Diagnóstico e intervenção de enfermagem em emergências clínicas[15,16]

O atendimento pré-hospitalar tem como objetivos estabilização e mitigação de danos. Considerando que o tratamento definitivo é abordado no ambiente inter-hospitalar, a Tabela 1[1] propõe, contemplando os diagnósticos de enfermagem, as intervenções relacionadas com as emergências clínicas abordadas no âmbito pré-hospitalar.

Capítulo 16 | Enfermagem no atendimento pré-hospitalar **239**

Tabela 1 Intervenções relacionadas com emergências clínicas

Emergências clínicas	Diagnósticos de enfermagem	Intervenções de enfermagem no pré-hospitalar
Acidente vascular encefálico	Perfusão tissular ineficaz cerebral Risco de aspiração Percepção sensorial perturbada Padrão respiratório ineficaz Comunicação verbal prejudicada	Avaliação do paciente pelo histórico, exame físico e neurológico (aplicar escala de Cincinatti) Utilização da regra mnemônica CABDE* Monitorização do padrão respiratório Monitorização hemodinâmica e de oximetria Realizar punção venosa de grosso calibre Ofertar oxigenoterapia conforme SpO_2 (manter acima de 95%)
Convulsão	Comunicação verbal prejudicada Risco para lesão Risco para aspiração	Se não houver trauma, manter vítima lateralizada Proteger a vítima de quedas e traumas Utilização da regra mnemônica CABDE* Monitorização hemodinâmica e de oximetria Monitorização do padrão respiratório Realizar punção venosa de grosso calibre Ofertar oxigenoterapia conforme SpO_2 (manter acima de 95%)
Emergências hipertensivas	Risco para débito cardíaco diminuído Dor aguda Fadiga	Utilização da regra mnemônica CABDE* Monitorização hemodinâmica e de oximetria Monitorização do padrão respiratório Realizar punção venosa de grosso calibre Ofertar oxigenoterapia conforme SpO_2 (manter acima de 95%)
Edema agudo de pulmão	Fadiga Perfusão tissular cardiopulmonar ineficaz Troca de gases prejudicada Volume excessivo de líquidos	Utilização da regra mnemônica CABDE* Monitorização hemodinâmica e de oximetria Monitorização do padrão respiratório Realizar punção venosa de grosso calibre Ofertar oxigenoterapia conforme SpO_2 (manter acima de 95%)
Síndromes coronarianas	Perfusão tissular cardíaca alterada Risco para débito cardíaco diminuído Risco para volume de líquidos excessivo Ansiedade	Utilização da regra mnemônica CABDE* Monitorização hemodinâmica e de oximetria Monitorização do padrão respiratório Realizar punção venosa de grosso calibre Ofertar oxigenoterapia conforme SpO_2 (manter acima de 95%) Realização de eletrocardiograma de 12 derivações para registro no local de atendimento e posterior comparação no ambiente inter-hospitalar Manter o ambiente mais tranquilo possível para a vítima

(continua)

240 Seção 2 | Fundamentos em atendimento pré-hospitalar

Tabela 1 Intervenções relacionadas com emergências clínicas (*continuação*)

Emergências clínicas	Diagnósticos de enfermagem	Intervenções de enfermagem no pré-hospitalar
Arritimias cardíacas	Débito cardíaco diminuído Dor aguda Troca de gases prejudicada	Utilização da regra mnemônica CABDE* Monitorização hemodinâmica e de oximetria Monitorização do padrão respiratório Realizar punção venosa de grosso calibre Ofertar oxigenoterapia conforme SpO_2 (manter acima de 95%) Realização de eletrocardiograma de 12 derivações para registro no local de atendimento e posterior comparação no ambiente inter-hospitalar Manter o ambiente mais tranquilo possível para a vítima
Reanimação cardiopulmonar	Ventilação espontânea prejudicada Padrão respiratório ineficaz Troca de gases prejudicada Debito cardíaco diminuído	Utilização da regra mnemônica CABDE* Monitorização hemodinâmica e de oximetria Realizar punção venosa de grosso calibre Auxílio ao procedimento de reanimação cardiopulmonar descrito no Capítulo "Ressuscitação Cardiopulmonar: Suporte Básico e Avançado de Vida"
Bronquite e asma	Eliminação traqueobrônquica ineficaz Troca gasosa prejudicada Ansiedade	Utilização da regra mnemônica CABDE* Monitorização hemodinâmica e de oximetria Monitorização do padrão respiratório Realizar punção venosa de grosso calibre Ofertar oxigenoterapia conforme SpO_2 (manter acima de 95%) Atentar para oferta de oxigenioterapia em pacientes portadores de doença pulmonar obstrutiva crônica Manter o ambiente mais tranquilo possível para a vítima
Intoxicação exógena	Risco para padrão respiratório ineficaz Risco para aspiração Ansiedade Confusão	Utilização da regra mnemônica CABDE* Monitorização hemodinâmica e de oximetria Monitorização do padrão respiratório Realizar punção venosa de grosso calibre Ofertar oxigenoterapia conforme SpO_2 (manter acima de 95%)
Emergências psiquiátricas	Potencial para violência (direcionada para si e para os outros) Ansiedade	Utilização da regra mnemônica CABDE* Manter o ambiente mais tranquilo possível para a vítima Estabelecer vínculo e manejo verbal Contenção mecânica em caso de violência iminente (atentar para a responsabilidade ético-legal que esse procedimento implica quando aplicado pela equipe)

* Regra mnemônica CABDE: definida e aplicada de maneira sistematizada pela American Heart Association no atendimento a emergências cardiovasculares, compreende a presença de pulso, perviedade das vias aéreas, ventilação espontânea, uso de desfibrilador (se necessário) e exame físico completo. Cada passo da avaliação compreende uma intervenção[17].

Diagnóstico e intervenção de enfermagem em emergências traumáticas no atendimento pré-hospitalar

O trauma pode ser definido como lesão de extensão, intensidade e gravidade variável, que pode ser produzida por agentes físicos, químicos, psíquicos e outros, de forma acidental ou intencional, instantânea ou prolongada, em que o poder do agressor supera a resistência encontrada[4]. É um problema de saúde pública, pois atinge, na sua maioria, adultos jovens em idade economicamente ativa, acarretando consequências sociais e econômicas tanto para a vítima quanto para a sociedade.

Para o atendimento pré-hospitalar, segundo Cyrillo et al.[4], os tipos de ocorrências de trauma atendidas no ambiente pré-hospitalar são: atropelamento, acidente automobilítico, acidente motociclístico, ferimento por arma de fogo, ferimento por arma branca, acidente ciclístico, ferimento transfixante, agressão e queda.

Considerando que a avaliação primária no trauma fornece subsídios para o levantamento de diagnósticos e intervenções de enfermagem imediatas, relembramos que a regra mneumônica ABCDE compreende a avaliação na seguinte ordem[18]:

- A – Vias aéreas pérvias e controle da coluna cervical.
- B – Respiração.
- C – Circulação com controle da hemorragia.
- D – Estado neurológico.
- E – Exposição para avaliação secundária.

Os diagnósticos de enfermagem e intervenções pertinentes ao atendimento do traumatizado no atendimento pré-hospitalar, de acordo com a NANDA[17], são apresentados na Tabela 2[10].

Tabela 2 Diagnósticos e intervenções de enfermagem de acordo com a NANDA

Diagnósticos de enfermagem	Intervenções de enfermagem
Desobstrução ineficaz de vias aéreas	Realizar abertura de via aérea (manobra de tração da mandíbula) Monitorização hemodinâmica e de oximetria Realizar aspiração com cateter de ponta rígida Ofertar oxigenoterapia conforme SpO_2 (manter acima de 95%)
Padrão respiratório ineficaz	Avaliar padrão respiratório Monitorização hemodinâmica Monitoração de oximetria Ofertar oxigenoterapia conforme SpO_2 (manter acima de 95%)

(continua)

242 Seção 2 | Fundamentos em atendimento pré-hospitalar

Tabela 2 Diagnósticos e intervenções de enfermagem de acordo com a NANDA (*continuação*)

Diagnósticos de enfermagem	Intervenções de enfermagem
Risco para aspiração	Vítima insconsciente – utilizar cânula de Guedel Vítima consciente – realizar aspiração com cateter de ponta rígida
Risco para função respiratória alterada	Avaliar padrão respiratório Monitorização hemodinâmica Monitoração de oximetria Ofertar oxigenoterapia conforme SpO_2 (manter acima de 95%)
Volume de líquidos deficiente	Realizar punção venosa de grosso calibre Infundir volume conforme hipotensão permissiva
Perfusão tissular ineficaz: periférica	Aquecer a vítima com manta aluminizada
Risco para volume de líquidos deficiente	Realizar punção venosa de grosso calibre
Percepção sensorial perturbada: visual, cinestésica, tátil	Realizar exame físico dirigido para a coleta de dados e mitigar danos
Dor aguda	Administrar analgesia conforme prescrição médica ou protocolo institucional
Confusão aguda	Monitorização hemodinâmica Monitoração de oximetria Ofertar oxigenoterapia conforme SpO_2 (manter acima de 95%)
Integridade da pele prejudicada	Realizar curativo local
Ansiedade	Manter o ambiente mais tranquilo possível para a vítima
Medo	Manter o ambiente mais tranquilo possível para a vítima

✳ CONSIDERAÇÕES FINAIS

O serviço pré-hospitalar é atualmente um setor da saúde que busca aprimorar suas atividades e abrangência. As emergências clínicas e traumáticas têm hoje grande magnitude e transcendência na saúde pública, pois o impacto do atendimento emergencial reflete significativamente na vida dos indivíduos, na comunidade e também nos órgãos governamentais.

O enfermeiro e a equipe de enfermagem desempenham um papel fundamental no atendimento pré-hospitalar por meio do desenvolvimento da assistência, da educação permanente em saúde, da liderança das equipes e do gerenciamento de serviços.

O profissional de enfermagem deve possuir e desenvolver habilidades e capacidades técnico-científicas compatíveis com o cenário que envolve o atendimento pré-hospitalar, pois trata-se de um setor serviço diferenciado. Diante das particularidades do APH, o profissional de enfermagem deve ainda ter a destreza e a habilidade de tomar decisões e realizar intervenções rapidamente, mantendo a inteligência emocional e baseando suas atitudes na legislação vigente e na sua experiência profissional.

✱ REFERÊNCIAS BIBLIOGRÁFICAS

1. Araújo CQB, Teixeira JVM, Coutinho LCQM, Silva ATS. Relevância da sistematização do atendimento pré-hospitalar na melhoria do prognóstico em pacientes traumatizados. Rev Tema. 2008;7(10/11):12-8. Disponível em: http://revistatema.facisa.edu.br/index.php/revistatema/article/view/2/pdf. Acessado em 12/2014.
2. Melo MCB, Gresta MM, Vasconcellos CC, Serufo JC, Oliveira NS. Atendimento à parada cardiorrespiratória: suporte progressivo à vida. Rev Med MG. 2008;18(4):267-74. Disponível em: http://www.medicina.ufmg.br/rmmg/index.php/rmmg/article/view/66/32. Acessado em 11/2014.
3. Ladeira RM, Barreto SM. Fatores associados ao uso de serviço de atenção pré-hospitalar por vítimas de acidentes de trânsito. Cad Saúde Pública. 2008;24(2):287-94. Disponível em: http://www.scielo.br/pdf/csp/v24n2/06.pdf. Acessado em 12/2014.
4. Cyrillo RMZ, Dairi MCB, Canini SRMS, Carvalho EC, Lourencini RR. Diagnóstico de enfermagem em vítimas de trauma atendidas em um serviço pré-hospitalar móvel. Rev Eletr Enf [Internet]. 2009;11(4):811-9. Disponível em: http//www.fen.ufg.br/revista/v11/n4/v11n4a06.htm. Acessado em 12/2014.
5. Sampaio ES, Mussi FC. Cuidado de enfermagem: evitando o retardo pré-hospitalar face ao infarto agudo do miocárdio. Rev Enf UERJ. 2009;17(3):442-6. Disponível em: http://www.facenf.uerj.br/v17n3/v17n3a25.pdf. Acessado em 12/2014.
6. Lima SG, Macedo LA, Vidal ML, Sá MPBO. Educação permanente em SBV e SAVC: impacto no conhecimento dos profissionais de enfermagem. Arq Bras Cardiol. 2009;93(6):630-6. Disponível em: http://www.scielo.br/pdf/abc/v93n6/12.pdf. Acessado em 11/2014.
7. Prudente PM, Gentil RC. Atuação do enfermeiro durante o atendimento pré-hospitalar a vítimas de queimaduras. Rev Enferm UNISA. 2005;6:74-9. Disponível em: http://www.unisa.br/graduacao/biologicas/enfer/revista/arquivos/2005-13.pdf. Acessado em 11/2014.
8. Pereira WAP, Lima MADS. O trabalho em equipe no atendimento pré-hospitalar à vítima de acidente de trânsito. Rev Esc Enferm USP. 2009;43(2):320-7. Disponível em: https://www.lume.ufrgs.br/bitstream/handle/10183/69677/000703574.pdf?sequence=1. Acessado em 12/2014.
9. Romanzini EM, Bock LF. Concepções e sentimentos de enfermeiros que atuam no atendimento pré-hospitalar sobre a prática e a formação profissional. Rev Latino-Am Enfermagem. 2010;18(2):8 telas. Disponível em: http://www.scielo.br/pdf/rlae/v18n2/pt_15.pdf. Acessado em 11/2014.
10. Gentil RC, Ramos LH, Whitaker IY. Capacitação de enfermeiros em atendimento pré-hospitalar. Rev Latino-Am Enfermagem. 2008;16(2). Disponível em: http://www.scielo.br/pdf/rlae/v16n2/pt_04. Acessado em 11/2014.
11. Romaneck FARM, Avelar MCQ. A multidimensionalidade da dor no ensino de enfermagem em atendimento pré-hospitalar, às vítimas de trauma. Rev Dor. 2012;13(4):350-5. Disponível em: http://www.scielo.br/pdf/rdor/v13n4/08.pdf. Acessado em 12/2014.
12. Salvador PTCO, Alves KYA, Dantas RAN, Dantas DV. O cuidado pré-hospitalar de enfermagem frente a um acidente com múltiplas vítimas: revisão integrativa da literatura. Rev Enferm UFPE on line. 2010;4(esp):1195-203. Disponível em: http://www.revista.ufpe.br/revistaenfermagem/index.php/revista/article/viewFile/1090/pdf_89. Acessado em 11/2014.

244 Seção 2 | Fundamentos em atendimento pré-hospitalar

13. Lins TH, Lima AXBC, Veríssimo RCSS, Oliveira J M. Diagnóstico e intervenções de enfermagem em vítimas de trauma durante atendimento pré-hospitalar utilizando a CIPE. Rev Eletr Enf [Internet]. 2013;15(1):34-43. Disponível em: http://dx.doi.org/10.5216/ree.v15i1.16503. Acessado em 11/2014.

14. Calil AM, Paranhos WY. O enfermeiro e as situações de emergência. 1. ed. São Paulo: Atheneu; 2007.

15. Dolor AT. Atendimento pré-hospitalar: histórico da inserção do enfermeiro e os desafios ético-legais. [Dissertação]. São Paulo: Escola de Enfermagem da Universidade de São Paulo; 2008. Disponível em: www.teses.usp.br/teses/disponiveis/7/7131/tde-15052008-152805/pt-br.php. Acessado em 12/2014.

16. NANDA. Diagnóstico de enfermagem NANDA, Definições e classificações, 2010-2012. Trad. Michel JLM. Porto Alegre: Artes Médicas Sul; 2001.

17. American Heart Association. Guidelines CPR/ECG 2010. Destaques das diretrizes da American Heart Association 2010 para RCP e ACE. EUA; 2010.

18. Oliveira BFM, Rodrigues LCM. Atendimento inicial à vítima de trauma. In: Oliveira BFM, Parolin MKF, Teixeira Jr. EV (orgs.). Trauma: atendimento pré-hospitalar. 2. ed. São Paulo: Atheneu; 2007.

19. Brasil. Ministério da Saúde. Portaria GM n. 2.048, de 05 de novembro de 2002. Regulamento técnico dos sistemas estaduais de urgência e emergência. Diário Oficial da União 12 nov 2002; Seção I: 32-54.

20. Conselho Federal de Enfermagem (COFEN). Lei n. 7.498, de 25 de junho de 1986. Dispõe sobre a regulamentação do exercício da Enfermagem e dá outras providências. Diário Oficial da União 26 jun 1986; Seção I: 9273-5.

21. Conselho Federal de Enfermagem (COFEN). Resolução n. 358, de 15 de outubro de 2009. Dispõe sobre a Sistematização da Assistência de Enfermagem e a implementação do Processo de Enfermagem em ambientes, públicos ou privados, em que ocorre o cuidado profissional de Enfermagem, e dá outras providências. Diário Oficial da União 23 out 2009; Seção I: 179.

22. Conselho Federal de Enfermagem (COFEN). Resolução n. 429, de 30 de maio de 2012. Dispõe sobre o registro das ações profissionais no prontuário do paciente, e em outros documentos próprios da Enfermagem, independente do meio de suporte – tradicional ou eletrônico. Diário Oficial da União 08 jun 2012; Seção I: 288-9.

23. Conselho Nacional de Educação/Câmara de Educação Superior (CNE/CES). Resolução n. 3, de 07 de novembro de 2001. Institui Diretrizes Curriculares Nacionais do Curso de Graduação em Enfermagem. Diário Oficial da União 09 nov 2001; Seção I: 37.

24. Conselho Federal de Enfermagem (COFEN). Resolução n. 311, de 08 de fevereiro de 2007. Aprova a Reformulação do Código de Ética dos Profissionais de Enfermagem. Diário Oficial da União 13 fev 2007; Seção I: 81-3.

25. Conselho Regional de Enfermagem (COREN). Decisão COREN-SP-DIR/001/2001. Dispõe sobre a regulamentação da Assistência de Enfermagem em Atendimento Pré-Hospitalar e demais situações relacionadas com o Suporte Básico e Suporte Avançado de Vida. Disponível em: http://inter.coren-sp.gov.br/node/3852. Acessado em 04/12/12.

26. Conselho Federal de Enfermagem (COFEN). Resolução n. 375, de 22 de março de 2011. Dispõe sobre a presença do Enfermeiro no Atendimento Pré-Hospitalar e Inter-Hospitalar, em situações de risco conhecido ou desconhecido. Diário Oficial da União 04 abr 2011; Seção I: 91.

27. Conselho Federal de Enfermagem (COFEN). Resolução n. 379, de 16 de junho de 2011. Alterar o artigo 3º da Resolução COFEN n. 375/2011. Diário Oficial da União 20 jun 2011; Seção I: 190.

28. Conselho Federal de Enfermagem (COFEN). Resolução n. 225, de 28 de fevereiro de 2000. Dispõe sobre cumprimento de prescrição medicamentosa/terapêutica à distância. Diário Oficial da União 02 mar 2000; Seção I: 84.

CAPÍTULO 17

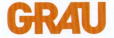

Desinfecção e limpeza

Gisele Rossi Carneiro
Karen Rose Sahade Mondin

❋ INTRODUÇÃO

Os serviços de ambulâncias nas cidades surgiram na segunda metade do século XIX como consequência de experiências militares na Europa e na América. Os estudos relacionando a transmissão de infecções nesses veículos são ainda escassos.

A maioria dos transportes pré-hospitalares atende episódios cardiorrespiratórios, de perda de consciência e trauma, podendo estes eventos estarem associados à eliminação de secreções e excreções infectantes, além de conduzir pacientes com doenças que podem ser transmitidas.

Uma vez que o espaço dentro de ambulâncias é limitado, a organização e a reorganização frequentes de materiais em lugares de fácil acesso é indispensável. A acessibilidade aos materiais economiza tempo, evita confusão e consequentemente diminui a probabilidade de contaminação.

Um *check list* com os itens indispensáveis pode ser bastante útil. Esta preparação geral demora aproximadamente 20 minutos para ser feita.

❋ CONCEITOS

- Limpeza: remoção de sujidade por meios mecânicos (fricção), físicos (temperatura) e/ou químicos.
- Desinfecção: remoção da matéria orgânica seguida de limpeza com produto desinfetante (Tabela 1).
- Desinfetante: agente químico capaz de destruir microrganismos na forma vegetativa.

- Descontaminação: desinfetante + tempo de ação + remoção do conteúdo descontaminado + limpeza.

Tabela 1 Níveis de desinfecção

Alto	Intermediário	Baixo
Destrói todas as bactérias vegetativas, micobactérias, fungos, vírus e partes dos esporos. O enxágue deverá ser feito preferencialmente com água estéril e manipulação asséptica.	Virucida, bactericida para formas vegetativas, inclusive contra o bacilo da tuberculose. Não destrói esporos.	É capaz de eliminar todas as bactérias na forma vegetativa. Não tem ação contra esporos, vírus não lipídicos nem contra o bacilo da tuberculose. Tem ação relativa contra os fungos.

Os artigos hospitalares são definidos de acordo com o grau de risco para aquisição de infecções nas seguintes categorias: críticos, semicríticos e não críticos. Essa classificação irá nortear a escolha do processo de desinfecção ou esterilização a ser utilizado.

- Artigos críticos: são assim denominados em função do alto risco de infecção, se estiverem contaminados com qualquer microrganismo ou esporos (forma de resistência). São artigos que entram em contato direto com tecidos ou tratos estéreis, devendo, portanto, ser submetidos ao processo de esterilização.
- Artigos semicríticos: são aqueles que entram em contato com a pele não íntegra e membranas mucosas. Devem ser submetidos no mínimo à desinfecção. Em algumas circunstâncias a esterilização é desejável pelo risco do artigo tornar-se crítico, como em lesões acidentais de mucosas. Dificuldades técnicas e riscos inerentes aos processos de desinfecção química também concorrem para a indicação da esterilização.
- Artigos não críticos: são os que entram em contato com a pele íntegra e que somente necessitam de desinfecção de médio ou baixo nível, quando reutilizados entre pacientes. Essa medida tem por objetivo bloquear a transmissão de microrganismos.

Relacionamos na Tabela 2 alguns artigos com a respectiva classificação.
A desinfecção de artigos pode ser feita por métodos físicos, químicos e físico-químicos.

- Agentes físicos: pode ser feita imersão dos artigos em água a 100°C (ebulição) por 30 minutos, preferencialmente utilizando sistemas automáticos, lavadoras termodesinfectadoras, com programas específicos, validados para cada grupo de artigos.
- Agentes químicos: exigem que todos os artigos estejam criteriosamente limpos e secos antes de serem completamente imersos em solução desinfetante. Como o desinfetante age por contato, o artigo deve ser colocado em recipiente contendo solução suficiente

Tabela 2 Classificação dos artigos hospitalares de acordo com o grau de risco de aquisição de infecções

Críticos	Semicríticos	Não críticos
– Metais sem fio de corte, metais sem motor, instrumental cirúrgico – Tecido para procedimento cirúrgico (ex.: enxerto vascular) – PVC, náilon, plástico – Tubos de látex, silicone, teflon, acrílico – Vidraria e borracha para aspiração – Peças de mão dos motores – Fibra ótica: endoscópios, artroscópios, laparoscópios, aparelhos de cistoscopia	– Inaladores, máscara de nebulização, Ambu, extensores plásticos, cânula de Guedel, macronebulização – Válvulas de Ambu com componentes metálicos, máscaras de Ambu – Circuitos de respiradores, cânula endotraqueal – Lâmina de laringoscópio sem lâmpada, lâmpada de laringoscópio – Espéculos vaginais, nasais e otológicos (metais) – Endoscópios dos tratos digestivo e respiratório – Mamadeira, bicos de mamadeira, utensílios plásticos para preparo das mamadeiras – Copos e talheres	– Termômetro – Esfigmomanômetro coberto por plástico – Esfigmomanômetro coberto por brim – Cabo de laringo – Comadres e papagaios – Bacias, baldes, cubas e jarros – Recipiente para guardar mamadeiras e bicos já processados e embalados

para que tal artigo fique totalmente imerso. Quando o artigo tem áreas ocas, a solução desinfetante deve preenchê-las totalmente. O recipiente utilizado deve ser preferencialmente de plástico. Caso seja de metal, deve ser forrado com tecido (tipo compressa) para evitar que sua superfície entre em contato com os instrumentos metálicos, evitando a formação de corrente galvânica e consequente desgaste dos materiais. Após a desinfecção, os artigos devem ser abundantemente enxaguados em água de qualidade.

✳ PRODUTOS MAIS UTILIZADOS

A fim de que os profissionais de saúde possam utilizar os artigos com segurança, a Portaria n. 15/88 do MS estabelece os seguintes princípios ativos para os desinfetantes de artigos hospitalares:

1. Aldeídos (formaldeído/glutaraldeído).
2. Álcool.
3. Compostos inorgânicos liberadores de cloro ativo.
4. Compostos orgânicos liberadores de cloro ativo.
5. Fenólicos (fenol sintético).

6. Iodo e derivados.
7. Biguanidas.
8. Quaternário de amônio.
9. Peróxidos.

Aldeídos

- **Glutaraldeído:** tem atividade bactericida, virucida, fungicida e esporicida. A atividade biocida dá-se por reação química de alquilação, alterando o DNA, o RNA e a síntese proteica dos microrganismos. Quanto aos esporos, age enrijecendo a parede celular. Sua ação dependerá do tempo de exposição e das condições do artigo, que deverá estar limpo e seco para facilitar a penetração deste agente. É indicado para desinfecção de alto nível em artigos termossensíveis com tempo de exposição de 30 minutos em solução a 2%. Também é indicado como esterilizante, com o tempo de exposição entre 8 e 10 horas. O produto sofre alterações em temperaturas superiores a 25°C. A solução deve ser trocada de acordo com a orientação do fabricante, na ocorrência de alteração na cor e na presença de depósitos. É tóxico e não biodegradável, portanto deve ser manipulado em local ventilado e com uso de EPI. As soluções neutras ou alcalinas possuem ações microbicida e anticorrosiva superiores quando comparadas às ácidas.
- **Formaldeído:** tem o mecanismo de ação semelhante ao do glutaraldeído. É pouco ativo a temperaturas inferiores a 20°C, aumentando a atividade em temperaturas superiores a 40°C. Em processo de desinfecção ou esterilização possui desvantagens, pois tem baixo poder de penetração, distribuição não uniforme e alta toxicidade que restringem o seu uso. O tempo de exposição deve seguir as orientações do fabricante: para desinfecção utiliza-se solução a 4% volume-volume (v/v) por trinta minutos. Para esterilização, tanto na solução alcoólica a 8%, quanto para a solução aquosa a 10%, o tempo mínimo é de 18 horas. Além da forma líquida, existe o polímero sólido do formaldeído, o paraformaldeído, conhecido como "pastilhas de formalina". Para se alcançar esterilização desse modo necessita-se de concentração de 3%, estufa pré-aquecida a 50°C, tempo de 4 horas e umidade relativa de 100%. Devido à dificuldade técnica de execução do processo em condições ideais e de sua validação, não deve ser utilizado de rotina.

Álcoois

Agem por desnaturação das proteínas dos microrganismos e sua ação bactericida aumenta quando hidratados. São tuberculicidas, fungicidas, viruscidas, porém não destroem esporos bacterianos.

Capítulo 17 | Desinfecção e limpeza **249**

- Álcool isopropílico: tem ação seletiva para vírus, é mais tóxico e com menor poder germicida que o etílico.
- Álcool etilíco (70%): a concentração a 77% (v/v), que corresponde a 70% em peso, tem baixa toxicidade e é indicada para desinfecção de nível intermediário ou médio. Deve ser utilizado por fricção, em três aplicações, com secagem espontânea e tempo total de exposição de 10 minutos.
- Álcool 70% (nível intermediário): ação por desnaturação proteica; espectro bactericida, tuberculicida, fungicida e virucida; uso puro, por fricção por 30 minutos até evaporação.

Tabela 3 Vantagens e desvantagens do uso de álcool

Vantagens	Desvantagens
Ação rápida	Inativa com matéria orgânica
Uso em metais	Opacifica acrílico
Fácil aplicação	Resseca plástico

Compostos inorgânicos liberadores de cloro ativo

- Hipoclorito de sódio/cálcio/lítio: produto instável, termossensível, fotossensível e inativado rapidamente em presença de matéria orgânica (sangue, fezes e tecidos), que diminui sua atividade rapidamente em recipientes claros ou em altas temperaturas. Por ser corrosivo, seu uso é contraindicado em artigos metálicos. Na forma não diluída, o tempo máximo de armazenamento é de seis meses.
- Hipoclorito de sódio: formulação comercializada na forma líquida. Deve ser utilizado nas seguintes concentrações e tempos de contato:
  a. Desinfecção/descontaminação de superfícies: 10.000 ppm ou 1% de cloro ativo – 10 minutos de contato.
  b. Desinfecção de lactários e utensílios de Serviço de Nutrição e Dietética (SND): 200 ppm ou 0,02% de cloro ativo – 60 minutos.
  c. Desinfecção de artigos de inaloterapia e oxigenoterapia não metálicos: 200 ppm ou 0,02% a 0,5% de cloro ativo – 60 minutos. Dispensa enxágue.
  d. Desinfecção de artigos semicríticos: 10.000 ppm ou 1% de cloro ativo – 30 minutos.
- Hipoclorito de cálcio e lítio: são compostos sólidos comercializados na forma de pó.

Efeitos adversos: os compostos inorgânicos liberadores de cloro ativo são tóxicos, irritantes de pele, mucosa e árvore respiratória.

Compostos orgânicos liberadores de cloro ativo

São produzidos somente em forma de pó. Possuem vantagens em relação ao hipoclorito, tais como: maior atividade microbicida, pH mais baixo, menos propensos a inativação por matéria orgânica, ações corrosiva e tóxica mais baixas, maior estabilidade, podem ser armazenados por até 12 meses (e não por 6 meses como o hipoclorito). Uma vez ativados, mostram-se muito mais instáveis, devendo ser diluídos apenas no momento do uso.

- Forma líquida: hipoclorito de sódio.
- Forma sólida: hipoclorito de cálcio, dicloroisocianurato de sódio.
- Ação: inibição de ações enzimáticas básicas da célula, desnaturação proteica e inativação de ácidos nucleicos.
- Espectro: bactericida, tuberculicida, fungicida, virucida, micobactericida e esporicida.
- Uso: puro ou diluído; é ideal que haja limpeza prévia.

Tabela 4 Vantagens e desvantagens do uso de cloro inorgânico (líquido)

Vantagens	Desvantagens
Ação rápida	Alta instabilidade (luz/temperatura > 25°C/pH alcalino)
Baixo custo	Menor ação com matéria orgânica
	Corrosivo para metais
	Incompatível com detergente
	Odor desagradável
	Irritante para pele e mucosas

Tabela 5 Vantagens e desvantagens do uso de cloro orgânico (pó)

Vantagens	Desvantagens
Associável a detergentes	Corrosivo para metais e tecidos
Maior eficácia com matéria orgânica	Odor desagradável
Ideal para descontaminação	Irritante para pele e mucosas
Fácil manuseio	

Fenólicos

Desinfetante de nível médio tendendo ao desuso por sua toxicidade, sendo inclusive contraindicado para desinfecção de centros obstétricos e berçários em razão da ocorrência de hiperbilirrubinemia em neonatos.

Iodo e derivados

Não há no mercado nacional iodo e derivados para desinfecção de artigos e superfícies.

Biguanidas

Disponíveis no mercado nacional somente como antissépticos.

Quaternário de amônio

Disponível e indicado somente para desinfecção de superfícies, em áreas críticas e semicríticas, especialmente superfícies e mobiliários em berçários, pediatria e SND por possuir baixa toxicidade.

Peróxidos

- Ácido peracético: é bactericida, fungicida, virucida e esporicida. Promove a desnaturação de proteínas e alteração na permeabilidade da parede celular. Possui como vantagens manter-se efetivo em presença de matéria orgânica e não promover a formação de resíduos tóxicos. Como desvantagens: é corrosivo e instável após diluído. Ácido peracético ou peroxiacético, em baixas concentrações (0,001% a 0,02%), apresenta rápida ação contra os microrganismos, incluindo os esporos.
- Ação: peroxidático, composto da mistura de ácido acético, peróxido de hidrogênio e água.
- Espectro: bactericida, fungicida, micobactericida, virucida e com ação parcial esporocida.

Tabela 6 Vantagens e desvantagens do uso de ácido peracético

Vantagens	Desvantagens
Desinfecção de alto nível	Alto custo
Não fixação da matéria orgânica	Corrosivo (aço inoxidável)
Enxague em água abundante	Difícil monitorização da efetividade da solução após preparo
Baixa toxicidade	
Biodegradável	

✳ OBJETIVOS

- Padronização de rotina e procedimentos.
- Sequência de plantões.
- Mínima exposição do funcionário.

- Qualidade do atendimento.

A manipulação de agentes químicos, o contato com altas temperaturas e materiais contaminados por material biológico, requerem medidas de segurança aos profissionais. Precauções padronizadas devem ser adotadas independentemente do grau de sujidade do artigo e da toxicidade dos produtos químicos a serem manipulados. Portanto, é imprescindível o uso do EPI. Tais equipamentos também devem ser utilizados em todas as etapas do processo, sempre relacionando a atividade ao equipamento. Devem ser utilizados para garantir a segurança do profissional ao se expor a substâncias químicas, gases tóxicos, riscos de perfuração ou corte e ao calor, prevenindo, assim, acidentes de trabalho ou doenças ocupacionais. A Tabela 7 indica quais são os EPI necessários para cada procedimento.

Tabela 7 EPI necessários para cada procedimento

Processos	Autoclave	Estufa	Água quente	Álcool etílico 70%	Formaldeído	Glutaraldeído	Hipoclorito de sódio 1%	Ácido peracético	Óxido de etileno	Peróxido de hidrogênio	Quaternário de amônio
Equipamentos											
Luva de amianto cano longo	X	X	X								
Luva de látex cano longo				X							
Luva de borracha					X	X	X	X			X
Óculos					X	X		X			
Máscara com filtro químico					X	X		X			
Avental impermeável					X	X		X			

Limpeza concorrente

- Diária.
- Segue princípios básicos de assepsia.
- Desinfetar com limpador multiuso superfícies horizontais, monitor, oxímetro.
- Desinfetar metais com álcool 70%.

Limpeza terminal

- Realizar a cada 7 dias.
- Inclui: teto, paredes, janelas, portas, piso, cesto de lixo e caixas de materiais.

Riscos do reprocessamento

Ao reprocessar e reutilizar artigos hospitalares, alguns riscos reais ou potenciais devem ser considerados, destacando-se: infecção; pirogênio; toxicidade residual, decorrente de produtos ou substâncias empregados nos usos antecedentes ou no reprocessamento; alterações físicas, químicas e biológicas na matéria-prima utilizada para confeccionar o material; perda das características originais em decorrência da fadiga dos usos prévios e reprocessamento; perda da funcionalidade.

Esses riscos devem ser considerados em relação a cada artigo que se decida reprocessar.

✳ SITUAÇÕES ESPECIAIS

a. Laringoscópio/mandril: álcool 70% (desconectar a lâmpada, lavar com água e sabão, secar e friccionar álcool por 3 vezes por 3 segundos).
b. Inaladores, máscara *bag*, cânula de Guedel, extensão do aspirador: descartar após cada uso.
c. Manguito: checar a limpeza diária e após cada uso; retirar o manômetro e a pera; lavar com água e sabão, mantendo as extensões de borracha fora d'água.
d. Circuitos e instrumental cirúrgico: lavar com água e sabão, se possível em água morna, secar e encaminhar para a central de esterilização de materiais (CME).
e. Ambús: lavar com água e sabão, secar, desinfetar em solução de hipoclorito 0,5% por 30 minutos. Enxaguar, secar e armazenar.
f. Monitor, oxímetro e base do aspirador: soluções recomendadas:
   - Água e detergente neutro.
   - Álcool, exceto nos cabos e adaptadores.
   - Limpador multiuso.
   - Limpar o aparelho, as placas e os cabos com pano macio umedecido em limpador multiuso (não necessita enxágue) no início de cada plantão, mesmo que não haja sujidade à vista e, após cada uso, limpar as placas com gaze umedecida em álcool.
   - Atenção: não utilize produtos abrasivos (toalhas de papel ou álcool) na tela do monitor, em cabos e adaptadores!
g. Aspirador: obrigatório uso de EPI.

- Descontaminação:
1. Remover o sistema do frasco coletor (exceto o filtro).
2. Desprezar as secreções ainda no hospital ou em rede de esgoto tratado.
3. Desmontar as partes.
4. Enxaguar todas as partes em água corrente, se possível em água morna (30 a 40°C).
5. Lavar cada parte com esponja macia e detergente neutro e enxaguar.
- Desinfecção com hipoclorito de sódio 0,5%:
1. Realizar após o procedimento acima.
2. Emergir todas as partes em solução de hipoclorito 0,5% em temperatura ambiente, deixar de molho por 10 minutos e enxaguar abundantemente em água corrente, se possível em temperatura de 30 a 40°C.
3. Secar e montar.

Observação: a extensão de silicone deverá ser desprezada e substituída por outra.

BIBLIOGRAFIA

1. Hoefel HHK. Ambulâncias e o controle de infecções. Disponível em: http://www.cih.com.br/transporte.htm.
2. Brasil. Ministério da Saúde. Secretaria Nacional de Vigilância Sanitária. Portaria n. 15, de 23 de agosto de 1998. Brasília: Diário Oficial da União; 5 set. 1988. Seção I.
3. Brasil. Ministério da Saúde. Secretaria Nacional de Vigilância Sanitária. Portaria n. 122, de 29 de novembro de 1993. Brasília: Diário Oficial da União; 1 dez. 1993. Seção I.
4. Brasil. Ministério da Saúde. Coordenação de Controle de Infecção Hospitalar. Processamento de artigos e superfícies em estabelecimento de saúde. 2. ed. Brasília: Ministério da Saúde; 1994.
5. Brasil. Ministério da Saúde, Ministério do Trabalho e Emprego. Portaria n. 482, de 16 de abril de 1999. Brasília: Diário Oficial da União; 19 abr. 1999. Seção I.
6. Dal Bem LW, Moura MLA. Prevenção e controle de infecção hospitalar para enfermeiros. São Paulo: Centro de Educação em Saúde; 1996.
7. Mello R. Problemas e limitação da esterilização por óxido de etileno no âmbito hospitalar. Rev Enfoques. 1995;14:10-4.
8. Mollna E, et al. Limpeza, desinfecção de artigos e áreas hospitalares e anti-sepsia. São Paulo: PECIH; 1999.
9. Brasil. Ministério da Saúde. Secretaria de Assistência à Saúde. Coordenação-geral das Unidades Hospitalares Próprias do Rio de Janeiro. Orientações gerais para Central de Esterilização. Brasília: Ministério da Saúde; 2001.

Seção 3

Trauma e emergências cirúrgicas

CAPÍTULO 18

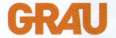

Abordagem inicial do paciente politraumatizado

Otávio Lima de Holanda

❋ INTRODUÇÃO

O atendimento às vítimas politraumatizadas sofreu mudanças significativas com o advento dos sistemas PHTLS e ATLS. A sistematização do atendimento trouxe para o profissional de saúde uma linguagem de protocolos de atendimento formulados com base em evidências científicas. Entretanto, é importante lembrar que essa sistematização tem o intuito de servir como guia para facilitar e aprimorar o atendimento por meio da unificação de condutas, e não de engessar o profissional de saúde, pois a abordagem deve ser feita da melhor forma possível de acordo com a realidade das condições de trabalho e dos recursos disponíveis.

A abordagem inicial de vítimas de trauma no atendimento pré-hospitalar possui algumas particularidades relacionadas ao fato de que o ambiente não está controlado (diferentemente de uma sala de trauma) e o profissional que está atuando deve, além de seguir os protocolos mencionados, atentar para outros pontos importantes do seu atendimento: segurança da cena, triagem, tempo de atendimento em cena, comunicação com a central reguladora, recursos hospitalares disponíveis, gravidade do paciente (Figura 1). Portanto, a tomada de decisões durante a abordagem inicial deve ser rápida e dinâmica para que a vítima possa receber o melhor atendimento, dentro do menor tempo possível, sendo encaminhada para o centro hospitalar adequado. Lembrando: a vítima nunca pode sofrer mais dano!

❋ ATENDIMENTO INICIAL

A avaliação inicial deve ser feita de forma rápida e precisa, levando-se em conta o histórico do acidente, muitas vezes informado por testemunhas. As avaliações primária

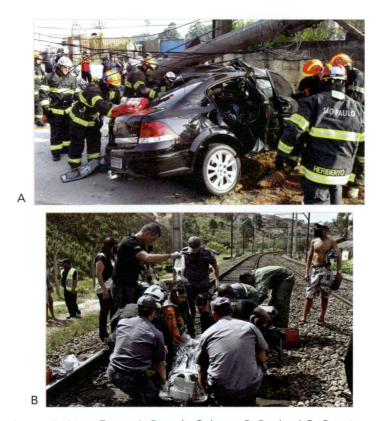

Figura 1 Acesso à vítima. Fotos: A: Ricardo Galesso; B: Raphael G. Caggiano.

e secundária devem ser feitas juntamente com o plano de ressuscitação da vítima, com a correção das anormalidades mais rápida possível visando à redução de tempo na cena. A avaliação primária é a mesma para adultos e crianças, sempre seguindo a sequência ABCDE.

A (*airway*): vias aéreas e controle da coluna cervical

A manutenção da perviedade das vias aéreas é a prioridade ao avaliar e tratar o doente traumatizado. Deve-se inicialmente procurar desobstruir boca e orofaringe com a estabilização da coluna cervical, atentando sempre para a presença de corpos estranhos (próteses dentárias, dentes soltos e quebrados, sangue, vômitos). A observação do paciente pode dar informações sobre a perviedade das vias aéreas. Aquele que fala sem dificuldade e sem disfonia não tem problemas de vias aéreas, no momento em que está sendo avaliado; aquele que fala e respira com dificuldade, apresentando estridores ou rouquidão, pode ter suas vias aéreas obstruídas. As principais causas de obstrução das vias aéreas no paciente traumatizado são: queda da língua, trauma direto, corpo estranho e edema de glote (provocado por queimadura ou tentativa de intubação sem sucesso, por exemplo).

Em muitos pacientes, a aspiração das vias aéreas associada a manobras manuais simples de elevação do mento (*chin lift*) ou tração da mandíbula (*jaw thrust*) permite tornar as vias aéreas pérvias, elevando a base da língua.

O paciente com comprometimento grave do nível de consciência (escala de coma de Glasgow menor ou igual a 8) necessita de via aérea definitiva, mesmo que esteja aparentemente respirando bem. Segundo o PHTLS e o ATLS, entende-se por via aérea definitiva uma cânula orotraqueal corretamente introduzida, com balonete insuflado, devidamente fixada e conectada a um sistema de ventilação com suporte de oxigenação. Em nosso país, a obtenção de via aérea definitiva somente pode ser realizada por médico.

A estabilização da coluna cervical é muito importante durante essa primeira etapa do atendimento. Deve-se lembrar de que todo politraumatizado inconsciente é um potencial portador de trauma raquimedular, até que se prove o contrário. O diagnóstico de uma lesão medular não é prioritário, mas a prevenção com proteção da coluna cervical, sim. Essa proteção deve ser lembrada no momento da obtenção de uma via aérea definitiva, e caso haja necessidade da retirada de colar cervical para o procedimento, um auxiliar da equipe deve manter manualmente a cabeça e o pescoço alinhados e estáveis.

Observação: no caso de vítimas presas em ferragens que estejam com dificuldade ventilatória e/ou com sinais de hipóxia, o procedimento de desencarceramento deve ser interrompido imediatamente para que a equipe de suporte avançado ou intermediário possa intervir, sendo que essa decisão deve sempre ser tomada em conjunto com o chefe das operações no local.

B (*breathing*): respiração e ventilação

A primeira avaliação da respiração e da ventilação pulmonar de um traumatizado pode ser feita somente com a observação do tórax, sua simetria, movimentação, frequência respiratória e presença de lesões. Um segundo passo muito importante é a palpação do tórax, para verificar a presença de enfisema subcutâneo, crepitações em fraturas de arcos costais, escoriações, hematomas e outras lesões que possam dificultar os movimentos respiratórios. A ausculta pulmonar auxilia no diagnóstico de lesões pleurais e parenquimatosas, porém a percussão no pré-hospitalar não é de muita valia, pois o ambiente de atendimento é ruidoso. Além do exame físico, é importante verificar a oximetria de pulso do paciente, que pode auxiliar na avaliação do grau de comprometimento da respiração e ventilação causado por um trauma torácico.

Todas essas ações têm como principal objetivo identificar as lesões que colocam o paciente em risco iminente de morte e devem ser tratadas na cena (Tabela 1).

Tabela 1 Lesões que devem ser tratadas na cena

Lesões	Tratamento
Pneumotórax hipertensivo	Toracocentese
Pneumotórax aberto	Curativo de três pontas
Tórax instável	Intubação orotraqueal
Tamponamento cardíaco	Pericardiocentese

C (*circulation*): circulação com controle de hemorragia

No paciente traumatizado, hipotensão e sinais de choque são, até que se prove o contrário, causados por sangramento, e o controle da hemorragia é a prioridade. Deve-se estar atento aos sinais de choque hemorrágico, como taquicardia (mais precoce), hipoperfusão tecidual periférica, pele apresentando palidez e sudorese. Pacientes que fazem uso de betabloqueadores podem não apresentar taquicardia. Os traumas com lesões que causam hemorragia significativa e são passíveis de controle no atendimento pré-hospitalar são principalmente as lesões externas e as fraturas de ossos longos e bacia. A abordagem nesses casos se dá com manobras compressivas da cintura pélvica, alinhamento de fraturas quando possível e compressão de sangramentos externos. O torniquete pode ser utilizado no caso de sangramento volumoso de difícil controle. A palpação abdominal sempre deve ser feita em todos os quadrantes, pois na presença de dor deve-se suspeitar de lesão interna e informar o médico regulador.

D (*disability*): incapacidade, estado neurológico

A avaliação do estado neurológico de um traumatizado deve ser feita logo no início do atendimento, ao se chamar o paciente e verificar sua resposta às solicitações. Deve-se pontuar o paciente no escore da escala de coma de Glasgow, conforme a Tabela 2.

Tabela 2 Escala de coma de Glasgow

Escore	Resposta	Resposta modificada para lactentes
	Abertura ocular	
4	Espontânea	Espontânea
3	Ao estímulo verbal	Ao estímulo verbal
2	Ao estímulo doloroso	Ao estímulo doloroso
1	Ausente	Ausente

(continua)

Tabela 2 Escala de coma de Glasgow (*continuação*)

Escore	Resposta	Resposta modificada para lactentes
	Melhor resposta motora	
6	Obedece comando	Movimentação espontânea
5	Localiza dor	Localiza dor (retirada ao toque)
4	Retirada ao estímulo doloroso	Retirada ao estímulo doloroso
3	Flexão ao estímulo doloroso (postura decorticada)	Flexão ao estímulo doloroso (postura decorticada)
2	Extensão ao estímulo doloroso (postura descerebrada)	Extensão ao estímulo doloroso (postura descerebrada)
1	Ausente	Ausente
	Melhor resposta verbal	
5	Orientado	Balbucia
4	Confuso	Choro irritado
3	Palavras inapropriadas	Choro à dor
2	Sons inespecíficos	Gemido à dor
1	Ausente	Ausente

TCE severo: 3-8 pontos; TCE moderado: 9-12 pontos; TCE leve: 13-15 pontos.

As principais causas de alteração de nível de consciência em um traumatizado são:

- Oxigenação cerebral diminuída.
- Hipotensão.
- Trauma cranioencefálico.
- Intoxicação por álcool ou drogas.
- Distúrbio metabólico.

Observação: deve-se tentar coletar o máximo de informações possíveis com a vítima ou com familiares e testemunhas para que possam ser passadas na chegada ao hospital, pois o nível de consciência do traumatizado pode mudar no decorrer do atendimento e do transporte.

E (*exposure/environmental control*)

O paciente deve ser despido completamente para que ele possa ser examinado na busca de lesões e deformidades não vistas em um primeiro momento. Ele deve posteriormente ser coberto com roupa aquecida ou manta térmica aluminizada. Se possível, utilizar soro aquecido para reposição volêmica, tomando cuidado para não infundir volume em excesso.

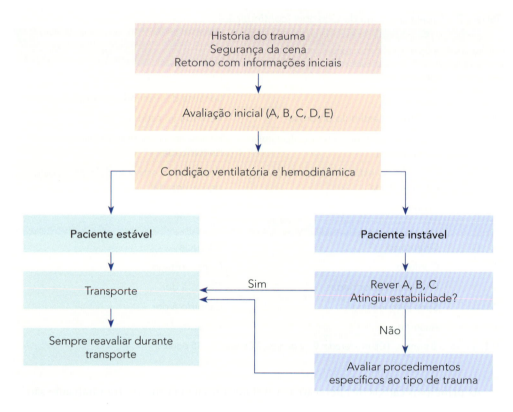

Algoritmo 1   Atendimento inicial ao politraumatizado.

Observação: a prevenção de hipotermia começa no nível pré-hospitalar.

✱ AVALIAÇÃO SECUNDÁRIA

Se as condições da vítima e o tempo disponível para o atendimento permitirem, pode-se dar continuidade à avaliação, colhendo um histórico mais detalhado, aferindo os sinais vitais (frequência cardíaca, frequência respiratória, pressão arterial) e reavaliando o resultado das intervenções realizadas. O Colégio Americano de Cirurgiões, por meio do programa ATLS/PHTLS, sugere a utilização do acrônimo "AMPLA", que significa: Alergias, Medicamentos em uso, Passado médico/Prenhez, Líquidos e alimentos ingeridos, Ambiente do trauma. Além da história "AMPLA", devemos nesse momento realizar um exame físico mais pormenorizado, da cabeça aos pés, à procura de eventuais outras lesões que ainda não tenham sido diagnosticadas. É nesse momento também que se realiza o exame neurológico, avaliando-se as pupilas, a motricidade e a sensibilidade de segmentos corpóreos.

✳ TRIAGEM

O profissional que realiza o atendimento pré-hospitalar a vítimas de trauma deve lembrar que existe uma central reguladora, que tem como objetivo organizar recursos, coordenar acionamentos e direcionar as vítimas de trauma para os corretos locais de atendimento, fazendo com que haja equilíbrio entre:

> Gravidade da vítima x recursos disponíveis

Dessa forma, é importante que, após chegar ao local do atendimento, avaliar a segurança da cena e as condições iniciais da vítima, alguém da equipe faça, dentro dos primeiros 5 minutos, contato com a central reguladora para informar essas condições. Com essas informações a equipe de regulação já pode analisar os possíveis locais para transporte das vítimas. Nos casos de atendimento com transporte aeromédico, esse contato rápido é mais importante ainda, pois os locais para pousos de aeronaves são restritos.

> A vítima é a prioridade e ela nunca pode sofrer mais dano.

✳ BIBLIOGRAFIA

1. Melo MC (org.). Atenção às urgências e emergências em pediatria. Belo Horizonte: Escola de Saúde Pública de Minas Gerais; 2005.
2. NAEMT. Atendimento pré-hospitalar ao politrautizado (PHTLS). 5ª ed. Rio de Janeiro: Elsevier; 2004.
3. Simões RL, Duarte Neto C, Maciel GSB, Furtado TP, Paulo DNS. Atendimento pré-hospitalar a múltiplas vítimas com trauma simulado em Vitória-ES. Rev Col Bras Cir. 2012;39(3).
4. Damasceno MCT, Ribera JM. Desastres e incidentes com múltiplas vítimas: plano de atendimento-preparação hospitalar. São Paulo: Secretaria de Estado da Saúde; 2012.
5. Pereira Jr GA, Andregheto AC, Basile-Filho A, Andrade JI. Trauma no paciente pediátrico. Medicina Ribeirão Preto. 1999;32:262-81.
6. Schvartsman C, Carrera R, Abramovici S. Avaliação e transporte da criança traumatizada. J Pediatr (Rio J). 2005;81(5Supl):S223-S229.
7. Thomaz RR, Lima FV. Condições especiais no atendimento pré-hospitalar ao idoso vítima de trauma. Acta Paul Enf São Paulo. 2004;17(2):229-34.
8. Pereira Jr GA, Haikel Jr LF, Atique JMC, Nakamura EJ, Basile-Filho A, Andrade JI. Atendimento à gestante traumatizada. Medicina Ribeirão Preto. 1999;32:282-9.
9. Marsh JL. Disasters and mass casulties. J Am Acad Orthop Surg. 2007;15(7):378-9.
10. Ali J, Adam RU, Gana TJ, Bedaysie H, Williams JL. Effect of the prehospital trauma life support program (PHTLS) on prehospital trauma care. J Trauma. 1997;42(5):786-90.
11. Victorino GP. Trauma in the elderly patient. Arch Surg. 2003;138:193-8.

CAPÍTULO **19**

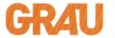

Traumatismo cranioencefálico

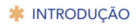

❋ INTRODUÇÃO

Os acidentes e a violência no Brasil configuram um problema de saúde pública de grande magnitude e transcendência, e provocam fortes impactos na morbidade e mortalidade da população.

Dentre os vários tipos de traumas, o cranioencefálico (TCE) causa em média 100.000 mortes por ano e de 50.000 a 90.000 pessoas apresentam déficits de comportamento e no intelecto secundariamente. As vítimas que sobrevivem ao TCE podem apresentar deficiências e incapacidades temporárias ou permanentes, interferindo na capacidade do indivíduo de desempenhar suas funções habituais.

No TCE, há um complexo processo fisiopatológico que inclui múltiplas reações concorrentes e interações que causam alterações na hemodinâmica cerebral, mudanças celulares e moleculares, além de inchaço cerebral e hipertensão intracraniana.

Nas lesões encefálicas graves, capazes de induzir ao coma, sabe-se que ocorre a redução de aproximadamente 50% do fluxo sanguíneo cerebral nas primeiras 6 a 12 horas pós-trauma. O fluxo sanguíneo cerebral habitualmente aumenta e estabiliza-se nos 2 a 3 dias após o trauma.

Por outro lado, nas primeiras horas pós-trauma, o edema vasogênico e citotóxico parece ser concorrente e proporcional à gravidade do trauma. Ele atinge seu nível máximo, aproximadamente, em 72 horas. Após esse período, inicia sua regressão, embora possa persistir com alguma intensidade por muitos meses, dependendo da gravidade da lesão e de outras circunstâncias.

A lesão encefálica definitiva que se estabelece após o TCE é o resultado de mecanismos fisiopatológicos que se iniciam com o acidente e se estendem por dias a semanas.

As lesões primárias são aquelas que ocorrem no momento do trauma. No paciente com ferimentos por projétil de arma de fogo ou arma branca que penetram o crânio, a lesão primária ocorre em virtude do trauma direto ao parênquima encefálico. Por outro lado, nos traumatismos fechados, caracterizados quando não ocorre contato com o conteúdo intracraniano, as lesões primárias podem resultar da movimentação cerebral associada à energia cinética do acidente.

As lesões secundárias decorrem de agressões que se iniciam após o momento do acidente, resultantes da interação de fatores intra e extracerebrais, que se somam para inviabilizar a sobrevivência de células encefálicas poupadas pelo trauma inicial. No local do acidente, intercorrências clínicas como hipotensão arterial, hipoglicemia, hipercarbia, hipóxia respiratória, hipóxia anêmica e distúrbios hidroeletrolíticos são os principais fatores de lesão secundária. Posteriormente, são somados outros distúrbios metabólicos e infecciosos sistêmicos, assim como a presença de substâncias neurotóxicas, hidrocefalia e alterações hemodinâmicas no espaço intracraniano.

Finalmente, existem ainda os mecanismos de morte celular, neuronal, endotelial e glial por distúrbios iônicos e bioquímicos que estão relacionados tanto à lesão primária como à secundária. Entender esses mecanismos é essencial para o estudo das abordagens clínicas e farmacológicas que têm sido utilizadas nos últimos anos.

Verificamos que a monitorização dos pacientes é essencial para guiar e otimizar o tratamento a ser instituído por meio de protocolos. A monitorização adequada e contínua permite avaliar precocemente a ocorrência de quaisquer distúrbios de ordem sistêmica ou cerebral que possam levar a uma lesão cerebral secundária.

No entanto, atualmente, para melhor manejo do paciente vítima de TCE, nos valemos apenas da avaliação clínica e de parâmetros de sinais vitais e oxímetro de pulso, não havendo métodos que possam revelar de forma direta o volume e a oxigenação cerebral na fase pré-hospitalar do atendimento.

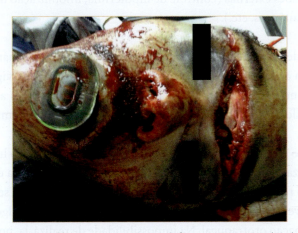

Figura 1 Trauma cranioencefálico – tratamento definitivo. Foto: Raphael G. Caggiano.

Os parâmetros de que dispomos para manejo do paciente vítima de TCE são imprecisos e completamente inespecíficos no que tange à monitorização neurocrítica, havendo extrema carência de informações por parte dos profissionais de saúde envolvidos com relação ao real estado fisiopatológico do encéfalo.

Tendo por base a fisiopatologia e princípios iniciais que regem o adequado atendimento do TCE, devemos focar em reduzir ao máximo as lesões secundárias e procurar sempre a causa de base e sua pronta resolução quando possível.

✳ ABORDAGEM INICIAL

O primeiro contato com a vítima de TCE deve envolver a estabilização clínica e a prevenção de lesões secundárias, assim como a identificação de lesões graves e potencialmente letais, possibilitando também a triagem para centros especializados com rápida chegada para tratamento definitivo.

Como medida prioritária, deve-se considerar sempre o mecanismo de trauma implicado, com especial atenção à energia do trauma e ao tempo decorrido desde a injúria inicial. Nessa etapa é fundamental excluir lesões sistêmicas associadas ao TCE, seguindo protocolo de atendimento ao trauma fornecido por algoritmos internacionais. Assim:

1. controle e proteção de via aérea com imobilização cervical;
2. checagem e correção de ventilação (drenagem de pneumotórax, toracocentese de alívio, analgesia, etc.);
3. controle hemodinâmico (hemostasia, expansão volêmica, etc.);
4. avaliação neurológica;
5. avaliação de lesões externas (controle de hipotermia, imobilização de fraturas, avaliação de lesões cutâneas, etc.).

Tal processo de triagem é vital para evitar causas de morte primárias e para que se rastreie e combata a gênese de lesões secundárias agravantes do TCE vigente.

Também é fundamental nessa etapa a obtenção de informações acerca de alergias, medicações, uso de drogas ilícitas, doenças prévias e tempo de jejum, para otimizar o atendimento.

Tendo em foco a avaliação neurológica, considera-se em primeiro lugar o exame físico sumário enfatizando morfologia e reatividade pupilar, avaliação da escala de coma de Glasgow e padrão respiratório. A seguir, em caso de rebaixamento de sensório (escala de Glasgow < 9), deve-se priorizar o controle definitivo da via aérea (Algoritmo 1), dando prioridade à intubação orotraqueal. Na impossibilidade de realizá-la, pode-se lançar mão de dispositivos supraglóticos, lembrando que não são efetivos contra broncoaspiração.

Outro método pode ser o uso de via aérea cirúrgica. É importante frisar que a meta principal deve ser evitar hipóxia (SatO$_2$ > 94%) e manter normoventilação (PCO$_2$ entre 35 e 45 mmHg). A hiperventilação nunca deve ser feita de forma profilática e seu único emprego pode ser feito em degeneração rostrocaudal iminente e rapidamente progressiva, com a qual se busca diminuir o conteúdo de sangue arterial intracraniano por vasoconstrição de arteríola pré-capilar (aumento de pH perivascular) e, dessa forma, pelo princípio de Monro-Kellie, reduzir a pressão intracraniana. No entanto, é importante frisar que essa medida é transitória, constituindo apenas medida emergencial até controle definitivo da complacência encefálica. O PCO$_2$ não deve ser inferior a 30 mmHg, para minimizar o risco de isquemia cerebral, principalmente pela ausência, nesse momento, de monitorização agressiva (cateter de bulbo jugular e oximetria cerebral). A correção da hiperventilação em qualquer momento, seja inadvertida ou terapêutica, deve ser gradual, sob o risco de hipertensão intracraniana rebote. Para esse fim, podemos dispor de capnógrafo, método que dará ideia indireta da PaCO$_2$, ou ainda fazer a dosagem direta dessa variável com gasômetros portáteis disponíveis comercialmente, já na cena do trauma.

Pode ser usado o recurso da sedação para controle de aumento de pressão intracraniana no momento da manipulação de via aérea (Algoritmo 2). Uma potencial armadilha durante o manejo desse tipo de paciente é não considerar necessário o uso de sedação

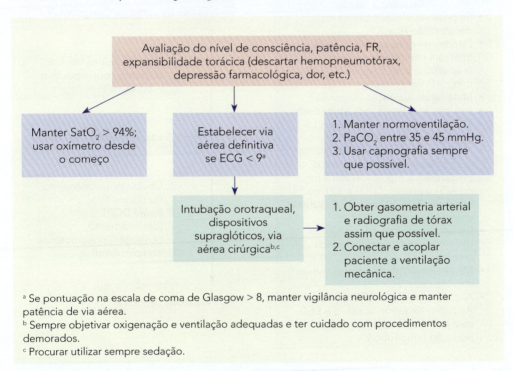

[a] Se pontuação na escala de coma de Glasgow > 8, manter vigilância neurológica e manter patência de via aérea.
[b] Sempre objetivar oxigenação e ventilação adequadas e ter cuidado com procedimentos demorados.
[c] Procurar utilizar sempre sedação.

Algoritmo 1   Manejo da via aérea e ventilação no TCE.

em casos de pontuação na escala de Glasgow = 3. Nesse tipo de doente, a pressão intracraniana frequentemente encontra-se muito elevada e o uso de fármacos que reduzem o consumo de oxigênio cerebral e diminuem a resposta autonômica à manipulação da via aérea é fundamental. O mesmo ocorre em pacientes com pontuação na escala de Glasgow < 9 que estão sob efeito de drogas depressoras do sistema nervoso central, nos quais muitas vezes encontramos um rebaixamento de nível de consciência farmacologicamente mediado ou potencializado. A sedação nesses casos é primordial, uma vez que na manipulação da cavidade oral e laringe comumente há reflexo de náusea, vômito e tosse, sendo todos esses elementos que elevam a pressão intracraniana, agravando sobremaneira um TCE já instalado. Um cuidado muito importante em vítimas de trauma é considerá-los sempre como portadores de resíduo gástrico abundante e, assim, broncoaspiradores em potencial. O principal preditor desse desfecho é o rebaixamento do nível de consciência.

Tendo em vista o exposto, é imprescindível a intubação sob sequência rápida. Sugere-se a utilização de etomidato (0,3 mg/kg), succinilcolina (0,5-1 mg/kg) e lidocaína sem vasoconstritor (1-1,5 mg/kg). Essas drogas possuem pico de ação em torno de 1 minuto pós-infusão e têm bom efeito na proteção neurovegetativa, reduzindo a pressão intracra-

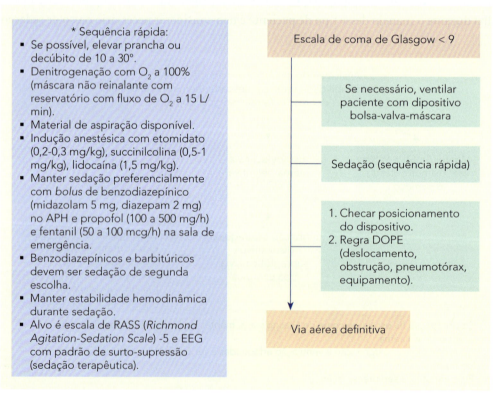

Algoritmo 2 Sedação nos pacientes com TCE.

niana, com custo hemodinâmico muito baixo. Apesar dos relatos de que a succinilcolina aumenta a pressão intracraniana, na prática, seu benefício suplanta essa observação. Drogas como opioides e benzodiazepínicos têm picos de ação maiores, fato que deixa os pacientes no ato da manipulação de via aérea descobertos. Por esse motivo, estas últimas drogas devem ser manejadas com extremo cuidado, se utilizadas (Algoritmo 2).

A manutenção da sedação deve ser realizada com benzodiazepínicos (midazolam, diazepam, etc.) e/ou etomidato no ambiente pré-hospitalar, em pequenas alíquotas tituladas cuidadosamente. Atenção deve ser dada à interação farmacocinética e farmacodinâmica de benzodiazepínicos e opioides (fentanil, morfina, etc.), potencializando hipotensão e depressão respiratória, além de ocorrer um prolongamento da meia-vida de eliminação dos primeiros.

Ainda nos primeiros momentos do atendimento é importante avaliar a glicemia capilar do paciente, diagnosticando disglicemias e tratando agressivamente hipoglicemias. Para neurotraumas deve ser considerada como menor do que 100 mg/dL. Nessa etapa, considerar correção de magnésio e de vitamina B1 (principalmente em etilistas crônicos).

Após controle efetivo da ventilação (recomendamos uso de capnografia e análise de gases arteriais o mais rápido possível), deve-se dar especial atenção ao quadro hemodinâmico. Nesse ponto, procuramos obter uma pressão arterial sistólica de pelo menos 100 a 110 mmHg na fase pré-hospitalar e uma pressão arterial média em torno de 90 mmHg na sala de emergência nos pacientes com TCE grave (escala de coma de Glasgow < 9). Essa medida visa, empiricamente, à manutenção de pressão de perfusão cerebral, numa fase em que não temos acesso a medidas diretas de pressão intracraniana (cateteres, etc.) e nem tampouco de metabolismo (oximetria cerebral, microdiálise). Esse objetivo pode ser alcançado com salina normal e salinas hipertônicas (3, 7,5, 20%). Evitar uso de coloides e soluções hipotônicas (como soros glicosados puros e o próprio ringer lactato). Um dos desfechos mais nocivos no atendimento ao neurotrauma a ser evitado é a hipotensão arterial (pressão arterial sistólica < 90 mmHg), com altos índices de mortalidade associados. Níveis elevados de pressão arterial, via de regra, não são corrigidos na emergência.

É de fundamental importância a manutenção do nível de sódio sérico acima de 142 mEq/L, preferencialmente entre 145 e 155 meq/L, não excedendo 160 mEq/L, idealmente com *gap* osmolar (calculado/medido) sérico abaixo de 55 mOsm/L para redução de incidência de insuficiência renal aguda. Com esse intuito (evitar edema iônico) e também com o objetivo de reduzir a pressão intracraniana (melhora de perfusão tecidual e desidratação intracelular de parênquima cerebral normal), podemos usar *bolus* de solução salina hipertônica (4 mL/kg em 5 min de NaCl 7,5%, 20 a 40 mL de NaCl 20% em 10 min, etc.). Outro fármaco que pode ser empregado é o manitol a 20% em *bolus* de 0,5 a 1 g/kg. O coeficiente de refletividade da solução salina hipertônica é em torno de 1, ao passo que o do manitol é de aproximadamente 0,9, fato que, em teoria, propicia menor passagem na barreira hematoencefálica. Porém, há escassez de estudos com qualidade metodológica efetiva para definir com clareza a superioridade de uma solução em relação a outra.

Com relação à temperatura, percebe-se que é muito frequente a presença de hipertermia em pacientes vítimas de TCE. Esse fato deve-se à reação inflamatória gerada por broncoaspiração e pela própria síndrome de resposta inflamatória sistêmica ao trauma, além de fatores intrínsecos ao TCE (ex.: hemoventrículo, disfunção hipotalâmica). Sabe-se que a hipertermia (temperatura central maior do que 38°C) está correlacionada com aumento de morbimortalidade e deve ser combatida agressivamente com alvo de normortermia. Erro comum na prática clínica consiste em parametrizar o controle térmico pela mensuração cutânea com os mesmos valores de temperatura, pois estudos comprovam que nesses pacientes existe diferença entre temperatura cutânea e cerebral entre 0,4 e 2,6°C, fato que nos leva a crer ser fundamental mensurar a temperatura central (esofágica, retal, etc.) para maior precisão terapêutica. Na impossibilidade dessa medida, não se permite temperatura cutânea acima de 36,5°C.

A meta na emergência é a normotermia cerebral. Hipotermia leve só deve ser utilizada para controle de hipertensão intracraniana refratária, constituindo medida de segunda linha, só sendo feita com rigor em ambiente de terapia intensiva. Não há estudos revelando diminuição de mortalidade com seu emprego.

Não aquecer rapidamente pacientes que estão hipotérmicos na cena do trauma ou na chegada à emergência, sob pena de agregar mal prognóstico.

Com relação à propedêutica armada na emergência, temos na figura do ultrassom doppler transcraniano uma ferramenta importante. Ele pode nos dar informações funcionais (perda de autorregulação, oligoemia, hiperemia, dissecções, aumento de resistência vascular sugestiva de hipertensão intracraniana) em relação ao fluxo sanguíneo cerebral, parametrizando o manejo de pressão arterial (acerto do melhor nível pressórico) com vistas a otimizar a perfusão cerebral.

Outra situação interessante em emergência são os pacientes que chegam com pontuação na escala de coma de Glasgow = 3 e sem reatividade pupilar. Nesse tipo de paciente, o doppler transcraniano é de extrema valia, uma vez que podemos identificar pacientes sem fluxo sanguíneo cerebral rapidamente e nessas condições proceder a retirada de sedação com segurança e iniciar a posteriori as provas de morte encefálica, otimizando potenciais doadores. É importante deixar claro que todas as medidas citadas são úteis por um período limitado de tempo no controle da hipertensão intracraniana em pacientes com afecções neurocirúrgicas de urgência. Com o passar do tempo, se não houver a correção das mesmas por conduta operatória, passamos a ter piora do quadro neurológico com a manutenção das medidas clínicas. Portanto, é fundamental o pronto diagnóstico, a indicação precoce eficiente e a rápida intervenção cirúrgica quando for o caso.

Capítulo 19 | Traumatismo cranioencefálico 271

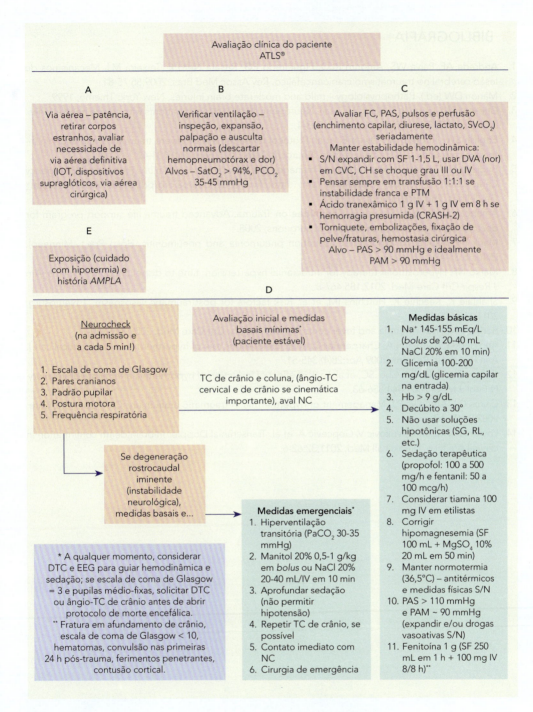

Algoritmo 3   Algoritmo para tratamento emergencial de TCE.

✱ BIBLIOGRAFIA

1. Andrade AF, Paiva WS, Amorim RLO, Figueiredo EG, Rusafa Neto E, Teixeira MJ. Mecanismos de lesão cerebral no traumatismo cranioencefálico. Rev Assoc Med Bras. 2009;55:75-81.
2. Marion DW (ed.). Pathophysiology – mild and moderate brain injuries. New York: Thieme; 1999.
3. Chesnut RM, Gautille T, Blunt BA, et al. Neurogenic hypotension in patients with severe head injuries. J Trauma. 1998;44:958-63; discussion 963-4.
4. English SW, Turgeon AF, Owen E, et al. Protocol management of severe traumatic brain injury in intensive care units: a systematic review. Neurocrit Care. 2013 Feb;18(1):131-42.
5. Badjatia N. Guidelines for prehospital management if traumatic brain injury. Prehospital Emergency Care. 2007;12(1):S1-52. Disponível em: http://www.braintrauma.org/pdf/protected/Prehospital_Guidelines_2nd_Edition.pdf.
6. American College of Surgeons. Committee on Trauma. Advanced trauma life support program for doctors. Chicago: American College of Surgeons; 2008.
7. Marik PE. Aspiration syndromes: aspiration pneumonia and pneumonitis. Hosp Pract (Minneap). 2010;38:35-42.
8. Marko NF. Hyperosmolar therapy for intracranial hypertension: time to dispel antiquated myths. Am J Respir Crit Care Med. 2012;185:467-8.
9. Shahlaie K, Keachie K, Hutchins IM, et al. Risk factors for posttraumatic vasospasm. J Neurosurg. 2011;115:602-11.
10. Badjatia N. Hyperthermia and fever control in brain injury. Crit Care Med. 2009;37:S250-7.
11. Audibert G, Baumann A, Charpentier C, et al. [Deleterious role of hyperthermia in neurocritical care]. Ann Fr Anesth Reanim. 2009 Apr;28(4):345-51.
12. Clifton GL, Miller ER, Choi SC, et al. Lack of effect of induction of hypothermia after acute brain injury. N Engl J Med. 2001;344:556-63.
13. Cairns CJ, Andrews PJ. Management of hyperthermia in traumatic brain injury. Curr Opin Crit Care. 2002;8:106-10.
14. Lovrencic-Huzjan A, Vukovic V, Gopcevic A, et al. Transcranial Doppler in brain death confirmation in clinical practice. Ultraschall Med. 2011;32:62-6.

CAPÍTULO 20

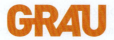

Trauma raquimedular

Andrei Fernandes Joaquim
Marino Pellegrino Guerriero

O traumatismo raquimedular (TRM) constitui-se em lesões de origem traumática direta ou indireta que acometem qualquer segmento da coluna vertebral, podendo cursar com injúria neurológica em até 30% dos casos.

Ocorre predominantemente nos centros urbanos, tendo como principais causas acidentes automobilísticos, violência interpessoal, queda de altura e mergulho em águas rasas. No Brasil, estima-se que 11.000 vítimas sejam acometidas anualmente. Aproximadamente 64% dos pacientes com TRM estão na faixa etária de 20 a 40 anos de idade, sendo a maioria do sexo masculino, atingindo, portanto, uma população jovem e em plena fase produtiva. Muitas vezes o TRM acarreta sequelas graves e permanentes, podendo inclusive resultar em óbito, com elevado custo econômico e social.

Quanto à sua localização, embora possa acometer toda a coluna vertebral, a região toracolombar (transição entre a coluna torácica rígida e a coluna lombar mais flexível) e a coluna cervical (entre C3 e C6) são os locais mais comuns de lesões.

Os traumatismos que afetam a coluna atingem, em função da sua magnitude, vértebras, ligamentos, discos intervertebrais e a musculatura adjacente, podendo ou não cursar com déficits neurológicos. Quando acometem os pilares de sustentação da coluna, podem deixá-la instável, ou seja, quaisquer movimentos ou forças a que venha a ser submetida podem cursar com consequente compressão medular. Dessa forma, é necessária ampla atenção das equipes de atendimento pré-hospitalar quanto às técnicas de imobilização adequadas para se garantir a segurança do paciente e da equipe de atendimento.

A história do trauma e o quadro clínico apresentados são fundamentais para o diagnóstico. Entretanto, eventuais limitações do atendimento nos locais de acidentes podem levar as equipes a lançar mão da imobilização adequada e em bloco, que deve ser feita desde a região cervical, com colar cervical rígido e imobilização lateral, até a coluna toracolombar, com prancha rígida, vácuo-splint ou prancha moldável a vácuo, sempre que o paciente estiver inconsciente, alcoolizado, com sinais de lesão neurológica ou dor na região da coluna vertebral. Esses procedimentos podem prevenir o aparecimento de lesões secundárias e, consequentemente, lesões neurológicas irreversíveis.

Portanto, o deslocamento do paciente com suspeita de lesão de coluna deverá ser feito por no mínimo três pessoas preparadas para atendimento de emergência, com treinamento em atendimento de politraumatizados. O médico muitas vezes é necessário, assim como o enfermeiro, para a realização de eventuais procedimentos invasivos, principalmente de estabilização hemodinâmica e de vias aéreas. Traumas com secção medular podem levar ao aparecimento de choque neurogênico, muitas vezes com características iniciais semelhantes às do hemorrágico, pela perda do tônus simpático dos vasos abaixo do nível da lesão e consequente vasodilatação principalmente em veias e vênulas, que reduzem o retorno venoso ao coração com hipotensão arterial grave. Diante de suspeita de choque neurogênico, além da colocação de acessos venosos e reposição volêmica, pode ser necessária a administração de drogas vasopressoras, como a noradrenalina, para diminuir os efeitos da vasodilatação.

No momento do TRM, caso haja lesão do tecido neural, é denominada lesão primária, que consiste em contusões medulares, lesões vasculares com isquemia ou hemorragia, danos por secção ou mesmo perda de tecido neural **(Figuras 1 e 2)**. Posteriormente, pode ocorrer a denominada lesão secundária, por exemplo secundária a hipovolemia, imobilização inadequada, hipóxia, etc. A equipe de emergência atua principalmente evitando o aparecimento da lesão secundária.

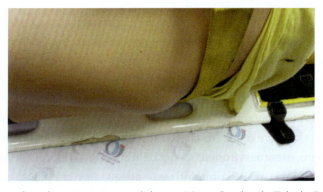

Figura 1   Fraturas de coluna. Imagem cedida por Maria Cecília de Toledo Damasceno.

Capítulo 20 | Trauma raquimedular 275

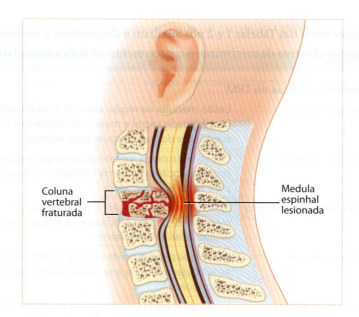

Figura 2   Fratura de vértebra cervical com compressão medular.

Como sinais clínicos que sugerem lesão na coluna vertebral, podemos citar: dor na região correspondente à coluna, deformidades, dificuldade de movimentação dos membros ou alteração da sensibilidade, priapismo (ereção peniana independentemente do nível de consciência instalado) e alterações esfincterianas (como hipotonia do esfincter anal). As dificuldades respiratórias podem se instalar dependendo do nível da lesão, sendo mais comuns em lesões cervicais altas ou da junção craniovertebral. Apneia, hipopneia, paralisia da musculatura diafragmática, acessória ou intercostal são exemplos de comprometimento respiratório.

Em relação aos déficits de força muscular, podemos sumariamente classificá-los como:

- Paraplegia: descrita como a ausência dos movimentos da cintura crural, afetando membros e inferiores, respectivamente. Não se observam movimentos nos membros inferiores.
- Tetraplegia: descrita como a ausência dos movimentos nos membros superiores e inferiores.
- Hemiplegia: descrita como a ausência dos movimentos em dimídio direito ou esquerdo, ou seja, braço e perna do mesmo lado. São mais comuns em lesões do encéfalo do que em lesões medulares.

As técnicas de imobilização podem ser vistas no Capítulo "Imobilizações". A avaliação secundária, em geral, é feita no hospital, já que pede o rolamento da vítima, para verificação de deformidades, dor localizada, toque retal, etc. Pacientes com lesão entre C1 e C2, em geral, apresentam dificuldade respiratória, por comprometimento da musculatura diafragmática e intercostal; entre C3 e C5, podem ou não apresentar dificuldade respiratória, em função do comprometimento do nervo frênico. Também podem desenvolver quadro respiratório um pouco mais tardio, em função do aparecimento de edema no local da lesão cervical; entre C5 e C7, há preservação do nervo frênico e do diafragma, mas pode haver respiração paradoxal, por comprometimento da musculatura intercostal; entre T1 e L2, apresentações variáveis em função do nível de comprometimento da musculatura intercostal. Abaixo de T6, em geral, há possibilidade de ocorrer choque neurogênico, com a tríade clássica de bradicardia (por perda do tônus simpático), hipotensão arterial, vasodilatação distal e, em homens, priapismo.

A manutenção da imobilização de toda a coluna vertebral em pacientes com possibilidade de traumatismo na coluna vertebral é recomendada de forma rotineira. Em todo paciente inconsciente, a lesão na coluna deve ser presumida. A imobilização da coluna só pode ser dispensada em pacientes alertas, sem evidências de intoxicação, sem dor ou alteração de exame físico e sem qualquer outra lesão que possa mascarar um traumatismo raquimedular. O paciente deve ser encaminhado a hospital especializado, e o transporte aeromédico deve ser considerado.

O colar cervical rígido deve ser sempre acompanhado de suportes laterais para ampla restrição de toda a movimentação da coluna cervical (em flexão, extensão e inclinação lateral). Por fim, pacientes com trauma penetrante, com risco imediato à vida, podem ter sua imobilização ligeiramente postergada, pois nesses casos o atraso na ressucitação para total imobilização da coluna pode aumentar a mortalidade dos pacientes.

✳ CONCLUSÃO

O manejo adequado dos pacientes com TRM pode evitar lesões neurológicas secundárias e melhorar o prognóstico desses pacientes. A correta imobilização com rápido atendimento em centro especializado permite melhores resultados nessa catastrófica doença, evitando danos econômicos e sociais. Tratamento aeromédico deve ser considerado.

✳ BIBLIOGRAFIA

1. PHTLS Committee of The National Association of Emergency Medical Technicians. Atendimento pré-hospitalar ao traumatizado, PHTLS. 7ª ed. Rio de Janeiro: Elsevier; 2011.
2. American College of Surgeons. Suporte Avançado de Vida no Trauma para médicos – ATLS. 8th ed. Chicago: American College of Surgeons; 2008.

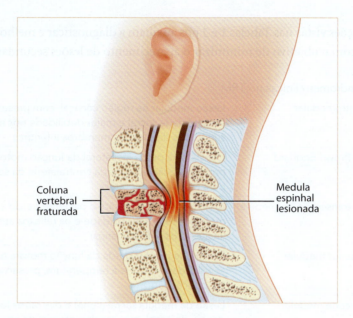

Figura 2   Fratura de vértebra cervical com compressão medular.

Como sinais clínicos que sugerem lesão na coluna vertebral, podemos citar: dor na região correspondente à coluna, deformidades, dificuldade de movimentação dos membros ou alteração da sensibilidade, priapismo (ereção peniana independentemente do nível de consciência instalado) e alterações esfincterianas (como hipotonia do esfincter anal). As dificuldades respiratórias podem se instalar dependendo do nível da lesão, sendo mais comuns em lesões cervicais altas ou da junção craniovertebral. Apneia, hipopneia, paralisia da musculatura diafragmática, acessória ou intercostal são exemplos de comprometimento respiratório.

Em relação aos déficits de força muscular, podemos sumariamente classificá-los como:

- Paraplegia: descrita como a ausência dos movimentos da cintura crural, afetando membros e inferiores, respectivamente. Não se observam movimentos nos membros inferiores.
- Tetraplegia: descrita como a ausência dos movimentos nos membros superiores e inferiores.
- Hemiplegia: descrita como a ausência dos movimentos em dimídio direito ou esquerdo, ou seja, braço e perna do mesmo lado. São mais comuns em lesões do encéfalo do que em lesões medulares.

Seção 3 | Trauma e emergências cirúrgicas

As definições vistas nas **Tabelas 1 e 2** nos auxiliam a diagnosticar e melhor conduzir o tratamento, com o objetivo de minimizar o aparecimento de lesões secundárias.

Tabela 1 Síndromes clínicas no TRM

Síndrome centromedular	Lesão medular na região cervical, com preservação da sensibilidade sacral e maior debilidade nos membros superiores do que nos membros inferiores
Síndrome de Brown-Sequard	Consiste na perda ipsilateral da função motora e propriocepção e na perda contralateral da sensibilidade para a dor e temperatura
Síndrome de transecção da medula	Abaixo do nível da lesão, o paciente perde a motricidade, a sensibilidade e os reflexos autonômicos (inclusive os esfincterianos)
Síndrome anterior medular	Lesão que produz perda da função motora e da sensibilidade à dor e à temperatura, preservando a propriocepção
Síndrome do cone medular	Lesão da medula sacral (cone) e das raízes lombares dentro do canal, que usualmente resulta em arreflexia de bexiga, intestino e membros inferiores. Os segmentos sacros poderiam ocasionalmente mostrar reflexos preservados, por exemplo, o bulbocavernoso e os reflexos miccionais
Síndrome da cauda equina	Lesão das raízes nervosas lombossacras dentro do canal neural resulta em arreflexia de bexiga, intestino e membros inferiores

Tabela 2 Segmentos medulares e seu território de inervação cutânea para avaliação da sensibilidade

Segmento	Dermátomo/referências
C2	Occipital por trás da orelha
C3	Fossa supraclavicular
C4	Articulação acromioclavicular
C5	Borda lateral da fossa antecubital/músculo deltoide
C6	Superfície dorsal da falange proximal do polegar/músculos extensores do punho
C7	Superfície dorsal da falange proximal do dedo médio/músculos extensores do cotovelo
C8	Superfície dorsal da falange proximal do dedo mínimo/músculos flexores do dedo médio
T1	Borda medial da fossa antecubital/abdução do dedo mínimo
T2	Ápice da axila

(continua)

Tabela 2 Segmentos medulares e seu território de inervação cutânea para avaliação da sensibilidade *(continuação)*

Segmento	Dermátomo/referências
T4	Linha medioclavicular, 4° espaço intercostal, linha mamilar
T6	Xifoide
T10	Umbigo
T12	Linha L1 – ponto médio entre T12 e L2
L1	Região inguinal
L2	Face medial da coxa, no meio de uma linha imaginária entre o ponto médio do ligamento inguinal e o côndilo medial do fêmur/músculos flexores do quadril
L3	Côndilo femoral medial, acima do joelho/músculos extensores do joelho
L4	Maléolo medial/músculos da dorsiflexão dos tornozelos
L5	Dorso do pé na terceira articulação MTP/músculos extensores do dedão
S1	Borda lateral do calcanhar/músculos da extensão plantar do tornozelo
S2	Fossa poplítea
S3	Tuberosidade isquiática
S4,5	Região perianal

✱ AVALIAÇÃO INICIAL

A avaliação inicial inclui verificação da permeabilidade da via aérea e ventilação, da existência ou não de hipotensão, bradicardia, priapismo e avaliação sensitiva e motora.

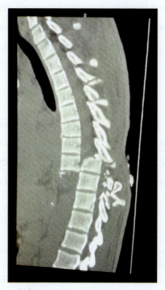

Figura 3 Fratura com secção medular.

As técnicas de imobilização podem ser vistas no Capítulo "Imobilizações". A avaliação secundária, em geral, é feita no hospital, já que pede o rolamento da vítima, para verificação de deformidades, dor localizada, toque retal, etc. Pacientes com lesão entre C1 e C2, em geral, apresentam dificuldade respiratória, por comprometimento da musculatura diafragmática e intercostal; entre C3 e C5, podem ou não apresentar dificuldade respiratória, em função do comprometimento do nervo frênico. Também podem desenvolver quadro respiratório um pouco mais tardio, em função do aparecimento de edema no local da lesão cervical; entre C5 e C7, há preservação do nervo frênico e do diafragma, mas pode haver respiração paradoxal, por comprometimento da musculatura intercostal; entre T1 e L2, apresentações variáveis em função do nível de comprometimento da musculatura intercostal. Abaixo de T6, em geral, há possibilidade de ocorrer choque neurogênico, com a tríade clássica de bradicardia (por perda do tônus simpático), hipotensão arterial, vasodilatação distal e, em homens, priapismo.

A manutenção da imobilização de toda a coluna vertebral em pacientes com possibilidade de traumatismo na coluna vertebral é recomendada de forma rotineira. Em todo paciente inconsciente, a lesão na coluna deve ser presumida. A imobilização da coluna só pode ser dispensada em pacientes alertas, sem evidências de intoxicação, sem dor ou alteração de exame físico e sem qualquer outra lesão que possa mascarar um traumatismo raquimedular. O paciente deve ser encaminhado a hospital especializado, e o transporte aeromédico deve ser considerado.

O colar cervical rígido deve ser sempre acompanhado de suportes laterais para ampla restrição de toda a movimentação da coluna cervical (em flexão, extensão e inclinação lateral). Por fim, pacientes com trauma penetrante, com risco imediato à vida, podem ter sua imobilização ligeiramente postergada, pois nesses casos o atraso na ressucitação para total imobilização da coluna pode aumentar a mortalidade dos pacientes.

❋ CONCLUSÃO

O manejo adequado dos pacientes com TRM pode evitar lesões neurológicas secundárias e melhorar o prognóstico desses pacientes. A correta imobilização com rápido atendimento em centro especializado permite melhores resultados nessa catastrófica doença, evitando danos econômicos e sociais. Tratamento aeromédico deve ser considerado.

❋ BIBLIOGRAFIA

1. PHTLS Committee of The National Association of Emergency Medical Technicians. Atendimento pré-hospitalar ao traumatizado, PHTLS. 7ª ed. Rio de Janeiro: Elsevier; 2011.
2. American College of Surgeons. Suporte Avançado de Vida no Trauma para médicos – ATLS. 8th ed. Chicago: American College of Surgeons; 2008.

Capítulo 20 | Trauma raquimedular 279

3. Greaves I, Portes K (eds.). Oxford handbook of pre-hospital care. Oxford, UK: Oxford University Press; 2007.
4. Mistovich JJ, Karren K. Prehospital – emergency care. Pearson; 2010.
5. Martins HS, Damasceno MCTD, Awada SB (eds.). Pronto-socorro – medicina de emergência. Barueri: Manole; 2013.
6. Theodore N, Hadley MN, Aarabi B, Dhall SS, Gelb DE, Hurlbert RJ, et al. Prehospital cervical spinal immobilization after trauma. Neurosurgery. 2013 Mar;72 Suppl 2:22-34.
7. Joaquim AF, Ghizoni E, Tedeschi H, Lawrence B, Brodke DS, Vaccaro AR, Patel AA. Upper cervical injuries – a rational approach to guide surgical management. J Spinal Cord Med. 2014 Mar;37(2):139-51.
8. Joaquim AF, Patel AA. Subaxial cervical spine trauma: evaluation and surgical decision-making. Global Spine J. 2014 Feb;4(1):63-70.
9. Joaquim AF, Patel AA. Thoracolumbar spine trauma: evaluation and surgical decision-making. J Craniovertebr Junction Spine. 2013 Jan;4(1):3-9.

CAPÍTULO 21

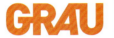

Traumatismo de face

Gustavo Feriani
Tessie Maria Kreniski

❋ INTRODUÇÃO

As lesões faciais graves possuem um grande impacto sobre a população leiga e mesmo sobre profissionais de saúde, pois comprometem a identidade do indivíduo. Tal impacto representa uma das armadilhas no atendimento pré-hospitalar, pois nem sempre lesões mais óbvias e dramáticas oferecem um risco imediato à vida, como a obstrução das vias aéreas. Por outro lado, algumas lesões discretas, porém caprichosas, como as oculares ou nervosas da face, carregam um grande potencial para sequela funcional quando abordadas inadequadamente, mesmo no início do tratamento. O treinamento visando um atendimento minucioso e completo, desde a abordagem inicial, minimiza esses riscos e otimiza os resultados estéticos e funcionais.

❋ MECANISMO DO TRAUMA

A face é sítio de lesões das mais variadas origens, com predomínio daquelas que resultam de uma contusão. No entanto, com o aumento da violência interpessoal, as lesões penetrantes como as causadas por ferimentos por arma de fogo ou objetos cortantes tornaram-se uma realidade dos grandes centros. A incidência e a etiologia do trauma da face variam de acordo com a idade, o sexo e as condições socioeconômicas e culturais da população estudada. O trauma da face pode ocasionar danos aos tecidos moles de modo isolado ou associados às fraturas do arcabouço ósseo subjacente. Além do aspecto estético, as lesões podem acometer funções nobres, uma vez que a face, com sua complexidade única, reúne vários sentidos, como visão, audição, olfato e paladar, além da sensibilidade, dos músculos da expressão facial e de estruturas que participam da deglutição e da digestão dos alimentos.

Diversos estudos mostram que os homens são os mais acometidos, com incidência variando de 70 a 80% do total de casos. As causas mais frequentes são agressão, acidentes de trânsito e quedas. Nas fraturas mais graves e complexas, os acidentes de trânsito em geral são os principais responsáveis, principalmente quando associados ao uso de álcool e ao desrespeito às leis de trânsito. Os adultos jovens são os principais envolvidos, com idade variando entre 21 e 40 anos.

O tipo e a intensidade do trauma, juntamente ao exame clínico, permitem a suspeição de possíveis lesões associadas em outros locais, muitas vezes mais graves e que exigem conduta mais imediata, como as lesões cervicais e o traumatismo cranioencefálico (TCE).

✳ PRIMEIRA AVALIAÇÃO

A avaliação primária pré-hospitalar do paciente portador de lesões faciais graves deve obedecer ao atendimento padrão ao politraumatizado, ou seja, o ABCDE deve ser invariavelmente seguido, a fim de diagnosticar e prontamente atuar em qualquer condição que ofereça risco imediato à vida.

Vias aéreas

A permeabilidade das vias aéreas pode ser comprometida de várias maneiras no trauma facial, seja pela presença de sangue, coágulos, vômito, fragmentos ósseos, dentes ou corpos estranhos (por exemplo, próteses dentárias) ou pela obstrução mecânica de segmentos da mandíbula, principalmente nas fraturas que afetam dois ou mais pontos. Além disso, o edema progressivo das estruturas pode piorar o quadro respiratório, tornando essencial a reavaliação constante. Tal quadro torna-se ainda mais dramático no paciente com rebaixamento do nível de consciência, que dificulta ações de autoproteção das vias aéreas, como a tosse e a adoção de um decúbito mais favorável. A presença de hipóxia associada a estridor, roncos, rouquidão e utilização de musculatura respiratória acessória (esforço respiratório) é forte indicativo de obstrução de vias aéreas e da necessidade de intervenção imediata. Há uma miríade de possibilidades e sequências para a abordagem das vias aéreas no trauma da face. A avaliação de cada situação individualmente determinará os passos que deverão ser seguidos. Eles variam de procedimentos simples a invasivos, como oferta de oxigênio, aspiração com aspirador de ponta rígida, retirada de corpos estranhos com pinças apropriadas, manobras manuais de desobstrução, uso de cânulas para desobstrução, de dispositivos glóticos e supraglóticos de ventilação ou uma via aérea cirúrgica. Além disso, no ambiente pré--hospitalar, a conduta também é influenciada pela disponibilidade de materiais e pela experiência da equipe.

Ventilação

O trauma da face raramente compromete a ventilação de forma direta. Portanto, uma vez descartada a obstrução, se a ventilação continuar insatisfatória, causas em outros sistemas devem ser pesquisadas (lesões no tórax, pescoço, crânio e coluna vertebral que comprometam a ventilação ou lesões que possam causar choque grave e descompensado). No entanto, a ventilação com máscara por vezes torna-se inadequada nas fraturas maxilomandibulares graves por não permitirem uma vedação apropriada. No ambiente pré-hospitalar, todos os procedimentos devem ser feitos sempre com a proteção da coluna cervical, seja ela de forma manual (estabilização manual) ou com colar cervical e blocos laterais protetores de cabeça (*head blocks*) (Figura 1).

Circulação

A hemorragia oriunda de ferimentos na face normalmente é autolimitada. Entretanto, ferimentos extensos de tecidos moles e fraturas complexas da maxila e mandíbula podem sangrar profusamente e ocasionar inclusive o choque hipovolêmico quando negligenciados. Isso se deve ao fato da face ser muito vascularizada, por possuir diversas interligações nos sistemas arterial e venoso. Sangramentos também podem se comportar de modo silencioso, formando hematomas internos com risco, principalmente, de obstrução das vias aéreas. O sangramento posterior em direção à nasofaringe pode ser deglutido, causar irritação gástrica, ocasionar vômitos e aumentar o risco de aspiração para as vias aéreas (Figura 2).

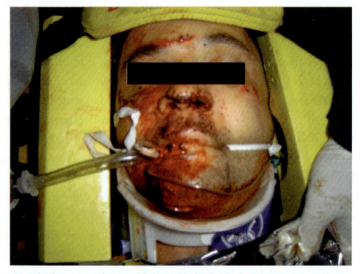

Figura 1 Trauma de face com lesões de partes moles e fratura de mandíbula. Via aérea definitiva por entubação orotraqueal e proteção da coluna cervical com colar e blocos laterais.

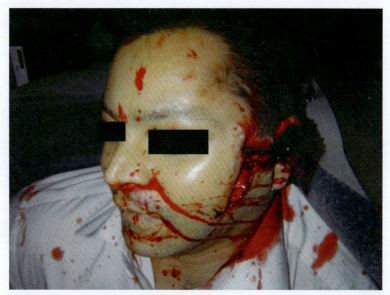

Figura 2 Trauma de face com ferimento cortocontuso profundo e grande hemorragia. Risco de lesão do nervo facial e do ducto salivar pela localização do ferimento.

Neurológico

Além da avaliação da escala de coma de Glasgow, a avaliação das pupilas é importante no diagnóstico diferencial dos traumas diretos aos nervos da órbita e do TCE com aumento da pressão intracraniana (PIC).

Exposição

Pela íntima relação com as vias aéreas, a face é abordada automaticamente. Um exame mais detalhado é feito na avaliação secundária.

SEGUNDA AVALIAÇÃO E TRATAMENTO

A reanimação deve respeitar a imobilização da coluna cervical, com a adoção de medidas efetivas que não prolonguem o tempo de atendimento pré-hospitalar, atrasando o transporte para um centro de tratamento definitivo. Nessa fase devem ser realizados todos os procedimentos necessários, seguindo a ordem de prioridades. Deve ser iniciada a analgesia e evitada a hipotermia.

A avaliação secundária é feita somente após o exame primário ter identificado e abordado as condições mais críticas.

284 Seção 3 | Trauma e emergências cirúrgicas

Avaliação primária

Controle da coluna cervical

A: Vias aéreas

Sinais e sintomas
- Corpo estranho (dentes, ossos, alimentos)
- Secreção (sangue, vômito, saliva)
- Obstrução parcial/total (fratura de mandíbula complexa, queda da língua)

Condutas
- Retirada de corpo estranho
- Aspiração
- Manobras manuais (mento e mandíbula)
- Dispositivos básicos

Nasofaríngea (excluir trauma nasal e base de crânio)

Orofaríngea (somente se vítima inconsciente)

Vias aéreas pérvias (O_2 suplementar após desobstrução)

Consciente

Inconsciente

Reavaliar Monitorar

Oximetria Capnometria

Piora:
- Sangramento incontrolável
- Deformidade anatômica severa

Alto risco de obstrução

Via aérea definitiva
Tubo endotraqueal
- Entubação oral
- Entubação nasal (excluir trauma nasal e fratura de base de crânio)
- Cricotireoidostomia cirúrgica

Reavaliar Monitorar

Piora:
- Voltar para via aérea
- Afastar outras causas (TCE, TRM, trauma torácico)

B: Ventilação/respiração

C: Circulação e controle da hemorragia da face

Avaliar pupilas:
- Fazer diagnóstico diferencial entre alteração da pupila por trauma de face e/ou TCE

D: Avaliação neurológica

E: Exposição

Avaliação secundária

Algoritmo 1   Reanimação no traumatismo da face.

Exame específico da face

O trauma da face possui um espectro amplo de lesões que variam desde pequenas escoriações a extensas fraturas com perdas de substância. Dependendo do local acometido, sinais e sintomas podem sugerir a presença de fraturas associadas:

- Nariz: a presença de dor, edema, epistaxe, deformidades e crepitação sugere a presença de fraturas. O sangramento em geral é autolimitado e tamponamentos devem ser evitados até que se excluam fraturas da base do crânio, cujos sinais são liquorreia, equimose/hematoma de mastoide – sinal de Battle –, equimose/hematoma periorbital – sinal do guaxinim. Na presença de algum desses sinais deve-se evitar procedimentos através do nariz, como sondas e tubos, a fim de não invadir o espaço intracraniano.
- Órbitas: além de dor e edema, podem estar presentes equimose, hemorragia subconjuntival e enfisema subcutâneo. Queixas visuais como perda de acuidade, diplopia e distopias oculares como enoftalmo/proptose podem surgir mesmo em fases iniciais (Figura 3).
- Maxila: dor, edema, equimose periorbital, alongamento ou redução da altura facial, deformidade/mobilidade anormal dos segmentos ósseos e queixas de maloclusão são indícios da ocorrência de fraturas. Parestesias podem surgir por acometimento do nervo infraorbital, ocasionando dormência na pálpebra inferior, lábio superior e asa nasal ipsilateral (Figuras 4 a 7).
- Zigomático: tais fraturas cursam normalmente associadas às fraturas da órbita, podendo apresentar outros sintomas, como dificuldade de abertura da boca, afundamentos na região do zigomático e comprometimento do nervo infraorbital.

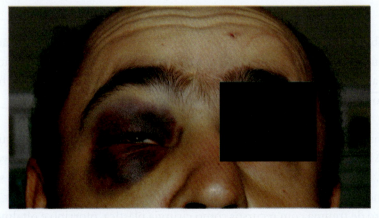

Figura 3 Trauma de órbita com equimose periorbital e hemorragia subconjuntival. Fratura nasal com desvio ósseo para a esquerda.

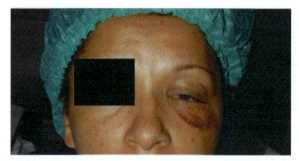

Figura 4   Trauma de órbita com equimose periorbital.

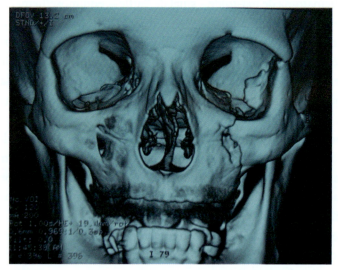

Figura 5   Tomografia computadorizada (TC) com reconstrução em 3D da paciente da Figura 4, evidenciando fratura da órbita esquerda.

- Mandíbula: dor, edema, equimose, deformidades e queixas de maloclusão, além de ferimentos na mucosa gengival, perdas dentárias e parestesias no território do nervo mentual podem estar presentes. A otorragia pode ocorrer em algumas fraturas do côndilo e tem diagnóstico diferencial com fraturas do crânio.

Traumas de órbita, nariz, base de crânio ou maxila podem cursar com equimose periorbital. Muitas vezes, somente exames de imagem poderão diferenciar os diversos tipos de fratura. Nessa fase, as fraturas faciais em geral não são abordadas, porém a suspeita da sua existência contribui para que o profissional de resgate decida encaminhar o paciente a um centro de trauma com recursos como cirurgia plástica, otorrino e oftalmologia. No entanto, algumas lesões faciais requerem cuidados especiais.

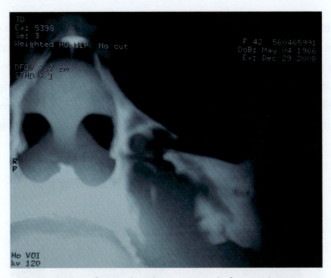

Figura 6   Detalhe da margem inferior da órbita esquerda fraturada em exame de tomografia computadorizada com reconstrução em 3D.

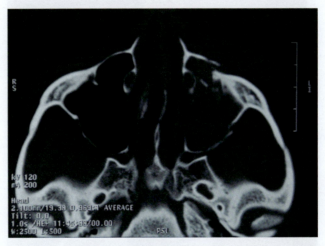

Figura 7   Corte axial de tomografia computadorizada indicando fratura orbitozigomática esquerda. Seio maxilar esquerdo preenchido por sangue e fragmentos ósseos.

Lesões oculares e palpebrais

- Ferimentos e avulsões palpebrais: a prioridade nesses casos é proteger a córnea do ressecamento. Para isso, podem ser utilizadas compressas de gaze úmidas ou instilação periódica com soro fisiológico ou colírios lubrificantes.
- Lesões oculares abertas: na suspeita de laceração de espessura total ou ruptura ocular, nenhum tecido ou corpo estranho deve ser extraído da superfície do bulbo, pelo risco

de agravamento da lesão. Nesses casos pode ser feita a oclusão suave do olho, evitando-se curativos compressivos que poderiam elevar a pressão intraocular, comprometendo a circulação e aumentando o risco de perda visual. Na presença do objeto penetrante, este não deve ser extraído, e sim estabilizado com o auxílio de tampões rígidos ou ataduras e a oclusão do olho contralateral até que se consiga avaliação do especialista em ambiente hospitalar; o uso de antibióticos endovenosos é recomendado (Figuras 8, 9 e 10).

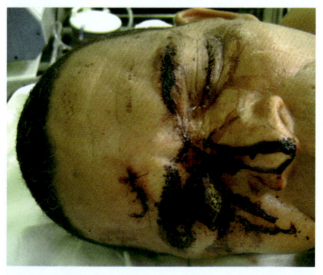

Figura 8   Trauma penetrante da órbita. Visão frontal.

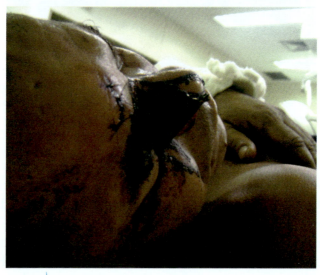

Figura 9   Trauma penetrante da órbita. Visão cranial.

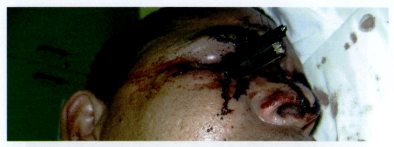

Figura 10   Trauma penetrante da órbita. Visão caudal.

- Lesões oculares fechadas: são contusões, lacerações lamelares (esclera ou córnea) e corpos estranhos superficiais. Em razão da dificuldade de se excluir uma lesão aberta, o tratamento nesta fase é semelhante, com a oclusão não compressiva do olho.

Lesões de tecidos moles

- Sangramentos: em geral são autolimitados, cessando espontaneamente ou com a compressão direta. Quando possível, a elevação da cabeceira do paciente auxilia na hemostasia das lesões. Ligaduras ou pinçamentos com instrumentais cirúrgicos devem ser evitados pelo risco de esmagarem estruturas nobres como nervos, uma vez que o trauma pode distorcer a sua posição anatômica.
- Infecção: sendo a face bem irrigada, as infecções são raras. Nesta fase, se o transporte for prolongado e as condições clínicas permitirem, pode ser iniciada a limpeza das lesões com soro fisiológico e o uso de curativos estéreis no ambiente pré-hospitalar.
- Lesão nervosa: além das parestesias citadas, podem estar evidentes paralisias dos ramos do nervo facial. Deve-se fazer o diagnóstico diferencial com a paralisia facial resultante do TCE.
- Pavilhão auricular: em consequência de sua complexa estrutura cutâneo-cartilaginosa e da dificuldade na reconstrução tardia, os tecidos lacerados da orelha externa devem ser preservados, ainda que mantidos por pequenas extensões de pele. Podem ser feitos o reposicionamento e um curativo oclusivo e estéril com gazes e ataduras para reduzir o sangramento e a dor. Nas avulsões totais, encaminhar a peça se possível envolta em gaze úmida com soro fisiológico, preservada em saco plástico dentro de bolsa térmica com gelo (Figuras 11, 12 e 13).
- Trauma dentário: pode ocorrer de modo isolado ou associado às fraturas da maxila e mandíbula. Dentes e fragmentos dentários soltos devem ser extraídos pelo risco de obstrução das vias aéreas. Nas avulsões completas de dentes permanentes, estes podem ser preservados para tentativa de reimplante.

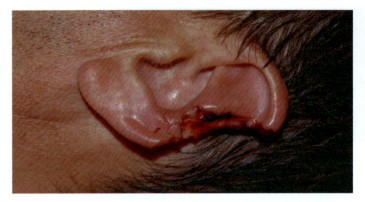

Figura 11 Trauma de orelha por mordedura humana. Visão lateral esquerda.

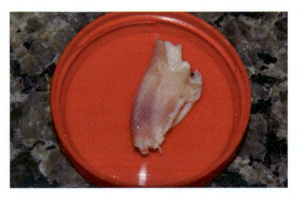

Figura 12 Trauma de orelha por mordedura humana. Fragmento de orelha recolhido.

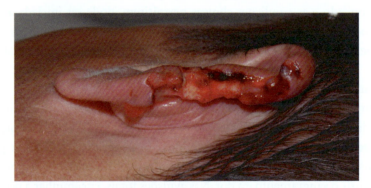

Figura 13 Trauma de orelha por mordedura humana. Visão posterior.

❋ CONSIDERAÇÕES FINAIS

O trauma da face tem importância primordial durante o atendimento ao politraumatizado, pois além de colocar em risco sua vida, pode deixar sequelas funcionais e estéticas. O objetivo do atendimento pré-hospitalar não é o diagnóstico detalhado de todas as lesões faciais. Entretanto, o seu reconhecimento precoce pode ter um papel decisivo no tratamento e resultado final, ao encaminhar a vítima para um hospital que tenha suporte e estrutura para o seu tratamento.

Em última análise, deve-se:

- Fazer o exame primário respeitando a ordem de prioridades.
- Manter a via aérea pérvia, sempre com proteção da coluna cervical.
- Oferecer ventilação assistida quando necessário a fim de se obter uma saturação de oxigênio maior ou igual a 95%.
- Controlar a hemorragia e repor volume quando necessário sem retardar o tempo de chegada ao centro de trauma.
- Realizar uma breve avaliação neurológica com especial atenção ao diagnóstico diferencial entre TCE e traumas de face que podem cursar com alterações pupilares.
- Fazer a exposição de toda a vítima, protegendo-a contra a hipotermia.
- Realizar um exame secundário detalhado com especial atenção à face, buscando perceber lesões de ossos ou partes moles que não tenham sido identificadas no exame primário.
- Identificar lesões associadas frequentes, como as cranioencefálicas e as cervicais.
- Reavaliar sempre, pois uma via aérea inicialmente pérvia pode se tornar obstruída com a evolução das lesões faciais ou por outras causas.

✳ BIBLIOGRAFIA

1. Colégio Americano de Cirurgiões. Comitê de Trauma. Suporte Avançado de Vida no trauma – ATLS. Manual do curso de alunos. 8ª ed. Chicago: ACS; 2008.
2. Kuhn F, Morris R, Witherspoon CD. Birminghan Eye Trauma Terminology (BETT): Terminology and classification of mechanical eye injuries. Ophtalmol Clin North Am. 2002;15(2):139-43.
3. Pereira MD, Kreniski TM, Santos RA, Ferreira LM. Trauma craniofacial: Perfil epidemiológico de 1.223 fraturas atendidas entre 1999 e 2005 no Hospital São Paulo – Unifesp. Rev Soc Bras Cir Craniomaxilofac. 2008;11(2):47-50.
4. Hess B. Face and neck trauma. In: Pollak AN (AAOS), Caroline NL, Elling B, Smith M. Nancy Caroline's Emergency care in the streets. 7th ed. Burlington: Jones & Bartlett Publishers; 2012.
5. Salomone JP. Assess & manage patients with facial trauma. JEMS. Abril 2011. Disponível em: http://www.jems.com/article/assess-manage-patients-facial.
6. Friese G, Collopy KT. Facial trauma. EMSWorld.com. April 2010. Disponível em: http://www.emsworld.com/article/10319711/facial-trauma?page=7.
7. Junior JCM, Keim FS, Helena ETS. Epidemiological characteristics of trauma patients maxillofacial surgery at the Hospital Geral de Blumenau SC from 2004 to 2009. Int Arch Otorhinolaryngol. 2010;14(2):192-8.
8. Macedo JLS, Camargo LM, Almeida PF, Rosa SC. Perfil epidemiológico do trauma de face dos pacientes atendidos no pronto-socorro de um hospital público. Rev Col Bras Cir. 2008;35:9-13. Disponível em: http://dx.doi.org/10.1590/S0100-69912008000100004.
9. Kyrgidis A, Koloutsos G, Kommata A, Lazarides N, Antoniades K. Incidence, aetiology, treatment outcome and complications of maxillofacial fractures. A retrospective study from Northern Greece. J Craniomaxillofac Surg. 2013;doi: PII: S1010-5182 (12) 00302-2. 10.1016/j.jcms.2012.11.046.

CAPÍTULO 22

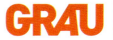

Trauma cervical

Hassan Ahmed Yassine Neto

✳ INTRODUÇÃO

As lesões traumáticas cervicais, com exceção das raquimedulares, são incomuns e potencialmente letais. Por isso demandam intervenção rápida das equipes de atendimento pré-hospitalar (APH), em especial a equipe de suporte avançado à vida[1].

Não levando em conta a coluna cervical, temos a presença de artérias e veias de grosso calibre e de alto fluxo, além da traqueia (via aérea principal), que, quando lesadas, representam o principal fator de gravidade desse tipo de trauma.

Os ferimentos contusos são menos frequentes (5%) que os penetrantes. Cerca de 7% dos ferimentos cervicais são considerados críticos, devido ao envolvimento das artérias carótida e subclávia. Dentre os ferimentos penetrantes, há predomínio daqueles cometidos com armas brancas (70%), seguidos dos ferimentos por projétil de arma de fogo (22%)[2,3].

✳ PRIMEIRA AVALIAÇÃO

Em virtude da gravidade potencial das lesões relacionadas com a região cervical, deve-se, quando possível, despachar um time de suporte avançado à vida. Na impossibilidade, o time de suporte básico à vida deve proceder ao transporte imediato para um centro de trauma (hospital de nível terciário).

A avaliação primária deve ser conduzida conforme o ABC do trauma no pré-hospitalar[2,4]. O controle de hemorragia maciça ou pulsátil deve ser imediato. Esse conceito advém de dados obtidos em campos de batalha, onde a exsanguinação é responsável por 50% das mortes por esse tipo de lesão[5,6]. Muitas mortes foram evitadas ou prevenidas por meio da compressão mecânica de focos de hemorragias maciças. A compressão digital

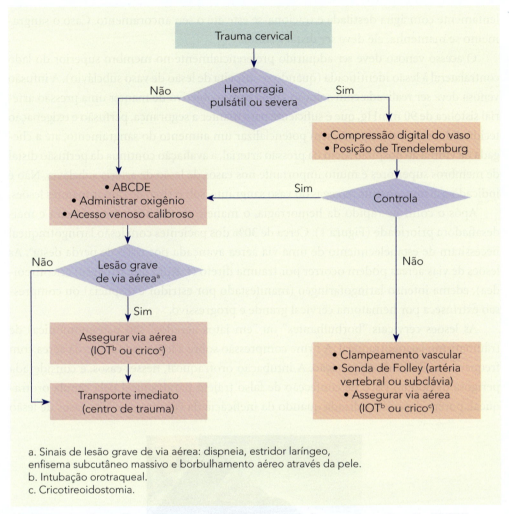

a. Sinais de lesão grave de via aérea: dispneia, estridor laríngeo, enfisema subcutâneo massivo e borbulhamento aéreo através da pele.
b. Intubação orotraqueal.
c. Cricotireoidostomia.

Algoritmo 1 Fluxo de atendimento à lesão cervical conforme orientação <C>ABCDE.

com dedo enluvado sobre o sangramento ativo é extremamente efetiva na maioria das vítimas[7]. Nas vítimas com áreas de sangramento grandes, a manobra de Trendelemburg ajuda a prevenir embolia gasosa.

✳ SEGUNDA AVALIAÇÃO

Nos casos de sangramentos de vasos vertebrais ou subclávios, a compressão não atinge essa eficácia. Em vista do alto risco de morte por choque hemorrágico incontrolável, uma manobra para conter o sangramento é a passagem de uma sonda de Foley pelo ferimento sangrante até que cesse a sua progressão. Em seguida, preenche-se o balonete lentamente com água destilada e traciona-se este até o seu ancoramento. Caso o sangramento se mantenha, ele deve ser distal à sonda.

O acesso venoso deve ser adquirido preferencialmente no membro superior do lado contralateral à lesão identificada (quando se suspeita de lesão de vaso subclávio). A infusão venosa deve ser realizada com solução salina com o objetivo de manter uma pressão arterial sistólica de 90 mmHg, que é suficiente para manter a segurança, perfusão e oxigenação tecidual durante o transporte, sem potencializar um aumento do sangramento, até a chegada da vítima ao hospital. Além da pressão arterial, a avaliação contínua da perfusão distal de membros superiores é muito importante nos casos de lesão de artéria subclávia. Não é indicado o clampeamento às cegas do vaso sangrante, sob o risco de causar maiores lesões.

Após o controle rápido da hemorragia, o manejo da via aérea é a primeira e mais desafiadora prioridade (Figura 1). Cerca de 30% dos pacientes com lesão laringotraqueal necessitam de estabelecimento de uma via aérea avançada por risco de perda desta[3]. As lesões de vias aéreas podem ocorrer por trauma direto (fratura de cartilagem cricotireóidea), edema intenso laringofaríngeo (manifestado por estridor e dispneia) ou compressão extrínseca por hematoma cervical grande e progressivo.

As lesões cervicais "borbulhantes" ou "em jatos aerados" são patognomônicas de traumatismo laringotraqueal. A firme compressão sobre a lesão reduz a perda aérea com frequente melhora da oxigenação. A intubação orotraqueal, nesses casos, é considerada perigosa devido ao risco de confecção de falso trajeto paratraqueal pela cânula orotraqueal, porém deve ser realizada quando da ineficácia da compressão. Nos casos de lesão

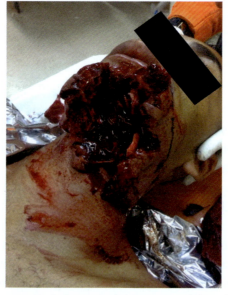

Figura 1   Ferimento por arma de fogo cervical. Imagem cedida pela Dra. Melisa Nucci.

laringotraqueal extensa, pode-se realizar a intubação no coto distal da traqueia utilizando-se uma cânula de traqueostomia com o objetivo de proteger a via aérea (Figura 2).

O enfisema subcutâneo cervical pode ser sinal importante de lesão laringotraqueal. A cricotireoidotomia deve ser de conhecimento do médico socorrista, e pode ser realizada nos casos de trauma facial com grande sangramento oral com obstrução de vias aéreas.

Uma das dificuldades na execução do atendimento do trauma cervical (ferimento perfurante ou contuso) é a necessidade da imobilização cervical. Estudos e metanálises demonstram uma baixíssima taxa de lesão de coluna cervical e lesão medular nesses casos, respectivamente, de 2,7% e 1,9%[8,9]. De modo sistemático, recomendamos a imobilização da coluna cervical por meio de colar para as vítimas conforme o Quadro 1.

Quadro 1   Recomendações quanto à indicação de imobilização cervical no trauma cervical

Trauma cervical contuso com ou sem hiperextensão da coluna cervical.
Trauma cervical misto (perfurante e contuso).
Vítima inconsciente.
Déficit neurológico de qualquer grau detectado no exame inicial.

❋ CONSIDERAÇÕES FINAIS

O trauma cervical é sabidamente muito difícil de avaliar e tratar. Isso ocorre pela complexa anatomia das diversas estruturas que passam por uma área reduzida. Portanto, a principal recomendação no tratamento pré-hospitalar do trauma cervical é que se gaste

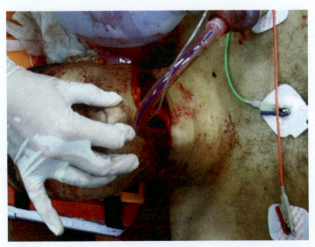

Figura 2   Intubação traqueal direta, através de ferimento cervical. Imagem cedida pela Dra. Elaine Melo.

o mínimo tempo de cena possível, executando-se apenas manobras de segurança garantidoras do transporte da vítima ao centro de trauma.

✳ REFERÊNCIAS BIBLIOGRÁFICAS

1. Comitê do PHTLS da National Association of Emergency Medical Technicians (NAEMT) em cooperação com o Comitê de Trauma do American College of Surgeons. Atendimento pré-hospitalar ao traumatizado. São Paulo: Elsevier; 2007.
2. Burgess CA, Dale OT, Almeyda R, Corbridge RJ. An evidence-based review of the assessment and management of penetrating neck trauma. Clin Otolaryngol. 2012;37(1):44-52.
3. Demetriades D, Salim A, Brown C, Martin M, Rhee P. Neck injuries. Curr Probl Surg. 2007;44:13-87.
4. Savage E, Forestier C, Withers N, Tien H, Pannell D. Tactical combat casualty care in the Canadian Forces: Lessons learned from the Afghan war. Can J Surg. 2011 Dec;54(6):S118-23.
5. McConnell DB, Trunkey DD. Management of penetrating trauma to the neck. Adv Surg. 1994;27:97-127.
6. Bledsoe BE, Casey M, Hodnick R. Breaking the surface: Arm yourself with knowledge about penetrating trauma. JEMS. 2012;37(4):58-64.
7. Sarkar D, Demma A, Stulz D, Hsue G. Expect the unexpected: Two cases of penetrating head and neck trauma from Operation Iraqi Freedom. Ear Nose Throat J. 2009;88:E19-E21.
8. Barkana Y, Stein M, Scope A, Maor R, Abramovich Y, Friedman Z, Knoller N. Prehospital stabilization of the cervical spine for penetrating injuries of the neck – Is it necessary? Injury. 2000;31(5):305-9.
9. Brown JB, Bankey PE, Sangosanya AT, Cheng JD, Stassen NA, Gestring ML. Prehospital spinal immobilization does not appear to be beneficial and may complicate care following gunshot injury to the torso. J Trauma. 2009;67(4):774-8.

CAPÍTULO 23

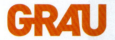

Trauma torácico

Hassan Ahmed Yassine Neto

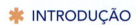

Em um ambiente pré-hospitalar não militarizado, o trauma torácico é responsável direto por 25% da mortalidade total das vítimas politraumatizadas, e responsável indireto por outros 25%. A magnitude da morbimortalidade do trauma está diretamente relacionada ao êxito do tratamento precoce das lesões. Cerca de 85% dos doentes com traumas torácicos maiores são tratados com medidas que variam desde a simples oferta de oxigênio e analgésicos até a colocação de dreno torácico[1].

A detecção e o tratamento precoce das lesões por vezes são difíceis, porém são determinantes para o prognóstico. A intervenção de uma equipe treinada em atendimento pré-hospitalar exerce um papel importante no resultado.

✳ AVALIAÇÃO PRIMÁRIA

Em virtude da gravidade potencial das lesões relacionadas com a região torácica, deve-se, quando disponível, realizar o despacho de um time de Suporte Avançado à Vida. Na impossibilidade, o time de Suporte Básico à Vida deve proceder ao transporte imediato para um centro de trauma (hospital de nível terciário).

A avaliação primária deve ser conduzida conforme o ABC do trauma no pré-hospitalar[2]. A avaliação das vias aéreas (obstrução por sangue, prótese dentária, entre outros) deve ser rápida, com estabilização da coluna cervical, da respiração e da circulação. O reconhecimento do mecanismo de trauma torácico (contusão, perfuração, desaceleração ou onda de choque) deve alertar para lesões graves. Se necessário, solicitar apoio específico (helicóptero aeromédico, outra equipe de suporte avançado), sem retardar o transporte ao serviço de saúde compatível com a gravidade da vítima, ponderando sempre a necessidade do transporte imediato (Figuras 1 e 2).

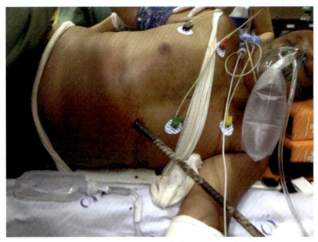

Figura 1   Lança em região torácica. Imagem cedida por Raphael G. Caggiano.

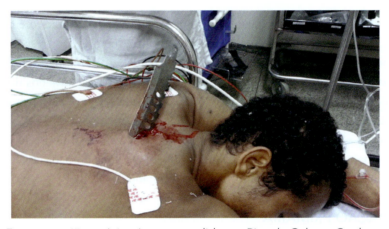

Figura 2   Faca em região torácica. Imagem cedida por Ricardo Galesso Cardoso.

Como forma prática de se detectar rapidamente as lesões, tem-se o "Ver, Ouvir e Sentir".

O *Ver* é feito através da inspeção estática e dinâmica do tórax e das vias aéreas (Tabela 1).

O *Ouvir* remonta ao tempo *B*, do ABCDE do atendimento, e tem como principais pontos a serem avaliados respiração ruidosa (sibilos, roncos e cornagem) e ferida aspirativa (pneumotórax aberto). A ausculta é o principal exame nessa fase, e o mais difícil de ser realizado, pelos habituais ruídos intensos da cena.

Sentir é realizado pela palpação de crepitações (enfisema subcutâneo e fratura óssea), flacidez torácica com respiração paradoxal (tórax instável), desvio de traqueia, crepitação laríngea e percussão (se o ambiente permitir).

Tabela 1 Inspeção torácica na avaliação pré-hospitalar do trauma torácico

Inspeção estática	Inspeção dinâmica
Lesões cutâneas (contusão, perfuração)	Oscilações torácicas (frequência e forma da respiração)
Lesões cervicais	
Ingurgitamento de veias cervicais	Assimetria ventilatória
Hemoptise	Respiração paradoxal
Exposição óssea (fratura)	Hiper ou hipoexpansibilidade torácicas

✳ MANOBRAS BÁSICAS

Na abordagem inicial da vítima com trauma torácico deve-se colher a história completa do trauma (com cinemática), associada ao ABCDE do atendimento pré-hospitalar.

O inventário das vias aéreas superiores, com controle da coluna cervical, é a primeira medida para detectar causas de insuficiência respiratória. A oferta de oxigênio é feita conforme o quadro clínico, variando desde nenhuma, passando por um alto fluxo administrado por máscara associada a balão dotado de válvula unidirecional com reservatório (fluxo de 15 L/min) até o uso do dispositivo bolsa-valva-máscara (insuficiência respiratória).

Aferição da pressão arterial, da frequência cardíaca e respiratória, oximetria de pulso e escala de coma de Glasgow (GCS) completam a abordagem inicial e orientam o acionamento ou não de uma Unidade de Suporte Avançado (USA).

✳ MANOBRAS AVANÇADAS

A abordagem continua com a instalação de dispositivos de monitorização complementares: monitorização cardíaca, capnografia/capnometria, instalação de via aérea avançada, utilizando-se o tubo endotraqueal ou dispositivos supraglóticos (usados na via aérea difícil ou em Unidades de Suporte Intermediário) e correção do choque hipovolêmico, quando presente, com soluções cristaloides, objetivando manter a pressão arterial sistólica em aproximadamente 90 mmHg[1,3].

✳ CURATIVO DE TRÊS PONTAS OU LADOS

O pneumotórax aberto é uma situação que ocorre quando há uma lesão comunicante entre o espaço pleural e o meio ambiente, perfazendo um diâmetro maior que 2/3 daquele da traqueia, configurando o que chamamos de "ferida aspirativa". Esse mecanismo pode ser revertido pela instalação de um curativo de três pontas. Trata-se de uma camada de plástico fina e quadrada que é aplicada sobre o ferimento. Ela é fixada em três dos lados do quadrado. Com essa manobra se desfaz a comunicação pleurocutânea e, concomitantemente, é confeccionado um mecanismo de válvula unidirecional pelo qual o ar sai e não entra[2].

✱ PROCEDIMENTOS CIRÚRGICOS

Os procedimentos cirúrgicos poderão ser realizados apenas por médicos, com equipe altamente treinada e legalmente autorizada por protocolo vigente no serviço. Eles devem ser realizados nas condições descritas na Tabela 2.

Tabela 2 Condições que autorizam a realização de tratamento cirúrgico do trauma torácico no pré-hospitalar

Equipe treinada e habilitada
Risco de morte imediata da vítima
Não causar aumento da morbidade ou retardo no transporte da vítima
Centro de trauma de nível adequado distando mais de 20 minutos e/ou ausência de transporte aeromédico
Garantia de segurança durante o transporte terrestre/aéreo

Descompressão torácica com agulha

Estudos recentes demonstram uma prevalência de 6% nos casos de pneumotórax hipertensivo submetidos à descompressão torácica com agulha[4,5]. É utilizada para normalizar a pressão no espaço pleural causada por um pneumotórax que se tornou volumoso (pneumotórax hipertensivo) ou que evoluiu com deterioração respiratória.

O procedimento deve ser realizado no segundo espaço intercostal, na altura da linha hemiclavicular do lado afetado/suspeito. Deve-se evitar áreas de músculo espesso, tecido mamário ou com enfisema subcutâneo. Introduz-se um cateter de 14 Gauge (4,4 cm de extensão), comercialmente utilizado para acessos venosos, em um ângulo de 90° com a pele. Durante a introdução ele deve seguir próximo à borda superior do arco costal (evitando o feixe vasculonervoso subcostal).

Caso haja deterioração progressiva na monitorização cardiorrespiratória, deve-se realizar uma toracostomia com colocação de dreno tubular. Durante o transporte deve-se reavaliar continuamente a cânula e os parâmetros clínicos e de monitorização.

Toracostomia com colocação de dreno tubular

As evidências de benefício no atendimento pré-hospitalar são pobres comparando-se à descompressão por agulha. É um procedimento controverso, com poucas evidências na literatura, em razão da necessidade de treinamento específico, do risco atribuído ao procedimento, de retardo no transporte e da deterioração clínica da vítima por sangramento progressivo (instabilização de hemotórax). O risco atribuído em meio hospitalar varia de 25 a 30%. Isso ocorre pela falha na colocação e lesão pulmonar iatrogênica[4,6,7].

São indicações[7]:

- Falha na descompressão torácica com agulha.
- Comprometimento respiratório importante por hemotórax volumoso.
- Transferência de locais muito distantes de vítimas com pneumotórax extenso ou hipertensivo (previamente descomprimido).
- Vítimas ventiladas sob pressão positiva e com risco sugerido de pneumotórax (p. ex.: presença de enfisema subcutâneo).

Observações:

1. Transporte aeromédico por aeronaves de asa rotativa, em baixas altitudes, por curtas distâncias, é uma indicação relativa de toracostomia com colocação de dreno tubular[7,8].
2. Em caso de transporte aeromédico em aeronaves de asa fixa, via de regra realiza-se a toracostomia em todos os pacientes com diagnóstico ou suspeita de pneumotórax.
3. Considere o reúso do sangue drenado por meio de métodos de resgate de células hemáticas (*cell-save*) utilizados no ambiente intra-hospitalar.

A toracostomia deve ser realizada com anestesia local, além de analgesia endovenosa. O local habitual é o cruzamento da linha axilar média com o 5º espaço intercostal. Após uma rápida antissepsia local, realiza-se uma incisão na pele de aproximadamente 2 cm, seguida de dissecação romba até o espaço pleural. O dedo indicador enluvado é inserido através da incisão para a exploração digital. Descartadas aderências ou conteúdo abdominal, introduz-se um dreno tubular (ao menos 28 French) em sentido apicoposterior. O último orifício deve ficar aproximadamente 4,5 cm além da parede. O dreno deve ser conectado ao frasco de selo d'água e fixado (cuidado: há um risco grande de perda do dreno durante o transporte).

Recomenda-se o não esvaziamento total do conteúdo, quando hemotórax, diminuindo apenas o fator hipertensivo (restritivo). Portanto, nesses casos específicos, deve-se manter o dreno clampeado (não esquecer de avisar as equipes do hospital), liberando apenas nos casos de deterioração respiratória.

Pericardiocentese com agulha

Não há evidência literária de benefício da pericardiocentese no pré-hospitalar. É um procedimento que visa evacuar o sangue represado no saco pericárdico. Esse sangue foi eliminado em razão de um ferimento, causando restrição ventricular e choque. É realizado por meio da inserção de um cateter por via subxifoide no saco pericárdico, esvaziando o conteúdo sanguíneo. É um procedimento de risco, podendo causar outras lesões miocárdicas.

Toracotomia de emergência

O procedimento só pode ser realizado por médicos experientes na técnica. *Não há lugar para entusiastas.* Não há evidências literárias que indiquem formalmente o procedimento. A taxa de êxito intra-hospitalar não ultrapassa os 3%. A conduta é de exceção e, caso não haja habilitação médica para a realização, a vítima deve ser transportada imediatamente[9].

Indicada apenas se estiverem presentes todas as seguintes condições:

- Ferimento penetrante, único, em zona precordial (ou Ziedler) ou ferimento transfixante laterolateral baixo.
- Suspeita de tamponamento cardíaco.
- Parada cardiorrespiratória presenciada, em manobras de ressuscitação cardiopulmonar há menos de 10 minutos.
- Centro de trauma de nível adequado ao atendimento distando mais de 10 minutos do local.
- Médico treinado e experimentado com a técnica.

Contraindicações:

- Parada cardiorrespiratória por trauma contuso.
- Vítima ainda com sinais de débito cardíaco.
- Perda definitiva do débito cardíaco há mais de 10 minutos.

Tabela 3 Lesões torácicas específicas, sinais/sintomas e tratamento

Hipótese diagnóstica	Sinais/sintomas	Tratamento(s)
Fratura de arcos costais	Dor torácica Crepitação à palpação costal	Analgesia

(continua)

Capítulo 23 | Trauma torácico **303**

Tabela 3 Lesões torácicas específicas, sinais/sintomas e tratamento (*continuação*)

Hipótese diagnóstica	Sinais/sintomas	Tratamento(s)
Tórax instável	Assimetria respiratória (respiração paradoxal) Dor torácica intensa Ausculta pulmonar diminuída Dispneia	Oferta de oxigênio Analgesia Intubação orotraqueal (se necessário) Descompressão com agulha (se necessário)
Contusão pulmonar	Dispneia Hemoptise (possível)	Oferta de oxigênio Intubação orotraqueal (se necessário)
Pneumotórax fechado	Dor torácica Ausculta pulmonar diminuída Dispneia	Descompressão torácica com agulha (se $SatO_2 < 91\%$)
Pneumotórax aberto	Ferida aspirativa Dispneia intensa (quando consciente)	Oferta de oxigênio Curativo de três pontas Selante de Asherman (se disponível)
Pneumotórax hipertensivo	Murmúrio vesicular abolido Desvio de traqueia contralateral Ingurgitamento de veias cervicais	Descompressão com agulha Intubação orotraqueal (se necessário) Toracostomia com colocação de dreno tubular (se não melhorar a saturação de oxigênio)
Hemotórax volumoso	Dispneia intensa (quando consciente) Murmúrio vesicular diminuído ou abolido	Toracostomia com colocação de dreno tubular (com débito controlado)
Contusão miocárdica	Dor precordial/retroesternal Supradesnivelamento do segmento ST na cardioscopia Arritmias	Tratar conforme a alteração eletrocardiográfica encontrada
Tamponamento cardíaco	Ingurgitamento de veias cervicais Abafamento de bulhas cardíacas Respiração diaforética Complexos de baixa voltagem na cardioscopia	Pericardiocentese com agulha Toracotomia de emergência
Ruptura de aorta torácica	Choque hipovolêmico refratário Murmúrio vesicular diminuído ou abolido à esquerda	Toracostomia com colocação de dreno tubular (com débito controlado) Toracotomia de emergência
Ruptura traqueobrônquica	Insuficiência respiratória grave Murmúrio vesicular diminuído ou abolido Fístula aérea de alto débito (após colocação do dreno tubular)	Toracostomia com colocação de dreno tubular Intubação orotraqueal (se insuficiência respiratória grave)
Ruptura diafragmática	Insuficiência respiratória	Cuidado quando indicar colocação de dreno

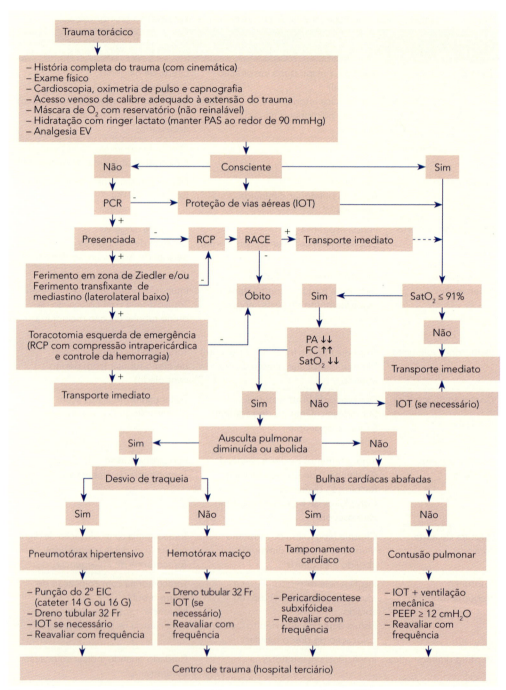

Algoritmo 1 Fluxo de atendimento à vítima com trauma torácico. EIC: espaço intercostal; FC: frequência cardíaca; IOT: intubação orotraqueal; PA: pressão arterial sistêmica; PCR: parada cardiorrespiratória; PEEP: pico final de pressão expiratória; RACE: retorno à circulação espontânea; RCP: ressuscitação cardiopulmonar; SatO$_2$: saturação de oxigênio.

Capítulo 23 | Trauma torácico

✳ REFERÊNCIAS BIBLIOGRÁFICAS

1. Mattox KL. Prehospital care of the patient with an injured chest. Surg Clin North Am. 1989 Feb;69(1):21-9.
2. Comitê do PHTLS da National Association of Emergency Medical Technicians (NAEMT) em cooperação com o Comitê de Trauma do American College of Surgeons. Atendimento pré-hospitalar ao traumatizado. São Paulo: Elsevier; 2007.
3. Revell M, Porter K, Greaves I. Fluid resuscitation in prehospital trauma care: A consensus view. Emerg Med J. 2002 Nov;19(6):494-8.
4. Leigh-Smith S, Harris T. Tension pneumothorax – time for a re-think? Emerg Med J. 2005 Jan;22(1):8-16.
5. McPherson JJ, Feigin DS, Bellamy RF. Prevalence of tension pneumothorax in fatally wounded combat casualties. J Trauma. 2006 Mar;60(3):573-8.
6. Holcomb JB, McManus JG, Kerr ST, Pusateri AE. Needle versus tube thoracostomy in a swine model of traumatic tension hemopneumothorax. Prehosp Emerg Care. 2009 Jan-Mar;13(1):18-27.
7. Waydhas C, Sauerland S. Pre-hospital pleural decompression and chest tube placement after blunt trauma: A systematic review. Resuscitation. 2007 Jan;72(1):11-25.
8. Barton ED, Epperson M, Hoyt DB, Fortlage D, Rosen P. Prehospital needle aspiration and tube thoracostomy in trauma victims: A six-year experience with aeromedical crews. J Emerg Med. 1995 Mar-Apr;13(2):155-63.
9. Wise D, Davies G, Coats T, Lockey D, Hyde J, Good A. Emergency thoracotomy: "How to do it". Emerg Med J. 2005 Jan;22(1):22-4.

✳ BIBLIOGRAFIA

1. Aylwin CJ, Brohi K, Davies GD, Walsh MS. Prehospital and in-hospital thoracostomy: Indications and complications. Ann R Coll Surg Engl. 2008 Jan;90(1):54-7.
2. Coats TJ, Keogh S, Clark H, Neal M. Prehospital resuscitative thoracotomy for cardiac arrest after penetrating trauma: Rationale and case series. J Trauma. 2001 Apr;50(4):670-3.

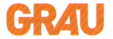

CAPÍTULO **24**

Trauma cardíaco

Tales Rubens de Nadai

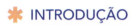 **INTRODUÇÃO**

Os primeiros relatos de lesão cardíaca traumática de que se tem notícia estão no papiro de Edwin Smith, datado de 3000 a.C.[1] Até o século XVII, os ferimentos cardíacos tinham certo caráter místico e eram somente descritos, além de considerados 100% fatais. Já no período entre os séculos XVIII e XIX houve, além da descrição, a observação através da dissecção de cadáveres e da experimentação em animais. No final do século XIX, com experimentos que sugeriam ser possível suturar ferimentos cardíacos humanos, iniciou-se a era atual de tratamento dessa entidade com melhora em evolução, diagnóstico e tratamento do traumatismo cardíaco[2]. Hoje, a afirmação de 1883 do famoso Dr. Christian Albert Theodor Billroth de que "o cirurgião que tentar suturar um ferimento cardíaco perderia o respeito de seus pares" faz parte apenas das curiosidades da história da Medicina.

Inúmeras estatísticas demonstram que traumas violentos estão entre as maiores causas de morte em pessoas com menos de 40 anos[3]. O trauma cardíaco tem especial importância por ser uma das principais causas de morte entre esses pacientes. Apenas 25% dos pacientes com lesões cardíacas chegam com vida ao hospital[4]. Um trabalho indiano[5] baseado no estudo de necropsias encontrou 8,2% de ferimentos cardíacos em pacientes atendidos em unidades pré-hospitalares com traumas torácicos penetrantes. Já um estudo brasileiro[1] obteve achado de 18,2% de lesões cardíacas em necropsias de pacientes com traumas penetrantes em geral, e não somente torácicos. Outro estudo brasileiro[6] com 13 anos de análise em um centro de trauma demonstrou que, dos pacientes que chegaram vivos ao hospital com traumas cardíacos penetrantes, 61% tinham sido agredidos por armas brancas e 38% por armas de fogo, o que pode sugerir que o mecanismo de trauma tenha importância significativa na sobrevida do paciente. As causas imediatas de morte incluem, além do tamponamento cardíaco, perda de sangue para o meio externo ou para a cavidade pleural e lesões do sistema de condução do coração.

✳ TIPOS DE TRAUMA

O trauma cardíaco pode ser dividido em dois subtipos:

1. Penetrante: pode ser causado por ferimentos penetrantes na zona do quadrilátero de Ziedler, compreendida entre a linha axilar anterior esquerda, a paraesternal direita, o segundo espaço intercostal esquerdo e o sexto espaço intercostal esquerdo, área com alta probabilidade de lesão cardíaca (Figura 1). Contudo, lesões em outras localizações do tórax, pescoço, abdome superior e dorso podem também levar a lesões cardíacas. Os ferimentos de arma de fogo acarretam maior risco que os de arma branca pela sua tendência em penetrar profundamente e pela possibilidade de lesão tecidual fora do trajeto do projétil[4]. As estruturas mais comumente lesadas são o ventrículo direito (50 a 60%), o ventrículo esquerdo (20 a 30%), o átrio direito (5 a 10%) e vasos intrapericárdicos (5 a 10%), e 8% dos pacientes apresentam lesões em várias camadas cardíacas[7].

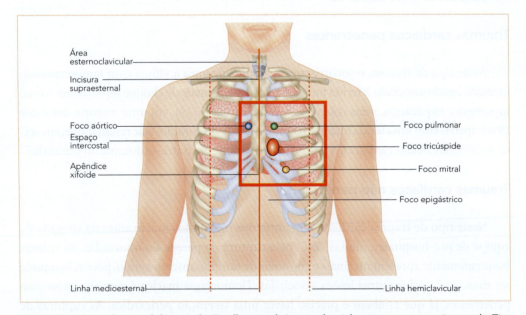

Figura 1 Zona do quadrilátero de Ziedler, também conhecida como zona perigosa de Ziedler, compreendida entre a linha axilar anterior esquerda, a paraesternal direita, o segundo espaço intercostal esquerdo e o sexto espaço intercostal esquerdo. É uma área com alta probabilidade de lesão cardíaca.

2. Não penetrante, fechado ou rombo: causado por lesões fechadas do tórax. Atualmente, os maiores responsáveis pelos traumatismos fechados são os acidentes automobilísticos. Outras causas incluem: impactos diretos sobre o tórax, como chute de animais (ex.: coice de cavalo), impactos causados por equipamentos esportivos, quedas de pequenas alturas e ainda as manobras de ressuscitação cardiopulmonar[7]. A contusão miocárdica é, provavelmente, a lesão mais comum, porém qualquer estrutura cardíaca pode ser afetada por um traumatismo torácico fechado, incluindo o pericárdio, o miocárdio, artérias coronárias e válvulas cardíacas. Os mecanismos de lesão cardíaca fechada podem ocorrer por transferência direta de energia durante o impacto, pela rápida desaceleração do coração ou pela compressão do coração entre o esterno e a coluna[8].

✳ PRIMEIRA AVALIAÇÃO

O trauma cardíaco deve ter alta suspeição pela avaliação primária e tratamento de reanimação na tentativa de diminuir sua alta mortalidade. Contudo, não é prudente realizar manobras heroicas em ambiente pré-hospitalar, pois, além de não aumentarem a sobrevida da vítima, podem aumentar o risco de contaminação da equipe de saúde[4].

✳ SEGUNDA AVALIAÇÃO

Traumas cardíacos penetrantes

Neste tipo de trauma, o socorrista geralmente encontra a vítima com tamponamento cardíaco agudo associado à ferida torácica (70%), com sinais de choque hipovolêmico com hipotensão, taquicardia, veias colabadas e sudorese (25%) ou, em uma minoria dos casos (5%), apenas com uma ferida torácica na proximidade do coração. Vale ressaltar que, em cerca de 20% das feridas cardíacas, o ferimento penetrante encontra-se distante do precórdio[7].

Traumas cardíacos não penetrantes

Neste tipo de trauma cardíaco, a maioria dos indivíduos morre antes da chegada da equipe de pré-hospitalar, muitas vezes pela ruptura da parede do miocárdio. As vítimas frequentemente apresentam sinais e sintomas de tamponamento agudo, porém isso pode ser mascarado pelas outras lesões associadas. Hemorragia maciça é rara em lesões não penetrantes, já que também é preciso haver uma laceração pericárdica. As rupturas de septos apresentam-se com sopro assintomático se a lesão for pequena, ou insuficiência cardíaca congestiva e edema pulmonar se a lesão for extensa o suficiente para causar um grande *shunt* esquerdo-direita. Lesões da valva tricúspide podem apresentar sopro, mas têm evolução lenta, com sinais progressivos de insuficiência ventricular direita. Já a insuficiência mitral, mais rara, acompanha-se imediatamente de insuficiência cardíaca grave e refratária a medidas de suporte. Em geral, a lesão de valva aórtica tem evolução subaguda, com sopro diastólico e sinais de insuficiência ventricular esquerda[7]. Tanto a lesão das valvas tricúspides quanto a das valvas aórticas dificilmente serão diagnosticadas no atendimento inicial. A contusão também inclui lesão miocárdica, variando desde simples equimose até destruição e separação das fibras musculares, culminando com total desvitalização. Raramente estão comprometidas as arteríolas e os ramos coronarianos. Embora se tenha pensado que a lesão contusa pudesse iniciar uma trombose coronariana, parece que isso só ocorre em vasos ateromatosos[2].

Os distúrbios funcionais incluem a taquicardia, em geral paroxística, e, raramente, bradicardia. Os distúrbios supraventriculares são evidenciados por batimentos ectópicos, *flutter* e fibrilação atriais[2].

O *commotio cordis* (Figura 2) causa fibrilação/taquicardia ventricular e/ou morte súbita, desencadeado por um trauma cardíaco não penetrante, frequentemente inocente ou não intencional sobre o precórdio, sem dano em costelas, esterno ou coração (na ausência de doença cardíaca de base). Diferentemente dos outros eventos traumáticos não penetrantes que causam algum nível de dano estrutural, neste caso não se evidencia nenhuma alteração anatômica, micro ou macroscópica que o justifique, como no caso da contusão cardíaca. Geralmente acomete crianças, adolescentes e jovens, em sua grande maioria do sexo masculino. Foi descrito pela primeira vez no século XIX, apesar de haver antigas citações das artes marciais chinesas, onde denominava-se este golpe fatal sobre

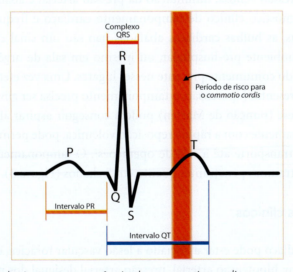

Figura 2   Período de risco para ocorrência do *commotio cordis*.

o precórdio, como o "toque da morte". Apesar de aparentemente raro, é uma das principais causas de morte súbita entre jovens atletas, depois da miocardiopatia hipertrófica e das anormalidades congênitas das artérias coronárias, acreditando-se que exista uma subnotificação de vários casos. Atualmente casos são reportados em jogos ou lutas, onde objetos ou simples contato corporal possam desencadear a fatalidade, como no *baseball*, onde a velocidade da bola e sua rigidez, colidindo sobre o precórdio no momento do relaxamento ventricular (repolarização), parece ser a causa do evento[11].

Tamponamento cardíaco

O pericárdio é um forte saco fibroso, que reveste completamente o coração, e está ligado, inferiormente, ao diafragma. A baixa complacência dessa estrutura faz com que uma pequena quantidade de sangue, de 25 mL até 200 mL, seja suficiente para provocar descompensação. A presença de sangue no pericárdio provoca uma compressão das câmaras cardíacas, que não conseguem se encher adequadamente. A pressão arterial sistólica pode estar < 90 mmhg, a pressão arterial pode estreitar-se, surgindo o pulso paradoxal (definido como uma queda superior a 10 mmHg na pressão arterial sistólica durante a fase inspiratória da respiração). Dessa forma, podemos visualizar distensão de veias cervicais (a menos que o doente também tenha hipovolemia associada), batimentos cardíacos abafados na ausculta e alterações no eletrocardiograma mostrando sinais de baixa voltagem[4]. Muitas vezes há ausencia de todos esses sinais, inclusive sem alteração da pressão arterial.

A tríade diagnóstica de Beck para suspeição de tamponamento cardíaco consiste em elevação da pressão venosa, diminuição da pressão arterial e abafamento de bulhas cardíacas[3]. O diagnóstico clínico de tamponamento cardíaco é frequentemente difícil. Apesar de comuns, as bulhas cardíacas abafadas não são um sinal clínico fácil de ser identificado em ambiente pré-hospitalar, ou mesmo em sala de urgência, pela grande quantidade de ruído comumente presente nesses lugares. Uma vez efetuado o diagnóstico, se o doente apresentar hipotensão, o tamponamento precisa ser aliviado. Uma agulha de pericardiocentese (punção de Marfan) poderá conseguir aspirar alguns mililitros de sangue e isso, juntamente com a rápida reposição volêmica, pode permitir ganhar tempo suficiente para o transporte até a sala de operações[4]. O tamponamento cardíaco pode ocorrer tanto em traumas penetrantes quanto em fechados (Figura 3).

Outros achados clínicos

O trauma cardíaco pode estar associado à lesão vascular torácica, e os sinais clínicos associados incluem: hipotensão arterial, pressão arterial desigual dos membros superiores em relação aos inferiores, desigualdade da pressão arterial entre os dois membros superiores, sopro ou frêmito interescapular, desvio traqueal por hematoma, estridor por

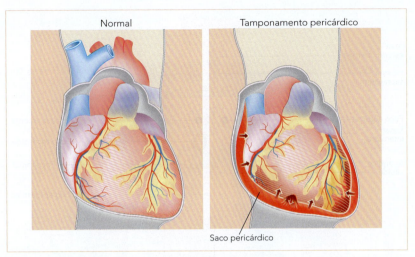

Figura 3 Tamponamento cardíaco provocado por baixa complacência do saco pericárdico e associado à presença de sangue do coração, dos grandes vasos ou dos vasos pericárdicos.

compressão extrínseca de traqueia, hematomas supraclaviculares, fratura de esterno e/ou coluna torácica palpável, esmagamento torácico e hemotórax volumoso. O paciente pode ainda ser oligo ou assintomático, devendo prevalecer a suspeita diagnóstica ditada pelo mecanismo de trauma[9].

❊ TRATAMENTO

Cuidados iniciais

O tratamento inicial para o trauma cardíaco deve seguir as recomendações do ATLS[3], com controle de vias aéreas e da respiração seguido de reanimação volêmica, com possibilidade de punção de derrame pericárdico para alívio temporário do choque (Figura 4). O transporte em caráter de emergência para um hospital terciário com equipe de cirurgia do trauma e/ou cardíaca deve ser avaliado.

Transporte e comunicação para transferência

O transporte deve ser realizado assim que possível, sem colocar em risco a segurança da equipe de atendimento. Não é adequado tentar manobras heroicas como a toracotomia de emergência no local do trauma ou na unidade de transporte pré-hospitalar. A comunicação da equipe de atendimento inicial deve ser clara quanto à necessidade de equipe cirúrgica qualificada para realizar toracotomia e ráfias de lesões cardíacas, além da necessidade de unidade de terapia intensiva e exames apropriados.

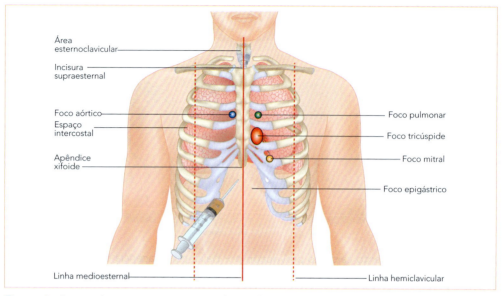

Figura 4 Pericardiocentese ou punção de Marfan: puncionar a pele 1 a 2 cm abaixo e à esquerda da junção xifocondral, com uma angulação de 45° em relação à pele.

Toracotomia de emergência

A toracotomia de emergência (TE) tem indicações muito restritas, que são: pacientes com lesões penetrantes e com parada cardiorrespiratória presenciada ou em risco de morte iminente, com PAS na ordem de 40 mmHg ou abaixo, apesar da reposição volêmica[4].

O objetivo da TE é aliviar o tamponamento cardíaco e controlar a lesão penetrante do coração. Se existir uma lesão penetrante óbvia do ventrículo esquerdo ou do direito, pode ser introduzido um cateter de Foley no orifício e o balão pode ser insuflado para criar tamponamento do sangramento (Figura 5).

Não há justificativa científica para proceder a uma TE em ambiente pré-hospitalar. Uma utilização indiscriminada da TE não alterará a mortalidade ou a morbidade, porém aumentará o risco de contaminações por doenças transmissíveis dos profissionais de saúde[4].

✱ EXAMES COMPLEMENTARES

1. Radiografia do tórax: pode ser útil quando houver dilatação da silhueta cardíaca, hemotórax esquerdo ou direito ou corpo estranho intrapericárdico. Deve ser exame rotineiro em pacientes estabilizados hemodinamicamente.
2. Eletrocardiograma: deve ser de realizado em traumas torácicos fechados frontais. As alterações eletrocardiográficas mais comuns são as alterações inespecíficas do seg-

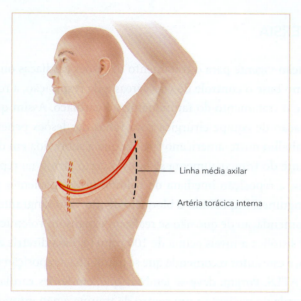

Figura 5 Toracotomia anterolateral esquerda: a incisão é realizada entre o quarto e o quinto espaços intercostais, da junção costocondral, anteriormente, para a linha média axilar, posteriormente, seguindo o bordo superior da costela inferior.

mento ST-T. As principais alterações eletrocardiográficas em contusões miocárdicas incluem, entre outras: taquicardias sinusais, supraventriculares, arritmias ventriculares, bloqueios de ramo direito e elevação côncava do segmento ST[2].

3. Ecodopplercardiograma e FAST: atualmente, a avaliação ultrassonográfica no trauma (FAST) pode diagnosticar rapidamente um derrame pericárdico, antes mesmo de progredir para tamponamento cardíaco[3]. O ecodopplercardiograma é o melhor exame não invasivo para a avaliação dos traumatismos cardíacos, podendo, inclusive, mostrar alterações da movimentação das paredes torácicas sugestivas de contusão miocárdica e avaliar com precisão os derrames pericárdicos e as lesões dos septos e das valvas cardíacas. Contudo, o FAST pode ser realizado na sala de urgência com o paciente em choque; já o ecodopplercardiograma é um exame eletivo realizado em pacientes estáveis[2].

4. Exames laboratoriais: não há marcador específico de lesão cardíaca no trauma; no entanto, utiliza-se dosagem de fração MB da fosfocreatinoquinase (CPK-MB), troponina sérica e CPK. Contudo, todas essas medidas podem apresentar-se elevadas sem trauma cardíaco (CPK e CPK-MB) ou não elevar-se quando há trauma cardíaco grave (principalmente a troponina).

CONTROVÉRSIA

A recomendação vigente para o tratamento de lesões cardíacas ou de grandes vasos torácicos tem como base o controle de vias aéreas e da respiração, a reposição volêmica com cristaloides e o tratamento do tamponamento cardíaco. Assim que possível, deve-se solicitar avaliação de equipe cirúrgica para ráfias das lesões penetrantes. Contudo, um conhecido trabalho norte-americano[10] relata que a sobrevida em doentes com traumatismo penetrante do tronco aumenta se houver certo atraso na reposição de fluidos. Para esses autores, a reposição imediata de volume nesses pacientes poderia interferir na coagulação sanguínea, impedindo o bloqueio de um vaso sangrante. Dessa forma, há uma possível recomendação de que não se realizem expansões volêmicas que aumentem a pressão arterial sistólica a níveis acima de 100 mmHg. Essa diretriz ainda não está em vigência concreta, e este autor recomenda que se mantenha a reposição volêmica segundo os princípios do ATLS. Porém, deve-se lembrar que, em lesões cardíacas, é importante não atrasar a chegada do paciente a um centro de trauma e não infundir volumes excessivos de soluções cristaloides, e sim apenas o suficiente para manter a perfusão periférica mínima até a chegada a um hospital que tenha suporte com hemoderivados e equipe cirúrgica adequada.

REFERÊNCIAS BIBLIOGRÁFICAS

1. Fraga GP, Heinzl LR, Longhi BS, Silva DC, Fernandes Neto FA, Mantovani M. Cardiac trauma: autopsy findings. Rev Col Bras Cir. 2004;31(6):386-90.
2. Évora PRB, Ribeiro PJF, Vicente WVA. Traumatismos do coração. In: Porto CC (ed.). Doenças do coração: Prevenção e tratamento. Rio de Janeiro: Guanabara Koogan; 1998. p. 995-9.
3. American College of Surgeons. ATLS: Advanced Trauma Life Support (student course manual). 8th ed. American College of Surgeons; 2008.
4. Boffard KD. Manual de cuidados cirúrgicos definitivos em trauma. São Paulo: Edições Almedina; 2010.
5. Kulshrestha P, Iyer KS, Das B, Balram A, Kumar AS, Sharma ML, et al. Chest injuries: A clinical and autopsy profile. J Trauma. 1988;28(6):844-7.
6. Rodrigues AJ, Furlanetti LL, Faidiga GB, Scarpelini S, Évora PRB, Vicente WVA. Penetrating cardiac injuries: A 13-year retrospective evaluation from a Brazilian trauma center. Interact Cardiovasc Thorac Surg. 2005;4(3):212-5.
7. Sweeney MS, Lewis CT, Murphy MC, Williams JP, Frazier OH. Cardiac surgical emergencies. Crit Care Clin. 1989;5(3):659-78.
8. Orliaguet G, Ferjani M, Riou B. The heart in blunt trauma. Anesthesiology. 2001;95(2):544-8.
9. Saad Jr RRS. Trauma: A doença do século. São Paulo: Atheneu; 2001.
10. Bickell WH, Wall MJ, Jr., Pepe PE, Martin RR, Ginger VF, Allen MK, et al. Immediate versus delayed fluid resuscitation for hypotensive patients with penetrating torso injuries. N Engl J Med. 1994;331(17):1105-9.
11. Maron BJ, Estes III NAM. N Engl J Med. 2010;362:917-27.

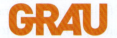

CAPÍTULO 25

Trauma de abdome

Pedro Henrique Ferreira Alves
Ricardo Galesso Cardoso

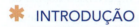 **INTRODUÇÃO**

Ao longo das últimas décadas, as taxas de mortalidade e a incidência de insuficiência de múltiplos órgãos em pacientes traumatizados diminuíram em decorrência de melhorias nos sistemas de resgate, gestão de trauma e terapia intensiva. No entanto, o resultado positivo em pacientes gravemente feridos permanece fortemente influenciado pelo suporte de vida inicial e tratamento cirúrgico precoce. Para esses fatores, o tempo desempenha um papel importante, especialmente no que diz respeito ao tratamento precoce do trauma abdominal fechado ou penetrante[1,2].

Lesões abdominais e pélvicas são uma das principais causas de morte prematura após trauma grave, por isso é importante se concentrar em sua avaliação e gestão inicial. O diagnóstico imediato e a laparotomia de urgência podem oferecer a única chance de sobrevivência. Isso levanta a questão de como fazer o diagnóstico o mais cedo possível, a fim de tomar uma decisão em relação à necessidade de tratamento cirúrgico ou não. No caso de trauma abdominal fechado, há sinais físicos relevantes que podem ser confiáveis para fornecer informação adequada sobre a necessidade de cirurgia. Mesmo os pacientes com exame clínico completamente normal e sinais vitais estáveis podem ter lesão abdominal.

Em qualquer paciente gravemente ferido, o objetivo é minimizar o tempo do insulto ao tratamento definitivo, o que aumenta a probabilidade de que o paciente chegue vivo ao hospital[3]. O objetivo do atendimento pré-hospitalar de pacientes com hemorragia abdominal é direcioná-los para um centro de tratamento definitivo em curto espaço de tempo.

Especificamente para o trauma abdominal isolado, talvez a melhor conduta seja o transporte dos pacientes para o hospital adequado mais próximo. A morte pode ocorrer

316 Seção 3 | Trauma e emergências cirúrgicas

rapidamente pela perda intensa de sangue tanto em decorrência de ferimentos penetrantes quanto de trauma fechado. Tanto para o trauma abdominal fechado quanto para o penetrante, a possibilidade de conter a hemorragia dar-se-á apenas pelo tratamento cirúrgico, limitando a atuação do socorrista no local da cena. Não é objetivo do pré-hospitalar determinar a extensão do trauma abdominal, e sim, reconhecer a possibilidade de lesão e encaminhar o paciente o mais rápido possível ao centro de trauma.

✳ AVALIAÇÃO INICIAL E CRITÉRIOS DE GRAVIDADE

A avaliação do trauma abdominal pode ser difícil de ser realizada na cena. Lesões graves podem passar despercebidas. Existem muitos fatores de confusão que podem dificultar o reconhecimento do choque, tais como a variabilidade das reservas fisiológicas, idade, comorbidades e uso de medicamentos. Pacientes em uso de drogas, como crack e cocaína, por exemplo, podem apresentar sudorese, taquicardia e hipertensão depois de um tiro ou agressão. Para aumentar a acurácia diagnóstica nessas situações, deve-se ter alta taxa de suspeição dessas lesões, realizar monitoramento contínuo, reanimação efetiva e, se possível, obter um identificador objetivo para classificar os pacientes com maior risco de deterioração fisiológica aguda.

Para obtenção de parâmetros objetivos, podem ser usados equipamentos que dosam marcadores específicos em tempo real, na cena do acidente. Entre os marcadores de risco para possíveis lesões abdominais ocultas estão o déficit de base arterial em taxa inferior a -3 mEq/L e o nível de lactato arterial elevado[4]. O uso de exames complementares como lactato sanguíneo e déficit de base na avaliação inicial pode facilitar o reconhecimento da gravidade em pacientes com hipoperfusão oculta ou choque em fase precoce[5,6], bem como possibilita identificar com maior precisão os pacientes com maior predisposição de ter hemorragia grave.

A hipotensão arterial no ambiente pré-hospitalar (PAS < 90 mmHg) em pacientes com trauma tem sido usada como um critério de gravidade e fator prognóstico. É bem documentado que a hipotensão está associada a um maior escore de lesão de gravidade (ISS), maior taxa de mortalidade intra-hospitalar, maior necessidade de realização de laparotomias exploradoras, maior quantidade de transfusões de sangue, estadia prolongada em unidade de cuidados intensivos, mais dias de ventilação mecânica e maior tempo de estadia hospitalar de forma geral[7,8].

Apesar disso, deve-se ter muito cuidado na reanimação volêmica desses pacientes, visto que a fluidoterapia agressiva, além de aumentar a pressão arterial, inverte a vasoconstrição e desaloja trombos, podendo levar ao aumento da perda de sangue, coagulopatia dilucional e acidose metabólica[9]. Para evitar esses problemas, a "hipotensão permissiva" deve ser o objetivo na ressuscitação pré-hospitalar.

Estratégias de hipotensão permissiva consistem em minimizar a quantidade de reposição volêmica enquanto a perfusão cerebral é mantida e a pressão arterial sistólica permanece acima de um valor limite de 70 a 80 mmHg. Essa estratégia de baixo volume deve ser mantida até que o sangramento seja controlado.

✳ BIOMECÂNICA

A análise da biomecânica do trauma deve alertar o socorrista para a possibilidade de ocorrência de trauma abdominal ou hemorragia intra-abdominal. Essas informações são úteis e devem ser repassadas para a equipe que recebe o paciente no intra-hospitalar.

Os sistemas de retenção proteção (cintos de segurança e *airbags*) presentes nos veículos automotores podem causar lesões, mesmo quando utilizados corretamente. As abrasões por cinto de segurança podem estar associadas a incidências de 30 a 60% de ferimentos viscerais abdominais. Lesões associadas ao posicionamento incorreto do cinto são: ruptura do intestino delgado, lacerações do mesentério, lesão vascular, laceração de bexiga e fratura na coluna lombar. Um aspecto interessante é que as perfurações são mais frequentemente encontradas nas terminações superiores e inferiores do intestino delgado e no cólon sigmoide. A desvascularização é mais comum no íleo terminal do que no cólon sigmoide **(Figuras 1 e 2)**[10].

O *airbag* trabalha bem em conjunto com o cinto de segurança para evitar o contato com o painel ou volante do veículo. Ele é desinflado em menos de 2 segundos, portanto, se houver uma segunda colisão, nenhuma proteção será fornecida. Lesões torácicas e abdominais foram descritas pelo uso do *airbag*. As lesões podem ocorrer no acionamento

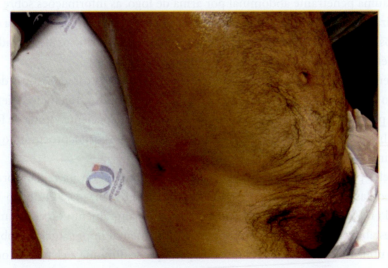

Figura 1   Escoriação em flanco direito causada por cinto de segurança.

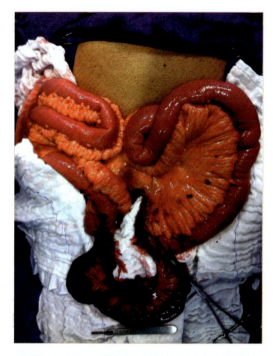

Figura 2 Lesão de mesentério de íleo terminal com isquemia segmentar após trauma abdominal fechado com marca de cinto de segurança em região de flanco direito.

do recipiente, tanto na sua abertura quanto na sua expansão. Os ferimentos abdominais incluem lacerações esplênicas, hepáticas e da vesícula biliar, lesões do intestino delgado, estômago e cólon, além de queimaduras na pele e traumas oftalmológicos[11].

No trauma penetrante abdominal por arma de fogo, as informações sobre o tipo de arma utilizado (baixa ou alta energia), as características do projétil, a distância do agressor e a posição da vítima são importantes. A avaliação dos orifícios de entrada e saída permite determinar as possíveis lesões abdominais (Figura 3).

Nos ferimentos por arma branca devem ser observadas as características da arma, a posição do agressor e a direção dos golpes, para tentar definir o trajeto do objeto dentro do corpo, prevendo assim as possíveis lesões. Ao avaliar um paciente vítima de ferimento por arma branca é importante o exame detalhado de todo o corpo, procurando por mais de um ferimento, o que é bastante frequente.

Naqueles pacientes com objetos encravados no abdome ou na região toracoabdominal, medidas específicas para o transporte devem ser realizadas. O objeto não deve ser retirado no ambiente pré-hospitalar, com risco de sangramento ou agravamento das lesões. A estabilização do corpo estranho é de fundamental importância. O objeto deve ser fixado utilizando-se talas ou compressas, para que se diminua a chance de ocorrerem lesões secundárias durante o transporte (Figura 4).

Capítulo 25 | Trauma de abdome 319

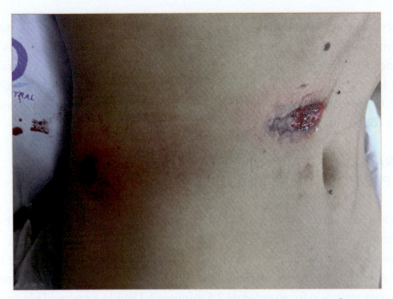

Figura 3 Orifício de entrada anterior e orifício de saída posterior de ferimento por arma de fogo. Observe o trajeto tangencial com queimadura na pele anteriormente e hematoma.

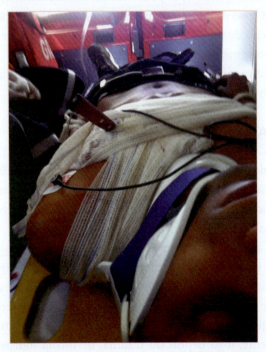

Figura 4 Vítima de ferimento por arma branca na região de transição toracoabdominal. Objeto estabilizado para transporte. Após avaliação no intra-hospitalar, foi diagnosticada lesão de diafragma na laparotomia exploradora.

Nas eviscerações abdominais traumáticas, o conteúdo abdominal exposto deve ser envolto em plástico estéril, evitando-se aumentar a contaminação local. Pontos de sutura de contenção, ou outras medidas no intuito de diminuir as lesões, são contraindicadas e podem levar a mais complicações na parede abdominal, dificultando a reconstrução posterior. O conteúdo exposto não deve ser reduzido no local, com risco de aumentar a lesão ou a contaminação.

✳ ULTRASSONOGRAFIA DIRIGIDA AO TRAUMA NO PRÉ-HOSPITALAR (PFAST)

Devido à baixa precisão do exame físico e da avaliação hemodinâmica, o PFAST pode ser um recurso auxiliar na tomada de decisões no ambiente pré-hospitalar[12,13].

A precisão desse exame pode ser alta, com resultados semelhantes aos de ultrassom realizado em condições ideais no departamento de emergência, sendo que o tempo médio gasto para realizá-lo foi ao redor de 2,5 minutos[14]. Devido à precocidade da realização do exame na cena do trauma, sugere-se que ele deva ser repetido a cada 15 minutos, se os resultados iniciais forem negativos, mas o exame físico for suspeito.

No caso de um exame positivo, os pacientes devem, idealmente, ir para um centro de trauma apropriado. O uso de resgate aeromédico pode ser uma opção, principalmente na zona rural ou em locais de difícil acesso, pois a detecção precoce de lesões que ameacem a vida pelo PFAST pode melhorar as taxas de sobrevida[15,16].

Os principais pré-requisitos para o sucesso com PFAST são um programa intensivo de treinamento e um bom equipamento.

✳ COAGULOPATIA PRECOCE NO TRAUMA

Nos traumatizados graves, incluindo aqueles com sangramento abdominal, os distúrbios de coagulação são comuns e contribuem significativamente para aumento da morbidade e mortalidade. A tríade de coagulopatia, acidose e hipotermia em traumatizados está associada a altas taxas de mortalidade[17].

Historicamente, a coagulopatia após o trauma tem sido considerada secundária a uma perda crítica de fatores de coagulação, devido à perda de sangue, consumo de fatores de coagulação, hemodiluição e hiperfibrinólise. Essa coagulopatia é agravada por disfunção das proteases de coagulação, pela hipotermia e acidose. No entanto, recentemente tem sido mostrado que certo número de pacientes com traumatismos desenvolvem coagulopatia precocemente, logo depois do trauma, de forma independente dos motivos citados acima[18].

Estudos recentes comprovaram que o ácido tranexâmico (antifibrinolítico) diminui a mortalidade de pacientes traumatizados, tanto civis como militares, sem aumentar o risco de complicações. Para isso deve ser utilizado rotineiramente no tratamento de doentes traumatizados que estão sangrando, nas primeiras 3 horas após o trauma[19-21].

O ácido tranexâmico pode ser armazenado com segurança em veículos e administrado na cena do trauma, portanto, talvez o lugar ideal para sua utilização seja realmente o ambiente pré-hospitalar. Ensaios clínicos acerca da suplementação pré-hospitalar de ácido tranêxamico em pacientes de trauma com sangramento são ainda necessários, buscando investigar os benefícios da administração precoce na cena do trauma e seus efeitos colaterais.

✳ CONCLUSÕES

- O trauma abdominal com sangramento é importante causa de mortalidade precoce. O reconhecimento das possíveis lesões que ameaçam a vida pode ser difícil de definir na cena, e somente alta taxa de suspeita baseada no mecanismo de trauma e dados da avaliação inicial permitem o direcionamento correto do paciente.
- No trauma abdominal isolado, seja penetrante ou fechado, a melhor conduta deve ser o transporte mais rápido possível ao centro de trauma adequado, devido à impossibilidade de se conter o sangramento oculto, limitando a atuação do socorrista.
- A gravidade do trauma abdominal pode ser melhor definida com o auxílio de dados laboratoriais e ultrassonografia. Em contraste com a baixa sensibilidade do exame físico inicial, a dosagem do lactato arterial, do déficit de base e o PFAST podem ser importantes recursos auxiliares diagnósticos na determinação de gravidade, direcionando transporte rápido e adequado ao local correto.
- O conhecimento da biomecânica do trauma permite diagnosticar lesões abdominais ocultas.
- A coagulopatia precoce no trauma está bem definida. Atualmente o uso de ácido tranexâmico no tratamento da coagulopatia está bem estabelecido no ambiente hospitalar, e novos trabalhos são necessários para avaliar o tratamento ultraprecoce da coagulopatia no ambiente pré-hospitalar.

✳ REFERÊNCIAS BIBLIOGRÁFICAS

1. Clarke J, Trooskin S, Doshi P, Greenwald L, Mode C. Time to laparotomy for intra-abdominal bleeding from trauma does affect survival for delays up to 90 minutes. J Trauma. 2002;52(3):420.
2. Blaivas M, Sierzenski P, Theodoro D. Significant hemoperitoneum in blunt trauma victims with normal vital signs and clinical examination. Am J Emerg Med. 2002;20(3):218-21.
3. Gold CR. Prehospital advanced life support vs "scoop and run" in trauma management. Annals of Emergency Medicine. 1987;16(7):797-801.

322 Seção 3 | Trauma e emergências cirúrgicas

4. Mackersie RC, Tiwary AD, Shackford SR, Hoyt DB. Intra-abdominal injury following blunt trauma: identifying the high-risk patient using objective risk factors. Archives of Surgery. 1989;124(7):809.

5. Paladino L, Sinert R, Wallace D, Anderson T, Yadav K, Zehtabchi S. The utility of base deficit and arterial lactate in differentiating major from minor injury in trauma patients with normal vital signs. Resuscitation. 2008;77(3):363-8.

6. Jansen TC, van Bommel J, Mulder PG, Rommes JH, Schieveld S, Bakker J. The prognostic value of blood lactate levels relative to that of vital signs in the pre-hospital setting: a pilot study. Crit Care. 2008;12(6):R160.

7. Lipsky AM, Gausche-Hill M, Henneman PL, Loffredo AJ, Eckhardt PB, Cryer HG, et al. Prehospital hypotension is a predictor of the need for an emergent, therapeutic operation in trauma patients with normal systolic blood pressure in the emergency department. J Trauma. 2006;61(5):1228-33.

8. Chan L, Bartfield JM, Reilly KM. The significance of out-of-hospital hypotension in blunt trauma patients. Acad Emerg Med. 1997;4(8):785-8.

9. Sampalis JS, Tamim H, Denis R, Boukas S, Ruest S-A, Nikolis A, et al. Ineffectiveness of on-site intravenous lines: is prehospital time the culprit? J Trauma. 1997;43(4):608-17.

10. Wisner DH, Chun Y, Blaisdell FW. Blunt intestinal injury: keys to diagnosis and management. Archives of Surgery. 1990;125(10):1319.

11. Lau IV, Horsch JD, Viano DC, Andrzejak DV. Mechanism of injury from air bag deployment loads. Accident Analysis & Prevention. 1993;25(1):29-45.

12. Nance ML, Mahboubi S, Wickstrom M, Prendergast F, Stafford PW. Pattern of abdominal free fluid following isolated blunt spleen or liver injury in the pediatric patient. J Trauma. 2002;52(1):85-7.

13. Rozycki GS, Ochsner MG, Jaffin JH, Champion HR. Prospective evaluation of surgeons' use of ultrasound in the evaluation of trauma patients. J Trauma. 1993;34(4):516-27.

14. Wherrett LJ, Boulanger BR, McLellan BA, Brenneman FD, Rizoli SB, Culhane J, et al. Hypotension after blunt abdominal trauma: the role of emergent abdominal sonography in surgical triage. J Trauma. 1996;41(5):815-20.

15. Frankema S, Ringburg A, Steyerberg E, Edwards M, Schipper I, Van Vugt A. Beneficial effect of helicopter emergency medical services on survival of severely injured patients. British Journal of Surgery. 2004;91(11):1520-6.

16. Brammer R, Bramhall S, Mirza D, Mayer A, McMaster P, Buckels J. A 10-year experience of complex liver trauma. British Journal of Surgery. 2002;89(12):1532-7.

17. Sauaia A, Moore FA, Moore EE, Moser KS, Brennan R, Read RA, et al. Epidemiology of trauma deaths: a reassessment. J Trauma. 1995 Feb;38(2):185-93.

18. CRASH-2 trial collaborators, Shakur H, Roberts I, Bautista R, Caballero J, Coats T, et al. Effects of tranexamic acid on death, vascular occlusive events, and blood transfusion in trauma patients with significant haemorrhage (CRASH-2): a randomised, placebo-controlled trial. Lancet. 2010 Jul 3;376(9734):23-32.

19. CRASH-2 collaborators, Roberts I, Shakur H, Afolabi A, Brohi K, Coats T, et al. The importance of early treatment with tranexamic acid in bleeding trauma patients: an exploratory analysis of the CRASH-2 randomised controlled trial. Lancet. 2011 Mar 26;377(9771):1096-101. e1-2.

20. Roberts I, Shakur H, Ker K, Coats T, CRASH-2 trial collaborators group. Antifibrinolytic drugs for acute traumatic injury. Cochrane Database Syst Rev. 2011(1):CD004896.

CAPÍTULO 26

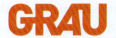

Trauma pélvico

Gustavo Feriani

* INTRODUÇÃO

O trauma é a segunda causa de morte e de incapacidade física na população. Entre jovens de 5 a 49 anos é a primeira causa de óbito, e em idosos, que têm a defesa fisiológica reduzida e comorbidades associadas, é a quinta causa de óbito, conforme estatísticas brasileiras.

O trauma desafia a medicina e é um dos principais problemas de saúde pública do século segundo a Organização Mundial de Saúde (OMS), pois exige respostas táticas e técnicas rápidas tanto naquilo relacionado à tecnologia quanto nas decisões terapêuticas. O tempo otimizado de atendimento reduz a morbimortalidade, daí a importância dos serviços de resgate pré-hospitalar e de Centros de Trauma bem equipados nos hospitais de emergência. Os acidentes automobilísticos são os principais responsáveis por esses atendimentos, seguidos por quedas e pela violência interpessoal.

Estatísticas confirmam que 85% dos politraumatizados sofrem uma ou mais lesões musculoesqueléticas. As sequelas têm impacto grande na reabilitação e no retorno dos indivíduos à sociedade, exigindo um tempo longo de tratamento e causando transtornos psicológicos, sociais e econômicos.

O atendimento sistematizado ao traumatizado proposto pela National Association of Emergency Medical Technicians (NAEMT) e pelo American College of Surgeons, através do PHTLS – *Prehospital Trauma Life Support* – e do ATLS – *Advanced Trauma Life Support* (Suporte Avançado de Vida no Trauma) – organiza uma sequência de prioridades de avaliação de órgãos e sistemas que, se lesados, colocam a vida em risco, determinando assim a rápida e eficaz realização de procedimentos para ressuscitar e estabilizar o paciente.

324 Seção 3 | Trauma e emergências cirúrgicas

É essencial reconhecer e tratar, dentro do espaço de tempo adequado, as lesões do aparelho locomotor, como fraturas pélvicas, lesões arteriais, síndrome compartimental, fraturas expostas, síndrome de esmagamento e fraturas-luxações. A presença de lesões musculoesqueléticas graves indica que o paciente foi submetido a forças cinéticas significativas. Além disso, a presença de fratura de ossos longos indica uma maior probabilidade de lesões internas no tronco. As lesões graves por esmagamento, com grande acúmulo de tecido necrótico, podem levar risco à vida por ocasionarem insuficiência renal, assim como as amputações traumáticas proximais completas ou incompletas, que são extremamente graves. Algumas lesões de extremidades também levam ao risco de perda do membro, como as lesões vasculares com isquemia distal, síndrome compartimental com isquemia neurovascular localizada, fraturas abertas, esmagamentos e luxações de grandes articulações.

✳ AVALIAÇÃO

No atendimento pré-hospitalar é realizada uma avaliação primária rápida, com o objetivo de identificar as alterações com risco à vida. Iniciam-se intervenção urgente e reanimação. São identificadas e atendidas quaisquer condições que necessitem de atenção antes que o paciente possa ser removido. Os pacientes devem ser rapidamente imobilizados em prancha longa em decúbito dorsal para estabilizar todos os membros lesados de maneira eficiente e permitir que o socorrista cuide dos problemas graves. Se o tempo permitir, durante o transporte, é feita uma avaliação detalhada das lesões sem risco à vida e lesões que comprometam o membro.

Tanto no pré-hospitalar quanto no intra-hospitalar o reconhecimento de hemorragia deve ser feito durante a avaliação primária, assim como seu controle, quando for proveniente de lesões musculoesqueléticas. Durante o exame primário preconizado pelo PHTLS® e ATLS® (ABCDE), no item "C" as extremidades são avaliadas rapidamente para conter hemorragias intensas. Nesse item, deve ser dada atenção às hemorragias volumosas dos ferimentos de partes moles, às fraturas da pelve e às amputações traumáticas que podem causar risco à vida. A maioria das lesões musculoesqueléticas somente é diagnosticada e tratada na avaliação secundária, por meio do exame detalhado da cabeça aos pés.

Eventualmente, se o paciente estiver estável e normal do ponto de vista hemodinâmico, exames das extremidades com suspeitos de lesão ou com deformidades podem ser realizados, desde que não atrapalhem ou retardem o tratamento definitivo pelo especialista.

No exame físico, é necessário buscar sinais como hematoma de períneo ou escroto (Figura 1), sangramento uretral, alterações no toque retal ou vaginal que evidenciem espículas ósseas ou sangramento. A estabilidade do anel pélvico é avaliada segurando-se as cristas ilíacas anteriores e tentando aproximá-las e afastá-las. A presença de anormalidades desse movimento diagnostica fratura pélvica. Se houver deformidade evidente, a manobra torna-se desnecessária. Nenhuma manipulação adicional deverá ser feita a partir desse momento. É necessário realizar a imobilização da pelve.

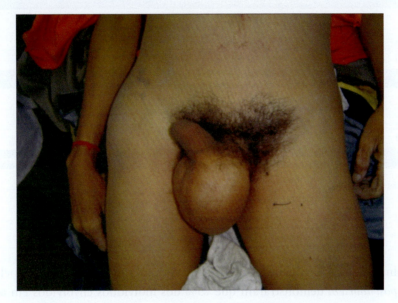

Figura 1   Fratura de bacia fechada com hematoma de períneo.

✱ FRATURA DE BACIA

As lesões traumáticas do anel pélvico na maioria das vezes apresentam-se como situações de extrema dificuldade diagnóstica e terapêutica ao cirurgião do trauma. Entretanto, sua ocorrência é relativamente baixa, correspondendo a 3% de todas as afecções traumáticas do esqueleto. Estas fraturas são decorrentes de trauma de alta energia com mais de 75% dos pacientes apresentando lesões em múltiplos órgãos. A presença de lesões em diferentes segmentos aumenta a taxa de mortalidade observada nessa população, que varia entre 5 e 30%. Fratura exposta da pelve pode ser definida como aquela que se comunica com o ambiente externo ou por meio da vagina ou do reto. O assoalho pélvico é rompido, há perda do tamponamento, sendo muito difícil controlar a hemorragia na fase aguda. Durante o período inicial do tratamento, as complicações associadas à ferida, como infecção, tornam essas fraturas ainda mais graves. Outros fatores associados a alta taxa de mortalidade são idade avançada, elevado escore de gravidade de lesão (ISS – *Injury Severity Score*), presença de lesão anorretal e transfusão sanguínea maciça.

A classificação das fraturas de bacia mais utilizada no nosso meio é a de Tile (Tabela 1).

Tabela 1   Classificação de Tile para fraturas de bacia

Tipo A	Estável, arco posterior íntegro
Tipo A I	Avulsão óssea
Tipo A II	Fratura da asa do ilíaco por trauma direto
Tipo A III	Fratura transversa do sacro distal a S2
Tipo B	Instável rotacional, lesão parcial do arco posterior
Tipo B I	Instabilidade em rotação externa unilateral
Tipo B II	Instabilidade em rotação interna
Tipo B III	Instabilidade rotacional bilateral
Tipo C	Instável rotacional e vertical, lesão completa do arco posterior
Tipo C I	Unilateral vertical
Tipo C II	Bilateral, vertical e rotacional
Tipo C III	Bilateral, vertical nas duas hemipelves

Atualmente, os acidentes de trânsito são a principal causa das lesões do anel pélvico. Estudos *post-mortem* demonstraram que 25% dos indivíduos envolvidos em acidentes automobilísticos fatais sofrem traumatismo pélvico. A introdução e a adoção de princípios básicos na abordagem do paciente politraumatizado, fundamentadas em mudanças no atendimento pré-hospitalar e na qualidade do atendimento hospitalar, objetivam a diminuição das graves consequências relacionadas às lesões do anel pélvico. Apesar disso, o óbito em pacientes com fratura pélvica pode ocorrer em três momentos distintos: imediato (em minutos pós-acidente), precoce (nas primeiras 48 horas) e tardio.

A instabilidade hemodinâmica, em decorrência da hemorragia não controlada, constitui a maior causa de óbito imediato em indivíduos com lesões do anel pélvico. O trauma do plexo venoso lombossacral e o sangramento pelas margens ósseas são as causas mais comuns de hemorragia, embora lesões de artérias ilíacas e de seus ramos, principalmente da ilíaca interna e da glútea superior, sejam observadas em 20% dos casos.

O conceito de "controle de dano", trazido ao meio ortopédico no final de década de 90, sedimentou a importância da precocidade da identificação dos indivíduos em risco, da reposição volêmica (sangue e plaquetas) e da estabilização do anel pélvico, que são medidas emergenciais capazes de aumentar as chances de sobrevivência do politraumatizado.

✻ TRATAMENTO

Cuidado especial deve ser dado à perda sanguínea, uma vez que todo o volume circulante pode ficar contido na região pélvica. Especificamente para o trauma pélvico, as últimas evidências não corroboram com a hipovolemia permissiva. Assim sendo, é importante manter uma boa hidratação e diminuir as perdas de sangue o mais rápido possível.

A imobilização da fratura visa realinhar a extremidade lesada em uma posição mais próxima da anatômica, minimizar o agravamento às partes moles, ajuda a controlar o sangramento e reduzir a dor. A fratura de pelve pode ser causa de hemorragia interna e deve ser identificada no atendimento pré-hospitalar. Pode-se tentar sua estabilização com o uso de bandagens pélvicas (Figura 2) ou mesmo de um lençol amarrado firmemente ao redor da face inferior da pelve (Figuras 3A e B). Uma manobra alternativa para reduzir o volume pélvico é a adução e rotação interna dos membros (Figura 4).

Se o tratamento for cirúrgico, não deve ser contraindicado por outras lesões associadas, mas, sim, realizado simultaneamente. Porém, fraturas associadas a trauma de crânio e de tórax requerem especial análise de riscos *versus* benefícios quanto ao momento da cirurgia, uma vez que lesões que coloquem em risco a vida têm prioridade de tratamento.

As decisões do ortopedista e da equipe multidisciplinar devem considerar os riscos do procedimento nas atuais e futuras condições clínicas, com o objetivo de evitar o óbito, sequelas e colaborar no restabelecimento das funções orgânicas e dos ossos. A integração da equipe poderá abreviar a recuperação e o retorno do indivíduo à sociedade.

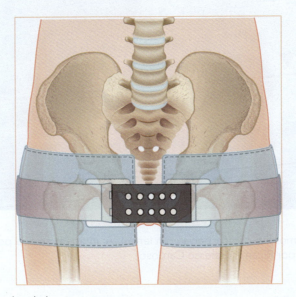

Figura 2   Imobilizador de bacia.

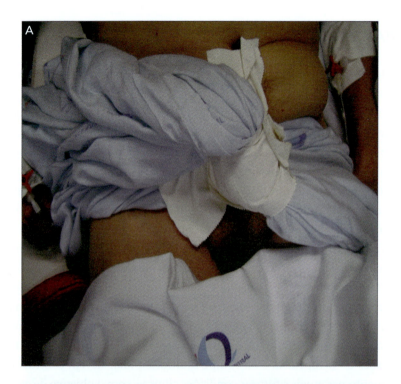

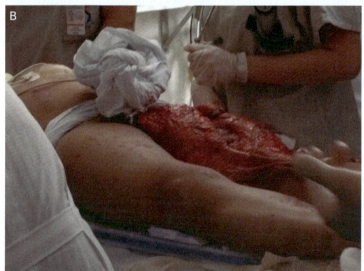

Figuras 3A e B Imobilização de bacia com lençol. A: imagem cedida por Gustavo Feriani; B: imagem cedida por Ricardo Galesso Cardoso.

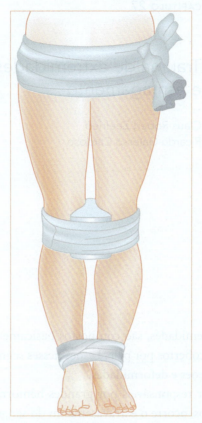

Figura 4 Esquema de imobilização de bacia utilizando lençóis e aproximando membros inferiores.

* BIBLIOGRAFIA

1. SBOT. Traumatologia ortopédica. 1ª ed. Rio Janeiro: Revinter; 2004.
2. Colégio Americano de Cirurgiões. Comitê de Trauma. Suporte Avançado de Vida no trauma – ATLS. Manual do curso de alunos. 8ª ed. Chicago: ACS; 2008.
3. Tile M. Fractures of the pelvis and acetabulum. Toronto: Lippincott Williams and Wilkins; 1995.
4. Cestero RF, Plurad D, Green D, Inaba K, Putty B, Benfield R, et al. Iliac artery injuries and pelvic fractures: a national trauma database analysis of associated injuries and outcomes. J Trauma. 2009;67(4):715-8.
5. Olson SA, Finkemeier CG, Moehring HD. Open fractures. In: Bucholz RW, Heckman JD (eds.). Rockwood & Green's fractures in adults. 5th ed. Philadelphia: Lippincott Williams & Wilkins; 2001. p. 285-317.
6. Sizínio H, Barros Filho TEP, Xavier R, Pardini Jr. AG, et al. Ortopedia e traumatologia: princípios e práticas. 4ª ed. São Paulo: Artmed; 2009.
7. Gardner MJ, Parada S, Chip Routt ML Jr. Internal rotation and taping of the lower extremities for closed pelvic reduction. J Orthop Trauma. 2009;23(5):361-4. Review.
8. Burkhardt M, Kristen A, Culemann U, Koehler D, Histing T, Holstein JH, et al. Pelvic fracture in multiple trauma: are we still up-to-date with massive fluid ressuscitation? Injury. 2014;45S3:S70-S75.

CAPÍTULO 27

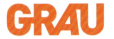

Trauma de extremidades e esmagamento

Claus Robert Zeefried
Ricardo Galesso Cardoso

✱ INTRODUÇÃO

Os membros, ou extremidades, são compostos basicamente por músculos, ossos e feixes vasculonervosos, recobertos por pele. Lesões nesses segmentos podem causar sangramentos extensos, infecções e deformidades.

As fraturas podem ser responsáveis por grandes hemorragias, uma vez que, ao se romper a cortical dos ossos, ocorre o extravasamento do sangue medular, em quantidades proporcionais ao tamanho de cada osso fraturado. Este sangramento é facilmente identificado por conter gotículas de gordura, elemento este presente em todo compartimento medular do esqueleto.

Deve-se lembrar, entretanto, que a perda sanguínea pode ser importante também por lesões de partes moles dos membros, principalmente quando a área comprometida é extensa e com lesões múltiplas de vasos sanguíneos. Nas lesões arteriais completas, o sangramento tende a ser menor, uma vez que os cotos vasculares se contraem, evitando perdas sanguíneas volumosas.

Os feixes vasculonervosos se localizam e correm paralelamente aos ossos longos, e emergem proximalmente na raiz dos membros, daí a importância de uma boa avaliação desse região por ocasião de traumas atingindo esses segmentos. Esses feixes, por vezes, cruzam algumas articulações, como no caso do cotovelo em sua face anterior, ficando assim mais expostos superficialmente e mais suscetíveis a serem atingidos por traumas nesses locais. Traumas de extremidades, mesmo sem a presença de fraturas, podem lesar estas estruturas por compressão ou trauma direto sobre o feixe.

O trauma das extremidades raramente oferece risco de morte, entretanto pode gerar sequelas permanentes, com déficit funcional dos mais variados graus, podendo culminar inclusive com a perda do membro.

✳ PRIMEIRA AVALIAÇÃO

O atendimento pré-hospitalar propriamente dito começa, depois de garantidas as boas condições de segurança pessoal e da cena, pela obtenção de história sucinta e objetiva do acidente, a qual poderá ser fornecida pelo próprio paciente ou por terceiros (familiares, acompanhantes ou testemunhas), procurando identificar o mecanismo e a magnitude do trauma e as potenciais lesões presentes.

A cena do acidente também pode fornecer importantes informações quanto ao grau de contaminação das feridas e perda sanguínea prévia, observando-se o solo e o local onde se encontram as vítimas. Como a perda sanguínea se inicia no momento do trauma, as informações relativas ao horário em que ocorreu o acidente também são de suma importância para estimar o volume perdido.

A sequência algorítmica consagrada "ABCDE" deve ser respeitada, principalmente no aspecto hemodinâmico, que pode estar comprometido nos eventos traumáticos de extremidades com grande perda sanguínea, seja por fraturas ósseas, lesões extensas de partes moles ou ambas.

A avaliação das feridas nos membros faz parte da avaliação secundária, exceto na eventualidade de grandes hemorragias, que devem ser contidas e controladas prioritariamente dentro do contexto "ABCDE". Qualquer contusão, laceração, esmagamento ou ferimento pode ocultar uma lesão vascular e/ou neurológica.

Todos esses dados obtidos na avaliação primária direcionam a conduta, não só no tratamento local das lesões, mas também quanto ao transporte e destino do paciente, levando-se em consideração o tempo decorrido do acidente até a chegada da equipe de socorro e o tempo estimado até a chegada ao hospital.

✳ SEGUNDA AVALIAÇÃO

Na avaliação secundária, as extremidades devem ser examinadas verificando-se a perfusão, a presença de deformidades e o alinhamento do membro. A sensibilidade e a motricidade devem ser testadas, com o intuito de avaliar a função do membro.

A movimentação passiva, assim como a análise da movimentação ativa do membro afetado, devem ser feitas com extrema parcimônia e cuidado, a fim de evitar a criação de novas lesões, bem como de impedir o agravo das lesões preexistentes.

O exame do pulso periférico é de suma importância, porém sua presença não exclui a possibilidade de lesão vascular. Cerca de 15% dos pacientes com lesão arterial comprovada apresentam pulso distal sem nenhuma outra evidência clínica (Figura 1).

Para que se consiga identificar com maior precisão todas as lesões e sua extensão, é indicada a exposição ampla do paciente, despindo-o, se necessário. Essa sistemática, associada à boa identificação do mecanismo de trauma e à coleta de informações, permite a identificação do maior número possível de lesões decorrentes do trauma, reduzindo a probabilidade de lesões ocultas não detectadas.

Não é infrequente, diante da gravidade do alguns politraumas, que no atendimento pré-hospitalar se deixe de identificar algumas lesões, as quais serão diagnosticadas durante a avaliação do paciente na sala de emergência. Felizmente, a maioria dessas lesões não compromete a vida dos pacientes, já que as lesões que trazem risco de morte geralmente são identificadas na avaliação inicial e estabilizadas ainda na cena ou a caminho do hospital.

Alguns traumas de extremidades decorrentes de mecanismos mais agressivos, associados com grande energia cinética envolvida no acidente, podem causar lesões extensas dos membros e até mesmo amputações traumáticas.

Todo paciente com amputação traumática ou lesão extensa de partes moles dos membros deve ser encaminhado a um hospital terciário ou centro de trauma onde seja possível a realização de microcirurgia, visando eventual reimplante do membro ou en-

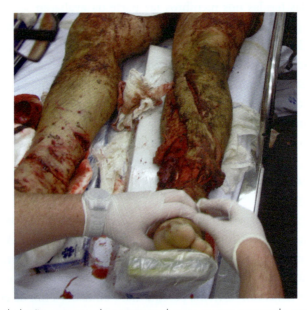

Figura 1 Vítima de lesão extensa de partes moles em perna esquerda, tendo seu pulso distal checado pela equipe médica.

xertias especializadas de cobertura estética-funcional. Mesmo que o membro não possa ser reimplantado, há a possibilidade da pele e de outras estruturas do segmento amputado serem utilizadas como enxerto potencial para tratar outras lesões do paciente. A pele, depois de preparo adequado, pode compor o "banco de pele" existente em alguns centros altamente especializados.

✳ LESÕES POR ESMAGAMENTO, SÍNDROME DO ESMAGAMENTO E SÍNDROME COMPARTIMENTAL

Outro aspecto importante na avaliação e no atendimento de traumas de extremidades, principalmente naquelas situações em que o tempo de resgate do paciente foi prolongado, em função de sua restrição estrutural ou do ambiente do trauma (preso em ferragens, soterramentos, locais de difícil acesso, múltiplas vítimas etc.), é a presença de lesões por esmagamento, com possibilidade de instalação subsequente da síndrome do esmagamento.

Geralmente esses pacientes têm bons pulsos distais, sem dor e edema significativo de extremidades. Podem existir deficiências neurológicas, principalmente na forma de paralisia flácida ou perda sensitiva irregular. Edema ocorre, e costuma ser muito acentuado no quadro clínico mais tardio. Assim, nesses casos, a despeito da presença de lacerações superficiais, a extensão e a gravidade da lesão são muito difíceis de serem determinadas durante o exame inicial, e podem se tornar aparentes apenas em um significativo intervalo de tempo após o trauma. Subestimar a extensão do trauma muscular subjacente pode levar a tratamento inadequado e ao desenvolvimento de falência de órgãos. Após lesões por esmagamento, a ausência de sinais e sintomas precoces pode ser extremamente enganosa.

A síndrome do esmagamento é decorrente de lesões por esmagamento, e é causada por pressão contínua e prolongada sobre um segmento corpóreo. Foi descrita pela primeira vez por Bylaws em 1941, quando muitos civis britânicos foram soterrados sob os destroços de suas casas durante o bombardeio de Londres na Segunda Guerra Mundial. Ele observou que alguns pacientes não apresentavam queixas ou sinais importantes de lesões externas, mas repentinamente sua condição clínica se deteriorava e eles morriam horas ou dias após o socorro inicial. Hemoconcentração, oligúria e uremia estavam invariavelmente presentes, além hipercalcemia, mioglobinemia e insuficiência renal anúrica em alguns deles.

Uma manifestação clínica grave e importante da síndrome do esmagamento é a rabdomiólise traumática que é causada pela liberação de enzimas tóxicas e mioglobina, originadas nos músculos que ficaram comprimidos por tempo prolongado, passando por uma situação de comprometimento da perfusão sanguínea e consequente isquemia.

A fisiopatologia dessa síndrome, que culmina com a insuficiência renal, ocorre por precipitação de mioglobina dentro dos túbulos renais com obstrução tubular mecânica, lesão direta pela molécula de ferro da porção heme em combinação com a formação de radicais livres e hipoperfusão renal e acidemia. Tais lesões podem ser agravadas se não houver ressuscitação e reposição volêmica adequadas, levando à insuficiência renal pré-renal.

A incidência de insuficiência renal decorrente da síndrome de esmagamento varia entre 5 e 15%. Aproximadamente 10% dos pacientes com lesões de partes moles extensas necessitarão de diálise. Morte ocorre em cerca de 1 a 2% desses pacientes e é causada predominantemente por hipercalemia, arritmias, choque, sepse ou demora na instituição da diálise.

Além das lesões por esmagamento, as lesões das extremidades, principalmente as localizadas abaixo do joelho e cotovelo, podem evoluir para a chamada síndrome compartimental. Não são apenas as fraturas que podem propiciar a instalação de uma síndrome compartimental; o edema causado por traumas contusos de alta energia, hemorragia interna de um membro, lesões por esmagamento, queimaduras, exercícios extenuantes, imobilizações prolongadas e curativos apertados, entre outros, também estão relacionados com um aumento da pressão intracompartimental.

Tanto no antebraço quanto na perna, os músculos e os feixes vasculonervosos estão envolvidos por uma fáscia, formando um compartimento fechado. A síndrome compartimental ocorre quando a pressão em um compartimento fascial aumenta até um nível em que a função dos músculos, dos nervos ou dos vasos sanguíneos que o atravessam esteja comprometida.

O sinal mais precoce e confiável da eventual instalação de uma síndrome compartimental é a dor, geralmente desproporcional à intensidade do trauma. Costuma ser intensa e habitualmente refratária à analgesia leve a moderada, mesmo após imobilização correta do membro. Essa dor se exacerba ao se submeter os músculos do compartimento suspeito à extensão passiva, o que deve ser feito de maneira delicada e parcimoniosa no atendimento pré-hospitalar.

Para se evitar retardo diagnóstico com consequências nocivas, a correta abordagem pré-hospitalar, com identificação do mecanismo de trauma, fatores extrínsecos dignos de nota, o correto tratamento no local e a transmissão desses dados de forma clara e bem circunstanciada para o médico regulador, bem como para o plantonista do pronto-socorro de destino, contribuem para que essas síndromes não se instalem no paciente traumatizado.

✳ TRATAMENTO

O principal objetivo básico do tratamento das feridas traumáticas é assegurar sua correta e breve cicatrização, com o menor grau de limitação e impotência funcional possível. Por esse aspecto, a atuação do atendimento pré-hospitalar tem fundamental importância.

As feridas com contaminação grosseira devem ser abordadas com uma limpeza inicial das sujidades maiores de tal sorte que não contaminem mais as lesões, cobrindo-as com compressas ou gases estéreis e ocluindo-as por enfaixamento, com imobilização do membro, se necessário.

Lacerações profundas podem comprometer grandes vasos, com hemorragia profusa e consequente choque hipovolêmico, sendo a compressão direta a melhor forma de se controlar o sangramento. Caso não seja conseguido o controle do sangramento com a compressão direta sobre o foco sangrante, a segunda opção é a utilização de um torniquete, aplicado de forma adequada ao protocolo de cada serviço.

Nos casos em que há a amputação parcial de um membro, deve-se controlar o sangramento, realizar um curativo oclusivo compressivo e imobilizá-lo. Se a amputação for total, além dos cuidados com o coto de amputação, deve-se dar a devida atenção ao segmento amputado. Qualquer segmento ou membro amputado deve ser transportado junto à vítima para o hospital, realizando-se uma breve limpeza, envolvendo-o em compressas estéreis e colocando-o em um saco plástico fechado. Esse saco plástico, por sua vez, deve ser colocado dentro de outro saco plástico ou caixa contendo gelo ou soro frio. Com o resfriamento podemos aumentar o tempo de viabilidade do segmento amputado em várias horas, possibilitando o seu eventual reimplante (Figura 2).

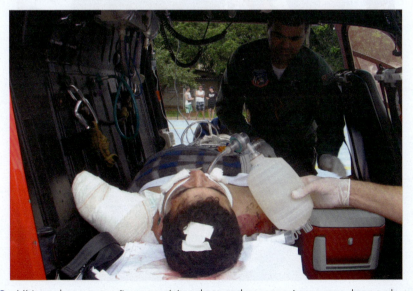

Figura 2 Vítima de amputação traumática de membro superior esquerdo, sendo transportada juntamente com seu segmento amputado acondicionado adequadamente em caixa térmica.

Para qualquer trauma de extremidade, de maior ou menor gravidade, com ou sem fratura associada, mormente nos casos de síndrome do esmagamento, a administração endovenosa de soluções salinas está bem indicada durante a fase de atendimento pré-hospitalar, não só para mitigar a instalação de eventual choque hipovolêmico, como para diminuir a possibilidade de precipitação intratubular renal de mioglobina. É recomendado pré-tratar as vítimas de esmagamento prolongado (> 4 horas) com a infusão de 1 a 2 litros de solução fisiológica endovenosa, antes da liberação do membro. Se o pré-tratamento endovenoso não for possível, deve-se considerar a aplicação de torniquete no membro afetado, retirando-o apenas após a liberação do membro e quando o acesso venoso e a hidratação estiverem disponíveis.

Além da hidratação vigorosa com solução fisiológica, é recomendada, como tratamento adjuvante, a administração de bicarbonato de sódio para as vítimas de esmagamentos, visando a prevenir a precipitação de mioglobina nos túbulos renais, bem como a corrigir a acidemia. Não há evidências científicas de que a administração de manitol endovenoso traga benefícios, porém sabe-se que não acarreta efeitos deletérios significativos a esses pacientes.

O controle da dor pode ser realizado por meio do uso de dispositivos de imobilização adequados, analgesia em vários níveis e sedação, conforme a gravidade das lesões e o limiar individual de tolerância à dor do paciente (**Figura 3**).

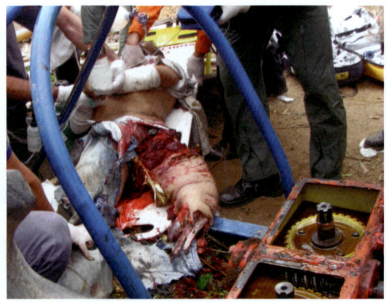

Figura 3 Paciente com lesão extensa em membro inferior esquerdo causada por máquina agrícola. Recebeu hidratação endovenosa vigorosa e foi sedado e intubado antes de ser retirado da máquina.

✳ CONSIDERAÇÕES FINAIS

A etapa final da atenção aos pacientes traumatizados com lesões importantes de extremidades passa necessariamente, nos tempos atuais, por uma correta, completa e organizada documentação médica, e pela comunicação com a Central de Regulação Médica do Serviço de Atendimento Pré-hospitalar, que fará a devida e pertinente intermediação com o hospital de destino mais adequado para o caso, agilizando o atendimento do paciente no pronto-socorro e o seu correto e adequado tratamento definitivo.

✳ BIBLIOGRAFIA

1. Sampalis JS, Lavoie A, Willians JI, Mulder DS, Kalina M. Impact of on-site care, pre-hospital time, and level of in-hospital care on survival in severely injured patients. J Trauma. 1993;34(2):252-60.
2. Rainer TH, Houlihan KPG, Robertson CE, Beard D, Henry JM, Gordon MWG. An evaluation of paramedic activities in pre-hospital trauma care. Injury. 1997;28(9):623-7.
3. Mantovani M. Ligas do trauma. Suporte Básico e Avançado de Vida no trauma. São Paulo: Editora Atheneu; 2005.
4. American College of Surgeons (ACS). Committe on Trauma. Advanced Trauma Life Support Manual. 6th ed. 1997.
5. Birolini D, Utiyama E, Steinman E. Cirurgia de emergência com testes de auto-avaliação. São Paulo: Editora Atheneu; 2001.
6. Naudé GP, Bongard FS, Demetriades D. Segredos em trauma. Porto Alegre: Editora Artmed; 2000.
7. Comitê do PHTLS da National Association of Emergency Medical Technicians (NAEMT) em cooperação com o Comitê de Trauma do Colégio Americano de Cirurgiões. Atendimento pré-hospitalar ao traumatizado: básico e avançado. Rio de Janeiro: Elsevier; 2007.
8. Jacobs LM, Sinclair A, Beiser A, D'Agostino RB. Pre-hospital advanced life support: benefits in trauma. J Trauma. 1984;24(1):8-13.
9. Secretaria Municipal da Saúde de São Paulo. Divisão Técnica de Fiscalização, Comunicação e Informação. SAMU 192. Protocolos de atendimento pré-hospitalar em suporte avançado de vida. 3ª revisão. São Paulo: Secretaria Municipal da Saúde; 2008.
10. Briggs, SM. Manual de resposta médica avançada em desastres. Bogotá: Distribuna Editorial; 2010.
11. Smith J, Greaves I. Crush injury and crush syndrome: a review. J Trauma. 2003;54:S226-S230.

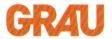

CAPÍTULO 28

Queimaduras

Roberto Stefanelli

✱ INTRODUÇÃO

O tema queimaduras é extremamente importante no estudo das afecções pré-hospitalares pela sua prevalência e gravidade, sendo constatados até 1,25 milhão de queimados por ano nos EUA, com até 5.500 mortes diretas, sendo a terceira causa de óbitos no geral. No Brasil, apesar da carência de dados fidedignos, acredita-se que tenhamos 1 milhão de queimados por ano, com 100.000 atendimentos hospitalares e 2.500 óbitos.

O atendimento ao paciente queimado, na grande maioria dos casos, está relacionado a pacientes de menor gravidade, mas os graves necessitam de tratamento altamente especializado, e por muitas vezes trabalhoso, tanto do ponto de vista médico como de resgate.

É fundamental ressaltar a relação da queimadura com o politrauma, a ponto de, como regra, tratarmos todos os queimados como politraumatizados, para fins de classificação e estrutura do atendimento.

✱ DEFINIÇÃO

A definição de queimadura está diretamente relacionada às agressões pelo calor, provocando lesão da pele com coagulação direta dos tecidos e perda da barreira cutânea, mas podemos ampliar essa definição e classificar a queimadura como a perda dos tecidos cutâneos pela ação de fatores térmicos, químicos, elétricos ou radiação.

A queimadura pode ocorrer pela ação de calor, frio, abrasão, ácidos, álcalis, corrosivos, passagem da corrente elétrica ou radiação nuclear, levando a diferentes fisiopatologias e manifestações clínicas.

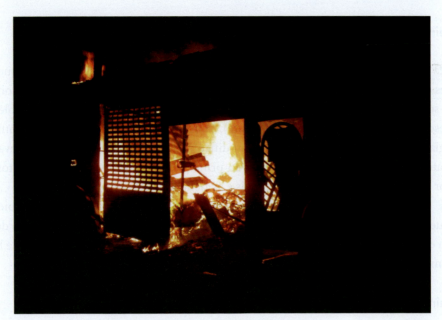

Figura 1   Incêndio em oficina mecânica.

✱ AMBIENTE PRÉ-HOSPITALAR

No atendimento ao queimado no ambiente pré-hospitalar deve-se atentar mais à observação da segurança, pois se temos um paciente queimado, temos liberação no ambiente de agentes físicos potencialmente agressivos ao corpo humano.

Isolamento da área, utilização de equipamentos de segurança, roupas próprias e acompanhamento de profissional especializado (bombeiro, CNEN, emergências químicas ou elétricas) são fundamentais para a segurança do atendimento.

✱ ATENDIMENTO INICIAL

Durante o atendimento inicial ao paciente queimado, seguiremos como no atendimento ao politraumatizado (ABCDE), nos atendo a características específicas de cada mecanismo de trauma e origem.

✱ MECANISMO DE TRAUMA

A queimadura pode ocorrer por alterações térmicas (calor ou frio), químicas (ácidos, álcalis ou corrosivos), elétricas (passagem da corrente, arco voltaico ou faísca) e radiação nuclear.

Queimadura térmica

O calor é o principal fator provocador de lesões. Em crianças são mais frequentes lesões com líquidos quentes no ambiente doméstico (panelas com água quente), contato com sólidos quentes (ferro de passar roupa e tampas de forno) e em casos de violência nas escaldaduras (imersão em água quente). Já nos idosos há maior associação com patologias clínicas e ortopédicas, que geram dificuldades de mobilidade e podem levar ao contato acidental com o fogo, queimando principalmente suas vestes. Nos adultos, há maior correlação com lesões profissionais e acidentes automobilísticos.

É importante ressaltar que a permanência por tempo prolongado em ambientes quentes (incêndios) pode provocar queimadura de vias aéreas (Figura 2), inalação de fumaça e produtos tóxicos, com asfixia ou intoxicação, e a presença de explosão pode levar à formação de pneumotórax.

Queimadura química

Tempo de contato, concentração e tipo de substância definem o tipo e a gravidade da lesão tecidual.

Ácidos e álcalis podem provocar queimaduras. Os ácidos provocam lesões mais evidentes e podem afetar a pele por um tempo menor. Já os álcalis inicialmente se mostram

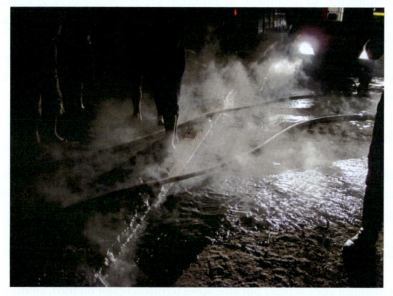

Figura 2   Notar como a água que sai do local do incêndio está levantando vapor quente. O ar úmido transporta muito mais calor que o seco, podendo provocar mais facilmente queimaduras nas vias aéreas.

menos lesivos, mas ficam na pele por tempo prolongado, mantendo suas ações e agravando a lesão tecidual por muito tempo. Os ácidos provocam necrose por coagulação e formação de placas de escara, e os álcalis, necrose de liquefação, deixando a área exposta e mais acessível a infecções, além de poderem ficar aderidos à pele e não sair apenas com a lavagem local (Figura 3).

Como norma, não devemos neutralizar queimaduras químicas, pois não sabemos ao certo o produto, nem o volume necessário para a neutralização e as reações ácido-base são exotérmicas, o que provoca liberação de calor e pode até levar a novas queimaduras.

As queimaduras químicas oculares devem ser tratadas com lavagem abundante por pelo menos 20 minutos com SF 0,9% ou água limpa.

Radiação nuclear

A radiação habitualmente não é visível, pode ser liberada por partículas e ondas, se propaga pelo ar e pode afetar pessoas muito distantes do local do acidente, além de ter alto poder de formação de diversos tipos de cânceres com o passar do tempo.

Deve-se inicialmente isolar a área do acidente e lembrar que animais e objetos que se contaminaram podem ser contaminantes também. Isso faz com que se tenha que isolar tudo que possa ter tido contato com a radiação.

Instituições especializadas devem ser contatadas (CNEN, CETESB) antes de acessar o local do acidente.

O tratamento especializado é restrito, difícil, prolongado e altamente custoso. Logo, devemos evitar ao máximo o contato com possíveis contaminações.

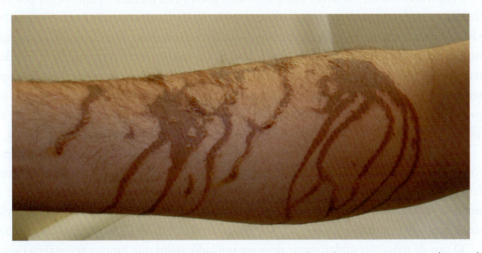

Figura 3 Queimadura química por ácido. Notar como o líquido que escorreu no braço do paciente foi causando queimadura em todo local de contato.

Queimadura elétrica

A eletricidade pode provocar lesão ao ser humano por três formas: presença da faísca que se forma ao contato dos cabos elétricos (o que resulta em uma queimadura térmica por calor); arco voltaico que se forma ao redor de cabos que transportam grandes quantidades de energia, também provocando queimaduras térmicas por calor (a temperatura do arco pode chegar a 2.000°C); e passagem da corrente pelo corpo da vítima que se mostra externamente muito pouco visível, mas com a identificação da lesão de entrada e de saída da corrente pode-se prever o trajeto feito pelo corpo e pelos órgãos internos. Tal corrente poderá resultar em lesões graves e até óbito, pois a resistência de cada órgão à passagem da corrente elétrica gera calor (lei de Joule), que pode provocar queimadura do tecido e falência de órgãos, bem como síndrome compartimental em membros.

A avaliação do mecanismo de trauma é fundamental em qualquer atendimento de trauma, mas nos casos de queimaduras pode definir a evolução do paciente.

✳ AVALIAÇÃO PRIMÁRIA

É importante frisar novamente que o paciente queimado deve ser visto como um politraumatizado e tratado como tal, logo, seguiremos a sequência habitual e frisaremos as peculiaridades no queimado.

A – Vias aéreas e estabilização da coluna cervical

Frequentemente a via aérea dos queimados graves está afetada (queimadura por exposição prolongada ao ar quente, explosões, inalação de produtos químicos) (Figuras 4A e B). Como a traqueia é um órgão pouco distensível e revestido de mucosa, sua queimadura provoca obstrução parcial ou total, levando a insuficiência respiratória (uma das principais causas de morte imediata nas queimaduras). Como sintomas, temos: dispneia; escarros carbonáceos; rouquidão; taquipneia; e tosse. Os sinais mais frequentes são queimadura da "moldura da face" (cabelos, orelhas, maxila), ao redor das entradas de ar (pálpebras, boca e nariz) e no óstio narinário, vibrices (pelos do nariz), lábios e língua.

A obstrução da via aérea pode se fazer repentinamente, quando há mecanismo importante, e se manifesta por sinais e sintomas característicos. Deve-se obter uma via aérea definitiva, pois se ocorrer a obstrução, somente com acesso cirúrgico é possível evitar a morte do paciente. O membro mais experiente da equipe é quem deve abordar essa via aérea, pois a manipulação excessiva pode provocar obstrução e lesão tecidual (Figura 5).

O uso de oxigênio suplementar deve ser iniciado assim que houver segurança (lembrar que o oxigênio é o principal combustível do fogo).

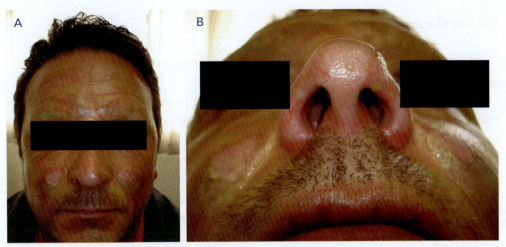

Figura 4 A e B Sinais clássicos de queimadura de via aérea, que associados ao mecanismo de trauma e sintomas, indicam a necessidade de via aérea definitiva.

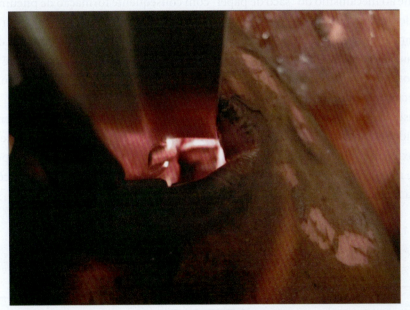

Figura 5 Sinais de queimadura de via aérea (externamente) e queimadura de epiglote e cordas vocais. Paciente estava com G 15. Foram realizadas sedação, analgesia IV e intubação.

O uso do colar cervical não deve ser evitado, mesmo em casos de queimaduras na região, pois a associação com politraumas é muito frequente.

B – Ventilação

Asfixia, intoxicação, parada respiratória e pneumotórax são as principais manifestações no paciente queimado.

Parada respiratória pode ocorrer em paciente com passagem da corrente elétrica na região torácica, levando a contração muscular extrema dos músculos respiratórios e que resulta em estafa muscular e parada dos movimentos. O tratamento é o suporte ventilatório e analgesia até o retorno da função ventilatória normal.

Algumas queimaduras podem ocorrer de forma circular no tórax ou nos membros. Nos casos de terceiro grau, pode haver constrição mecânica à respiração (tórax) ou bloqueio circulatório (membros). Nessas situações devem ser realizadas escarotomias para liberar a expansão dos tecidos e o retorno à ventilação e circulação.

Pneumotórax pode ocorrer principalmente nas explosões, em que a onda de choque aérea colide contra a parede torácica e a comprime. Como frequentemente o indivíduo estará em uma inspiração forçada com travamento da glote, pode haver mecanismo semelhante ao mecanismo do "saco de papel" com consequente formação de pneumotórax.

Pode ocorrer inflamação por agentes irritantes, que agridem a árvore respiratória e provocam a formação de processo inflamatório local com liberação de tampões de exsudato mucoso, o que pode levar, por mecanismo de válvula unidirecional durante a respiração com pressão positiva, à formação de barotrauma, e mais tardiamente à formação de atelectasias e pneumonia.

A asfixia é provocada pelo cianeto (provoca a morte celular) e principalmente pelo monóxido de carbono (CO), que se liga à hemoglobina (afinidade 200 a 240 vezes maior que o oxigênio), dificultando a liberação do oxigênio na periferia, levando à hipóxia tecidual e morte celular. Após 2 a 3 minutos de respiração em um ambiente de incêndio já ocorre a formação da carboxi-hemoglobina.

Tabela 1 Níveis de carboxi-hemoglobina, consequências e tratamento

HbCO > 10%	Cefaleia, náuseas e confusão mental
40 a 60%	Convulsão e coma
> 60%	Óbito

Tratamento: oxigênio a 100% por máscara e em níveis mais elevados, podendo exigir até oxigenioterapia hiperbárica.

C – Circulação e controle das grandes hemorragias

A passagem da corrente elétrica pela área cardíaca pode provocar arritmias cardíacas, habitualmente autocorrigíveis, mas pode haver evolução, mesmo em pacientes que estavam com ritmo normal, para fibrilação ventricular e parada cardíaca.

O choque, nas primeiras 4 a 6 horas após a queimadura, não deve ser atribuído à queimadura, e deve ser procurada outra causa, habitualmente sangramento.

O acesso venoso deve ser realizado preferencialmente em um membro não queimado (Figura 6) e a reposição volêmica, iniciada rapidamente. No ambiente pré-hospitalar não deveremos nos preocupar com o cálculo de volume, pois frequentemente não ficamos por tempo prolongado com o paciente, mas devemos sempre nos preocupar com pacientes idosos, crianças ou indivíduos com comorbidades, para que não seja infundido volume excessivo.

A solução preferencial é a cristaloide (soluções hipertônicas de NaCl 7,5% podem ser administradas quando existe queimadura pulmonar).

D – Neurológico

As alterações neurológicas relacionadas às queimaduras estão mais ligadas às lesões elétricas, com passagem da corrente na região da cabeça e cervical, podendo provocar convulsões ou até fraturas de vértebras pela contração muscular.

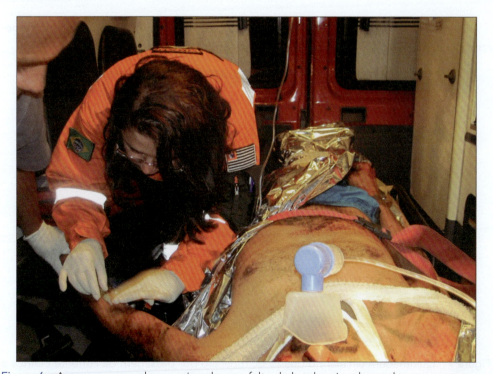

Figura 6 Acesso em membro queimado, por falta de local mais adequado.

E – Exposição e controle da perda de calor

A retirada das vestes dos pacientes queimados deve sempre ser realizada, mas não devemos retirar as roupas aderidas à pele nem romper bolhas no ambiente pré-hospitalar.

A retirada de objetos de adorno, como anéis, deve ser realizada preferencialmente antes do edema se formar, pois existe o risco de perda de dedos pela constrição (Figura 7).

Extinguir as chamas e esfriar a área queimada é muito importante, pois a presença de calor na pele faz com que se amplie e aprofunde a lesão.

Lavar o paciente que teve contato com produtos químicos é fundamental, sempre com muita água ou muito soro.

O cuidado com a perda de calor deve estimulado, secar o paciente e retirar as roupas molhadas também é fundamental.

O uso de plásticos estéreis para proteger a área queimada evita perda de calor e contaminação, além de diminuir os estímulos dolorosos locais.

❋ CLASSIFICAÇÃO

Por gravidade

Primeiro grau: lesão da epiderme (camada mais superficial da pele). Eritema (hiperemia), edema e dor são as características mais importantes.

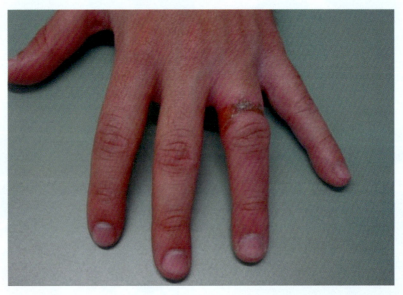

Figura 7 Queimadura circular no quarto quirodáctilo por passagem da corrente elétrica e presença da aliança.

Segundo grau: lesão da derme, parcial ou total. Flictenas (bolhas), edema, dor: é a lesão mais dolorida, pois deixa os filetes nervosos expostos.

Terceiro grau: lesão de todas as camadas da pele. Escara sem dor: não há mais dor porque a inervação foi lesada.

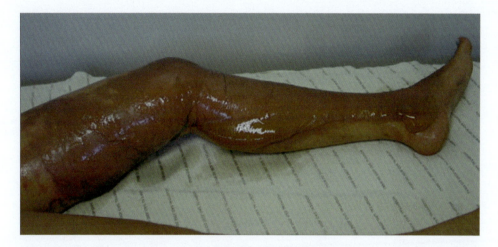

Figura 8 Flictenas provocadas por queimadura de segundo grau causada por queda de líquido quente.

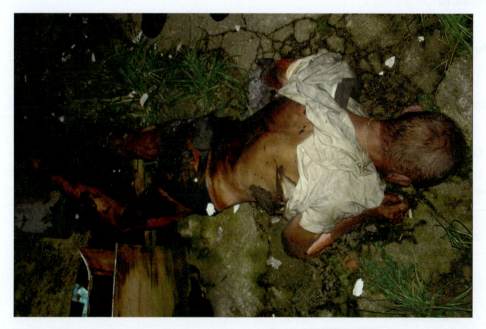

Figura 9 Queimadura de terceiro grau em vítima encontrada dentro de casa incendiada.

Por área comprometida

A fórmula mais prática é de Wallace, que divide o corpo em múltiplos de 9 e facilita a contagem. Outra maneira prática para avaliar queimaduras menores é a fórmula da mão (palma mais dedos): a mão equivale a 1% da área corpórea do indivíduo.

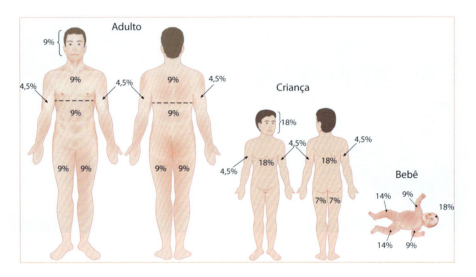

Figura 10   Regra dos 9.

Área x gravidade

Essa relação é utilizada para designar a indicação de centro especializado de queimados para o tratamento.

Tabela 2   Área x gravidade

Leves – 1° grau – 2° grau < 15% (1 a 49 anos), < 10% (< 1 ou > 50 anos) – 3° grau < 2%
Moderados: – 2° grau entre 15 e 25% (de 1 a 49 anos), 10 a 20% (< 1 ou > 50 anos) – 3° grau de 2 a 10%
Grave: – 2° grau > 25% (de 1 a 49 anos), > 20% (< 1 ou > 50 anos) – 3° grau > 10% – Lesões em face, períneo, olhos, pregas flexoras. – Queimaduras químicas, alta voltagem, inalação, traumas associados e comorbidades.

TRATAMENTO

- Sempre respeitar as normas de segurança, pois como foi dito, o ambiente onde existe um paciente queimado é sempre de alto risco.
- Extinguir as chamas e afastar a fonte produtora de queimadura logo após o controle da segurança.
- Esfriar o local nas queimaduras por calor, lavar abundantemente com água ou soro fisiológico nas químicas é o próximo passo.
- Oxigenioterapia suplementar assim que o local estiver seguro.
- Controle das vias aéreas e ventilação.
- Acesso venoso calibroso, preferencialmente em membro não queimado.
- A reposição de fluidos, em geral, é calculada através da formula de Parkland (volume total de fluidos a ser reposto em 24 horas = 4 mL/kg/% de área queimada). Uma vez obtido o valor total, divide-se por 2, infundindo-se metade do montante nas primeiras 8 horas (lembrando que são as primeirias 8 horas após a queimadura, caso o atendimento inicial seja tardio). Recomenda-se o uso de ringer lactato.

Analgesia

Esse ponto é fundamental nos pacientes queimados, pois a dor frequentemente é intensa nesses pacientes. As vítimas de queimaduras de segundo grau são as mais afetadas pela dor. Em casos de terceiro grau, em que o local da queimadura não provoca dor, devemos sempre orientar o paciente e acalmá-lo, pois a ansiedade é muito frequente e a agitação associada pode dificultar o controle do paciente.

Em adultos utilizamos fentanil ou preferencialmente cetamina (lembrar que atualmente a cetamina já tem nova formulação que diminuiu os efeitos alucinógenos e deve ser utilizada na dose de 1 a 2 mg/kg). Nas crianças utiliza-se dipirona.

Transporte e comunicação

Os casos leves devem ser transportados para hospitais gerais. Os moderados também podem ser atendidos em hospitais gerais, caso não haja centros de queimados à disposição facilmente, mas os casos graves obrigatoriamente deverão ser levados a centros especializados em atendimento de queimados.

O contato prévio com o centro de queimados é bastante interessante, para que se preparem para receber o paciente, e caso haja alguma comorbidade ou trauma associado, para que seja acionada a equipe multidisciplinar para o atendimento conjunto.

❋ CONCLUSÃO

A segurança da equipe no local do acidente e a avaliação do mecanismo de trauma, como se faz nos politraumatizados, deve ser levada ao extremo no caso dos queimados, pela importância que se tem na evolução.

A via aérea é frequentemente afetada nas queimaduras graves, e o membro mais experiente deve ser o responsável pelo acesso. A asfixia pode levar o paciente a óbito e o tratamento inicial é o uso de oxigênio a 100%.

Reposição volêmica com cristaloides e analgesia são fatores importantes para uma boa evolução no tratamento dos queimados.

Classificação por grau e extensão e sua relação são o que define o local para onde devemos transportar o paciente.

Cuidados extras com contaminação devem ser tomados, já que o paciente queimado tem como causa de morte tardia a infecção, que pode começar a ser evitada no pré--hospitalar.

❋ HOMENAGEM

Este capítulo foi escrito acompanhado da memória de nosso colega Sandro, que faleceu precocemente e sempre foi um aficionado pelo atendimento pré-hospitalar e durante toda sua carreira pôde mostrar o verdadeiro trabalho em prol do paciente.

❋ BIBLIOGRAFIA

1. Castro RJA, Leal PC, Sakata RK. Pain management in burns patients. Rev Bras de Anestesiologia. 2013;63(1):154-8.
2. Gawryszewski CP, Bernal RTI, Silva NN. Public hospital emergency department visits due to burns in Brazil, 2009. Cad Saúde Pública. 2012;28(4):629-40.
3. Jeffery SL. Burns: a practical aproach to immediate treatment and long term care. JR Army Med Corps. 2013;159(2):129.
4. Taldot SG, Upton J, Driscoll DN. Changing trends in pediatric upper extremity electrical burns. Hand (NY). 2011;6(4):394-8.
5. Colégio Americano de Cirurgiões. Comitê de Trauma. Suporte Avançado de Vida no trauma – ATLS. Manual do curso de alunos. 8a ed. Chicago: ACS; 2008.
6. Comitê do PHTLS da National Association of Emergency Medical Technicians (NAEMT) em cooperação com o Comitê de Trauma do Colégio Americano de Cirurgiões. Atendimento pré-hospitalar ao traumatizado, PHTLS/NAEMT. 6ª ed. Rio de Janeiro: Elsevier; 2007.
7. Ministério da Saúde. Cartilha para o tratamento de emergência das queimaduras. Brasília: Ministério da Saúde; 2012.

CAPÍTULO **29**

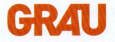

Ferimentos por armas brancas e de fogo

Abouch Valenty Krymchantowski

❋ INTRODUÇÃO

O profissional de saúde atuante em atendimento pré-hospitalar (APH) se depara frequentemente com lesões dessa natureza. Mesmo em cidades com até 200.000 habitantes, há eventos relacionados que resultam em custos importantes e é necessário entender os aspectos práticos dessas lesões, para possibilitar o atendimento pré-hospitalar competente[1]. Grosseiramente, podemos considerar as armas brancas como instrumentos que provocam lesões de baixa velocidade e as armas de fogo e seus projéteis como instrumentos capazes de infligir lesões de alta ou altíssima velocidade. Essa distinção é importante para o prognóstico e a avaliação inicial do paciente. Como os mecanismos de lesão provocados por instrumentos de baixa velocidade diferem muito daqueles decorrentes de agressões por instrumentos de alta velocidade, vale a pena comentar cada um deles separadamente.

❋ ARMA BRANCA

É todo instrumento capaz de provocar lesão cortante e/ou perfurante. A despeito dessa relativa simplicidade, as armas brancas podem causar desde cortes simples até amputações e mesmo decapitação[2]. Aqui deve ser considerado, como aspecto fundamental da cinemática do trauma, o ângulo formado pelos dois lados da lâmina e o fio que, quanto mais agudo, mais incisa será a lesão provocada por ele. Armas brancas de lâminas menos agudas provocam mais feridas contusas. Armas brancas de estrutura mais fina (facas, furador de gelo, punhal, espada, vergalhões e cacos de vidro) terão maior capacidade de penetração. A rigor, o profissional que atende vítimas dessas armas deve ter em mente que a área seccional atingida, a profundidade de penetração, o trajeto percorrido dentro do corpo e a possibilidade do agressor ter feito movimentos giratórios a partir do orifício de penetração podem fornecer informações valiosas sobre o grau de lesão.

De fato, lesões em "cone invertido" ou com aspectos peculiares, como a evisceração, podem ser observadas em muitos pacientes vitimados **(Figuras 1A e B)**. Além disso, e curiosamente, saber se o agressor era homem ou mulher torna-se útil, já que os homens geralmente agridem de baixo para cima, apoiando o instrumento no dedo indicador, enquanto mulheres o fazem de cima para baixo com apoio no dedo mínimo[2].

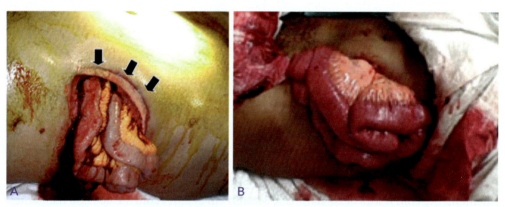

Figura 1   A e B. Lesões com evisceração em ferimentos por armas brancas.

Primeira avaliação

As duas maiores causas de trauma penetrante nos Estados Unidos são lesões por projéteis de armas de fogo (PAF) e facadas[3]. Todo trauma penetrante deve ser avaliado inicialmente em busca de lesões críticas que ameacem a vida. O chamado exame primário pré-hospitalar é mandatório para todo traumatizado, não deve exceder 2-3 minutos e só poderá ser interrompido se ocorrer obstrução de vias aéreas e/ou parada cardiorrespiratória[4]. Esse exame consiste em diagnosticar e corrigir condições que possam levar a óbito e mesmo hemorragias externas graves podem e devem ser controladas neste momento, sem interromper o exame primário.

As prioridades de avaliação inicial no ferido por armas brancas são:

- Vias aéreas.
- Respiração e integridade funcional da caixa torácica (obviamente, nas lesões torácicas).
- Circulação e demais sinais hemodinâmicos, sobretudo sinais de hipovolemia.
- Abdome (atenção para eviscerações por facadas com movimentos deslizantes ou rotacionais; cobrir vísceras com compressas estéreis úmidas), pelve e extremidades.

No APH tático ou em ambientes hostis, em que há risco para a equipe de saúde, os sangramentos externos (sobretudo arteriais) devem ser avaliados ao mesmo tempo em que se avalia a permeabilidade das vias aéreas. Nas lesões por armas brancas, a imobilização da coluna cervical tem pouca prioridade, exceto se houver acometimento direto da região[5].

Em avaliação e abordagem subsequentes à primária, objetiva-se a detecção de lesões não observadas. Se não houver condições críticas, pode ser realizada ainda em cena dentro da ambulância que fará o transporte. Mesmo aqui, o exame secundário ou segunda avaliação deverá ser feita em até 5 minutos. Sua sequência resumida será:

- Rechecagem dos sinais vitais.
- História do evento traumático e do paciente.
- Exame de todo o corpo.
- Colocação de bandagens, compressas (atenção para o curativo oclusivo com fixação em três lados no pneumotórax aberto e visando o mecanismo valvular) e imobilizações (Figura 2). Esteja pronto para realizar drenagem de tórax ou mesmo punção pericárdica.
- Início do processo contínuo de monitorização (que deve ser rigorosa).

Aqui devemos ter em mente a priorização do potencial de lesão e de ameaça à vida em função do tipo de trauma e do instrumento cortoperfurocontundente responsável pelo trauma. Uma lesão torácica com uma faca de cozinha é muito mais ameaçadora do que múltiplas lesões causadas por furador de gelo ou por canivete em extremidades. De forma semelhante, lesão causada por caco de vidro no pescoço, mesmo que superficial, traz a necessidade de medidas mais agressivas no atendimento pré-hospitalar do que

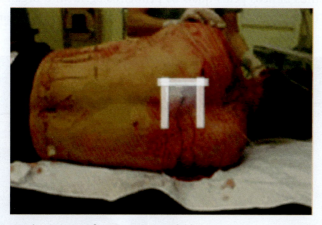

Figura 2 Curativo oclusivo com fixação em três lados no pneumotórax aberto. Extraído de Silva VLO. Manual do atendimento pré-hospitalar do SIATE/PR[6].

lesões perfurocontusas no abdome provocadas, por exemplo, por ferramentas de ponta fina, como chaves-de-fenda.

É crucial que já no início da abordagem pré-hospitalar, com monitorização agressiva de possíveis perdas sanguíneas, reposição volêmica adequada e identificação de possíveis estruturas nobres lesadas pelo instrumento agressor, decida-se para qual nosocômio o paciente será transportado. Isso ocorre em função do procedimento cirúrgico exploratório ao qual ele será submetido, o que significa, por exemplo, que pacientes com traumas cortantes de pescoço ou mesmo com instrumentos perfurantes no crânio não devem ser transportados, após a estabilização inicial em cena ou durante o transporte, para hospitais com tomógrafos inoperantes ou ausência de equipe cirúrgica completa apenas porque estão mais próximos da cena ou "cobrem" a área onde ocorreu o incidente[7,8].

Finalmente, nas lesões por armas brancas em que a arma ainda se encontra no interior do corpo da vítima, deve-se lembrar sempre que a arma não deve nunca ser removida fora de um centro cirúrgico. Além disso, a mobilização da arma deve ser evitada mesmo durante o manuseio e o transporte do paciente. Deve-se isolar a parte externa do instrumento agressor e a lesão de entrada cobrindo-a sempre com material estéril (Figuras 3A e B).

✳ ARMAS DE FOGO

Nas lesões por projéteis de armas de fogo (PAF) deve-se distinguir entre as causadas por projéteis de velocidade abaixo de 2.000 pés/segundo, como os de revólveres, pistolas, espingardas, carabinas e submetralhadoras, e aquelas causadas pelos PAF de velocidade superior a 2.000 pés/segundo, como os de fuzis. Ao analisar essas lesões, percebe-se que os mecanismos básicos pelos quais os primeiros agridem o organismo são diretos e decorrem do deslocamento do projétil durante o seu trajeto no organismo atingido.

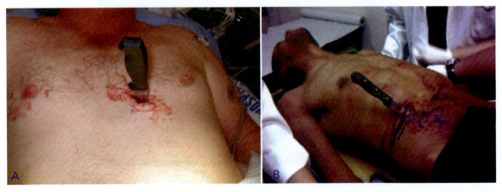

Figura 3   A e B. Lesões por armas brancas com a presença do instrumento agressor.

Essa cavidade permanente resultante da passagem do PAF provoca contusão, laceração e queimadura dos tecidos. Por mais inacreditável que pareça, PAF designados para uso civil podem causar mais lesão tecidual do que os militares, desde que dotados de velocidades inferiores a 2.000 pés/segundo. Isso se deve ao revestimento de cobre que os PAF militares possuem, enquanto os usados no meio civil têm basicamente chumbo e antimônio. Pior ainda é o fato de que estes são por vezes dotados de um orifício em sua ponta (denominados "ponta oca" ou *hollow point*), que acarreta maior deformação durante o trajeto na estrutura tecidual atingida e, dessa forma, maior lesão tecidual direta[9].

Especificamente com os PAF de alta velocidade, serão encontradas lesões maiores e com repercussões de extrema gravidade, configurando o que se denomina de lesões catastróficas raramente passíveis de tratamento[9] (Figuras 4A, B e C).

É importante lembrar que a transmissão de energia cinética, diretamente proporcional à velocidade do PAF, é crucial para o potencial de lesão. Isso ocorre porque a passagem do PAF provoca dano tecidual à distância do trajeto primário, configurando o que

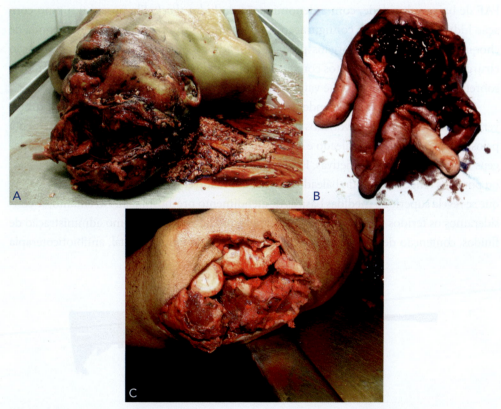

Figura 4 A, B e C. Lesões catastróficas de crânio, de mão e de cotovelo causadas por projéteis de fuzil calibre 7,62 (alta velocidade).

se denomina de cavidade temporária. Como exemplo citamos o PAF do calibre .38 com munição ogival comum, que tem velocidade de cerca de 900 pés/segundo, comparado a um PAF de calibre .223 (proveniente do Fuzil Colt AR 15)[10], que tem velocidade de 3.240 pés/segundo (Figura 5).

A fragmentação em projéteis secundários, provocada comumente em lesões por PAF de alta velocidade, também se revela importante mecanismo de dano aos tecidos[9,11]. Embora a velocidade do PAF seja importante para a abordagem, classificação e triagem dos pacientes, não se deve utilizá-la sempre como fator de prognóstico[12]. Se o tecido atingido possuir pequena densidade ou gravidade específica, como o parênquima pulmonar (fora de um grande vaso do hilo) ou alças intestinais, o prognóstico não é dramático como se órgãos repletos de sangue e, portanto, com maior densidade, fossem atingidos[9]. Sobre esse aspecto, também vale a pena ressaltar que determinados tipos de munição desenvolvidos para o meio civil e/ou policial podem provocar efeitos devastadores dependendo do órgão atingido, mesmo que esse órgão não seja considerado tecido nobre fundamental à sobrevivência do paciente. Um exemplo é o rim atingido por munição, mesmo de PAF de baixa velocidade, com a denominação de *hidra shock*. Ela possui um pino com ação hidrostática, além da configuração *hollow point*, e promove uma verdadeira onda de choque que pode explodir órgãos-pântano, impedindo qualquer chance de recuperação cirúrgica subsequente. Aspectos como esses parecem detalhes, mas devem ser lembrados, sobretudo pelo profissional que vai manipular cirurgicamente o paciente[13-15].

De qualquer forma e independentemente das armas de fogo empregadas para promover a lesão, dos projéteis envolvidos e das áreas orgânicas atingidas direta e indiretamente pelos disparos, o paciente baleado é sempre um politraumatizado que necessita de abordagens rápidas, eficientes e objetivas. Excetuando-se aqueles que foram atingidos "de raspão" ou por tiros tangenciais, todo baleado deve ser abordado com suporte avançado de vida[16-18], que se revela superior a medidas básicas de atendimento pré-hospitalar. No entanto, se consideramos os feridos por PAF de alta velocidade, medidas radicais, como administração de fluidos, contenção de hemorragias e do agravamento do dano tecidual, antibioticoterapia

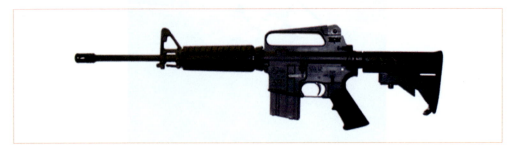

Figura 5 Fuzil Colt AR, que utiliza projétil de arma de fogo (PAF) de calibre .223 (ou 5,56 mm) e atinge velocidade de 3.240 pés/segundo.

Capítulo 29 | Ferimentos por armas brancas e de fogo **357**

preventiva, redução agressiva da pressão intracraniana (nos baleados de crânio) e transporte rápido a centros de trauma com equipe multidisciplinar, quando possível por via aérea, podem salvar os poucos casos que sobrevivem aos primeiros minutos[9,16,17]. Embora haja controvérsias quanto à vantagem da adoção de condutas mais agressivas, lesões catastróficas requerem medidas radicais[19-25]. A condução por via terrestre de baleados de crânio ou tronco (tórax, abdome ou pelve) por PAF de alta velocidade para hospitais que atendam à área geográfica em que ocorreu o evento traumático, pode não representar a melhor opção. Transporte por via aérea mesmo para centros de trauma terciários mais distantes, que possuam equipe cirúrgica completa, é mais vantajoso e revela melhor prognóstico na redução da mortalidade e morbidade, desde que se possa instituir inicialmente o suporte avançado de vida[9,17,22,24].

Todos esses aspectos enfatizam a necessidade de medidas básicas na abordagem de vítimas de ferimentos por armas brancas e de projéteis de armas de fogo. Excetuando-se os ferimentos tangenciais e superficiais, todos os pacientes devem ser encarados como politraumatizados, submetidos a suporte avançado de vida no próprio local do evento traumático e removidos o mais rápido possível para centros de trauma dotados de abordagem cirúrgica multidisciplinar. Justificativas estapafúrdias, como muitas vezes observado em cidades onde há pouco compromisso das estruturas de atendimento pré-hospitalar, de que o hospital mais próximo ou que cobre a área deve ser o centro de abordagem primária, para só então aventar-se remoções subsequentes, são injustificadas e devem ser rebatidas de forma veemente. Dessa forma, melhores prognósticos de sobrevida e de morbidade poderão ser obtidos em curtos períodos de tempo.

✳ REFERÊNCIAS BIBLIOGRÁFICAS

1. Mock C, Pilcher S, Maier R. Comparison of the costs of acute treatment for gunshot and stab wounds. J Trauma. 1994;36:516-21.
2. Paes Leme FM. Biomecânica do trauma. In: Freire E (ed.). Trauma. A doença dos séculos. v. 1. Rio de Janeiro: Atheneu; 2001. p.269-97.
3. Bledsoe B, Casey M, Hodnick R. Penetrating trauma wounds challenge EMS providers. J Emerg Med Serv. 2012;4.
4. Canetti M, Ribeiro Jr C, Falhauber MH, da Silva Jr E. Rotinas de atendimento pré-hospitalar ao politraumatizado pelo GSE. In: Freire E (ed.). Trauma. A doença dos séculos. v. 1. Rio de Janeiro: Atheneu; 2001. p.593-617.
5. Stuke LE, Pons PT, Guy JS ET AL. Prehospital spine immobilization for penetrating trauma – review and recommendations from the Prehospital Trauma Life Support Executive Committee. J Trauma. 2011;71:763-9.
6. Silva VLO. Manual do atendimento pré-hospitalar do SIATE/PR. Paraná: Imprensa Oficial; 1995. p.224-5.
7. Mir L. Guerra civil. Estado e trauma. São Paulo: Geração Editorial; 2004. p.644-5.
8. Plotkowski LM, Vincent RF, Gonçalves Jr E. Calamidades e desastres urbanos. In: Freire E (ed.). Trauma. A doença dos séculos. v. 1. Rio de Janeiro: Atheneu; 2001. p.619-52.

358 Seção 3 | Trauma e emergências cirúrgicas

9. Krymchantowski AV. Lesões por projéteis de alta velocidade. In: Freire E (ed.). Trauma. A doença dos séculos. v. 1. Rio de Janeiro: Atheneu; 2001. p.389-402.

10. The Internet Pathology Laboratory for Medical Education. Ballistics. Disponível em: http://library.med.utah.edu/WebPath/TUTORIAL/GUNS/GUNBLST.html. Acessado em 23/11/2012.

11. Viel G, Gehl A, Sperhake JP. Intersecting fractures of the skull and gunshot wounds. Case report and literature review. Forensic Scie Med Pathol. 2009;5:22-7.

12. Mir L. Guerra civil. Estado e trauma. São Paulo: Geração Editorial; 2004. p.691.

13. Santucci RA, Chang Y-J. Ballistics for physicians: myths about wound ballistics and gunshot injuries. J Urol. 2004;171:1408-14.

14. Volgas DA, Stannard JP, Alonso JE. Ballistics: a primer for the surgeon. Injury. 2005;36:373-9.

15. Bruner D, Gustafson CG, Visintainer C. Ballistic injuries in the emergency department. Emerg Med Pract. 2011;13:1-30.

16. Eckstein M, Chan L, Schneir A, Palmer R. Effect of prehospital advanced life support on outcomes of major trauma patients. J Trauma. 2000;48:643-8.

17. Pons PT, Honigman B, Moore EE, Rosen P, Antuna B, Dernocoeur J. Prehospital advanced trauma life support for critical penetrating wounds to the thorax and abdomen. J Trauma. 1985;25:828-32.

18. Messick WJ, Rutledge R, Meyer AA. The association of advanced life support training and decreased per capita trauma death rates. J Trauma. 1992;33:850-5.

19. Haut ER, Kalish BT, Cotton BA, Efron DT, Haider AH, Stevens KA, et al. Prehospital intravenous fluid administration is associated with higher mortality in trauma patients: A national trauma data bank analysis. AnnSurg. 2011;253:371-7.

20. Haut ER, Kalish BT, Efron DT, Haider AH, Stevens KA, Kieninger NA, et al. Spine immobilization in penetrating trauma: More harm than good? J Trauma. 2010;68:115-20.

21. Petersen K, Waterman P. Prophylaxis and treatment of infections associated with penetrating traumatic injury. Expert Rev Anti Infect Ther. 2011;9:81-96.

22. Gorgulu S, Gencosmanoglu R, Akaoglu C. Penetrating abdominal gunshot wounds caused by high-velocity missiles: A review of 51 military injuries managed at a level-3 trauma center. Int Surg. 2008;93:331-8.

23. Crippen DW, Geibel J. Head trauma treatment & management. Disponível em: http://emedicine.medscape.com/article/433855-treatment#showall. Acessado em 23/11/2012.

24. Galvagno SM Jr, Haut ER, Zafar SN, Millin MG, Efron DT, Koenig GJ Jr, et al. Association between helicopter vs ground emergency medical services and survival for adults with major trauma. JAMA. 2012;307:1602-10.

25. Nanobashvili J, Kopadze T, Tvaladze M, Buachidze T, Nazvlishvili G. War injuries of major extremity arteries. World J Surg. 2003;27:134-9.

CAPÍTULO 30

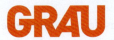

Abdome agudo

Ricardo Galesso Cardoso

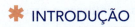 INTRODUÇÃO

A dor abdominal é um dos motivos mais frequentes de procura a serviços de urgências médicas em todo o mundo. Constitui um grande desafio às equipes de atendimento, visto que os sinais e sintomas podem ser subjetivos, podem ter diversas manifestações e ainda podem ser comuns a patologias diferentes. Pacientes vítimas de trauma com dor abdominal devem ser avaliados seguindo-se os protocolos de atendimento ao traumatizado, descritos em outras seções deste livro. O objetivo deste capítulo é auxiliar o profissional atuante em pré-hospitalar a identificar e diferenciar pacientes com maior potencial de gravidade relacionado a patologias que cursam com dor abdominal, iniciar medidas de tratamento e realizar seu transporte ao serviço com recursos mais adequados.

✳ DEFINIÇÕES

"Abdome agudo" pode ser definido como qualquer quadro álgico localizado em topografia abdominal, que tenha início recente e que leve o paciente a procurar um serviço de urgência.

A dor abdominal pode ser dividida em três tipos, os quais podem estar presentes isoladamente ou em conjunto, no momento da avaliação do paciente:

- Dor visceral: causada por distensão, tração, contratura ou isquemia de fibras nervosas presentes na parede ou cápsula de órgãos intra-abdominais (peritônio visceral), bem como na musculatura lisa da parede das vísceras ocas. É tipicamente uma dor difusa e mal definida, que não permite correlação direta com a víscera afetada, e se manifesta mais frequentemente no início dos quadros agudos.

- Dor parietal ou somática: causada pelo estímulo a fibras nervosas do peritônio parietal adjacente ao órgão afetado, o que permite uma melhor correlação entre a localização da dor e a víscera envolvida. Geralmente é de forte intensidade e bem localizada.
- Dor referida: tem a sua origem em um local diferente de onde é percebida. A dor pode ser relacionada a uma afecção abdominal com sintomas em outra região do corpo, bem como o inverso também pode ocorrer, com patologias de órgãos extra-abdominais se manifestando por dor na região do abdome.

❋ AVALIAÇÃO

A abordagem de um paciente com queixa de dor abdominal deve seguir os princípios de atendimento a qualquer emergência não traumática, colhendo-se uma história sucinta e objetiva, realizando-se exame físico e aferição de sinais vitais. Pacientes que apresentem comprometimento na avaliação do "ABC" (vias aéreas, ventilação e circulação), como aqueles com sinais de insuficiência respiratória aguda ou choque, devem ter seu tratamento instituído imediatamente, independentemente da presença ou não de queixas abdominais.

O paciente deve ser monitorizado com oximetria de pulso e cardioscopia. Deve ser aferida glicemia capilar.

Nos pacientes estáveis, em que se pode dispor de mais tempo para a avaliação, devem ser realizados uma anamnese completa e exame físico detalhado, em busca de uma hipótese diagnóstica mais compatível com o quadro.

A anamnese deve contemplar as seguintes informações:

- Início: súbito ou insidioso. Dores intensas de início abrupto devem sempre levantar a hipótese de afecção cirúrgica.
- Intensidade: dores fortes podem ser sinal de gravidade, enquanto dores menos intensas podem sugerir o início de um quadro ainda mal definido.
- Localização: correlacionar sempre com a topografia dos órgãos internos.
- Progressão: intermitente ou contínua. Dores de caráter contínuo e com tendência a piora têm maior probabilidade de indicar patologia cirúrgica.
- Sintomas concomitantes: febre, náusea, vômitos, alterações de hábito intestinal, queixas urinárias e ginecológicas.
- Patologias pregressas: pesquisar a presença de quaisquer outras doenças, agudas ou crônicas, pois podem ter influência no quadro apresentado, bem como procedimentos cirúrgicos realizados anteriormente.

- Uso de medicamentos, drogas ilícitas ou álcool.

  O exame físico deve avaliar:

- Estado geral: fáscies, atitude, posições preferenciais, nível de consciência.
- Pele e mucosas: palidez, sudorese, cianose, icterícia, hiperemia, livedo.
- Sinais vitais: frequência ventilatória, pulso, frequência cardíaca, pressão arterial, temperatura, escalas álgicas.
- *Status* cardiopulmonar: ausculta e monitorização com oximetria de pulso e cardioscopia.
- Exame abdominal:
  - Inspeção: presença de distensão, circulação colateral, cicatrizes cirúrgicas, hiperemias, equimoses e hematomas, peristaltismo visível, abaulamentos.
  - Ausculta: ruídos hidroaéreos diminuídos, aumentados ou ausentes.
  - Percussão: timpanismo ou macicez.
  - Palpação: tensão da parede, contratura involuntária, descompressão brusca dolorosa, massas palpáveis, localização da dor.

Observação: a palpação abdominal é um dos passos mais importantes na avaliação. Deve ser feita de maneira suave, iniciando-se do local mais distante ao que o paciente relata dor, até chegar ao ponto mais doloroso. De preferência deve-se tentar interagir com o paciente enquanto a palpação é realizada, o que facilita a diferenciação entre uma contração de parede voluntária e uma involuntária. A pesquisa de sinais específicos (como Murphy, Blumberg, Rovsing, entre outros) deve ser realizada conforme a suspeita levantada. Atentar sempre para a região inguinal, que pode ser sítio de hérnias encarceradas, bem como para o exame da região dorsal.

A realização da anamenese e do exame físico irá orientar o profissional a levantar hipóteses diagnósticas. As causas mais comuns de dor, correlacionadas à sua localização, podem ser vistas nas Figuras 1 a 5.

✳ TRATAMENTO

Como já citado, o suporte inicial, visando tratar as situações com risco de morte imediato, deve sempre ser priorizado. Problemas relacionados com as vias aéreas, ventilação e circulação devem ser tratados conforme os protocolos descritos nos respectivos capítulos deste livro. O paciente deve receber o suporte de acordo com sua gravidade.

Suplementação de oxigênio, auxílio ventilatório ou via aérea definitiva deverão ser providenciados conforme sinais vitais e monitoramento clínico.

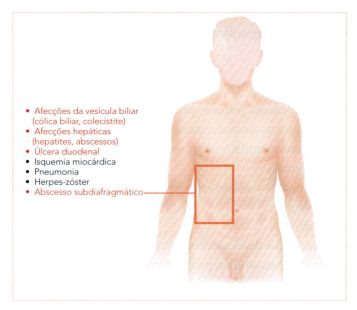

Figura 1   Dor em quadrante superior direito.

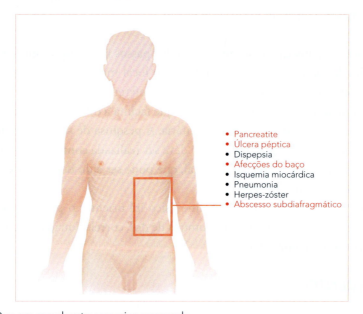

Figura 2   Dor em quadrante superior esquerdo.

Acesso venoso deve ser providenciado se houver necessidade de reposição volêmica ou de serem ministrados medicamentos.

Analgesia deve ser realizada nos casos em que houver queixa de dor intensa. Não se justifica prolongar o sofrimento do paciente com a ideia de que a medicação analgésica irá prejudicar a avaliação clínica intra-hospitalar.

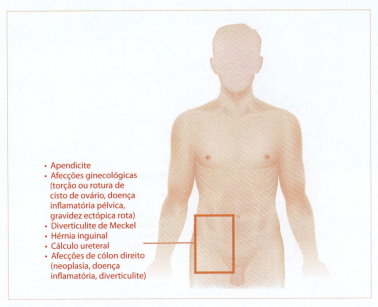

Figura 3 Dor em quadrante inferior direito.

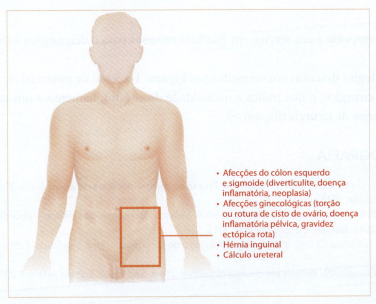

Figura 4 Dor em quadrante inferior esquerdo.

É importante ressaltar que no ambiente pré-hospitalar não há, na maioria das vezes, ferramentas suficientes para se fazer o diagnóstico definitivo da causa da dor abdominal. Sendo assim, o mais importante é realizar a avaliação correta e fazer a suspeita das patologias mais prováveis, o que irá orientar o suporte imediato e, principalmente, a neces-

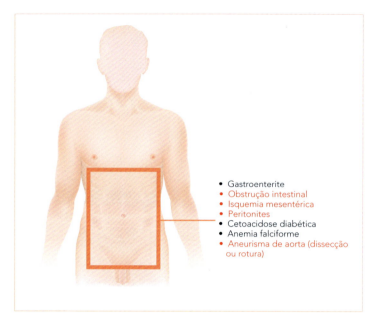

Figura 5   Dor abdominal difusa.

sidade de transporte a um serviço em que haja recursos para o diagnóstico e tratamento definitivos.

As patologias descritas em vermelho nas Figuras 1 a 5 são de potencial ou imediato tratamento cirúrgico, o que indica a necessidade de encaminhamento a um serviço em que haja equipe de cirurgia disponível.

❋ BIBLIOGRAFIA

1. Martins HS, Damasceno MCTD, Awada SB. Pronto-socorro – medicina de emergência. 3ª ed. Barueri: Editora Manole; 2013.
2. Martins HS, Brandão Neto RA, Scalabrini Neto A, Velasco IT. Emergências clínicas – abordagem prática. 8ª ed. 2013. Barueri: Editora Manole; 2013.
3. Petroianu A. Clínica Cirúrgica do Colégio Brasileiro de Cirurgiões. 1ª ed. São Paulo: Editora Atheneu; 2011.
4. Rohde L, Osvaldt AB. Rotinas em cirurgia digestiva. 2ª ed. São Paulo: Editora Artmed; 2011.

Seção 4

Emergências clínicas e psiquiátricas

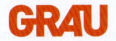

CAPÍTULO 31

Urgências cardiológicas

Cesar Vanderlei Carmona

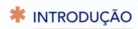 INTRODUÇÃO

Serão discutidas a seguir as principais patologias cardiopulmonares com que um socorrista em atendimento pré-hospitalar pode deparar-se. Partiremos do princípio de que a cena da ocorrência está segura em todas as situações que serão exemplificadas neste capítulo.

ARRITMIAS CARDÍACAS

Quando a frequência cardíaca (FC) está abaixo de 40 ou acima de 150, numa situação de repouso, podem se romper os mecanismos de compensação do débito cardíaco, com consequente redução do fluxo sanguíneo para os diversos órgãos. Poderíamos, a partir deste enunciado, também inferir que dificilmente haverá repercussão hemodinâmica importante quando a FC estiver entre 40 bpm e 150 bpm, a não ser que o paciente já tenha uma miocardiopatia prévia. Da mesma maneira, se no pré-hospitalar nos depararmos com paciente hipotenso, com FC de 50 bpm, podemos inicialmente concluir que essa FC pode não ser a causa da hipotensão do paciente, mas ao mesmo tempo sabemos que essa FC no mínimo não está contribuindo para a compensação do paciente.

Existe uma regra consagrada, no atendimento de urgência cardiológico, de que devemos tratar o paciente e não o monitor. Se a causa dos sintomas do paciente for uma arritmia, deveremos como regra geral tratá-la. Temos que lembrar daquelas situações em que, apesar de haver sintomas, os pacientes estão estáveis. Nesses casos, se a arritmia não tem potencial aparente para degeneração, geralmente com FC abaixo de 150, seria prudente, antes de revertê-la, solicitar a opinião de especialista. Essa conduta assume maior importância na fibrilação atrial.

368 Seção 4 | Emergências clínicas e psiquiátricas

Bradicardias

A descrição inicial das bradicardias teria sido feita por Adams em 1828 e Stokes em 1846.

Quadro 1 Tipos de bradicardia

a. Sinusal: FC < 60 bpm e intervalo PR normal < 0,20 s ou 5 mm.
b. BAV 1° grau: intervalo PR constante > 0,20 s ou 5 mm.
c. BAV 2° grau Mobitz I ou tipo 1: PR começa normal e nos próximos batimentos vai aumentando até haver uma onda P bloqueada.
d. BAV 2° grau Mobitz II ou tipo 2: PR constantemente bloqueado ou que bloqueia repentinamente. Podem haver duas ou mais ondas P para cada QRS, mas como característica, quando houver o QRS, sempre o PR será homogêneo em relação aos outros PR.
e. BAV 3° grau ou BAV total: a característica desse tipo de bradicardia é que há total independência entre átrios e ventrículos, isto é, não existe relação entre as ondas P e os QRS.

Bradicardia, por definição, acontece quando temos uma FC abaixo de 60 bpm.

Dificilmente teremos repercussões clínicas importantes com FC > 50, a não ser que a condição geral do paciente necessite de uma FC mais elevada, como nos quadros de choque séptico, cardiogênico ou hipovolêmico.

Além disso, no paciente bradicárdico temos que descartar a hipótese de que a bradicardia tenha sido consequência de uma condição clínica mais grave, como hipóxia severa. Nessa condição, de nada adiantará usar medicamentos para aumentar a FC, pois a causa básica não estará sendo tratada e o ritmo do paciente poderá rapidamente degenerar.

Quadro 2 Avaliação primária das bradicardias

Se paciente estiver consciente e sem déficit motor em condição clínica aguda:
Exame físico dirigido: ausculta cardíaca e pulmonar e dos pulsos periféricos.
Dados vitais + oximetria + glicemia se indicado; O_2, acesso venoso e monitor.
$SatO_2$ < 94% – eupneico: O_2 suplementar com máscara.

a. O paciente está bradicárdico?
b. Há sintomas relacionados à bradicardia? Lembrar que estar sintomático não quer dizer estar instável no momento. Exemplo: paciente pode ter caído no banheiro (Stoke-Adams) ou estar com astenia, inapetência há dias, que podem ser sintomas relacionados a quadro de bloqueio AV de 3° grau. Para decidir se é necessário tomar alguma conduta com esse paciente em casa, antes de transportá-lo ao hospital, é fundamental a procura de critérios de instabilidade (Algoritmo 1).

c. Se o paciente estiver estável, mas com sintomas, deve-se transportá-lo ao hospital para avaliação de necessidade de colocação de marca-passo (MP) semieletivo, eletivo ou definitivo. Existem casos reversíveis de bloqueio AV por intoxicações medicamentosas: por exemplo, amiodarona, digital, etc.

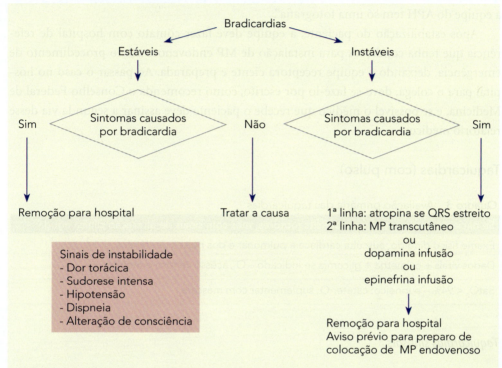

Atropina: mínimo 0,5 mg EV *bolus* até 3 mg
Obs.: atenção à sua utilização em casos em que o grau do bloqueio AV é alto, especialmente na presença de QRS alargado.

Epinefrina: 2-10 mcg/min
Dopamina: 2-10 mcg/kg/min

IAM + bradicardia: avaliar risco-beneficio em se aumentar FC[4]

MP transcutâneo: para uso no paciente consciente devem usados benzodiazepínico em dose baixa e analgesia (mais importante) com opiáceo, pois o paciente sentirá dor pela contração muscular. Seguir orientação do fabricante em relação à colocação dos eletrodos descartáveis.
A) Ligar o MP no menu do aparelho; B) colocar primeiro os eletrodos no tórax do paciente; C) desconectar as pás do aparelho e conectar o marca-passo; D) colocar o MP em demanda e fixar a frequência entre 60-70 bpm; E) começar o estímulo elétrico na menor intensidade (amperagem) e ir aumentando até conseguir a captura elétrica; F) confirmar captura elétrica com captura mecânica preferencialmente de pulso femoral; G) deixar a intensidade do estímulo 2 mA ou 10% acima do mínimo limiar de comando.

Algoritmo 1   Bradicardias.

Observação: muitas vezes a família ou o acompanhante do paciente podem transmitir a sua angústia sobre a situação clínica do mesmo, isto é, eles sabem que não está bem, mas não sabem explicar o porquê (por ex., não está comendo, ou então o paciente parece acamado previamente, mas ao inquirirmos quem cuida dele, teremos a informação de que até dois dias atrás ele estava normal). Lembre-se que "a família tem o filme, enquanto a equipe do APH tem só uma fotografia".

Após estabilização do paciente, a equipe deve fazer contato com hospital de referência que tenha condições para instalação de MP endovenoso como procedimento de emergência, deixando a equipe receptora ciente e preparada. Ao passar o caso no hospital para o colega, deve-se fazê-lo por escrito, como recomenda o Conselho Federal de Medicina, e se possível o médico que recebe o paciente deve assinar a segunda via desse relatório médico.

Taquicardias (com pulso)

Quadro 3   Avaliação primária das taquicardias

Se paciente consciente e sem déficits motores, mas com sinais de alteração clínica aguda:
Exame físico dirigido, ausculta cardíaca e pulmonar e dos pulsos periféricos.
Dados vitais + oximetria + glicemia se indicado – O_2, acesso venoso e monitor.
$SatO_2 < 94\%$ – eupneico: cateter O_2 suplementar com máscara.

Taquicardias sinusais

Tratar a causa, pois a taquicardia sinusal é uma reação do coração a algum outro problema, como febre, hipovolemia, ansiedade, etc., e não uma arritmia cardíaca. Cuidado, não prescrever drogas antiarrítmicas.

Taquicardia com QRS estreito

Serão discutidos aqui somente os tipos mais comuns de taquicardia supraventricular.

Regular

Nesse tipo, a distância R-R não varia. Estaremos perante uma provável taquicardia paroxística supraventricular (TPSV). Na maioria dos casos seria por reentrada nodal, que ocorreria entre duas vias funcionais de condução atrioventricular (Figura 1). Nesse tipo de arritmia a onda P ficaria "mascarada" pela ativação ventricular e em alguns casos

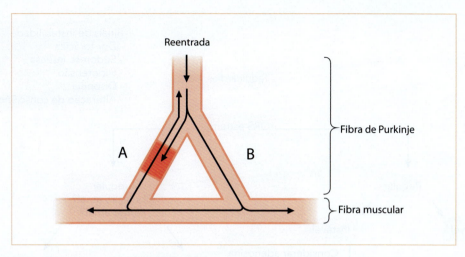

Figura 1   Mecanismo de reentrada. É o mais comum nas taquicardias paroxísticas supraventriculares.

poderá ser vista após o QRS, como um "pseudo-r". A segunda causa de taquicardia paroxística supraventricular seria a presença de feixe anômalo, ou a chamada "taquicardia por pré-excitação" (ex.: Wolff-Parkinson-White). Quando a taquicardia, nesse caso, ocorre com a ativação ventricular pela via normal (ortodrômica), o QRS será estreito e na urgência será difícil discernir o quadro de uma reentrada nodal. O tratamento será igual ao desta taquicardia.

- **Estável:** seguir o Algoritmo 2. Como o paciente está estável, devemos sempre realizar um ECG de 12 derivações antes da reversão, para fins de documentação. O próximo passo será realizar a manobra vagal que poderá ser a manobra de Valsalva (Quadro 4) ou massagem do seio carotídeo (Quadro 5) com as novas sugestões de método de realização segundo o ACLS®. As manobras vagais revertem de 20 a 25% das taquicardias supraventriculares por reentrada em pacientes jovens. A manobra de Valsalva foi inicialmente descrita por Antonio Maria Valsalva (1666-1723), para tentar eliminar corpos estranhos ou "supurações" do ouvido, e depois passou a ser aplicada para provocar o reflexo vagal e diminuir condução AV. Não se deve mais estimular vômitos ou realizar compressão de globo ocular.
- **Instável:** a indicação em toda taquicardia instável é a cardioversão elétrica, mas no caso da TPSV, as diretrizes sugerem que possa ser feita adenosina, uma única vez na dose de 6 mg, se estiver imediatamente disponível, enquanto se prepara a cardioversão (Figuras 2 e 3 e Algoritmo 3).

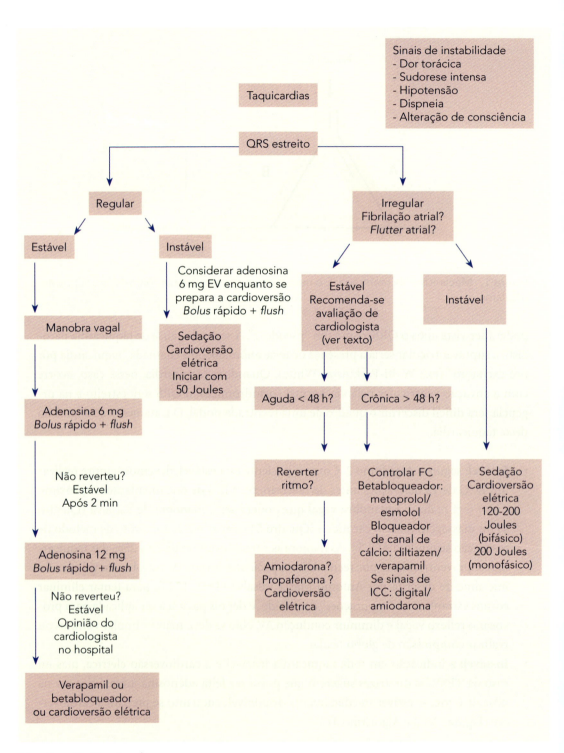

Algoritmo 2 Taquicardias.

Quadro 4   Manobra de Valsalva segundo ACLS®

Método: após inspiração profunda, forçar exalação de ar com a glote fechada, ou alternativamente comprimir a musculatura no epigástrio e pedir para o paciente forçar a musculatura contra a mão do examinador, por cerca de 15-30 segundos. O ideal seria realizar a manobra em posição semissentada.

Mecanismo de ação:
– Aumento inicial da pressão arterial.
– Estímulo de barorreceptores, conexão entre sistema parassimpático cerebral e nervo vago.
– Estímulo vagal eferente – diminuição de FC no ritmo sinusal e bloqueio AV.
– Intensificação do estímulo vagal poderia reverter ritmo de reeentrada ou diminuir a FC nos ritmos automáticos, facilitando o diagnóstico.
– Poderia ser associada à massagem do seio carotídeo (ver Quadro 5)

Obs.: o paciente deverá estar monitorizado e com acesso venoso. Poderá ocorrer bradicardia severa.

Quadro 5   Massagem do seio carotídeo segundo ACLS®

Método: rodar a cabeça contralateralmente, localizar o ponto de maior pulsação abaixo do ângulo da mandíbula e acima do musculo esternocleidomastóideo, usar dois dedos e comprimir firmemente o seio carotídeo, fazendo movimento de massagem longitudinal (craniocaudalmente) por 5-10 segundos.

Mecanismo de ação: reflexo vaso-vagal
– Barorreceptores e terminações do nervo glossofaríngeo no seio carotídeo.
– Estímulos ao coração e centro vasomotor no tronco cerebral.
– Estímulo eferente do nervo vago: inibição de estímulos do nó sinusal e bloqueio do nó AV.

Recomenda-se por segurança iniciar a manobra à direita nos pacientes destros e à esquerda nos canhotos por causa de hemisfério cerebral dominante.
Poderia ser feita até três vezes de cada lado. Antes de repetir, deve-se checar os sinais vitais.

Obs.: limitado a pacientes jovens e sem história de vasculopatia cerebral.
Paciente obrigatoriamente monitorizado e com acesso venoso.
Pode provocar bradicardia severa.
Antes de realizar a manobra, checar sinais vitais.

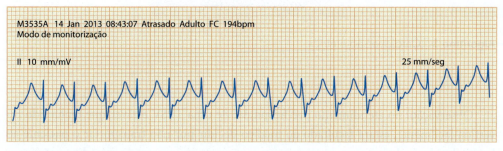

Figura 2   Paciente de 80 anos, torporoso, em tratamento por pneumonia, vivendo em clínica de repouso. Sudorese fria, PA 70 x 40. Taquicardia de complexo estreito regular, FC em torno de 200 bpm. Diagnóstico: taquicardia paroxística supraventricular instável. Enquanto era preparado para cardioversão, foi aplicada adenosina 6 mg, com reversão para ritmo sinusal.

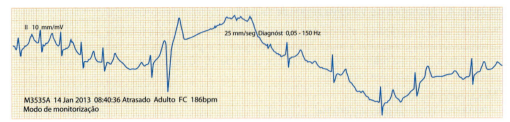

Figura 3 Mesmo caso da **Figura 2**. Reversão com adenosina 6 mg – artefato provocado por agitação do paciente devido a dor torácica causada pelo medicamento.

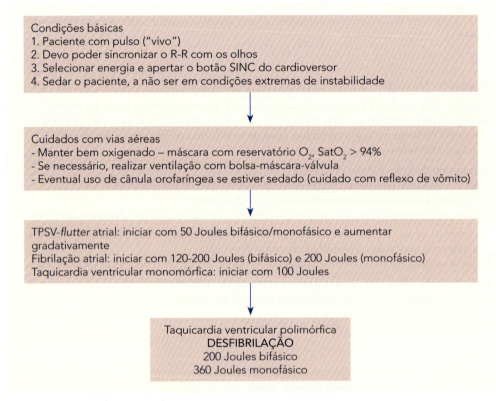

Algoritmo 3 Cardioversão elétrica.

Observação: no atendimento pré-hospitalar de uma TPSV estável, que tenha sido revertida facilmente, estará facultado ao médico decidir por não transportar o paciente ao hospital, principalmente nos casos em que o paciente já apresentou episódios anteriores. Nesse caso, deveria ser prescrito medicamento a fim de evitarem-se recidivas até avaliação cardiológica ambulatorial. Geralmente utiliza-se um betabloqueador, se não houver contraindicação. Já no caso em que a reversão foi mais difícil ou o paciente estava instável, deve-se fazer contato via central com hospital e transportar o paciente. Não é raro que pacientes sejam transferidos ao hospital sem a reversão da arritmia, o que não é prudente, pois apesar de raramente ser encontrada TPSV instável, se a arritmia persistir, o paciente pode instabilizar no trajeto. Então, caso se esteja em unidade de suporte avançado equipada adequadamente, o mais lógico seria resolver o problema no local da ocorrência.

Irregular

Em geral, as taquicardias irregulares com QRS estreito são fibrilação atrial (FA) ou *flutter* atrial com condução AV variável. Não caberia aqui discutir as diferenças entre essas duas arritmias, pois na urgência o tratamento medicamentoso vai ser igual quando forem estáveis. Só haverá mudança na cardioversão elétrica (CV) no caso de instabilidade, pois na FA o recomendado seria CV com choque inicial de 120-200 Joules (bifásico) e, no *flutter*, iniciar com 50 Joules.

A FA é a taquiarritmia supraventricular mais comum na clínica, cuja incidência aumenta com a idade: 0,2-0,3% (25-35 anos), 3-4% (55-64 anos), 5-9% (62-99 anos). A prevalência nos EUA é de aproximadamente dois milhões de pessoas e na Europa, de aproximadamente seis milhões de pessoas.

A fisiopatologia é multivariada: a) corações normais: disfunção tireoidiana, dor intensa, infecção, pós-operatórios, alcoolismo agudo, cafeína; b) corações com estrutura alterada + fator desencadeante.

- **Estável**: paciente que está estável, mas sintomático, com história aparentemente compatível com FA/*flutter* atrial agudo, poderemos controlar a FC se necessário e transferir para o hospital para avaliação de cardiologista. A dúvida que sempre se apresenta nesse tipo de arritmia é se o paciente tem ou não trombos nos átrios e se ao reverter a arritmia o paciente poderia desenvolver tromboembolismo pulmonar ou sistêmico.
  - Segundo estatística dos EUA, 15 a 20% dos AVC isquêmicos seriam atribuídos a FA. A FA aumenta em 5% o risco de AVC, havendo uma incidência de 1,5% entre 50 e 59 anos e 23,5% entre 80 e 89 anos. Um dado importante é que nenhuma estratégia para reversão e manutenção do paciente em ritmo sinusal, incluindo CV, medicamentos antiarrítmicos ou ablação, mostrou definitivamente diminuir o risco de AVC.
  - O ideal seria realizar no hospital ecocardiograma transesofágico nos pacientes estáveis antes da reversão, principalmente naqueles com história de cardiopatia estrutural, como valvulopatia. Segundo Beck H et al., mesmo o ecocardiograma transesofágico não é uma garantia, pois está documentado que após a reversão elétrica ou química o miocárdio atrial ficaria "atordoado" por aproximadamente

3 a 4 semanas e o período de maior risco em que ocorrem os fenômenos trombo-embólicos seria entre 3 e 10 dias pós-reversão.
- Outro dado importante é que, como já foi descrito por Danias et al. em 1998, até 70% dos pacientes com FA com menos de 72 horas de duração podem ter reversão espontânea para ritmo sinusal.
• **Instável**: no paciente instável (Algoritmo 2), a conduta será cardioversão elétrica, iniciando com 120-200 joules no aparelho bifásico e 200 joules no monofásico.

Já a discussão sobre anticoagulação foge ao atendimento pré-hospitalar.

Mesmo os pacientes com FA/*flutter* estáveis e logicamente os que estavam instáveis e que foram revertidos, devem ser transferidos para um hospital, de preferência que tenha retaguarda cardiológica, após contato prévio via central, para continuar o tratamento iniciado.

Taquicardias de complexo largo

Regulares

A maioria das taquicardias de complexo largo são taquicardias ventriculares monomórficas. Há vários critérios para avaliar se uma taquicardia de complexo largo é ventricular (TV) ou supraventricular com condução aberrante, entre eles o critério de Brugada, sendo isso praticamente inviável numa situação de urgência no atendimento pré-hospitalar ou em pronto-socorro.

As diretrizes do ACLS especificam que se o paciente estiver estável, sem história de cardiopatia prévia estrutural ou síndrome coronariana, poderia ser tentado o uso de adenosina como no caso de TPSV estável, sem maiores riscos para o paciente. Se for uma TPSV com condução aberrante, essa droga poderia reverter o quadro. Se for uma TV monomórfica estável, ela não irá reverter, mas não haveria risco maior, pelo tempo curto de duração do efeito da adenosina (10-20 segundos). Se a hipótese diagnóstica já for de TV monomórfica estável, não indicaremos a adenosina, podendo optar-se para reversão com procainamida, amiodarona, sotalol ou inclusive cardioversão elétrica eletiva (consultar especialista), conforme o Algoritmo 4. Se o paciente tiver história ou estigmas de miocardiopatia grave (estertores, congestão hepática e jugular, edema de membros inferiores), deve-se usar somente amiodarona, ou eventualmente cardioversão elétrica. Já no paciente instável, a conduta será sempre sempre realizar a cardioversão elétrica (Figura 4).

Irregulares

Neste caso estaremos diante da denominada TV polimórfica. Se ela for intermitente, isto é, se ela retornar para ritmo sinusal, e nesse ritmo sinusal apresentado a FC for baixa,

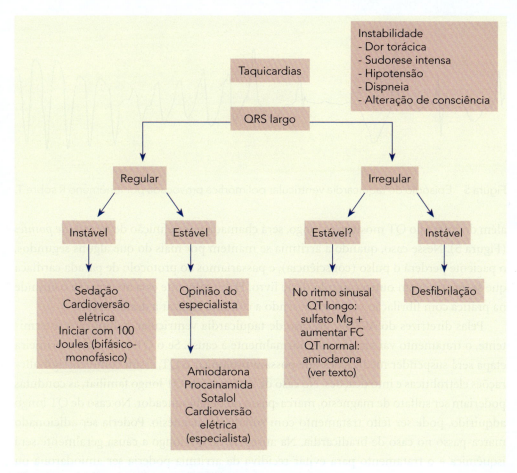

Algoritmo 4 Taquicardias com QRS largo.

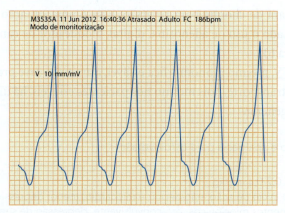

Figura 4 Taquicardia de complexo largo.

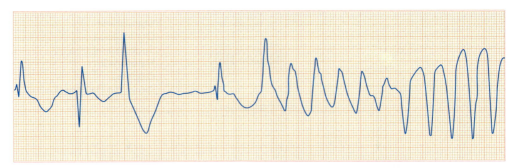

Figura 5   Episódio de taquicardia ventricular polimórfica provocada por fenômeno R sobre T.

além do intervalo QT mostrar-se longo, será chamada por definição de *torsade de pointes* (Figura 5). Nesse caso, quando a arritmia se mantém por mais do que alguns segundos, o paciente perderá o pulso (consciência), e passaríamos ao protocolo de parada cardíaca que se encontra em outro capítulo deste livro. Habitualmente essa arritmia se confunde na prática com fibrilação ventricular, sendo a conduta realizar a desfibrilação.

Pelas diretrizes do ACLS®, no caso de taquicardia ventricular polimórfica intermitente, o tratamento vai ser dirigido normalmente à causa. Se o QT for longo, a primeira etapa será suspender medicações que possam prolongar o QT, assim como corrigir alterações eletrolíticas e intoxicações. No caso de síndrome de QT longo familiar, as condutas poderiam ser sulfato de magnésio, marca-passo ou betabloqueador. No caso de QT longo adquirido, pode ser feito tratamento com sulfato de magnésio. Poderia ser adicionado marca-passo no caso de bradicardia. Na ausência de QT longo a causa geralmente será isquêmica e o tratamento para evitar recidiva da arritmia poderia ser amiodarona ou betabloqueador, enquanto se providencia o tratamento específico da coronariopatia.

Outra possibilidade com taquicardia de complexo largo irregular acontece nos casos de pacientes com Wolff-Parkinson-White em fibrilação atrial, situação geralmente muito grave que necessitará de choque para reversão. Essa é uma situação específica em que estaria contraindicado o uso de adenosina, digital, bloqueador de canal de cálcio e betabloqueador (Figura 6).

Em relação à TV, mesmo monomórfica estável, a arritmia deve preferencialmente ser revertida antes do transporte, pois mesmo nos pacientes estáveis, há um potencial grande para a arritmia degenerar.

Tabela 1   Sedação e analgesia para cardioversão

Etomidato
– Dose de indução: 0,2-0,4 mg/kg
– Benefícios: rápido início de ação, não deprime miocárdio, menor depressão respiratória
– Problemas: movimentos mioclônicos, pró-convulsivante, depressão de suprarrenal principalmente em sepse, sendo que mesmo dose única pode reduzir o nível de cortisol

(continua)

Tabela 1   Sedação e analgesia para cardioversão (*continuação*)

Propofol
- Dose de indução: 1,5-2,5 mg/kg
- Vantagens: reversão rápida, poderia ser feito em gestantes
- Efeitos colaterais: hipotensão arterial por depressão miocárdica; deve-se lembrar de que se está diante de paciente instável. Pode deprimir a respiração. Pode ter efeito excitatório na indução

Midazolan
- Dose de indução: 0,1-0,2 mg/kg EV, 20-30 segundos
- Vantagens: amnésia anterógrada, reversão com flumazenil
- Efeitos colaterais: indução mais lenta (aguardar), hipotensão por diminuição da resistência periférica

Cetamina (anestesia dissociativa)
- Dose de indução: 0,5-1,5 mg/kg EV
- Vantagens: início rápido, broncodilatador, não provoca hipotensão (recaptação de catecolaminas), não deprime (em dose baixa) respiração
- Efeitos colaterais: delírio, alucinações, aumento da pressão ocular e do consumo de O_2 miocárdico, reversão lenta

Fentanil (analgésico opiáceo)
- Poderá ser associado para analgesia, não havendo necessidade quando se usa cetamina
- Dose: 1-2 mcg/kg. Ampolas de 50 mcg/mL
- Vantagens: analgesia, 100 vezes mais potente que a morfina
- Efeitos colaterais: hipotensão arterial, pode causar rigidez torácica

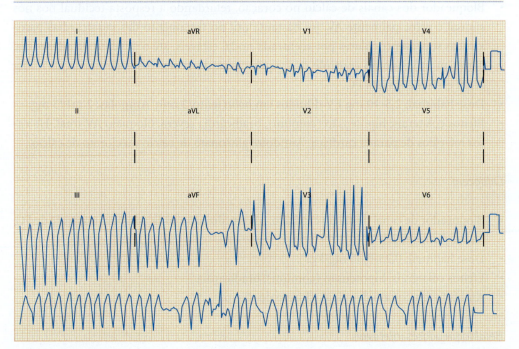

Figura 6   Fibrilação atrial com condução ora ortodrômica, ora antidrômica de paciente com síndrome de pré-excitação (Wolff-Parkinson-White).

Medicamentos

Adenosina

- 1ª dose: 6 mg EV em *bolus* + *flush* com 20 mL de SF em veia calibrosa periférica de membros superiores (MMSS).
- 2ª dose: 12 mg EV em *bolus* + *flush* com 20 mL de SF em veia calibrosa periférica de MMSS.
- Se possível, aplicar usando "sistema de torneiras". O protocolo recomenda que se levante o membro onde foi aplicada a droga.
- Mecanismo de ação: nucleotídeo natural, que provoca depressão intensa e fugaz do nó AV. Ação rápida, com duração de alguns segundos. Gravidez: segura e eficaz. Doses maiores necessárias em pacientes tomando teofilina, cafeína. Iniciar com 3 mg em pacientes com acesso venoso central (assistolia prolongada) ou em uso de carbamazepina ou dipiridamol, e pacientes com coração transplantado. Por poder induzir broncoespasmo, é contraindicada em pacientes com asma.

Verapamil

- Bloqueador dos canais de cálcio no coração, retardando a resposta tecidual nos nós sinusal e principalmente AV, foi bastante útil no tratamento das taquicardias paroxísticas supraventriculares por reentrada nodal estáveis, até o advento da adenosina. Também utilizado no controle da frequência cardíaca nos casos de fibrilação/*flutter* atrial estável com alta FC.
- Dose habitual: 2,5-10 mg EV diluídos em *bolus* lento/2 min. Ampolas: 2 mL/5 mg.
- Efeitos colaterais: hipotensão (comum), bradicardia severa, bloqueio AV total. Há casos referidos de parada cardíaca. Antídoto: gluconato de cálcio ou cloreto de cálcio.

Diltiazem

- Bloqueador de canal de cálcio cardíaco. Mais utilizado e indicado para controle de FC, na FA/*flutter* atrial.
- Dose habitual: 0,25-0,35 mg/kg.
- Efeitos colaterais: hipotensão (comum), bradicardia.
- Antídoto: gluconato de cálcio, cloreto de cálcio.

Betabloqueadores injetáveis

- Indicação: controle da FC em pacientes com FA, *flutter* atrial.

Capítulo 31 | Urgências cardiológicas **381**

- Metoprolol: dose de 2,5-5 mg/3-5 min. Ampolas ou seringas com 5 mg/5 mL.
- Esmolol: 0,5 mg/kg/min. Diluir frasco com 2.500 mg/500 mL – 10 mg/mL. Paciente com 70 kg: 3,5 mL EV + infusão. Efeito reverte em 9 minutos. Não há experiência com seu uso no APH.
- Efeitos colaterais: bradicardia, hipotensão.
- Contraindicações: bradicardia, bloqueios AV, insuficiência cardíaca descompensada, edema agudo de pulmão e asma.
- Antídoto: drogas beta-adrenérgicas.

Amiodarona

- Estrutura análoga ao hormônio tireoidiano, altamente lipofílico, se concentrando em vários tecidos, eliminação extremamente lenta. Bloqueia canais de $Na^+/K^+/Ca^{++}$. Pode prolongar PR, QRS, QT.
- A solução injetável pode provocar hipotensão pelo diluente.
- Indicações: TV monomórfica estável, reversão de FA/*flutter* atrial estável agudo (decisão do especialista).
- Dose: no paciente estável. 150 mg diluídos em 100 de SG 5% e infundir em 10 min, podendo ser repetido após 15 min. Dose máxima diária de 2,2 g.
- Efeitos colaterais: bradicardia, bloqueio AV total, prolongamento do QT (indução de TV polimórfica-*torsade de pointes*). Pode provocar em longo prazo pneumonite, depósitos na córnea, hipotireoidismo e hipertireoidismo.

Propafenona

- Bloqueia canais de Na^+ e K^+. O maior efeito eletrofisiológico seria o de diminuir a condução nos tecidos de resposta rápida.
- Indicações: segundo as Diretrizes Brasileiras para Fibrilação Atrial e outros autores, seria mais efetiva para reversão da FA ou *flutter* atrial estável agudo, com 600 mg VO, inclusive sendo recomendada por cardiologistas para uso pelos seus pacientes quando apresentassem os sintomas de FA/*flutter* atrial recorrente, com base em trabalho publicado por Alboni et al., que ficou conhecido como "*Pill-in-the-Pocket Approach*".
- Apresentação: comprimidos de 300 mg. A apresentação injetável não tem sido mais usada pela grande incidência de efeitos colaterais.
- Efeitos colaterais: pode atuar como antagonista de betarreceptores em alguns pacientes, não devendo ser usada na presença de insuficiência cardíaca. Pode acelerar a resposta ventricular no *flutter* atrial e aumentar a severidade de episódios de taquicardia ventricular.

Sulfato de magnésio

- A administração venosa de 1-2 g tem sido relatada como efetiva em prevenir episódios recorrentes de taquicardia ventricular polimórfica, com QT longo no ritmo sinusal. Entretanto, não há estudos controlados nesse sentido. Por não ser droga antiarrítmica, e sim, um eletrólito, tem a vantagem de não somar efeitos pró-arritmogênicos se forem usados medicamentos antiarrítmicos. Também faz parte de protocolos de tratamento de broncoespasmo refratário.
- Efeitos colaterais: hipotensão, bradicardia transitória, rubor facial. Em doses altas pode provocar diminuição de reflexos e depressão respiratória.

✱ INFARTO AGUDO DO MIOCÁRDIO

As doenças cardiovasculares representam a principal causa de mortalidade no Brasil, estando aí incluídas as doenças cerebrovasculares, o que segue proporcionalmente à estatística mundial. Em 2003 foi feita a Pesquisa Mundial de Saúde ("O Brasil em números"), publicada em 2004. Nessa pesquisa, 6,7% dos participantes declararam ter *angina pectoris*, sendo que 5,7% estavam em tratamento. No estudo RESIM realizado pela SOCESP, no Estado de São Paulo, demonstrou-se que a mortalidade por infarto agudo do miocárdio com supra ST (infarto Q) era de 12,5%, por infarto do miocárdio sem supra ST de 9,35%, enquanto em pacientes com angina instável a mortalidade foi de 7,56%. Na Europa, a mortalidade do infarto do miocárdio com supradesnivelamento de ST é relatada em torno de 6 a 14%. Chama a atenção no estudo RESIM a grande porcentagem de pacientes com IAM com supra de ST que não foram trombolisados, sendo que os principais motivos foram tempo ultrapassado e ECG não diagnosticado.

Dor torácica

No APH ou em pronto-socorro, frequentemente são atendidos pacientes com dor torácica, sendo essa queixa causa de angústia diagnóstica mesmo para o cardiologista. Não temos estatísticas, mas sabidamente é alta a porcentagem de pacientes atendidos por dor torácica que são liberados e retornam com quadros de infarto do miocárdio.

Quadro 6 Avaliação primária da dor torácica

Se paciente consciente sem déficits motores com condição clínica aguda:
Exame físico dirigido, ausculta cardíaca (sopros), pulsos periféricos, ausculta pulmonar.
Dados vitais + oximetria + glicemia se indicado – O_2, acesso venoso e monitor.
$SatO_2$ < 94% – eupneico: O_2 suplementar com máscara.

A história inicial é fundamental, principalmente em relação ao tipo de dor e aos antecedentes pessoais e familiares de coronariopatia. O médico no APH tem a responsabilidade de descartar a possibilidade de dor de origem isquêmica. Considera-se que dor em pontada ou agulhada dificilmente seria de origem coronariana, mas é preciso analisar outros fatores. Há várias descrições de pacientes que tinham dor típica pleural ou dor que piorava ao se comprimir o local, que depois se verificaram ser de origem isquêmica. Normalmente dor em queimação, peso, angústia, mal-estar no peito, "dor que fica", *a priori* tem alta probabilidade de ser de origem isquêmica. Fatores de risco: obesidade, diabetes, hipertensão, dislipidemia, tabagismo, procedimento coronariano prévio, uso de AAS, aterosclerose de carótida, homem maior de 40 anos, mulher depois da menopausa. Pesquisar alergias (AAS, clopidogrel, heparina, etc.) e uso de medicamentos como inibidores da fosfodiesterase (sildenafil, tadalafil, vardenafil), por causa da contraindicação ao uso de nitratos.

Quadro 7 Eletrocardiograma para diagnóstico de dor torácica

a. Supradesnivelamento de ST.
b. Bloqueio de ramo esquerdo ou presumidamente novo.
c. Inversão de T ou infradesnivelamento de ST.
d. ECG não diagnóstico para isquemia.

Se o ECG não for diagnóstico para isquemia, começa a angústia diagnóstica, como já citado anteriormente. Frequentemente, ao transportar esse paciente ao hospital, poderemos ser questionados pelo colega que irá receber o paciente. Há vários artigos na literatura, como o de Gencer B et al., que tentam achar meios de melhor avaliar esses pacientes, mas o que se observa é que ainda não existe fórmula mágica.

O escore TIMI (*Thrombolysis in Myocardial Infarction*) e a classificação de Braunwald para angina instável são utilizados simplesmente para estratificar o risco de complicações, mas como já citado, não existe um protocolo sobre qual paciente pode-se optar por deixar em casa ou liberá-lo do pronto-socorro.

As diretrizes brasileiras sobre angina instável baseadas em consenso internacional estabelecem uma regra na abordagem do paciente que é mostrada no Algoritmo 5.

Sendo assim, o paciente com as características citadas, atendido pela equipe de APH, deverá ser levado ao hospital referência após contato prévio. Como normalmente o ECG terá de ficar no hospital, o ideal é providenciar uma cópia para arquivo. Hoje existem exames da linha "*point-of-care*", sendo possível a realização em campo de exames como troponina (ver capítulo Propedêutica Armada).

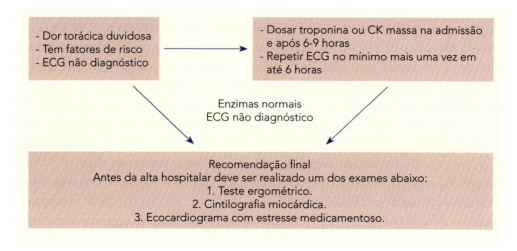

Algoritmo 5   Abordagem do paciente com dor torácica.

Supradesnivelamento de ST ou bloqueio de ramo esquerdo novo ou presumidamente novo – diagnóstico: infarto agudo do miocárdio

Quadro 8   Tratamento pré-hospitalar do infarto agudo do miocárdio

Avaliação primária, O_2, monitorização cardíaca, oximetria de pulso e acesso venoso
- Manter o paciente monitorado durante todo o tempo.
- AAS 160-325 mg mastigado (se não houver contraindicações).
- Se dor: nitrato sublingual até 3 vezes (se PA sistêmica > 90 mmHg; evitar se bradicardia ou taquicardia). Checar uso de inibidor de fosfodiesterase. Cuidado no uso no infarto de VD.
- Se mantém dor: opiáceo: morfina 3-5 mg EV + antiemético (se PA sistêmica > 90 mmHg). Cuidado com quadros de infarto de VD.

Quadro 9   Indicações de fibrinólise ou angioplastia primária

- Supradesnivelamento de ST ≥ 2 mm em V2 e V3* ou ≥ 1 mm nas outras derivações.
-Bloqueio de ramo E novo ou presumidamente novo.

* 2,5 mm em homens menos de 40 anos, 1,5 mm em todas as mulheres.
Observação: se supra de ST em parede inferior (DII, DIII, AVF), fazer V3R e V4R (Figuras 7 e 8) para descartar infarto agudo de ventrículo direito.

✳ FIBRINÓLISE PRÉ-HOSPITALAR OU TRANSPORTE

Há diversos artigos na literatura sobre o dilema de trombolisar ou transportar.

É preciso lembrar que no atendimento hospitalar o tempo porta-agulha preconizado é de 30 minutos e o tempo porta-balão na angioplastia primária seria de 90 minutos

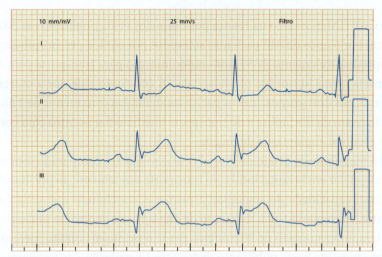

Figura 7 Infarto agudo de miocárdio de parede inferior. Quando o supradesnivelamento de DIII é maior do que de DII, geralmente a obstrução é junto ao tronco da coronária direita, aumentando a probabilidade de infarto de ventrículo direito e, eventualmente, dorsal e lateral.

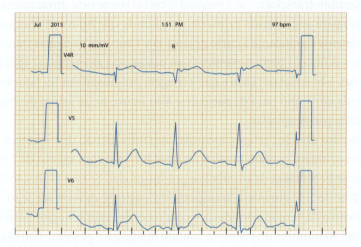

Figura 8 Mesmo caso da Figura 7. Supradesnivelamento de ST em V4R, confirmando infarto de ventrículo direito.

desde o primeiro contato médico. A partir do momento em que a equipe médica chegou ao paciente no APH, o primeiro contato médico já foi feito e, teoricamente, o tempo já está contando.

Existem diversos trabalhos na literatura a respeito desse assunto:

1. Estudo CAPTIM, realizado na França por Bonnefoy et al., publicado em 2009 com seguimento por 5 anos de 840 pacientes atendidos por equipe pré-hospitalar com IAM com supradesnivelamento de ST, com randomização para transporte para angioplastia primária *versus* fibrinólise pré-hospitalar. A conclusão é de que a mortalidade foi semelhante nos dois grupos, mas os pacientes atendidos com menos de 2 horas de dor se beneficiaram da fibrinólise e do transporte imediato para centro com condições de realizar eventual angioplastia de resgate.
2. Em 2013 foi publicado artigo de Fosbol et al., em que foi comparada somente a fibrinólise hospitalar em hospital local com transporte diretamente do pré-hospitalar para centro com capacidade de angioplastia primária, concluindo que seria factível esse transporte, conseguindo-se a realização da angioplastia dentro do prazo preconizado para o tempo porta-balão de 90 minutos desde o primeiro contato médico. Esse trabalho não mostrou nesta publicação dados sobre a evolução dos pacientes.
3. Artigo publicado em dezembro de 2012 por Chan et al. comparou a mortalidade de pacientes atendidos pelo serviço pré-hospitalar com IAM com supra de ST ou BRE novo, realizando transporte para hospital local ou transporte diretamente para hospital terciário para angioplastia primária, concluindo que houve melhora da sobrevida estatisticamente significante a curto prazo e em 1 ano nos pacientes transportados diretamente a centro de hemodinâmica (sem passar pela emergência) após transmissão de ECG para o hospital terciário e que a triagem pré-hospitalar foi fator independente de sobrevida em 1 ano para os pacientes. Não houve nesse artigo descrição de casos de fibrinólise pré-hospitalar.
4. O consenso dos diversos artigos, inclusive com uma revisão da Biblioteca Cochrane, é de que se o primeiro contato médico no APH for feito com menos de 2 horas de dor, o paciente se beneficiará da trombólise pré-hospitalar. Se essa avaliação for feita com mais de 2 horas, idealmente o transporte do paciente deveria ser feito diretamente para um centro de hemodinâmica com condições de realizar angioplastia primária no prazo de até 90 minutos do primeiro contato médico, e o paciente não deveria ficar na emergência, mas, sim, ser levado diretamente para a hemodinâmica.
5. Está em andamento um protocolo da Biblioteca Cochrane que poderá lançar mais algumas luzes sobre o assunto, pois tem como objetivo primário avaliar a mortalidade em 1 mês e em 1 ano, e como objetivo secundário medir outras variáveis, como complicações do tratamento fibrinolítico pré-hospitalar.

O transporte deve preferencialmente ser feito para centro hospitalar que tenha serviço de hemodinâmica, no caso de paciente já trombolisado para eventual angioplastia de resgate, ou estudo hemodinâmico semieletivo idealmente entre 3 e 24 horas pós-fibrinólise.

Quadro 10 Trombólise pré-hospitalar

Se a opção for pela trombólise pré-hospitalar, os medicamentos em *bolus* seriam os mais indicados:
Tenecteplase: < 60 kg: 30 mg; 60-70 kg: 35 mg; 70-80 kg: 40 mg; 80-90 kg: 45 mg. *Bolus* de 5-10 s.
Reteplase: 10 UI EV *bolus* e repetir 10 UI em 30 min.

Observação: ao optar pela trombólise pré-hospitalar, é preciso:
- Realizar *check list* das contraindicações (de preferência por escrito).
- Consentimento de familiar ou responsável (de preferência por escrito).
- Associar AAS, heparina e clopidogrel de preferência antes do trombolítico, pois já está bem documentado que o fibrinolítico tem efeito pró-trombótico.

Deve ser feito contato prévio via central, e ao chegar ao destino o caso deve ser passado por escrito para o médico receptor, que preferencialmente deverá assinar a segunda via.

✳ SÍNCOPE

Em 2009, Carey publicou artigo que começa com uma frase que poderia ser adaptada para "a diferença entre síncope e morte súbita é de que na síncope o paciente acorda". Esse artigo é a descrição do caso de uma paciente de 88 anos com história de síncopes que tinha quadro de fibrilação atrial intermitente. Foi instalado um Holter na paciente. Durante o período de gravação, a paciente apresentou quadro de parada cardiorrespiratória não reanimada e óbito. Na análise posterior do Holter foi observado que a paciente estava em ritmo sinusal, apresentando repentinamente salvas de extrassístoles ventriculares com períodos de bigeminismo, além de fenômeno R sobre T e fibrilação ventricular que perdurou por cerca de 10 minutos até que o aparelho parou de gravar.

- Definição: síncope seria a perda súbita e momentânea da consciência e do tono postural, causada por hipofluxo cerebral, seguida de recuperação espontânea, geralmente sem sequelas neurológicas.
- O adjetivo pré-síncope pode ser usado quando os sintomas são semelhantes, mas não há real perda de consciência. O fato de não ter havido perda de consciência não significa que a causa não é grave.
- Incidência: síncope ou pré-síncope seriam responsáveis por 1-3% dos atendimentos de emergência nos Estados Unidos da América e até 6% das internações hospitalares. Apesar de ocorrer em todas as idades, 80% dos pacientes têm mais de 65 anos. O estudo Framinghan Heart realizado de 1971 a 1998 demonstrou que a incidência de 1ª síncope foi de 6,2/1.000 pessoas/ano, sendo que as causas mais identificadas foram vasovagal (21,2%), cardíaca (9,5%), ortostática (9,4%) e desconhecida (36,6%).

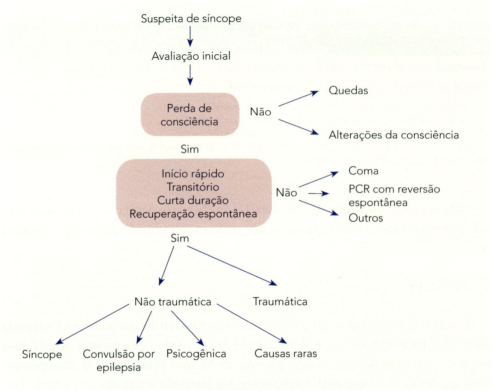

Algoritmo 6   Suspeita de síncope.

- Muitas situações podem se confundir com síncope, como epilepsia, hipóxia grave, hipoglicemia, intoxicações, ataque isquêmico transitório, catalepsia, quedas, pseudossíncope psicogênica, etc.
- Fisiopatologia: a perda do fluxo sanguíneo cerebral por 6-8 segundos pode ser suficiente para provocar total perda de consciência. Experiência acumulada com o *tilt test* (teste da mesa inclinada) mostra que uma queda da PA sistólica para ≤ 60 mmHg está associada com síncope. A síncope pode ocorrer tanto por redução abrupta do débito cardíaco como por redução abrupta da resistência periférica.
- A equipe médica no pré-hospitalar será responsável pela triagem adequada do paciente. Por definição, se o paciente apresentou síncope, quando a equipe chegar ao local o paciente já estará consciente. Se optar-se pelo transporte do paciente ao hospital, deve-se ter de preferência uma hipótese diagnóstica já formulada.

Existem diversas regras criadas para tentar triar os pacientes de maior risco, tentando identificar os pacientes de provável síncope cardíaca. As principais são os critérios de Boston para pré-síncope, os de São Francisco e a EGSYS (Tabela 2).

Capítulo 31 | Urgências cardiológicas **389**

Quadro 11   Classificação resumida das síncopes

1. Síncope reflexa (neuralmente mediada):
a. Vasovagal: conhecida como "desmaio comum", é mediada por emoção ou estresse ortostático. Geralmente há sintomas prodrômicos de ativação autonômica (sudorese, palidez, náuseas). Frequentemente o paciente se lembra dos pródromos ou há fator desencadeante evidente.
b. Síncope situacional: situações específicas, tosse, espirro, defecação, pós-micção, pós-exercício.
c. Síncope do seio carotídeo.
d. Formas atípicas.

2. Síncope por hipotensão ortostática:
a. Falência autonômica primária: doenças neurológicas degenerativas.
b. Falência autonômica secundária: diabetes, amiloidose, uremia, trauma raquimedular.
c. Drogas-medicamentos: álcool, diuréticos, vasodilatadores, antidepressivos, etc.
d. Depleção de volume: hemorragia, diarreia, vômitos.

3. Síncope cardíaca (cardiovascular):
a. Arritmias cardíacas: bradicardias, taquicardias ou drogas induzindo arritmias.
b. Doença cardíaca estrutural.

Quadro 12   Avaliação primária da síncope

Abordagem inicial: verificar se não houve trauma.

Sinais vitais + oximetria (5° sinal vital). Se $SatO_2$ < 94%, ofertar O_2.

Monitorizar o paciente.

Quadro 13   Avaliação secundária da síncope

História cuidadosa: poderá dirigir o diagnóstico.

Exame físico: avaliar presença de sudorese (sugere mecanismo vasovagal), sinais de cardiopatia.

Glicemia capilar.

ECG.

Se não estiver hipotenso e tiver condições físicas, manter o paciente monitorizado e colocá-lo em pé medindo novamente a PA após 3 minutos em posição ortostática.

Tabela 2   *Evaluation of Guidelines in Syncope Study* (EGSYS-2)

Palpitações antes da síncope	4
Doença cardíaca ou ECG alterado ou ambos	3
Síncope durante esforço físico	3
Síncope em posição supina	2
Fatores predisponentes ou precipitantes*	-1
Pródromos autonômicos**	-1

≥ 3: alta probabilidade de causa cardíaca e morte.
< 3: baixa probabilidade de causa cardíaca e morte.
*Ambientes quentes e repletos; ortostase prolongada; medo-dor-emoção. ** Náuseas/vômitos.

390 Seção 4 | Emergências clínicas e psiquiátricas

Colivicchi F et al. desenvolveram e validaram outro escore chamado OESIL. Esse escore (que define risco de morte em 1 ano) estabeleceu que os pacientes com maior risco seriam os acima de 65 anos, que tenham apresentado síncope sem pródromos, ou que tivessem ECG alterado.

Caso clínico

NMM, paciente do sexo feminino, 89 anos.

- Queixa: "tonturas" há cerca de 7 dias, já tendo sido transportada para o hospital há 2 dias. O acompanhante relatou que a paciente havia apresentado o quadro há pouco e que havia sido repentino, com cianose associada e recuperação espontânea.
- Exame físico: consciente, contactuando bem, sem déficits motores. Palidez cutânea +/4+, sem sudorese. PA deitada: 160 x 100. Pulso: 70. $SatO_2$: 94%. Glicemia capilar: 116 mg/dL. Coração: bulhas rítmicas em dois tempos. Respiração: eupneica, MV normal bilateral sem RA. ECG: sem alterações agudas e sem arritmias. BAV 1º grau. FC: 68 bpm.
- A paciente foi colocada em pé por 3 minutos e a monitorização foi mantida. PA em pé: 160 x 100. FC: 78.
- A paciente foi sentada no sofá e a monitorização foi mantida.
- A paciente desenvolveu assistolia ventricular (Figura 9) associada a crise convulsiva, com reversão espontânea do quadro clínico e, no monitor, ritmo de bloqueio AV de segundo grau Mobitz II alternando com BAV de 3º grau, mas mantendo PA 150 x 90, sem sinais de instabilidade. Recuperou totalmente a consciência, não recordando o que havia acontecido.
- Diagnóstico provável: síncope neurocardiogênica por seio carotídeo hipersensível.
- A paciente foi transportada ao hospital em condições estáveis, e recebeu um marca--passo definitivo.

Este caso clínico também apresentou outra situação comum em pacientes com síncope, que é a crise convulsiva, e diferentemente da convulsão por epilepsia, um dado importante é o fato da paciente com síncope não apresentar o quadro clínico de estado pós-convulsivo, entre outras diferenças.

Conclusão: o médico no APH, nos casos de síncope, geralmente se defronta com um dilema que é saber quais casos deve levar ao hospital. Do que já foi exposto e dos dados disponíveis na literatura, sabemos que provavelmente não será necessário transportar os pacientes cujo diagnóstico seja evidente e que pelos critérios acima não tenha risco maior. Exemplo disso seriam as síncopes vasovagais clássicas e as situacionais, por

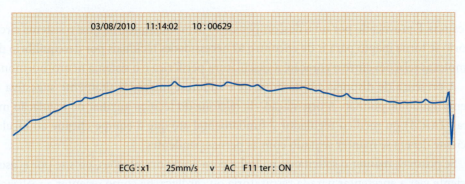

Figura 9 Assistolia ventricular associada a crise convulsiva ao sentar a paciente com história de síncope.

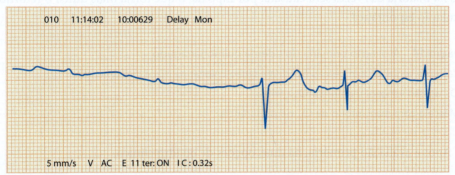

Figura 10 Mesmo caso da Figura 9. Retorno espontâneo dos batimentos cardíacos e despertar imediato.

exemplo. Esses tipos de síncope têm a particularidade de que quando a equipe chega, frequentemente o paciente ainda tem alguns sinais como palidez acentuada, sudorese, etc. Quando isso ocorrer em local público, a equipe muitas vezes não terá outra alternativa a não ser transportar para o hospital. O mais importante é que os casos de maior risco sejam triados de maneira mais minuciosa, pois assim o colega no pronto-socorro terá subsídios para providenciar o encaminhamento mais adequado ao caso.

✱ EDEMA AGUDO DE PULMÃO

O edema pulmonar agudo é uma situação catastrófica, na qual é fundamental a triagem adequada e rápida, além do imediato deslocamento da equipe para o local. É causado pela falência aguda do ventrículo esquerdo, que pode ser sistólica ou diastólica. Muitos pacientes já têm história de cardiopatia prévia, e essa descompensação aguda pode ocorrer por abuso na dieta, não aderência à medicação, dose inadequada da medicação, dificuldade em conseguir tratamento ambulatorial adequado ou, mais frequentemente, associação de causas. É provocado por uma descompensação hemodinâmica, na qual o sistema circulatório se torna inapto para ir de encontro às necessidades teciduais por desequilíbrio das complexas relações entre o coração, a vasculatura periférica e o sistema neuro-hormonal.

A presença de dispneia súbita noturna e sudorese intensa é altamente sugestiva de edema agudo de pulmão. A orientação via telefone do técnico auxiliar de regulação médica (TARM) ou médico regulador é fundamental até que a equipe chegue ao local: o paciente deverá se manter sentado com as pernas pendentes.

Se possível, manter o solicitante na linha para novas orientações, pois se por acaso o paciente vier a apresentar parada respiratória ou cardíaca, há como orientar a realização da reanimação cardiopulmonar. A parada cardíaca nesses casos é extremamente grave, pois na maioria das vezes será causada por hipóxia, o que torna mais difícil o retorno da circulação espontânea.

Quadro 14 Avaliação primária do edema pulmonar agudo

– Paciente sentado com pernas pendentes (não colocar na maca inicialmente).

– O_2, acesso venoso, manter $SatO_2 \geq 94\%$.

– Máscara com reservatório de O_2, de preferência.

Após a avaliação primária, há duas opções de quadro clínico.

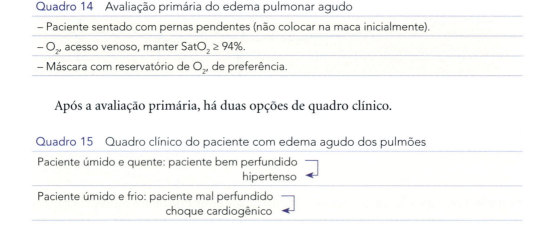

Quadro 15 Quadro clínico do paciente com edema agudo dos pulmões

| Paciente úmido e quente: paciente bem perfundido hipertenso |
| Paciente úmido e frio: paciente mal perfundido choque cardiogênico |

- Nitrato: ação predominante venodilatadora, diminuindo pós-carga, diminuindo assim a sobrecarga ventricular. Em doses mais altas, também há diminuição da resistência periférica. No APH inicialmente é oferecida dose sublingual que poderá posteriormente ser substituída por infusão contínua.

Quadro 16 Tratamento do paciente hipertenso: "úmido e quente"

– Nitrato inicialmente sublingual: 5 mg – repetir se necessário e se o paciente estiver hipertenso.

– Furosemida: 0,5-1 mg/kg EV.

– Morfina: 2-4 mg EV.

– Ventilação não invasiva (considerada de primeira linha).

- Nitroprussiato: tem ação potente em relação à pressão arterial e ação venodilatadora, diminuindo também o retorno venoso. Uma indicação interessante seria, por exemplo, para o paciente em edema agudo de pulmão, hipertenso e renal crônico, como medida temporária. No APH de emergência, a limitação seria a obrigatoriedade de uso de bomba de infusão, proteção da luz e o ideal seria ter controle de PA invasiva, pela potência do efeito.
- Furosemida: os casos em que há a maior possibilidade de boa resposta seriam os de pacientes cardiopatas crônicos descompensados, geralmente em anasarca.
- Morfina: teria ação diminuindo a pós-carga também por venodilatação, com a vantagem de em alguns casos também diminuir a ansiedade. Só deverá ser usada se o paciente estiver hipertenso. Segundo Peacock WF et al., a morfina estaria associada a aumento do tempo de internação hospitalar, aumento das admissões em UTI e aumento do risco de mortalidade hospitalar, sem que tenha sido realmente comprovado o benefício na melhor evolução dos pacientes.
- Inibidores de enzima de conversão: captopril e enalapril também teriam indicação na diminuição da pós-carga, mas deveriam ser usados de preferência no hospital após avaliação de função renal.
- Ventilação não invasiva: já há diversos trabalhos na literatura demonstrando a vantagem do uso desse procedimento no APH de pacientes com edema agudo de pulmão, com estudos baseados em evidências, inclusive estabelecendo que após a avaliação primária deveria ser conduta de primeira linha. A decisão sobre o seu uso será de acordo com o protocolo interno, treinamento dos profissionais e logística de cada serviço.

É muito comum que pacientes com arritmias cardíacas associadas a edema agudo de pulmão estejam taquicárdicos. Muito frequentemente será observada taquicardia sinusal, que não é considerada uma arritmia cardíaca, e sim, uma reação do coração, habitualmente com frequência cardíaca abaixo de 150, provocada geralmente por hipóxia e ansiedade. Após a melhora do quadro a frequência tem tendência de diminuir. A dificuldade será no caso de paciente com edema agudo de pulmão e fibrilação atrial com alta frequência cardíaca (> 150) e que não tiver história ou ECG de fibrilação atrial prévia. Nesse momento, poderemos estar diante de um paciente no qual a fibrilação atrial aguda seria a causa do edema agudo de pulmão. Se chegarmos a esta conclusão, pelo protocolo do ACLS estaríamos diante de FA instável e a conduta seria sedação e cardioversão elétrica. Ao mesmo tempo, sabemos que como o paciente está em insuficiência respiratória, ao sedarmos teríamos que proceder a intubação orotraqueal, o que poderia precipitar situação clínica mais grave, que deve ser evitada. Na prática, temos acompanhado alguns casos semelhantes em que foi feita dose de ataque de amiodarona (150 mg + 100 mL de

SG 5%/10 min), com reversão para ritmo sinusal e melhora concomitante e imediata do edema agudo de pulmão após reversão da FA. Observamos também casos em que a FA reverteu espontaneamente, após estabilização do quadro, principalmente em pacientes em ventilação não invasiva.

Quadro 17 Tratamento do paciente hipotenso: "úmido e frio"

– Intubação orotraqueal. Considerar uso de ventilação não invasiva
– Dobutamina se PAS ≥ 90 mmHg
– Norepinefrina ou dopamina se PAS < 90 mmHg

Essa é situação mais complicada, na qual há muito pouco tempo para agir, pois se está perante paciente sem reserva cardíaca. A ventilação não invasiva poderia ter indicação, mas segundo a literatura seria menos efetiva e no caso de rebaixamento do nível de consciência, contraindicada. Ao proceder a intubação orotraqueal e ventilação mecânica com pressão positiva e titulação de PEEP de acordo com o estado hemodinâmico, os alvéolos estarão sendo expandidos e o retorno venoso estará diminuindo, com redução da da congestão pulmonar e do trabalho respiratório.

- Norepinefrina: ampolas de 4 mg/4 mL. Diluir em solução e administrar em bomba de infusão, de preferência com controle automático de pressão não invasiva em nível pré-hospitalar. Habitualmente são colocadas 2 ou 4 ampolas em solução com volume total de 250 mL, em bomba de infusão contínua. Efeitos colaterais: pode provocar necrose tecidual se houver extravasamento da solução na pele, e em dose baixa pode provocar bradicardia, sendo que em pacientes bradicárdicos seria indicado o uso de dopamina ou, em casos extremos, adrenalina (ver bradicardia instável).
- Dopamina: ampolas de 50 mg/10 mL. Habitualmente, 5 ampolas + 200 mL de SG 5% = 250 mL de solução total com concentração de 1 mg/mL. Titular em bomba de infusão contínua.

Após estabilização do paciente, ele será transportado para hospital, de preferência com os recursos necessários para o caso em foco.

> Edema agudo de pulmão + IAM
> Situação em que o paciente se beneficiaria de intubação orotraqueal precoce

O paciente não agitado que tenha respondido ao tratamento inicial se beneficiará do transporte sentado em cadeira e não na maca, mantendo toda a monitorização e terapêutica.

O hospital deverá ser avisado pela central de regulação. Chegando ao hospital, entregar relatório por escrito ao médico receptor, prefencialmente recibando a segunda via.

✳ BIBLIOGRAFIA

1. Nobre F, Serrano Jr CV. Tratado de cardiologia Socesp. Barueri: Manole; 2005.
2. Newmar RW, Otto CW, Link MS, Kronik SL, Shuster M, Callaway CW, et al. Part 8 Adult advanced cardiovascular life support: 2010 American Heart Association Guidelines for Cardiopulmonary Resuscitation and Emergency Cardiovascular Care. Circulation. 2010 Nov 2;122(18 Suppl 3):S729-67.
3. Guimarães HP, Monteiro PH, Barbisan J, Moraes Jr R, Delascio RL, Bittar JP, et al. Suporte Avançado de Vida Cardiovascular – edição em português. Guarulhos Sesil; 2012.
4. Douchat P, Gravenstein JS. Bradicardia after miocardial ischemia and its treatment with atropine. Anesthesiology. 1976 Jun;44(6):501-18.
5. Glatter KA, Cheng J, Dorostkar P, Modin G, Tawar S, Al-Nimri M, et al. Eletrophysiologic effects of adenosine in patients with supraventricular tachycardia. Circulation. 1999 Mar 2;99(8):1034-40.
6. Beack H, See VY. Acute management of atrial fibrillation: from emergency department to cardiac care unit. Cardiol Clin. 2012 Nov;30(4):567-89.
7. Roger VL, Go AS, Lloyd-Jones DM, Adams RJ, Berry JD, Brown TM et al. Heart disease and stroke statistics – 2011 updates: a report from the American Heart Association. Circulation. 2011 Feb 1;123(4):e18-e209.
8. Zimetbaum P. Antiarrhythmic drug therapy for atrial fibrillation. Circulation. 2012 Jan 17;125(2):381-9.
9. Alboni P, Botto GL, Baldi N, Luzi M, Russo V, Gianfranchi L, et al. Outpatient treatment of recent-onset atrial fibrillation with the "pill-in-the-pocket" approach. N Eng J Med. 2004 Dec 2;351(23):2384-91.
10. Khan IA. Atrial stunning: basics and clinical considerations. Int J Cardiol. 2003 Dec;92(2-3):113-28 review.
11. Danias PG, Caulfield TA, Weigner MJ, Silverman DI, Manning WJ. Likelihood of spontaneous conversion of atrial fibrillation to sinus rhythm. J Am Coll Cardiol. 1998 Mar 1;31(3):588-92.
12. Marill KA, Wolfram S, Desouza IS, Nishijima DK, Kay D, Setnik GS, et al. Adenosine for wide-complex tachycardia: efficacy and safety. Crit Care Med. 2009 Sep;37(9):2512-8.
13. American College of Emergency Physicians; Society for Cardiovascular Angiography and Interventions, O'Gara PT, Kushner FG, Ascheim DD, Casey DE Jr, et al. 2013 ACCF/AHA guideline for the management of ST-elevation myocardial infarctation: a report of the American College of Cardiology Foundation/American Heart Association Task Force on Practice Guidelines. J Am Coll Cardiol. 2013 Jan 29;61(4):e78-140.
14. Task Force on the management of the ST-segment elevation acute myocardial infarction of the European Society of Cardiology (ESC), Steg PG, James SK, Atar D, Badano LP, Blömstrom-Lundqvist C, Borger MA, et al. ESC Guidelines for the management of acute myocardial infarction in patients presenting with ST-segment elevation. Eur Heart J. 2012 Oct;33(20):2569-619.
15. Nicolau JC, Timerman A, Piegas LS, Marin-Neto JA, Rassi A Jr. Guidelines for unstable angina and non-ST-elevation myocardial infarction of the Brazilian Society of Cardiology (II Edition, 2007). Arq Bras Cardiol. 2007;89(4):e89-131.
16. O'Connor RE, Brady W, Brooks SC, Diercks D, Egan J, Ghaemmaghami C, et al. Acute coronary syndromes: 2010 American Heart Association guidelines for cardiopulmonary resuscitation and emergency cardiovascular care. Circulation. 2010 Nov 2;122(18 Suppl 3):S787-817.
17. Gencer B, Vaucher P, Herzig L, Verdon F, Ruffieux C, Bösner S, et al. Rulling out coronary heart disease in primary care patients with chest pain: a clinical prediction score. BMC Med. 2010 Jan 21;8:9.

18. Galve E, Rius T, Balestter R, Artaza MA, Arnau JM, Garcia-Dorado D, et al. Intravenous amiodarone in recente-onset atrial fibrillation: results of a randomised, controlled study. J Am Coll Cardiol. 1996 Apr;27(5):1079-82.
19. Mistry NF, Vesely MR. Acute coronary syndromes: from the emergency department to the cardiac care unit. Cardiol Clin. 2012 Nov;30(4):617-27.
20. Genders TS, Steyerberg EW, Hunink MG, Nieman K, Galema TW, Mollet NR, et al. Prediction mode to estimate presence of coronary artery disease: retrospective pooled analisys of existing cohorts. BMJ. 2012 Jun 12;344:e3485.
21. Bonnefoy E, Steg PG, Boutitie F, Dubien PY, Lapostolle F, Roncalli J, et al. Comparison of primary angioplasty and pre-hospital fibrinolysis in acute myocardial infarction (CAPTIM) trial: a 5-year follow-up. Euro Heart J. 2009 Jul;30(13):1598-606.
22. Vaishnav A, Vaishnav A, Khandekar S, Vaishnav S. Pre-hospital thrombolysis. J Assoc Physicians India. 2011 Dec;59 Suppl:14-8.
23. Fosbol EL, Granger CB, Jollis JG, Monk L, Lin L, Lytle BL, et al. Impacte of statewide pre-hospital STEMI strategy to bypass hospitals without percutaneous coronary interventions capability on treatment times. Circulation. 2013 Feb 5;127(5):604-12.
24. Chan AW, Kordner J, Elliot H, Brown RI, Dorval JF, Charania J, et al. Improved survival associated with pre-hospital triage strategy in a large regional ST-segment elevation myocardial infarction program. JACC Cardiovasc Interv. 2012 Dec;5(12):1239-46.
25. McCaul M, Lourens A, Kredo T. Pre-hospital versus in-hospital thrombolysis for acute myocardial infarction (protocol for a Cochrane review). In: Cochrane Library. 2013;Issue 1.
26. Moreira DA, Habib RG. Síncope: definição, etiologia e diagnóstico. Rev Soc Cardiol Estado de São Paulo. 2012;22(3):45-57.
27. Hachul DT. Síncope neurocardiogênica – do diagnóstico ao tratamento. Rev Soc Cardiol Estado de São Paulo. 2012;22(3):58-67.
28. Task Force for the Diagnosis and Management of Syncope; European Society of Cardiology (ESC); European Heart Rhythm Association (EHRA); Heart Failure Association (HFA); Moya A, et al. Guidelines for the diagnosis and management of syncope (version 2009). Eur Heart J. 2009 Nov;30(21):2631-71.
29. Grossman SA, Babineau M, Burke L, Kancharla A, Mottley L, Nencione A, et al. Applying the Boston syncope criteria for near syncope. J Emerg Med. 2012 Dec;43(6):958-63.
30. Soteriades S, Evans JC, Larson MG, Chen MH, Chen L, Benjamin EJ. Incidence and prognosis of syncope. N Eng J Med. 2002 Sep 19;347(12):878-85.
31. Carey BJ. Syncope and sudden death are the same thing, except in one you wake up. Ir Med J. 2003 Jun;96(6):183-4.
32. Szwarcwald CL, Viacava F. World heath survey in Brazil, 2003. Cad Saude Publica. 2005;21 Suppl:4-5.
33. Quinn JV, Stiell IG, McDermott DA, Sellers KL, Kohn MA, Wells GA. Derivation of the San Francisco syncope rule to predict patients with short-term serious outcomes. Ann Emerg Med. 2004 Feb;43(2)224-32.
34. Del Rosso A, Ungar A, Maggi R, Giada F, Petix NR, De Santo T, et al. Clinical predictors of cardiac syncope at initial evaluation in patients referred urgently to a general hospital: the EGSYS score. Heart. 2008 Dec;94(12):1620-6.
35. Colivicchi F, Ammirati F, Melina D, Guido V, Imperoli G, Santini M; OESIL (Osservatorio Epidemiologico sulla Sincope nel Lazio) Study Investigators. Development and prospective validation of a risk stratification system for patients with syncope in the emergency department: the OESIL risk score. Eur Heart J. 2003 May;24(9):811-9.
36. Duplyakov D, Golovina G, Garkina S, Lyukshina N. It is possible to accurately differentiate neurocardiogenic syncope from epilepsy? Cardiol J. 2010;17(4):420-7.
37. Gandhi SK, Powers JC, Nomeir AM, Fowle K, Kitzman DW, Rankin KM, et al. The pathogenesis of acute pulmonary edema associated with hypertension. N Eng J Med. 2001 Jan 4;344(1):17-22.

Capítulo 31 | Urgências cardiológicas **397**

38. Montera MW, Pereira SB, Colafranceschi AS, Almeida DR, Tinoco EM, Rocha RM, et al. Sumary of II Brazillian Guideline Update on Acute Heart Failure 2009/2011. Arq Bras Cardiol. 2012 May;98(5):375-83.
39. Brown JR, Gottlieb SS. Acute decompensated heart failure. Cardiol Clin. 2012 Nov;30(4):665-71.
40. Summers RL, Sterling S. Early management of acute decompensated heart failure. Curr Opin Crit Care. 2012 Aug;18(4):301-7.
41. Klein T, Ramani GU. Assessment and management of cardiogenic schok in the emergency department. Cardiol Clin. 2012 Nov;30(4):651-64.
42. Vital FM, Saconato H, Ladeira MT, Sen A, Hawkes CA, Soares B, et al. Non invasive positive pressure ventilation (CPAP or bilevel NPPV) for cardiogenic pulmonary edema. Cochrane Database Syst Rev. 2008 Jul 16;(3):CD005351.
43. Ducros L, Logeart D, Vicaut E, Henry P, Plaisance P, Collet JP, et al. CPAP for acute cardiogenic pulmonary oedema from out-of-hospital to cardiac intensive care unit: a randomized multicenter study. Intensive Care Med. 2011 Sep;37(9):1501-9.
44. Peacock WF, Hollander JE, Diercks DB, Lopatin M, Fonarow G, Emerman CL. Morphine and outcomes in acute decompensated heart failure: an ADHERE analysis. Emerg Med J. 2008 Apr;25(4):205-9.
45. Hardman JG, Limbird LE, Goodman AG. Goodman and Gilman's the pharmacological basis of therapeutics. 10th ed. New York: McGraw-Hill; 2001.

CAPÍTULO **32**

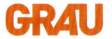

Emergências metabólicas e do equilíbrio acidobásico

Eduardo Martins Zincone
Maria Cecília de Toledo Damasceno

✱ DISGLICEMIAS

As disglicemias são distúrbios do metabolismo da glicose, resultando tanto em hipoglicemias quanto em hiperglicemias.

✱ HIPOGLICEMIAS

A causa mais comum de hipoglicemia se dá secundariamente ao tratamento de *diabetes mellitus* (DM), sendo mais relacionada aos pacientes com DM tipo I do que nos com DM tipo II. Dados de literatura mostram que um paciente com DM tipo I bem controlada apresenta:

- Glicemia abaixo de 60 mg/dL, assintomática, durante 10% do tempo (dosagens aleatórias).
- Dois episódios de hipoglicemia sintomática por semana.
- Ao menos um episódio anual (115 pacientes a cada 100 pacientes/ano) de hipoglicemia com rebaixamento do nível de consciência.

Também para pacientes com DM tipo II os dados mostram:

- 35 episódios de hipoglicemia grave a cada 100 pacientes/ano.
- 46 a 115 episódios de hipoglicemia requerendo atenção médica a cada 100 pacientes/ano.

Em contrapartida, os mesmos dados mostram que em pacientes não diabéticos apenas 0,36% das admissões hospitalares são por hipoglicemias, sendo a maior parte delas secundárias a uso de medicações ou álcool.

Conforme descrito, vemos que a maior parte dos quadros de hipoglicemias é iatrogênica (secundária ao tratamento adequado da DM), seja por insulina, seja por uso de hipoglicemiantes orais. Devemos, porém, sempre lembrar que os hipoglicemiantes orais, em especial as sulfonilureias (glibenclamida, clorpropamida, gliclazida, glimepirida), são eliminados por via renal, podendo, em vigência de insuficiência renal aguda ou crônica, acumular no organismo e ser a causa da hipoglicemia.

O diagnóstico de hipoglicemia é realizado de forma simples, devendo ser testada a glicemia capilar. Caso resulte em valor abaixo de 70 mg/dL, está confirmado o diagnóstico.

Os sintomas habituais de hipoglicemia se dividem em dois grupos, aqueles que decorrem da liberação do sistema simpático e aqueles que são secundários à neuroglicopenia (falta de glicose para o SNC).

Os sintomas derivados da liberação do sistema simpático incluem: palpitação, ansiedade, agitação, sudorese, fome, palidez, diaforese e parestesias. Já os derivados da neuroglicopenia são: confusão mental, alteração de comportamento e alterações psicomotoras, em episódios leves a moderados e convulsões e coma em episódios graves.

Tabela 1 Sintomas habituais de hipoglicemia

Liberação adrenérgica	Neuroglicopenia
Agitação psicomotora	Letargia
Sudorese fria	Alteração psicomotora
Palpitação	Alteração de comportamento
Parestesias	Rebaixamento de nível de consciência
Fome	Convulsões
Palidez	Coma

Vale lembrar que, em pacientes não diabéticos, os sintomas adrenérgicos são bastante difíceis de serem associados às hipoglicemias por serem bastante inespecíficos, devendo o socorrista lembrar que a hipoglicemia pode ser uma causa daqueles sintomas e realizar exame de glicemia capilar.

O tratamento inicia-se com glicose por via oral (VO), geralmente entre 15-20 g de glicose ou sacarose (açúcar), diluídos em água, caso o paciente esteja bem acordado. Caso o paciente faça uso de acarbose, miglitol ou outro inibidor da alfaglicosidase, o ideal é oferecer glicose pura por via oral, já que a absorção de sacarose será lentificada pela ação da acarbose.

Caso o paciente apresente rebaixamento de nível de consciência, a via parenteral (endovenosa) deve ser usada, devendo ser infundidos 30 g de glicose por via endovenosa (glicose hipertônica a 50%, 60 a 100 mL, infundidos lentamente). Caso não seja possível obter acesso venoso, pode ser injetado glucagon, uma dose entre 1 e 2 mg, por via intramuscular ou subcutânea. Devemos lembrar que ao infundir glucagon a resposta não é imediata, podendo levar entre 10 e 15 minutos para o paciente recuperar a consciência.

Após a hipoglicemia ser resolvida, o socorrista deve buscar a causa desencadeadora do episódio. Caso o paciente se recupere prontamente após a infusão de glicose ou glucagon, permaneça acordado e consiga se alimentar por via oral, faça uso de hipoglicemiantes ou insulina e não apresente história adicional de morbidades atuais (p. ex., evidência de infecções, mudança recente de medicação, alterações urinárias, desidratação, etc.), o mesmo não precisa ser levado ao pronto-socorro.

Caso o paciente apresente alguma evidência mórbida, não recupere prontamente o nível de consciência ou não consiga se alimentar por VO, uma avaliação em ambiente hospitalar se torna necessária, em especial do ponto de vista laboratorial. Cuidado adicional deve ser tomado com pacientes idosos, pois eles têm mais complicações secundárias aos episódios de hipoglicemias e maior risco de recorrência, em especial aqueles em uso de sulfonilureias e com insuficiência renal crônica ou aguda, porém um diagnóstico mais apurado exige outros exames laboratoriais.

✳ HIPERGLICEMIAS

Hiperglicemias são também causas comuns de chamados para atendimento pré-hospitalar, porém o tratamento é mais complexo, devendo ser realizado, na maior parte dos casos, em ambiente hospitalar.

O diagnóstico de hiperglicemia é bastante simples, sendo realizado por glicemia capilar, porém o diagnóstico das complicações necessita de dados laboratoriais.

As hiperglicemias se dividem em três grupos: hiperglicemia não complicada, cetoacidose diabética e estado hiperosmolar hiperglicêmico.

Hiperglicemia não complicada

As hiperglicemias não complicadas são aqueles episódios nos quais a glicemia do paciente encontra-se aumentada (não há um valor específico) e o paciente apresenta sintomas, mas não característicos de cetoacidose nem de estado hiperosmolar. O tratamento da hiperglicemia não complicada envolve hidratação e terapia com insulina, porém outras patologias devem ser excluídas antes de instituir a terapia.

Os sintomas da hiperglicemia não complicada são primariamente poliúria, polidipsia, perda de peso, mal-estar geral. Caso o paciente apresente-se em regular ou mau estado geral, ou com qualquer outra queixa, ele deverá ser removido para hospital para realização de exames complementares.

O tratamento inicial da hiperglicemia não complicada é reposição volêmica, hidratação, pois o paciente muitas vezes encontra-se desidratado pela diurese osmótica, e a insulinoterapia.

Cetoacidose diabética

A cetoacidose diabética é uma condição na qual há deficiência absoluta de insulina, havendo aumento importante na produção de fatores contrarreguladores como glucagon e aminas adrenérgicas, sendo o metabolismo deslocado da queima de glicose para a quebra de lipídeos e produção de cetoácidos. A cetoacidose é mais comum em pacientes mais jovens (abaixo de 65 anos) com DM tipo I, em especial mulheres, porém também pode ocorrer em pacientes tipo II. Geralmente, os episódios de cetoacidose diabética são associados a fatores estressores, como infecções, inflamações (p. ex., pancreatite) ou uso de medicamentos ou drogas (cocaína, corticosteroides).

Os sintomas são: alteração de nível de consciência (pouco comum), taquicardia, taquipneia, polidipsia, poliúria, hálito cetônico e mal-estar geral. Pode cursar com náuseas, vômitos e dor abdominal.

O diagnóstico é realizado em ambiente hospitalar, e os critérios são:

* Cetonúria fortemente positiva (3-4+/4+ em teste de fita) ou cetonemia.
* Acidose (pH ≤ 7,3).
* Glicemia capilar acima de 250 mg/dL.

O socorrista, ao avaliar um paciente possivelmente em cetoacidose, deve primeiramente verificar parâmetros vitais e assegurar perviedade de vias aéreas, ventilação e circulação. O tratamento específico inicial para a cetoacidose, e que pode ser instituído em ambiente pré-hospitalar, é a expansão volêmica e hidratação, com solução fisiológica isotônica (SF 0,9%). Não se deve iniciar insulinoterapia neste momento, sendo necessário aguardar dosagem de potássio – é habitual o paciente em cetoacidose apresentar hipocalemia, que é agravada quando se inicia a terapia com insulina.

Estado hiperosmolar hiperglicêmico

O estado hiperosmolar hiperglicêmico (EHH) é uma condição na qual há deficiência relativa de insulina, progredindo lentamente até a condição hiperosmolar. O EHH é mais comum em pacientes idosos, com acesso restrito à água, e com DM tipo II. Não há cetose nem acidose no EHH.

Os sintomas do EHH são primariamente neurológicos, com rebaixamento de nível de consciência sendo o mais comum (podendo chegar a coma), convulsões. Alguns pacientes apresentam sinais focais (p. ex., hemiparesia). Os níveis de hiperglicemia são mais marcantes, muitas vezes ultrapassando os 1.000 mg/dL. A osmolaridade efetiva é acima de 320 mOsm/kg, podendo ser estimada pela seguinte fórmula:

$$Posm = 2 \times ([Na^+] \, mEq/L) + (glicemia \, mg/dL/18)$$

O diagnóstico é realizado também em ambiente hospitalar e os critérios são:

- Glicemia > 600 mg/dL.
- Osmolaridade sérica efetiva estimada > 320 mOsm/kg.
- pH 7,3.

Inicialmente, deve-se assegurar o ABC para o paciente com EHH, com maior foco na perviedade das vias aéreas, já que é comum o paciente em EHH apresentar rebaixamento importante do nível de consciência. O tratamento inicial específico para o estado hiperosmolar hiperglicêmico, assim como da cetoacidose diabética, é a reposição volêmica e hidratação, não se devendo iniciar insulinoterapia antes da obtenção de exames laboratoriais, em ambiente hospitalar.

Tabela 2 Diagnóstico de hiperglicemia, cetoacidose diabética (CAD) e estado hiperosmolar hiperglicêmico (EHH)

	Hiperglicemia	CAD	EHH
Glicemia (mg/dL)	> 250	> 250	> 600
pH	Normal	< 7,3	> 7,3
Bicarbonato (mEq/L)	Normal	< 18	> 15
Cetonúria	0	4+/4+	0-1+/4+
Osmolaridade efetiva (mOsm/kg)	Normal	Variável	> 320
Anion gap	Normal	> 10	Variável
Nível de consciência	Normal	Normal a coma	Rebaixado/coma

✳ DISTÚRBIOS DO SÓDIO

Podem ser diagnosticados no APH com o uso de dispositivos do tipo *point of care*.

Hiponatremia

Diz-se quando o sódio sérico encontra-se menor do que 135 mEq/L. Diversas patologias podem cursar com hiponatremia, sendo as mais frequentes: o uso de medicamentos (diuréticos tiazídicos, antidepressivos tricíclicos, opioides, benzodiazepínicos, etc.), estados edematosos como na insuficiência hepática, na desidratação, nos quadros de hiperglicemia, e também no quadro chamado de pseudo-hiponatremia quanto há hipertrigliceridemia grave.

Os achados clínicos mais vistos são fraqueza, adinamia, fadiga, vômitos, mal-estar, sonolência em graus variados – quanto menor o valor do sódio sérico, mais rebaixado o paciente estará –, convulsão, hipotensão, taquicardia, dispneia, etc.

O tratamento clínico do APH é feito com suporte clínico. A variação de sódio sérico por hora não deve ultrapassar de 0,5 a 1 mEq/L ou 12 mEq em 24 horas. Nas hiponatremias chamadas dilucionais (cirrose hepática, síndrome nefrótica), o tratamento é feito com restrição hídrica. Utiliza-se soro hipertônico (3% em pacientes com sinais em sistema nervoso central), segundo a fórmula de variação esperada no sódio sérico com 1 litro de qualquer solução (apenas sódio):

$$\Delta \, Na^+ \text{ estimada (1 litro de solução)} = Na^+ \text{ na infusão} - Na^+ \text{ do paciente/água corporal total} + 1$$

Considerando o soro fisiológico 0,9% com 154 mEq/L de sódio, o soro ao meio (0,45%) com 77 mEq/L e o soro hipertônico (3%) com 513 mEq/L. E para o cálculo da água corporal total para homens, peso em kg x 0,6 se jovens e peso em kg x 0,5 se idosos, e para as mulheres, peso em kg x 0,5 se jovens e x 0,45 se idosas. Após estabilização hemodinâmica, continua-se o tratamento com soro ao meio.

Em pacientes com desidratação e hipovolemia, mas sem sinais em SNC, recomenda-se o uso de soro fisiológico 0,9%

Hipernatremia

Diz-se quando o sódio sérico encontra-se maior do que 145 mEq/L. Cursa com aumento da osmolaridade. Suas principais causas são uso de medicamentos (diuréticos de alça, lítio, etc.), *diabetes insipidus*, hiperglicemia, vômitos e diarreia, fístulas entéricas, uso de sonda nasogástrica, etc.

Os achados clínicos mais frequentes são sede, fraqueza, confusão mental, déficit neurológico focal, coma, etc.

Sua correção deve ser gradual, com risco de acontecer edema cerebral no casos da variação sérica em 24 horas ser maior do que 12 mEq/L. A correção, nos pacientes hipovolêmicos, é feita com soro fisiológico, segundo a fórmula de variação esperada no sódio sérico com 1 litro de qualquer solução:

$$\Delta\ Na^+ \text{ estimada (1 litro de solução)} = Na^+ \text{ na infusão} - Na^+ \text{ do paciente/água corporal total} + 1$$

Considerando o soro fisiológico 0,9% com 154 mEq/L de sódio, o soro ao meio (0,45%) com 77 mEq/L e o soro hipertônico (3%) com 513 mEq/L. E para o cálculo da água corporal total para homens, peso em kg x 0,6 se jovens e peso em kg x 0,5 se idosos, e para as mulheres, peso em kg x 0,5 se jovens e x 0,45 se idosas. Após estabilização hemodinâmica, continua-se o tratamento com soro ao meio.

✳ DISTÚRBIOS DO POTÁSSIO

Podem ser diagnosticados no APH com o uso de dispositivos do tipo *point of care* e, no caso de hipercalemia grave, pelo ECG.

Hipocalemia

Define-se como potássio sérico menor que 3,5 mEq/L. Suas principais causas são: alcalose metabólica, uso de diuréticos, vômitos e diarreia. O ECG pode ser normal ou apresentar achatamento de onda T, depressão do segmento ST, onda U e atividade elétrica sem pulso e assistolia. O tratamento é feito com reposição de potássio. A via oral, por sua segurança, é a prioritária; o xarope de KCl 6% tem em 15 mL o equivalente a 12 mEq de potássio. A dose é de 10 a 20 mL de 3 a 4 vezes por dia ou de 1 a 2 comprimidos de KCl de 3 a 4 vezes ao dia. O uso endovenoso exige supervisão – concentrações séricas maiores do que 3 mEq/L devem ser evitadas, assim como serem feitas em via central quando a concentração máxima for maior do que 60 mEq/L e em veia periférica, de 40 mEq/L. A velocidade de reposição preconizada é de 5 a 10 mEq/hora, com máximo de 20 a 30 mEq/hora.

Hipercalemia

Define-se como potássio sérico maior do que 5 mEq/L. Em valores mais altos é doença potencialmente fatal, pelo risco de se desenvolverem arritmias graves. Suas principais causas são acidose metabólica, uso de medicamentos (anti-inflamatórios não esteroidais, digital), rabdomiólise, insuficiência adrenal, etc. Os sinais clínicos mais vistos são fraqueza, mal-estar, paralisia ascendente, insuficiência respiratória, arritmias cardíacas com casos de fibrilação ventricular. O ECG pode mostrar onda T apiculada, achatamento de

Capítulo 32 | Emergências metabólicas e do equilíbrio acidobásico **405**

onda P, prolongamento do intervalo PR, alargamento do intervalo QRS, ritmo idioventricular e fibrilação ventricular. O tratamento é estabelecido em função do nível sérico do potássio. Em casos graves, com alteração de ECG, o paciente deve receber de 10 a 20 mL de gluconato de cálcio 10% diluído em 100 mL de soro fisiológico 0,9% ou glicosado 5%, e infundido em até 5 minutos. A dose pode ser repetida caso as alterações no ECG persistam. Casos leves e moderados podem ser tratados com inalação com B2 – 10 gotas de 4/4 horas de sambutamol ou fenoterol; diurético – furosemida 1 mg/kg de peso via endovenosa até de 4/4 horas; Sorcal® 30 g diluídos em 100 mL de manitol a 10 ou 20%, dado em até 4/4 horas. Também nos casos moderados (K = 6,1 a 7 mEq/L) pode-se usar solução polarizante – 10 unidades de insulina regular em 50 g de glicose 10% por via endovenosa, até de 4/4 horas, bicarbonato de sódio 1 mEq/kg de peso lento até de 4/4 horas. Nos casos graves (K > 7 mEq/L), diálise pode ser indicada.

✳ DISTÚRBIOS DO CÁLCIO

Podem ser diagnosticados no APH com o uso de dispositivos do tipo *point of care*.

Hipocalcemia

Define-se como cálcio total menor do que 8,5 mg/dL. O cálcio iônico também pode ser medido e seus limites variam conforme o equipamento. São causas: hiperventilação, pancreatite aguda, lise tumoral, etc. As principais manifestações clínicas são parestesias, espasmo muscular, sinais de Trousseau e Chvostek, convulsão, laringoespasmo, arritmias cardíacas. O tratamento depende da gravidade dos sintomas apresentados e da etiologia. Em quadros leves (cálcio total entre 8 e 8,5 mg/dL ou iônico acima de 3,2 mg/dL), faz-se reposição oral. Casos graves (cálcio total < 7 mg/dL ou iônico < 2,8 mg/dL) sintomáticos devem receber de 1 a 2 g de gluconato de cálcio em solução salina ou glicosada, em até 20 minutos. No hospital mantém-se o tratamento com cálcio elementar mais vitamina D, e muitas vezes também com magnésio, que se estiver baixo dificulta a absorção do cálcio.

Hipercalcemia

Define-se como cálcio sérico > 10,5 mg/dL. O cálcio iônico também pode ser medido e seus limites variam conforme o equipamento. São causas: hiperparatireoidismo, metástases ósseas, insuficiência adrenal, etc. As principais manifestações clínicas são poliúria, polidipsia, fraqueza muscular, confusão mental, bradicardia, hipertensão, etc. O tratamento varia conforme a gravidade. Sempre é feita hidratação vigorosa, furosemida

406 Seção 4 | Emergências clínicas e psiquiátricas

(20-40 mg endovenoso até de 6/6 horas), corticosteroide (1 mg/kg de peso), pamidronato (90 mg endovenosa em 2 a 4 horas) ou ácido zoledrônico (4 mg por via endovenosa em 15 minutos). Casos graves ainda recebem calcitonina (4-8 U/kg de peso intramuscular ou subcutâneo de 12/12 horas).

✳ EQUILÍBRIO ACIDOBÁSICO

Embora o uso de dispositivos do tipo *point of care* permita o diagnóstico no âmbito pré-hospitalar, o tratamento deve ser feite preferencialmente no hospital, especialmente nos casos de acidose respiratória aguda e metabólica.

Tabela 3 Valores normais do equilíbrio acidobásico

pH	7,4 +/- 0,02
pO_2	83 a 100 mmHg
pCO_2	40 +/- 5 mmHg
HCO_3^-	24 +/- 2 mEq/L
BE	0 +/- 2,5
Saturação de O_2	95 a 98%
Cloro	95 a 105 mEq/L
Anion gap	10 +/- 2 mEq/L

Tabela 4 Distúrbios simples do equilíbrio acidobásico

	pH	Bicarbonato	pCO_2	Causas principais
Acidose metabólica	Cai	Cai	Cai	Diarreia, cetoacidose diabética, etc.
Acidose respiratória	Cai	Sobe	Sobe	DPOC, asma, barotrauma, etc.
Alcalose metabólica	Sobe	Sobe	Sobe	Vômito, uso de antiácido, etc.
Alcalose respiratória	Sobe	Cai	Cai	Ansiedade, etc.

Tabela 5 Resposta compensatória em distúrbios simples – calculada com a variação entre o valor normal e o valor encontrado na gasometria arterial

Acidose metabólica	$PCO_2 = [(1,5 \times bicarbonato) + 8] +/-2$
Alcalose metabólica	$\Delta PCO_2 = 0,6 \times \Delta bicarbonato$
Acidose respiratória aguda	$\Delta Bicarbonato = 0,1 \times \Delta PCO_2$
Alcalose respiratória aguda	$\Delta Bicarbonato = 0,2 \times \Delta PCO_2$
Acidose respiratória crônica	$\Delta Bicarbonato = 0,4 \times \Delta PCO_2$
Alcalose respiratória crônica	$\Delta Bicarbonato = 0,4\text{-}0,5 \times \Delta PCO_2$

✱ BIBLIOGRAFIA

1. American Diabetes Association. Hyperglycemic crises in diabetes. Diabetes Care. January 2004. 27(suppl 1):s94-s102. doi: 10.2337/diacare.27.2007.S94.
2. Cryer PE. The barrier of hypoglycemia in diabetes. Diabetes. 2008;57(12):3169.
3. Cryer PE, Axelrod L, Grossman AB, Heller SR, Montori VM, Seaquist ER, Service FJ, Endocrine Society. Evaluation and management of adult hypoglycemic disorders: an Endocrine Society Clinical Practice Guideline. J Clin Endocrinol Metab. 2009;94(3):709.
4. Martins HS, Brandão Neto RA, Scalabrini Neto A, Velasco IT. Emergências clínicas – abordagem prática. 9ª ed. Barueri: Editora Manole; 2014.

CAPÍTULO 33

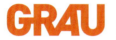

Condutas no paciente com rebaixamento de nível de consciência

Maria Cecília de Toledo Damasceno

❋ INTRODUÇÃO

O rebaixamento de nível de consciência é uma situação frequentemente vista durante o atendimento pré-hospitalar. Existem situações potencialmente fatais que precisam ser identificadas rapidamente. Entre as principais patologias que cursam com rebaixamento de nível de consciência temos: hipoglicemia, intoxicação alcoólica e/ou por drogas, traumas cranianos, hemorragia cerebral, seja ela traumática ou não, acidente vascular cerebral isquêmico e quadros de epilepsia.

❋ PRIMEIRA AVALIAÇÃO E CUIDADOS INICIAIS

Feita com o tradicional ABCD. Inicia-se com a responsividade e depois prossegue-se com a permeabilidade das vias aéreas e da respiração com controle da coluna cervical. As alterações que afetam o sistema nervoso central (SNC) e cursam com alteração respiratória devem ser imediatamente identificadas e estão descritas na Tabela 1.

Na sequência realiza-se avaliação da circulação, sendo recomendado que nessa etapa seja avaliado o nível glicêmico capilar, lembrando que a hipoglicemia é causa frequente de queda do nível de consciência. As alterações na circulação que cursam com diminuição do nível de consciência são demonstradas na Tabela 2.

Tabela 1   Alterações do sistema nervoso central e consequências respiratórias

Taquipneia	Hipovolemia, intoxicação por salicilato e tricíclicos
Bradipneia	Hipertensão intracraniana, intoxicação por opioides
Respiração de Cheyne-Stokes	Acidente vascular cerebral
Respiração de Kussmaul	Cetoacidose diabética

Tabela 2 Alterações na circulação que cursam com diminuição do nível de consciência

Hipotensão arterial	Hipovolemia, cetoacidose diabética, intoxicação por tricíclicos e opioides
Hipertensão arterial	Hipertensão intracraniana
Bradicardia	Hipertensão intracraniana, uso de betabloqueador
Taquicardia	Hipovolemia, cetoacidose diabética

A avaliação inicial é finalizada com a avaliação neurológica, com a escala AVPU (alerta, resposta a estímulo verbal, resposta somente a dor, sem resposta – do inglês "*alert, voice, pain, unresponsive*"), a escala de coma de Glasgow (Tabela 3) e a avaliação das pupilas (Figuras 1 e 2, Tabela 4).

Tabela 3 Escala de coma de Glasgow

Abertura ocular	
Espontânea	4 pontos
Sob comando verbal	3 pontos
Com estímulo doloroso	2 pontos
Ausência de abertura ocular	1 ponto
Melhor resposta verbal	
Orientado	5 pontos
Respostas confusas	4 pontos
Respostas inadequadas	3 pontos
Sons ininteligíveis	2 pontos
Ausência de resposta verbal	1 ponto
Melhor resposta motora	
Obedece a comandos	6 pontos
Localiza estímulo doloroso	5 pontos
Retirada ao estímulo doloroso	4 pontos
Responde com flexão anormal ao estímulo doloroso (decorticação)	3 pontos
Responde com extensão anormal ao estímulo doloroso (descerebração)	2 pontos
Sem resposta motora	1 ponto

Tabela 4 Avaliação das pupilas

	Iguais	Diferentes
Larga reativa	Tricíclicos, simpatomiméticos, hipotermia	
Larga arreativa		Lesão local em SNC, midríase, herniação tentorial
Pequena reativa	Opioides	
Pequena arreativa	Hemorragia pontina	Síndrome de Horner, miose

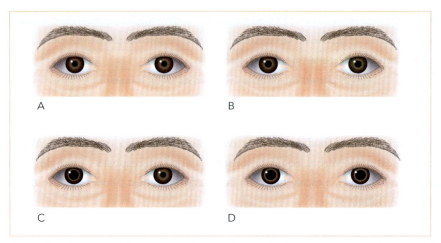

Figura 1 A. Pupilas contraídas ou puntiformes. B. Pupilas fixas em posição intermediária. C. Aumento unilateral da pupila. D. Pupilas dilatadas.

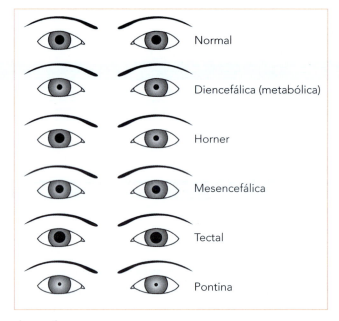

Figura 2 Tipos de pupilas.

Na avaliação inicial também cabe buscar cheiro de álcool e/ou cetonas, marcas de uso de drogas injetáveis, a púrpura característica da meningococemia e eventuais alergias. A liberação esfincteriana pode sugerir a ocorrência de quadros convulsivos.

SEGUNDA AVALIAÇÃO E TRATAMENTO

Acidente vascular cerebral

Déficit neurológico, geralmente focal, de instalação súbita e/ou rápida evolução. Pode ser classificado como isquêmico ou hemorrágico. A escala de Cincinatti é útil para simples avaliação. São vistos três itens: assimetria facial, perda de força num dos membros e dificuldade de fala ("o rato roeu a roupa do rei de Roma"). O paciente pode também apresentar-se com convulsão, cefaleia, coma, etc. Se os sintomas regridem antes de se completarem 24 horas após o início do quadro, chamamos o evento de ataque isquêmico transitório. Os quadros hemorrágicos podem cursar com náusea, vômitos, sinais focais etc. Os pacientes podem ser encaminhados ao hospital, com oxigênio suplementar, sendo fundamental a verificação da glicemia capilar e controle da pressão arterial. Devem ser evitados quadros de hipo ou hiperglicemia e hipotensão. A janela de tempo para realização de trombólise no acidente vascular isquêmico é hoje de 4, 5 horas.

Cefaleia

No pré-hospitalar cabe a busca pela diferenciação de quadros benignos daqueles potencialmente graves, especialmente relacionados à hipertensão intracraniana. Ela pode ser tensional, por inflamação, infecção, sangramento, etc. Deve haver suporte clínico durante o transporte e analgesia em caso de forte intensidade.

Crise epiléptica

Descarga anormal e excessiva do tecido cerebral. A epilepsia é caracterizada pela recorrências dessas crises espontâneas. Estado de mal epiléptico dá-se pela ininterrupção das crises por 30 minutos ou mais, ou crises reentrantes, sendo potencialmente lesivo ao SNC. O profissional do pré-hospitalar deve garantir a segurança do local e da vítima. Convulsões com duração menor do que 5 minutos não necessitam de tratamento medicamentoso. Em casos persistentes, o profissional deve oferecer oxigênio suplementar, além de garantir a permeabilidade da via aérea. A droga de escolha inicial é o diazepam na dose de 0,2 a 0,4 mg/kg por via endovenosa, a cada 15 minutos até o controle da crise ou a dose máxima de 30 mg para adultos. O lorazepam seria outra escolha, embora não esteja disponível no Brasil. Em crianças o midazolam pode ser utilizado como segunda escolha (0,05 a 0,1 mg/kg por via endovenosa). O transporte deve ser imediato.

Coma

Desordem do sistema reticular ativador do tronco cerebral e/ou dos hemisférios cerebrais. Inúmeras doenças causam quadro de coma. Deve haver suporte de via aérea para os pacientes com pontuação na escala de Glasgow menor ou igual a 7. O transporte para o hospital deve ser imediato.

Delirium

Ocorre um déficit agudo global da atenção. Também chamado de estado confusional agudo. Há alteração da consciência associada a alteração da cognição, não relacionada a quadros demenciais já existentes. Há flutuação ao longo do dia e, em geral, desenvolve-se em curto espaço de tempo. Pode ter vários desencadeantes: imobilidade, procedimentos cirúrgicos, uso de medicamentos, etc. As causas são várias: distúrbios hidroeletrolíticos, sepse, hipoxemia, insuficiência renal e hepática, etc. Podem ser oferecidos oxigênio suplementar, controle da glicemia capilar e transporte para o hospital para investigação diagnóstica.

Distúrbios hidroeletrolíticos

Ver Capítulo "Emergências metabólicas e do equilíbrio acidobásico".

Drogas

Ver Capítulo "Intoxicação exógena".

Encefalopatia hepática

É um distúrbio da função do SNC que se instala como consequência da doença hepática. Cursa com confusão mental, déficit de atenção, etc. Os fatores precipitantes são diversos: hemorragia digestiva, infecção, constipação, uso de medicamentos, etc. Deve haver suporte clínico durante o transporte ao hospital.

Estado mixedematoso

Ver Capítulo "Emergências metabólicas e do equilíbrio acidobásico".

Hipertensão intracraniana

Acompanha diversos quadros que cursam com alteração de nível de consciência. Ver Capítulo "Trauma cranioencefálico".

Hipoglicemia

Ver Capítulo "Emergências metabólicas e do equilíbrio acidobásico".

Hipotermia e hipertermia

Ver Capítulo "Hipotermia e hipertermia".

Intoxicações exógenas

Ver Capítulo "Intoxicação exógena".

Meningite meningocócica e outros quadros infecciosos

Ver Capítulo "Condutas em doenças infecciosas".

Paralisia flácida aguda

Caracteriza-se por fraqueza muscular, seja plegia ou paralisia, hipotonia (flacidez), reflexos profundos hipoativos ou mesmo abolidos. Pode ter instalação de dias ou semanas. A síndrome de Guillain-Barré é seu principal exemplo. Suporte respiratório pode ser necessário durante o transporte.

Síndrome de abstinência

Pode ser causada por cessação ou redução do uso crônico do álcool e é caracterizada pela presença de sintomas como tremor nas mãos, insônia, ansiedade, agitação psicomotora, convulsão (focal ou generalizada), alucinações visuais, auditivas ou táteis, náusea, vômitos e hiperatividade autonômica (sudorese, taquicardia, hipertensão arterial). Durante o transporte para o hospital, verificar a glicemia capilar. O uso de diazepam poderá se fazer necessário para controle da agitação – em casos leves, 5 a 10 mg por via oral; em casos graves, 5 a 10 mg por via endovenosa. Deve-se lembrar que muitos pacientes dependentes de álcool podem ter déficit de tiamina, e por isso recomenda-se o uso concomitante de 100 a 200 mg por via endovenosa ou intramuscular, evitando-se os quadros de Wernicke-Korsakoff.

Síncope

Perda transitória da consciência, secundária à hipoperfusão cerebral. Tem curta duração, recuperação espontânea e plena e seu início é rápido. As causas são diversas e os principais sintomas iniciais do quadro são sudorese, fraqueza, sensação de desfalecimento, náusea, escurecimento visual, etc. Deve ser realizado tratamento, além do suporte, com especial atenção ao ritmo e à frequência cardíaca, sinais de desidratação, de infarto agudo do miocárdio, etc.

Vertigem e tontura

Define-se tontura por sensação de fraqueza, mal-estar e turvação visual. Vertigem, como sensação de rotação e/ou de oscilação, como alteração da percepção no espaço ou do movimento do ambiente e/ou de si. As causas são inúmeras. Deve haver suporte clínico durante o transporte.

✳ CONSIDERAÇÕES FINAIS

O rebaixamento do nível de consciência é muito prevalente como queixa em APH. A atenção precoce ao controle da via aérea é essencial para um atendimento adequado.

✳ BIBLIOGRAFIA

1. Greaves I, Portes K (eds.). Oxford handbook of pre-hospital care. Oxford, UK: Oxford University Press; 2007.
2. National Association of Emergency Medical Technicians. Advanced medical life support. NAEMT; 2011.
3. Mistovich JJ, Karren K. Prehospital – Emergency care. 9ª ed. Pearson; 2010.
4. Martins HS, Damasceno MCTD, Awada SB. Pronto-socorro – medicina de emergência. 3ª ed. Barueri: Manole; 2013.
5. Martins HS, Brandão Neto RA, Scalabrini Neto A, Velasco IT. Emergências clínicas – Abordagem prática. 9ª ed. Barueri: Manole; 2014.

CAPÍTULO 34

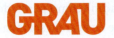

Distúrbios psicomotores conversivos e abordagem a tentativa de suicídio

Débora Luciana Melzer-Ribeiro
Diógenes Martins Munhoz
Yuan-Pang Wang

✱ INTRODUÇÃO

Excluindo os quadros psicóticos de franca agitação psicomotora, que demandam sedação e observação em ambiente adequado, vários quadros "neuróticos" agudos que ocorrem subsequentes a um estresse intenso podem exigir cuidados emergenciais. No atendimento pré-hospitalar, um grande grupo de quadros heterogêneos com alterações psicomotoras motiva as chamadas do serviço de resgate. Os transtornos ansiosos e fóbicos constituem quadros psiquiátricos bastante prevalentes nos serviços de Atenção Primária e de Emergência Psiquiátrica. Os transtornos somatoformes são quadros clínicos em que os sintomas físicos semelhantes à doença clínica constituem a queixa principal do paciente, sem que uma explicação fisiopatológica possa esclarecer a sua apresentação sintomática. A hipocondria e o transtorno de somatização são classificados como variantes do grupo de quadros somatoformes. Por fim, os transtornos dissociativos e conversivos são comuns no cotidiano do atendimento pré-hospitalar e demandam um pronto reconhecimento e encaminhamento adequado.

✱ PRIMEIRA AVALIAÇÃO

A ansiedade é uma emoção humana universal, cuja função é sinalizar sobre um perigo iminente (real ou imaginado), possibilitando o seu enfrentamento. Invariavelmente, a ansiedade possui dois componentes: sinais vegetativo-autonômicos e sintomas de medo, apreensão, preocupação ou tensão. Embora os quadros ansiosos possam surgir como parte do processo adaptativo de desenvolvimento e crescimento frente às mudanças ou experiências desconhecidas, em outras vezes a ansiedade se instala como uma reação a uma ameaça desconhecida, vaga ou de origem conflituosa.

Muitas situações da vida cotidiana podem gerar ansiedade no contexto pré-hospitalar. Alguns exemplos: pessoas que recebem notícias de difícil aceitação (como perda de emprego, a morte ou doenças graves de familiares); ameaça iminente de ficarem sozinhas e longe de ambientes protegidos, como hospital ou domicílio. Eventualmente, pacientes em situação de estresse psicossocial podem necessitar de intervenção psiquiátrica de emergência, mesmo sem receber um diagnóstico de transtorno ansioso específico.

Ataques de pânico

Ataques de pânico se caracterizam por crises agudas e paroxísticas de ansiedade ou medo muito intensas, com sensação de perda de controle ou de morte iminente, atingindo o ápice dentro dos dez primeiros minutos. Estes ataques são acompanhados de vários sintomas físicos, como palpitações, tremores, opressão ou dor torácica, tonturas, dispneia, sudorese, náuseas e alterações gastrointestinais. Tipicamente, os ataques de pânico ocorrem de forma inesperada e espontânea em locais ou situações que não justificam tal amplitude.

Frequentemente, os pacientes que apresentam um ataque de pânico no contexto pré-hospitalar chegam ao pronto-socorro com sintomas em remissão, pelo tempo decorrido

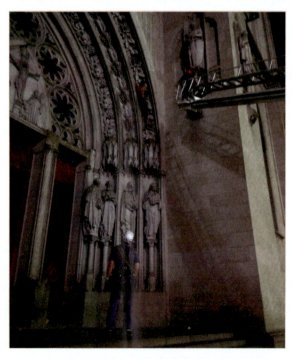

Figura 1   Paciente em surto psicótico na Catedral da Sé, em São Paulo. Foto: Raphael G. Caggiano.

para se chegar à emergência. O quadro pode simular um ataque cardíaco, um acidente vascular cerebral ou uma síndrome de abstinência de álcool, sendo imprescindível checar o seu diagnóstico diferencial por meio de controle de sinais vitais e exame físico. Por vezes, o diagnóstico de ataque de pânico pode ficar mascarado quando o paciente apresenta sintomas conversivos ou dissociativos associados.

Transtorno de estresse pós-traumático

O transtorno de estresse pós-traumático (TEPT) se caracteriza pela revivência de um evento traumático por meio de imagens e pensamentos durante a vigília, evitação de situações que relembrem o trauma e hiperexcitação permanente. O quadro de TEPT ocorre após o indivíduo ter vivenciado uma situação de estresse emocional ou físico de grande magnitude, com risco de morte para si ou para um ente próximo (assalto, sequestro, estupro e catástrofes naturais, entre outros). Outros sintomas comuns são a agressividade, a insônia e a depressão. O curso do TEPT pode evoluir de forma aguda (até três meses) ou crônica (mais de três meses) ou, ainda, apresentar um início retardado (seis meses após o evento traumático). Pelas suas características evolutivas, o TEPT não é uma condição que exige uma intervenção emergencial em um contexto pré-hospitalar. Entretanto, a sua gravidade pode ser amenizada se uma situação traumática recente (aguda) for bem conduzida em uma avaliação emergencial.

Reação aguda ao estresse

A reação aguda ao estresse é uma resposta transitória após o contato com uma situação estressante de grande magnitude que se desenvolve em indivíduos sem outro transtorno mental. Dentro de quatro semanas, o indivíduo passa a apresentar sintomas como sensação subjetiva de anestesia ou distanciamento emocional, redução da percepção em relação ao ambiente, desrealização, despersonalização ou amnésia dissociativa. Tem uma duração mínima de dois dias e máxima de quatro semanas. Os pacientes expostos ao estresse grave constituem uma demanda comum de emergência pré-hospitalar.

Transtorno de ansiedade devido a uma condição médica geral

Transtorno de ansiedade devido a uma condição médica geral designa os quadros ansiosos em que uma condição médica não psiquiátrica ou o uso de alguma medicação ou substância psicoativa provoca sintomas clínicos semelhantes aos transtornos ansiosos descritos. Seu diagnóstico pode ser firmado quando a ansiedade mantém uma relação temporal direta com a condição clínica ou o uso de medicação/substância e não há ou-

418 Seção 4 | Emergências clínicas e psiquiátricas

tros transtornos de ansiedade de base como o transtorno de pânico ou o transtorno de ansiedade generalizada. É um diagnóstico diferencial fundamental a ser levantado nos casos de suspeita de transtornos ansiosos nas emergências psiquiátricas dentro e fora do hospital.

Transtornos conversivos

Antigamente descritos como histeria, os transtornos conversivos se caracterizam por sintomas ou déficits que afetam o controle motor voluntário ou o sistema neurológico sensorial. Os quadros conversivos podem simular condições neurológicas conhecidas (acidente vascular cerebral, desmaios, crises epilépticas, esclerose múltipla, etc.), sem respeitar a distribuição anatômica das vias neurológicas. Apresentações comuns incluem cegueira, surdez, diplopia, paralisia, parestesia e/ou anestesia de um ou mais membros. Embora muitos teóricos entendessem que os sintomas conversivos representem a expressão física de um conflito psíquico inconsciente ao paciente, o ganho secundário desses sintomas incapacitantes pode ser evidenciado em muitos casos. Entretanto, os profissionais de saúde devem ter em mente que os sintomas não são intencionalmente produzidos ou simulados, evitando hostilizar o portador do quadro conversivo.

Muitas vezes, os transtornos conversivos se apresentam no atendimento pré-hospitalar na fase aguda de instalação do quadro, que tem natureza abrupta e com sintomatologia intensa. A reação dos acompanhantes varia desde ansiedade e preocupação exagerada a franco descaso e ironia quando os sintomas são crônicos e recorrentes. Contrariamente, o próprio paciente pode apresentar indiferença, apatia ou até algum grau de satisfação na situação, ainda que relate com frequência um intenso sofrimento por causa dos sintomas que demandaram atendimento.

Transtorno dissociativo

A alteração da consciência de si mesmo caracterizada como a cisão na percepção da própria personalidade pode identificar um transtorno dissociativo. Frequentemente, um fator estressor grave antecede o início dos sintomas, como situação de guerra e catástrofes naturais. Os tipos mais comuns de transtornos dissociativos são: amnésia dissociativa, fuga dissociativa e estado de transe e possessão.

Durante a amnésia dissociativa ocorre uma perda lacunar da memória, que diz respeito geralmente a acontecimentos importantes recentes de natureza traumática, como acidentes ou lutos imprevistos. Em geral, o sintoma amnéstico é parcial e seletivo, não se pode demonstrar um envolvimento orgânico ou atribuir a fadiga. Na fuga dissociativa ou psicogênica o paciente viaja repentinamente e de forma inesperada para um local desconhecido e distante de sua residência. Além disso, tem dificuldade de recordar o próprio passado e sobre si mesmo, podendo até informar uma nova identidade. Finalmente, a perda transitória da consciência de sua própria identidade, com preservação da consciência do meio ambiente, ocorre nos estados de transe e possessão. Devem ser incluídos aqui somente os estados de transe involuntários que não são admissíveis no contexto cultural ou religioso do sujeito.

Um transtorno dissociativo deve ser lembrado no contexto pré-hospitalar quando o indivíduo encontra-se perdido em locais distantes da sua residência, com uma aparente amnésia. Na maioria das vezes, o indivíduo dissociado afirma desconhecer como se perdeu e chegou ao local afastado, não lembra de seu nome ou de familiares. Nessas situações, o paciente pode se limitar a expressar monotonamente frases como: "estou perdido", "não sei como cheguei aqui" e "tive um apagão", entre outras.

✳ SEGUNDA AVALIAÇÃO E TRATAMENTO

Ataque de pânico

- *Abordagem geral*: deve-se excluir sempre as causas clínicas que podem precipitar um ataque de pânico. Doenças físicas e uso de substâncias psicoativas, além de quadros psiquiátricos, podem produzir sintomas que se assemelham a um ataque de pânico. Pacientes acima de 45 anos sem história prévia de quadro semelhante requerem especial atenção. Por exemplo, se a queixa principal do paciente for dor e opressão torácica, ele deve ser removido imediatamente para uma emergência clínica para prosseguir a investigação pertinente do seu diagnóstico diferencial (Tabela 1). Durante o contato inicial com casos suspeitos de ataque de pânico, a abordagem deve ser séria e respeitosa, sempre levando em consideração que o paciente não tem controle sobre a situação. Assim que possível, a pessoa deve ser acomodada num local protegido com menor intensidade de estímulos sonoros e visuais para ser melhor monitorada (Tabela 2).
- *Tratamento farmacológico*: o clonazepam é a droga de primeira escolha para o tratamento agudo do transtorno de pânico. Tem sua eficácia estabelecida, mas como tratamento de longo prazo não é a melhor opção por apresentar risco de abuso, dependência e prejuízos cognitivos. As doses recomendadas são de 2 a 6 mg/dia. Pode-se prescrever ao paciente comprimidos de 2 mg de 30 em 30 minutos (dose máxima de 6 mg). Em pacientes idosos, deve-se usar metade da dosagem devido à sua eliminação plasmática lenta. Podem ser ministrados como segunda opção alprazolam (2 a 6 mg), lorazepam (1 a 2 mg) ou diazepam (10 mg). Os benzodiazepínicos podem causar sonolência, confusão, desorientação e em alguns pacientes agitação (reação paradoxal).

420 Seção 4 | Emergências clínicas e psiquiátricas

O uso de doses maiores em pacientes idosos e com problemas clínicos deve ser monitorado pelo risco de depressão respiratória. Os antidepressivos inibidores seletivos
de recaptura de serotonina (ISRS) são a primeira escolha para tratar o transtorno de
pânico e devem ser iniciados em doses baixas, após a fase aguda, para minimizar os
sintomas de ansiedade (piora inicial) quando o paciente já estiver sendo atendido por
um psiquiatra em ambulatório de saúde mental.

Tabela 1 Diagnóstico diferencial de causas orgânicas de ataques de pânico

Anemia, angina, insuficiência cardíaca congestiva, hipertensão, prolapso de válvula mitral, infarto agudo do miocárdio, taquicardia atrial paradoxal.
Asma, hiperventilação, embolia pulmonar.
Epilepsia, acidente vascular cerebral (AVC), enxaqueca, esclerose múltipla, doença de Wilson, meningite.
Síndrome carcinoide, hipertireoidismo, feocromocitoma, transtornos da menopausa, síndrome pré-menstrual, hipoglicemia, diabetes, síndrome de Cushing, doença de Addison, hipoparatireoidismo.
Intoxicação por anfetaminas, cocaína, anticolinérgicos, nicotina, maconha, ecstasy, teofilina, metais pesados, alucinógenos.
Abstinência de álcool, opioides, anti-hipertensivos, benzodiazepínicos.
Anafilaxia, alterações hidroeletrolíticas, *delirium*, uremia, arterite temporal, deficiência de vitamina B12.
Lúpus eritematoso sistêmico.

Tabela 2 Abordagem do paciente ansioso no contexto pré-hospitalar

Ofereça apoio ao paciente.
Proporcione, se possível, um ambiente físico com privacidade e segurança.
Mantenha uma atitude de respeito e interesse.
Não critique nem julgue o paciente.
Esteja aberto aos questionamentos do paciente.
Diante de pacientes excessivamente tímidos e ansiosos, faça primeiro perguntas neutras (onde mora, estado civil etc.) para investigar gradativamente as questões mais íntimas, como problemas familiares ou uso de drogas.

Transtorno de estresse pós-traumático

- *Abordagem geral*: usualmente, o tratamento para TEPT inclui medicação e/ou psicoterapia. A eficácia da prática de discutir com a vítima o evento traumático, ainda no contexto pré-hospitalar, é controversa. Nem sempre apresenta um efeito preventivo para
futuros sintomas de TEPT. Como a maioria dos sintomas se desenvolve algum tempo

após o trauma, deve-se recomendar ao paciente procurar atendimento especializado caso apresente quadro sugestivo de TEPT. A intervenção farmacológica e a abordagem verbal, juntas ou em separado, podem auxiliar o paciente a melhorar os sintomas e desenvolver habilidade para enfrentamento do evento traumático, ajudando o paciente a prosseguir suas atividades diárias e minorar o sofrimento decorrente do trauma.

- *Tratamento farmacológico*: vários tipos de medicamentos podem melhorar os sintomas do TEPT. Normalmente, os medicamentos ansiolíticos podem abrandar os sintomas de ansiedade e estresse agudo. Em alguns casos, uso agudo de antipsicótico pode aliviar sintomas graves de ansiedade e problemas relacionados, como insônia e explosões de raiva. Os antidepressivos ISRS como sertralina e paroxetina são os mais recomendados para controlar sintomas de ansiedade, depressão, melhorar sono e concentração.

Reação aguda ao estresse

- *Abordagem geral*: deve-se sempre checar se há traumatismo craniano, bastante comum em vítimas de traumas, podendo evoluir com sintomas de confusão mental e agitação psicomotora. Os quadros de epilepsia, intoxicação e abstinência por álcool e outras substâncias também podem evoluir com um quadro ansioso. Indagar sobre o uso de álcool e outras substâncias deve fazer parte da abordagem inicial.
- *Tratamento farmacológico*: o uso de benzodiazepínicos após eventos traumáticos não tem bases sólidas na literatura em relação a risco/beneficio na prevenção do desenvolvimento de quadros ansiosos. Alguns trabalhos mostram que além de ineficaz, essa técnica aumenta o risco de desenvolvimento de TEPT (69% *versus* 15% com placebo). Outros estudos recentes apontam para o uso de cortisol na forma de hidrocortisona 100 mg (10 mg/hora) e betabloqueadores logo após o evento traumático (propranolol 40 mg por via oral 4 a 10 dias após o evento, até 4 horas depois do trauma). A escolha de corticoide ou betabloqueador deve ser feita pelo clínico levando-se em consideração se existe alguma patologia associada que possa vir a se complicar com o uso de um ou do outro, como o uso de betabloqueador em pacientes com doença pulmonar obstrutiva crônica ou corticosteroides em pacientes com quadros infecciosos associados. Na ausência desse tipo de complicações, as evidências de resposta são similares tanto para betabloqueadores quanto para glicocorticoides. Porém, se essa for a escolha, deve ser tomada no ambiente hospitalar.

Transtorno de ansiedade devido a uma condição médica geral

- *Abordagem geral*: deve-se sempre questionar o uso de substâncias (introduzidas recentemente ou em uso associado), tratamentos e doenças de base no atendimento pré-hospitalar (Tabela 3).

422 Seção 4 | Emergências clínicas e psiquiátricas

- *Tratamento farmacológico*: a resolução destes quadros se dá com a suspensão e/ou troca da medicação que causou o quadro ansioso. Medicações sintomáticas, como ansiolíticos, podem ser oferecidas após a checagem de sinais vitais, mas o paciente deve ser encaminhado para uma avaliação hospitalar para determinar a exata causa do quadro ansioso.

Tabela 3   Medicações e substâncias que podem provocar ansiedade

Anticolinérgicos (biperideno e prometazina) e antiparkinsonianos.
Anticonvulsivantes (carbamazepina, ácido valproico, fenitoína, etc.).
Antidepressivos (ISRS), neurolépticos (acatisia), benzodiazepínicos (reação paradoxal e abstinência).
Anti-hipertensivos, digitálicos.
Corticosteroides.
Tuberculostáticos.
Anti-inflamatórios não esteroides, analgésicos, opioides.
Hormônios tireoidianos.
Cafeína, cocaína, maconha, álcool, tabaco, alucinógenos, anfetaminas.
Quimioterápicos.
Anestésicos (lidocaína).
Betabloqueadores (abstinência).
Glutamato monossódico (molho shoyu, Ajinomoto®).

Transtorno conversivo

- *Abordagem geral*: sempre questionar se de fato o paciente não apresenta algum quadro orgânico que poderia ser o causador de tal sintomatologia, inclusive em paciente que já tem história prévia de quadros conversivos. Deve ser realizada uma abordagem de acolhimento, levando o paciente para um local com menos estímulos, inclusive se possível separado da família e/ou de acompanhantes e reforçando que tais sintomas irão melhorar e desaparecer de forma lenta e gradual. Deve-se tranquilizar o paciente em relação à não gravidade de seus sintomas físicos e encaminhar para avaliação em ambiente hospitalar e seguimento psicológico ambulatorial.
- *Tratamento farmacológico*: muitas vezes a abordagem verbal não resolve o problema e é necessário o uso de medicamentos para cessar a crise conversiva. Os benzodiazepínicos por via endovenosa podem ser utilizados com cuidado: diazepam 10 mg, 1 ampola EV lento, não diluído até resolução do quadro. Não há necessidade de usar toda a dosagem, pois em geral o quadro conversivo é interrompido após atingir a sedação do paciente. Para evitar o risco de parada respiratória, essa conduta deve ser indicada estritamente em unidade de emergência sob a orientação de médico familiarizado com a medicação.

Transtorno dissociativo

- *Abordagem geral*: o paciente deve ser removido para um local protegido onde possa tentar reestabelecer seu nível de consciência. Deve-se explicar ao paciente que essas situações geralmente ocorrem pois muito provavelmente o indivíduo está vivendo situações muito complicadas e estressantes (por exemplo, abuso, trauma e violência). Nessa medida, "esquecer tudo" deve ser entendido como um mecanismo de autoproteção de seu psiquismo naquele momento, porém não é a melhor forma de resolver os problemas. Como são quadros que ocorrem sem o controle do paciente, este deve procurar ajuda psicológica e talvez até psiquiátrica para resolver seus problemas por meio de mecanismos de enfrentamento mais adequados.
- *Tratamento farmacológico*: assim como nos quadros conversivos, muitas vezes os pacientes com quadros dissociativos necessitam do uso de fármacos para o controle de um quadro agudo. Essas condutas devem ser aplicadas num ambiente hospitalar protegido e com mais recursos clínicos. Medicamentos sedativos como benzodiazepínicos e antipsicóticos em baixa dose são os tratamentos recomendados.

✱ ABORDAGEM A TENTATIVA DE SUICÍDIO

De acordo com a Organização Mundial da Saúde (OMS), ocorrem por ano cerca de um milhão de casos de suicídio em todo o mundo, sendo o fato que mais chama a atenção a crescente elevação dos números estatísticos quando há uma comparação com anos anteriores. Para se ter uma ideia, a taxa de suicídios cresceu 60% nos últimos 50 anos. Segundo a mesma organização, ocorre um suicídio a cada 30 segundos. E pior: estima-se que, para cada pessoa que comete suicídio, existem pelo menos outras vinte que tentaram, mas não conseguiram consumar o ato.

O Brasil ocupa o 73º lugar no ranking de número de casos. Entretanto, se levarmos em conta números reais, ou seja, desprezando proporções demográficas, o país alcança a lastimável marca de 11º colocado. Aqui, a média diária é de 25 suicídios, ou seja, pouco mais de nove mil por ano.

Isso faz com que as equipes de urgências e emergência tenham que se preocupar cada vez mais com esste tipo de ocorrência e buscar junto às doutrinas modernas de psiquiatria, psicologia e sociologia técnicas para abordar de forma segura esse tipo de vítima.

Entre as principais causas que levam uma pessoa a acabar com a própria vida estão problemas como depressão, abuso de drogas e situações temporais que despertam forte carga emocional, como o fim de um relacionamento amoroso ou a perda de um emprego.

Serão determinadas as linhas principais de abordagem, porém deve-se sempre ter em foco que se está lidando com algo imprevisível, a mente humana, e sendo assim, im-

424 Seção 4 | Emergências clínicas e psiquiátricas

precisões podem ocorrer, o que não deve, de forma alguma, ocasionar um sentimento de frustração nas equipes que atenderam a urgência.

Princípios básicos de uma abordagem segura e eficaz

A observação e a comunicação são duas das mais importantes ações para se ajudar o paciente, tenha ele comprometimento psíquico ou não. É preciso observar as ações do paciente para que se possa ter uma leitura de seu estado e, por meio de ações terapêuticas, principalmente, e de inter-relação através da comunicação, trazer alívio e melhora para seu sofrimento.

Procedimentos da abordagem técnica

Tentar formar vínculo com o paciente

O profissional deve dar atenção, saber ouvir, saber compreender e aceitar os atos do paciente, orientá-lo sobre seu estado e o que deverá ser feito, deve se identificar de maneira formal (nome, trabalho, função, por que está ali), e o mesmo deve ser feito com familiares e/ou acompanhantes; deve ser receptivo ao paciente, abordá-lo de forma respeitosa e gentil; sentir-se mobilizado com o sofrimento do paciente e demostrar que está ali para tentar ajudá-lo.

Essas questões ajudam na formação do vínculo, mas deve-se ter em mente que o paciente é quem escolhe com quem, quando e como se vincular a cada indivíduo; uma vez formado esse vínculo deve-se preservá-lo, pois é de intensa utilidade para se conseguir atitudes e abordagens terapêuticas.

O vínculo facilmente se quebra se o paciente perceber que foi usado, que mentiram para ele, que o ameaçam ou desafiam, e atitudes variadas podem ser tomadas pelo paciente se sentir que o profissional não é confiável.

Manter o canal de comunicação aberto

Quando o paciente estiver desorientado, falando muito, mudando de assunto a todo momento, deve-se colocar limites (fixar assunto, toda vez que sair, fazer o retorno, se fazer ouvir).

Olhar para o paciente

Deve-se olhar o paciente durante o atendimento por uma questão de respeito, demonstrar atenção e perceber comunicação extraverbal, até como proteção para o profissional, já que se estiver disperso e o paciente tentar agredi-lo, a reação será diminuída e o fator surpresa será fator decisivo para o paciente.

Capítulo 34 | Distúrbios psicomotores conversivos e abordagem a tentativa de suicídio **425**

Ouvir atentamente

Também para demostrar atenção, educação e respeito ao paciente é necessário ouvir o que ele tem a dizer e, se possível, manter o diálogo, pois momentos de desabafo trazem alívio de tensão e fazem com que o vínculo se estreite, caso haja demonstração de interesse por quem ouve. No caso do paciente estar confuso e mudando várias vezes de assunto, não falando coisas compreensíveis, não se deve em momento algum demostrar rejeição, rispidez, ameaça moral/física, coerção ou desafiar o paciente. Deve-se tentar explicar o estado ao paciente e fixar limites.

Respeitar pausas silenciosas

Há pacientes que ao relatarem seus conflitos e problemas podem ter um aumento de seu sofrimento e por vezes necessitam de uma pausa para poderem reequilibrar-se, ordenar o pensamento, aliviar as pressões. Quando ocorrerem essas pausas, o profissional deve por alguns instantes mantê-las e em seguida estimular o paciente a voltar a falar. Caso o paciente não queira, não se deve insistir, e sim respeitá-lo e orientá-lo de que quando quiser voltar a falar, poderá procurá-lo. Por outro lado, não se deve deixar o paciente por muito tempo em silêncio.

Não completar frases para o paciente

Há pacientes que têm o pensamento mais lento e por isso têm dificuldades para se expressar, sem conseguir por vezes completar frases, falar fluentemente, terminar um assunto. O profissional deve estimular o paciente a concluir a frase e o assunto com suas próprias palavras, na tentativa de melhorar o curso desse pensamento (estímulo ao "normal").

No caso do paciente estar com fuga de ideias (muda de assunto várias vezes), deve-se tentar fixar um assunto e, toda vez que ele sair do mesmo, tentar retornar.

No caso do paciente não conseguir falar de maneira compreensível, o profissional deve orientá-lo quanto à dificuldade de manter a comunicação e se mostrar disponível quando necessário.

Repetir, resumir e relacionar ideias para o paciente

Quando o paciente mantém um diálogo e fornece várias informações importantes, se faz necessário que ao final ou no momento que se considerar adequado o profissional repita as ideias com um pequeno resumo das mesmas e verifique a repercussão que isso promove no paciente.

426 Seção 4 | Emergências clínicas e psiquiátricas

Ao devolver essas ideias, o profissional deve observar a comunicação extraverbal do paciente, assim como suas colocações verbais.

Espaço para o paciente perguntar

Deve-se sempre deixar um espaço para que o paciente se sinta à vontade para se expressar, fazer perguntas, tirar dúvidas, repetir assuntos, pedir orientação.

O respeito ao seu sofrimento e às suas necessidades deve sempre estar em primeiro plano para que se o profissional possa ser terapêutico na assistência.

O que não se deve fazer na abordagem técnica

Mentir, prometer ou seduzir

Não se deve em nenhuma ocasião mentir para o paciente, pois ao descobrir a verdade ele se sentirá enganado e o vínculo que possa existir será perdido.

O profissional deve prometer ao paciente somente aquilo que estiver ao seu alcance e sempre cumprir o prometido.

Há vezes em que o paciente busca na figura do profissional que o atende resolução para suas carências emocionais, se apega ou distancia afetivamente. O paciente às vezes pede carinho, proteção, ajuda, atenção, às vezes pede coisas materiais (alimentos, revista, cigarro, etc.). Usando o bom-senso, é possível prometer o que estiver dentro das possibilidades do profissional e de uma atuação adequada.

Chamar por apelidos ou nomes jocosos

O paciente deve ser chamado pelo seu nome e não por apelidos. Mesmo com intenção carinhosa e respeitosa, não se deve chamar o paciente de "irmão", "tia", "avó", "mano", etc. Não se deve fazer comentários negativos sobre o paciente entre a equipe, com os familiares ou acompanhantes.

Ser agressivo ou ríspido com o paciente

Em nenhum momento se deve usar agressão verbal ou física contra o paciente. Caso o paciente esteja agressivo, a ação física deve ser usada somente para proteção.

A técnica de contenção física deve ser adotada quando necessário, conforme ensinado, procurando não agredir o paciente ao contê-lo.

Também é preciso atuar de forma educada e firme perante o paciente, demostrando atenção sem precisar ser grosseiro, mal-educado, ríspido ou agressivo verbalmente.

Desafiar o paciente

Há pacientes que ameaçam o profissional, mas não se deve lidar com a ameaça, e sim com a necessidade que o paciente tem.

Caso o paciente desafie o profissional, este deve mostrar que sua intenção é ajudar, as complicações que o ato irá causar e a postura que adotará em seguida.

Julgar, dar opinião pessoal, aconselhar

Mesmo que o paciente/familiar peça, o profissional não deve emitir opinião pessoal ou julgar o paciente, os atos que tenha feito ou que desejava fazer, e direcionar de maneira enganosa o que se quer que ele faça.

O mesmo não deve ocorrer quanto a dar conselhos para o paciente, pois isso pode piorar em muito o estado do mesmo.

É comum que a equipe que atende a uma tentativa de suicídio, ao considerar que se trata de forma suave ou leve (a pessoa quis chamar a atenção), emita julgamentos ou opiniões, dê conselhos do tipo: "já que quer morrer, por que não dá um tiro na cabeça", "se matar é pecado, Deus não quer".

✳ CONSIDERAÇÕES FINAIS

A condução serena e respeitosa dos quadros descritos pode garantir que a maioria das alterações psicomotoras seja manejada com segurança para uma evolução favorável. Além da retirada do paciente do ambiente nocivo que demandou a chamada para atendimento pré-hospitalar, pode ser necessário atender e inquirir os seus familiares e amigos em separado. Por vezes, o paciente solicita uma pessoa de confiança para acompanhá-lo. Caso contrário, o atendimento do paciente em ambiente hospitalar pode prosseguir e ocorrer isoladamente na companhia da equipe de saúde.

Como um princípio básico, a checagem de parâmetros vitais e o exame físico devem ser rotineiros para todos os casos. Exames complementares devem ser solicitados quando há suspeita de envolvimento orgânico ou uso de substâncias psicoativas. O tratamento farmacológico emergencial deve ser indicado quando há um sofrimento intenso ou naqueles quadros que demoram para alcançar uma resolução parcial ou remissão com o atendimento pré-hospitalar. Encaminhar posteriormente o paciente para consultas ambulatoriais psiquiátricas ou psicológicas é uma conduta recomendada para todos os

428 Seção 4 | Emergências clínicas e psiquiátricas

casos, salvo quando há risco de suicídio ou heteroagressão que pedem cuidados e observação mais prolongados.

✳ BIBLIOGRAFIA

1. American Psychiatric Association (APA). Diagnostic and statistical manual of mental disorder. Text revision (DSM-IV-TR). 4th ed. Washington, D.C.: American Psychiatric Press; 2000.
2. Botega NJ. Prática psiquiátrica no hospital geral: interconsulta e emergência. 2. ed. São Paulo: Artmed; 2006.
3. Figueira I. O estresse pós-traumático em áreas afetadas pelo tsunami. Rev Bras Psiquiatr. 2005;27(2):93-4.
4. Loch AA, Wang YP. Transtornos conversivos. In: Pronto-socorro: medicina de emergência. 3. ed. Barueri: Editora Manole; 2013. p.1559-64.
5. Melzer DL, Teng CT. Transtornos de ansiedade. In: Pronto-socorro: condutas do Hospital das Clínicas da Faculdade de Medicina da Universidade de São Paulo. Barueri: Editora Manole; 2007. p.739-45.
6. Melzer DL, Sato FP, Kurcgant D. A psicofarmacologia das emergências psiquiátricas. In: Psicofarmacologia aplicada: manejo prático dos transtornos mentais. 2. ed. São Paulo: Editora Atheneu; 2011. p.259-74.
7. Minatogawa-Chang T, Teng CT. A psicofarmacologia dos transtornos ansiosos. In: Psicofarmacologia aplicada: manejo prático dos transtornos mentais. 2. ed. São Paulo: Editora Atheneu; 2011. p.85-111.
8. Organização Mundial de Saúde (OMS). Classificação de transtornos mentais comportamentais da CID-10: descrições clínicas e diretrizes diagnósticas. Disponivel em: http://www.who.int/classifications/icd/en.
9. Pitman RK, Delahanty DL. Conceptually driven pharmacologic approaches to acute trauma. CNS Spectr. 2005;10(2):99-106.
10. Durkheim E. O suicídio. São Paulo: Martins Fontes; 2002.
11. Angerami VA. Suicídio: fragmentos de psicoterapia existencial. São Paulo: Pioneira Thomson; 1997.
12. Paiva LM. Depressão e suicídio: tanatismo. v. 2. Rio de Janeiro: Imago; 1980.

CAPÍTULO 35

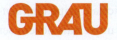

Condutas em doenças infecciosas

Amaro Nunes Duarte Neto
Maria Cecília de Toledo Damasceno

✱ INTRODUÇÃO

A equipe de atendimento pré-hospitalar pode deparar-se com o atendimento a enfermos com doenças infecciosas em sua rotina diária ou em eventos excepcionais, em que a saúde da população é acometida em larga escala, como surtos e epidemias, desastres ou, ainda, nos casos de bioterrorismo. Em condições rotineiras de trabalho, o serviço de atendimento médico pré-hospitalar deve prevenir a transmissão de infecções entre os profissionais que nele trabalham e entre os pacientes transportados do domicílio às unidades de saúde.

O Brasil, localizado em área tropical, é um país considerado região endêmica para diversas doenças infecciosas que apresentam períodos regulares de epidemias, como dengue, leptospirose, malária, febre amarela, hantavirose, meningites e viroses respiratórias sazonais como a *Influenza*. Variações na incidência de casos são frequentes para muitas doenças, segundo a estação climática e o período de chuvas; como exemplos temos a dengue e a leptospirose, as quais serão discutidas com mais detalhes posteriormente. No Rio de Janeiro, após a enchente de 2008, houve uma epidemia importante na história da dengue no Brasil, com 57.010 casos e 67 mortes notificadas por dengue grave. Devido à superlotação dos serviços de saúde da capital, hospitais de campanhas do exército foram montados para suprir a demanda excessiva, provendo leitos de observação e de internação breve para a hidratação intravenosa, na tentativa de evitar um maior número de casos de dengue com choque. O serviço de atendimento pré-hospitalar pode ter uma participação fundamental ao atender pacientes com dengue grave, evitando a progressão do choque, ao iniciar a ressuscitação volêmica no domicílio e durante o transporte.

430 Seção 4 | Emergências clínicas e psiquiátricas

A equipe de pré-hospitalar deve estar devidamente imunizada contra hepatite tipos A e B, tétano, sarampo, difteria, coqueluche, rubéola, caxumba, varicela e gripe (*Influenza*). No Brasil, também recomenda-se a BCG. Todos as precauções universais devem ser utilizadas de forma rotineira. No caso de exposição acidental, o profissional de pré-hospitalar deve buscar ajuda especializada imediatamente.

✳ ANTRAX

Período de incubação de 1 a 6 dias, transmissão particularmente por aerossóis. O quadro clínico típico apresenta-se com febre, mal-estar, tosse não produtiva, graus variados de insuficiência respiratória, etc. Drogas de escolha para o tratamento incluem doxiciclina e ciprofloxacino.

✳ BOTULISMO

O quadro clínico mais característico dá-se por paralisia descendente, com fraqueza muscular, ptose, borramento visual, disfagia e insuficiência respiratória em graus variados de intensidade. O tratamento é feito por meio da toxina antibotulínica.

✳ CÓLERA

Infecção intestinal causada pelo *Vibrio cholerea*. A transmissão ocorre por água e/ou alimentos contaminados. Quadro clínico clássico de diarreia aquosa, aguda e muito volumosa. Em geral, evolui rapidamente para desidratação e choque hipovolêmico. O tratamento inicial baseia-se na reposição de fluidos e eletrólitos.

✳ DENGUE

A dengue é uma doença infecciosa aguda, autolimitada, de notificação compulsória, causada pelo vírus da dengue (arbovírus do gênero *Flavivirus*), sendo a principal doença transmitida por artrópodes atualmente. O vírus da dengue tem quatro sorotipos – DENV 1, DENV 2, DENV 3 e DENV 4, distribuídos globalmente, inclusive endêmicos no Brasil. A classificação do vírus da dengue em sorotipos tem grande importância, uma vez que entre os sorotipos existe uma variação antigênica que o torna resistente às vacinas já desenvolvidas e induz padrões de resposta imune que estão envolvidos na fisiopatogenia do quadro de choque e em caso de reinfecções com diferentes sorotipos. O vetor mais comum nas Américas é a fêmea do mosquito *Aedes aegypti*, porém a espécie *Aedes albopictus* vem assumindo importância no Brasil.

As epidemias de dengue incidem nas estações quentes e com alto índice pluviométrico, quando o *Aedes* encontra o ambiente favorável para a postura de larvas, em locais de acúmulo de água limpa e parada (pneus, vasos de plantas, garrafas vazias, caixas d'água, etc.). Ao picar um paciente na fase aguda da dengue, o mosquito torna-se infectado e transmite a doença para outros indivíduos suscetíveis à infecção. Toda a população é suscetível ao vírus da dengue, sendo aqueles com menos de 15 anos os mais acometidos por doença grave durante as epidemias.

O quadro clínico da dengue é variável e espectral, com muitos casos assintomáticos ou oligossintomáticos, apresentando a doença febril clássica, e um número pequeno de casos com dengue grave (com fenômenos hemorrágicos e/ou choque). Os sintomas clássicos da dengue são: febre alta que persiste por 5 a 7 dias, cefaleia, dor retro-orbitária, mialgias e artralgias intensas, inclusive com imobilidade, anorexia, náuseas e vômitos. Exantema cutâneo macular difuso é característico, por volta do quarto ao quinto dia de doença. Fenômenos hemorrágicos surgem em todas as formas da dengue: plaquetopenia, epistaxe, petéquias, gengivorragia, hematêmese, melena, hematúria e metrorragia. Os achados clínicos de dengue grave instalam-se por volta do terceiro ao sétimo dia de doença, em geral após a defervescência, com sinais e sintomas de extravasamento capilar (hemoconcentração, hipoalbuminemia, ascite, derrame pleural e pericárdico) e choque. O Quadro 1 mostra os principais sinais e sintomas da dengue e os sinais de alerta para os casos de dengue grave e o seu manejo clínico.

O diagnóstico de dengue pode ser feito empregando-se diversos métodos complementares. O isolamento viral tem importância epidemiológica para a determinação da distribuição de sorotipos de uma determinada região. A sorologia é o principal método empregado para o diagnóstico, com a coleta de soro do paciente feita a partir do sexto dia de doença. Exames gerais podem mostrar achados inespecíficos, mas ajudam a fortalecer o diagnóstico da dengue. Como exemplos temos hemograma (hemoconcentração e plaquetopenia), análise da função renal (ureia e creatinina séricos elevados em caso de choque), hipoalbuminemia (na dengue grave) e lactatemia (lactato aumentado em caso de choque).

Não existe tratamento específico para a dengue, devendo-se prescrever sintomáticos como analgésicos, antitérmicos e antieméticos, devendo o ácido acetilsalicílico ser evitado. A hidratação oral é feita nos casos sem complicações. No entanto, hidratação intravenosa com soluções isotônicas deve ser empregada em caso de sinais de gravidade e com choque, com o objetivo de recuperar o volume intravascular diminuído às custas das alterações endoteliais, que levam ao sequestramento de fluidos e solutos para o interstício, gerando o estado de hipoperfusão tecidual, responsável pela insuficiência de múltiplos órgãos e o óbito na dengue grave. É possível que o serviço de atendimento médico pré-hospitalar depare-se com a situação de socorrer em domicílio o paciente com suspeita/caso confirmado de dengue. A avaliação inicial deve ser dirigida para o estado

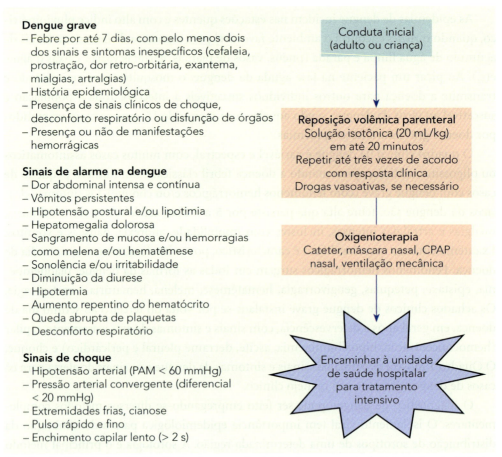

Quadro 1 Sinais de gravidade da dengue, sinais de choque e conduta inicial para hidratação intravenosa e oxigenoterapia na dengue grave.

cardiovascular, respiratório e neurológico, com o intuito de detectar sinais e sintomas de gravidade e instituir, se indicado, o mais rápido possível a expansão volêmica intravenosa e oxigenioterapia (Quadro 1).

A profilaxia da dengue é feita com medidas de higiene sanitária, que combatam focos criadouros de mosquitos nos domicílios, ação que exige a participação conjunta das autoridades sanitárias e de toda a população, de forma a diminuir a incidência e o aparecimento de surtos da dengue. Vacinas eficazes para prevenção da doença em nosso meio não estão disponíveis até o momento.

✱ DIARREIA AGUDA

São vários os agentes e seus mecanismos. Por definição, diarreia aguda é uma alteração do hábito intestinal, em que ocorre aumento do número de evacuações (três ou mais

Capítulo 35 | Condutas em doenças infecciosas **433**

por dia), aumento do volume fecal, e as fezes ficam com menor consistência. A duração do quadro é inferior a duas semanas. Os principais achados clínicos além dos expostos são náuseas, vômitos, desidratação, febre, anorexia, dor abdominal, etc. Alguns quadros demandarão internação e uso de antibióticos. A equipe de pré-hospitalar pode realizar hidratação endovenosa, caso necessário – 20 mL/kg de peso em 10 a 15 minutos de soro fisiológico. A terapia de reposição oral (TRO) é a via preferencial de reposição em casos de diarreia aguda. Em caso de vômitos, pode-se utilizar 10 mg por via endovenosa de metoclopamida e em caso de alergia, 4 a 8 mg de ondasentron por via endovenosa. Para dor abdominal, a associação de hioscina e dipirona é uma boa escolha.

✳ FEBRE AMARELA

É endêmica em determinadas regiões do Brasil, sendo transmitida por mosquitos de várias espécies. As manifestações clínicas são diversas, desde febre até disfunção de coagulação grave. Tratamento pré-hospitalar feito com suporte clínico.

✳ FEBRE TIFOIDE

Causada pela *Salmonella typhi*, podendo ser provocada pela ingestão de água e/ou alimentos contaminados. Manifesta-se por diarreia aquosa e esplenomegalia dolorosa. O isolamento entérico deve ser mantido durante durante toda a duração da doença.

✳ HANTAVIROSE

A transmissão humana dá-se por meio de aerossóis originados em excretas e secreções de roedores silvestres. É uma febre hemorrágica acompanhada de síndrome renal e/ou cardiopulmonar. Tratamento pré-hospitalar feito com suporte clínico.

✳ HEPATITES

Muito prevalentes em todo o mundo. Os tipos B, C e D têm sua transmissão na forma parenteral, sexual e vertical (de mãe para o recém-nascido). A hepatite tipo A é de transmissão oral-fecal. Recomenda-se vacinação para os tipos A e B e uso de EPI no trato de pacientes com essas patologias, sejam agudas ou crônicas.

✳ HIV/SIDA

Complicações relacionadas à doença podem ser vistas em todas as fases dela. Os quadros neurológicos podem ser focais ou não, como toxoplasmose, encefalite, meningite

434 Seção 4 | Emergências clínicas e psiquiátricas

criptocócica, linfoma de SNC, etc. Em geral, os quadros mais frequentemente vistos são os respiratórios, especialmente a pneumonia por *Pneumocystis jiroveci*, além de tuberculose e pneumonias bacterianas. Quadros de diarreia, anemia e trombocitopenia também manifestam-se. Tratamento pré-hospitalar feito com suporte clínico conforme necessidade.

✳ LEPTOSPIROSE

A leptospirose é uma doença infecciosa aguda, considerada uma zoonose, causada por espécies virulentas de bactérias espiraladas (espiroquetas) do gênero *Leptospira*. A doença apresenta um amplo espectro clínico, desde quadros oligossintomáticos inespecíficos até formas graves como a doença de Weil, caracterizada por febre, icterícia colestática, uremia, plaquetopenia e fenômenos hemorrágicos, inclusive com síndrome hemorrágica pulmonar fulminante.

A transmissão da doença ao homem ocorre pelo contato direto com urina infectada de animais reservatórios (forma direta) ou pela exposição à água e solos contaminados pela urina desses animais (forma indireta). Em países em desenvolvimento, de regiões tropicais e subtropicais, a leptospirose está associada com uma urbanização desorganizada, com alagamentos, proliferação de roedores e moradias em más condições sanitárias.

O período de incubação da leptospirose é, em média, de 5 a 14 dias, com quadro clínico heterogêneo, sendo a maioria dos casos assintomáticos ou oligossintomáticos, semelhantes aos de uma doença viral aguda. O quadro clássico da leptospirose é o da forma ictero-hemorrágica (doença de Weil), caracterizada por febre, icterícia colestática, hepatoesplenomegalia discreta, uremia, aumento de creatina fosfoquinase pela lesão muscular esquelética, plaquetopenia e fenômenos hemorrágicos, inclusive com síndrome hemorrágica pulmonar fulminante. Entre os fatores de risco para óbito na cidade de São Paulo, foram determinadas as presenças de oligúria, plaquetopenia, idade acima de 35 anos e lesão pulmonar (mais forte preditor de óbito).

Os exames confirmatórios da leptospirose utilizam métodos sorológicos, hemocultura, anatomopatológico e de biologia molecular. As sorologias empregam técnicas de imunoensaio. A hemocultura deve ser coletada nos primeiros dias de doença febril, cultivada em meio especial e leva de quatro a seis semanas para positivar. A PCR detecta o DNA bacteriano no sangue, colhido dentro de sete dias do início da doença e ainda no liquor, na urina e no humor aquoso. O exame anatomopatológico mostra aspectos sugestivos de leptospirose em órgãos como fígado, pulmões e rins, auxiliado por colorações de prata, que revelam a espiroqueta nos tecidos ou pelo método de imuno-histoquímica, que detecta antígenos da leptospira nos tecidos.

O tratamento da leptospirose consiste em administrar fluidos de hidratação, analgésicos, antitérmicos e principalmente a antibioticoterapia. Os antibióticos mais utilizados e eficazes são a penicilina cristalina (1,5 milhão de unidades IV, 6/6 horas), ampicilina (1 g IV, 6/6 horas), ceftriaxone (1 a 2 g IV ao dia), para casos graves, ou doxiciclina (100 mg, duas vezes ao dia, VO) para casos leves, por 5 a 7 dias. Azitromicina na dose de 500 mg IV ao dia pode ser uma alternativa, quando os betalactâmicos são contraindicados. Casos graves, com doença de Weil, necessitam de terapia dialítica precoce e diária para tratamento da uremia e de ventilação mecânica para os pacientes com insuficiência respiratória.

A profilaxia da leptospirose com doxiciclina (200 mg, VO, por semana) não é uma medida preventiva em massa, mas, sim, deve ser individualizada para aqueles sob exposição de alto risco, com contato com fluidos corpóreos, águas e solos contaminados por leptospiras, como é o caso de profissionais que lidam com animais infectados (veterinários, técnicos de laboratórios), garis, limpadores de esgotos ou mesmo após contato com águas de inundações e enchentes, no caso de equipes que fazem atendimento pré-hospitalar.

✳ MENINGITE, ABSCESSO CEREBRAL E ENCEFALITE

Podem ser potencialmente fatais. Os principais agentes da meningite no nosso meio são: pneumococo, meningococo, hemófilos e estreptococo do grupo B. O paciente pode apresentar-se com três tipos de síndromes, sozinhas ou combinadas: síndrome toxêmica, com febre e queda do estado geral; síndrome de hipertensão intracraniana, com cefaleia, náusea e vômitos; e a síndrome de irritação meníngea, com rigidez de nuca, dor ou desconforto lombar e sinal de Kernig e Brudzinski. O tratamento pré-hospitalar envolve basicamente suporte clínico conforme a sintomatologia apresentada. A doença meningocócica é mais prevalente no inverno, sendo a transmissibilidade mantida enquanto houver agente na nasofaringe. Na suspeita deste quadro, deve ser instituída rapidamente prevenção respiratória contra gotículas. No caso de realizar exame da orofaringe, aspiração de vias aéreas ou intubação orotraqueal sem uso de máscara, a equipe deverá realizar profilaxia pós-exposição com 600 mg de rifampicina a cada 12 horas por 2 dias ou ciprofloxacino 500 mg em dose única. Abscessos cerebrais cursam com sinais focais e/ou hipertensão intracraniana e variam muito em virtude da localização, do tamanho e do número de lesões existentes. A maior parte surge a partir de quadros de otite média, sinusite e mastoidite. O tratamento pré-hospitalar inclui suporte clínico com proteção da via aérea e medidas contra hipertensão intracraniana, caso seja necessário. As encefalites cursam com quadro de alteração da consciência, convulsão, alteração de comportamento, febre, etc. Podem ser virais, bacterianas, fúngicas, por parasitas ou inflamatórias. A mais frequentemente vista, no nosso meio, é a herpética.

436 Seção 4 | Emergências clínicas e psiquiátricas

✳ MICOTOXINA T2

Esta exposição fúngica causa prurido e até necrose na pele. Também há acometimento respiratório, com tosse, dor torácica, hemoptise, choque, etc. O tratamento é feito com suporte clínico.

✳ MONONUCLEOSE INFECCIOSA

Causada pelo vírus Epstein-Barr, mais frequentemente vista em adultos jovens. Os sintomas mais frequentes são febre, mal-estar, astenia, adenomegalia, etc. A transmissão é respiratória, por isso o uso de máscara durante o atendimento é recomendado.

✳ MORDEDURA E/OU ARRANHADURA DE CÃES E GATOS

São frequentes na prática clínica emergencial. A gravidade varia muito, sendo pés e mãos os locais mais acometidos. Os agentes que causam infecção encontram-se na boca do animal e na pele do agredido. Tratamento pré-hospitalar com suporte clínico e limpeza do local.

✳ PNEUMONIA ADQUIRIDA NA COMUNIDADE

É bastante prevalente no nosso meio. O pneumococo é o agente mais frequentemente isolado. As manifestações clínicas mais vistas são febre, tosse, dor torácica ventilatório--dependente, cefaleia, taquicardia, taquipneia, etc. Internação pode ser necessária, inclusive em unidade de terapia intensiva, e o uso de antibióticos é obrigatório. No transporte, realizar suporte clínico, oxigenioterapia caso haja hipoxemia, e ressuscitação volêmica se houver sinais clínicos que a solicitem.

✳ PESTE

Causada pela *Yersinia pestis*. Pode ter três formas, bubônica, septicêmica primária e pneumônica. O período de incubação é de 2 a 3 dias. O quadro clínico da forma pneumônica manifesta-se por meio de cefaleia, hemoptise e graus variados de insuficiência respiratória. Tratamento feito preferencialmente com suporte clínico, incluindo ventilatório, mais estreptomicina, ciprofloxacino, gentamicina ou doxiciclina.

✳ RAIVA HUMANA

Causada pelo vírus rábico, com tropismo pelo SNC. A forma mais comum de transmissão é a penetração do vírus, que se encontra na saliva do animal contaminado, por mordedura, arranhadura em pele íntegra ou lambedura em pele e/ou mucosa lesada. Tratamento pré-hospitalar feito com suporte clínico da vítima.

✳ RIQUETSIOSES

No Brasil o agente mais prevalente é a *Rickettsia rickettsii*, causando a conhecida febre maculosa brasileira. Sua transmissão dá-se por meio da picada de pulgas, piolhos, ácaros e carrapatos. Ocorrem exantemas em punhos, tornozelos, febre, cefaleia e mialgia. No pré-hospitalar, o tratamento consiste em suporte clínico.

✳ RUBÉOLA

A transmissão é respiratória, mesmo em pessoas assintomáticas. O período de incubação dura de 5 a 7 dias. As manifestações clínicas são febre, astenia, coriza, dor de garganta e exantema maculopapular não pruriginoso.

✳ SRIS, SEPSE, SEPSE GRAVE E CHOQUE SÉPTICO

A identificação precoce de todos estes quadros é fundamental para a melhor evolução dos pacientes em termos de morbimortalidade. SRIS é a síndrome da resposta inflamatória sistêmica, uma resposta inflamatória generalizada do organismo a diversos agentes, como trauma, queimadura, sepse, etc. Para ser definida, precisa apresentar dois ou mais critérios (temperatura > 38 ou menor do que 36°C; frequência cardíaca acima de 90 bpm; frequência respiratória maior que 20, $PaCO_2$ menor do que 32 mmHg ou necessidade de uso de ventilação mecânica; leucocitose maior do que 12.000/mm^3 ou leucopenia menor do que 4.000/mm^3 ou presença de 10% de bastonetes). Sepse é a síndrome da resposta inflamatória sistêmica relacionada a infecção documentada ou presumida. Sepse grave é a sepse associada à hipoperfusão tecidual, hipotensão ou disfunção orgânica – cardíaca, renal, hepática, etc. Choque séptico é o quadro de sepse com hipotensão e hipoperfusão não responsiva a volume com necessidade de uso de drogas vasopressoras.

Os achados clínicos são variados, com influência de idade, do agente etiológico e, muitas vezes, relacionados às condições de saúde prévias do paciente. Podemos citar alteração da PA, extremidades frias, desconforto respiratório, icterícia, oligúria, dor abdominal, tempo de enchimento capilar aumentado, diarreia, etc. No tratamento, a identificação do foco e o uso de antibióticos são determinantes para o sucesso; preconiza-se a introdução deles precocemente, em menos de 1 hora após a identificação do quadro. A equipe de pré-hospitalar pode realizar a ressuscitação volêmica, assim como introduzir vasopressores, caso haja indicação. Recomenda-se a utilização de 20 a 40 mL/kg de soro fisiológico, seguido de ringer lactato, em não havendo sinais de hipercalemia ou insuficiência hepática. Os parâmetros clínicos devem ser observados durante o transporte. No caso de indicação de uso de vasopressores, a droga de primeira escolha é a noradrenalina (1 a 20-50 µg/min – em uma ampola temos 4 mg/4 mL, dilui-se essa ampola em 250 mL de soro glicosado 5%, obtendo-se uma concentração de 60 µg/mL). Vasopressina (0,01 a 0,03 U/minuto – em uma ampola temos 20 unidades, dilui-se em 200 mL de soro glicosado 5%, obtendo-se uma concentração de 0,1 U/mL), dobutamina (2 a 30 µg/min – em uma ampola temos 250 mg/20 mL, diluem-se 4 ampolas em 170 mL de soro glicosado 5%, obtendo-se uma concentração de 4.000 µg/mL) e adrenalina (1 a 30 µg/min – em uma ampola temos 1 mg/1 mL – diluímos 2 ampolas em 250 mL, obtendo uma concentração de 8 µg/mL) também podem ser usadas. A hipoxemia deve ser combatida com uso de oxigênio suplementar, segundo oximetria apresentada, podendo haver necessidade de intubação orotraqueal e ventilação mecânica. Também é importante o controle da glicemia.

✳ SÍNDROME DO CHOQUE TÓXICO

Doença potencialmente fatal, causada por *Staphylococcus aureus* ou *Streptococcus pyogenes*. Na apresentação clínica vemos febre, exantema e hipotensão arterial mediados pela liberação de toxinas. Tratamento pré-hospitalar feito com suporte clínico.

✳ TÉTANO

Causado pelo *Clostridium tetani*, é uma doença não contagiosa, podendo ser acidental ou neonatal. Com a vacinação evita-se a doença. O período de incubação é de 7 a 10 dias. Os primeiros sinais são trismo, rigidez cervical, disfagia, contratura muscular abdominal e de membros. O tratamento pré-hospitalar envolve a estabilização clínica com controle de vias aéreas, além da prevenção dos espasmos, caso estejam ocorrendo – podem ser utilizados diazepam, midazolam e clorpromazina. Pacientes atendidos com ferimento de qualquer natureza contaminado por terra, fezes, sujidades, etc. e que tenham esquema vacinal incompleto devem ser orientados a buscar o posto de vacinação mais próximo a fim de receber complementação vacinal e/ou imunoglobulina antitetânica humana.

✳ TUBERCULOSE

Em sua forma respiratória bacilífera pode ser transmissível. Recomenda-se o uso de máscara protetora durante a intubação orotraqueal.

VARICELA

É doença altamente infecciosa, tanto por meio de aerossóis como por contato direto ou indireto com lesões. Durante o atendimento e o transporte, manter precauções de contato e aerossóis.

BIBLIOGRAFIA

1. Marcus R, Srivastava PU, Bell DM, et al. Ocupational blood contact among prehospital providers. Ann Emerg Med. 1995;25:776-9.
2. Lopes ACS, Oliveira AC, Silva JT, et al. Adesão às precauções padrão pela equipe do atendimento pré-hospitalar móvel de Belo Horizonte, Minas Gerais, Brasil. Cad Saúde Pública. 2008;24(6):1387-96.
3. Martins HS, Damasceno MCT, Awada SB. Pronto-socorro – Medicina de emergência. 3ª ed. Barueri: Manole; 2013.

CAPÍTULO 36

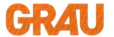

Anafilaxia

Maria Cecília de Toledo Damasceno

❋ INTRODUÇÃO

Os quadros de anafilaxia são um conjunto sistêmico de manifestações clínicas alérgicas desencadeadas por reações mediadas pela imunoglobulina tipo E (IgE). Temos como apresentação clínica desde quadros leves até graves com óbito. Ocorrem em indivíduos previamente sensibilizados ou não, expostos a determinados antígenos.

Alimentos representam em torno de 34% das causas das ocorrências; veneno de insetos, 14%; medicamentos, em torno de 10 a 20%; e exercício, algo em torno de 7%. Causas não identificadas variam entre 20 e 37%.

❋ PRIMEIRA AVALIAÇÃO E CUIDADOS INICIAIS

Temos três tipos de respostas: reação aguda, que tipicamente surge segundos ou minutos após a exposição; reação tardia, que aparece horas após a exposição, sendo a de maior prevalência; e a fase crônica, em que as alterações teciduais permanecem de forma prologada e repetida após exposição ao fator precipitante.

As manifestações podem ser respiratórias (dispneia, sibilos, estridor, hipoxemia, broncoespasmo, rinoconjuntivite, edema de glote), cutâneas, que são o tipo mais frequente das manifestações (urticária e angioedema), cardiovasculares (redução da pressão arterial sistólica, síncope, choque, PCR), gastrointestinais (dor abdominal, vômitos, cólica) e neurológicas (perda de consciência, convulsão). Quanto mais rápido for o aparecimento dos sintomas, mais grave, em geral, será o quadro clínico do paciente. E eles podem aparecer uma única vez, sendo chamados de unifásicos, ou ter regressão e voltar a se manifestar horas mais tarde, conhecidos como bifásicos.

O diagnóstico é clínico, devendo ser feita a distinção entre reação alérgica localizada de menor gravidade e a anafilaxia propriamente dita.

✱ SEGUNDA AVALIAÇÃO

Cabe ao socorrista perguntar sobre o passado alérgico da vítima (casos semelhantes, alergias específicas) e buscar na história atual a ocorrência de picada de insetos, ingesta de alimentos, medicamentos, esforço físico, etc. Também deve identificar o intervalo de tempo entre o evento desencadeador e o início das manifestações. O diagnóstico diferencial deve ser feito com quaisquer patologias com sinais e sintomas semelhantes (arritmias cardíacas, asma, climatério, etc.). Torniquetes ou aplicação de adrenalina no local da injeção implicada no quadro/picada não são recomendados.

✱ TRATAMENTO

A droga de escolha é a adrenalina, via intramuscular em casos graves, via subcutânea em casos leves, e via endovenosa em casos de PCR. Sua administração deve ser a mais precoce possível.

- PCR: 1 mg, via endovenosa, a cada 3 a 5 minutos. Devem ser obtidos 2 acessos calibrosos para infusão rápida de 4 a 8 litros de soro fisiológico. A vasopressina pode ser utilizada como alternativa em pacientes que não respondem à adrenalina. Também, dependendo do caso, podem ser utilizadas difenidramina, 25 a 50 mg, via endovenosa, e ratinidina, 50 mg, via endovenosa. O corticosteroide de eleição é a metilprednisolona, na dose de 125 mg, via endovenosa. Todas as manobras de RCP devem ser feitas em concomitância.

Outros casos

- Adrenalina em adultos: concentração de 1:1.000 (ampola de 1 mL), dose de 0,3 a 0,5 mL, via subcutânea ou intramuscular. Concentração de 1:10.000 (ampola de 1 mL diluída em 9 mL de soro fisiológico), dose de 0,1 a 0,3 mL em infusão lenta (5 minutos).
- Adrenalina em crianças: concentração de 1:1.000 (ampola de 1 mL), dose de 0,01 mL/kg/dose com máximo de 0,3 mL, via subcutânea ou intramuscular. Concentração de 1:10.000 (ampola de 1 mL diluída em 9 mL de soro fisiológico), dose de 0,01 mL/kg/dose com máximo de 0,3 mL em infusão lenta (5 minutos).
- Difenidramina em adultos: 25 a 50 mg, via endovenosa ou intramuscular, até de 4/4 horas.

442 Seção 4 | Emergências clínicas e psiquiátricas

- Difenidramina em crianças: 1 a 2 mg/kg/dose, via endovenosa ou intramuscular até de 4/4 horas e/ou dose máxima de 75 mg/dose.
- Ratinidina em adultos: 50 mg, via endovenosa, até de 8/8 horas.
- Ratinidina em crianças: 1,25 mg/kg/dose, via endovenosa, até de 8/8 horas.
- Corticosteroides: indicados empiricamente, objetivando-se a não ocorrência de resposta tardia. Em adultos: metilprednisolona, via endovenosa, 125 mg até de 6/6 horas. Prednisona via oral, 1 mg/kg/dose (40 a 60 mg), até de 6/6 horas. Em crianças: metilprednisolona, via endovenosa, 1 a 2 mg/kg/dose, até de 6/6 horas e/ou dose máxima de 125 mg/dose. Prednisona, via oral, 1 a 2 mg/kg/dose, até de 6/6 horas e/ou máximo de 75 mg/dose.
- Glucagon precisa de refrigeração e terá pouco uso no cenário de APH. Em adultos: via endovenosa ou intramuscular, 1 a 2 mg, de 5/5 minutos. Via endovenosa, 1 a 5 mg em 5 minutos, seguida de infusão contínua de 5 a 15 µg/minuto. Em crianças: via endovenosa, 20 a 30 µg/kg em 5 minutos (máximo de 1 mg), seguida de infusão contínua de 5-15 µg/kg.
- Suporte ventilatório deve ser considerado caso a caso.

✳ CONSIDERAÇÕES FINAIS

A anafilaxia pode ser potencialmente fatal, cabendo observação constante durante o atendimento e transporte.

✳ BIBLIOGRAFIA

1. Martins HS, Damasceno MCT, Awada SB (eds.). Pronto-socorro – Medicina de emergência. 3ª ed. Barueri: Manole; 2013.
2. Martins HS, Brandão Neto RA, Scalabrini Neto A, Velasco IT (eds.). Emergências clínicas – Abordagem prática. 9ª ed. Barueri: Manole; 2014.
3. Joint Task Force on Practice Parameters. The diagnosis and treatment of anaphylaxis update. J. Alergy Clin Immunol. 2005;115:5483.

CAPÍTULO 37

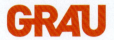

Intoxicação exógena

Jorge Michel Ribera
Maria Cecília de Toledo Damasceno

✱ INTRODUÇÃO

As intoxicações exógenas são frequentes no nosso meio, sendo medicamentos, produtos sanitários domésticos e agrotóxicos os principais produtos envolvidos. Também é comum a associação de uso desses produtos a quadros de tentativa de suicídio.

Os achados clínicos variam muito em função do produto envolvido. Temos 11 síndromes que englobam a maior parte dos casos, muitas vezes com sobreposição de apresentação.

✱ SÍNDROME ANTICOLINÉRGICA

- Antidepressivos tricíclicos, anti-histamínicos, antiparkinsonianos, antiespasmódicos, fenotiazinas, etc.
- Apresenta-se com confusão mental, convulsão, hipertermia, insuficiência respiratória, pele seca, pupila dilatada, taquicardia, agitação psicomotora, tremor, hipertensão, hiperatividade neuromuscular, retenção urinária, etc.
- Tratamento pré-hospitalar: suporte clínico. Resfriamento pode ser necessário caso tenha hipertermia, assim como hidratação. Diazepam no caso da agitação psicomotora precisar ser controlada. Fisostigmina 1 a 2 mg por via endovenosa em 2 a 5 minutos, podendo ser repetida; estando contraindicada em casos de coma, convulsão e na ocorrência de distúrbio de ritmo cardíaco. No caso de distúrbio de condução e arritmias pode-se fazer uso de bicarbonato de sódio (150 mEq a 8,4% em 850 mL de soro glicosado a 5%). Iniciar com 200 a 300 mL/hora, realizando monitorização do

pH sanguíneo. Lavagem gástrica na primeira hora e uso de carvão ativado. A indução de vômitos é contraindicada.

✳ SÍNDROME ASFIXIANTE

- Monóxido de carbono, cianeto, etc.
- Apresenta-se com dispneia, taquipneia, cefaleia, náusea, vômitos, confusão mental, agitação psicomotora, edema cerebral, hipotensão, arritmias cardíacas, edema pulmonar, depressão respiratória, pele e mucosas cor de framboesa, etc.
- Tratamento pré-hospitalar: suporte clínico. No caso do monóxido de carbono (Algoritmo 1), atenção à intensa dispneia com oximetria normal. Recomenda-se o uso de co-oxímetros, que conseguem distinguir a hemoglobina ligada ao oxigênio daquela ligada ao monóxido de carbono. Vítimas com alta concentração de carboxiemoglobina, em geral, têm quadros fatais. Taxas entre 40 e 60% são descritas como quadros graves, entre 20% e 40%, como moderados, e abaixo de 20%, como leves. A vítima deve receber oxigênio a 100% com máscara de não reinalação. No caso dos cianatos, a droga de eleição é a hidroxicobalamina liofilizada (Cyanokit®). Sua infusão deve ser feita o mais precocemente possível. Utilizar na dose de 5 g diluídos em soro fisiológico, infundidos em 15 minutos. podendo ser repetida mais uma vez (Figura 1). Pode-se utilizar também nitrito de amila inalante (USP 0,3 mL): quebram-se duas ampolas ou pérolas, devendo o nitrito ser inalado com ou sem diluição. Também pode ser usado nitrito de sódio a 30% (300 mg/mL) em adultos na dose de 10 mL por via endovenosa em 5 minutos e em crianças de 0,12 a 0,33 mg/kg/peso até no máximo 10 mL. Outro antídoto é o tiossulfato de sódio a 25% (250 mg/mL) na dose de 50 mL por via endovenosa para adultos em 10 a 20 minutos. No caso de resposta incompleta, pode ser repetido em 50% da dose inicialmente usada. Para crianças, 1,6 mL/kg/peso até, no máximo, 50 mL.

Tabela 1 Classificação da severidade da intoxicação por monóxido de carbono

Severidade	Quadro clínico	COHb
Leve	Cefaleia, náusea, vômitos, tontura, borramento visual	< 15-20%
Moderada	Síncope, confusão mental, dor torácica, dispneia, taquipneia, fraqueza, taquicardia	21-40%
Severa	Arritmia, hipotensão, infarto agudo do miocárdio, insuficiência respiratória, edema agudo de pulmão, convulsão, coma, PCR	41-59%
Grave	Morte	> 60%

Capítulo 37 | Intoxicação exógena 445

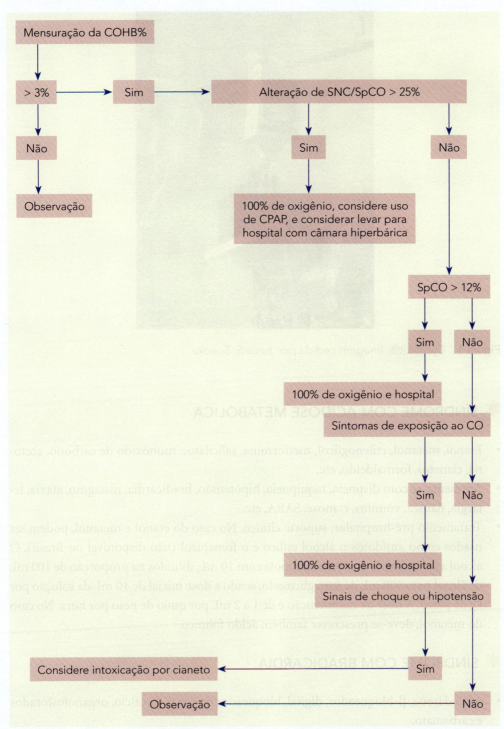

Algoritmo 1 Intoxicação por monóxido de carbono.

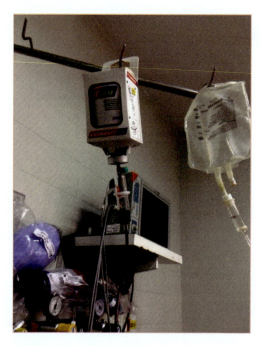

Figura 1 Cyanokit®. Imagem cedida por Junia S. Sueoka.

✳ SÍNDROME COM ACIDOSE METABÓLICA

- Etanol, metanol, etilenoglicol, metformina, salicilatos, monóxido de carbono, acetona, cianetos, formaldeído, etc.
- Apresenta-se com dispneia, taquipneia, hipotensão, bradicardia, nistagmo, ataxia, letargia, náusea, vômitos, cianose, SARA, etc.
- Tratamento pré-hospitalar: suporte clínico. No caso do etanol e metanol, podem ser usados como antídotos o álcool etílico e o fomepizol (não disponível no Brasil). O álcool a ser utilizado é a 99,5% (ampola com 10 mL, diluídos na proporção de 100 mL de álcool para 900 mL de soro glicosado, sendo a dose inicial de 10 mL da solução por kg de peso). A dose de manutenção é de 1 a 2 mL por quilo de peso por hora. No caso do metanol, deve-se prescrever também ácido folínico.

✳ SÍNDROME COM BRADICARDIA

- Amiodarona, β-bloqueador, digital, bloqueador de canal de cálcio, organofosforados e carbamato.
- Apresenta-se com bradicardia, hipotensão, tontura, vômitos, etc.

Capítulo 37 | Intoxicação exógena **447**

- Tratamento pré-hospitalar: suporte clínico. No caso do β-bloqueador pode ser utilizado glucagon 1 a 2 mg por via intramuscular. Também podem ser usados solução polarizante e gluconato de cálcio. Bloqueadores de canal de cálcio podem ser antagonizados por gluconato de cálcio 10%, sendo infundida solução de 10 mL do gluconato em 100 mL de soro fisiológico 0,9% por via endovenosa, podendo ser repetidos. O uso de marca-passo deve ser considerado.

✳ SÍNDROME COM CONVULSÃO

- Antidepressivos tricíclicos, salicilatos, cocaína, teofilina, organofosforados, β-bloqueador, bloqueador do canal de cálcio, monóxido de carbono, etc.
- Apresenta-se com convulsão, coma.
- Tratamento pré-hospitalar: suporte clínico. Diazepam 5 a 10 mg por via endovenosa, podendo ser repetido. Se não houver resposta, usar fenobarbital 10 a 20 mg por via endovenosa lenta (50 a 75 mg/minuto). Fenitoína pode ser também utilizada, 15 a 20 mg/kg/peso.

✳ SÍNDROME DISSOCIATIVA

- Fenciclina e ácido lisérgico (LSD).
- Apresenta-se com taquicardia, tremor, midríases, hipertermia, hipertensão, alucinação visual e auditiva, desorientação, confusão mental, etc.
- Tratamento pré-hospitalar: suporte clínico.

✳ SÍNDROME COLINÉRGICA

- Carbamato, organofosforado, pilocarpina, etc.
- Apresenta-se com bradicardia, miose, hipersalivação, diarreia, vômitos, lacrimejamento, broncorreia, sudorese, fasciculação, dor abdominal, incontinência fecal e urinária, tosse, borramento visual, taquicardia, fraqueza muscular, convulsão, coma, insuficiência respiratória, parada cardiorrespiratória, etc.
- Tratamento pré-hospitalar: suporte clínico. Remoção de todas as roupas, descontaminação da vítima. Se a contaminação foi oral, recomenda-se a realização de lavagem gástrica e uso de carvão ativado. Atropina é o antídoto, na dose de 1 a 2 mg por via endovenosa para casos leves e moderados; nos casos graves a dose deve ser aumentada para 2 a 5 mg por via endovenosa a cada 5 a 15 minutos. Pode ser repetida diversas vezes. Existem relatos na literatura do uso diário de 100 mg. A diminuição da hipersecreção é o parâmetro a ser acompanhado. Mesmo no caso do paciente apresentar-se taquicardíaco, deve utilizar a atropina. Em crianças, a dose é de 0,02 a 0,04 mg/

kg/peso – nunca menos do que 0,1 mg. A pralidoxima também pode ser utilizada, especialmente se o produto tóxico for um organofosforado. Dose de 1 a 2 g por via endovenosa, diluída em 150 a 250 mL de soro fisiológico a 0,9% em 15 a 30 minutos. A dose pode ser repetida da mesma forma.

✳ SÍNDROME COM HIPERATIVIDADE ADRENÉRGICA

- Anfetamina, cocaína, hormônio tireoidiano, inibidores da monoaminoxidase, derivados da ergotamina.
- Apresenta-se com ansiedade, sudorese, taquicardia, hipertensão, pupilas midriáticas, arritmias, convulsão, dor precordial, hipertermia, infarto agudo do miocárdio, emergência hipertensiva, acidente vascular cerebral, etc.
- Tratamento pré-hospitalar: suporte clínico. Benzodiazepínico pode ser utilizado para minimizar os efeitos da pressão arterial e da agitação psicomotora. Resfriamento pode ser necessário. Nitroglicerina pode ser usada no caso de edema pulmonar e síndrome coronariana aguda.

✳ SÍNDROME COM HIPOATIVIDADE

- Opioides, heroína, codeína, fentanil, meperidina, anticonvulsivantes, benzodiazepínicos, álcool, etc.
- Apresenta-se com bradipneia, insuficiência respiratória, hipoatividade, hipercapnia, diminuição do nível de consciência, arritmias, coma, ataxia, diplopia, borramento visual, náusea, vômitos, convulsão, pupila miótica e edema pulmonar no caso dos opioides.
- Tratamento pré-hospitalar: suporte clínico. No caso da carbamazepina pode ser utilizada a solução de bicarbonato, assim como no fenobarbital. Carvão ativado também pode ser utilizado, e benzodiazepínicos para o controle da convulsão. Na intoxicação por benzodiazepínico pode-se utilizar flumazenil como antídoto, 0,1 mg em 1 minuto por via endovenosa, podendo ser repetido; a dose de 3 mg não deve ser ultrapassada. Não deve ser utilizado se o rebaixamento da consciência for muito importante, se houver história de uso crônico de benzodiazepínicos, uso de anticonvulsivante e associação de uso de antidepressivos tricíclicos, especialmente com intervalo QRS prolongado no monitor. No caso de opioides, recomenda-se, na primeira hora, a lavagem gástrica, assim como o uso de carvão ativado. Seu antídoto é a naloxona na dose de 1 a 4 mg por via endovenosa, intramuscular ou intratraqueal. A repetição pode ser necessária.

✱ SÍNDROME SIMPATOLÍTICA

- Bloqueadores α e β, clonidina, bloqueadores de canal de cálcio, etc.
- Apresenta-se com taquicardia, hipotensão, alteração de SNC, pele quente, bradicardia.
- Tratamento pré-hospitalar: suporte clínico.

✱ SÍNDROME COM SANGRAMENTO

- Antagonistas da vitamina K, warfarina sódica, etc.
- Apresenta-se com sangramento em pele, mucosa, cavidades, articulações, SNC, trato gastrointestinal, alteração dos fatores de coagulação.
- Tratamento pré-hospitalar: suporte clínico.
- Considerações gerais de tratamento:
  - Lavagem gástrica não deve ser realizada em caso de rebaixamento de consciência muito intenso, ingestão de hidrocarbonetos, ácidos e bases, corrosivos, etc.
  - Carvão ativado não deve ser utilizado no caso de rebaixamento de consciência muito intenso, ingestão de hidrocarbonetos, ácidos e bases, corrosivos, etc. e em casos em que o carvão não tem efeito, como na intoxicação por etanol, metanol, cianeto, etc. Dose de 1 g/kg de peso (25 a 100 g). Dilui-se em água ou soro fisiológico na proporção de 8 mL para cada grama de carvão. Podem ser usados manitol ou sorbitol em concomitância a fim de evitar-se a constipação.
  - Xarope de ipeca não é mais recomendado.
  - Diálise pode ser necessária em casos de intoxicação por barbitúricos, fenitoína, paraquat, lítio, etanol, metanol, etc.
  - Em caso de intoxicação por acetaminofen, há o antídoto n-acetilcisteína, 140 mg/kg de peso por via oral. No hospital, instituir dose de manutenção (70 mg/kg de peso de 4/4 horas, num total de 17 doses).
  - Na ocorrência de intoxicação por digital, há o anticorpo antidigoxina. Cada frasco tem 40 mg e neutraliza 0,6 mg de digoxina. Vários frascos podem ser necessários na intoxicação aguda.
  - Intoxicações por salicilatos são cada vez mais frequentes. Lavagem gástrica e uso de carvão são indicados. Deve-se realizar hidratação vigorosa acompanhada de alcalinização da urina, assim como de vitamina K.

450 Seção 4 | Emergências clínicas e psiquiátricas

✳ BIBLIOGRAFIA

1. Martins HS, Damasceno MCT, Awada SB. Pronto-socorro – medicina de emergência. 3ª ed. Barueri: Manole; 2013.
2. Martins HS, Brandão Neto RA, Scalabrini Neto A, Velasco IT. Emergências clínicas – abordagem prática. 8ª ed. Barueri: Manole; 2013.

Seção 5

Abordagem de populações especiais

CAPÍTULO 38

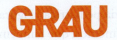

Paciente pediátrico

Denise Estefan Ventura
Mario Fuhrmann Neto

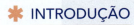 INTRODUÇÃO

O atendimento pré-hospitalar da criança é um assunto de extrema importância, uma vez que existem diversas particularidades anatômicas e fisiológicas, bem como padrões específicos de trauma, que requerem um tratamento diferenciado.

O trauma constitui a maior causa de morte na infância, segundo dados do Sistema de Informação sobre Mortalidade (SIM) de 2010, com predominância no sexo masculino[1]. No Brasil, segundo o Projeto Trauma (2005-2025) do Colégio Brasileiro de Cirurgiões, o acidente e a violência configuram problema de saúde pública de grande magnitude e nesse cenário inclui-se a faixa etária pediátrica. Estima-se que os gastos no atendimento, desde o pré-hospitalar até as despesas com sequelas produzidas pelo trauma, possam atingir bilhões de reais anuais, bem como anos potenciais de vida perdida[2].

Deve-se ressaltar os danos psicológicos e cognitivos causados pelo trauma, bem como a síndrome do estresse pós-traumático, que causam desarranjos familiares e sequelas para a criança, a família e a sociedade[3]. Estudos norte-americanos mostram, por exemplo, que nos casos de acidentes automobilísticos, crianças com mais de 8 anos cada vez mais são negligenciadas quanto à sua segurança e ao uso do cinto de segurança, o que mostra que a prevenção não é devidamente considerada[4].

✱ EPIDEMIOLOGIA

A quantidade de óbitos infantis em geral investigados no Brasil é baixa, segundo o Ministério da Saúde. Os dados de trauma infantil são ainda menores, devido à não notificação e dificuldade de acesso[5].

Observa-se que os traumas decorrentes de acidentes de trânsito, incluindo-se os atropelamentos, perfazem a grande maioria dos acidentes na faixa etária pediátrica (Figura 1). Em seguida vêm as quedas (de altura, principalmente) e os afogamentos, que também apresentam altos índices de mortalidade.

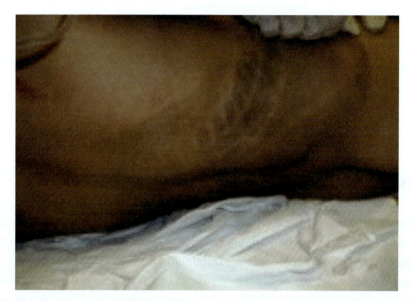

Figura 1 Criança vítima de atropelamento.

Nota-se ainda que, acima dos 10 anos de idade, apesar dos acidentes de transporte continuarem sendo a principal causa de óbito, os homicídios incidem de forma crescente, apresentando altas taxas acima dos 15 anos de idade. Estima-se, segundo a ONU, que o Brasil seja o país com maior taxa de mortalidade juvenil por homicídios[4], e que esse valor venha aumentando nos últimos 20 anos.

Outros traumas como queimaduras, choque elétrico, violência doméstica, maus-tratos ("*shaken baby syndrome*", ou síndrome do bebê sacudido, que causa hemorragia retiniana e lesões do SNC) e abusos representam outras causas não tão incomuns na população pediátrica.

✱ ATENDIMENTO PRIMÁRIO E SECUNDÁRIO

O atendimento inicial obedece os conceitos e princípios já amplamente discutidos e estudados no ATLS e no PHTLS, sendo respeitadas as particularidades anatômicas, fisiológicas e sociais da vítima na faixa etária pediátrica.

Capítulo 38 | Paciente pediátrico

- A: *airway* = vias aéreas e coluna cervical.
- B: *breathing* = respiração.
- C: *circulation* = circulação.
- D: *disability* = avaliação neurológica.
- E: *exposure and environmental control* = exposição e medidas de prevenção contra frio e hipotermia.

Tabela 1 Frequência respiratória para pacientes pediátricos

Grupo	Idade	Frequência respiratória normal
Recém-nascido	0 a 6 semanas	30-50/min
Lactente	7 semanas a 1 ano	20-30/min
Criança	1 a 2 anos	20-30/min
Pré-escolar	2 a 6 anos	20-30/min
Escolar	6 a 13 anos	12-30 min
Adolescente	13 a 16 anos	12-20/min

Tabela 2 Variação da frequência de pulso

Grupo (idade)	Batimentos por minuto	Indícios de gravidade
Recém-nascido (0 a 6 semanas)	120-160	< 100 ou > 150
Lactente (7 semanas a 1 ano)	80-140	< 80 ou > 120
Criança (1- 2 anos)	80-130	< 60 ou > 110
Pré-escolar (2-6 anos)	80-120	< 60 ou > 110
Escolar (6-13 anos)	60-100	< 60 ou > 110
Adolescente (13-16 anos)	60-100	< 60 ou > 100

Vias aéreas

A via aérea da criança apresenta particularidades importantes para seu manuseio adequado. Há uma desproporção craniofacial, com a região occipital mais proeminente, sendo necessário um coxim sob o dorso para manter a imobilização em prancha rígida, garantindo as vias aéreas pérvias. A desproporção do tamanho da língua em relação à cavidade oral pode ser notada. A cartilagem cricoide é a porção mais estreita da via aérea, e a traqueia é anteriorizada e mais curta que a posição observada no adulto, gerando dificuldade na realização do procedimento de intubação traqueal e facilitando a ocorrência de intubação seletiva.

Os dispositivos de controle da via aérea são os mesmos, mas é de fundamental importância para que estes dispositivos sejam efetivos que eles sejam escolhidos quanto ao tamanho e a características adequadas para a vítima, sendo respeitadas as particularidades de uso e manuseio desses materiais (Figuras 2A e 2B).

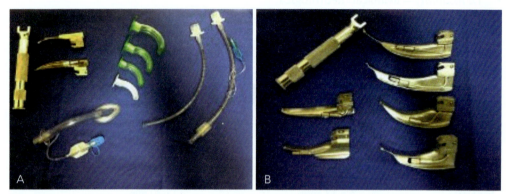

Figura 2   A e B. Dispositivos e equipamentos para manutenção de vias aéreas em crianças.

Cânula orofaríngea (Guedel)

Deverá ser utilizada somente em vítimas inconscientes e sempre ter tamanho adequado. O uso de cânula orofaríngea de tamanho inadequado para o paciente poderá constituir fator de obstrução da via aérea.

A colocação da cânula deverá ser realizada com uso de espátula para abaixar a língua e a cânula com sua concavidade voltada para baixo, não devendo ser rodada, como a técnica empregada no adulto.

Cânula nasofaríngea

Muito pouco utilizada, não é comum em nosso meio. É introduzida às cegas pelo nariz, com risco de traumatizá-lo. Não deve ser utilizada nos casos de traumatismo cranioencefálico.

Cânula traqueal

A intubação traqueal deve ser realizada por profissional habilitado. As múltiplas tentativas de intubação causam edema e sangramentos, impossibilitando definitivamente a realização do procedimento.

É possível ventilar a criança com dispositivo bolsa-valva-máscara de forma eficaz, desde que o procedimento seja realizado de forma adequada.

A escolha da cânula de tamanho adequado é outro fator muito importante para se evitar o insucesso na intubação. Os traumatismos, as lesões e os sangramentos provocados podem evoluir com futuras estenoses de traqueia.

A regra matemática para escolher o número da cânula é (idade + 16)/4, sendo que para cânula sem *cuff* utiliza-se um tamanho 0,5 acima.

O procedimento deverá ser realizado com o paciente sedado, a fim de se evitar lesões da via aérea e aumento da pressão intracraniana.

Máscara laríngea

Trata-se de um dispositivo de ventilação supraglótico, amplamente utilizado em procedimentos eletivos e de curta duração em crianças. Seu uso no pré-hospitalar vem se difundindo, e pode ser manipulada por enfermeiro treinado. Tem como inconveniente não proteger definitivamente a via aérea.

A negligência na escolha do tamanho do dispositivo o torna ineficaz na ventilação, podendo inclusive ser fator predisponente de broncoaspiração.

Via aérea cirúrgica

A via aérea cirúrgica de emergência no ambiente pré-hospitalar deve ser considerada procedimento de exceção, sendo possível ainda o uso da cricotireoidostomia por punção e ventilação sob pressão com fluxo de oxigênio.

Ventilação

As alterações ventilatórias devem ser prontamente reconhecidas e tratadas, sempre lembrando que a criança suporta muito mal a hipóxia.

É muito importante lembrar que, por suas características estruturais, o tórax da criança é mais elástico e menos propenso a fraturas. Por outro lado, essas características protegem menos os pulmões, sendo frequente a contusão pulmonar nos casos de traumatismo torácico.

Devem ser observados e identificados prontamente sinais de insuficiência respiratória: balanço da cabeça, roncos e estridores, tiragem intercostal, retração de fúrcula esternal, batimento de asa de nariz e cianose perioral.

A ventilação da criança pode ser prejudicada por traumatismos e lesões do tórax, que devem ser tratados da mesma forma que nos adultos, sempre lembrando que as crianças são mais suscetíveis que estes ao colapso cardiovascular associado ao pneumotórax hipertensivo.

Ar deglutido, choro, distensão gástrica e pneumoperitônio são outros fatores importantes de restrição ventilatória na criança.

Circulação

O controle das grandes hemorragias e a prevenção do choque na criança são bastante semelhantes às medidas realizadas no adulto.

As hemorragias deverão ser contidas com compressão direta do local.

A identificação do choque deverá ser realizada de forma cuidadosa, uma vez que a criança tem os mecanismos de compensação do choque muito eficientes. A criança somente apresentará sinais de hipovolemia após perder em torno de 20 a 30% de seu volume circulante. Qualquer sinal de choque deverá ser cuidadosamente investigado e tratado de forma agressiva, uma vez que a deterioração do estado clínico da criança é muito rápida (Figura 3).

O volume sanguíneo da criança pode ser estimado pela seguinte fórmula: 80 x (peso em kg) mL.

A obtenção de um acesso venoso na criança pode representar fator de estresse para a equipe. Até os 18 meses, as veias do escalpo têm bom calibre e sua punção não representa grande dificuldade. A partir dessa faixa etária, as veias dos membros superiores, principalmente mãos e antebraço, são boas opções.

Não se admite perder tempo na obtenção de acesso venoso. O insucesso após duas tentativas é suficiente para se pensar em outras vias de acesso, por exemplo a via intraóssea, preferencialmente na tíbia.

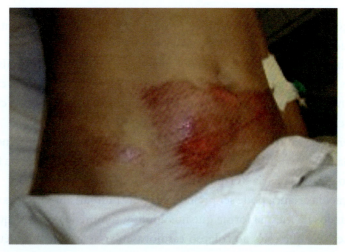

Figura 3 Criança vítima de trauma abdominal fechado. Atentar para sinais precoces de choque.

A reposição volêmica da criança, assim como no adulto, é realizada com ringer lactato aquecido. A administração é feita em *bolus* de 20 mL/kg, devendo a criança ser reavaliada a cada 10 minutos. A manutenção do quadro instável após o segundo *bolus* é fator indicativo de gravidade da vítima.

Déficit neurológico

O traumatismo cranioencefálico (TCE) é muito comum na criança, podendo corresponder a até 89% das mortes das crianças nos EUA.

O exame primário e secundário deve ser realizado de forma cuidadosa e sistemática, atentando para os mínimos sinais e sintomas preditivos de atenção ou gravidade. A observação das pupilas e a escala de coma de Glasgow são importantes na avaliação neurológica. Não deve-se esquecer de que nas crianças menores de 2 anos utiliza-se a escala de coma modificada (Tabela 3).

Considerações sobre TCE na criança:

- Idade.
  - Sempre atentar para fechamento das fontanelas. Tumefação de fontanela em criança vítima de TCE significa aumento da pressão intracraniana.
  - Deve ser considerada na avaliação das ações e reações da vítima.
- Ocorrência de crises convulsivas.
- Cefaleia intensa e progressiva.
- Alterações no comportamento da criança, como irritabilidade ou agitação, apatia ou indiferença.
- Vômitos recorrentes.
- Anamnese objetiva.
  - Buscar elucidar com riqueza de detalhes as exatas condições do trauma.
  - Suspeita de maus-tratos.
- Observar alterações na calota craniana ou no escalpe ou equimoses órbito-palpebrais.
- Hematoma retroauricular.
- Presença da exteriorização de líquido pelo nariz ou pelo conduto auditivo externo com possibilidade de tratar-se de uma fístula liquórica.
- Hipertensão, bradicardia, alteração respiratória e queda do nível de consciência são sinais de aumento da pressão intracraniana.

No atendimento à criança politraumatizada e/ou com suspeita de trauma raquimedular, o conceito fundamental é o de mover o mínimo possível, assim como no adulto. O uso de colar cervical e imobilizadores adequados, coxins, talas e ataduras é fundamental para a perfeita imobilização desses pacientes.

460 Seção 5 | Abordagem de populações especiais

Tabela 3   Escala de coma de Glasgow

	Escala de Glasgow	Escala de Glasgow modificada
Abertura ocular		
4	Espontânea	Espontânea
3	Estímulo verbal	Estímulo verbal
2	Estímulo doloroso	Estímulo doloroso
1	Ausente	Ausente
Resposta verbal		
5	Orientado	Balbucia
4	Confuso	Choro irritado
3	Palavras inapropriadas	Choro à dor, consolável
2	Sons inespecíficos	Choro inconsolável ou gemidos
1	Ausente	Ausente
Resposta motora		
6	Obedece comando	Movimentação espontânea
5	Localiza dor	Retirada ao toque
4	Retirada ao estímulo doloroso	Retirada ao estímulo doloroso
3	Flexão ao estímulo doloroso (decorticação)	Flexão ao estímulo doloroso (decorticação)
2	Extensão ao estímulo doloroso (descerebração)	Extensão ao estímulo doloroso (descerebração)
1	Ausente	Ausente

Exposição

A exposição da vítima e o exame sistemático da cabeça aos pés devem ser realizados na criança assim como no adulto, respeitando-se sua intimidade e seu poder de compreensão.

O sistema termorregulador da criança está em desenvolvimento, sendo que quanto mais jovem, maior sua sensibilidade ao frio. Muito cuidado com a hipotermia.

DOSES INFANTIS

Intubação endotraqueal

- Etomidato 0,3 mg/kg.
- Quelicin 1 mg/kg.

Opção: quetalar 2 mg/kg IM ou EV (lembrar que aumenta a pressão intracraniana; uso restrito no TCE).

Se necessário:

- Midazolam 0,1-0,2 mg/kg EV.
- Midazolam 0,5 mg/kg IM.
- Fentanil 3-5 ug/kg. Ampola 100 ug/2 mL. Fazer 1 mL da ampola a cada 10 kg.

Tamanho do tubo: idade +16/4.

RCP

- Adrenalina 0,1 mg/kg da diluição seguinte: diluir 1 ampola de adrenalina em 9 mL AD. Fazer 1 mL da diluição a cada 10 kg.
- No tubo endotraqueal (último caso após três tentativas EV e intraósseas) podem ser administradas drogas lipossolúveis "ANEL" (atropina, naloxone, epinefrina e lidocaína). Epinefrina deve ser realizada pelo menos 2 vezes a dose EV pelo tubo para absorção brônquica (realizar dose da ampola sem diluição).
- Amiodarona 5 mg/kg.
- Atropina (bradicardia FC < 60) nos casos de bradicardia por bloqueio AV ou reflexo vagal na intubação: dose 0,01-0,02 mg/kg. Ampola 0,25 mg/1 mL. Diluir 1 ampola em 4 mL AD. Fazer 4 mL da diluição a cada 10 kg.

PCR prolongada: considerar com cuidado Bic sódio 8,4% (1 mL/kg).

Reposição volêmica no trauma

Ringer lactato 20 mL/kg (em geral, atentando para hipovolemia permissiva).

Analgesia

- Dipirona 30 mg/kg, sendo a dose máxima no adulto de 2 g até 6/6 h.
- Morfina 0,1-0,2 mg/kg.

✳ REGULAÇÃO E COMUNICAÇÃO ENTRE AS CENTRAIS

A coordenação entre as equipes deve ser exercida corretamente pelo centro regulador, o qual deverá enviar a viatura apropriada ao grau de complexidade do trauma, bem

462 Seção 5 | Abordagem de populações especiais

como direcionar o paciente pediátrico para o centro de referência hospitalar apropriado. A criança deve estar no local certo, no tempo certo e com o menor tempo de resposta possível.

✱ REFERÊNCIAS BIBLIOGRÁFICAS

1. Sociedade Brasileira de Atendimento Integral ao Traumatizado, Sociedade Brasileira de Ortopedia e Traumatologia, Associação de Medicina Intensiva Brasileira, Sociedade Brasileira de Pediatria, Sociedade Brasileira de Neurocirurgia, Sociedade Brasileira de Anestesiologia, Colégio Brasileiro de Cirurgiões. Projeto Trauma 2005-2025 – Sociedade, violência e trauma.
2. Brasil. Ministério da Saúde. Manual de vigilância de óbito infantil e fetal e do Comitê de Prevenção do Óbito Infantil e Fetal. Brasília: Editora do Ministério da Saúde; 2009. Disponível em: portal.saude.gov.br/portal/arquivos/pdf/Manual_Infantil_Fetal.pdf.
3. Bücker J, Kapczinski F, Post R, Ceresér KM, Szobot C, Yatham LN, et al. Cognitive impairment in school-aged children with early trauma. Compr Psychiatry. 2012;53(6):758-64.
4. Macy ML, Freed GL. Child passenger safety practices in the U.S.: Disparities in light of updated recommendations. Am J Prev Med. 2012;43(3):272-81.
5. Brasil. Ministério da Saúde. Painel de indicadores do SUS – Prevenção de violência e Cultura de paz. v. III. Brasília: Editora do Ministério da Saúde; 2008.

✱ BIBLIOGRAFIA

1. Colégio Americano de Cirurgiões. Comitê de Trauma. Suporte Avançado de Vida no trauma – ATLS. Manual do curso de alunos. 8ª ed. Chicago: ACS; 2008.
2. American Heart Association. SAVP – Manual para provedores. Rio de Janeiro: American Heart Association; 2003.
3. Comitê do PHTLS da National Association of Emergency Medical Technicians (NAEMT) em cooperação com o Comitê de Trauma do Colégio Americano de Cirurgiões. Atendimento pré-hospitalar ao traumatizado, PHTLS/NAEMT. 6ª ed. Rio de Janeiro: Elsevier; 2007.
4. Cantor RM, Leaming JM. Contemporary issues trauma – Evaluation and management of pediatric major trauma. Emergency Medicine Clinics of North America. 1998;16(1):229-56.
5. Sanchez JI, Paidas CN. Trauma care in the new millenium – Childhood trauma. Emergency Medicine Clinics of North America. 1999;79(6).
6. Wetzel RC, Burns RC. Multiple trauma in children: Critical care overview. Crit Care Med. 2002;30(11):S468-77.
7. Schvartsman C, Carrera R, Abramovici S. Avaliação e transporte da criança traumatizada. J Pediatr. 2005;81(5 supl):223-9.
8. Abib SCV, Schettini ST, Figueiredo LFP. Prehospital Pediatric Trauma Classification (PHPTC) as a tool for optimizing trauma care resourses in the city of São Paulo, Brazil. Acta Cir Bras. 2006;21(1).

CAPÍTULO 39

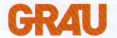

Paciente idoso

Estêvão Bassi
Maria Cecília de Toledo Damasceno

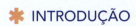 INTRODUÇÃO

Com o envelhecimento progressivo da população, o atendimento geriátrico torna-se cada vez maior no cenário das emergências. Além disso, esses pacientes podem ter alguma dificuldade com relação ao transporte por meios próprios, e com muita frequência demandam as equipes de resgate pré-hospitalar para acessar os centros de saúde e emergências. Nesse contexto, torna-se fundamental para o profissional que atua no atendimento pré-hospitalar o conhecimento de algumas particularidades com relação à fisiopatologia, às comorbidades e às situações que mais frequentemente acometem os paciente idosos, questões estas que serão abordadas neste capítulo.

ALTERAÇÕES FISIOLÓGICAS E COMORBIDADES

Diversas alterações nos sistemas orgânicos presentes na população idosa podem gerar modificações do quadro clínico com implicações para o atendimento em situações de emergência (Tabela 1). A menor reserva fisiológica do paciente idoso pode ser interpretada como uma reduzida capacidade de tamponar ou contrabalancear mudanças agudas em variáveis fisiológicas. Como exemplo, há uma significativa diminuição na capacidade do barorreflexo de modular a função cardíaca em resposta a uma alteração na pressão arterial (PA), o que pode potencializar queda expressiva na PA durante estados de hipovolemia ou outras formas de choque sem estar acompanhada de grandes alterações dos sinais vitais. A hipotensão é ainda agravada pela dificuldade na capacidade de relaxamento do miocárdio, levando a grande dependência de pré-carga para a manutenção de débito cardíaco, e pela resposta cardíaca diminuída às catecolaminas. Daí se depreende que mesmo distúrbios hemodinâmicos que poderiam ser bem tolerados em pacientes jovens podem causar comprometimentos de perfusão grave na população geriátrica. Alterações análogas podem ser sugeridas em outros sistemas. Em muitas ocasiões, o idoso encontra-se estável ou assintomático para atividades rotineiras do dia a dia, porém diante de agentes estressores como infecção, trauma, eventos cardiovasculares agudos, a carência de reserva fisiológica torna-se evidente, com rápida descompensação e evolução para quadros graves.

Além dessas alterações orgânicas decorrentes do processo de envelhecimento, a presença frequente de comorbidades pode limitar ainda mais a reserva fisiológica do paciente, além de por si só predispor ao aparecimento de eventos agudos graves.

Do ponto de vista neurológico, as síndromes demenciais e o parkinsonismo, o declínio cognitivo relacionado à idade e as alterações de acuidade visual e auditiva predispõem a queixas pouco específicas mesmo diante de quadros graves (ver adiante) e a alterações agudas de nível de consciência. O *delirium* é uma síndrome muito prevalente nesses pacientes, denotando gravidade do quadro agudo, e seu diagnóstico pode não ser óbvio, especialmente em decorrência do curso flutuante e da presença das comorbidades. É importante lembrar que o paciente com *delirium* tem prognóstico pior, especialmente quando esse problema não é reconhecido. Nesse contexto, a atenção aos sinais de comprometimento agudo do sistema nervoso central deve começar já no atendimento pré-hospitalar.

No sistema cardiovascular, além da disfunção diastólica, a aterosclerose com doença arterial coronariana (DAC) e as cardiomiopatias que cursam com insuficiência cardíaca sistólica também despontam como importantes comorbidades. Elas implicam em pouca tolerância às agressões hemodinâmicas, com perpetuação e agravamento do quadro de choque em decorrência da queda no débito cardíaco quando há hipoperfusão do miocárdio, seja por obstrução coronária, seja por diminuição da oferta de O_2 como ocorre nas miocardiopatias.

A enorme prevalência da hipertensão arterial sistêmica (HAS) e do *diabetes mellitus* (DM) na população idosa, associada à perda de néfrons funcionais decorrente da idade, implica em grande número de pacientes com insuficiência renal crônica, com consequências importantes no que tange ao manejo volêmico e farmacológico. Além disso, a hipoglicemia decorrente do uso dos hipoglicemiantes orais torna-se comum nessa população. Como o paciente pode estar com nível de consciência alterado ou ter queixas pouco específicas, a medida de glicemia capilar deve ser utilizada o mais rapidamente possível para excluir hipoglicemia como causa do quadro clínico.

Tabela 1 Alterações significativas em órgãos e sistemas do paciente idoso que podem modificar a resposta fisiopatológica diante de situações de estresse

Neurológico: declínio cognitivo relacionado à idade (especialmente em memória).

Respiratório: diminuição de força da musculatura respiratória e da complacência da caixa torácica; aumento de distúrbio ventilação/perfusão em razão de áreas de colapso de pequenas vias aéreas; diminuição da sensibilidade do centro ventilatório à hipóxia e hipercapnia, com sintomas e sinais clínicos menos evidentes diante de insuficiência respiratória.

Cardiovascular: predisposição a bradiarritmias e taquiarritmias por fibrose de miocárdio e do sistema de condução; diminuição da frequência cardíaca e do débito cardíaco máximos; hipertrofia ventricular compensatória que, associada com a perda da complacência do sistema arterial e a diminuição da capacidade de relaxamento do miócito, ocasiona insuficiência cardíaca diastólica; menor responsividade do coração às catecolaminas, o que torna o aumento do débito cardíaco menos eficiente em situações de estresse, além de mais dependente de pré-carga.

Digestório: disfunção da musculatura orofaríngea com distúrbios de deglutição e aumento do tempo de esvaziamento gástrico, gerando predisposição a quadros de broncoaspiração; diminuição do fluxo sanguíneo e da massa de hepatócitos com consequente redução do *clearance* hepático de medicamentos.

Renal: diminuição da função glomerular com alterações significativas da farmacologia das drogas; predisposição a desidratação em decorrência de alterações na função tubular renal; a creatinina pode permanecer com valores de referência normais pela diminuição de massa magra.

Hematológico/imunológico: anemia de origem multifatorial; diminuição da função de linfócitos e neutrófilos com imunodepressão; predisposição à hipercoagulabilidade e fenômenos de trombose.

 SITUAÇÕES ESPECIAIS NA POPULAÇÃO IDOSA

Queixas inespecíficas e fraqueza generalizada

Estima-se que 20% dos pacientes geriátricos buscam atendimento médico de urgência com queixas pouco específicas, como fraqueza generalizada. Deve-se ter em mente que a despeito da dificuldade de avaliação de tal queixa, uma parcela grande desses pacientes apresenta doenças agudas graves, que requerem atenção médica imediata. Percebe-se isso ao observar que a taxa de internação do paciente idoso com queixas inespecíficas que procura o pronto-socorro gira em torno de 80%.

Os quadros de infecção (sendo que em 30% dos pacientes com infecção grave pode não haver a resposta febril esperada) e de distúrbios metabólicos (insuficiência renal, distúrbios hidroeletrolíticos, desidratação, descompensações glicêmicas devido à DM) respondem por grande parte desses casos.

No entanto, outras possibilidades etiológicas graves devem ser incluídas no diagnóstico diferencial da fraqueza generalizada, como *delirium* hipoativo, acidente vascular encefálico (AVE) ou acidente isquêmico transitório (AIT), isquemia coronariana, descompensação de insuficiência cardíaca, anemia aguda e insuficiência adrenal.

Durante avaliação de emergência de um sintoma pouco específico, é muito difícil diferenciar quadros potencialmente agudos graves de quadros mais indolentes que poderiam ter investigação eletiva. Alguns dados retirados em breve anamnese podem auxiliar o profissional. Dentre eles, citamos a duração da queixa sugerindo curso agudo (horas a dias) e uma breve avaliação a respeito da focalidade ou lateralidade de sintomas (p. ex.: fraqueza ou dor predominante em determinada região do corpo) podem sugerir quadros agudos/graves. Como exemplo, pesquisa recente demonstrou que 35% dos pacientes com queixa de fraqueza generalizada na realidade tinham déficit focal, e grande parte desse grupo apresentava lesões isquêmicas ou hemorrágicas em SNC com necessidade de atenção médica imediata.

Em suma, o paciente idoso pode apresentar quadros emergenciais com queixas inespecíficas. A investigação do quadro torna-se mais difícil e a etiologia pode ser multifatorial. O início agudo ou a presença de sintomas focais podem ser de auxílio na identificação dos casos graves em breve avaliação pré-hospitalar.

Insuficiência respiratória aguda

Às alterações fisiológicas respiratórias relacionadas ao envelhecimento já mencionadas somam-se a frequente presença de doença pulmonar obstrutiva crônica (DPOC), insuficiência cardíaca (IC) e quadros de broncoaspiração com diminuição da imunidade e predisposição a quadros infecciosos pulmonares, tornando um desafio diagnosticar rapidamente a causa de um quadro de insuficiência respiratória no paciente idoso, cuja mortalidade é elevada.

As principais causas de insuficiência respiratória aguda no paciente idoso são, em geral, edema pulmonar cardiogênico (43%), pneumonia comunitária (35%), exacerbação de DPOC (32%) e embolia pulmonar (18%). Grande parte dos pacientes geriátricos tem mais de uma etiologia para o quadro de insuficiência respiratória, além de sintomas pouco específicos, o que torna o diagnóstico pouco óbvio em abordagem de emergência. Além disso, lembramos que um tratamento inicialmente inadequado piora o prognóstico.

Tendo em mente os dados apresentados, a abordagem pré-hospitalar do paciente idoso com insuficiência respiratória deve ser cautelosa, o diagnóstico pode não ser óbvio *a priori* e deve-se tomar cuidado para que condutas potencialmente deletérias não sejam instituídas (p. ex.: infusão de volume no paciente com edema pulmonar cardiogênico).

Eventos cardiovasculares agudos

Os eventos cardiovasculares agudos (AVC e isquemia coronariana) são doenças extremamente comuns no paciente idoso, com sintomas por vezes inespecíficos. Nesses casos, a efetividade do tratamento é altamente dependente de janela de tempo do início do tratamento; assim, sua avaliação exige cuidado redobrado do profissional que realiza o atendimento pré-hospitalar.

Especialmente em relação ao AVC isquêmico (AVCi) e ao infarto agudo do miocárdio com supradesnivelamento do segmento ST (IAMCSST), as intervenções capazes de diminuir a morbidade do evento têm janela de tempo de poucas horas para serem aplicadas. Considerando isso, no caso do AVC diversas escalas rápidas para *screening* no ambiente pré-hospitalar foram desenvolvidas (p. ex.: escalas de Ontário e Cincinnati), enquanto no caso de quadros sugestivos de isquemia coronariana o uso do ECG pré-hospitalar tem sido recomendado. Inúmeros estudos demonstraram que diante de um quadro sugestivo de AVC ou IAM, a ativação de um protocolo específico, com triagem rápida e encaminhamento desses pacientes para centros de referência, com aviso prévio da chegada para a instituição são medidas que podem aumentar significativamente a chance do paciente receber tratamento ótimo e evoluir de forma melhor.

Dessa forma, um grande esforço das equipes de atendimento pré-hospitalar deve ser feito para encarar o AVC e o IAM como emergências prioritárias com triagem apropriada, resgate rápido e encaminhamento para Centros de Referência.

Trauma no idoso

Pacientes com mais de 70 anos e trauma têm prognóstico significativamente pior do que pacientes mais jovens. No idoso, os mecanismos de trauma são diferentes, especialmente as quedas (da própria altura), que assumem relevância primordial nessa população. Embora seja um trauma de energia cinética relativamente baixa, a menor reserva orgânica do idoso faz com que lesões graves não sejam incomuns, especialmente o traumatismo cranioencefálico (TCE) e a fratura de ossos longos.

A avaliação por meio de exame físico deve ser interpretada com algumas particularidades no paciente geriátrico. Enquanto no paciente jovem uma frequência cardíaca (FC) > 130 bpm ou uma pressão arterial sistólica (PAS) < 95 mmHg indiquem maior risco de mortalidade no idoso, os limiares são de FC > 90 bpm ou PAS < 110 mmHg. Outra questão se refere ao exame neurológico. A presença de confusão mental ou limitação cognitiva prévia pode confundir a avaliação feita pela escala de coma de Glasgow. As doenças oftalmológicas também são prevalentes e podem dificultar a avaliação pupilar, sendo imprescindível que a primeira avaliação da pupila esteja devidamente documentada para que possa ser seriada. Por outro lado, o paciente idoso pode ter hematomas intracranianos volumosos gerando poucos sintomas compatíveis com efeito de massa no espaço intracraniano, devido à atrofia cerebral relacionada à idade.

468 Seção 5 | Abordagem de populações especiais

Em relação às medicações e à polifarmácia, merecem menção especial os antiplaquetários e anticoagulantes e os anti-hipertensivos, especialmente os β-bloqueadores. O uso prévio de antitrombóticos predispõe os pacientes geriátricos vítimas de trauma a sangramentos graves e pior prognóstico, especialmente quando TCE estiver presente. Já os β-bloqueadores fazem com que a gravidade do trauma seja negligenciada pela FC persistentemente normal do paciente (o mesmo deve ser lembrado em relação aos pacientes portadores de marca-passo).

Considerando tudo isso, o limiar para transportar um paciente para um Centro de Referência em Trauma deve levar em conta a idade do paciente, especialmente no paciente instável. Lesões graves podem estar ocultas e a investigação com exames complementares no trauma nessa população também deve ser criteriosamente considerada.

Considerações farmacológicas

A diminuição do metabolismo hepático e renal e a polifarmácia no idoso fazem com que aproximadamente 10% das internações nesses pacientes decorram de efeitos colaterais de medicamentos. Os anti-hipertensivos, os hipoglicemiantes e os antitrombóticos, por serem largamente utilizados, são frequentemente responsáveis por essas reações. Muitas vezes, o quadro de reação adversa a drogas é inespecífico e deve ser sempre suspeitado no paciente idoso com quadro agudo sem etiologia definida.

Os profissionais da saúde devem buscar ativamente e registrar todas as medicações que o paciente utiliza e eventuais evidências de uso abusivo ou incorreto. A janela de tempo no atendimento de emergência para reversão dos efeitos de determinada droga é limitada e a identificação das drogas e dosagens utilizadas pelo paciente é fundamental nos casos graves.

Tabela 2 Algumas situações especiais do paciente idoso

Queixas inespecíficas: são comuns no paciente idoso e frequentemente estão associadas a quadros graves, usualmente infecção e distúrbios metabólicos. A duração da queixa e a focalidade dos sintomas devem ser sempre pesquisadas.
Insuficiência respiratória aguda: as principais etiologias no paciente idoso são edema pulmonar cardiogênico, pneumonia comunitária, exacerbação de DPOC e embolia pulmonar. O tratamento inicial inadequado é associado a pior prognóstico.
Eventos cardiovasculares agudos: por vezes se apresentam com sintomas inespecíficos nessa população. Escalas para triagem de AVC e o uso do ECG no ambiente pré-hospitalar para diagnóstico de infarto agudo do miocárdio podem trazer benefício para encaminhamento apropriado dos pacientes para Centros de Referência, já que esse grupo de doenças tem janela de tempo limitada para que terapêutica seja eficaz.

(continua)

Tabela 2 Algumas situações especiais do paciente idoso (*continuação*)

Trauma: embora os traumas sejam usualmente de menor cinética, a idade acima de 70 anos é fator importante no delineamento da gravidade do quadro. A avaliação do nível de consciência pode ser prejudicada no paciente com TCE em razão de doenças preexistentes. No paciente idoso, os parâmetros de frequência cardíaca (> 90 bpm) e pressão arterial sistólica (< 110 mmHg) que definem maior risco de mortalidade têm *cutt-off* diferentes em relação ao paciente jovem.

Farmacologia: a reação adversa a drogas deve ser sempre lembrada no paciente geriátrico com quadros inexplicados. Os dados de medicações e quantidades utilizadas coletados na cena podem ser essenciais na condução emergencial dos quadros graves.

✳ CONCLUSÃO

Com o envelhecimento da população, atendimento do paciente idoso é cada vez mais comum no cenário de urgências. A limitada reserva orgânica e as comorbidades tornam o paciente suscetível a desfechos ruins diante de agravos agudos. A reação adversa a drogas deve ser sempre contemplada entre os diagnósticos diferenciais de quadros inexplicados. É comum a ocorrência de agravos sistêmicos graves com queixas inespecíficas e/ou pouca alteração de parâmetros fisiológicos como a frequência cardíaca. Dessa forma, é imperativo ter grande cautela no atendimento de emergência do paciente idoso, pois quadros graves com risco iminente de morte e necessidade de tratamento imediato são frequentemente subestimados nessa população.

✳ BIBLIOGRAFIA

1. Marik PE. Management of the critically ill geriatric patient. Crit Care Med. 2006 Sep;34(9 Suppl):S176-82.
2. Monahan KD. Effect of aging on baroreflex function in humans. Am J Physiol Regul Integr Comp Physiol. 2007 Jul;293(1):R3-12. Epub 2007 Apr 18.
3. Carpenter CR, Platts-Mills TF. Evolving prehospital, emergency department, and "inpatient" management models for geriatric emergencies. Clin Geriatr Med. 2013 Feb;29(1):31-47.
4. Carpenter CR, Shah MN, Hustey FM, Heard K, Gerson LW, Miller DK. High yield research opportunities in geriatric emergency medicine: prehospital care, delirium, adverse drug events, and falls. J Gerontol A Biol Sci Med Sci. 2011 Jul;66(7):775-83. doi: 10.1093/gerona/glr040.
5. Anderson RS Jr, Hallen SA. Generalized weakness in the geriatric emergency department patient: an approach to initial management. Clin Geriatr Med. 2013 Feb;29(1):91-100. doi: 10.1016/j.cger.2012.10.002.
6. Ray P, Birolleau S, Lefort Y, Becquemin MH, Beigelman C, Isnard R, et al. Acute respiratory failure in the elderly: etiology, emergency diagnosis and prognosis. Crit Care. 2006;10(3):R82.
7. Berglund A, Svensson L, Sjöstrand C, von Arbin M, von Euler M, Wahlgren N; HASTA Collaborators, Engerström L, Höjeberg B, Käll TB, Mjörnheim S, Engqvist A. Higher prehospital priority level of stroke improves thrombolysis frequency and time to stroke unit: the Hyper Acute STroke Alarm (HASTA) study. Stroke. 2012 Oct;43(10):2666-70.
8. Bonne S, Schuerer DJ. Trauma in the older adult: epidemiology and evolving geriatric trauma principles. Clin Geriatr Med. 2013 Feb;29(1):137-50. doi: 10.1016/j.cger.2012.10.008.
9. McLean AJ, Le Couteur DG. Aging biology and geriatric clinical pharmacology. Pharmacol Rev. 2004 Jun;56(2):163-84.

CAPÍTULO 40

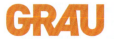

Paciente gestante e cesárea pós-morte

Eduardo Vieira da Motta
Regina Clemente Martins Mendes

✱ INTRODUÇÃO

O atendimento médico de emergência em ambiente pré-hospitalar pode envolver pacientes gestantes, seja pela condição específica, por doenças e complicações da gravidez e do parto, ou mesmo por associação a outros agravos, como o politraumatismo. Atualmente há uma tendência de pacientes quererem ter parto domiciliar, com assistência não necessariamente habilitada, o que pode levar a um aumento da demanda por atendimento a complicações decorrentes do parto.

Dessa forma, é necessário conhecimento para avaliar e realizar o atendimento obstétrico nessas situações de emergência, identificando as principais complicações associadas à gravidez, ao parto e ao puerpério imediato.

Nesse contexto, é importante salientar que o adequado atendimento à gestante aumenta as garantias quanto ao melhor resultado possível para o feto ou recém-nascido. Embora nem sempre seja possível realizar o atendimento definitivo em ambiente extra-hospitalar.

A avaliação clínica obstétrica requer condições especiais de privacidade que podem ser limitadas pelas condições do ambiente extra-hospitalar. Apesar da dificuldade do ambiente intranquilo, às vezes sujo e sem privacidade, o atendimento deve ser realizado, devendo a paciente ser orientada quanto aos procedimentos e as intervenções a serem praticadas.

✱ AVALIAÇÃO CLÍNICA OBSTÉTRICA

A anamnese direcionada para antecedentes ginecológicos e obstétricos deve ser feita de maneira a preservar, sempre que possível, a intimidade da paciente. A obtenção de

Capítulo 40 | Paciente gestante e cesárea pós-morte **471**

informação sobre atividade sexual, uso de contraceptivos e padrão menstrual pode ser constrangedora na presença de familiares ou outras pessoas, especialmente em situações de conflito de casais ou para adolescentes na presença dos pais. Portanto, a história clínica deve ser obtida dentro de condição de maior privacidade possível. Quando houver restrição para contato direto com a paciente, as informações poderão ser obtidas por meio de pessoas próximas ou por anotações em cartão de pré-natal, caso haja.

Se possível, deve-se obter informação de antecedentes pessoais, como doenças prévias ou atuais, uso de medicamentos ou drogas (licitas ou ilícitas) e antecedentes obstétricos (número de gestações e de partos, tipo de parto, data do último parto). A possibilidade de hipertensão arterial, diabetes, distúrbios de coagulação e doença renal deve ser avaliada pela frequência com que se associam a complicações obstétricas e fetais.

A determinação do tempo de gravidez é fundamental. Caso essa informação não esteja disponível (p. ex., conhecimento pela própria paciente, cartão pré-natal, laudo ultrassonográfico), pode-se inferi-la pela data de última menstruação (número de dias desde então até a data presente dividido pelo numeral 7 provê o tempo aproximado em semanas). Indiretamente, a palpação abdominal e a medida do fundo uterino desde a sínfise púbica permite inferir a idade gestacional em gravidez única. A palpação do fundo uterino pouco acima da sínfise púbica indica gestação de aproximadamente 12 semanas; entre a sínfise e a cicatriz umbilical, de 16 semanas; na cicatriz umbilical, de 20 semanas; a partir de então, a medida em centímetros se correlaciona com o tempo de gestação em semanas (Figura 1).

Em gestantes com acompanhamento pré-natal com registro em cartão, a obtenção dessas informações e de eventos adversos permite melhor caracterização das condições obstétricas.

A dor deve ser caracterizada quanto à topografia, associada ou não ao abdome ou útero, característica e intensidade, duração e repetição, fatores de melhora ou piora, associação com contração uterina ou não. O trabalho de parto se caracterizará pela dor em padrão de cólica, com intensidade progressiva, com duração próxima a 1 minuto e intervalos de 10 minutos com presença de contração uterina. Por outro lado, dor aguda, de forte intensidade, sem melhora ou intervalo e com contração uterina severa pode ser decorrente de condição obstétrica adversa, como, por exemplo, o descolamento prematuro de placenta.

A presença de sangramento genital deve ser sempre avaliada. Sangramentos agudos, de coloração vívida e intensos se associam a complicações obstétricas. No início do trabalho de parto poderá haver discreto sangramento, de coloração escura e misturado a muco cervical.

A perda de líquido também deve ser bem caracterizada. A rotura da bolsa amniótica, em geral, determina perda de líquido em grande volume com coloração esbranquiçada em gestação de termo. A presença de líquido esverdeado ou com sangue é sinal de alerta para potenciais complicações obstétricas.

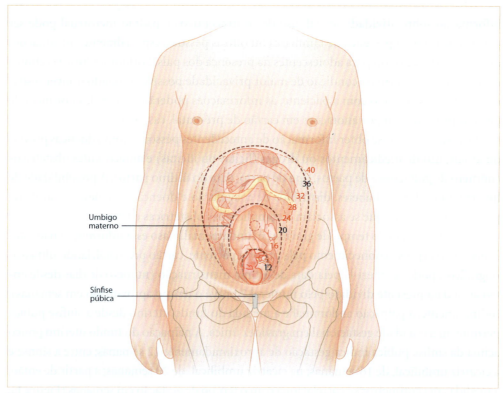

Figura 1   Altura uterina e semanas de gestação.

❋ EXAME FÍSICO

O exame físico deve avaliar as condições gerais da paciente e os principais parâmetros vitais, como frequência cardíaca, respiratória, pressão arterial e enchimento capilar. Deve-se considerar que a gestante apresenta modificações fisiológicas que envolvem discreto aumento da frequência cardíaca – cerca de 15 a 20 batimentos por minuto no terceiro trimestre, redução dos níveis pressóricos – entre 10 a 15 mmHg durante o segundo trimestre, com retorno aos níveis habituais no terceiro trimestre.

Outro aspecto clínico importante é o posicionamento da gestante no momento da mensuração dos parâmetros clínicos. Quando a gestante se encontra em posição supina, o útero aumentado pode comprimir a veia cava e reduzir o retorno venoso de forma a desencadear hipotensão acentuada. Portanto, a avaliação deve ser realizada preferencialmente com a paciente em posição lateral esquerda. Esse aspecto também deve ser considerado no transporte da gestante durante o terceiro trimestre em maca, que deverá ser discretamente inclinada lateralmente em 15°, para evitar a compressão da veia cava.

Também deve ser considerado na avaliação dos parâmetros hemodinâmicos em gestantes o fato do volume sanguíneo estar aumentado. Dessa forma, a gestante, durante o último trimestre, pode tolerar perdas sanguíneas de até 30% sem que haja repercussão da pressão sistólica. Os mecanismos compensatórios na vigência de sangramentos permitem à gestante preservar o fluxo sanguíneo para o feto e seus órgãos vitais. No entanto, quando a hipotensão materna se instala, o comprometimento fetal é inevitável. Portanto, nas condições de sangramento é importante instituir reposição volêmica adequada mesmo que não haja hipotensão, mas apenas taquicardia.

Em condições extra-hospitalares, o exame pélvico deve ser limitado à inspeção dos genitais externos, observando-se a presença de perdas líquidas, como mecônio, sangramentos ou mesmo o desprendimento de partes fetais. Exame especular vaginal ou toque vaginal não estão indicados.

Situações fetais adversas, como apresentação pélvica ou prolapso de cordão umbilical são de difícil manejo em ambiente extra-hospitalar. Perdas sanguíneas genitais, sem repercussão materna, sugerem origem do sangramento no feto ou em anexos, o que também representa risco ao feto.

✳ ATENDIMENTO

A paciente deve ser adequadamente monitorizada para parâmetros cardíacos, hemodinâmicos e ventilatórios.

Dor abdominal e sangramento genital são queixas frequentes em mulheres em idade reprodutiva, havendo ampla gama de diagnósticos diferenciais. No entanto, na avaliação pré-hospitalar, a possibilidade de gravidez deve ser sempre a primeira condição a ser considerada em mulheres em idade reprodutiva. Assim, a possibilidade de abortamento ou de ameaça de abortamento é a principal hipótese a ser considerada, devendo a paciente ser transportada a serviço adequado para esse tipo de avaliação e tratamento.

Sangramento na vigência de dor abdominal em mulheres que desconhecem gravidez pode representar quadro de gravidez ectópica, condição em que a instabilidade hemodinâmica pode se instalar rapidamente. Nessas pacientes, a reposição volêmica deve ser iniciada imediatamente, assim como o transporte.

O atendimento à gestante sempre implica na atenção a dois pacientes, estando o feto dependente das condições maternas para se manter. A atenção deve estar primeiramente focada na estabilidade das condições ventilatórias e circulatórias da mesma.

A oxigenação materna deve ser capaz de prover níveis adequados de saturação sanguínea para que haja oxigenação fetal também adequada, podendo se utilizar desde oxigênio em máscara facial até entubação orotraqueal, se necessária.

O acesso venoso deve ser calibroso e duplo, com objetivo de reposição volêmica capaz de manter níveis pressóricos acima de 90 mmHg. A princípio deve-se evitar uso de

474 Seção 5 | Abordagem de populações especiais

substâncias vasopressoras, como dopamina e norepinefrina, que comprometem a circulação útero-placentária. Elas podem ser necessárias caso haja a deterioração hemodinâmica da gestante, apesar de trazer riscos para o feto.

Na suspeita de trauma raquimedular, com imobilização à maca de transporte, esta deverá ser lateralizada para o lado esquerdo da paciente em cerca de 15° permitindo o deslocamento do útero sobre a veia cava, caso as pacientes estejam no terceiro trimestre de gestação.

✳ TRABALHO DE PARTO

Apesar da maioria dos partos ocorrer sem complicações, elas existem e podem representar risco de morte tanto para gestante como para o feto. As equipes de atendimento pré-hospitalar devem estar especialmente atentas à possibilidade do atendimento de complicações associadas ao trabalho de parto em função da crescente ideia de parto domiciliar. Muitas dessas complicações ocorrem de maneira abrupta, sem fatores desencadeantes reconhecíveis.

No atendimento de gestantes em trabalho de parto deve-se avaliar a eminência ou não do parto para determinar se haverá a possibilidade de transporte até o hospital que conta com melhores condições de assistência. São indicativos da iminência do parto a distensão perineal pela apresentação fetal, o relato de sensação de evacuação e a necessidade de esforço evacuatório ou a visualização da apresentação fetal propriamente dita. Nessa situação, a equipe deve se preparar para o parto buscando adequado espaço e melhores condições de higiene, evitando-se protelar o evento com manobras inadequadas, como segurar a apresentação ou aproximar as pernas da mulher. Caso não ocorra o parto em cerca de 10 minutos, deve ser realizada a remoção da paciente ao hospital mais próximo.

A gestante deve ser tranquilizada e ser orientada para que respire normalmente, com expiração prolongada. Movimentos respiratórios curtos e rápidos ("respiração de cachorrinho") não são úteis e podem desencadear sensação de tontura.

A paciente poderá ser colocada em posição de litotomia com separação ampla dos joelhos e apoio dos pés no chão. As nádegas podem ser elevadas com almofadas ou travesseiros, o que provê ampliação do canal do parto. O profissional deverá usar luvas, máscara, avental e proteção para os olhos.

A assistência ao parto compreende o controle da força de expulsão para que o polo cefálico se desprenda progressivamente, de maneira pouco abrupta. Para isso, basta apoiar a mão espalmada contra o polo cefálico e realizar ligeira contrapressão. Após o desprendimento do polo cefálico, o restante do corpo deverá se desprender com facilidade. Porém, deve-se observar a presença de circular de cordão umbilical no pescoço, que pode ser desfeita com manobra digital.

O cordão umbilical deve ser amarrado firmemente com fio estéril ou pinçado com pinça hemostática a cerca de 10 cm do abdome do recém nascido. Outro fio (ou pinça) deve prender o cordão com intervalo de 3 cm de distância do primeiro nó. O cordão poderá ser seccionado com bisturi ou tesoura entre esses nós.

Após o nascimento, as vias aéreas do recém-nascido podem ser desobstruídas com leve sucção do conteúdo das narinas e da boca; a criança deve ser secada e mantida aquecida. Quando possível, calcular o escore de APGAR, pontuando de zero a dois conforme a Tabela 1, nos momentos que se seguem ao nascimento e após 10 minutos.

Tabela 1   Cálculo do índice de Apgar

Pontos	0	1	2
Frequência cardíaca	Ausente	< 100/min	> 100/min
Respiração	Ausente	Irregular/bradipneia	Forte/choro
Tônus muscular	Flácido	Flexão de pernas e braços	Movimento ativo/boa flexão
Cor	Cianose central/ palidez	Cianose de extremidades	Rosado
Irritabilidade reflexa	Ausente	Algum movimento/ careta	Espirro/choro

A placenta deverá ser normalmente eliminada (dequitação) em cerca de 30 minutos após o parto, mas esse período pode se estender por até 60 minutos. É preferível aguardar que a placenta se dequite espontaneamente e evitar manobras de tração sobre o cordão, que poderá se romper e dificultar a extração placentária. Massagear o fundo uterino, suavemente, através do abdome da mãe poderá facilitar a eliminação placentária.

Após a saída da placenta ocorre leve sangramento, que em geral é autolimitado. Caso o sangramento se intensifique e persista, a massagem do útero através do abdome materno estimula a contração e o firmamento. Nos casos em que a placenta não dequita ou o sangramento persiste, haverá necessidade de intervenção hospitalar.

A placenta deverá ser acondicionada e enviada ao hospital para ser examinada quanto à possibilidade de eventuais partes terem permanecido no interior do útero.

O canal do parto poderá apresentar lacerações de pele e mucosa que serão melhor avaliadas em ambiente hospitalar. Sangramentos locais poderão ser controlados com compressão. A região deverá ser mantida limpa e coberta com compressa.

Quando a apresentação fetal for pélvica, a paciente poderá ser colocada em posição genupeitoral. Caso o parto progrida, a assistência deverá ser de apoio ao corpo fetal em direção ao solo com desprendimento do polo cefálico com a face fetal voltada para a parede vaginal posterior. Nesse posicionamento da paciente, a face fetal se desprenderá voltada para cima, facilitando a retirada de secreções orais e a respiração do mesmo. No parto pélvico, a demora do desprendimento do polo cefálico pode ocasionar estímulo respiratório ao feto com a cabeça ainda no canal vaginal; nessa condição, deve-se prover espaço para essa respiração introduzindo dois dedos (com luvas) lateralmente à vagina e deslocando o tecido da face fetal. A apresentação pélvica, assim como outras apresentações anômalas, tem melhor assistência em ambiente hospitalar especializado.

O trabalho de parto em pacientes com cesárea prévia propicia o risco de rotura uterina e hemorragia severa. Nessa condição, a condução do parto deve ocorrer se possível em

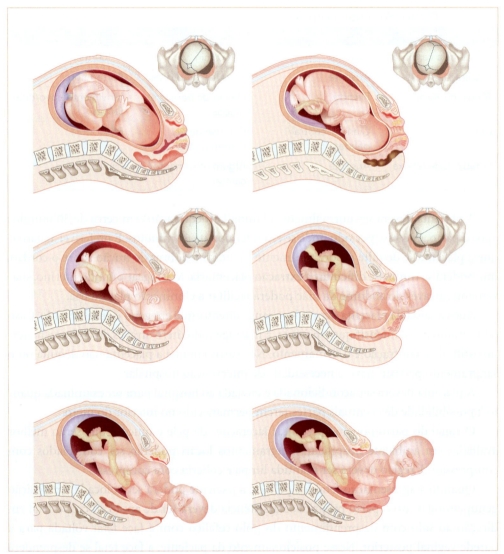

Figura 2   Trabalho de parto.

ambiente especializado e o transporte da gestante deve ser feito considerando a possibilidade de reposição volêmica rápida, sempre com acesso venoso calibroso.

Partos prematuros, com recém-nascidos com menos de 2,5 kg, pedem a realização de bom aquecimento, limpeza das vias aéreas e oxigenação adequada do mesmo. Especial atenção deve dada para evitar contaminação, minimizando-se o risco de infecções.

O prolapso do cordão umbilical ocorre quando este se insinua previamente às partes fetais no canal do parto e pode ser comprimido, interrompendo a circulação fetal. Essa situação é grave, com risco de morte fetal em pouco minutos. Não se deve tentar reintroduzir o cordão para o canal vaginal, mas, sim, impedir que seja comprimido por partes fetais através do posicionamento da gestante com elevação da região pélvica e introdução de dois dedos na vagina. Durante todo o transporte, a paciente deverá ser mantida com elevação pélvica ou permanecer em posição genupeitoral, além da elevação manual da apresentação fetal.

✳ TRAUMA

O atendimento à gestante vítima de politraumatismo não difere significativamente daquele da paciente não gestante. A avaliação inicial de vias aéreas, a ventilação e a circulação são prioritárias, assim como a mobilização no sentido de preservar a coluna cervical. O posicionamento na maca deve apenas observar a inclinação lateral, como previamente discutido.

Como mencionado anteriormente, a gestante apresenta modificações do sistema cardiocirculatório que a fazem tolerar perdas sanguíneas acentuadas sem repercussão hemodinâmica. Além disso, há maior risco de ocorrer vômito e aspiração de conteúdo gástrico em função do maior tempo de esvaziamento gástrico ou pela própria compressão gástrica pelo útero gravídico.

Outro risco a ser considerado é o de descolamento placentário decorrente de lesões por desaceleração brusca, comprometendo a vitalidade fetal, o que pode ser suspeitado pela presença de perda sanguínea genital e aumento do tônus uterino.

Traumas abdominais fechados com fratura pélvica também podem comprometer o polo cefálico de gestações de termo.

✳ EMERGÊNCIAS OBSTÉTRICAS

Doença hipertensiva da gravidez (pré-eclâmpsia/eclâmpsia)

A doença hipertensiva da gravidez, de etiologia ainda pouco esclarecida, é uma complicação que afeta cerca de 10% das gestantes, conforme a população avaliada, e é res-

478 Seção 5 | Abordagem de populações especiais

ponsável por elevada mortalidade materno-fetal. Desenvolve-se a partir da 20ª semana de gestação, tendo como fatores de risco os extremos de idade, antecedente de hipertensão arterial, diabetes e doença renal, antecedente da doença em gravidezes anteriores.

A evolução da doença hipertensiva da gravidez pode ser manifestar-se através de convulsões, hemorragia do sistema nervoso central e coma, chamada de eclâmpsia, ou através do comprometimento da função hepática e do sistema de coagulação, chamado de síndrome HELP. Ambas são situações de elevada mortalidade materna e fetal. A evolução do quadro hipertensivo pode ocorrer inclusive no puerpério imediato.

O atendimento pré-hospitalar não permite definir o diagnóstico, mas ele pode ser suspeitado em gestantes com as seguintes queixas: cefaleia, dor no hipocôndrio direito, dificuldade respiratória, edema acentuado de mãos e pés, distúrbios visuais, escotomas, náusea e vômitos.

Nessa situação, o diagnóstico é corroborado pelos achados clínicos de edema, níveis pressóricos acima de 140 por 90 mmHg, taquicardia, taquipneia, estertores pulmonares, confusão. Crises convulsivas podem ocorrer já a partir desses valores pressóricos.

Deve-se realizar assistência respiratória com máscara de oxigênio, acesso venoso calibroso e parcimônia na reposição volêmica pelo risco de ocorrência de edema pulmonar e cerebral. Vômitos e aspiração de conteúdo gástrico podem ocorrer. A paciente será melhor transportada em decúbito lateral esquerdo. Deve-se atentar quanto a uso de sirenes, luzes e movimentação rápida, pois podem desencadear crise convulsiva.

O principal agente para controle da hipertensão nesses casos é o sulfato de magnésio. Seu emprego deve ocorrer, principalmente, no ambiente hospitalar para adequada administração e controle dos efeitos colaterais. O sulfato de magnésio ($MgSO_4 - 7H_2O$) deve ser utilizado da seguinte forma:

a. Esquema de Zuspan:
- Dose de ataque: 4 g por via endovenosa lento (8 mL de sulfato a 50% + 12 mL de água destilada em 4 minutos).
- Dose de manutenção: 1 g/h a 2 g/h por via endovenosa (10 mL de sulfato a 50% + 500 mL de SG 5% para correr a cada 5 h).
- Em caso de recorrência do quadro convulsivo, deve-se repetir uma dose por via endovenosa de 2 g (4 mL de sulfato a 50%).
- Este esquema deve ser mantido por 24 horas após o parto.

b. Esquema de Pritchard:
- Dose de ataque: 4 g por via endovenosa lento (8 mL de sulfato a 50% + 12 mL de água destilada em 4 minutos).
- Adicionar 10 g por via intramuscular (10 mL de sulfato a 50% em cada glúteo, com agulha de 10 cm e calibre 20).

Capítulo 40 | Paciente gestante e cesárea pós-morte **479**

- Dose de manutenção: 5 g (10 mL a 50%) por via intramuscular a cada 4 h, alternando os glúteos.
- Em caso de recorrência do quadro convulsivo, deve-se repetir uma dose por via endovenosa de 2 g (4 mL de sulfato a 50%).
- Este esquema deve ser mantido por 24 horas após o parto.

Outros medicamentos que podem ser utilizados no controle inicial da crise hipertensiva incluem nifedipina 5 mg sublingual ou hidralazina 5 a 10 mg parenteral a cada 20 minutos, até dose máxima de 40 mg.

Na vigência de crise convulsiva pode-se utilizar benzodiazepínico parenteral, embora essa classe de medicamento possa provocar depressão fetal.

Descolamento prematuro de placenta

O descolamento prematuro da placenta normalmente inserida pode ocorrer a partir da 20ª semana. Apresenta como principais fatores de risco idade materna avançada, hipertensão arterial, tabagismo, cocaína, alcoolismo e traumas como o proporcionado por acidentes com veículos ou mesmo quedas.

A partir de pequena porção descolada da placenta, ocorre a formação de um hematoma que progride a ponto de comprometer toda a função placentária e descolá-la totalmente da parede uterina. A dor proporcionada pelo quadro costuma ser intensa com irradiação lombar e caracterizada como sensação de "rasgar". O sangue poderá se exteriorizar por via genital e provocar hipercontratilidade uterina. No local de formação do hematoma poderá haver rotura da parede uterina e sangramento para a cavidade peritoneal. Nos quadros de sangramentos para o interior da cavidade peritoneal, há grande risco de hemorragia materna severa.

O risco de óbito fetal é grande. O tratamento é a resolução do parto por meio de cesárea. Eventualmente, pode ocorrer parto taquitócico com expulsão fetal rápida, o que pode comprometer gravemente a vitalidade do feto.

A paciente deverá ser mantida com suporte de oxigênio, acesso venoso calibroso, em decúbito lateral esquerdo e transportada rapidamente para unidade hospitalar mais próxima.

Placenta prévia

A implantação sobre o orifício interno do canal cervical, ou próximo a ele, permite que a placenta se descole da parede uterina espontaneamente ou durante o processo de

480 Seção 5 | Abordagem de populações especiais

dilatação cervical do trabalho de parto. Nesse processo, o sangramento genital pode ser severo e comprometer tanto a gestante como também o feto.

Os fatores de risco incluem gestantes com antecedente de abortamento, cesárea anterior, tabagismo, cirurgias uterinas e idade materna avançada.

O sinal comum é de sangramento genital indolor, com sangue vivo, que poderá ser suficiente para provocar choque hemorrágico. É fundamental evitar qualquer toque vaginal, pelo risco de provocar piora do sangramento.

O diagnóstico diferencial com o descolamento prematuro de placenta pode não ser possível durante o atendimento pré-hospitalar, sendo definido por meio de exames subsidiários como ultrassonografia. Assim, a equipe de pré-hospitalar deve oferecer assistência respiratória à paciente com máscara de oxigênio, mantendo-a em decúbito lateral esquerdo e instalando acesso venoso periférico calibroso.

CESÁREA PERIMORTE

A "cesárea pós-morte" é a mais antiga de todas as cirurgias obstétricas e diz a tradição que foi realizada pela primeira vez no nascimento de Esculápio, Deus da Medicina, filho de Corônis e Apolo. Na época de Júlio Cesar era praticada, e ainda no Império Romano foi oficialmente instituída por uma lei promulgada por Numa Pompílio (715 a.C.), que impedia o sepultamento da gestante com o feto.

Em 1987 foi introduzido o termo "cesárea perimorte" (CPM) para os casos em que a paciente estava moribunda ou submetida a técnicas de reanimação cardiopulmonar (RCP).

É raramente realizada e se indicada deve ser feita rapidamente, de forma a melhorar a sobrevida materna e fetal. Na gestante de termo, é bem estabelecida como parte do processo de RCP. O treinamento do procedimento deve ser oferecido a todos os profissionais da área da saúde que possam atuar em situações de emergências obstétricas.

As causas de parada cardiorrespiratória (PCR) em gestantes incluem: tromboembolismo venoso, síndromes hipertensivas, sepse, embolia amniótica, hemorragia maciça, politraumatismo, causas iatrogênicas, doenças congênitas e adquiridas. Dentre as intervenções a serem feitas destacam-se o suporte básico de vida, o suporte avançado de vida, a realização da cesárea perimorte e da cesárea pós-morte.

O trauma acomete 5% das gestantes e 50% estão associados a acidentes com veículos automotores. Em seguida aparecem as quedas, mortes violentas por acidente pessoal e queimaduras. Os óbitos fetais ocorrem geralmente por acidentes automobilísticos pelo trauma abrupto na placenta.

Quanto ao atendimento a gestantes não há modificações nos algoritmos do PHTLS, ATLS, ACLS e ALSO. O controle rápido das vias aéreas é primordial, já que existe esvaziamento gástrico retardado e hipotonia do esfíncter esofagiano inferior. Durante a RCP é fundamental a descompressão aortocava que proporciona aumento no débito cardíaco em 60 a 80%, pelo deslocamento lateral do útero para a esquerda, melhorando o retorno venoso. Recomenda-se uma inclinação da gestante de 15-30° em relação à superfície de apoio (Figura 3) e, se possível, pressão contínua da cricoide. Todos os passos seguintes devem ser considerados, incluindo a desfibrilação, que não apresenta consequências adversas ao feto.

Katz at al., da Universidade da Carolina do Norte, enfatizaram o *"papel dos 4 minutos"* para otimizar o salvamento da mãe e do feto durante a RCP. A teoria é reconhecida pelos *Guidelines* de 2010 da American Heart Association. Foi baseada na suposição de que a RCP é ineficaz no terceiro trimestre devido à compressão uterina e de que a evolução fetal e a materna possam ser otimizadas pelo parto oportuno. O útero vazio não só melhora o prognóstico fetal como também o sucesso das compressões torácicas, principalmente em casos reversíveis de PCR. A lesão neurológica materna irreversível ocorre a partir de seis minutos de interrupção do fluxo cerebral, e se após 4 minutos de RCP não houver retorno da circulação espontânea, a CPM deve ser indicada em até cinco minutos.

A viabilidade fetal pode ser determinada pela idade gestacional e pela altura uterina. A maioria das instituições aceita que a partir de 24 semanas e com altura uterina de aproximadamente 26 cm, ou acima da cicatriz umbilical, as chances de sucesso são maiores.

Dessa forma, o protocolo sugerido por muitos autores após o colapso materno é que se inicie a RCP durante quatro minutos e se não houver retorno da circulação espontânea e haja idade gestacional maior ou igual 24 semanas, inicie-se a realização da CPM sem demora. Caso a idade gestacional seja menor que 24 semanas, o valor da CPM é questionável, recomendando-se apenas a realização da RCP.

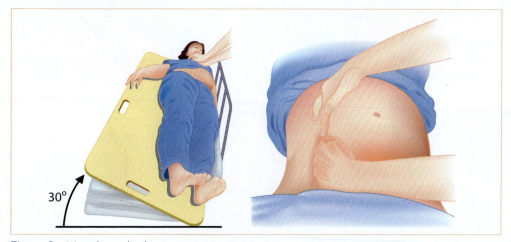

Figura 3   Manobras de descompressão aortocava.

A CPM é um procedimento tecnicamente fácil de se fazer para não obstetras em gestações típicas devido ao relaxamento muscular e pouco sangramento durante a PCR. O mínimo de cuidados preventivos à infecção e proteção de vísceras abdominais deve ser oferecido. Na literatura, a escolha preferencial é a incisão abdominal mediana, xifo-púbica, seguida da chamada uterina corporal, de 12 a 15 cm, mantendo-se os preceitos cirúrgicos básicos. A bexiga é afastada junto ao pube e a incisão pode ser estendida caudalmente. Se uma placenta anterior é encontrada, ela pode ser seccionada. A mão livre é colocada entre o feto e a parede uterina. Nesse momento o feto deve ser aspirado e ter seu cordão clampeado, com posterior envolvimento do mesmo em campos secos e aquecidos (Figuras 4, 5 e 6). As suturas do útero e da parede abdominal devem ser feitas plano a plano. A RCP materna não deve ser interrompida durante a realização deste procedimento.

O principal fator prognóstico fetal parece ser o tempo cirúrgico da CPM: se cinco minutos – excelente; entre cinco e dez minutos – bom; 10-15 minutos – duvidoso; e 15-25 minutos – com pouca chance de sucesso. A adequada reanimação do recém-nascido com equipe treinada e recursos disponíveis favorece a sobrevida do mesmo. O resultado é pobre se a causa da morte materna for padecimento crônico. O tempo ideal entre a morte materna e o nascimento é de 20 minutos; mas há casos na literatura de sobrevida fetal sem sequelas em até 45 minutos da PCR materna.

No ambiente pré-hospitalar, se o tempo de deslocamento até o hospital for dentro dos 5 minutos da PCR materna, o ideal é que a paciente seja removida para este centro

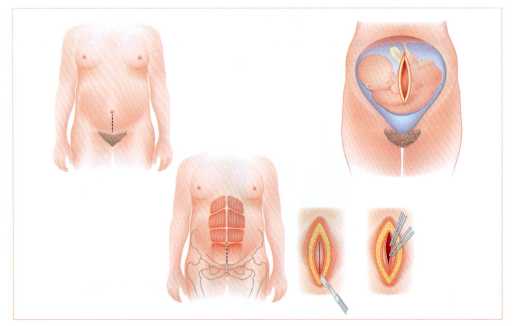

Figura 4   Cesárea perimorte: técnica cirúrgica.

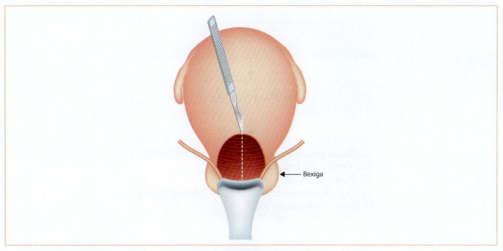

Figura 5   Incisão corporal longitudinal uterina.

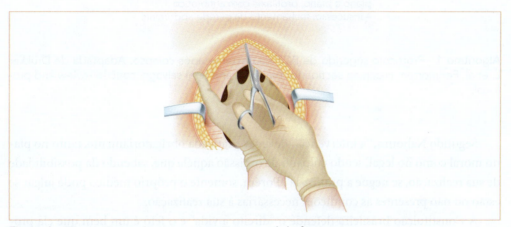

Figura 6   Dissecção uterina com proteção manual do feto.

com melhor suporte obstétrico e neonatal onde o procedimento será feito. Caso contrário, o transporte aeromédico deve ser considerado.

Em 2008 foi descrito o uso pré-hospitalar do PFast *(Prehospital Focused Abdominal Sonography for Trauma)*, com alta sensibilidade (93%), especificidade (99%) e acurácia (99%), em gestantes com indicação de CPM. O exame permite avaliar a etiologia do choque hemorrágico, a idade gestacional e se existe atividade cardíaca fetal, devendo ser feito sem se prolongar o tempo de atendimento.

As circunstâncias inesperadas em que se impõe a prática da CPM exigem conhecimento prévio das condições técnicas de sua realização, assim como dos aspectos éticos e legais.

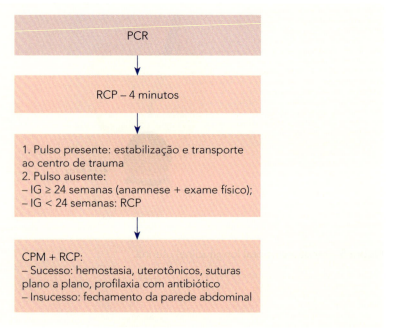

Algoritmo 1 Protocolo sugerido de RCP na gestante após colapso. Adaptada de Drukker L, et al. Perimortem cesarean section for maternal and fetal salvage: concise review and protocol.

Segundo Nahoum, "a intervenção deve ser praticada obrigatoriamente, tanto no plano moral como no legal, sendo culpado de omissão aquele que, sabendo da possibilidade de sua realização, se negue a praticá-la". Porém, somente o próprio médico pode julgar se estão ou não presentes as condições necessárias à sua realização.

A Constituição brasileira defende o "direito à vida" e o feto é um bem que ela protege. O Desembargador Silva Franco diz que "o fundamental é definir vida e que o feto não nascido deve ter os mesmos direitos que qualquer outro indivíduo". O Código Penal "isenta de pena o profissional que intervém sem o consentimento da paciente ou responsável justificando a conduta pela iminência de perigo de vida". Nada havendo em nossa legislação que contraindique o procedimento, não é obrigatório o consentimento familiar, embora seja de bom alvitre avisar da morte materna e da decisão de ser realizar a CPM.

As normas para a realização da CPM incluem: ter preparo técnico para efetuar a operação e reanimação do concepto, estar presente na hora da morte materna, efetuar a cirurgia em local da constatação da morte materna, realizar a CPM de forma rápida e não perder tempo em conhecer as condições do estado fetal. Não perder tempo buscando o consentimento dos familiares neste momento e manter a calma.

O profissional que assiste à paciente deve considerar a CPM para qualquer grávida moribunda com idade gestacional maior ou igual a 24 semanas, principalmente se a descompensação clínica for aguda. Os protocolos de emergência obstétricos, pediátricos e do trauma devem ser iniciados concomitantemente ao procedimento. A equipe de socorro deve manter a oxigenação através da via endotraqueal e compressões torácicas para maximizar a perfusão uteroplacentária até que a CPM ocorra.

O critério de viabilidade ou de maturidade dependerá muito mais da experiência do médico e das condições de cada caso do que de definições e padrões específicos. Havendo dúvida quanto à vida fetal, melhor será apostar na vida, realizando a intervenção.

A decisão de se realizar a CPM é complexa. Deve-se levar em conta as circunstâncias que precipitaram a PCR materna, a idade gestacional, a possibilidade de sobrevivência do feto, o intervalo entre a PCR e o nascimento e a disponibilidade de material e pessoal treinado para o atendimento do recém-nascido.

✳ CONCLUSÃO

A equipe de pré-hospitalar que atende emergências obstétricas deve considerar que grande parte das patologias necessita de atendimento hospitalar para sua resolução plena.

No entanto, a manutenção de condições ventilatórias e circulatórias da gestante é a melhor forma de reduzir o potencial de complicações para o feto.

O atendimento pré-hospitalar deverá estar preparado para atender gestantes que entendem ser o domicílio um ambiente adequado para o parto.

✳ BIBLIOGRAFIA

1. Kahhale S, Vasconcelos M (eds.). Hipertensão na gravidez – manual de orientação. FEBRASGO; 1997.
2. Emergências obstétricas e trauma na gestante. In: Manual do atendimento pré-hospitalar SIATE/CBPR. Paraná: Coordenadoria Estadual de Defesa Civil; 2006. Disponível em: http://www.defesacivil.pr.gov.br/arquivos/File/primeiros_socorros_2/cap_19_emerg_obstetricas.pdf.
3. Meguerdichian D. Complications in late pregnancy. Emerg Med Clin North Am. 2012 Nov;30(4):919-36.
4. Chamberlain G, Steer P. ABC of labour care. Obstetric emergencies. BMJ. 1999 May 15;318(7194):1342-5.
5. Grelle FC, Nahoum JC. A cesárea post-mortem: condições para sua realização – problemas éticos e médicos-legais. Rev Bras Med. 1957;14(7):470-5;
6. Kam CW. Perimortem caesarean sections. Journal of Accident and Emergency Medicine. 1994;11:57-8.
7. Lanoix R, Akkapeddi V, Goldfeder B. Perimortem cesarean section: case reports and recommendations. 1995;2(12):1063-7.
8. Kupas DF, Harter SC, Vosk A. Out-of-hospital perimortem cesarean section. Prehosp Emerg Care. 1998;2(3):206-8.
9. Papa ACE, Mattar R, Camano L. Cesariana pós-morte. RBGO. 1999;21(6):341-5.

10. Azpilcueta AJ, Martínez CC, et al. Operación cesárea postmortem con supervivencia fetal. Informe de un caso. Revista Medica del Hospital General de Mexico. 1999;62(2):132-4.
11. Hauswald M, Kerr NL. Perimortem cesarean section. Acad Emerg Med. 2000;7(6):726.
12. Whitten M, Irvine LM. Postmortem and perimortem caesarean section: what are the indications? J R Soc Med. 2000;93:6-9.
13. Papa ACE, Alexandre SM, Nelson SASS, et al. Aspectos ético-legais e obstétricos da conduta na cesariana pós-morte. Femina. 2000;28(2):85-9.
14. Thomas R, Sotheran W. Postmortem and perimortem caesarean section. Journal of the Royal Society of Medicine. 2000;93:215-6.
15. Tang G, Nada W, et al. Perimortem caesarean section: two case reports and a management protocol. Aust N Z J Obstet Gynaecol. 2000;40(4):405-8.
16. Born D, Yamashita A, et al. Emergências cardiológicas. Socesp. 2001;11(2).
17. Drukker L, Hants Y, Sharon E, Sela HY, Grisaru-Granovsky S. Perimortem cesarean section for maternal and fetal salvage: concise review and protocol. Acta Obster Gynecol Scand. 2014;93(10):965-72.

Seção 6

Ambiente hostil, atendimento pré-hospitalar tático e atividades esportivas

Seção 6

Ambiente hostil, atendimento pré-hospitalar tático e atividades esportivas

CAPÍTULO 41

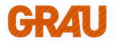

Afogamento e salvamento aquático

Carlos Eduardo Smicelato
David Szpilman
Walmir Magalhães Salles

Afogamento não é acidente, não acontece por acaso, tem prevenção e essa é a melhor forma de tratamento!
Szpilman, 2012

✱ AFOGAMENTO

Introdução

Nas emergências aquáticas (afogamento), o resgate é um componente vital para salvar o paciente e a avaliação e os primeiros cuidados são fornecidos em um ambiente altamente hostil, a água. Portanto, é essencial que os profissionais de saúde tenham conhecimento da cadeia de sobrevivência no afogamento, que vai desde o atendimento pré-hospitalar até o hospitalar.

O afogamento envolve principalmente a assistência pré-hospitalar prestada por leigos, guarda-vidas, socorristas e profissionais de saúde. Essa assistência inicia-se pela ajuda prestada ao afogado para retirá-lo de dentro da água sem que, contudo, o socorrista torne-se uma segunda vítima, iniciando imediatamente o suporte básico de vida ainda dentro da água e acionando o suporte avançado. Quando esse tipo de assistência não é realizado adequadamente no local do evento, pouco se pode realizar no hospital para modificar o resultado final.

Entre todas as emergências aquáticas, o afogamento é responsável por mais de 95% dos atendimentos do resgate aeromédico, como forma primária ou secundária. As diversas situações podem ser visualizadas na Tabela 1.

490 Seção 6 | Ambiente hostil, APH tático e atividades esportivas

Tabela 1 Diferentes tipos de emergências aquáticas[13]

Afogamento
Trauma raquimedular (TRM)
Doenças provocadas por seres marinhos – animais mordedores, peçonhentos, traumatogênicos, venenosos e eletrogênicos
Emergências do mergulho – barotraumas [pulmonar (embolia traumática pelo ar – ETA), de ouvido interno, seios da face, dentário e outros], doenças descompressivas (DD), apagamento, narcose pelo nitrogênio
Doenças típicas ao redor de um espelho d'água – perfuração/ferimentos, trauma na água (barcos/pranchas), corpo estranho ocular, luxação escapuloumeral, câimbras, perda súbita da consciência e outros
Atividades e esportes aquáticos
Voo sobre área espelhada (livre, parapente e correlatos)
Prevenção em provas de apneia – mergulho livre
Alimentos e atividades aquáticas
Atividades aquáticas em ambientes adversos – acidentes com tempestades e raios
Queda de veículos dentro da água

O afogamento no mundo

O afogamento é uma das doenças de maior impacto na saúde e na economia do mundo. De acordo com a Organização Mundial de Saúde (OMS), 0,7% de todos os óbitos no mundo ocorrem por afogamento não intencional, perfazendo mais de 500.000 (8,5 óbitos/100.000 hab) óbitos anuais passiveis de prevenção. Entretanto, o número exato é desconhecido em razão de casos não notificados, sem confirmação de óbito. A incidência predomina em regiões e países de baixo poder aquisitivo e renda *per capita*.

Além do impacto do afogamento na saúde, o fardo econômico gerado é gigantesco. Estimativas nos EUA e no Brasil mostram gastos anuais de 273 e 228 milhões de dólares, suficientes para custear excelentes campanhas nacionais de prevenção.

A maior parte dos afogamentos no mundo ocorre de forma não intencional, diferentemente do que ocorre em países como Irlanda, Japão e Holanda, onde o suicídio é uma das formas mais frequentes. Idade abaixo de 14 anos, uso de álcool, baixa renda, baixo nível educacional, residência em áreas rurais, comportamento de risco e falta de supervisão são todos fatores de risco para afogamento. O risco em pessoas epilépticas é de 15 a 19 vezes maior.

No mundo, homens se afogam e morrem em média 5 vezes mais que as mulheres. O afogamento é a maior causa de óbito em homens de 5 a 14 anos e a quinta entre mulheres.

Os afogamentos em água doce são mais frequentes em crianças, principalmente em menores de 10 anos. Estimativas indicam que de 40 a 45% ocorrem durante a natação, demonstrando desconhecimento do perigo iminente. Na prática de esportes náuticos, os afogamentos são responsáveis por 90% dos óbitos.

Afogamento no Brasil

A mortalidade por afogamento vem declinando no Brasil nos últimos 29 anos (1979-2007) em números absolutos e relativos (n/100.000 hab). Houve uma redução no número de óbitos relativos de 1979 a 2007 da ordem de 33%.

O afogamento é a segunda causa de morte para idades de 5 a 9 anos, a terceira causa nas faixas de 1 a 5 e 10 a 19 anos, e a quinta na faixa de 20 a 29 anos. Em 2010, 6.590 brasileiros (3,5/100.000 hab) morreram afogados em nossas águas. Entre eles, 85% por causas não intencionais (2,9/100.000 hab) e 3% por causas intencionais (suicídios/homicídios).

Analisando as causas primárias de afogamento e considerando todas as idades, 44% dos óbitos ocorreram em águas naturais que incluem canais, rios, lagos e praias. Os afogamentos em piscina (CID W67 & 68) ocorreram em 2% (64% em residências) e os acidentes durante o banho em 0,3% (72% em residências).

O maior risco de morte por afogamento ocorre na faixa de 15 a 19 anos (4,4/100.000 hab) e o menor risco em crianças menores de 1 ano (1,2/100.000 hab). De todos os óbitos por afogamento, 65% ocorrem até os 39 anos. As piscinas são responsáveis por 2% de todos os casos de óbito por afogamento, mas representam 52% de todos os casos na faixa de 1 a 9 anos de idade. Em média, os homens morrem 6 vezes mais que as mulheres, com a menor relação em menores de 1 ano (1,5) e a maior relação na faixa de 20 a 29 anos (12 vezes mais).

As estatísticas de mortes por afogamento mostram grande variabilidade entre as regiões e os Estados brasileiros, sendo a Região Norte (4.9/100.000 hab) a de maior e a Sudeste a de menor risco (2,95/100.000 hab). Levando-se em consideração o número de óbitos relativos (risco) em cada Estado, em análise de 1999 a 2010, observamos resultados positivos com taxas abaixo de 3,0 indicando estratégias acertadas na prevenção e na rápida reação. Entre os de maior destaque na redução estão Roraima (37%), São Paulo (29%) e Rio Grande do Sul (22%). O Distrito Federal apresenta a menor taxa (0,89/100.000), seguido pelos Estados do Rio de Janeiro (1,88) e São Paulo (2,3).

Entre todos os tipos de atendimento por mergulho, o trauma da coluna cervical em águas rasas é usualmente uma situação desastrosa. Existe pouca ou nenhuma informação estatística no mundo ou em nosso país sobre o assunto, e talvez seja essa a razão de tanta desinformação sobre esse problema grave. Em trabalho selecionando o CID W16 (mergulho, pulo ou queda na água causando outro traumatismo que não afogamento ou submersão) no período de janeiro de 2003 a dezembro de 2007, foram identificados no sistema DATASUS (AIH) 2.923 pacientes com lesões, dos quais 321 morreram (11%),

67% deles antes de chegar ao hospital (o que mostra a gravidade das lesões). A idade mais afetada foi entre 20 e 29 anos de idade (28%) e principalmente homens (8,7 vezes mais). O local de maior ocorrência foi em águas naturais (60%), com piscinas em segundo lugar (5,3%). 2.709 pessoas foram hospitalizadas, em média por 7 dias, com um custo hospitalar total de R$ 3.300.000,00. O risco de lesão por mergulho na população geral foi de 0,3/100.000 habitantes, mas destaca-se a Região Norte do país, que apresenta 2,5/100.000.

Conceitos

Em 2002, durante o I Congresso Mundial Sobre Afogamentos (WCOD), uma nova definição e terminologia de afogamento foi estabelecida em consenso e está em uso atualmente pela Organização Mundial de Saúde. A dificuldade respiratória se inicia quando o líquido entra em contato com as vias aéreas da pessoa em imersão (água na face) ou submersão (abaixo da superfície do líquido). Se a pessoa é resgatada, o processo de afogamento é interrompido, o que é denominado afogamento não fatal. Se a pessoa morre como resultado de afogamento, isso é denominado afogamento fatal. Qualquer incidente de submersão ou imersão sem evidência de insuficiência respiratória deve ser considerado um resgate na água e não um afogamento. Termos como "quase afogamento", "afogamento seco ou molhado", "afogamento secundário", "afogamento ativo e passivo" e "afogamento secundário" são obsoletos e devem ser evitados.

- **Afogamento** é a "aspiração de líquido não corporal por submersão ou imersão".
- **Resgate ou salvamento** ocorrem em caso de "pessoa socorrida da água, sem sinais de aspiração de líquido".
- Já **cadáver por afogamento** é a "morte por afogamento sem chances de iniciar reanimação, comprovada por tempo de submersão maior que uma hora ou sinais evidentes de morte há mais de uma hora, como rigidez cadavérica, livores ou decomposição corporal".

Fisiopatologia do afogamento

Quando uma pessoa que está se afogando não pode mais manter as vias aéreas livres de líquido, a água que entra na boca é voluntariamente cuspida ou engolida. A resposta consciente imediata é tentar segurar a respiração; isso somente é possível por não mais do que um minuto. Quando então a vontade de respirar é demasiadamente forte, certa quantidade de água é aspirada para as vias aéreas e a tosse ocorre como uma resposta reflexa. Em raras situações o laringoespasmo ocorre (menos de 2%), mas em tais casos, é rapidamente terminado pelo aparecimento de hipóxia cerebral. Se a pessoa não é resgatada, a aspiração de água continua e a hipoxemia leva rapidamente à perda de consciência e à apneia. Em sequência, a taquicardia se deteriora em bradicardia, atividade elétrica sem pulso e, finalmente, em assistolia. O processo de afogamento todo, da submersão ou imersão até uma parada cardíaca, geralmente ocorre em segundos a alguns minutos, mas em situações raras, como o afogamento em água gelada, esse processo pode durar até uma hora. Se a pessoa é resgatada viva, o quadro clínico é determinado predominantemente pela quantidade de água que foi aspirada e os seus efeitos. A água nos alvéolos provoca a inativação do surfactante e sua lavagem do alvéolo. A aspiração de água salgada e a de água doce causam graus similares de lesão, embora com diferenças osmóticas. Em ambos os tipos de afogamento (água salgada e água doce), o efeito osmótico na membrana alvéolo-capilar rompe em parte a sua integridade, aumenta a sua permeabilidade e por consequência a sua função. O quadro clínico causado por essa alteração na membrana alvéolo-capilar se traduz em edema pulmonar, que diminui principalmente a troca de oxigênio. O efeito combinado de fluidos nos pulmões com a perda de surfactante resulta em redução da complacência pulmonar, aumento da área de shuntagem arterial, atelectasias e broncoespasmo. Se a RCP (reanimação cardiopulmonar) for necessária, o risco de dano neurológico é semelhante ao de outros casos de parada cardíaca. No entanto, o reflexo de mergulho e a hipotermia usualmente associadas com afogamento podem proporcionar um mecanismo de proteção que permite episódios com maiores tempos de submersão sem sequelas. A hipotermia pode reduzir o consumo de oxigênio no cérebro, retardando a anóxia celular e a depleção de ATP (elemento básico de energia celular). A hipotermia reduz a atividade elétrica e metabólica do cérebro de forma dependente da temperatura. A taxa de consumo de oxigênio cerebral é reduzida em cerca de 5% para cada redução de 1°C na temperatura dentro do intervalo de 37°C a 20°C.

Cadeia de sobrevivência do afogamento – da Prevenção ao Hospital (Figura 1)

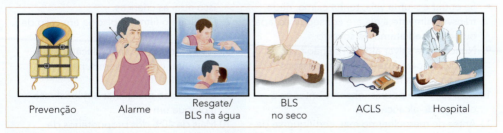

Figura 1 Cadeia de sobrevivência do afogamento.

494 Seção 6 | Ambiente hostil, APH tático e atividades esportivas

1. Prevenção

Apesar da ênfase no resgate e no tratamento, a prevenção permanece sendo a mais poderosa intervenção e a de menor custo, podendo evitar mais de 85% dos casos de afogamento. Campanhas de educação na prevenção de afogamentos podem ser visualizadas na Tabela 2 (veja mais sobre prevenção em www.sobrasa.org).

Tabela 2 Medidas de prevenção em afogamento[8,12]

PRAIAS E PISCINAS SÃO LOCAIS DE LAZER, EVITE AFOGAMENTOS!
Aprenda a flutuar a partir dos 8 meses e a nadar a partir de 4 anos
Mantenha 100% de atenção em crianças
Nade sempre acompanhado
Mergulho de cabeça somente em águas profundas
Prefira sempre nadar em águas rasas
Não superestime sua capacidade de nadar, tenha cuidado!

Praias	Piscinas
1. Nade sempre perto de um posto de guarda-vidas.	1. Mais de 65% das mortes por afogamento ocorrem em água doce, mesmo em áreas quentes da costa.
2. Pergunte ao guarda-vidas o melhor local para o banho.	2. Crianças devem sempre estar sob a supervisão de um adulto. 89% dos afogamentos ocorrem por falta de supervisão, principalmente na hora do almoço ou logo após.
3. Não superestime sua capacidade de nadar – 46,6% dos afogados acham que sabem nadar.	
4. Tenha sempre atenção com as crianças.	
5. Nade longe de pedras, estacas ou piers.	3. Leve sempre sua criança consigo, caso necessite afastar-se da piscina. Use sempre telefone sem fio.
6. Evite ingerir bebidas alcoólicas e alimentos pesados antes do banho de mar.	
7. Crianças perdidas: leve-as ao posto de guarda-vidas.	4. Isole a piscina – tenha grades com altura de 1,50 m e 12 cm nas verticais. Elas reduzem o afogamento em 50 a 70%.
8. Mais de 80% dos afogamentos ocorrem em valas:	
• A vala é o local de maior correnteza, que aparenta uma falsa calmaria, e que leva para o alto-mar.	5. Boia de braço não é sinal de segurança – cuidado!
• Se entrar em uma vala, tenha calma, nade transversalmente a ela até conseguir escapar ou peça imediatamente socorro.	6. Evite brinquedos próximos à piscina, isso atrai as crianças.
9. Nunca tente salvar alguém se não tiver condições para fazê-lo. Muitas pessoas morrem dessa forma.	7. Desligue o filtro da piscina em caso de uso.
10. Ao pescar em pedras, observe antes se a onda pode alcançá-lo.	8. Não pratique hiperventilação para aumentar o fôlego sem supervisão confiável.
11. Antes de mergulhar no mar, certifique-se da profundidade.	9. Cuidado ao mergulhar em local raso (coloque um aviso).
12. Afaste-se de animais marinhos como água-viva e caravelas.	10. Mais de 40% dos proprietários de piscinas não sabem realizar os primeiros socorros – cuidado!
13. Tome conhecimento de e obedeça as sinalizações de perigo na praia.	

2. Reconhecimento e alarme do incidente

Qualquer atitude de ajuda deve ser precedida pelo reconhecimento de que alguém está se afogando. Ao contrário da crença popular, o banhista em apuros não acena com a mão e tampouco chama por ajuda. O banhista encontra-se tipicamente em posição vertical, com os braços estendidos lateralmente, batendo-os na água. Indivíduos próximos da vítima podem achar que ela está apenas brincando na água. A vítima pode submergir e emergir sua cabeça diversas vezes, enquanto está lutando para se manter acima da superfície. As crianças geralmente resistem de 10 a 20 segundos em tal luta, enquanto os adultos resistem por mais tempo antes da submersão final. Como a respiração instintivamente tem prioridade, a vítima de afogamento geralmente é incapaz de gritar por socorro. Ao reconhecer que uma vítima está se afogando, a prioridade inicial é dar o alarme de que um incidente está em curso. Deve-se ligar para 193 (Corpo de Bombeiros) ou 192 (SAMU) e avisar o que está acontecendo, onde é o incidente, quantas pessoas estão envolvidas e o que já se fez ou pretende fazer. Só então o socorrista deverá partir para ajudar a realizar o resgate.

3. Suporte Básico de Vida na água e resgate

Muitos afogados são capazes de se salvar por conta própria ou são resgatados a tempo por leigos ou socorristas profissionais. Em áreas onde os guarda-vidas trabalham, menos de 6% de todas as pessoas socorridas necessitam de atenção médica, e apenas 0,5% necessitam de RCP. Em relatos de resgates por leigos, 30% das pessoas afogadas necessitaram de RCP. Pessoas sem treinamento devem ajudar outras em perigo sem entrar na água, evitando, dessa forma, se afogar junto. Ao tentar realizar um resgate nunca se deve expor-se a riscos. Para aqueles que não são profissionais de salvamento aquático, a prioridade é ajudar sem se tornar uma segunda vítima. Para ajudar, utilize técnicas como jogar objetos flutuantes ou oferecer longos objetos ou oriente a vítima sobre como proceder para sair dessa situação (por exemplo, escolhendo uma direção melhor para nadar, técnicas de flutuação ou encorajando-a com afirmações de que o socorro está a caminho). É importante evitar ao máximo o contato direto com a vítima, pois pode provocar o afogamento do socorrista sem experiência.

A decisão de realizar o suporte básico de vida na água baseia-se no nível de consciência do afogado.

- *Afogado consciente* (99,5%): cuidado! Um banhista apavorado pode ser muito perigoso para o socorrista. Tente ajudar sem entrar em contato físico direto. Por essa razão, é mais prudente aproximar-se utilizando um objeto de flutuação intermediário (bola, garrafa pet de 2 litros, isopor). Leve a pessoa até a terra sem demais cuidados médicos.

- *Afogado inconsciente* (0,5%): a medida mais importante é a instituição imediata de manobras de ressuscitação ainda dentro da água. A hipóxia causada por submersão resulta primeiramente em apneia, ocasionando parada cardíaca em um intervalo de tempo variável, porém curto, caso não seja revertida. A ressuscitação aquática (ventilação apenas) proporciona à vítima uma chance 3 vezes maior de sobrevivência sem sequelas. Os socorristas devem checar a ventilação e, se ausente, iniciar respirações boca a boca ainda na água. Infelizmente, compressões cardíacas externas não podem ser realizadas de maneira efetiva na água, portanto só devem ser realizadas quando a vítima estiver fora da água. Casos de afogamento com parada respiratória ainda dentro da água usualmente respondem após algumas poucas (5 a 10) ventilações de resgate. Se não houver resposta, o guarda-vidas deve assumir que seja uma parada cardiorrespiratória e levar o paciente o mais rapidamente possível para área seca, onde a RCP eficaz possa ser iniciada.

Lesões da coluna cervical ocorrem em menos de 0,5% das pessoas que se afogam e a imobilização da coluna cervical na água é indicada apenas nos casos de forte suspeição (por exemplo, os acidentes envolvendo mergulho, esqui aquático, surfe ou embarcação).

4. Suporte Básico de Vida ao afogado em terra

O transporte da vítima para fora da água deve ser realizado de acordo com o nível de consciência, mas preferencialmente na posição vertical para evitar vômitos e demais complicações de vias aéreas. Em caso de vítima exausta, confusa ou inconsciente, transporte na posição mais próxima possível da horizontal, porém mantendo-se a cabeça acima do nível do corpo. As vias aéreas devem permanecer sempre pérvias.

O posicionamento da vítima para o primeiro atendimento em área seca deve ser paralelo ao do espelho d'água, o mais horizontal possível, deitada em decúbito dorsal, distante o suficiente da água a fim de evitar as ondas. Se estiver consciente, coloque a vítima em decúbito dorsal, com a cabeça elevada. Se a pessoa estiver inconsciente, mas respirando, a posição de decúbito lateral deve ser utilizada. Se não estiver respirando, a ventilação de resgate é essencial. Ao contrário da parada cardíaca primária, o afogamento pode produzir um padrão de respiração ofegante ou apneia, enquanto o coração ainda está batendo e a pessoa pode necessitar somente de ventilação. A parada cardíaca no afogamento é devida, principalmente, à falta de oxigênio. Por essa razão, é importante que a RCP siga a tradicional sequência do ABC (vias aéreas – respiração circulação) em vez do CAB, iniciando a ventilação com cinco insuflações iniciais, seguidas por 30 compressões torácicas e continuando com duas ventilações e 30 compressões até retornarem os sinais de vida, o esgotamento do socorrista ou o Suporte Avançado de Vida chegar. Em casos de afogamento, o Conselho Europeu de Ressuscitação recomenda cinco insuflações iniciais, em vez de duas, porque as ventilações iniciais podem ser menos eficientes, já que a água nas vias aéreas pode interferir na expansão pulmonar efetiva. A técnica com somente compressões não é a mais recomendada em pessoas que se afogaram.

As tentativas de drenagem da água aspirada são extremamente nocivas e devem ser evitadas. A manobra de compressão abdominal (Heimlich) nunca deve ser realizada como meio para eliminar água dos pulmões, pois é ineficaz e gera riscos significativos de lesão. Durante a ressuscitação, tentativas de drenar água ativamente, colocando a vítima com a cabeça abaixo do nível do corpo, aumentam as chances de vômito em mais de cinco vezes, levando a um aumento de 19% na mortalidade. Em estudo australiano constatou-se que o vômito ocorre em mais de 65% das vítimas que necessitam de ventilação de urgência e em 86% das que necessitam de respiração assistida ou RCP. Mesmo naqueles que não necessitam de intervenção após o resgate, o vômito ocorre em 50%. A presença de vômito nas vias aéreas pode acarretar maior broncoaspiração e obstrução, impedindo a oxigenação, além de poder desencorajar o socorrista a realizar a respiração boca a boca. Em caso de vômitos, vire a cabeça da vítima lateralmente e remova o vômito com o dedo indicador usando um lenço ou aspiração e continue prestando a assistência ventilatória.

A reanimação de pessoas que se afogam frequentemente ocorre em circunstâncias difíceis e bastante variadas. Pode haver problemas em levar a pessoa à terra seca e atraso até a chegada dos serviços médicos de emergência. Por outro lado, as vítimas de afogamento são geralmente mais jovens, de modo que a probabilidade de reanimação bem-sucedida pode ser maior em casos de afogamento.

Uma das decisões mais difíceis é como tratar uma vítima de afogamento corretamente. Com base nessa necessidade, um sistema de classificação foi desenvolvido no Rio de Janeiro em 1972, revisto em 1997 e revalidado em 2001 para orientar guarda-vidas, socorristas e profissionais de saúde em geral, no tratamento dos afogados. Esse sistema foi baseado na análise de 41.279 casos de afogamento resgatados, dos quais 5,5% necessitaram de cuidados médicos. Essa classificação engloba todo o suporte desde o local do acidente até o hospital, recomenda o tratamento e revela o prognóstico. É baseado na gravidade das lesões identificadas na cena do acidente utilizando apenas variáveis clínicas (Algoritmo 1).

5. Suporte Avançado de Vida no local e o resgate aeromédico

Além de proporcionar o Suporte Básico de Vida de imediato, é importante que a sequência para o suporte avançado seja realizada o mais rapidamente possível. Ao contrário de opiniões antigas, levar o equipamento médico à vítima, ao invés de levá-la ao hospital, poupa um tempo precioso e melhora o prognóstico nos casos de afogamento. O tratamento médico avançado é instituído de acordo com a classificação do afogamento

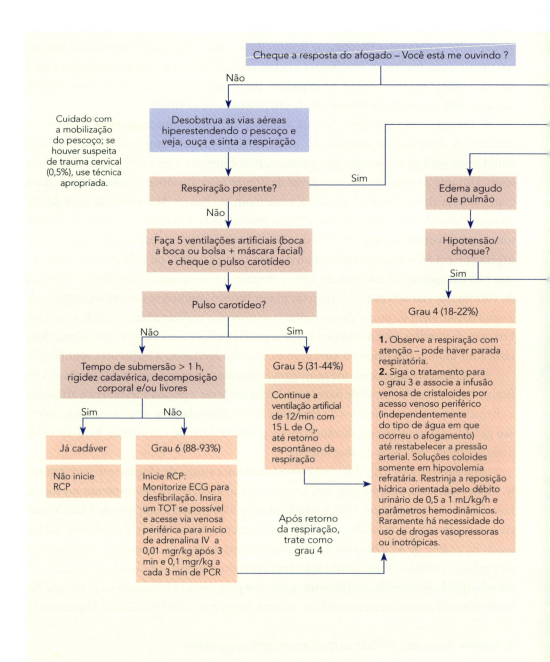

Algoritmo 1 Classificação e tratamento dos afogamentos[8,12]. Suporte cardíaco avançado de vida – Afogamento. Baseado na avaliação de 1.831 casos.

Capítulo 41 | Afogamento e salvamento aquático 499

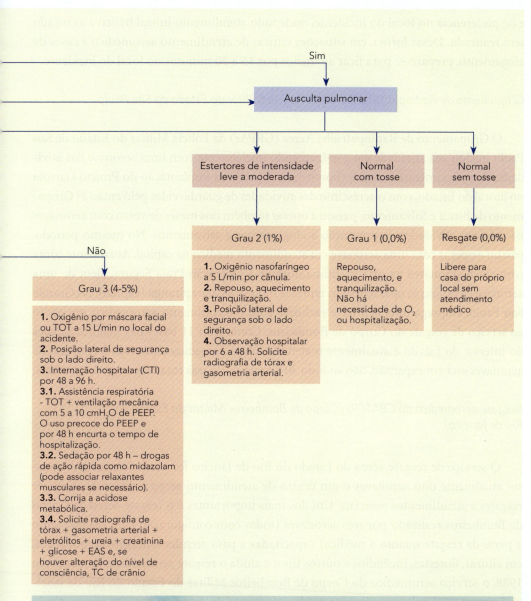

e de preferência no local do incidente, onde todo atendimento inicial básico e avançado será realizado. Dessa forma, em situações críticas de atendimento aeromédico a casos de afogamento, prepare-se para ficar ao menos por 15 a 30 minutos no local do incidente.

Grupamento de Radiopatrulha Aérea da Polícia Militar do Estado de São Paulo

O Grupamento de Radiopatrulha Aérea (GRPAe) da Polícia Militar do Estado de São Paulo iniciou sua atividade em 1984, atuando inicialmente com uma aeronave nas atividades de policiamento e resgate (bombeiro). A partir da implantação do Projeto Gaivota no litoral do Estado, com o acréscimo das atividades de guarda-vidas pelo então 3º Grupamento de Busca e Salvamento, passou a operar também nos meses de verão com aeronaves na orla, em atividades de prevenção a afogamentos e salvamentos. No mesmo período, passou a operar com uma aeronave em atendimento médico na capital. Atualmente conta com cinco aeronaves na orla marítima durante a Operação Praia Segura, além de uma aeronave em apoio às operações nas represas Billings e Guarapiranga (capital). Na Grande São Paulo, emprega uma aeronave exclusiva para o atendimento aeromédico, em apoio ao serviço de resgate do Corpo de Bombeiros. Conta com 11 bases nas maiores cidades do interior do Estado e atualmente o atendimento aeromédico e de resgate com uso de aeronaves está em expansão. São ao todo 30 aeronaves de asas rotativas e seis de asas fixas.

Resgate aeromédico do CBMERJ (Corpo de Bombeiros Militar do Estado do Rio de Janeiro)

O serviço de resgate aéreo do Estado do Rio de Janeiro foi fundado em 1974 e possui atualmente oito aeronaves e um centro de atendimento aéreo a diferentes tipos de resgates e atendimentos policiais. Um dos mais importantes é o resgate aéreo do Corpo de Bombeiros realizado por três aeronaves (todas com configuração para realizar tanto a parte de resgate quanto a médica) capacitadas a para atender emergências aquáticas, em alturas, florestas, incêndios e outros tipos e ainda o resgate aeromédico. Fundado em 1988, o serviço aeromédico do Corpo de Bombeiros Militar do Estado do Rio de Janeiro é responsável pelo atendimento médico a vítimas de difícil ou remoto acesso, e pela necessidade rápida de Suporte Avançado dentro do Estado do Rio de Janeiro. Localizado na Lagoa Rodrigo de Freitas, no coração da Zona Sul do Rio de Janeiro, e a 500 m de um dos maiores hospitais de trauma no Brasil, o Hospital Municipal Miguel Couto, o serviço é constituído por duas aeronaves – helicópteros – tripuladas por dois médicos e três técnicos em emergências. O serviço funciona durante o período diurno diariamente. As principais missões compreendem a evacuação aeromédica em acidentes (EVAM), o transporte inter-hospitalar de pacientes críticos (TIH) e missões de busca e salvamento

(SAR). Em 2004, foram realizados 407 voos (245 horas de voo e 452 horas em missão), sendo 225 EVAM, 178 TIH, um simulado e três abortados. A idade mediana das vítimas foi de 37 anos (22-55), sendo 69% do sexo masculino. Do total, 64% eram EVAM, 31% TIH e 5% SAR. Desses, 78% foram por causas externas. Havia socorro médico (ambulância) no local em 79%, sendo a mediana do deslocamento de 15 min (10-20), distância do local de 40 km (20-67), permanência de 25 min (15-36), e tempo total de voo de 30 min (25-45). Foram documentados 10% dos pacientes com PA < 90 mmHg, 42% taquicárdicos e 12% taquipneicos (FR > 20), 4% em apneia, 32% com ausculta pulmonar alterada, e 21% com $SatO_{2p}$ <90%. Estavam em Glasgow < 9 49% (12,5% < 3). Dos atendimentos, 80% necessitaram de algum tipo de sedação ou analgesia. Tinham acesso venoso 88% dos transportes e 47% foram transportados com tubos orotraqueais. Quatro pacientes (6,8%) com pneumotórax necessitaram de drenagem torácica no local. Foram imobilizados com prancha longa e colar cervical 72%. Evolutivamente, 23% melhoraram, 75% permaneceram inalterados e 2% tiveram piora hemodinâmica e/ou respiratória durante o transporte. Houve um óbito no local. Na Tabela 3 é apresentado o perfil do atendimento aos 225 casos de EVAM e na Tabela 4 é mostrada a relação dos casos de afogamento atendidos e seu resultado.

O resgate aeromédico é uma importante ferramenta de atendimento, pois encurta o tempo de deslocamento, especialmente quando o tempo de deslocamento da ambulância avançada for superior a 12 minutos. Na Tabela 3 observamos que o tempo de chegada é menor nos afogamentos, mas isso se deve à menor distância de deslocamento. O tempo gasto no atendimento médico do afogado no local é o dobro do gasto no trauma, pois o atendimento inicial mais importante é feito no local e não no hospital. Nos casos mais críticos (grau 6), o atendimento teve a duração de 5 a 130 minutos.

Tabela 3 Comparação entre os atendimentos a trauma e afogamento no resgate aeromédico do CBMERJ

	EVAM (n = 212)	Afogamento (n = 13)
Tempo médio de deslocamento ao local	15 min (IQ 10-20)	11,5 min (IQ 10-15)
Distância média do local	31,6 km (IQ 20-40)	24 km (IQ 25-36)
Tempo médio gasto no atendimento médico	22,4 min (IQ 15-30)	42 min (IQ 21-60)
Tempo médio de voo	26,9 min (IQ 20-30)	24,6 min (IQ 20-25)
Tempo médio total da missão	49,3 min (IQ 20-40)	67 min (IQ 55-91)
Havia ambulância (médico) no local na chegada do helicóptero	79%	15%*
Havia Suporte Básico de Vida na chegada do helicóptero	79%	100% (guarda-vidas)

* Suporte Básico de Vida.

502 Seção 6 | Ambiente hostil, APH tático e atividades esportivas

A tentativa de ressuscitação (RCP) durante o voo é totalmente contraindicada e contraproducente para o prognóstico do paciente. Embora tenha muitas vantagens, o resgate aeromédico possui algumas dificuldades importantes. Por exemplo: o afogamento usualmente acontece em praias cheias onde o pouso na areia representa um grande perigo a todos na praia e ainda à própria tripulação. Ao decidir por uma intervenção do resgate aeromédico devemos pesar riscos e benefícios a todos. Na Tabela 4 pode-se ver que a maior parte (77%) dos afogamentos atendidos eram críticos (grau 3 a 6) e necessitavam de deslocamento rápido, o que aumenta o benefício, contrapondo os riscos da missão.

Tabela 4 Graus de afogamento e resultado dos atendimentos aeromédicos do CBMERJ

Grau de afogamento	N	Resultado
Resgate	0	–
Grau 1	1	Liberado para domicílio
Grau 2	2	1 liberado com a ambulância básica e 1 hospitalizado
Grau 3	5	Hospitalizado
Grau 4	1	Hospitalizado
Grau 5	1	Hospitalizado
Grau 6	3	2 hospitalizados e 1 óbito após RCP
Total	13	

O resgate do afogado pelo resgate aeromédico

Embora usualmente não configurado para o resgate do afogado no mar, o helicóptero aeromédico encontra inúmeras situações em que tem de realizar o socorro no mar antes de proceder ao atendimento propriamente médico. Nessas situações é extremamente importante saber como proceder em uma aeronave aparelhada ou não para tal resgate.

Resgate aeromédico em embarcações, ilhas ou locais sem possibilidade de pouso

Esse tipo de missão visa o resgate e atendimento de pessoas vítimas de mal súbito ou acidentes a bordo de embarcações ao largo da costa. Nesse caso, um médico e/ou um técnico em emergência médica e/ou um enfermeiro podem se integrar à equipe operacional de resgate habilitados como operadores de equipamentos especiais (OEE). Nesse tipo de missão, a equipe médica desce pelo guincho até a embarcação, faz o atendimento e estabiliza a vítima sobre uma prancha longa, que é colocada dentro de uma maca *off shore*, e a vítima então é içada pelo guincho para dentro da aeronave. A equipe é içada para a aeronave, e a vítima é transportada para a unidade de emergência mais próxima.

Capítulo 41 | Afogamento e salvamento aquático **503**

Classificação da gravidade do afogamento e seu tratamento avançado (Algoritmo 1)

- **Cadáver:** Vítima com tempo de submersão acima de 1 hora ou com sinais físicos óbvios de morte (*rigor mortis,* livores e/ou decomposição corporal). Não iniciar ressuscitação e encaminhar o corpo ao IML.

- **Grau 6 – parada cardiorrespiratória:** a ressuscitação iniciada por leigos ou guarda-vidas na cena deve ser mantida por pessoal médico especializado até que seja bem-sucedida ou caso a vítima necessite de aquecimento por meios sofisticados, situação que só o hospital poderá fornecer. Neste último caso, e como única exceção, a vítima deve ser transportada ao hospital enquanto recebe ressuscitação. A prioridade é a manutenção eficiente da ventilação e da oxigenação. O pessoal médico deve continuar com as compressões cardíacas e manter a ventilação artificial com bolsa autoinflável e oxigênio a 15 L/min, até que seja possível realizar entubação orotraqueal. A aspiração das vias aéreas antes da entubação é geralmente necessária. Uma vez entubada, a vítima pode ser ventilada e oxigenada adequadamente, mesmo na presença de edema pulmonar. A aspiração de vias aéreas ou do tubo orotraqueal (TOT) somente deve ser realizada quando a quantidade de fluido presente no interior da mesma interferir positivamente com a ventilação. É recomendada na RCP dos afogados uma relação de 2 ventilações para 15 compressões em caso de dois socorristas ou 2 x 30 se houver apenas um socorrista antes da inserção do TOT. Após a inserção do TOT não haverá necessidade de relação, e sim a manutenção de 100 compressões e 12 ventilações por minuto. A PCR do afogado ocorre em assistolia. Cardiodesfibriladores externos são úteis para monitorar o ritmo cardíaco ainda na cena do incidente. Em vítimas hipotérmicas (< 34°C) e sem pulso, a RCP deve ser mantida. Embora não seja comum em crianças, a fibrilação ventricular pode estar presente em adultos com doença coronariana ou como consequência da terapia de suporte avançado de vida, com o uso de drogas pró-arritmogênicas (adrenalina). O acesso venoso periférico é a via preferencial para administrar drogas. Embora algumas medicações possam ser administradas por via traqueal, mesmo na vigência de edema agudo de pulmão, a absorção é incerta e deverá ser feita em último caso. A dose de adrenalina a ser utilizada ainda é um ponto de controvérsia, principalmente no afogamento, no qual o intervalo de tempo da PCR até o início da ressuscitação e o resultado da mesma podem variar muito, em comparação a outras causas. Uma dose inicial alta ou progressiva de adrenalina aumenta as chances de recuperação da circulação. Porém, altas doses de adrenalina não parecem melhorar a sobrevida nem o prognóstico neurológico em paradas por outras causas, quando utilizadas como terapia inicial. Tampouco ficou demonstrado que altas doses de adrenalina são prejudiciais. Portanto, dose alta de adrenalina não é recomendada como rotina, mas pode ser considerada no afogamento caso a dose de 1 mg não tenha o efeito esperado (classe indeterminada – aceitável, mas não recomendável). Nossa recomendação é que se utilize uma dose inicial de 0,01 mg/kg EV após 3 minutos de RCP e, caso não haja resposta, aumentar para 0,1 mg/kg infundido a cada 3 a 5 minutos de RCP.

- **Grau 5 – parada respiratória:** a vítima em apneia exige ventilação artificial imediata. Os protocolos de ventilação e oxigenação, que são os mesmos do grau 6, devem ser seguidos até que a respiração espontânea seja restaurada e, então, passa-se a seguir os protocolos para o grau 4.
- **Grau 4 – edema agudo de pulmão com hipotensão arterial:** fornecer oxigênio com suporte de ventilação mecânica é a terapia de primeira linha. Inicialmente o oxigênio deve ser fornecido por máscara facial a 15 L/min até que o tubo orotraqueal possa ser introduzido. O afogado grau 4 necessita de entubação orotraqueal em 100% dos casos devido à necessidade de ventilação com pressão positiva. A ventilação mecânica é indicada, pois o paciente nesse grau apresenta SaO_{2p} menor que 92% e frequência respiratória alta ou grande esforço respiratório. Os pacientes nessa situação devem permanecer relaxados com drogas (sedativos, analgésicos narcóticos e bloqueadores neuromusculares), se necessário, para tolerarem a entubação e a ventilação mecânica, que deve fornecer um volume corrente de pelo menos 5 mL/kg de peso. A fração de oxigênio inspirada (FiO_2) pode ser de 100% inicialmente, mas deve, assim que possível, ser reduzida para 45% ou menos. Uma pressão expiratória final positiva (PEEP) é indicada inicialmente, com valor de 5 cmH_2O, e aumentada em 2-3 cmH_2O até que atinja um *shunt* intrapulmonar (QS:QT) de 20% ou menos ou uma PaO_2/FiO_2 (P/F) de 250 ou mais. Caso a hipotensão arterial não seja corrigida com oxigênio, uma infusão rápida de cristaloide (independentemente do tipo de água responsável pelo afogamento) deve ser tentada primeiro, antes de reduzir temporariamente a PEEP ou dar início à terapia com drogas vasoativas.
- **Grau 3 – edema agudo de pulmão sem hipotensão arterial:** vítimas com $SaO_{2p} >$ 90% em uso de oxigênio a 15 L/min via máscara facial conseguem permanecer sem suporte ventilatório não invasivo em apenas 27,6% dos casos. Em sua grande maioria necessitam de entubação e ventilação mecânica, observando-se os mesmos protocolos para os afogados grau 4.
- **Grau 2 – ausculta pulmonar com estertores:** 93,2% das vítimas com esse quadro clínico necessitam apenas de 5 L/min de oxigênio via cânula nasofaríngea e têm uma recuperação satisfatória em 6 a 24 horas.
- **Grau 1 – tosse com ausculta pulmonar normal:** estes pacientes não necessitam de oxigênio ou suporte ventilatório.
- **Resgate – ausência de tosse ou dificuldade respiratória:** avaliar e liberar do local do acidente sem necessidade de cuidados médicos, caso não apresente nenhuma doença associada.

Indicações de internação

Cuidados hospitalares são indicados para afogados de graus 2 a 6. O atendimento hospitalar de casos graves (graus 4 a 6) só é possível se os cuidados pré-hospitalares de suporte básico e avançado tiverem sido fornecidos de maneira eficiente e rápida. Caso isso não tenha ocorrido, deve-se seguir o protocolo do Algoritmo 1 na emergência. A decisão de internar o paciente em um leito de CTI ou de enfermaria *versus* mantê-lo em observação na sala de emergência ou dar alta ao paciente deve levar em consideração fatores como anamnese completa, história patológica pregressa, exame físico detalhado e alguns exames complementares como telerradiografia de tórax e gasometria arterial. Hemograma, dosagem de eletrólitos, ureia e creatinina também devem ser solicitados, embora alterações nesses exames sejam incomuns.

Afogados classificados como graus 3 a 6 devem ser internados no CTI para observação e tratamento adequado. O paciente grau 2 deve ser mantido em observação na sala de emergência por 6 a 24 horas. O paciente grau 1 e o resgatado sem queixas e comorbidade devem ser liberados para casa.

6. Abordagem hospitalar (ver Algoritmo 1)

A maioria das pessoas afogadas aspira apenas pequenas quantidades de água e irá recuperar-se espontaneamente. Menos de 6% de todas as pessoas que são resgatadas por guarda-vidas precisam de atenção médica em um hospital. Uma vez que a via aérea foi assegurada, a oxigenação foi otimizada, a circulação está estabilizada e um tubo gástrico foi inserido, o reaquecimento do paciente deve ser instituído. Isso é seguido por exame físico, radiografia de tórax e uma gasometria arterial. A acidose metabólica ocorre na maioria dos pacientes e é geralmente corrigida pelo aumento espontâneo da ventilação (volume minuto) do paciente. O uso rotineiro de bicarbonato de sódio não é recomendado.

Na história de eventos que envolvem o afogamento, devemos incluir informações sobre as atividades do salvamento e da reanimação e qualquer doença atual ou anterior. O afogamento é, por vezes, precipitado por uma condição médica (por exemplo, trauma, convulsões ou arritmia cardíaca), e tais condições devem ser diagnosticadas, já que afetam diretamente as decisões de tratamento. Se o afogado permanece inconsciente sem uma causa óbvia, uma investigação toxicológica e tomografia computadorizada de crânio e coluna cervical devem ser consideradas. Anormalidades nos eletrólitos, ureia, creatinina e hematócrito são incomuns, e sua correção raramente é necessária.

Abordagem ventilatória

Os pacientes graus 4 a 6 geralmente chegam ao hospital já com suporte de ventilação mecânica e com oxigenação satisfatória. Caso contrário, o médico da sala de emergência deve seguir o protocolo de ventilação para afogamento grau 4. A conduta no paciente grau 3 depende de avaliação clínica na cena do acidente e assim que o nível de oxigenação aceitável seja estabelecido com o uso da PEEP, essa deve ser mantida inalterada pelas próximas 48 a 72 horas para que haja tempo de regeneração da camada de surfactante alveolar. Durante esse período, caso o nível de consciência do paciente permita que ele respire espontaneamente bem adaptado ao respirador, uma boa opção de método de ventilação pode ser a pressão positiva contínua nas vias aéreas (CPAP) com pressão de suporte ventilatório (PSV). Em raros casos, a CPAP pode ser oferecida apenas com o uso de máscara facial ou através de cânula nasal, pois geralmente as vítimas de afogamento não toleram esse tipo de ventilação. Uma entidade clínica muito semelhante à síndrome de desconforto respiratório agudo (SDRA) pode ocorrer após episódios de afogamento graus 3 a 6. A diferença parece estar apenas no tempo de recuperação e na sequela pulmonar residual, pois no afogamento o curso da doença é rápido e não deixa sequela. O manejo clínico do afogado é similar ao dos demais pacientes que apresentam SDRA por outros motivos, incluindo cuidados para reduzir os riscos de volutrauma e barotrauma. A utilização da hipercapnia permissiva deve ser evitada para vítimas de afogamento grau 6, pois pode incrementar a lesão cerebral hipóxico-isquêmica. A PCO_2 deve ser mantida em torno de 35 mmHg, visando evitar lesão cerebral secundária. Apesar do tratamento, nos afogamentos grau 6, podem ocorrer lesões e sequelas neurológicas graves, como o estado vegetativo persistente.

Pneumonias

Em geral, piscinas e praias não apresentam colônias bacterianas em número suficiente para promover pneumonia logo após o incidente. Caso a vítima necessite de ventilação mecânica, a incidência de pneumonia secundária aumenta de 34 a 52% no terceiro ou quarto dia de hospitalização, quando o edema pulmonar está praticamente resolvido. A vigilância para eventos sépticos, não só pulmonares como nos demais órgãos, se faz necessária. Os antibióticos profiláticos apresentam um valor duvidoso em afogamento e tendem apenas a selecionar organismos mais resistentes e agressivos. Uma radiografia de tórax não deve ser interpretada como um sinal de pneumonia, pois deverá ser apenas o resultado do edema pulmonar e da broncoaspiração de água nos alvéolos e bronquíolos. A conduta mais apropriada é a coleta diária de aspirados traqueais para realização de exame bacteriológico, cultura e antibiograma. Ao primeiro sinal de infecção pulmonar, geralmente após as primeiras 48 a 72 horas, caracterizado por febre prolongada, leucocitose mantida, infiltrados pulmonares persistentes ou novos e resposta leucocitária no aspirado traqueal, a terapia com antimicrobianos é instituída com base no organismo predominante na unidade e seu perfil de sensibilidade. A broncoscopia pode ser útil para avaliar a gravidade e a extensão das lesões provocadas por broncoaspiração sólida e, em raros casos, para a lavagem terapêutica de materiais como areia e outros sólidos, mas principalmente serve para a coleta de material para qualificação e quantificação das culturas de colônias bacterianas.

Cardiovascular

Qualquer reposição volêmica inicial deverá ser feita com cristaloides. As soluções coloides só devem ser usadas diante de hipovolemia refratária à administração de cristaloides. Não existem evidências para indicar a administração rotineira de soluções hipertônicas e transfusões para vítimas afogadas em água doce, nem, tampouco, de soluções hipotônicas para vítimas de afogamento de água salgada. A monitoração hemodinâmica através da cateterização da artéria pulmonar ou mais recentemente a monitoração minimamente invasiva do débito cardíaco e da oximetria venosa contínua pelo "Vigileo" permite monitorar a função cardíaca, a função pulmonar e a eficiência da oxigenação e da perfusão dos tecidos e, ainda, a resposta desses parâmetros às várias terapias utilizadas em pacientes instáveis hemodinamicamente ou que apresentem disfunção pulmonar grave (graus 4 ao 6) e que não tenham respondido à reposição de volume com cristaloides. O ecocardiograma pode ser utilizado para estimar função cardíaca, fração de ejeção e necessidade de reposição volêmica, ajudando a decidir o início da infusão de aminas vasoativas, inotrópicas ou ambas, no caso de falha da ressuscitação com cristaloides. Alguns estudos demonstram que a disfunção cardíaca com baixo débito cardíaco é comum imediatamente após casos graves de afogamento (graus 4 a 6). O baixo débito cardíaco está associado a altas pressões de oclusão da artéria pulmonar, pressão venosa central elevada e resistência vascular pulmonar aumentada, que podem persistir por vários dias após a restauração da oxigenação e do débito cardíaco. O resultado é a sobreposição de um edema pulmonar cardiogênico ao edema pulmonar não cardiogênico. Apesar da diminuição do débito cardíaco, a terapia com diuréticos não é uma boa opção. Estudos indicam que a infusão de dobutamina para melhorar a função cardíaca é a opção mais lógica e potencialmente mais benéfica.

Somente após a obtenção de uma via aérea definitiva é que uma sonda nasogástrica deve ser colocada para reduzir a distensão gástrica, prevenindo a aspiração de mais material. A acidose metabólica ocorre em 70% dos pacientes que chegam ao hospital. A acidose deve ser corrigida quando o pH é menor que 7,2 ou o bicarbonato inferior a 12 mEq/L, com a vítima recebendo suporte ventilatório adequado. A queda significativa do nível de bicarbonato raramente ocorre nos primeiros 10 minutos de RCP e o seu uso, portanto, deve ser indicado somente em reanimações prolongadas. O uso de corticosteroides no afogamento não está indicado, exceto em casos de broncoespasmo.

Complicações no curso do tratamento

O pneumotórax é uma complicação comum (10%), secundária à ventilação mecânica com pressão positiva em áreas de hiperinsuflação. Diante de qualquer mudança hemodinâmica brusca, após o início da ventilação mecânica, deve ser considerada a possibilidade de um pneumotórax ou outro barotrauma. Quadros de síndrome de reação inflamatória sistêmica (SIRS) ou choque séptico são descritos nas primeiras 24 horas após a ressuscitação da vítima. A insuficiência renal aguda secundária ao afogamento é rara e pode ocorrer devido à hipóxia, ao choque ou à hemoglobinúria. Raramente, vítimas de afogamento que parecem bem clinicamente durante a avaliação na sala de emergência e que apresentam radiografia de tórax normal, podem desenvolver edema agudo de pulmão fulminante após o acidente (SDRA). Ainda é incerta a causa desse edema pulmonar, mas é muito raro.

A lesão neurológica

A isquemia cerebral anóxica, que ocorre em casos de RCP com êxito, é a complicação mais importante. A maioria das sequelas e das causas de mortalidade tardia é de origem neurológica. Embora a prioridade seja restaurar a circulação espontânea, todo esforço feito nos primeiros estágios pós-resgate deve ser direcionado para a ressuscitação cerebral e a prevenção de maiores danos ao encéfalo. Esse primeiro esforço envolve as medidas para fornecer uma adequada oxigenação ($SatO_2 > 92\%$) e perfusão cerebral (pressão arterial média em torno de 100 mmHg). Qualquer vítima que permaneça comatosa e não responsiva após medidas bem-sucedidas de reanimação ou que deteriore neurologicamente deve ter uma investigação neurológica cuidadosa e frequente, buscando sinais de edema cerebral. O tratamento intensivo da lesão cerebral inclui: cabeceira do leito elevada a 30°C (caso não haja hipotensão); evitar compressões da veia jugular interna e situações que possam provocar manobra de Valsalva; realizar ventilação mecânica eficaz sem esforço desnecessário; realizar aspirações da cânula traqueal sem provocar hipóxia; usar, se necessário, terapia anticonvulsivante e proteção contra uso voluntário ou espasmos involuntários da musculatura; evitar correções metabólicas bruscas; evitar qualquer situação que aumente a pressão intracraniana, incluindo retenção urinária, dor, hipotensão ou hipóxia, antes da sedação e relaxamento muscular prolongados; e realizar dosagens de glicemia capilar frequentes, mantendo-se valores de normoglicemia.

A monitoração contínua da temperatura central ou timpânica é mandatória na sala de emergência e na unidade de terapia intensiva. Vítimas de afogamento, nas quais houve sucesso na restauração da circulação espontânea, mas que permanecem comatosas, não devem ser aquecidas ativamente a temperaturas maiores que 32 a 34°C. Caso a temperatura central exceda os 34°C, a hipotermia leve (35°C) deve ser provocada o quanto antes e mantida por 12 a 24 horas. A hipertermia deve ser evitada a todo custo durante o período agudo de recuperação. Além disso, embora não haja evidência suficiente para defender um valor específico ideal de $PaCO_2$ ou de saturação de O_2 durante e após a ressuscitação, a hipoxemia deve ser evitada. Em alguns casos específicos, a indução de coma com barbitúricos pode controlar o edema cerebral e a hipertensão intracraniana, quando outras condutas falharem. Infelizmente, os estudos que avaliam os resultados da ressuscitação cerebral em vítimas de afogamento não demonstram melhora de prognóstico em pacientes que receberam terapia para redução da pressão intracraniana e manutenção da pressão de perfusão cerebral. Esses estudos mostram um prognóstico sombrio (por exemplo: morte, sequela cerebral moderada a grave) quando a pressão intracraniana atinge 20 mmHg ou mais e a pressão de perfusão cerebral é de 60 mmHg ou menos, até mesmo quando condutas são usadas para o controle e melhora desses parâmetros. Novas pesquisas são necessárias para analisar a eficiência das condutas neurointensivas em vítimas de afogamento.

Prognóstico e escalas de gravidade

Afogamentos graus 1 a 5 recebem alta hospitalar em 95% dos casos. Os afogamentos grau 6 podem evoluir com falência de múltiplos órgãos. Com o progresso da terapia intensiva, o prognóstico é cada vez mais baseado na lesão neurológica. Questões como: "Quais vítimas devemos tentar ressuscitar? Por quanto tempo devemos investir? Qual conduta adotar e o que devemos esperar em termos de qualidade de vida após a ressuscitação?" necessitam de respostas mais precisas. Tanto na cena quanto no hospital, nenhuma variável clínica parece ser absolutamente confiável para determinar o prognóstico final no afogado grau 6, portanto a recomendação é insistir na ressuscitação.

A RCP deve ser iniciada sem demora em todas as vítimas sem pulso carotídeo, que estiveram em submersão por menos de uma hora, ou que não apresentem sinais clínicos evidentes de morte (*rigor mortis*, decomposição corporal ou livores). Embora alguns autores afirmem que a ressuscitação com êxito de vítimas com grande tempo de submersão só ocorre em águas geladas, existem relatos de vítimas com grande tempo de submersão que foram ressuscitadas sem sequelas, mesmo quando resgatadas em águas

510 Seção 6 | Ambiente hostil, APH tático e atividades esportivas

ditas quentes. Múltiplos estudos mostram que o prognóstico depende quase que unicamente de um único fator, o tempo de submersão, embora não seja determinante para não se realizar a RCP.

Os esforços de RCP só devem ser interrompidos após o aquecimento da vítima acima de 34°C e quando o monitor cardíaco mostrar assistolia – "ninguém está morto, até estar quente e morto!". Após a realização da RCP com êxito, a estratificação da gravidade das lesões cerebrais é crucial para permitir a comparação das diversas opções terapêuticas. Vários escores prognósticos foram desenvolvidos para prever quais pacientes vão evoluir bem com a terapia padrão e quais estão mais propensos a desenvolver a encefalopatia anóxica isquêmica, requerendo assim medidas mais agressivas para proteger o cérebro.

Um dos escores mais poderosos é a avaliação da escala de coma de Glasgow no período imediato após a ressuscitação (primeira hora) e de 5 a 8 horas após (Tabela 5). Variáveis prognósticas são importantes para o aconselhamento dos familiares de afogados nos primeiros momentos após o acidente e, principalmente, para indicar quais pacientes são propensos a se recuperar com a terapia de suporte padrão e quais deveriam ser candidatos a terapias de ressuscitação cerebral ainda em fase experimental de investigação clínica.

Tabela 5   Fatores importantes no prognóstico de afogamentos pós-RCP

Escala de prognóstico neurológico pós-parada cardiorrespiratória – afogamento	
A – primeira hora	**B – 5 a 8 horas após**
Alerta – 10	Alerta – 9,5
Desorientado – 9	Desorientado – 8
Torpor – 7	Torpor – 6
Coma com tronco normal – 5	Coma com tronco normal – 3
Coma com tronco anormal – 2	Coma com tronco anormal – 1
Recuperação sem sequelas	
Excelente (13)	95%
Muito bom (10-12)	75 a 85%
Bom (8)	40 a 60%
Regular (5)	10 a 30%
Ruim (3)	< 5%

Classificação prognóstica para o pós-PCR por afogamento, utilizando a escala de Glasgow (Orlowski et al. – adaptada por Szpilman) (escore ainda em estudo).

❋ SALVAMENTO AQUÁTICO

Introdução

O afogamento, acidente tratado com muita propriedade neste capítulo, é uma das maiores tragédias familiares que podem ocorrer na vida de uma pessoa. Ele repentinamente ceifa vidas de forma precoce, separa casais, afasta irmãos, pais e filhos, amigos, mas a sua principal faceta é que na maioria dos casos isso pode ser evitado.

Lançando-se um olhar mais crítico acerca desse acidente, separando o caráter emocional, o episódio de afogamento causa danos também ao patrimônio de um país, pois afeta geralmente uma população em idade de trabalho e custa aos cofres públicos milhões de reais em tratamentos ou prejuízos oriundos do lucro cessante.

Neste capítulo, não falaremos do tratamento do afogado, nem das técnicas de salvamento, até porque tais técnicas somente devem ser empregadas por pessoal altamente treinado, capacitado e em condições tanto físicas quanto psicológicas para intervenção, sob pena do socorrista despreparado se tornar mais uma vítima, o que infelizmente não acontece raramente. Em vez disso, citaremos maneiras de reconhecer alguém que esteja prestes a se afogar ou se afogando, maneiras de acionar o socorro, como reconhecer os principais riscos no meio aquático, como se portar ao perceber uma pessoa em perigo, seu monitoramento, localização do ponto de submersão de uma vítima e principalmente como um leigo na área de salvamento aquático pode ajudar as equipes de emergência no atendimento de ocorrências dessa natureza.

Muito se engana quem pensa que a maioria das mortes por afogamento ocorre no litoral. Tomemos como exemplo o Estado de São Paulo, onde esse tipo de morte no litoral representa menos de 5% do total de óbitos. Pessoas morrem, em sua maioria, em águas abrigadas de represas, rios, lagos e até mesmo em piscinas, banheiras, baldes d'água etc.

Segundo a Sociedade Brasileira de Salvamento Aquático, SOBRASA[1], no Brasil, cem mil pessoas se afogam por ano, e destas, 6.500 perdem suas vidas por conta desse tipo de acidente.

Emergências e cenários

São vários os locais em que podemos nos deparar com uma emergência de salvamento aquático. Suponhamos que o socorrista, ao retornar do atendimento de uma ocorrência, perceba que as condições meteorológicas mudaram: começou a ventar fortemente e

---

[1] Entidade sem fins lucrativos, que funciona como um conselho profissional e atua como órgão de convergência na prevenção de afogamentos e incidentes de todas as atividades de esporte, lazer e trabalho na área aquática.

o tempo anuncia uma forte chuva para daqui a poucos minutos. Ao olhar ao redor, ele percebe que se encontra em um local cercado por muros, na parte baixa de um bairro, com um rio passando ao lado da avenida por onde está trafegando. O trânsito para e a chuva que se anunciava repentinamente cai em grande volume, fazendo com que o rio que tinha pouca água passe a correr mais rapidamente por seu leito até transbordar. Das partes mais altas do bairro começa a fluir muita água de chuva, o que se transforma rapidamente em uma verdadeira "corredeira" no meio-fio da rua. Neste momento, o profissional de emergência se vê em uma situação de risco por conta do súbito aumento do volume das águas, e percebe que muitas outras pessoas estão na mesma situação que ele, porém amedrontadas e desorientadas, e esperam do socorrista alguma orientação acerca de como proceder.

O cenário descrito infelizmente é bastante comum em nas cidades nos dias de hoje, sobretudo nos dias de verão, período do ano em que as chuvas fortes são frequentes e os riscos de alagamentos, inundações e enxurradas são maiores. Não que tais catástrofes sejam recentes ou uma novidade dos tempos modernos. Elas sempre existiram e sempre existirão. O que ocorre hoje e não ocorria antigamente era a ocupação das áreas alagáveis, a exemplo do ano de 2010, com o alagamento da região chamada de Jardim Pantanal, na calha do Rio Tietê.

Com o acelerado crescimento demográfico do Brasil e a ocupação desordenada na maioria das vezes, locais que desde sempre eram suscetíveis a esse tipo de acidente passaram a ser ocupados, com o agravante da impermeabilização do solo das cidades.

O profissional da área de emergências deve ter o mínimo conhecimento necessário para saber como atuar em casos de ocorrências de salvamento aquático, mantendo-se em segurança e ainda assim provendo segurança para a vítima.

Novamente salienta-se que ninguém deve proceder qualquer manobra de salvamento aquático sem que tenha treinamento específico para tal, sob pena de ser mais uma vítima. Adote uma postura de segurança e prepare o local para a atuação das equipes de salvamento, separando os equipamentos necessários ao atendimento da emergência, mantendo contato visual com a vítima ou o último local em que a vítima foi avistada ou, ainda, colhendo informações de fontes confiáveis acerca do cenário da ocorrência, mas **jamais tente entrar na água para fazer o salvamento.**

Existem diversas formas de ajudar uma pessoa em risco de afogamento. Qualquer objeto flutuante que seja entregue à vítima para que ela possa se agarrar já será de grande valia, pois evitará o evento morte em um primeiro momento, conferindo mais sustentação e maior segurança à vítima. Para esse fim, podem servir diversos objetos, como garrafas pet, geladeiras de praia de isopor e até um coco. Em casos de treinamento de sobrevivência de náufragos, é ensinado o uso de calças com as bocas das pernas amarradas formando uma boia, que uma vez cheias de ar podem evitar que uma pessoa afunde nas águas.

Meios de fortuna (objeto improvisados encontrados no próprio local) podem ser amplamente utilizados para o salvamento de vítimas nas águas, que depende de profissional treinado para executá-lo. Para se ter uma ideia, um cabo que seja lançado para uma vítima pode causar sua morte se usado de forma incorreta, e então o que parecia ser o objeto salvador se torna o verdadeiro algoz.

Equipamentos

São inúmeros os equipamentos utilizados pelos profissionais de salvamento durante o atendimento de uma emergência de salvamento aquático, mas podemos citar botes infláveis, nadadeiras, flutuadores (*rescue tube, rescue can* etc.), sacolas de salvamento, cabos, mosquetões, coletes salva-vidas, capacetes, roupas de neoprene e, em algumas situações, roupas secas[2], para o caso de necessidade de intervenção em águas poluídas.

Entende-se por inundação o transbordamento das águas de um rio de sua calha natural, normalmente decorrente de um aumento do nível pluviométrico, porém também pode ocorrer por causa de rompimento de adutoras, abertura ou fechamento de barragens etc. Dependendo da velocidade de escoamento pode ocorrer uma enxurrada, que é o rápido movimento das águas por conta de uma grande diferença de altura por onde a água está escoando. São especialmente perigosas por terem o poder de derrubar e arrastar as vítimas, levando-as até bocas de lobo, buracos, dutos rompidos etc.

Via de regra, a segurança de um transeunte é inversamente proporcional à altura das águas, sendo que uma forte correnteza pode levar ao chão uma pessoa que esteja com água na altura dos joelhos, sendo agravado esse quadro em idosos e crianças, que são mais suscetíveis às quedas.

Em situações de forte chuva, ao perceber que o nível das águas está subindo, procure um local mais alto e seguro e lá aguarde até que a normalidade seja reestabelecida. Se estiver dentro de um veículo, o limite de segurança é a metade da roda. Se a água atingir esse ponto, prontamente desça do veículo e ande rapidamente para um local mais elevado, tendo muito cuidado ao caminhar por locais alagados, pois frequentemente escondem buracos, bocas de lobo e outros riscos que não são visíveis nessa situação. Caso não salte do veículo e a água continue a subir, em breve o carro começará a flutuar e você será arrastado pela correnteza, podendo cair no leito de um rio e aumentando muito a chance de uma tragédia.

---

[2] Roupa seca é um EPI que tem como característica o isolamento do homem do meio líquido, sendo que para determinados locais e ocorrências é item de extrema necessidade, como, por exemplo, uma intervenção em um local de águas poluídas.

A melhor forma de evitar ser pego por uma situação de emergência aquática é a atenção aos sinais da natureza, principalmente em épocas propícias a esse tipo de calamidade, como o verão, e conhecer os procedimentos de segurança em situações como essas.

O que fazer em caso de emergência

Ao se deparar com uma emergência de pessoa em local de risco ou afogamento em curso deve-se manter os olhos sempre na vítima, acionar o telefone de emergência do Corpo de Bombeiros (193), se possível lançar um objeto flutuante a ela e tentar acalmá-la, pois lembre-se de que se você entrar em pânico, perderá o controle das suas ações, aumentando consequentemente o pânico da vítima. Como exemplo da necessidade de treinamento adequado para lidar com esse tipo de ocorrência, podemos citar a seguinte situação: você não se encontra perto da margem do rio ou da corredeira, mas decide lançar um cabo para que a vítima possa se prender. Ela, cansada pelo esforço de se manter na superfície, ao tentar agarrá-lo, será levada ao fundo, por diversas razões de hidrodinâmica. Nessa determinada situação, há chance da vítima se salvar, se ela largar o cabo.

Caso a vítima venha a submergir, marque o ponto exato da última vez em que a avistou e aguarde a chegada de pessoal treinado para o salvamento. Para facilitar a localização do ponto, faça uma triangulação traçando duas retas imaginárias que passem pelo último ponto de avistamento da vítima (Figura 2).

Lembre-se de que você é referência em um local de ocorrência, então não se intimide por pessoas que estão à sua volta e não ceda à pressão de entrar na água. Ao invés disso,

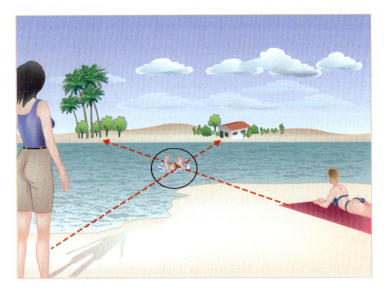

Figura 2   Método de triangulação visual.

Capítulo 41 | Afogamento e salvamento aquático **515**

solicite ajuda ao público para manter o local desobstruído e com condições de tráfego e estacionamento para as equipes de emergência. Converse o máximo possível com os moradores do local para saber quais os riscos escondidos pelas águas, quer sejam obras, túneis, galerias ou qualquer outro obstáculo que possa oferecer risco à segurança das guarnições que chegarão ao local.

Com a chegada das equipes de emergência, passe tão logo quanto possível ao comandante da guarnição todas as informações colhidas, como: número de pessoas em situação de risco, situação de saúde delas, localização dessas vítimas, riscos próximos ao local do sinistro e outras informações que possam ser úteis aos socorristas no atendimento da ocorrência.

Com essas atitudes certamente você auxiliará as equipes de atendimento e colaborará com a sua própria segurança e a dos outros, pois deixa de correr riscos desnecessários.

> O afogamento representa uma tragédia que geralmente pode ser evitada. A maioria é o resultado final de violências contra o bom senso, da negligência para com as crianças e de abuso de bebidas alcoólicas. Esse cenário necessita de uma intervenção preventiva radical e imediata para a reversão desta catástrofe diária que é o afogamento em nosso país.

✱ BIBLIOGRAFIA

1. Beck EF, Branche CM, Szpilman D, Modell JH, Birens JJLM. A new definition of drowning: Towards documentation and prevention of a global health problem. Bulletin of World Health Organization. 2005;83(11).
2. Bierens J, Berg R, Morley P, Szpilman D, Warner D. Drowning. In: Paradis NA, Halparin HR, Kern KB, Wenzel V, Chamberlain DA. Cardiac arrest. The science and practice of resuscitation medicine. Cambridge: Cambridge University Press; 2007. p.1088-102.
3. Cummins RO, Szpilman D. Submersion. In: Cummins RO, Field JM, Hazinski MF (eds.). ACLS – The reference textbook. v. II: ACLS for experienced providers. Dallas: American Heart Association; 2003. p. 97-107.
4. Grupamento de Bombeiros Marítimo do Estado de São Paulo. Manual do guarda-vidas – MTB 11. Seção de Instruções e Operações do Corpo de Bombeiros; 2007.
5. Idris AH, Berg RA, Bierens J, Bossaert L, Branche CM, Gabrielli A, et al. Recommended guidelines for uniform reporting of data from drowning: The "Utstein style". Resuscitation. 2003Oct;59(1):45-57.
6. Szpilman D. Afogamento: Perfil epidemiológico no Brasil – ano 2012. Trabalho elaborado com base nos dados do Sistema de Informação em Mortalidade (SIM) tabulados no Tabwin – Ministério da Saúde – DATASUS – 2012. Publicado on-line em www.sobrasa.org, julho de 2012.
7. Szpilman D. Aquatic cervical and head trauma: Nobody told me it could be a jump in the darkness! World Conference on Drowning Prevention, Danang – Vietnan. Book of Abstracts; 2011. p.153.
8. Szpilman D. Near-drowning and drowning classification: A proposal to stratify mortality based on the analysis of 1,831 cases. Chest. 1997;112(3).

9. Szpilman D. Open airway only (conscious victim), ventilation only, CPR (unconscious victim), C-spine stabilization (if indicated) and calling for help, are safe, effective and feasible interventions for rescuers to perform on drowning victims before removal from water. American Heart Association (AHA) & International Liaisson Comittee for resuscitation (ILCOR). Budapest; setembro de 2004.
10. Szpilman D. "Recommended technique for transportation of drowning victim from water and positioning on a dry site varies according to level of consciousness" para as próximas recomendações mundiais em emergências junto a American Heart Association (AHA) e International Liaisson Comittee for resuscitation (ILCOR). Budapeste; setembro de 2004.
11. Szpilman D, Bierens JJLM, Handley AJ, Orlowski JP. Drowning: Current concepts. N Engl J Med. 2012;366:2102-10. Disponível em: http://www.nejm.org/doi/pdf/10.1056/NEJMra1013317.
12. Szpilman D, Elmann J, Cruz-Filho FES. Drowning classification: A revalidation study based on the analysis of 930 cases over 10 years. World Congress on Drowning, Netherlands. Book of Abstracts; 2002. p.66.
13. Szpilman D, Elmann J, Cruz-Filho FES. Drowning Resuscitation Center – Ten-years of medical beach attendance in Rio de Janeiro – Brazil. World Congress on Drowning, Netherlands. Book of Abstracts; 2002. Poster presentation. p.167.
14. Szpilman D, Handley AJ, Bierens J, Quan L, Vasconcellos R. Drowning. In: Field JM. The textbook of emergency cardiovascular care and CPR. Philadelphia: Lippincott Williams & Wilkins; 2009. p. 477-89.
15. Szpilman D, Silva-Junior EG, Vasconcellos R, Moraes V, Bertelli JLD, Franklin S, et al. Perfil epidemiológico do serviço aeromédico do Grupamento de Socorro de Emergência (GSE) em 2005. Pôster apresentado no X Congresso de Terapia Intensiva do Estado do Rio de Janeiro – Julho de 2005. Revista do Congresso. p. 32, temas livres.
16. Szpilman D, Silva-Junior EG, Vasconcellos R, Moraes V, Franklin S, Quintella EF, et al. Perfil epidemiológico do paciente crítico transportado pelos helicópteros médicos do GSE em 2005. Pôster apresentado no X Congresso de Terapia Intensiva do Estado do Rio de Janeiro – Julho de 2005. Revista do Congresso. p. 32, temas livres.
17. Szpilman D, Soares M. In-water resuscitation – is it worthwhile? Resuscitation. 2004;63(1):25-31.
18. Polícia Militar do Estado de São Paulo. Manual Técnico de Bombeiros n. 9. Busca e salvamento aquático. 2. ed. São Paulo: Polícia Militar do Estado de São Paulo; 2004.
19. Polícia Militar do Estado de São Paulo. Manual Técnico de Bombeiros n. 10. Salvamento em enchentes. São Paulo: Polícia Militar do Estado de São Paulo; 2006.
20. Polícia Militar do Estado de São Paulo. Manual Técnico de Bombeiros n. 11. Manual do guarda-vidas. São Paulo: Polícia Militar do Estado de São Paulo; 2006.
21. Brewster BC (ed.). Open water lifesaving: The United States Lifesaving Association Manual. 2. ed. Pearson Learning Solutions; 2003.

✳ LEITURA RECOMENDADA

1. Vídeo sobre prevenção em afogamento de praias. Disponível em: http://www.youtube.com/watch?v=RIHEIjQIlq0.
2. Vídeo sobre prevenção em afogamento em água doce (piscinas, rios e lagos). Disponível em: http://www.youtube.com/watch?v=fFv1NsbooPc&feature=youtu.be.
3. Aula de afogamento para profissionais de saúde. Disponível em: http://www.szpilman.com/aulas/aulas.htm.
4. Resumo de procedimentos em afogamento para leigos e guarda-vidas. Disponível em: http://www.szpilman.com/biblioteca/afogamento/arquivos/Classificacao_BLS_afogamento_2004.zip.
5. Resumo de procedimentos em afogamento para profissionais de saúde. Disponível em: http://www.szpilman.com/biblioteca/afogamento/algori2.gif.

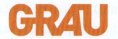

CAPÍTULO **42**

Hipotermia e hipertermia

Luiz Guilherme Villares da Costa
Maria Cecília de Toledo Damasceno
Milton Mizumoto

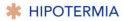 HIPOTERMIA

Introdução

Hipotermia leve é definida como temperatura central entre 35°C e 32°C, moderada, quando a temperatura central já cai à faixa compreendida entre 32°C e 28°C. A hipotermia profunda ocorre com temperatura central abaixo de 28°C, cursando com perda total de consciência, ausência de tremor, distúrbios acidobásicos e iminência de fibrilação ventricular (FV) ou assistolia. A morte por hipotermia geralmente é causada por falência cardiorrespiratória.

O controle da temperatura no organismo se dá por meio do hipotálamo, sendo sangue e pele os sinalizadores desse mecanismo de controle e perda ou produção de calor, as respostas desencadeadas.

São considerados fatores predisponentes ao desenvolvimento de quadros de hipo ou hipertermia: extremos de idade, trauma, condições de pobreza, uso de roupas inapropriadas para a temperatura ambiente, uso de álcool, doenças associadas, como diabetes melito e hipotireoidismo, etc. Os principais achados são: tremores, alteração do nível de consciencia – desde agitação psicomotora até coma –, hipertensão aterial, broncoespasmo, angina, perda de sensibilidade na pele e extremidades, etc.

Respostas ao resfriamento

A queda da temperatura até a hipotermia depende basicamente do balanço entre a perda de calor, a deficiência orgânica em produzir calor e o aquecimento oferecido. Perdemos calor por radiação, por condução (água ou roupas molhadas), evaporação (suor, perdas insensíveis e respiração) e por convecção (velocidade do vento). A taxa de perda de calor é diminuída pelo isolamento térmico, fornecido pela gordura corpórea e pelas vestimentas. A perda pode ser exacerbada pela presença de ar resfriado em contato com a pele, umidade, chuva, etc. Essa combinação pode causar redução de até 90% da efetividade do isolamento térmico, havendo compensação inicial por tremor e/ou exercício. O tremor pode elevar em 5 a 6 vezes o metabolismo corpóreo.

Os efeitos fisiológicos da hipotermia seguem uma sequência: vasoconstrição periférica; tremores e necessidade de realizar exercício (aumentam a produção de calor) → redução das reservas energéticas e aumento do consumo de oxigênio, com possibilidade de haver hipoxemia (secundários ao aumento da produção de calor) → aumento da diurese (secundária ao aumento do calor).

Diagnóstico

Normalmente é feito pela mensuração da temperatura, além dos achados clínicos sugestivos e da história de exposição ao frio. A mensuração pode ser feita por termômetro em contato direto com a pele ou o tímpano e por meio de sonda térmica em acesso venoso central ou no esôfago.

Alguns sinais clínicos sugerem determinados níveis de temperatura: a menos de 23°C há apneia e assistolia; entre 27°C e 22°C, perda de consciência, FV espontânea, edema pulmonar, ausência de movimentação espontânea; entre 28°C e 30°C há perda de consciência, bradicardia e bradipneia; entre 33°C e 31°C ocorrem confusão mental e dilatação das pupilas; a 34°C, a pressão arterial é mantida; a 35°C há lentificação do pensamento, tremores, etc. O Swiss Staging System of Hypothermia é definido em quatro níveis:

- I, quando o paciente está consciente com tremores.
- II, quando há diminuição da consciência sem tremores.
- III, paciente inconsciente sem tremores, mas com sinais vitais presentes.
- IV, ausência de sinais vitais.

O eletrocardiograma (ECG) pode mostrar alargamento do intervalo PR, do QRS e QT, aparecimento da onda J – de Osborn –, além dos tremores.

Tratamento

No pré-hospitalar nem sempre é fácil mensurar de forma acurada a temperatura. De qualquer forma, a perda de calor deve ser sempre prevenida nos pacientes atendidos.

Deve-se oferecer cobertor ou manta térmica, retirar roupas molhadas, proteger do vento, etc. Pés e mãos devem ser mantidos junto ao corpo e bem aquecidos.

Para casos de hipotermia grave e moderada, existe muita discussão na literatura se o reaquecimento deve ser iniciado em ambiente pré-hospitalar ou não, já que entre as diversas técnicas há imersão em água quente (40°C), instituição de circulação extracorpórea, hemodiálise, necessidade de se realizar irrigação peritoneal e pleural com fluidos aquecidos, etc. Muitos sugerem que no atendimento pré-hospitalar (APH) deve-se manter uma taxa de reaquecimento, nos casos graves, de 2°C/hora; idosos devem ser aquecidos mais lentamente, sob risco de desenvolverem AVC e edema pulmonar.

No Brasil, nos Estados do Sul, Sudeste e Centro-Oeste há casos de hipotermia leve, em que a retirada das vestimentas molhadas e o fornecimento de manta térmica ou cobertor são suficientes para o reaquecimento. A presença de hipoglicemia deve ser sempre buscada e tratada.

De qualquer maneira, o socorrista deve saber que nos casos de hipotermia moderada ou grave uma das decisões mais difíceis é a de se iniciar a ressuscitação cardiopulmonar (RCP) ou não. Nessas situações torna-se missão ingrata detectar ou confirmar presença de ventilação e atividade cardíaca. É comum que vítimas com atividade cardíaca diminuída evoluam para FV após início do reaquecimento. Se a respiração não puder ser detectada, deve-se iniciar breve período de ventilação, evitando a hiperventilação. Essa manobra pode promover melhora da *performance* cardíaca e volta do pulso central (deve-se pesquisar o pulso carotídeo por 60 segundos). Se após essa manobra não se detectar pulso central, inicia-se a RCP convencional. Geralmente, até se chegar na temperatura de 30°C, a desfibrilação não tem muito efeito. Adrenalina e amiodarona também não estão indicadas em vítimas com temperatura menor do que 30°C. Ainda nesses casos graves, a decisão de transporte é outro ponto importante, devendo-se ponderar quanto ao tempo de remoção *versus* hospital com mais recursos, sendo estabelecido que os recursos prevalecem sobre a distância.

✳ HIPERTERMIA

Introdução

A hipertermia é o aumento da temperatura corporal por falência dos mecanismos de dissipação do calor, havendo falência da regulação hipotalâmica. Pode ser causada por exposição excessiva ao calor, por produção interna exagerada ou dissipação diminuída. Febre é definida quando a temperatura axilar excede os 37,5°C e hiperpirexia, quando excede 41,5°C. Na febre, os mecanismos hipotalâmicos de controle da temperatura estão intactos, diferentemente da hipertermia. A hipertermia é a manifestação mais grave das síndromes induzidas por calor. Caracteriza-se por um aumento drástico na temperatura corporal central acima de 40°C, acarretando dano aos tecidos corporais e o comprometimento de múltiplos órgãos.

De modo geral, a hipertermia se apresenta sob duas formas: hipertermia clássica (HC), que acomete crianças e idosos por exposição prolongada a ambientes com temperaturas elevadas. É caracterizada por uma falha dos mecanismos responsáveis pela regulação térmica. Alguns fatores predisponentes nos idosos são: sensibilidade modificada dos termorreceptores, diminuição da capacidade das glândulas sudoríparas por alteração da estrutura intrínseca da própria pele e da sua vasculatura, menor liberação do tônus vasomotor e vasodilatação menos ativa após o início da transpiração. Em crianças, os fatores predisponentes são taxa de transpiração mais baixa e uma temperatura corporal central mais alta durante a exposição ao calor intenso, se comparadas a adolescentes e adultos, apesar de possuírem maior número de glândulas sudoríparas ativadas pelo calor por unidade de área cutânea. Hipertermia induzida por esforço físico (HIE) afeta indivíduos fisicamente ativos. Ela ocorre devido a um aumento da temperatura interna desencadeada pela atividade prolongada da musculatura, somada a temperatura ambiente e umidade elevadas. Obesidade, uso de drogas e álcool também constituem fator de risco, assim como o uso de vestimenta inadequada. A baixa aptidão física torna os indivíduos mais propensos a desenvolverem síndromes induzidas por calor, já que com o aumento do VO_2 máximo aumenta a habilidade de suportar temperaturas elevadas independentemente da aclimatação ao calor. A adaptação ao calor ocorre, em geral, em 7 a 12 dias.

Etiopatogenia

Parece haver um provável polimorfismo genético que determina a suscetibilidade em desenvolver a hipertermia. Esse polimorfismo afeta genes que regulam a atividade das citocinas, proteínas de coagulação e uma série de outras proteínas envolvidas no processo de adaptação ao calor. Basicamente, o corpo recebe o calor do ambiente por convecção, condução e radiação, além de produzir calor em função do aumento da atividade metabólica. Os receptores térmicos presentes na pele e o aumento na temperatura sanguínea em 1°C já estimulam os neurônios do centro regulatório da temperatura localizados no hipotálamo a promoverem os ajustes. A resposta imediata é o aumento da sudorese e a taquipneia. A evaporação do suor é o meio mais eficiente para a regulação da temperatura. A cada 1,7 mL de suor eliminado, 1 kcal de energia é dissipada na forma de calor. Portanto, aproximadamente um litro de suor elimina cerca de 590 kcal de energia na forma de calor. Contudo, esse processo promove uma perda simultânea de sódio e água, comprometendo a eficiência desse mecanismo no longo prazo. Com o eventual acúmulo de calor, inicia-se um processo paralelo com o objetivo de garantir a integridade dos tecidos viscerais, intitulado "resposta de fase aguda", especialmente mediado pelas interleucinas 1 e 6 e proteínas do choque térmico.

Os mecanismos de compensação, como a sudorese, provocam perda de água e sódio, além de um menor volume circulante sanguíneo, com menor excreção renal. Com um menor volume no espaço extracelular, há aumento do débito cardíaco na tentativa de compensar a vasodilatação periférica.

Achados clínicos

Os principais achados clínicos são temperatura acima de 40,5°C, *delirium*, convulsão, coma, taquicardia, taquipneia, cãimbras, ansiedade, confusão mental, alteração de comportamento, perda de coordenação motora, alucinações, hipotensão, angina e arritmias. A esses sinais, soma-se a disfunção de vários órgãos, como insuficiência renal aguda, insuficiência hepática, rabdomiólise, lesão cerebral, insuficiência respiratória, lesão intestinal isquêmica, pancreatite, hemorragia gastrointestinal, trombocitopenia e coagulação intravascular disseminada. Outros fenômenos interessantes são as alterações eletrocardiográficas durante a hipertermia: prolongamentos no intervalo QT e alterações no segmento ST, fibrilação atrial e taquicardia supraventricular.

Nas corridas de rua da CORPORE (Corredores Paulistas Reunidos) dos últimos dez anos, foram registrados 20 casos de hipertermia relacionados à atividade física. Todos os casos ocorreram em homens, tendo um deles apresentado insuficiência de múltiplos órgãos e sistemas, vindo a falecer (ver Capítulo "Atividades esportivas").

Hipertermia induzida por esforço (HIE) e possíveis relações com hipertermia maligna (HM)

Hipertermia maligna (HM) é uma síndrome de origem farmacogenética que classicamente se manifesta quando o seu portador recebe anestésicos inalatórios halogenados (halotano, isoflurano, etc.) e/ou bloqueadores neuromusculares despolarizantes como a succinilcolina. A alteração fisiopatológica é uma descontrolada liberação de Ca^{2+} do retículo sarcoplasmático para o interior do músculo esquelético, promovendo uma atividade hipermetabólica. Esse fenômeno gera um consumo de grande quantidade de energia, com rápida e intensa elevação da temperatura. A rigidez muscular associada à falência dos estoques de ATP e lesão mitocondrial, levando ao dano estrutural da membrana muscular, ocasiona a liberação de constituintes celulares do centro termorregulatório hipotalâmico, desencadeando atividade hipermetabólica e, potencialmente, maior liberação de cálcio e estado de contração muscular mantido (contraturas) nos indivíduos suscetíveis a HM.

Síndrome serotoninérgica

Causada por excesso de serotonina, cursa com alterações do SNC, autonômicas – como taquicardia, hipo ou hipertensão e midríase – e neuromusculares – tremor, hiper-reflexia e clônus. O aumento da temperatura dá-se secundariamente a todas essas alterações descritas, ocorrendo em 50% dos casos. Ocorre, em geral, secundariamente ao uso de drogas e medicamentos.

Tratamento

As principais medidas combinam bases ressuscitativas com resfriamento intenso, objetivando reduzir a temperatura corporal imediatamente. O monitoramento da temperatura axilar, retal e/ou esofágica deve ser constante, o que permite acompanhar a evolução do quadro. Na CORPORE, inicialmente era colocado gelo nas axilas, na região inguinal e bilateralmente no pescoço, com melhora parcial da sintomatologia. Atualmente, uma vez identificada a síndrome de forma clínica, e complementada pelo uso do termômetro axilar, o paciente é colocado imediatamente numa piscina com água gelada (são adicionados antes do início da prova diversos sacos de gelo), buscando especialmente resfriar a cabeça. O paciente é monitorado por oximetria de pulso, além de outros sinais clínicos, especialmente melhora da agitação psicomotora e confusão mental. Antipiréticos não devem ser utilizados, e o uso do dandrolene não mostrou benefício em estudos randomizados. Em quadros mais leves, o corredor é mantido na maca, e o resfriamento é feito jogando-se água fria em todo o corpo, além da cabeça. Com esses procedimentos, é obtido o resfriamento rápido, permitindo uma melhor evolução do quadro. Diazepam pode ser necessário para o controle das convulsões. Nos casos de maior gravidade, é feita também a infusão de soro fisiológico gelado.

A síndrome neuroléptica maligna é tratada com suporte clínico, mais dandrolene 0,8 a 3,0 mg/kg por via endovenosa até obter melhora dos sintomas ou atingir a dose de 10 mg/kg/dia. Podem ser usados também bromocriptina 2,5 a 7,5 mg por via oral de 8 em 8 horas e bloqueadores musculares.

Na síndrome serotoninérgica, além do já citado, pode ser utilizada ciproeptadina na dose inicial de 12 mg.

Febre pode ser tratada com dipirona 1 a 2 g (a ampola com 2 mL tem 1 g) por via endovenosa ou intramuscular a cada 6 horas ou por via oral, 500 a 1.000 mg por dose, até 6 vezes ao dia (20 gotas equivalem a 500 mg e em geral cada comprimido tem 500 mg); com paracetamol, 500 a 100 mg por dose até 4 vezes ao dia (sendo que 20 gotas têm 200 mg e os comprimidos, 500 a 750 mg); ácido acetilsalicílico, 500 a 100 mg por dose por via oral, até 4 vezes ao dia; ou ibuprofeno, 200 a 400 mg/dia por via oral até de 4 em 4 horas.

Em caso de PCR, atualmente existe indicação de resfriamento com gelo ou de forma mais controlada com o uso de placas adesivas resfriadas, que também podem ser usadas em casos de internação.

✳ BIBLIOGRAFIA

1. Dematte JE, O'Mara K, Buescher J, Whitney CG, Forsythe S, McNamee T, et al. Near-fatal heat stroke during the 1995 heat wave in Chicago. Ann Intern Med. 1998;129:173-81.
2. Toulemon L, Barbieri M and the Mortality Health Epidemiology Research Group at Ined. The august 2003 heat wave. How many died? Who died? Population and Societies. March 2004;399:4. Disponível em: http://www.ined.fr/fichier/t_publication/502/publi_pdf2_pop_and_soc_english_399.pdf.
3. Giesbrecht GG. Cold stress, near drowning and accidental hypothermia: a review. Aviat Space Environ Med. 2000;71:733-52.
4. Greaves I, Portes K (eds.). Oxford handbook of pre-hospital care. Oxford, UK: Oxford University Press; 2007.
5. Martins HS, Brandão Neto RA, Scalabrini Neto A, Velasco IT. Emergências clínicas – abordagem prática. 8ª ed. Barueri: Editora Manole; 2013.
6. Vanggaard L, Eyolfson D, Xu X, Weseen G, Giesbrecht GG. Immersion of distal arms and legs in warm water (AVA rewarming) effectively rewarms hypothermic humans. Aviat Space Environ Med. 1999;70:1081-8.
7. Rogers I. Which rewarming therapy in hypothermia? A review of the randomised trials. Emerg Med. 1997;9:213-20.
8. Harnett RM, O'Brien EM, Sias FR, Pruitt JR. Initial treatment of profound accidental hypothermia. Aviat Space Environ Med. 1980;51:680-7.
9. Steinman AM. Cardiopulmonary resuscitation and hypothermia. Circulation. 1986;74:IV.29-32.

CAPÍTULO **43**

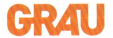

Acidentes por eletricidade

Maria Cecília de Toledo Damasceno
Mario Fuhrmann Neto

✱ INTRODUÇÃO

Os acidentes por eletricidade podem acontecer por meio de energia natural ou artificial. Fulminação é o termo usado quando a energia natural causa a morte do homem. Fulguração, quando a mesma energia natural causa apenas lesão corporal. Eletroplessão é a morte causada pela energia artificial de forma acidental, e eletrocussão, a morte causada pela energia artifical de forma proposital, como no uso das cadeiras eletricas para aplicação de pena de morte. Raio é a consequência do rápido movimento de elétrons de um lugar para outro. Quando o potencial entre as nuvens e o solo ultrapassa a resistência do ar (mais de 30.000 volts), surge o raio, com mais de um bilhão de volts, 200.000 ampères e que não dura mais que 0,003 segundo.

A chance de uma pessoa ser atingida por um raio é de cerca de 1:1.000.000, sendo a mortalidade de aproximadamente 30%, especialmente pela ocorrência de parada cardiorrespiratória em assistolia. Mais de 70% dos sobreviventes evoluem com algum tipo de sequela. No Brasil, o pico de incidência ocorre no verão, sendo os dados de 100 mortes e 500 feridos por ano, aproximadamente.

Um raio pode atingir uma pessoa por impacto direto, o mais letal; indireto, quando o raio passa antes por alguma estrutura como uma árvore, que é a forma mais comum; pelo impacto no solo, atingindo a vítima pelos pés, sendo o menos nocivo; e por trauma contuso gerado pela onda de choque pelo rápido aquecimento dos gases ao redor do local de impacto do raio, podendo provocar contusão cardíaca, pulmonar, abdominal, timpânica e ortopédica.

Há casos de sobreviventes, mesmo considerando a magnitude do evento, o que pode ser explicado pela rápida duração do raio e pelo fato da maior parte da corrente correr pela pele, por fora do corpo.

O Brasil é conhecido tradicionalmente como campeão mundial em incidência de raios. É estimada a ocorrência de 50 a 70 milhões de raios por ano, o que dá uma média de duas a três descargas elétricas por segundo.

Já os acidentes com eletricidade (artificial) são em sua maioria ocupacionais, especialmente em trabalhadores da construção civil, eletricistas e das companhias de energia elétrica. Crianças são também acometidas, especialmente em casos de acidentes com baixa voltagem. Equipes de APH muitas vezes são chamadas para atender ocorrências em linhas de alta tensão, linhas de trem energizadas, etc., onde a voltagem muitas vezes é superior a 100.000 volts, causando, além das lesões secundárias a eletricidade, queimaduras (Tabela 1).

Tabela 1 Tipos de corrente e voltagem

	Voltagem	Tipo de corrente
Raio	> 30 x 10^6 V	Direta (DC)
Alta voltagem	> 1.000 V	Direta (DC) ou alternada (AC)
Baixa voltagem	< 600 V	Mais frequentemente alternada (AC)

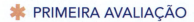 PRIMEIRA AVALIAÇÃO

É um tópico muito importante deste capítulo porque a vítima na imensa maioria dos casos permanece na cena, seja em um campo, piscina ou então em contato com material energizado, oferecendo grande risco ao socorrista. Vale lembrar que em um campo aberto o ponto mais alto é o ponto de atração do raio; portanto, no caso da vítima ao solo, o ponto mais alto será o socorrista.

Além da descarga, estamos potencialmente diante de uma vítima com queimaduras e que muitas vezes sofreu queda ou foi ejetada. Dessa forma, trata-se de um politrauma grave, às vezes em parada cardiorrespiratória.

Cabe ao socorrista verificar as condições do local antes de entrar em contato com a vítima. Deve-se checar se a energia está desligada, em casos de acidentes domésticos e ocupacionais, se há fios ligados, etc.

O atendimento segue os aspectos preconizados tanto na condução da parada cardiorrespiratória como de um politraumatizado.

Por se tratar de trauma, a coluna cervical deverá ser cuidadosamente imobilizada e a via aérea definitiva é mandatória nos casos de lesões e queimaduras em face. Em alguns casos pode ser necessária inclusive a realização de cricotireoidostomia.

O suporte ventilatório é muito importante nessas vítimas, em que o tempo de apneia é tão importante quanto o tempo de uma eventual assistolia. Podem existir ainda lesões da musculatura intercostal, dificultando a mecânica respiratória, além de edema pulmonar, hemotórax, etc.

Assistolia e fibrilação ventricular são os ritmos de parada cardíaca mais frequentemente vistos. Até 15% dos pacientes desenvolvem arritmias, sendo a fibrilação ventricular o tipo mais presente, ocorrendo em 60% dos casos em que a corrente passa de uma mão até a outra. Podem ocorrer bloqueios de ramo ou atrioventricular, alterações de segmento ST, contusão cardíaca pela onda de choque dos raios, e raramente infarto, espasmo coronariano e rotura de miocárdio.

O acometimento neurológico pode ser central e periférico, sendo as manifestações mais comuns perda de consciência, fraqueza, paralisia, depressão respiratória, disfunção autonômica e distúrbios de memória. Uma forma específica de paralisia transitória é a "ceraunoparalisia", que é associada à vasoconstrição periférica e a distúrbios sensoriais em pacientes acometidos por raios. Podem ocorrer alterações pupilares pela desautonomia, inclusive com assimetria. As principais complicações são encefalopatia hipóxica, isquemia, hemorragia e fraturas em coluna pelo trauma associado.

Raios comumente causam lesões superficiais na pele, entre as quais as figuras de Lichtenberg que somem rapidamente e são patognomônicas.

Nos membros, as áreas com maior lesão térmica são as próximas aos ossos, devido ao aquecimento gerado pela sua alta resistência quando da passagem da corrente elétrica (Figuras 1A, 1B e 1C). Casos graves podem cursar com osteonecrose. Fraturas por quedas e contrações tetânicas musculares são comuns. Ocorre rabdomiólise por destruição muscular e devido ao dano elétrico e/ou térmico e em tecidos profundos pode ocorrer síndrome compartimental, que deve ser prontamente tratada com fasciotomia.

✳ SEGUNDA AVALIAÇÃO E TRATAMENTO

Todos os esforços devem ser empregados exaustivamente na reanimação e no tratamento desses pacientes, visto serem geralmente jovens e sem comorbidades. Suporte clínico ao politraumatizado deve ser imediatamento instituído.

✳ CONSIDERAÇÕES FINAIS

O transporte deve ser feito o mais precocemente possível para o atendimento definitivo em serviço com estrutura para atendimento ao trauma grave e ao grande queimado.

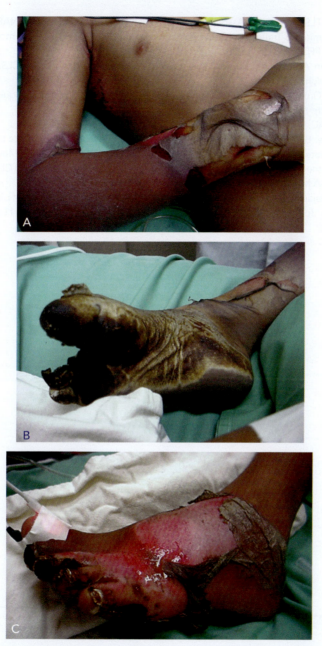

Figura 1 A, B e C. Lesões em membros provocadas por eletrocussão. Fonte: Corpo de Bombeiros do Estado de São Paulo.

✱ BIBLIOGRAFIA

1. American College of Surgeons. Suporte Avançado de Vida no Trauma para médicos – ATLS. 8th ed. Chicago: American College of Surgeons; 2008.

528 Seção 6 | Ambiente hostil, APH tático e atividades esportivas

2. Comitê do PHTLS da National Association of Emergency Medical Technicians (NAEMT) em cooperação com o Comitê de Trauma do Colégio Americano de Cirurgiões. Atendimento pré-hospitalar ao traumatizado, PHTLS/NAEMT. 6ª ed. Rio de Janeiro: Elsevier; 2007.
3. American Heart Association. Suporte Avançado de Vida em cardiologia – ACLS. 4th ed. American Heart Association; 2012.
4. Portal ELAT – Grupo de Eletricidade Atmosférica do Instituto Nacional de Pesquisas Espaciais. Disponível em: http://www.inpe.br/webelat/homepage/.
5. Koumbourlis AC. Electrical injuries. Crit Care Med. 2002;30(suppl.):S424-S430.
6. Zafren K, Durrer B, Herry JP, Brugger H. Lightning injuries: Prevention and on-site treatment in mountains and remote areas. Official guidelines of International Commission for Mountain Emergency Medicine and the Medical Commission of the International Mountaineering and Climbing Federation (ICAR and UIAA MEDCOM). Ressucitation. 2005;65(3):369-72.
7. Mahajan AL, Rajan R, Regan PJ. Lichtenberg figures: Cutaneous manifestation of phone electrocution from lightning. Journal of Plastic, Reconstructive & Aesthetic Surgery. 2008;61:111-3.

CAPÍTULO **44**

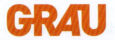

Doenças disbáricas

Eduardo Nogueira Garrigós Vinhaes

✱ INTRODUÇÃO

Doenças disbáricas são as doenças decorrentes das variações da pressão atmosférica ambiental (compressão e descompressão). Podem ocorrer em todos os indivíduos submetidos a esse tipo de alteração ambiental, como mergulhadores, aeronautas, submarinistas, trabalhadores submetidos a um ambiente hiperbárico (construção civil, câmaras hiperbáricas) e astronautas.

Duas leis da Física têm aplicação direta no aparecimento e no desenvolvimento das doenças disbáricas: as leis de Boyle e de Henry. A lei de Boyle diz que, em um sistema gasoso fechado com volume variável e temperatura constante, o volume varia de maneira inversamente proporcional à variação da pressão, ou seja, ao se aumentar a pressão ambiental (compressão) sobre esse sistema, o volume dele tende a diminuir de maneira proporcional à intensidade do aumento da pressão. O inverso ocorre na diminuição da pressão (descompressão) sobre o sistema. Já a lei de Henry diz que em um sistema fechado contendo uma fase gasosa sobre uma fase líquida, em uma temperatura constante, a dissolução do gás no líquido é proporcional à pressão parcial desse gás sobre a fase gasosa. Isso significa que, durante a compressão, os gases são dissolvidos com mais facilidade no meio líquido e que voltam ao seu estado gasoso durante e após a descompressão.

Em ordem de prevalência na prática clínica, as doenças disbáricas abrangem os barotraumas das cavidades gasosas do corpo, a doença descompressiva (DD) e a síndrome de hiperdistensão pulmonar (SHP), sendo estas duas últimas denominadas, em conjunto, como males da descompressão (MD).

530 Seção 6 | Ambiente hostil, APH tático e atividades esportivas

✳ BAROTRAUMAS

Os barotraumas ocorrem devido à variação do volume das cavidades gasosas do corpo ou daquelas diretamente em contato com o mesmo (máscara e roupa de mergulho), segundo a lei de Boyle. Podem ocorrer tanto durante a compressão como na descompressão. As cavidades gasosas afetadas, por ordem de prevalência, são os ouvidos (externo, médio e interno), os seios da face, os intestinos e as cavidades dentárias. Os pulmões também podem ser afetados, mas abordaremos essa situação a seguir, ao abordar a SHP.

Avaliação e cuidados iniciais

De maior incidência na exposição hiperbárica (65% dos casos), o barotrauma do ouvido médio é caracterizado pela dor unilateral no nível da membrana timpânica, ocorrendo geralmente em pouca profundidade (3 a 6 metros) e já no primeiro mergulho (25 a 35% dos casos). Podem ocorrer também sensação de "ouvido abafado ou tampado", diminuição da acuidade auditiva e, raramente, otorragia e ruptura da membrana timpânica.

Os barotraumas do ouvido externo e interno têm ocorrência menos prevalente, estando geralmente associados a um barotrauma do ouvido médio. Além dos sinais e sintomas semelhantes aos do barotrauma de ouvido médio, podem ocorrer uma síndrome vertiginosa (náuseas, vômitos, zumbidos e nistagmo) e uma perda auditiva significativa.

A avaliação inicial na suspeita de um barotrauma de ouvido passa, obrigatoriamente, por uma otoscopia. As características do conduto auditivo externo e da membrana timpânica podem fornecer informações importantes sobre a gravidade do caso.

Os sinais e sintomas do barotrauma dos seios da face estão representados na Tabela 1. A avaliação inicial é realizada basicamente por meio da história e do exame clínico da rinofaringe.

Tabela 1   Barotrauma dos seios da face – sinais e sintomas

Dor leve ou moderada em face	Dor em arcada dentária superior
Cefaleia persistente	Parestesia ocasional na face
Epistaxe	Secreção nasal espessa e purulenta
Sensação de secreção em rinofaringe – gosto de sangue ao deglutir	

Os outros tipos de barotrauma (máscara de mergulho, dentário e intestinal) são de ocorrência mais rara e geralmente são diagnosticados pela história e pelo exame físico direto.

O tratamento dos vários tipos de barotraumas depende da intensidade da lesão provocada pela variação da pressão e de quais estruturas foram acometidas. O uso de analgésicos e anti-inflamatórios pode ser necessário para controle da dor até a avaliação por um otorrinolaringologista. Entretanto, o ponto-chave no tratamento de qualquer tipo de barotrauma basicamente está em se evitar ao máximo que o paciente seja submetido a uma nova variação da pressão ambiente, inclusive durante o transporte aeromédico.

✴ DOENÇA DESCOMPRESSIVA

Durante a exposição ao ambiente hiperbárico, o gás inerte da mistura respiratória utilizada, na maioria das vezes o nitrogênio (N_2) do ar respirado, passa a ser acumulado em todos os tecidos (lei de Henry). Durante e logo após a descompressão, essa carga adicional de gás inerte deve ser eliminada de maneira controlada por meio dos chamados procedimentos de descompressão (tabelas e algoritmos de descompressão). O excesso desse gás inerte, caso não seja adequadamente eliminado durante a fase de descompressão, passa da sua fase dissolvida nos tecidos diretamente para a sua fase gasosa, levando ao aparecimento de bolhas gasosas que podem formar-se praticamente em todos os tecidos, intra ou extravasculares. O quadro clínico decorrente dessa situação é conhecido com doença descompressiva (DD).

O diagnóstico de DD é realizado basicamente a partir da história e do exame físico. A pergunta básica inicial é se o paciente respirou algum tipo de mistura respiratória (normalmente ar) em um ambiente hiperbárico ou debaixo d'água. Em caso afirmativo, devido à complexidade de apresentação dessa doença, a suspeita passa a ser positiva, devendo-se encaminhar o paciente para uma avalição médica hiperbárica. Particularmente aqueles indivíduos que foram descomprimidos sem que se respeitassem os limites das tabelas de descompressão, ainda que parcialmente, são fortes candidatos a desenvolver um quadro de DD.

Os sinais e sintomas da DD são muito diversos, tanto na apresentação clínica quanto na sua evolução. O sintoma inicial mais frequentemente relatado é a dor osteoarticular (50 a 60% dos casos). Entretanto, sinais e sintomas de acometimento do SNC, particularmente no nível da medula espinal, podem se desenvolver, com a presença de parestesias ou alterações da sensibilidade em extremidades em cerca de 60% dos casos no mergulho recreativo. Outros achados menos frequentes incluem (em ordem de prevalência) fraqueza muscular, fadiga intensa, mal-estar, cefaleia, alterações cutâneas (*rash* cutâneo, cútis marmorata), náuseas, alterações visuais, confusão mental, alterações do nível de consciência, retenção urinária, alterações de coordenação, alterações cardiorrespiratórias, edemas periféricos (linfático), vertigens, alterações auditivas e zumbidos.

A elevada frequência de sinais e sintomas sugerindo o envolvimento neurológico torna o exame neurológico detalhado de suma importância. Uma sugestão de um roteiro de exame neurológico direcionado a mergulhadores acidentados está listada na Tabela 2.

Tabela 2 Exame neurológico para avaliação de mergulhadores.

1. Função mental	3. Função motora	5. Equilíbrio e coordenação
Consciência	Ombros (deltoides)	Caminhar
Fala e linguagem	Bíceps	Dedo-nariz-dedo
Orientação espacial e temporal	Tríceps	
Julgamento	Extensão dos dedos	
Memória recente	Força de preensão	
Raciocínio abstrato	Flexão da coxa	
Cálculos	Quadríceps/pés	
2. Nervos cranianos	**4. Função sensorial**	
Controle ocular	Toque suave	
Controle facial	Toque agudo	
Audição		
Sensação em face		

✳ SÍNDROME DE HIPERDISTENSÃO PULMONAR

A síndrome de hiperdistensão pulmonar (SHP) caracteriza-se por uma expansão excessiva do parênquima pulmonar durante a descompressão devido ao aumento do volume gasoso retido, segundo a lei de Boyle. Essa retenção de gás pode ser decorrente de fatores pulmonares localizados ou por uma obstrução na via aérea de grande calibre (traqueia e vias aéreas superiores) e ocorre com maior frequência em mergulhadores usando equipamento de respiração subaquática e que realizaram uma subida muito rápida ou descontrolada até a superfície.

Dependendo da localização da lesão pulmonar e da quantidade de gás extravasado, as manifestações clínicas associadas à SHP são o enfisema de mediastino e/ou enfisema de tecido subcutâneo, o pneumotórax e a embolia arterial gasosa (EAG). Os sinais e sintomas da SHP estão representados na Tabela 3.

Tabela 3 Sinais e sintomas da SHP

Dificuldade respiratória progressiva e intensa	Diminuição do murmúrio ventilatório geralmente unilateral
Dor retroesternal à inspiração profunda	Hipertimpanismo na percussão torácica
Rouquidão ou alteração da voz	Ausculta de crepitações associadas aos batimentos cardíacos (sinal de Harmman)
Tosse com ou sem expectoração sanguinolenta	Dispneia, cianose
Crepitação em subcutâneo (pescoço e tórax superior)	Taquicardia e hipotensão

Um cuidado particular deve ser tomado nos casos em que se relata uma alteração importante do nível de consciência apresentada pelo paciente logo após a sua descompressão (dentro de 10 minutos após a chegada à superfície). Esse dado, mesmo que não acompanhado de outros sinais e sintomas citados anteriormente, é indicativo de uma provável embolia arterial gasosa (EAG) no sistema nervoso central e pode indicar uma recompressão terapêutica de emergência.

Avaliação e cuidados iniciais

Considerando que tanto a DD como a SHP são frequentemente classificadas em conjunto como MD e uma vez que pode haver grande dificuldade no diagnóstico inicial, o tratamento primário indicado é o mesmo para ambas as situações.

- Suporte inicial: os comprometimentos ventilatório e cardiovascular devem ser avaliados e tratados. A manutenção de uma via aérea segura pode ser necessária. A monitoração cardíaca está indicada nos casos mais graves.
- Hidratação: a desidratação tem uma influência negativa na resposta ao tratamento recompressivo. A hidratação venosa com cristaloides (SF 0,9% ou ringer lactato) deve ser realizada assim que possível, mantendo um volume urinário de 1 mL/kg de peso/hora. Cuidados devem ser tomados quanto a uma eventual retenção urinária do paciente devido à lesão neurológica medular na DD.
- Oxigênio: a administração de oxigênio em altas concentrações (o mais próximo possível de 100%) leva a uma melhora da hipoxemia e hipóxia teciduais e facilita de maneira significativa a eliminação do excesso de gás inerte acumulado nos tecidos. Devem ser utilizados dispositivos adequados, preferencialmente uma máscara com reservatório (bolsa) e válvulas de não reinalação e com alto fluxo de O_2 (10 a 15 litros por minutos), independentemente da oximetria ou gasometria arterial e administrado de maneira contínua até se direcionar o paciente para o tratamento definitivo (recompressão).
- Posicionamento: o paciente deve ser colocado em posição horizontal, geralmente supina. O uso de decúbito lateral preferencialmente esquerdo está indicado caso ocorra alteração importante do nível de consciência e eventual possibilidade de vômitos (risco de aspiração).
- Prevenção da hipotermia: indivíduos que estiveram expostos por tempo prolongado em meio aquático podem desenvolver um quadro de hipotermia significativo, sendo importante manter o paciente seco e aquecido.
- Transporte aeromédico: a exposição a uma pressão ambiental menor do que uma atmosfera pode representar uma nova descompressão, piorando ainda mais a evolução

e a recuperação desse tipo de paciente. Idealmente, o paciente deve ser transportado em uma aeronave pressurizada o mais próximo possível de 1 atmosfera ou, no caso de aeronaves não pressurizadas, o mais próximo possível do solo.

O tratamento definitivo de escolha nos casos de DD e EAG é a recompressão terapêutica em uma câmara hiperbárica. A Divers Alert Network (DAN), uma associação internacional sem fins lucrativos e cujo objetivo é fornecer informações nos casos de acidentes de mergulho, mantém uma linha telefônica permanente, de caráter humanitário, para o atendimento de mergulhadores acidentados, direcionada especialmente para toda a América Latina. O acionamento gratuito desta linha (0800 684 9111) pode fornecer orientações sobre como proceder quanto aos cuidados iniciais e quais os serviços hiperbáricos que podem ser contatados no caso específico. Outras informações sobre serviços médicos hiperbáricos no Brasil podem ser encontradas também na página virtual da Sociedade Brasileira de Medicina Hiperbárica (www.sbmh.com.br). O direcionamento de casos de MD para tratamento hiperbárico, contudo, somente deve ser realizado após contato prévio com o serviço hiperbárico devido a problemas logísticos para se garantir a disponibilidade local para o atendimento recompressivo definitivo.

✳ BIBLIOGRAFIA

1. Pollok NW (ed.). Report on decompression illness, diving fatalities and project diving exploration: 2008 edition. Durham: Divers Alert Network; 2008.
2. Longphre JM, Denoble PJ, Moon RE, Vann RD, Freiberger JJ. First aid normobaric oxygen for treatment of recreational diving injuries. Undersea Hyperb Med. 2007;34(1):43-9.
3. Hunter SE, Farmer JC. Ear and sinus problems in diving. In: Bove AA, Davis JC (eds.). Diving medicine. 4th ed. Palm City Gardens: Best Publishing Company; 2004. p.431-59.
4. Moon RE (ed.). Adjunctive therapy for decompression illness. Kensington, MD: Undersea and Hyperbaric Medical Society; 2003.
5. Brubakk AO, Neuman TS (eds.). Bennett and Elliott's physiology and medicine of diving. 5th ed. Great Britain: Saunders Publisher; 2003.
6. Edmonds C, Lowry C, Pennefather J, Walker R. Diving and subaquatic medicine. 4th ed. North Yorkshire: Arnold Publisher; 2002.
7. Merrit DM. Mending the bends. Assessment, management, and recompression therapy. Palm City Gardens: Best Publishing Company; 2002.
8. Moon RE, Sheffield PJ. Guidelines for treatment of decompression illness. Aviat Space Environ Med. 1997;68:234-43.
9. Mitchell SJ, Doolette DJ, Wachholz CJ, Vann RD (eds.). Management of mild or marginal decompression illness in remote locations. Durham, NC: Divers Alert Network; 2005.
10. Vann RD, Butler FK, Mitchel SJ, Moon RE. Decompression illness. Lancet. 2010;377:153-64.

CAPÍTULO 45

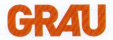

Acidentes por animais peçonhentos

Vidal Haddad Junior

✱ INTRODUÇÃO

Vários animais da fauna brasileira utilizam substâncias tóxicas na sua defesa e na captura de presas. Alguns deles são muito bem conhecidos pela população, como serpentes, aranhas e escorpiões, enquanto que outros são menos identificáveis, embora também possam causar acidentes graves.

Um animal peçonhento apresenta aparatos capazes de injetar a peçonha em uma vítima, enquanto que animais venenosos são tóxicos por meio de mecanismos passivos. Exemplos clássicos de animais peçonhentos são as serpentes. Por sua vez, os sapos e alguns peixes que acumulam veneno no corpo (como os baiacus ou peixes-bola) são animais venenosos.[1]

Os acidentes por animais peçonhentos e venenosos são comuns e na maioria das vezes não requerem atendimento de urgência no local. Alguns deles exigem o transporte da vítima até um ambiente hospitalar e ainda existem outros que permitem que medidas de primeiros socorros sejam tomadas no local do acidente.

Para melhor entendermos essas medidas, dividiremos os principais animais peçonhentos em grupos e as medidas como a primeira avaliação, os cuidados iniciais e a segunda avaliação serão discutidos dentro de cada grupo, por diferirem entre si.

✱ SERPENTES

A maioria absoluta dos acidentes por serpentes peçonhentas no Brasil (cerca de 90%) é causada pelo gênero *Bothrops*, que inclui as jararacas, urutus, jararacuçus, caiçacas e outras.[1] A peçonha causa necrose de tecidos no local da picada, distúrbios na coagulação sanguínea e sangramento generalizado paradoxal (pela coagulação). O paciente picado por uma serpente desse gênero apresentará poucos sinais e sintomas iniciais e o uso do soro antiveneno é fundamental para a recuperação. Com o passar do tempo, pode-se observar no ponto da picada edema, eritema, bolhas, sangramento nos orifícios da picada e equimoses. A infecção secundária é muito comum. Um importante sinal de gravidade é a incoagulabilidade sanguínea e o prognóstico é agravado pela demora na aplicação do soro. As surucucus (gênero *Lachesis*) são grandes serpentes de até 4 metros que causam acidentes com um perfil clínico semelhante aos causados pelas *Bothrops*, mas vivem em matas fechadas e raramente causam envenenamentos.

Outros gêneros de serpentes podem causar acidentes graves: as *Crotalus* (cascavéis) apresentam peçonha com efeitos neurotóxico e miolítico. Isso se reflete em paralisia muscular que pode ser percebida pela ptose palpebral marcante (que confere a "fácies de bêbado" ao paciente). A grande destruição muscular pode evoluir com insuficiência renal por acúmulo de mioglobina nos rins. Os acidentes por cascavéis são graves e devem ter tratamento

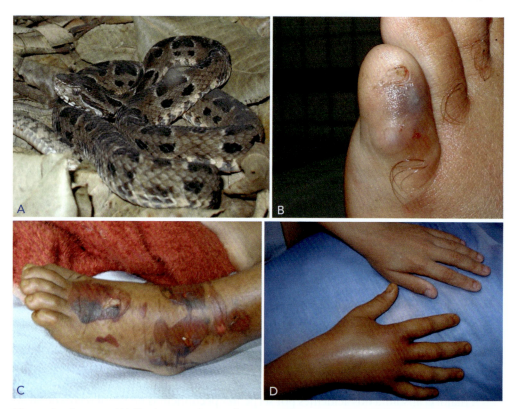

Figura 1 Jararaca (A) (*Bothrops* sp) e acidentes em humanos. B: acidente recente com poucas manifestações locais. C e D: horas após o acidente, com os pacientes sofrendo intenso edema e sinais de necrose, como bolhas hemorrágicas e equimoses. Imagens cedidas por Vidal Haddad Junior.

específico rápido. *Micrurus* é o nome do gênero das cobras-corais. Essas serpentes apresentam peçonha neurotóxica e causam acidentes muito graves, com possibilidade de paralisia de grupos musculares importantes e óbito por insuficiência respiratória. A ptose palpebral pode ser observada novamente e o uso do soro antiveneno é fundamental. Tanto as cascavéis como as corais não causam manifestações locais, o que mascara a gravidade do acidente.

A avaliação inicial do paciente recentemente picado pouco ajudará. Por sua vez, os cuidados iniciais devem estimular a hidratação (apenas com água) e a lavagem cuidadosa do local da picada com água e sabão. Se não houver contraindicação, o membro afetado deve ser elevado. Nessa fase, é muito mais importante não se tomar medidas prejudiciais ao paciente, como cortar ou furar sobre ou próximo ao local da picada ou ainda aplicar um torniquete no membro afetado, pois pode haver sangramento pela picada que será agravado pelas perfurações e o torniquete é utilizado em países em que as peçonhas de serpentes são neurotóxicas, sendo absolutamente contraindicado para nossa realidade, pois no Brasil quase todos os acidentes são provocados por serpentes cuja peçonha causa intenso efeito necrótico local, agravado pela retenção pelo torniquete. O paciente deve ser transportado rapidamente até o serviço de saúde mais próximo que disponha do soro específico. Com a descentralização da distribuição do soro antiofídico, ele pode ser encontrado em vários hospitais e serviços. Caso a serpente tenha sido capturada ou morta, é útil transportá-la até o serviço de saúde contatado[1].

✳ ARANHAS

As aranhas caranguejeiras causam envenenamentos leves, de pouco impacto clínico, assim como as aranhas de parede, que constroem teias geométricas. Os gêneros de aranhas mais importantes no Brasil são três: as *Loxosceles* ou aranhas-marrons são pequenas aranhas, pouco agressivas, que vivem em locais escuros e pouco frequentados nas casas. Aranhas marrons causam acidentes com graves manifestações locais, com áreas necróticas, bolhas, isquemia e formação de úlceras crônicas na pele[1]. Pode haver hemólise em cerca de 5% dos pacientes, com possibilidade de insuficiência renal. A aranha pica quando é comprimida, e o tronco, o abdome, a coxa e o braço são mais frequentemente comprometidos[1].

As *Latrodectus* são as viúvas-negras e podem ser encontradas principalmente no litoral nordestino e fluminense. Essas aranhas raramente provocam acidentes, que em sua maioria são leves e moderados, manifestados por dor no local da picada e contrações musculares, agitação e sudorese.

O gênero de aranhas mais importante para os atendimentos pré-hospitalares é o das aranhas-armadeiras (*Phoneutria*). Essas grandes aranhas (até 15 cm) são portadoras de peçonha de potente ação neurotóxica periférica, causando acidentes graves em crianças e idosos, com maior incidência no Sudeste. Nos meses de abril e maio, podem penetrar em casas e picar os pés de vítimas quando vão calçar sapatos. As armadeiras causam sintomatologia imediata, podendo ocorrer dor intensa, sudorese, náuseas, vômitos, agitação, taquicardia, priapismo, espasmos musculares, hipertensão arterial, colapso cardiovascular, choque, edema agudo pulmonar e óbito, embora a maioria dos acidentes seja leve e possa ser tratada com bloqueio anestésico troncular (em serviços de saúde). O parâmetro de gravidade mais confiável é o comprometimento sistêmico, pois a dor local é assustadora, mas pode ser controlada com o bloqueio.

Vítimas de picadas de armadeiras devem sempre ser transportadas para um serviço de saúde. Mesmo em casos leves, a dor justifica o tratamento hospitalar. Contrações musculares intensas em casos graves são motivos de pedidos de auxílio de indivíduos picados por viúvas-negras (*Latrodectus*). As picadas de aranhas-marrons causam manifestações tardias (cerca de 6 a 12 horas após a picada, que pode ser indolor), não provocando pedidos de auxílio de urgência. Casos graves de picadas de aranhas necessitam de soro antiaracnídeo para controle dos sintomas sistêmicos, o que é mais comum nos acidentes por armadeiras.

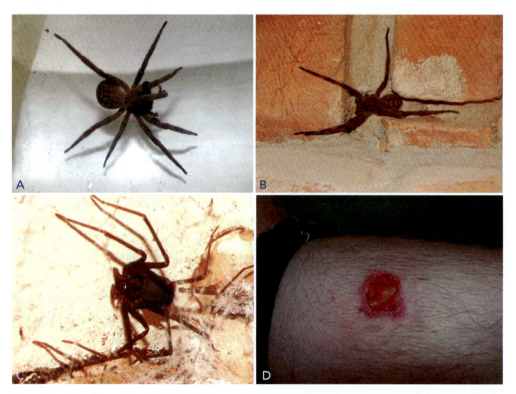

Figura 2 Aranhas armadeira (A e B) e marrom (C). D: úlcera crônica causada por picada de aranha marrom (após semanas). Imagens cedidas por Vidal Haddad Junior.

As avaliações e as medidas iniciais de primeiros socorros variam de acordo com a gravidade do acidente. Pode ser necessária a utilização de medidas de suporte vital, mas as medidas gerais são semelhantes às empregadas nos acidentes por serpentes: hidratação (apenas com água), lavagem cuidadosa do local da picada com água e sabão e elevação do membro afetado. Deve-se evitar e desestimular medidas prejudiciais ao paciente, como cortar ou furar sobre ou próximo ao local da picada ou ainda aplicar um torniquete no membro afetado[1].

✱ ESCORPIÕES

Os acidentes por escorpiões são comuns (os segundos em frequência) e podem ser graves em crianças e idosos. Existem várias espécies no Brasil, mas a mais importante é a *Tityus serrulatus*, o escorpião-amarelo, presente nas regiões mais populosas do país e em expansão territorial. Uma pessoa picada por um escorpião (especialmente pelo amarelo) apresenta nos casos leves (maioria) dor intensa, formigamento e ardência e discreta inflamação. Casos graves podem apresentar agitação, taquicardia, náuseas, vômitos, sudorese fria, dispneia, colapso cardiovascular, edema agudo pulmonar e óbito, com manifestações semelhantes às causadas pela picada de aranhas armadeiras. Sempre que possível, deve-se levar o animal causador ao serviço de saúde contatado. Casos graves (com sintomas sistêmicos) necessitam do soro antiescorpiônico, enquanto que casos leves e moderados são controlados com bloqueios anestésicos tronculares.

As avaliações das equipes devem valorizar a presença de sintomatologia sistêmica (em casos graves pode ser necessária a utilização de medidas de suporte vitais) e os pro-

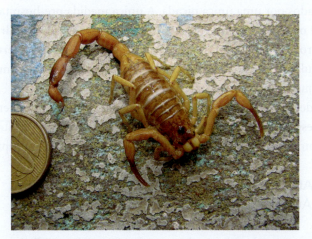

Figura 3 Escorpião-amarelo. Esse animal é responsável por picadas com graves consequências na região Sudeste e está em expansão no país. Imagem cedida por Vidal Haddad Junior.

cedimentos de tratamento iniciais são semelhantes aos observados nos acidentes por aranhas e serpentes[1].

✳ TATURANAS (LAGARTAS)

As lagartas (taturanas, tataranas ou mandorovás) são larvas de mariposas que possuem cerdas preenchidas com peçonhas que provocam dor intensa. As lagartas vitimam especialmente crianças que sobem em árvores ou tocam a vegetação de jardins[1]. O acidente causa muita dor, mas não provoca sintomatologia sistêmica, com exceção de um gênero de lagartas (*Lonomia*) cujo envenenamento provoca, além de dor e inflamação local, hemorragias a distância e complicações como insuficiência renal. O acidente por lagartas é o mais comum entre todos os causados por animais peçonhentos e ocorre geralmente nas mãos de crianças, que devem ser encaminhadas a um serviço de saúde para que seja feito um bloqueio anestésico troncular (geralmente nos dedos da mão), especialmente se a dor não ceder ao tratamento inicial com analgésicos e compressas frias[1,2].

✳ ABELHAS

As abelhas causadoras de acidentes graves no Brasil pertencem ao gênero *Apis*, sendo híbridas das abelhas melíferas europeias e africanas. O ataque dessas abelhas é maciço e a vítima sofre centenas de picadas, sendo que cerca de 100 picadas podem causar a morte da vítima, principalmente por comprometimento muscular e renal. Picadas de abelhas apresentam dois modos de comprometimento grave: o envenenamento propriamente dito (causado por múltiplas picadas) e fenômenos alérgicos potencialmente fatais, que podem ser causados por uma única picada. A única medida pré-hospitalar decisiva para o atendimento é o uso de lâminas retas como cartões ou lâminas de vidro para raspagem e retirada de ferrões com glândulas de veneno ainda por disparar (o ferrão se destaca da abelha e a musculatura anexa pode injetar o conteúdo da glândula minutos após a picada). A medida ajuda a diminuir a quantidade de peçonha injetada[1].

O paciente deve ser encaminhado a um serviço de saúde rapidamente, pois embora não exista soro específico contra a peçonha de abelhas, medidas hospitalares de suporte podem contribuir para a diminuição da gravidade dos acidentes múltiplos[1].

✳ OUTROS ANIMAIS: BESOUROS, PIOLHOS-DE-COBRA, PEIXES E ÁGUAS-VIVAS

Acidentes menos conhecidos podem ser desafios para atendimentos pré-hospitalares. Quadros vesiculosos e/ou conjuntivites graves podem ser causados por contato com

Capítulo 45 | Acidentes por animais peçonhentos 541

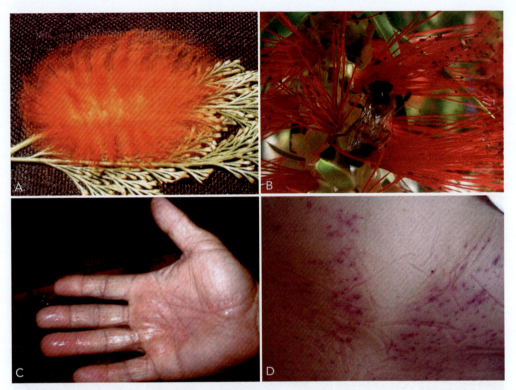

Figura 4   A: lagarta e C: acidente em humano. B: abelha híbrida (*Apis*) e D: acidente com picadas múltiplas. Imagens cedidas por Vidal Haddad Junior.

besouros vesicantes (potós, mulinhas) e em áreas quentes são comuns em determinadas épocas. É possível suspeitar desses acidentes em pacientes com essas manifestações surgidas após passarem períodos noturnos próximos a fontes de luz artificiais[1]. *Pentatomidae* (marias-fedidas) causam quadros semelhantes em áreas expostas. Os piolhos-de-cobra, embuás ou gongolôs são animais cilíndricos que possuem fluidos corporais irritantes e que oxidam e conferem cor marrom ou negra à pele humana. O quadro simula necroses, uma vez que na maioria das vezes ocorre nos pés após a vítima esmagar o animal ao calçar sapatos[1].

Em ambientes aquáticos, o atendimento pré-hospitalar é ainda mais importante que o prestado em hospitais[1,3-5]. Em acidentes por águas-vivas e caravelas, vemos linhas avermelhadas extremamente dolorosas, correspondentes aos tentáculos dos animais. A dor é instantânea e violenta. No local do acidente, deve-se retirar os tentáculos ainda aderidos sem usar as mãos nuas e fazer compressas de água do mar gelada ou *cold-packs* – gelo artificial (água doce piora o quadro)[1,5]. Banhos com vinagre ajudam a inativar o veneno. Os acidentes por caravelas e por algumas espécies pouco comuns de águas-vivas são mais graves, com dor intensa, e podem causar problemas cardiorrespiratórios graves. O paciente deve ser encaminhado a um serviço de saúde, o que ocorre na maioria das vezes pela dor apresentada. Não há soro contra a peçonha desses animais. Os peixes que mais provocam acidentes são pequenos bagres atirados nas areias e águas rasas por pescadores amadores e que retêm veneno em seus ferrões por mais de 24 horas após sua morte[1,5]. Deve-se tomar cuidado ainda com arraias, que permanecem enterradas na areia e podem provocar acidentes graves com os ferrões presentes na cauda. Nos rios, os mandis e bagres causam acidentes muito semelhantes aos provocados por bagres marinhos e os aspectos clínicos do envenenamento são os mesmos. Os acidentes por arraias fluviais podem ser graves e nos rios existem muitos peixes traumatizantes, como piranhas, pintados, dourados, etc. Acidentes por peixes marinhos e fluviais causam dor e necrose (feridas) na pele e não há soro contra as peçonhas, mas o atendimento pré-hospitalar pode ser decisivo, uma vez que a dor é aliviada por imersão do local em água quente (mas nunca quente

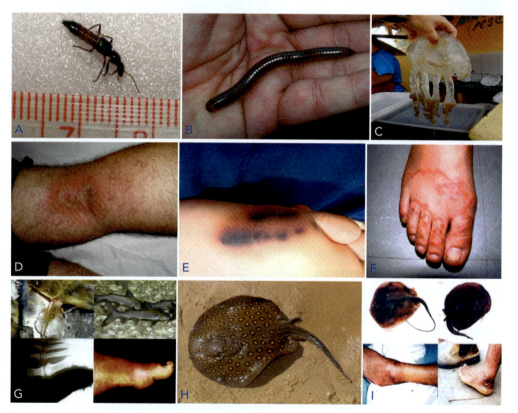

Figura 5 A: potó (besouro) e D: lesão cáustica no braço de um paciente. B: piolho-de-cobra (*Diplopoda*) e E: lesão pigmentada no pé de uma vítima. C: água-viva e F: acidente típico no pé com linhas longas e entrecruzadas. G, H e I: bagres, arraias marinhas e fluviais e acidentes em humanos. Imagens cedidas por Vidal Haddad Junior.

Capítulo 45 | Acidentes por animais peçonhentos **543**

demais). Isso ocorre porque a dor é provocada pelo efeito vasoconstritor da peçonha, que é contrabalançado pela vasodilatação associada ao calor[1,5].

✳ REFERÊNCIAS BIBLIOGRÁFICAS

1. Cardoso JLC, França FOS, Wen FH, Malaque CMS, Haddad Jr V. Animais peçonhentos no Brasil: Biologia, clínica e terapêutica dos acidentes. 2ª ed. São Paulo: Editora Sarvier; 2009.
2. Cardoso AEC, Haddad Jr V. Acidentes por lepidópteros (larvas e adultos de mariposas): Estudo dos aspectos epidemiológicos, clínicos e terapêuticos. An Bras Dermatol. 2005;80:571-8.
3. Haddad Jr V. Animais aquáticos de importância médica. Rev Soc Bras Med Trop. 2003;36:591-7.
4. Haddad Jr V, da Silveira FL, Cardoso JLC, Morandini AC. A report of 49 cases of cnidarian envenoming from southeastern Brazilian coastal waters. Toxicon. 2002;40:1445-50.
5. Haddad Jr V. Animais aquáticos potencialmente perigosos do Brasil: Guia médico e biológico. São Paulo: Editora Roca; 2008.

✳ ANEXO: CENTROS DE INFORMAÇÃO E ASSISTÊNCIA TOXICOLÓGICA

Aracaju

Centro de Informação Toxicológica
Endereço: Avenida Tancredo Neves, s/nº – Anexo Oncologia
Hospital Governador João Alves Filho – Capucho
CEP 49095-000 – Aracaju/SE
Fones: (79) 3259-3645 / 3216-2600 – ramal 2677
Fax: (79) 3216-2826
E-mails: sescit@saude.se.gov.br ou amv@oi.com.br

Belém

Centro de Informações Toxicológicas de Belém
Endereço: Hospital Universitário João de Barros Barreto
Rua dos Mundurucus, 4487 – Bairro Guamá
CEP 66073-000 – Belém/PA
Fone: 0800-722601 / (91) 3249-6370 / 3259-3748 / 3201-6749
Fax: (91) 3249.5365 (diretoria)
E-mail: cithujbb@ufpa.br

Belo Horizonte

Serviço de Toxicologia de Minas Gerais
Endereço: Avenida Professor Alfredo Balena, 400 – 1º andar – Santa Efigênia
Hospital João XXIII
CEP 30130-100 – Belo Horizonte/MG
Fones: (31) 3224-4000 / 3239-9308 / 3239-9224
Fax: (31) 3239-9260 (CIAT) / 0800-7226001
E-mails: servitoxmg@hotmail.com ou dcampolina@uol.com.br

544 Seção 6 | Ambiente hostil, APH tático e atividades esportivas

Botucatu

Centro de Assistência Toxicológica de Botucatu
Endereço: Instituto de Biociências
UNESP – Campus de Botucatu, Rubião Junior
CEP 18618-000 – Botucatu/SP
Fones/fax: (14) 3815-3048 / 3811-6017 / 3811-6034
Site: www.ibb.unesp.br/ceatox
E-mails: ceatox@ibb.unesp.br ou cordelli@ibb.unesp.br

Brasília

Centro de Informação e Assistência Toxicológica
Endereço: SGAN Quadra 601 Lotes "O e P"
CEP 70830-010 – Brasília/DF
Fones: (61) 3325-6773 / 3225-6512 / 0800-6446774
E-mail: ciatdf@saude.df.gov.br

Campina Grande

Centro de Assistência Toxicológica de Campina Grande
Endereço: Hospital Regional de Urgência e Emergência
Av. Floriano Peixoto, 1045
CEP 58100-001 – Campina Grande/PB
Fone: (83) 3310-5853
E-mail: sayonarafook@hotmail.com

Campinas

Centro de Controle de Intoxicações de Campinas
Endereço: Faculdade de Ciências Médicas – Cidade Universitária – Zeferino Vaz
Hospital das Clínicas – UNICAMP
CEP 13083-970 – Campinas/SP
Fones: (19) 3521-6700 / 3521-7555
E-mail: cci@fcm.unicamp.br

Campo Grande

Centro Integrado de Vigilância Toxicológica
Endereço: Rua Joel Dibo, 267, Centro
CEP 79002-060 – Campo Grande/MS
Fones: (67) 3386-8655 / 3312-1174
E-mail: civitox@saude.ms.gov.br

Cascavel

Centro de Assistência Toxicológica de Cascavel
Endereço: Hospital Universitário do Oeste do Paraná (HUOP)
Av. Tancredo Neves, 3224 – Bairro Santo Onofre
CEP 85806-470 – Cascavel/PR
Fones: (45) 3226-0808 / 3226-6138 – ramal 2261
Fax: (45) 3220-3213
Atendimento: 0800-6451148
E-mails: itinoseanamaria@uol.com.br ou hu-ceatox@unioeste.br

Cuiabá

Centro de Informação Antiveneno de Mato Grosso
Endereço: Hospital Municipal e Pronto-socorro de Cuiabá
Rua General Valle, 192 – Bairro Bandeirantes
CEP 78010-100 – Cuiabá/MT
Fones: (65) 3617-7850 / 3617-7800 / 8407-9763
E-mails: dr.josefigueiredo@hotmail.com ou ciave_mt@hotmail.com

Curitiba

Centro de Controle de Envenenamento de Curitiba
Endereço: Hospital de Clínicas
Rua General Carneiro, 180 – Centro
CEP 80060-000 – Curitiba/PR
Fones: (41) 3264-8290 / 3363-7820
Fax: (41) 3360-1800 – ramal 6668
Atendimento: 0800-410148
E-mails: cce@sesa.pr.gov.br, giselia@pr.gov.br ou marlene.entres@hotmail.com

Florianópolis

Centro de Informações Toxicológicas de Santa Catarina
Endereço: Universidade Federal de Santa Catarina – Hospital Universitário
Bairro Trindade – Caixa Postal 5199
CEP 88040-970 – Florianópolis/SC
Fones: (48) 3721-9535 / 3721-9173 (Tel. CIT)
Atendimento: 0800-6435252
Fax: (48) 3721-9083 (CIT)
Site: www.cit.sc.gov.br
E-mail: cit@reitoria.ufsc.br

Fortaleza

Centro de Assistência Toxicológica de Fortaleza
Endereço: Instituto Dr. José Frota
Rua Barão do Rio Branco,1816 – Centro
CEP 60025-061 – Fortaleza/CE
Fones: (85) 3255-5050 / 3255-5012
Fax: (85) 3255-5048 (CIT)
E-mails: ceatox@ijf.ce.gov.br ou sandrafranco@terra.com.br

Centro de Informações e Assistência Toxicológica – HGF
Endereço: Hospital Geral de Fortaleza (HGF) – SESA
Rua Ávila Goulart, 900 – Papicu
CEP 60155-290 – Fortaleza/CE
Fone: (85) 3101-7077
Fax: (85) 3101-3190
E-mails: ciat@hgf.ce.gov.br e joseaguimaraes@hgf.ce.gov.br

Goiânia

Centro de Informações Tóxico-Farmacológicas de Goiás
Endereço: Superintendência de Vigilância Sanitária
Av. Anhanguera, 5195 – Setor Coimbra
CEP 74043-001 – Goiânia/GO
Fone/fax: (62) 3291-4350 / 3201-4110 / 3201-4111 / 3201-4149
Atendimento: 0800-6464350
E-mail: cit@visa.goias.gov.br

João Pessoa

Centro de Assistência Toxicológica da Paraíba
Endereço: Hospital Universitário Lauro Wanderley
Cidade Universitária – Campus I
CEP 58059-900 – João Pessoa/PB
Fones: (83) 3216-7007 / 0800-7226001
Fax: (83) 3216-6688
Site: www.ufpb.br/ceatox
E-mail: ceatoxpb@yahoo.com.br

Londrina

Centro de Controle de Intoxicações de Londrina
Endereço: Hospital Universitário Regional do Norte do Paraná – Universidade Estadual de Londrina
Av. Robert Kock, 60 – Vila Operária – Caixa Postal 1611
CEP 86038-440 – Londrina/PR
Fones: (43) 3371-2244 / 3371-2668 / 3371-2669 / 3325-7409
Fax: (43) 3371-2422
E-mail: cci@uel.br

Manaus

Centro de Informações Toxicológicas do Amazonas
Hospital Universitário Getulio Vargas, Serviço de Farmácia do HUGV
Av. Apurinã, 4 – Praça 14
CEP 69020-170 – Manaus/AM
Fones: (92) 3622-1972 / 3621-6502 / 3621-6500 / 0800-7226001
Fax: (92) 3621-6532
Site: www.cit.ufam.edu.br
E-mails: cit@ufam.edu.br ou tais@ufam.edu.br

Marília

Centro de Atendimento Toxicológico de Marília
Endereço: Rua Aziz Atalah, s/nº
CEP 17500-000 – Marília/SP
Fones: (14) 3433-8795 / 3402-1744 – ramal 1008
Fax: (14) 3433-1888 / 3422-5457
E-mail: mcshadow@terra.com.br

Maringá

Centro de Controle de Intoxicações de Maringá
Endereço: Hospital Universitário Regional de Maringá
Av. Mandacaru, 1590
CEP 87080-000 – Maringá/PR
Fones: (44) 2101-9100 / 2101-9127
Fone/fax: (44) 3262-1131 (Tel. CIT)
E-mail: sec-cci@uem.br

Natal

Centro de Informação Toxicológica de Natal
Endereço: Hospital Giselda Trigueiro
Rua Cônego Montes, 110 – Quintas
CEP 59035-000 – Natal/RN
Fone: (84) 3232-9284
Fax: (84) 3232-7909
E-mail: cithgt@rn.gov.br

Niterói

Centro de Controle de Intoxicações de Niterói
Endereço: Hospital Universitário Antonio Pedro
Avenida Marquês do Paraná, 303 – Centro
Prédio da emergência do HUAP – 2° andar
CEP 24033-900 – Niterói/RJ
Fones: (21) 2717-0521 / 2717-0148 – ramal 4 / (21) 2717-9783 / 2629-9255
Fax: (21) 2717-0521 – ramal 5
E-mails: ccin@huap.uff.br ou ccilgac@vm.uff.br

Porto Alegre

Centro de Informações Toxicológicas do Rio Grande do Sul
Endereço: Rua Domingos Crescêncio, 132 – 8° andar – Santana
CEP 90650-090 – Porto Alegre/RS
Fone: (51) 2139-9200
Fax: (51) 2139-9201
Atendimento: 0800-7213000
Site: www.cit.rs.gov.br
E-mail: cit@fepps.rs.gov.br

Presidente Prudente

Centro de Atendimento Toxicológico de Presidente Prudente
Endereço: Hospital Estadual Odilon Antunes de Siqueira
Av. Coronel José Soares Marcondes, 3758 – Jardim Bongiovani
CEP 19050-230 – Presidente Prudente/SP
Fone/Fax: (18) 3231.4422
Fones: (18) 3229-1500 / 3908 3379 (plantão) ou (18) 9771-2286 / 3908-4422 (hospital)
Site: www.unoeste.br/ceatox
E-mails: ceatox@terra.com.br ou higa_r@terra.com.br

Recife

Centro de Assistência Toxicológica de Pernambuco
Endereço: Hospital da Restauração – 1º andar
Av. Agamenon Magalhães s/nº – Bairro Derby
CEP 52010-040 – Recife/PE
Fone: (81) 3181-5595
Fax: (81) 3421-5927 / 3423-8263
E-mail: lucineideporto@uol.com.br

Ribeirão Preto

Centro de Controle de Intoxicações de Ribeirão Preto
Endereço: Hospital das Clínicas da Faculdade de Medicina de Ribeirão Preto da USP
Av. Bernardino de Campos, 1000 – Bairro Higienópolis
CEP 14015-130 – Ribeirão Preto/SP
Fone: (16) 3602-1190 (CIT) / 3602-1154 (laboratório) / 3610-1375 (expediente)
Fax: (16) 3610-2299
E-mails: citrp@hcrp.fmrp.usp.br ou pcupo@fmrp.usp.br

Rio de Janeiro

Centro de Controle de Intoxicações do Rio de Janeiro
Endereço: Hospital Universitário Clementino Fraga Filho
Av. Brigadeiro Trompovski, s/nº
UFRJ – 8º andar, sala E-01 – Ilha do Fundão – Cidade Universitária
CEP 21941-590 – Rio de Janeiro/RJ
Fones: (21) 2573-3244 / 0800-7226001
Fax: (21) 2573-7079
E-mail: intox_rj@hucff.ufrj.br

Salvador

Centro de Informações Antiveneno da Bahia – CIAVE
Endereço: Hospital Geral Roberto Santos
Rua Direta do Saboeiro, Estrada Velha do Saboeiro, s/nº, Cabula
CEP 41150-000 – Salvador/BA
Fones: (71) 3387-3414 / 3387-4343 e 0800-2844343
Fax: (71) 3387-3414
Site: http://www.saude.ba.gov.br/ciave/
E-mails: ciave.diretoria@saude.ba.gov.br e ciave.diret@yahoo.com.br

Santos

Centro de Controle de Intoxicações de Santos
Endereço: Hospital Guilherme Álvaro
Rua Dr. Oswaldo Cruz, 197 – Boqueirão – sala 134
CEP 11045-904 – Santos/SP
Fone: (13) 3222-2878
Fax: (13) 3222-2654
E-mail: cci.santos@gmail.com

São José do Rio Preto

Centro de Assistência Toxicológica de São José do Rio Preto
Endereço: Hospital de Base – Fundação Faculdade Regional de Medicina (FUNFARME)
Av. Brigadeiro Faria Lima, 5416 – Bairro São Pedro
CEP 15090-000 – São José do Rio Preto/SP
Fone: (17) 3201-5000 – ramais 1380 ou 1560
Fax: (17) 3201-5000 – ramal 1560 / 3201-5175 (direto no Centro)
E-mail: ceatox.hbase@famerp.br

São José dos Campos

Centro de Controle de Intoxicações de São José dos Campos
Endereço: Hospital Municipal Dr. José de Carvalho Florence
Rua Saigiro Nakamura, 800 – Vila Industrial
CEP 12220-280 – São José dos Campos/SP
Fones: (12) 3901-3400 – ramal 3512 (hospital) / 3901-3509 (centro)
Fax: (12) 3912-1232
E-mail: nhehm@sjc.sp.gov.br

São Paulo

Centro de Controle de Intoxicações de São Paulo
Endereço: Hospital Municipal Dr. Artur Ribeiro de Saboya
Av. Francisco de Paula Quintanilha Ribeiro, 860 – 4° andar – Jabaquara
CEP 04330-020 – São Paulo/SP
Fone/fax: (11) 5012-2399
CIT: (11) 5012-5311 / 5012-5799 / 5013-5458
Atendimento médico: (11) 5011-5111 – ramais: 250 / 251 / 252 / 253 e 254
Atendimento: 0800 771 37 33
E-mail: smscci@prefeitura.sp.gov.br

Centro de Assistência Toxicológica do Hospital das Clínicas da Faculdade de Medicina da
Universidade de São Paulo
Instituto da Criança, Hospital das Clínicas da Faculdade de Medicina da USP
Av. Dr. Enéas de Carvalho Aguiar, 647 – 3° andar – Cerqueira César
CEP: 05403-900 – São Paulo/SP
Fones: (11) 3069-8571 / 3088-7645
Fone/fax: (11) 3069-8800
Atendimento: 0800-0148110
Site: www.ceatox.org.br
E-mails: ceatox@icr.hcnet.usp.br ou usrceatox@icr.hcnet.usp.br

Instituto Butantan
Hospital Vital Brazil
Av. Vital Brazil, 1500
CEP 055303-900 – São Paulo/SP
Fones: (11) 3726-7222 / 3726-7962
Fax: (11) 3726-1505
E-mails: hospital@butantan.gov.br ou jlcardoso@butantan.gov.br

Taubaté

Centro de Controle de Intoxicações de Taubaté
Endereço: Fundação Universitária de Saúde de Taubaté
Universidade de Taubaté – Hospital Escola
Av. Granadeiro Guimarães, 270 – Centro
CEP 12020-130 – Taubaté/SP
Fones: (12) 3632-6565 (CCI) / 3621-3800 (PS municipal)
Fax: (12) 3632-6565
E-mail: crisfoglieni@ig.com.br

Teresina

Centro de Informações Toxicológicas – CITOX
Rua 19 de Novembro, 1865 – Bairro Primavera
CEP 64002-570 – Teresina/PI
Fones: (86) 3221-9608 (CITOX) / 0800-2803661 / 3216-3660 (Vig. Sanitária)
Fax: (86) 3216-3612
E-mails: visapiaui@yahoo.com.br ou visa@saude.pi.gov.br

Vitória

Centro de Atendimento Toxicológico do Espírito Santo (Toxcen-ES)
Endereço: Hospital Infantil Nossa Senhora da Glória
Alameda Mary Ubirajara, 205 – Santa Lúcia
CEP 29056-030 – Vitória/ES
Fone/fax: (27) 3137-2400 / 3137-2406
Atendimento: 0800-2839904
E-mails: sonytho@terra.com.br ou toxcen@saude.es.gov.br

Fonte: Agência Nacional de Vigilância Sanitária. Disponível em: http://portal.anvisa.gov.br/wps/content/Anvisa+Portal/Anvisa/Inicio/Agrotoxicos+e+Toxicologia/Assuntos+de+Interesse/Rede+Nacional+de+Centros+de+Informacao+e+Assistencia+Toxicologica. Acessado em 11 de fevereiro de 2015.

CAPÍTULO 46

Acidentes por animais selvagens

Vidal Haddad Junior

✻ INTRODUÇÃO

Acidentes por animais selvagens são, na maioria das vezes, precipitados pelos seres humanos (acidentes provocados, sendo muito raros os não provocados). Interações negativas podem ocorrer por manipulação inadequada dos animais, falta de informações sobre os riscos envolvidos ou ainda outras situações, como o turismo ecológico e atividades esportivas em ambientes abertos. Não há estimativas do número de ataques de animais selvagens no país, uma vez que muitas vítimas não procuram auxílio médico e não há registro desse agravo por parte dos sistemas de saúde. Paralelamente, acidentes por animais domésticos são muito mais comuns e os cães causam de 80 a 90% destes.

✻ ASPECTOS CLÍNICOS

As lesões provocadas variam com o agente causador e as estruturas envolvidas. Ferimentos causados por dentes e presas são de dois tipos: os de formato rômbico associam-se a lacerações e esmagamento de tecidos, podendo comprometer músculos, grandes vasos sanguíneos, tendões e ossos. Por outro lado, dentes finos e afiados não esmagam tecidos e causam ferimentos puntiformes profundos, podendo provocar infecções bacterianas e fúngicas. Os dentes dos felinos selvagens (onças e gatos do mato) são desse tipo, com maior poder de penetração (Figura 1). As complicações imediatas, como sangramento intenso, têm maior probabilidade de acontecer nas mordidas por dentes rombos, como de canídeos, equinos (cavalos e burros) e, mais raramente, bovinos.

Na maioria das vezes, no entanto, as lesões são mistas (perfurantes e laceradas), como observado nas mordeduras de ratos, que podem ocorrer em áreas com grande concen-

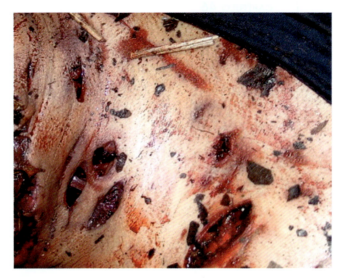

Figura 1 Detalhe de lesões por presas e garras de onça-pintada (*Panthera onca*) em um ataque fatal a uma vítima. Notar as lacerações e os ferimentos incisos. Fotografia: Dr. Manoel Francisco de Campos Neto.

tração desses roedores em associação com más condições de vida humana (Figura 2). As mordidas de macacos são vistas com certa frequência, uma vez que esses animais são mantidos como de estimação de forma ilegal (Figura 3). Atualmente, muitas cidades mantêm populações livres de macacos em contato com seres humanos. A flora orofaríngea dos primatas é muito semelhante à humana, e as lesões são de caráter perfurocontuso. Bactérias como *Aeromonas hydrophyla* e *Vibrio vulnificus* causam graves infecções com probabilidade de causar morte em quem é mordido por animais aquáticos, como peixes e crocodilianos. Serpentes apresentam na flora bucal um grande número de bactérias,

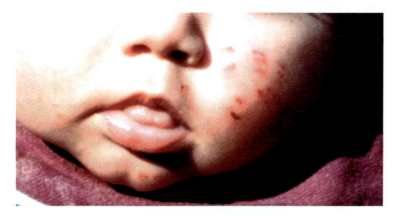

Figura 2 Mordidas de rato-pardo ou ratazana (*Rattus norvegicus*) na face de uma criança. O rato atacou quando a criança foi deixada só em casa. Fotografia: Dr. João Luiz Costa Cardoso.

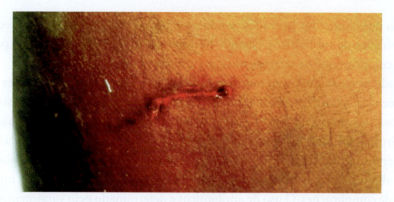

Figura 3 Mordida de macaco-prego (*Cebus apella*). As conformações das mordidas e a flora bucal dos primatas são semelhantes às humanas. Fotografia: Vidal Haddad Junior.

como *Proteus* sp., *Staphylococcus* sp., *Pseudomonas* sp. e outras. As picadas de serpentes venenosas apresentam infecção secundária bacteriana com muita frequência.

A maioria dos acidentes por animais selvagens em humanos ocorre nas extremidades corporais, embora cabeça, pescoço, orelhas e lábios possam ser feridos. Essas localizações têm importância no tratamento, pois lacerações ou perfurações nas mãos apresentam maior probabilidade de desenvolver infecções, em decorrência da circulação terminal e da anatomia própria, que dificulta a limpeza adequada do ferimento. Os acidentes podem ocorrer em profissionais como biólogos, veterinários, tratadores de animais e caçadores, mas hoje em dia se observa a manutenção de vários animais selvagens como de estimação, o que predispõe a acidentes, como os observados com serpentes, lagartos, jacarés, grandes felinos e outros.

✳ TRATAMENTO

O tratamento de lesões causadas por dentes ou garras de animais selvagens envolve duas etapas: as medidas de primeiros socorros ou pré-hospitalares e cuidados tardios ou hospitalares, relativos ao tratamento das infecções secundárias e reparação de tecidos lesados.

Em uma fase pré-hospitalar o paciente deve ficar em repouso enquanto aguarda o atendimento, especialmente durante o transporte a um centro médico, sendo manipulado com luvas pelo risco de infecções e pela quase invariável presença de sangue no ferimento. Se não houver sangramento intenso, deve-se lavar o ferimento com água corrente e sabão por 5 a 10 minutos, retirando-se toda substância estranha da área (a lavagem com alta pressão otimiza os resultados). A lavagem também pode ser feita com solução salina estéril, mesmo em ferimentos puntiformes, quando se usa seringa e uma agulha de grosso calibre. A limpeza cuidadosa dos ferimentos é fundamental na prevenção das infecções, sobretudo nos ferimentos lacerados, sendo mais decisiva na prevenção de infecções que o uso profilático de antibióticos. Quando houver sangramentos intensos, estes podem ser contidos comprimindo-se o ferimento com um pano limpo.

Quando os cuidados forem hospitalares, todo tecido desvitalizado deve ser retirado, especialmente nas bordas da ferida. Em um ferimento lacerado no qual foi possível realizar rigorosa assepsia ou em que haja sangramentos incoercíveis, pode-se fazer sutura com pontos cirúrgicos espaçados, mas o ideal é que ocorra cicatrização por segunda intenção. Os ferimentos tardios ou nas mãos, os puntiformes e os não desfigurantes podem permanecer abertos, mas devem ser reavaliados de 48 a 72 horas após a consulta inicial, para detecção de complicações. O uso de antibióticos é determinado pelo surgimento de sinais locais de infecção no ferimento, como edema, eritema e secreção purulenta. O antimicrobiano de escolha para mordidas de animais é a associação amoxicilina/ácido clavulânico, 500 mg, 6/6 horas, por dez dias. Outras opções são a penicilina e as cefalosporinas de segunda e terceira gerações.

Pacientes sem imunização antitetânica devem receber a vacina e o toxoide tetânico. Nos imunizados sem reforço há mais de cinco anos é necessária aplicação apenas do toxoide tetânico. O tétano é raro em lesões causadas por animais, mas pode ocorrer. Acidentes por animais selvagens, entretanto, trazem a possibilidade de transmissão da raiva. Esses animais devem ser capturados por agentes de saúde e mantidos em observação. A raiva deve ser prevenida em qualquer mordida de animal selvagem, especialmente os carnívoros. Os morcegos também podem transmitir a raiva, e a transmissão não se limita aos hematófagos, uma vez que morcegos frugívoros e insetívoros também podem portar o vírus e causar a doença, mordendo quando manipulados. A terapêutica é preventiva e a raiva não é curável. Pacientes mordidos por animais selvagens ou de origem desconhecida devem ser vacinados contra a raiva (5 doses IM) e receber imunoglobulina antirrábica (20 UI/kg). A infiltração de uma parte no local é útil, devendo o restante ser aplicado por via IM.

✳ REFERÊNCIAS BIBLIOGRÁFICAS

1. Haddad Jr V, Campos Neto MF, Mendes AL. Mordeduras de animais (selvagens e domésticos) e humanas. Rev Patol Trop. 2013;42(1):13-9.
2. Miller PJ, Galli SKD. Animal bites. Disponível em: http://www.emedicine.com/emerg/topic60.htm. Acessado em: 18/09/2014.
3. Whetstone WD. Animal bites. In: Medline Plus – Medical Encyclopedia. Disponível em: http://www.nlm.nih.gov/medlineplus/ency/article/000034.htm. Acessado em: 18/09/2014.
4. Stump JL. Animal bites. Disponível em: http://www.emedicine.com/emerg/topic60.htm. Acessado em: 18/09/2014.
5. Auerbach PS. Wilderness medicine. 4. ed. St. Louis, MO: Mosby; 2001.
6. Habif TP. Dermatologia clínica – guia colorido para diagnóstico e tratamento. 5. ed. São Paulo: Artmed; 2012.

CAPÍTULO 47

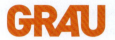

Vítima presa em ferragens

Adriano Rogério Navarro Dias
Carlos Roberto Rodrigues

✱ INTRODUÇÃO

Em 1885, a "carruagem sem cavalo", nome dado à nova invenção de Carl Benz, bateu em um muro durante a demonstração, registrando-se então o primeiro acidente automobilístico da história. Segundo consta, o acidente ocorreu em razão do esquecimento da direção do veículo.

Em 1889 foi registrado em Londres um dos primeiros acidentes automobilísticos com vítimas fatais, após um automóvel ter os raios das rodas dianteiras quebrados, no momento em que atingia a "altíssima velocidade" de 12 a 15 milhas por hora (mph), segundo os jornais locais, resultando na morte do motorista e do passageiro.

Durante muito tempo a segurança não constituía um fator de relevância e o aperfeiçoamento dos veículos significava investimento em estética e potência. Consumidores e vendedores lembravam-se da segurança quando os acidentes ocorriam. Com o aumento da produção dos veículos começaram a surgir relatos descrevendo lesões traumáticas em acidentes de trânsito. Um estudo de 1953 de Haven, na Cornell University Medical College, visando pesquisar as causas dos acidentes bem como das lesões graves e fatais, identificou como principal causa de morte o choque contra o painel ou volante e a ejeção do ocupante do veículo.

No início, a ênfase da segurança no trânsito era dada ao controle do motorista e em melhorias das vias. Com o passar do tempo, ganhou maior interesse o estudo de mecanismos de segurança veicular. A Austrália, com base nas pesquisas que surgiam e por meio de uma bem-sucedida parceria entre médicos e engenheiros, criou uma lei pioneira obrigando o uso do cinto de segurança.

Atualmente a segurança veicular atua em três fases distintas. A primeira tem por objetivo evitar o acidente. A segunda fase visa reduzir ou evitar as lesões provocadas durante o acidente. E a terceira fase atua após o acidente com ênfase no salvamento veicular.

✳ CONCEITOS

- Vítima presa em ferragens: após um acidente de trânsito, um veículo poderá não absorver toda a energia cinética resultante do movimento e apresentar deformações em sua célula de sobrevivência, em virtude de uma alta velocidade no momento, ou em virtude de uma ausência de dispositivos de segurança veicular, provocando a intrusão de partes do veículo sobre os ocupantes, impossibilitando-os de sair, por ter todo o corpo encarcerado, ou segmentos dele, sendo necessárias técnicas de desencarceramento para poder afastar as ferragens da vítima (Figura 1). O encarceramento da vítima poderá ser absoluto ou relativo.
- Encarceramento absoluto: ocorre quando a deformidade do veículo (elementos estruturais, painéis, volante, colunas, teto) deixa os ocupantes totalmente presos, sendo que se não houver a ação de desencarceramento, não é possível o acesso à vítima, nem a sua extração em segurança (Figura 2).
- Encarceramento relativo: ocorre quando a vítima permanece retida no interior do veículo após o acidente, devido à ação de cintos de segurança e travamento de portas,

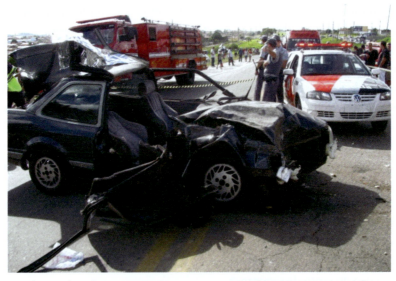

Figura 1 Acidente de trânsito com vítimas presas em ferragens, no qual foram utilizadas técnicas de desencarceramento. Fonte: BRPAe Campinas.

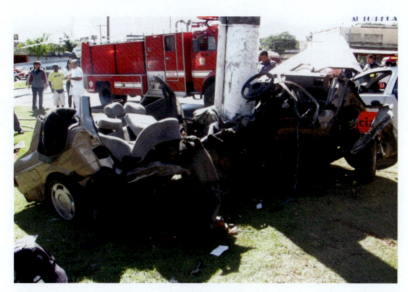

Figura 2 Acidente de trânsito em que houve encarceramento absoluto da vítima. Fonte: BRPAe Campinas.

sendo necessárias ações de salvamento simples, como abertura ou retirada da porta e soltura ou corte do cinto de segurança.
- Desencarceramento: é a ação de tirar do cárcere, que nesse caso é o veículo. É o conjunto de técnicas empregadas para afastar, cortar, estender partes do veículo, criando-se o espaço necessário para um acesso da equipe de atendimento pré-hospitalar, permitindo a extração da vítima do interior do veículo. No momento em que a vítima encontra-se encarcerada, deverão ser retiradas as ferragens da vítima; a vítima nunca deve ser arrancada das ferragens (Figura 3).
- Extração: é o ato de retirar a vítima do interior do veículo, após o seu desencarceramento, utilizando-se técnicas de movimentação e transporte. De acordo com a gravidade e do risco do local, poderá ser necessária uma extração rápida.

❋ SEGURANÇA

O atendimento realizado por equipes de emergência em acidentes de trânsito deve ser feito com grande atenção em relação à segurança da equipe, da vítima e de terceiros presentes no local.

Durante o atendimento desta emergência, os seguintes riscos podem estar presentes, tanto para as vítimas a serem socorridas, quanto para os próprios socorristas:

- Possibilidade de incêndio provocado por vazamento de combustível.

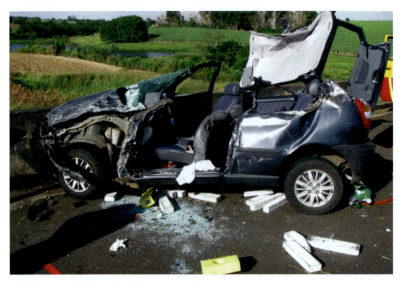

Figura 3   Veículo acidentado no qual foram utilizadas técnicas de desencarceramento das vítimas. Fonte: BRPAe Campinas.

- Atropelamentos e ocorrências de novos acidentes em virtude do tráfego de veículos no local.
- Descargas elétricas em virtude de colisões contra postes (fios energizados e quedas de transformadores) e atendimento em veículos híbridos e elétricos.
- Veículos transportando produtos perigosos.
- Veículos com risco de queda em depressões.
- Veículos no interior de rios, córregos, etc.
- Presença de desencarceradores hidráulicos com mangueiras de alta pressão e com risco de quebra de ferramentas.
- Cortes provocados por ferragens e estilhaços de vidros.
- Contato com fluidos corporais.
- Queda de estruturas em virtude de colisões contra edificações.

Segurança pessoal – equipamento de proteção individual

Para a minimização desses riscos, os socorristas devem utilizar os seguintes equipamentos de proteção individual (EPI): capacete com viseira ou com óculos de proteção; capa e calça de salvamento resistentes a superfícies cortantes e que possuam propriedades retardantes ao fogo, dotadas de faixas refletivas; botas com proteção para o tornozelo; máscara de proteção respiratória simples; e luvas de procedimento (três pares), embaixo da luva de couro (vaqueta) (Figura 4).

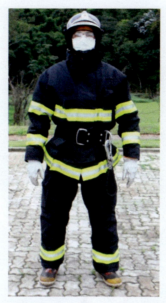

Figura 4 Socorrista com equipamento de proteção individual completo. Fonte: Escola Superior de Bombeiros.

Atenção: o manuseio da vítima e de materiais de atendimento pré-hospitalar deve ser feito com luvas de procedimento e o manuseio de ferragens (partes do veículo) e materiais de salvamento deve ser feito com utilização de luva de couro, sendo que não se deve nunca operar o oxigênio portátil ou o sistema fixo da viatura com as luvas impregnadas de óleo ou graxa, sob o risco de ocorrência de explosão.

Segurança do local

Para a diminuição de riscos no local do acidente de trânsito devem ser seguidas as seguintes etapas:

- Sinalização com cones: devem ser posicionados cones atrás da viatura de emergência, sendo que o mais distante deve ser posicionado de acordo com a velocidade da via (por exemplo: se a velocidade da via é de 80 km/h, o cone mais distante deverá estar a 80 m da viatura de emergência), e os demais devem ser posicionados em diagonal, atrás da viatura de emergência (Figura 5).
- Posição da viatura de emergência: em diagonal a 10 metros do local do acidente, com rodas voltadas para fora do local do acidente e com sinais luminosos acesos (*raylight* e luzes de advertência) (Figura 5).

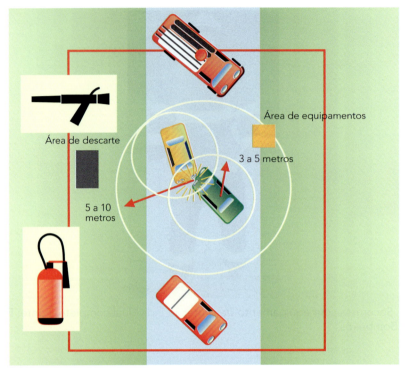

Figura 5 Local de acidente. Fonte: Holmatro.

- Isolamento do local: deve ser realizado com fitas de isolamento, se possível com 10 metros para todos os lados.
- Proteção contra princípios de incêndio: em virtude de vazamentos de combustíveis, pode ocorrer um princípio de incêndio, devendo ser posicionado um extintor de pó químico seco (PQS) próximo ao veículo.
- Delimitação do local de atendimento em zonas de trabalho: para prover segurança e organização, a área de atuação deverá ser dividida em zonas de trabalho (quente, morna e fria) (Figura 6):
  - Zona quente: delimitada por um círculo imaginário que envolve os veículos acidentados e vítimas lançadas ou atropeladas, devendo estar nessa área apenas as equipes de emergência diretamente envolvidas no atendimento das vítimas, todas com EPI completos.
  - Zona morna: nela será posicionada a área de equipamentos (Figura 6) e equipes de apoio.
  - Zona fria: determinada por uma área maior onde não há riscos, onde devem ser posicionadas a área de descarte (Figura 5) de materiais (partes retiradas dos veículos) e viaturas de apoio (Figura 6).

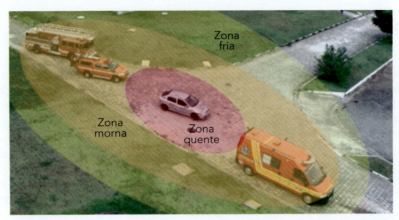

Figura 6 Delimitação do local de atendimento em zonas. Fonte: Escola Superior de Bombeiros.

- Segurança da vítima: as partes cortadas do veículo devem ser protegidas por lonas (Figuras 7A e 7B) e a vítima deve permanecer o tempo todo coberta com cobertor (Figura 8) ou com plástico transparente.

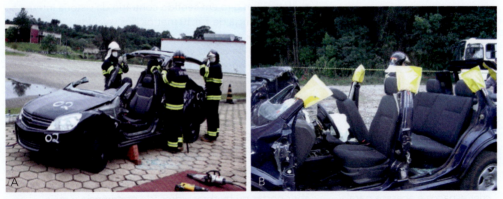

Figura 7 A e B Sacolas de proteção de ferragens. Fonte: Escola Superior de Bombeiros.

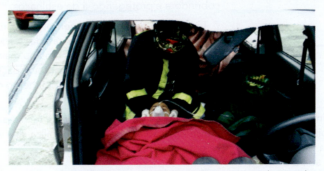

Figura 8 Cobertor protegendo a vítima. Fonte: Escola Superior de Bombeiros.

562 Seção 6 | Ambiente hostil, APH tático e atividades esportivas

Atendimento da ocorrência

Tabela 1   Tática do atendimento da ocorrência

Vistoria e segurança do local: são todos os atos realizados desde a chegada ao local da ocorrência até o início do desencarceramento	1. Primeiros informes no local da ocorrência: são as informações sobre a natureza do acidente, a posição e o modelo do veículo, número e estado das vítimas, riscos imediatos e necessidade de apoio.
	2. Vistoria interna: • vistoriar o local do acidente, próximo aos veículos e olhando para dentro do veículo; • verificar número e estado das vítimas dentro do veículo; • verificar a responsividade das vítimas e identificar qual a mais grave; • verificar os mecanismos de lesões, o que está prendendo a vítima e o travamento de portas; • verificar riscos próximos ao veículo; • olhar embaixo do veículo, procurando vazamento de combustível e outras vítimas.
	3. Vistoria externa: • vistoriar o local do acidente, próximo aos veículos, olhando para fora dos veículos envolvidos na ocorrência; • efetuar um giro em sentido contrário da vistoria interna a uma distância de 7 a 10 metros dos veículos; • questionar testemunhas sobre o ocorrido e sobre a existência de outras vítimas; • procurar vítimas que tenham sido arremessadas, atropeladas ou que saíram andando do veículo acidentado.
	4. Sinalização, segurança e isolamento.
	5. Estabilização do veículo: colocar calços, evitando a movimentação do veículo e das vítimas que estejam no seu interior.
Técnicas de desencarceramento: criar espaços e acessos para atendimento da vítima	6. Acesso ao interior do veículo e atendimento da vítima: abrir portas ou quebrar vidros (de preferência o mais possível distante da vítima), efetuar análise da vítima, cobrindo-a e protegendo-a de estilhaços.
	7. Técnicas de desencarceramento: de acordo com os mecanismos de lesões e a posição das ferragens contra a vítima, poderão ser adotadas uma ou mais técnicas de desencarceramento para se obter espaço para atendimento e extração. Exs.: rebatimento de painel e volante, rebatimento de teto, etc.
Extração da vítima: acessar, estabilizar, imobilizar e transportar até a viatura e posteriormente ao PS	8. Extração da vítima: utilizando-se técnicas de movimentação e transporte, imobiliza-se a vítima ou opta-se por extração rápida.

(continua)

Tabela 1 Tática do atendimento da ocorrência (*continuação*)

Deixar o local em segurança e registro de dados	9. Deixar o local em segurança: retira-se todo o material utilizado, como luvas, gazes, etc.
	10. Anotar dados da ocorrência.

✳ O SUPORTE AVANÇADO DURANTE O SALVAMENTO VEICULAR DA VÍTIMA PRESA ENTRE AS FERRAGENS

O salvamento veicular da vítima presa entre as ferragens exige que a equipe de suporte avançado saiba reconhecer o momento mais adequado para a abordagem da vítima, de forma a não piorar os riscos ou deixar de oferecer os recursos necessários para a manutenção da vida, além de diminuir o sofrimento da vítima por meio de medidas de analgesia ou até sedação, que simultaneamente podem colaborar na agilização do procedimento de desencarceramento.

Para o atendimento do acidente com a vítima presa entre as ferragens, o Corpo de Bombeiros do Estado de São Paulo e o Grupo de Resgate e Atendimento às Urgências e Emergências (GRAU) acionam um conjunto de viaturas conhecido como "trem de socorro". Este conjunto é composto por: uma viatura de Comando de Área (AC) tripulada por quatro bombeiros, comandada por um Tenente e com a incumbência de coordenar o atendimento à ocorrência; uma viatura de salvamento composta por outros quatro bombeiros, sendo o comandante um Sargento e onde se encontram os principais equipamentos para desencarceramento; a viatura de resgate (UR) com três bombeiros e equipamento para o suporte básico à vida; e a Unidade de Suporte Avançado (USA), com um bombeiro, um médico, um enfermeiro e todo o equipamento para medidas avançadas de suporte à vida, semelhante a uma sala de emergência. Toda essa equipe permitirá a realização dos procedimentos descritos (segurança, desencarceramento, extração) com a agilidade e a segurança necessárias para atuar sobre as vítimas, cujas principais causas de morte são o choque hemorrágico e o trauma de crânio.

O Comandante das equipes de bombeiros, chegando ao local do acidente, avalia os riscos de exposição da equipe, da vítima e busca as melhores condições de segurança para a realização dos procedimentos. Determinado o risco da cena (baixo ou alto), inicia com a estabilização do veículo e o acesso ao seu interior. Na fase de desencarceramento, ao abrir ou retirar a porta do veículo, solicitará a aproximação para a zona quente da equipe de suporte avançado e junto ao médico e enfermeiro avalia a gravidade da vítima, dos mecanismos de encarceramento (absoluto ou relativo) e estima o tempo de desencarceramento. Esses dados vão determinar a melhor estratégia de atendimento no local, que pode ser a extração rápida, a extração com equipamentos de imobilização (colar cervical, talas, colete imobilizador dorsal tipo KED), procedimentos de suporte básico ou avançado para manutenção da vida, analgesia, sedação e até procedimentos cirúrgicos (drenagem de tórax, amputações, acesso venoso, acesso à via respiratória) (Figura 9).

Após o afastamento mínimo necessário das ferragens que prendem a vítima ou após os procedimentos cirúrgicos (amputação ou incisão liberadora) que possam ser necessários para desprender a vítima da ferragem, a vítima é retirada rapidamente com procedimentos manuais de mobilização e imobilização com um ou mais socorristas. Enquanto um socorrista posicionado atrás da vítima estabiliza a cabeça e a coluna cervical, outros na frente liberam os membros inferiores e rodam-na apoiando na cintura pélvica. A seguir, o socorrista anterior assume a imobilização da cabeça e o que estava atrás sai do veículo, assumindo uma nova posição de imobilização cervical fora do veículo. Nesse momento, é posicionada a prancha onde será deitada a vítima sob o comando do socorrista, que imobiliza a cabeça, enquanto os outros, apoiando na cintura escapular, pélvica e membros inferiores, arrastam-na sobre a prancha até a posição adequada. Em seguida, removem a vítima sobre a prancha até um local mais seguro determinado pelo comandante para o encontro com a equipe de saúde que aguarda para realizar as medidas de suporte avançado (Figura 10).

Situações mais críticas podem ocorrer quando o local é de alto risco, a vítima se encontra inconsciente e presa entre as ferragens de forma absoluta. Nesse caso, o comandante das equipes tem a responsabilidade de avaliar o risco da exposição e o benefício do salvamento da vítima. Outra situação crítica ocorre quando durante o desencarceramento as vítimas evoluem com parada cardiorrespiratória, devendo ser revista a estratégia de atendimento, considerando a extração rápida e procedimentos como amputação e

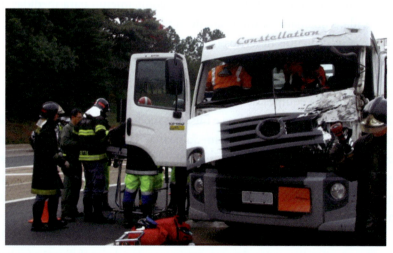

Figura 9 Equipe de SAV do GRAU realizando procedimentos médicos em vítima presa em ferragens. Fonte: BRPAe Campinas.

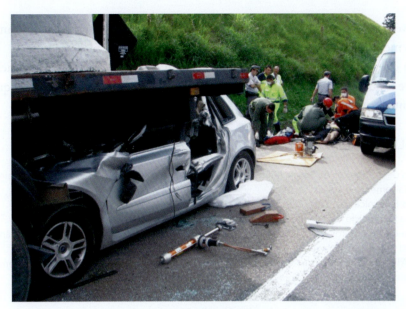

Figura 10 Atendimento à vítima após realização de retirada rápida. Fonte: BRPAe Campinas.

Tabela 2 Estratégia de atendimento da vítima presa entre as ferragens

Situações	Estratégia de atendimento	
	Desencarceramento	Extração
Alto risco (independente do nível de consciência da vítima) ou Vítima inconsciente com aprisionamento relativo ou Uma vítima dificulta o acesso de outra mais grave	Estabilizar o veículo Abrir ou retirar portas ou quebrar para-brisas	Rápida Suporte avançado fora da zona quente
Baixo risco ou Vítima consciente (independente do tipo de aprisionamento) ou Vítima inconsciente com aprisionamento absoluto	Estabilizar o veículo Abrir ou retirar portas, quebrar vidros Afastamento de painéis e colunas, rebatimento ou retirada de teto	Extração com uso de equipamentos de imobilização Suporte avançado no interior do veículo ou na zona quente

Fonte: Dr. Adriano Rogério Navarro Dias.

excisões cirúrgicas para a retirada rápida e realização de medidas de reanimação cardiorrespiratória da forma mais adequada.

É importante lembrar que durante a utilização das ferramentas de corte e afastamento de ferragens, as equipes de suporte básico e avançado devem permanecer afastadas, mantendo a segurança. Durante os procedimentos da equipe de suporte avançado de vida, devem ser evitadas as operações com as ferramentas hidráulicas que estejam próximas (do mesmo lado do veículo).

Para que todas estas ações sejam efetuadas em conjunto e se obtenha o melhor resultado, é fundamental o treinamento específico para uma boa integração das equipes de salvamento e suporte à vida.

✳ BIBLIOGRAFIA

1. Corpo de Bombeiros da Polícia Militar do Estado de São Paulo. Manual Técnico de Bombeiros – MTB 51 – Salvamento Veicular.
2. Morris B.Técnicas de extracción vehicular – Holmatro. Holanda: Icone Graphic; 2006.
3. Moore RE. Vehicle rescue and extrication. 2nd ed. Editora Mosby Jems; 2002.
4. Corpo de Bombeiros da Polícia Militar do Estado de São Paulo. POP de acidente de trânsito com vítimas presas nas ferragens.
5. Dias ATN. Característica dos condutores vítimas de colisão automotiva presas entre as ferragens na fase pré-hospitalar no Município de São Paulo no período de 2002 a 2003. Tese.

CAPÍTULO 48

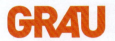

Movimentação e transporte de vítima em local de difícil acesso

Allan Muniz de Andrade

❋ INTRODUÇÃO

Em operações de salvamento terrestre, principalmente naquelas em que os meios de transporte, como viaturas ou aeronaves, não têm acesso a um local próximo àquele onde se localizam as vítimas, é necessária a realização de um planejamento para a previsão de pessoal e meios necessários para o transporte seguro da vítima do local do acidente para locais que ofereçam maior facilidade e acessibilidade às viaturas, helicóptero ou equipe médica.

Para isso, a utilização de macas se torna indispensável por proporcionar aos socorristas e à vitima uma maior segurança e vantagens como:

- Possibilitar o trabalho em conjunto com a prancha longa, permitindo adequada imobilização da coluna vertebral.
- Aumentar a proteção à vítima, protegendo-a de movimentações indesejáveis e evitando o agravamento de lesões.
- Facilitar o transporte pela equipe de salvamento.
- Permitir a aplicação de tirantes e encordamento, que possibilitam o deslocamento da maca com a vítima em segurança, mesmo em terrenos acidentados, e uma transposição segura de obstáculos.

❋ IMOBILIZAÇÃO DA VÍTIMA UTILIZANDO MACAS

Maca-cesto

Confeccionada em aço tubular em todo o seu perímetro e por material plástico (PVC) nas partes que envolvem a vítima, pode ser inteiriça ou formada por duas partes acopláveis (Figura 1).

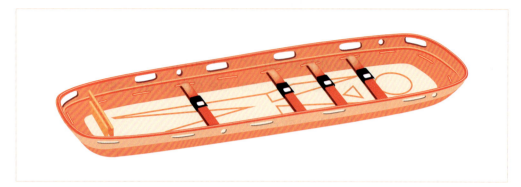

Figura 1   Maca-cesto.

Vítimas de trauma devem ter imobilização dorsal e cervical, obrigatoriamente. A fixação da vítima à maca visa evitar sua queda em caso de inversão ou o escorregamento em caso de inclinação da maca. No entanto, devemos estar atentos para que a imobilização não prejudique a respiração da vítima, nem tampouco agrave as lesões existentes.

A fixação da vítima na maca-cesto pode ser realizada de várias formas, porém deve ser padronizada para evitar erros e facilitar a conferência por parte de qualquer integrante da equipe. Sugerimos os seguintes procedimentos:

1. Inspecione a maca-cesto e verifique se os pinos-travas estão devidamente encaixados, assegurando a união das duas partes.
2. Após a imobilização da vítima em prancha longa, posicione-a na maca-cesto, fechando os quatro tirantes da maca e ajustando o suporte de pés.
3. Inicie o encordamento com o nó volta do fiel seguido de arremate; confeccione amarração que também servirá como suporte de pés.
4. "Costure" a maca passando a corda pelos pegadores, efetuando cotes.
5. Na altura do tórax, cruze a corda sobre a vítima, para o outro lado da maca e retornando a costura em "X".
6. Arremate a corda no pegador, passando-a entre os pés da vítima.

Amarração para mudança no sentido de deslocamento

Mesmo sabendo que toda operação de salvamento deve ser planejada, por questões de segurança e tempo, deve-se manter uma ancoragem pré-fixada à cabeceira da maca-cesto para viabilizar, em caso de necessidade, uma possível inversão do deslocamento da maca, do plano horizontal para o vertical (Figura 2).

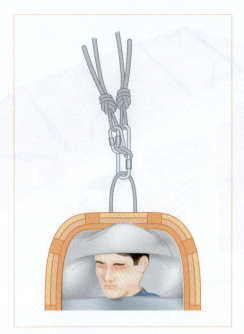

Figura 2 Ancoragem na cabeceira da maca.

Maca de ribanceira

Sistema compacto de maca constituído por uma folha plástica altamente resistente, acompanhada por uma mochila e acessórios que conferem ao equipamento leveza, praticidade e funcionalidade (Figura 3).

Assim como na maca-cesto, a fixação de uma vítima na maca de ribanceira pode ter variações, porém deve ser padronizada para evitar erros e facilitar a conferência por parte de qualquer integrante da equipe. Sugerimos os seguintes procedimentos:

1. Ao retirá-la da mochila, desenrole-a para em seguida invertê-la, enrolando suas extremidades no sentido contrário àquele em que estava acondicionada para que fique plana, facilitando sua manipulação.
2. Instale o tirante de cabeça e o tirante dos pés.
3. Após a imobilização da vítima em prancha longa, posicione-a na maca, fechando os tirantes, porém sem ajustá-los.
4. Inicie o encordamento para possível inversão da posição de içamento ou descida.
5. Ajuste os tirantes e instale o suporte de pés.
6. Ajuste e arremate o encordamento.

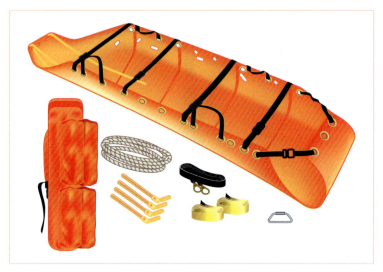

Figura 3   Maca de ribanceira.

7. Faça a regulagem da aba superior da maca na altura da cabeça.
8. Instale, se necessário, as fitas tubulares extras para a função de pegadores.

✳ ANÁLISE DO TERRENO

Podemos classificar um terreno como sendo de alta inclinação quando o ângulo de inclinação é tão acentuado que os pesos da maca, da vítima e do socorrista ficam todos sustentados pela corda. Este sistema pode ser usado em encostas de morros, paredões, vãos livres e faces de edifícios ou estruturas.

Já em terrenos com baixa inclinação, a sustentação da maca é desnecessária, porém a utilização de um sistema com corda de segurança é indispensável para sua movimentação e também da equipe de salvamento.

Durante um salvamento de longo percurso em que há bruscas mudanças de inclinação do terreno, devemos prever um sistema que possibilite rápidas transições de técnica e inclinação da maca, estudando antecipadamente e minuciosamente todo o percurso a ser transposto.

Sendo assim, qual é a linha divisória entre a classificação do terreno para uma atuação de evacuação vertical e de um salvamento de baixa ou média inclinação?

Essa classificação depende exclusivamente de cada situação, porém podemos dizer que ela está por volta de 60° de inclinação.

A análise do terreno a ser percorrido é de suma importância. Poderemos classificá-lo e adotar procedimentos de segurança da forma indicada na Tabela 1.

Tabela 1   Classificação dos terrenos quanto à inclinação

Terrenos de baixa e média inclinação
Inclinação de até 15°
Inclinação de 15° até 40°
Inclinação de 40° até 60°
Terrenos de alta inclinação
Inclinação acima de 60°

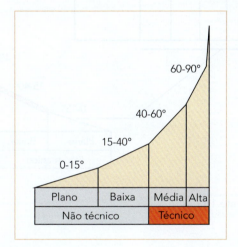

Figura 4   Inclinação dos terrenos.

❋ SALVAMENTO EM TERRENOS DE BAIXA E MÉDIA INCLINAÇÃO

Inclinação de até 15°

Em terrenos de baixa inclinação (até 15°), podemos realizar o transporte da maca com a vítima por meio de um deslocamento simples com apoio de seis socorristas distribuídos em três pares (Figura 5).

Inclinação de 15° até 40°

Em terrenos de baixa inclinação, com angulação do terreno entre 15° e 40°, devemos realizar o transporte da maca com a vítima por meio de um deslocamento encordado, no qual a maca progride ancorada e guiada por uma corda simples, sendo desnecessária a ancoragem dos socorristas no sistema (Figura 6).

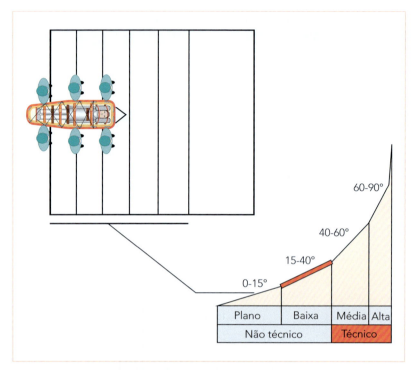

Figura 5   Inclinação de até 15°.

Deverá ser utilizada uma corda para tração e outra de segurança, que será ajustada à medida que a maca progride.

Inclinação de 40° até 60°

Em terrenos de média inclinação, com angulação do terreno entre 40° e 60°, devemos realizar o transporte da maca com a vítima por meio de um deslocamento encordado, no qual a maca progride ancorada e tracionada por uma corda e um sistema de multiplicação de força, sendo necessária a ancoragem dos socorristas ao sistema. Também deverá ser utilizada uma corda para tração e outra de segurança, que será ajustada à medida que a maca progride (Figura 7).

✱ SALVAMENTO EM TERRENOS DE ALTA INCLINAÇÃO

O salvamento vertical ou próximo ao vertical, isto é, com inclinação superior a 60°, seja por um içamento ou por uma descida controlada, exige o acompanhamento de um bombeiro quando em encostas e a obrigatoriedade de cabos-guias quando em vãos livres.

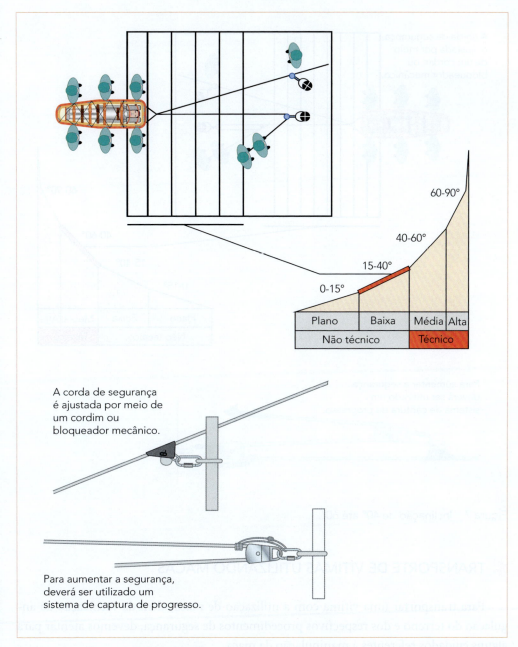

Figura 6   Inclinação de 15° até 40°.

É recomendada a utilização do freio "rack", para uma maior segurança durante a descida, ou a utilização de sistemas de vantagem mecânica com blocagem mecânica ou "prussicados" para içamentos e descidas (Figura 8).

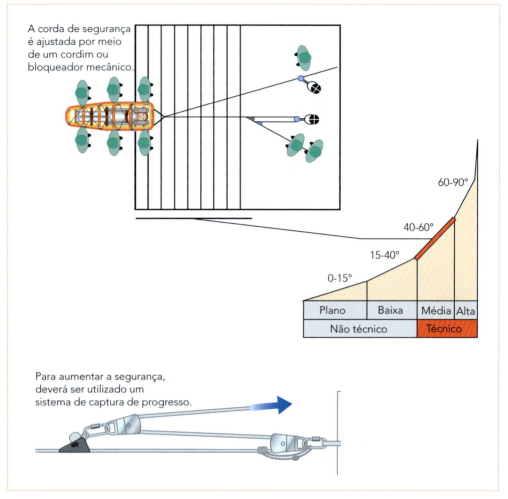

Figura 7   Inclinação de 40° até 60°.

✱ TRANSPORTE DE VÍTIMAS UTILIZANDO MACAS

Para transportar uma vítima com a utilização de maca, além da verificação da angulação do terreno e dos respectivos procedimentos de segurança, devemos atentar para alguns cuidados referentes à manipulação da maca.

A primeira regra é que a cabeça da vítima deverá permanecer sempre em plano mais elevado que seus pés, isto é, em **terreno plano** ou **aclive**, devemos iniciar o transporte com a cabeça da vítima à frente; já em um **declive**, os pés devem ficar à frente.

Em terrenos acidentados, escorregadios, que dificultem a progressão segura do bombeiro, a maca deverá ser passada de mão em mão aos bombeiros que estiverem em posi-

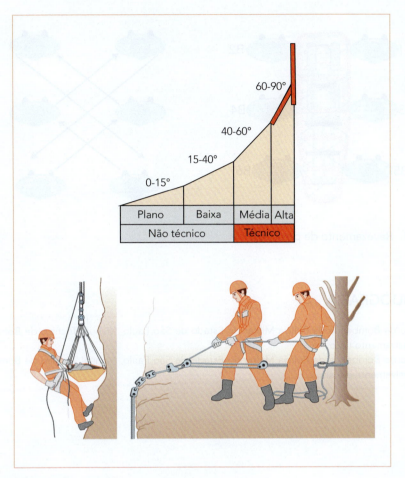

Figura 8   Salvamento vertical.

ção segura e sem risco de cair ou escorregar. Deverão ser formadas duas filas com bombeiros frente a frente, na qual o bombeiro de posse da maca só a passará ao bombeiro seguinte quando tiver certeza de que está em uma posição segura e firme. Esse sistema, conhecido como "lagarta" ou "*caterpillar*", dependendo das condições do terreno, pode ser executado com os bombeiros sentados no solo para aumentar sua aderência.

Revezamento de posições durante o transporte

Durante um longo trajeto transportando uma vítima, faz-se necessário o revezamento periódico de posições e lados entre os bombeiros (Figura 9).

O revezamento deve-se ao fato de que o peso da vítima transportada em uma maca está concentrado em sua maior parte da cintura para cima.

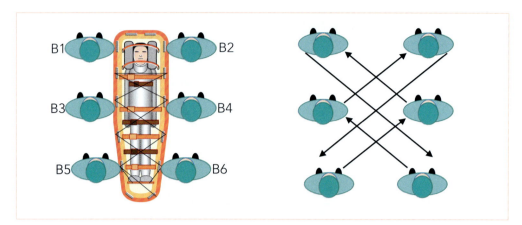

Figura 9   Revezamento de posições.

✳ BIBLIOGRAFIA

1. Corpo de Bombeiros da Polícia Militar do Estado de São Paulo. Manual Técnico de Bombeiros n. 03 – salvamento terrestre.
2. Corpo de Bombeiros da Polícia Militar do Estado de São Paulo. Manual Técnico de Bombeiros n. 26 – salvamento em altura.

CAPÍTULO **49**

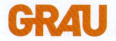

Explosões

Jorge Michel Ribera
Maria Cecília de Toledo Damasceno

❋ INTRODUÇÃO

Médicos e enfermeiros que atuam em APH precisam conhecer o que explosões podem causar. Presentes em minerações, fertilizantes, fogos de artifícios ou mesmo armamentos, os explosivos permeiam o nosso dia a dia. E não podemos esquecer da explosão, muito frequente no cotidiano, secundária a vazamento de gás ou incêndios, de caldeiras, e menos frequentemente causada por eventos terroristas.

❋ CONCEITOS BÁSICOS

Por explosão entende-se uma reação que resulta numa rápida e violenta liberação de energia, com deslocamento de um grande volume de gases, em tempo extremamente curto. A detonação de um explosivo resulta na produção e violenta liberação de gases comprimidos. A energia produzida propaga-se rapidamente através do meio (ar ou água), provocando variações de pressão, formando uma onda explosiva, que se propaga com velocidade superior à do som. Essa frente de onda, com elevada pressão dinâmica e velocidade supersônica, é conhecida como "onda de choque" e confere à detonação um enorme poder de ruptura. O efeito terminal dessa onda de choque é denominado "sopro" ou "*blast effect*". Também temos muito calor gerado.

A literatura costuma classificar as explosões em nuclear, elétrica, mecânica e química.

A explosão nuclear é causada por fissão ou fusão nuclear. O resultado é a explosão que gera uma enorme onda de choque. Produz calor e radiação e a energia produzida é muito maior do que as de explosões químicas em relação à massa de explosivo.

A explosão elétrica é causada por descarga de corrente elétrica de alta intensidade, ocorrendo uma expansão gasosa por centelhamento.

A explosão mecânica é causada pelo aumento interno da pressão que rompe o invólucro, cuja resistência é menor do que a força interna (exs.: pneu de ar, cilindro de gás combustível, panela de pressão).

A explosão química é o resultado de uma reação físico-química, na qual a velocidade extremamente alta da reação é acompanhada por uma brusca elevação de pressão e temperatura, devido ao fato da energia ser liberada pela reação em cadeia em um intervalo de tempo muito curto (Figura 1).

Os explosivos sólidos podem ser divididos em altos explosivos (HE, *high explosive*; exs.: TNT, nitroglicerina) e baixos explosivos (LE, *low explosive*; exs.: pólvora negra, derivados de petróleo, coquetel molotov), e a principal diferença está nas velocidades de queima, quando deflagrados ou detonados. Nos LE, as velocidades de reação são sempre menores do que a velocidade do som, o que não acontece aos HE, que excedem a velocidade do som. Todos provocam uma onda de choque em diferentes intensidades. Por exemplo, a gasolina tem maior energia potencial que a maior parte dos explosivos. No entanto a sua velocidade de detonação é de 1.680 m/s, comparada com uma velocidade de 6.940 m/s do TNT. Assim, o TNT libera mais energia no mesmo espaço de tempo que a gasolina (Figuras 2A e B).

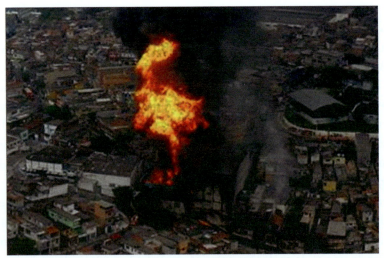

Figura 1   Explosão em indústria química na cidade de Diadema/SP em 2009. Imagem cedida pelo Corpo de Bombeiros do Estado de São Paulo – 8º Grupamento.

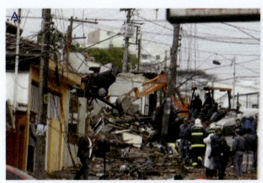 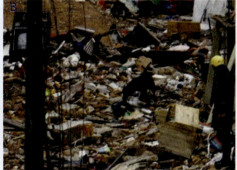

Figura 2 A e B. Explosão de loja de fogos de artifício na cidade de Santo André/SP em 2009. Imagens cedidas pelo Corpo de Bombeiros do Estado de São Paulo – 8º Grupamento.

✳ LESÕES PROVOCADAS POR EXPLOSÕES

Explosões podem produzir padrões únicos de lesão, raramente vistos fora de zonas de combate. Quando ocorrem, têm potencial para causar lesões fatais, em múltiplos órgãos e em muitas pessoas ao mesmo tempo (Figura 3).

Os padrões de lesão após tais eventos são resultantes da composição e quantidade dos materiais envolvidos, do meio ambiente, do método de entrega (se é uma bomba), da distância entre a vítima e a explosão, e de todas as barreiras de proteção intervenientes ou riscos ambientais. Em decorrência da pouca frequência de eventos desse tipo, torna-se um desafio lidar com esse tipo de desastre, desde o paciente e suas múltiplas lesões em potencial, bem como a gestão das múltiplas vítimas.

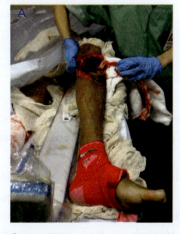 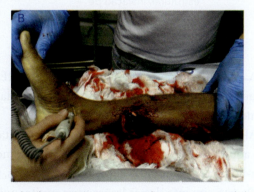

Figura 3 A e B. Ferimento por explosão de dispositivo improvisado. Imagens cedidas por Marcelo Cristiano Rocha.

Tabela 1 Classificação das lesões provocadas por explosões

Categoria	Características	Parte afetada	Tipos de lesão mais frequentemente encontrados
Primária	Única para HE, resultante da onda de choque sobre a superfície corpórea	Órgãos preenchidos por gás são os mais suscetíveis: pulmões, trato gastrointestinal (GI), ouvido médio	Barotrauma pulmonar, pneumotórax Trauma do ouvido médio e/ou rotura da membrana timpânica Hemorragia ou perfuração do trato GI Ruptura de globo ocular Concussão sem sinais de traumatismo cranioencefálico (TCE)
Secundária	Provocada por fragmentos de bomba e outros componentes, como parafusos, pregos e vidro, lançados pela expansão gasosa	Qualquer parte do corpo pode ser afetada	Ferimentos penetrantes Ferimentos por contusão
Terciária	Resulta da ejeção das pessoas pelo deslocamento de ar da explosão	Qualquer parte do corpo pode ser afetada	Fraturas e amputações traumáticas Lesões abertas e fechadas de crânio Lesões traumáticas contusas e/ou penetrantes na colisão contra o solo ou outros
Quaternária	Lesões determinadas por elementos secundários à explosão e que atingem a vítima: caloria, colapsamento estrutural, inalação de partículas etc.	Qualquer parte do corpo pode ser afetada	Queimaduras Lesões por esmagamento TCE Problemas respiratórios por asma, inalação de fumaça e gases tóxicos

A onda de choque é causada somente por HE e o sopro ou vento da explosão pode ser causado por HE e LE. As lesões são classificadas em primárias, secundárias, terciárias e quaternárias.

Alguns autores consideram ainda uma quinta lesão, a chamada lesão quinária, que seria aquela advinda dos debris de bombas, como restos de corpos humanos (ex.: homem-bomba) e de bombas sujas, como bactérias, vírus, radiação, produtos químicos.

O aparecimento dessas lesões varia muito, pois têm relação direta com a magnitude da explosão, de fatores ambientais, a composição dos explosivos e/ou bombas, entre outros. Quanto maior o poder do explosivo/bomba, maior será o estrago causado no local e nas pessoas. Explosões em ambientes aquáticos são gravíssimas, pois a água amplifica a onda de choque, propagando-se rapidamente. A ocorrência da explosão em recintos fechados também é grave e cursa com altas taxas de mortalidade, especialmente pelo desenvolvimento de lesão pulmonar.

As equipes de atendimento pré-hospitalar devem estar preparadas para atuar em estruturas colapsadas, em incêndios, em locais com grande quantidade de poeira e/ou partículas suspensas, substâncias tóxicas e inflamáveis, e para a ocorrência de outras explosões. No caso de terrorismo, é descrita uma segunda explosão com o objetivo de atingir e causar mortes entre membros das equipes de socorro. No local de atentados terroristas com explosivos, Stein e Hirschberg descrevem quatro fases: a primeira de caos e de vítimas não graves saindo do local ou sendo socorridas por transeuntes; a segunda, chamada por eles de reorganização, caracterizada pela chegada dos primeiros socorristas, com triagem e atendimento de vítimas com maior gravidade; a terceira fase como uma limpeza do local, com evacuação de todas as vítimas e busca por desaparecidos (em Israel, com tempo médio de 3 horas); e a quarta e última fase, chamada de tardia, engloba o tempo necessário para que todas as vítimas tenham atendimento médico. Existem outras descrições de tempo e formas de evacuação.

Com relação à triagem em campo, existem várias formas propostas para sua realização, especialmente em função de risco para as equipes de socorro.

As vítimas devem ser atendidas de forma semelhante aos politraumatizados, e encaminhadas a centros especializados. As lesões variam muito, desde pacientes com leves escoriações até morte no local. A equipe de atendimento deve ter conhecimento desse tipo de cinemática, bem como deve suspeitar rapidamente da existência de lesão pulmonar, com ou sem lesão externa aparente. Seu diagnóstico é clínico, tendo como manifestações dispneia, taquipneia, hipóxia, hemoptise, dor torácica, instabilidade hemodinâmica, etc. A possibilidade de lesão de árvore traqueobrônquica deve ser sempre considerada, causada pela sobrepressão, assim como da laceração vascular, que pode causar eventos embólicos, incluindo embolia gasosa. A lesão pulmonar pode aparecer imediatamente após a explosão, mas também 24 a 48 horas após a mesma. A associação de outras lesões é frequente (hemotórax, pneumotórax, trauma de crânio, etc.). O uso de ventilação mecânica e pressão positiva pode aumentar o risco de complicações, assim como de volume em grande quantidade.

✳ BIBLIOGRAFIA

1. American Medical Association. Radiation emergencies. In: American Medical Association. Course manual 3.0. Core Disaster Life Support; 2010. p. 1-36.
2. Goldschmitt D, Bonvino R. Medical disaster response. Boca Raton: CRC Press; 2009.

3. Radioactive agents. In: Briggs SM, Brinsfield KH. Advanced disaster medical response – manual for providers. 1st ed. Boston: Harvard Medical International; 2003. p. 93-7.
4. Comitê do PHTLS da National Association of Emergency Medical Technicians (NAEMT) em cooperação com o Comitê de Trauma do Colégio Americano de Cirurgiões. Atendimento pré-hospitalar ao traumatizado, PHTLS/NAEMT. 6ª ed. Rio de Janeiro: Elsevier; 2007.
5. NAEMT. PHTLS – Prehospital trauma life support – military edition. Elsevier; 2007.
6. Wightman JM, Kharod CU. Explosive events. In: Koenig K, Schultz C. Koenig and Schultz's disaster medicine: comprehensive principles and practice. New York: Cambridge University Press; 2010.
7. Stein M, Hirschberg A. Medical consequences of terrorism: the conventional weapon threat. Surg Clin North Am. 1999;79:1537-52.
8. Wightman JM, Gladish SL. Explosions and blast injuries. Annals of Emergency Medicine. June 2001;37(6):664-78.
9. Department of Health and Human Services. Explosions and blast injuries: a primer for clinicians. 2003. Disponível em: http://www.bt.cdc.gov/masscasualties/injuriespub.asp.

CAPÍTULO 50

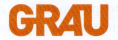

Atendimento de vítimas de produtos perigosos

Maria Cecília de Toledo Damasceno
Walmir Magalhães Sales

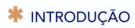 **INTRODUÇÃO**

A sociedade moderna, principalmente nos países industrializados e nos países em desenvolvimento, é baseada na produção industrial de bens, equipamentos e insumos, que são consumidos pela população e/ou servem para alimentar a cadeia produtiva de outros bens, sempre com o intuito de manter nossa sociedade tal qual a conhecemos hoje. Dentro desse contexto, sabemos que nenhuma indústria é capaz de trabalhar e produzir seus bens sem a manipulação de produtos químicos, que são a base da cadeia de produção, trazendo divisas para si própria, para seu governo e conforto a quem utilize seus produtos.

Verifica-se no Manual Técnico de Bombeiros (MTB) número 21, do Corpo de Bombeiros da Polícia Militar do Estado de São Paulo, que trata de atendimento a emergências com produtos perigosos, que estima-se que existam cerca de 20 milhões de formulações químicas no mundo, sendo que, destas, aproximadamente 1 milhão representam substâncias ou produtos perigosos, dos quais somente 800 possuem estudos sobre seus efeitos na saúde ocupacional do homem, segundo dados da ONU de 1998.

Devido à importância crescente do Brasil no cenário mundial e a vários fatores como a nova política de distribuição de renda adotada pelo governo, promovendo a ascensão de milhares de pessoas às classes mais altas da sociedade, o que reflete no comércio e na movimentação monetária internos, a produção e a utilização de produtos químicos são setor estratégico na economia. Não é coincidência que os maiores fabricantes e consumidores de produtos químicos também sejam líderes em Produto Interno Bruto (PIB) e possuam as maiores economias do planeta.

Segundo o Instituto Brasileiro de Geografia e Estatística (IBGE), no ano de 2009, a indústria química teve participação de 2,6% do PIB do Brasil, fato que mostra toda a importância desse tipo de indústria para a economia do país. Ocorre que nem tudo são flores com relação aos produtos químicos. Os ditos Produtos Perigosos (PP) são fontes de preocupação em vários aspectos, demandando cuidados especiais para a produção, o transporte e o armazenamento. Um acidente com PP exige atenção especial por parte das autoridades que têm a incumbência de mitigar seus efeitos, pois as consequências podem ser catastróficas para a população e para o meio ambiente.

No Brasil, a maior concentração de indústrias químicas está na região Sudeste, principalmente no Estado de São Paulo, o faz com que tenhamos que estar sempre preparados para emergências com PP.

A chave para o bom atendimento de qualquer tipo de ocorrência é baseada no binômio treinamento/equipamento, e nesse aspecto o presente capítulo visa mostrar os cuidados básicos que o profissional de atendimento pré-hospitalar (APH) deve ter no atendimento de emergências envolvendo vítimas intoxicadas por PP.

Este capítulo não tem a intenção, tampouco a pretensão, de formar técnicos especializados em atendimento a vítimas de PP, mas, sim, de mostrar a quais aspectos o profissional de APH deve atentar quando trabalha em ocorrências desse tipo, auxiliando os bombeiros, os técnicos da Companhia de Tecnologia de Saneamento Ambiental (CETESB) e outros profissionais que vão atuar na zona quente da emergência.

✳ O QUE É PRODUTO PERIGOSO?

Entende-se por Produto Perigoso (PP) todo e qualquer produto que, por suas características físico-químicas ou ainda toxicológicas, ofereça risco à saúde e/ou ao patrimônio, seja ele público ou privado, e/ou ao meio-ambiente. Com a intenção de normatizar e regular o transporte de PP no país, coube à Agência Nacional de Transportes Terrestres (ANTT), por meio da Resolução n. 420/2004 e do Decreto n. 96.044, adotar e determinar que os veículos que transportam PP em território nacional tenham a identificação do produto transportado com base na classificação da ONU, de acordo com suas características.

✳ EQUIPAMENTO DE PROTEÇÃO INDIVIDUAL (EPI)

Segundo a Norma Regulamentadora (NR) 6, entende-se por EPI "todo dispositivo ou produto, de uso individual utilizado pelo trabalhador, destinado à proteção de riscos suscetíveis de ameaçar a segurança e saúde no trabalho".

Pode-se dizer também que EPI é o conjunto formado por vestimentas e acessórios que têm a finalidade de dar segurança ao usuário contra algum risco, específico ou não.

Considerando-se que a finalidade do EPI é fornecer proteção, torna-se imperativo seu uso para o atendimento de toda e qualquer ocorrência, mais ainda no caso de ocorrências envolvendo PP, pois diferentemente do padrão de EPI para atendimento de ocorrências de APH (luvas, avental, máscara, óculos de proteção), os EPI para atendimento de emergências envolvendo PP são divididos de acordo com o nível de proteção que se espera e que se exige para o manuseio com segurança do PP.

Cabe salientar que não há apenas um tipo de roupa para todos os produtos, sendo que a proteção que ela oferece é determinada por seu material construtivo.

Os tipos de EPI podem ser divididos segundo alguns critérios. Com base no contido no MTB 21:

- Quanto ao uso: podem ser permanentes ou descartáveis. Os descartáveis têm o custo mais baixo quando comparados aos permanentes, porém são de uso único, devendo ser descartados após o uso, em local apropriado para tal.
- Quanto ao estilo:
  - Roupa de encapsulamento completo: como o próprio nome enseja, é uma roupa que tem a característica de isolar completamente seu usuário do meio externo. Confeccionada em peça única, possui botas, luvas e visor integrados à roupa, mas removíveis. O zíper fornece vedação absoluta contra gases e vapores. O ar respirável é fornecido ao usuário por intermédio de mangueira ou por meio de Equipamento de Proteção Respiratória (EPR), sempre com pressão positiva. Visa proteger contra gases, vapores e partículas tóxicas presentes no ar.
  - Roupa não encapsulada: também chamada de roupa contra respingos químicos, não é considerada à prova de gás. Ainda que se possa utilizá-la com um EPR e uma vedação dos zíperes por meio de fitas adesivas, ela não foi projetada para isso.
- Quanto ao material de confecção: o uso do EPI é determinado de acordo com o material construtivo. Normalmente são agrupados em duas categorias:
  - Não elastômeros: são materiais que não têm a característica de elasticidade.
  - Elastômeros: são polímeros que têm como característica a elasticidade, ou seja, depois de esticados, retornam à forma original. São a matéria-prima da maioria dos materiais de proteção. Por exemplo, na categoria elastômeros há a borracha butílica, que é eficiente para bases e vários orgânicos e pouco eficiente para hidrocarbonetos alifáticos e aromáticos, para gasolina e hidrocarbonetos halogenados.

- Quanto ao nível de proteção: as normas da National Fire and Protection Association (NFPA)[1] dividem os EPI de acordo com os níveis de proteção que eles oferecem aos seus usuários. São quatro os níveis de proteção:
  - Roupa nível A: a ser utilizada quando há a necessidade do maior nível de proteção, pois o produto a ser manuseado é extremamente agressivo a olhos, pele e sistema respiratório. É composta de EPR com pressão positiva ou linha de ar mandado, roupa de encapsulamento completo, luvas internas e externas, botas resistentes a produtos químicos, capacete interno à roupa e rádio (MTB 21, p. 184).
  - Roupa nível B: a ser utilizada quando a exigência de proteção respiratória é máxima, porém a necessidade de proteção à pele é inferior. É composta de EPR com pressão positiva, roupa de proteção contra respingos químicos confeccionada em uma ou duas peças, luvas internas e externas e botas resistentes a produtos químicos, além do capacete e do rádio (MTB 21, p. 185).
  - Roupa nível C: deve ser utilizada para casos em que se deseja uma proteção respiratória inferior ao nível B, porém com o mesmo nível de proteção para a pele. É composta por EPR sem pressão positiva ou máscara com filtro químico, roupa de proteção contra respingos químicos confeccionada em uma ou duas peças, luvas internas e externas, botas resistentes a produtos químicos, capacete e rádio (MTB 21, p. 185).
  - Roupa nível D: somente utilizada como uniforme ou roupa de trabalho e em locais não sujeitos a riscos ao sistema respiratório ou à pele. Não prevê qualquer proteção contra agentes químicos (MTB 21, p. 186).

✳ COMO ATENDER UMA OCORRÊNCIA COM ENVOLVIMENTO DE PP?

Como já exposto, em razão da importância da indústria química no cenário nacional, o transporte de PP é realidade cada vez mais comum nas estradas, ferrovias, aeroportos e também por meio de dutos, o que remete à necessidade da preparação contínua para enfrentar essa demanda e para atender com o maior nível de segurança qualquer ocorrência dessa natureza.

Se durante o turno de serviço ocorrer um acionamento para uma emergência envolvendo PP, ao chegar, deve-se ter sempre o cuidado de estacionar a viatura em local específico para esse fim, procurar o encarregado da emergência, informar a procedência, os equipamentos que estão à disposição e se há alguma demanda urgente que se possa

---

[1] A NFPA é uma associação internacional, com sede nos Estados Unidos, sem fins lucrativos, que tem por meta a redução de danos causados por incêndios e outros riscos, por meio da pesquisa científica e elaboração de normas e padrões que são referência mundial nos serviços de emergência.

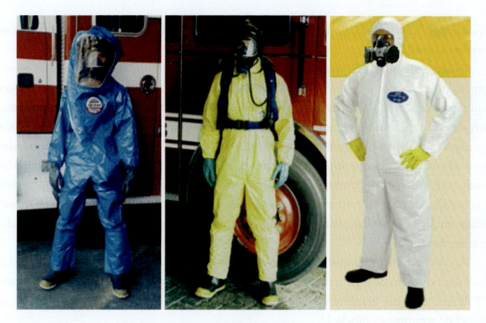

Figura 1 Roupas níveis A, B e C, respectivamente, da esquerda para a direita. Fonte: Humberto Leão, Centro de Altos Estudos de Segurança, SP, 2010.

atender. Caso nenhuma tarefa seja passada, deve-se permanecer no local determinado aguardando acionamento. As ocorrências envolvendo PP são geralmente demoradas e as ações por parte das equipes que trabalham na zona quente devem ser pautadas sempre pela segurança, fazendo com que a máxima a "pressa é inimiga da perfeição" adquira um valor extraordinário.

O tripulante da primeira viatura a chegar ao local deve estacionar a viatura a pelo menos 100 metros do sinistro, caso seja emergência com produtos químicos, e a 300 metros no caso de emergência com produtos explosivos. Essa medida dá a segurança mínima necessária até a chegada de equipes especializadas, até o estabelecimento do Sistema de Comando de Operações em Emergências (SICOE) e a distribuição das funções de cada participante da ocorrência pelo comandante das operações no local. Após a identificação do produto, essas distâncias de segurança podem ser alteradas de acordo com a necessidade. Cabe salientar que o estacionamento das viaturas e o estabelecimento do Posto de Comando do SICOE sempre se darão com o vento pelas costas e preferencialmente em local mais elevado que o da emergência.

"O SICOE é um conceito de gestão padronizado de emergências, *in loco*, para resposta a qualquer tipo de emergência que permite aos usuários adotar uma estrutura organizacional integrada e ajustada às complexidades e demandas de emergências simples ou múltiplas" (fonte: *site* do Corpo de Bombeiros de São Paulo). Tem a finalidade de agregar o pessoal envolvido no atendimento da emergência de forma que não ocorra nenhum tipo de duplicação de trabalhos. É uma filosofia de trabalho que visa assegurar que os objetivos táticos sejam cumpridos.

Existem alguns sinais que não podem passar despercebidos pelas equipes de emergência, pois indicam o envolvimento e a presença de PP no cenário. Deve-se atentar para a presença de animais mortos próximo ao local, pássaros caídos ou com comportamentos fora do comum, sons de vazamento, fumaças coloridas ou mesmo sem cor, cheiros, ainda que agradáveis, ou ainda qualquer coisa fora do normal e esperado para as proximidades do acidente, pois quanto antes se perceberem esses "sinais", menores são as chances das equipes de emergência também se tornarem vítimas de contaminação. É claro que existe a possibilidade de uma contaminação generalizada sem a presença de qualquer um desses sinais, então deve-se dedicar muita atenção ao cenário da ocorrência e, caso haja dúvida, manter distância.

Após se certificar de que está em local seguro, o socorrista pode tentar identificar o produto por meio de algumas sinalizações obrigatórias que os veículos que transportam PP devem ter. Uma maneira de identificar o produto é por meio do número de risco no painel de segurança (Tabela 1).

Tabela 1   Número de risco dos PP no painel de segurança

Algarismo	Significado
2	Gás
3	Líquido inflamável
4	Sólido inflamável
5	Substância oxidante ou peróxido orgânico
6	Substância tóxica
7	Substância radioativa
8	Substância corrosiva

"Os painéis de segurança devem ter o número das Nações Unidas e o número de risco do produto transportado, apostos em caracteres negros, não menores que 65 mm, num painel retangular de cor laranja, com altura não inferior a 140 mm e comprimento mínimo de 350 mm, com uma borda preta de 10 mm. Na parte superior desses painéis estão grafados números que representam os riscos associados ao produto transportado de acordo com sua classe e, na inferior, encontramos o número da ONU – Organização das Nações Unidas referente ao produto" (fonte: *site* da CETESB). Assim, no painel de segurança deverão estar grafados na primeira linha os números de segurança do produto que está sendo transportado, além do respectivo número da ONU para aquele produto, que deverá ser colocado na linha de baixo. Com o painel de segurança é possível saber imediatamente quais os riscos associados ao produto em questão, mesmo sem identificá-lo.

Para interpretação desses riscos deve-se entender que:

- O primeiro algarismo mostra o risco principal do produto.
- O segundo e o terceiro (se houver) mostram quais os riscos subsidiários.

Atenção: quando houver proibição de uso de água no produto, haverá a letra "X" no lugar do número, antes dos algarismos do número de risco.

Os riscos subsidiários estão na Tabela 2.

Tabela 2 Riscos subsidiários dos PP

Algarismo	Significado
0	Ausência de risco subsidiário
1	Explosivo
2	Emana gás
3	Inflamável
4	Fundido
5	Oxidante
6	Tóxico

Por exemplo:

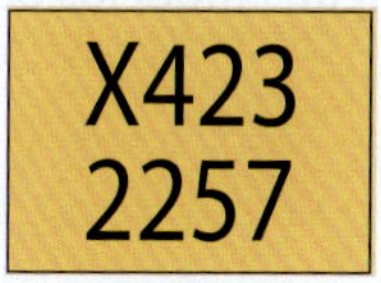

X423
2257

Figura 2 Exemplo de painel de segurança.

Na primeira linha estão os números de risco, sendo que:

- A letra "X" antes dos números de risco indica a proibição do uso de água.
- O número 4, de acordo com a tabela de riscos principais, indica que se trata de sólido inflamável.
- O número 2, de acordo com a tabela de riscos subsidiários, indica que o produto emana gás.
- O número 3, ainda segundo a tabela de riscos subsidiários, indica que o produto é inflamável.

Então, com base nas informações acima, podemos dizer que se trata de um produto sólido inflamável que reage perigosamente com água e emana gás inflamável.

Na segunda linha encontra-se o número da ONU para esse produto, que é 2257 e indica que se trata de potássio.

Uma ressalva a se fazer é que se o número referente aos riscos subsidiários for igual ao do risco principal, isso significa que o risco é potencializado.

Por exemplo, um produto que tenha painel de segurança com os números:

- 30 = inflamável.
- 33 = muito inflamável.
- 333 = altamente inflamável.

Quando não há risco subsidiário relativo ao produto, deverá haver o número 0 (zero) nesse campo.

O painel de segurança deverá ser isento de numeração caso haja mais de um produto sendo transportado, sendo então obrigatório somente se houver um produto com 50% de volume total da carga que está sendo transportada.

Juntamente com o painel de segurança, há os rótulos de risco, que têm a forma de um losango de 100 mm x 100 mm (exceção feita a embalagens que por seu tamanho reduzido não comportem essas medidas), dividido em duas partes, sendo que a metade superior exibe o símbolo de identificação do risco, e a parte inferior exibe a classe ou subclasse e o grupo de compatibilidade do produto.

Na **Figura 3**, são apresentados alguns modelos de rótulos de risco:

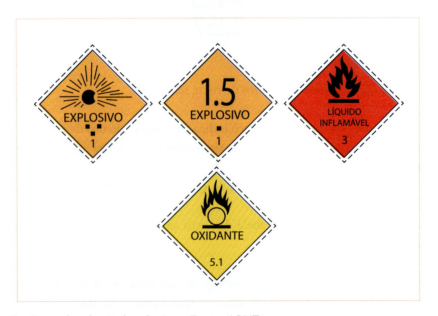

Figura 3   Exemplos de rótulos de risco. Fonte: ABNT.

Tomando novamente por base o MTB 21 do Corpo de Bombeiros do Estado de São Paulo: "A classificação adotada na legislação brasileira segue a adotada pela ONU, sendo, portanto, de abrangência mundial e são expressas através de **números de risco**, sendo que para cada algarismo haverá uma classe de risco correspondente, que, por sua vez é dividida em subclasses [...]" (MTB 21, p. 55).

Os produtos foram separados em nove classes de riscos:

- Classe 1: explosivos.
  - Subclasse 1.1: substâncias e artefatos com risco de explosão em massa.
  - Subclasse 1.2: substâncias e artefatos com risco de projeção.
  - Subclasse 1.3: substâncias e artefatos com risco predominante de fogo.
  - Subclasse 1.4: substâncias e artefatos que não apresentam risco significativo.
  - Subclasse 1.5: substâncias pouco sensíveis.
  - Subclasse 1.6: substâncias extremamente insensíveis.
- Classe 2: gases.
  - Subclasse 2.1: gases inflamáveis.
  - Subclasse 2.2: gases comprimidos, não tóxicos e não inflamáveis.
  - Subclasse 2.3: gases tóxicos por inalação.
- Classe 3: líquidos inflamáveis.
- Classe 4: sólidos inflamáveis; substâncias sujeitas à combustão espontânea; substâncias que em contato com a água emitem gases inflamáveis.
  - Subclasse 4.1: sólidos inflamáveis.
  - Subclasse 4.2: substâncias sujeitas à combustão espontânea.
  - Subclasse 4.3: substâncias que, em contato com a água, emitem gases inflamáveis.
- Classe 5: substâncias oxidantes; peróxidos orgânicos.
  - Subclasse 5.1: substâncias oxidantes.
  - Subclasse 5.2: peróxidos orgânicos.
- Classe 6: substâncias tóxicas; substâncias infectantes.
  - Subclasse 6.1: substâncias tóxicas.
  - Subclasse 6.2: substâncias infectantes.
- Classe 7: substâncias radioativas.
- Classe 8: substâncias corrosivas.
- Classe 9: substâncias perigosas diversas.

Cabe salientar que as características de cada produto o colocam em sua respectiva classe e tais classes são definidas por meio de critérios técnicos.

Os rótulos de risco e o painel de segurança são formas para identificar os produtos com os quais se trabalha na ocorrência. Na Figura 4, há um exemplo de carroceria de um caminhão que transporta uma carga de produto perigoso.

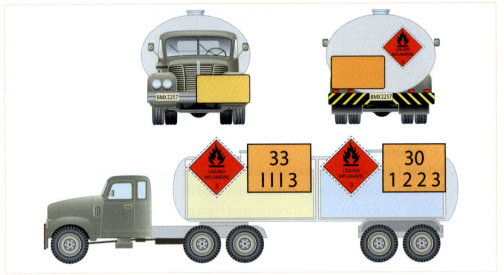

Figura 4 Exemplo de carroceria de caminhão com carga de produto perigoso. Adaptado de: Polícia Militar Rodoviária de São Paulo.

Apesar da maioria dos acidentes envolvendo PP ocorrerem durante o transporte, todo o processo de armazenagem, manuseio, produção, estocagem, etc. requer cuidados especiais por conta dos riscos que o produto oferece. Caso o acidente ocorra em locais de armazenamento, possivelmente o produto estará identificado por meio de outra simbologia, denominada "Diamante de Hommel", seguindo a norma NFPA 704, que é obrigatória em diversos países, porém não no Brasil. "Diferente das placas de identificação, o Diamante de HOMMEL não informa qual é a substância química, mas indica todos os riscos envolvendo o produto químico em questão" (MTB 21, p. 76).

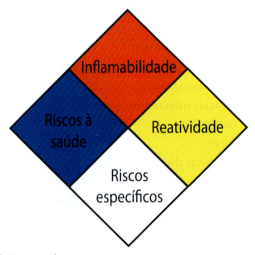

Figura 5 Diamante de Hommel.

Nos quadrantes do Diamante de Hommel encontra-se a localização específica dos riscos que o produto oferece. A graduação do risco se dá por meio de uma escala que vai de 0 a 4, sendo 0 o menor risco e 4, o maior. Segundo o MTB 21, os riscos apresentados no diamante de Hommel são os seguintes.

No quadrante superior em vermelho, encontram-se os riscos relativos à inflamabilidade do produto:

- 4: gases inflamáveis, líquidos muito voláteis, materiais pirotécnicos.
- 3: produtos que entram em ignição à temperatura ambiente.
- 2: produtos que entram em ignição quando aquecidos moderadamente.
- 1: produtos que entram em ignição somente quando aquecidos.
- 0: produtos que não queimam.

No quadrante superior em azul, estão os riscos associados à saúde:

- 4: produto letal.
- 3: produto severamente perigoso.
- 2: produto moderadamente perigoso.
- 1: produto levemente perigoso.
- 0: produto não perigoso ou de risco mínimo.

O quadrante amarelo mostra os riscos quanto à reatividade:

- 4: capaz de detonação ou decomposição com explosão à temperatura ambiente.
- 3: capaz de detonação ou decomposição com explosão quando exposto a fonte de energia severa.
- 2: reação química violenta possível quando exposto a temperatura e/ou pressões elevadas.
- 1: normalmente estável, porém pode se tornar instável quando aquecido.
- 0: normalmente estável.

O quadrante branco mostra os riscos especiais:

- OXY: oxidante forte.
- ACID: ácido forte.
- ALK: alcalino forte.
- W̶: não jogar água.
- ☢: elemento radioativo.

Nos veículos de carga de PP, há a necessidade de haver também a Ficha de Informação de Segurança de Produto Químico (FISPQ), que contém informações acerca do produto químico transportado no que tange à proteção, à segurança, à saúde e ao meio ambiente. Em alguns países, essa ficha é chamada de *Material Safety Data Sheet* (MSDS).

É preciso ter máxima cautela para atender uma ocorrência em que haja um produto perigoso envolvido, pois o socorrista corre o risco de também se tornar vítima. No atendimento da ocorrência haverá a necessidade de conhecer e de entender o conceito de Zonas de Risco, pois existem profissionais que trabalham na zona quente, na zona morna ou zona fria. O tamanho das zonas será determinado pelo comandante do incidente, que será o Oficial do Corpo de Bombeiros que é responsável pelo atendimento, que possui treinamento e conhecimento necessários para melhor proteger os profissionais que estão lá trabalhando, bem como a população ao redor.

Cabe também salientar que todas as ações devem ser autorizadas pelo comandante do incidente, e que para o bom andamento dos trabalhos o Posto de Comando é multidisciplinar, uma vez que os vários encarregados ou chefes de equipes se reúnem lá para traçar a melhor estratégia de atendimento. Na maioria das vezes as ocorrências envolvendo PP são tão complexas que, se não há um comando unificado, as equipes no local trabalham sem coordenação e atrapalham-se mutuamente, oferecendo riscos a todos os envolvidos.

As Zonas de Risco são delimitadas de acordo com as distâncias mínimas de segurança que o PP requer, sendo que o perímetro próximo ao derrame do produto é a zona quente, que será delimitada pelo Comandante da Emergência. Chamamos de zona morna a área de transição onde é instalado o corredor de descontaminação, sendo que somente pelo corredor é feito o acesso à zona quente e da mesma forma somente pelo corredor é feita a saída da zona quente. A zona fria é a área em que é seguro permanecer sem o uso de EPI, mas deve-se lembrar que as zonas são todas delimitadas para o controle do pessoal que está trabalhando efetivamente na emergência e, assim sendo, não é local para reunião de público, pois está dentro da área ou perímetro de isolamento.

É na zona fria que será instalado o Posto Médico Avançado (PMA), assim como o Posto de Comando.

O PMA é o local onde as vítimas são triadas antes de serem encaminhadas para o hospital. Fica instalado em local seguro e de fácil acesso, com locais distintos destinados à entrada e saída de viaturas, além de possuir equipamentos necessários para o suporte e a estabilização das vítimas. O PC é o local para onde convergem todas as informações.

A delimitação das zonas de risco se reveste de especial importância para o controle das pessoas que entram ou saem do cenário, evitando que outros inadvertidamente se tornem novas vítimas.

Conforme já foi dito, a zona quente é o local mais perigoso de toda a área da ocorrência e, assim, somente pessoas capacitadas devem entrar nela, sempre utilizando o EPI adequado ao risco, permanecendo o mínimo necessário, evitando exposição demasiada, controlando o material residual do atendimento e com a consciência de que ao adentrar na zona quente, tornou-se um foco de contaminação secundária e que para sair daquela situação deve ser completamente descontaminado.

A descontaminação se dá em um corredor próprio para esse fim, com pessoal devidamente equipado e treinado, com material necessário, e que é a porta de entrada e de saída da zona quente, chamado de "Corredor de Descontaminação". Nesse corredor são colocados vários equipamentos destinados à descontaminação, sendo que esses equipamentos são dispostos em estações de descontaminação, onde são feitas as lavagens, os descartes de material e o acondicionamento ideal para as ferramentas utilizadas durante o trabalho na zona quente. Somente trabalham na zona quente e no corredor de descontaminação o efetivo do Corpo de Bombeiros, os técnicos da CETESB ou da empresa contratada (Figuras 7 e 8).

Nos casos de derrame de PP ocorrido por veículo de frota de alguma empresa, normalmente há a presença no local de funcionários técnicos de empresas particulares especializadas em atendimentos de emergências envolvendo PP.

Absolutamente tudo o que entrou na zona quente está contaminado, e por isso deve ser descontaminado ou descartado da forma correta.

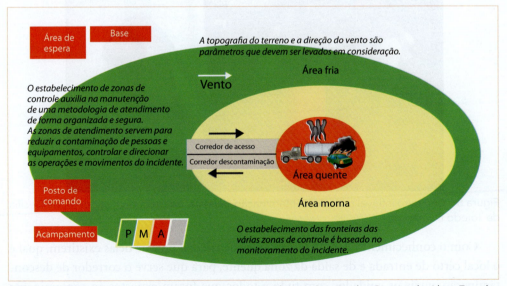

Figura 6 Zonas de risco. Adaptado de: Leão, Humberto. São Paulo: Centro de Altos Estudos de Segurança; 2010.

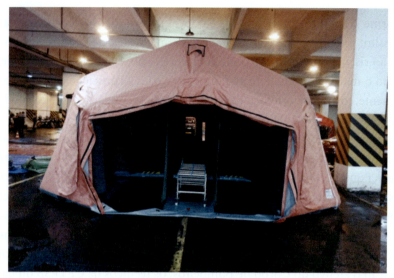

Figura 7 Barraca para descontaminação química com três corredores – homens, mulheres e ao meio feridos que passam pela maca em sistema de rolete. Imagem cedida por Maria Cecília de Toledo Damasceno.

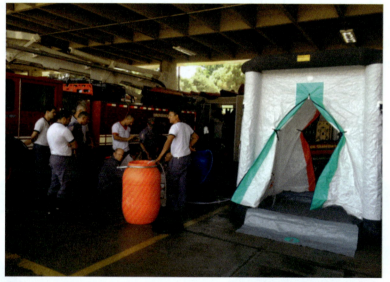

Figura 8 Chuveiro inflável para descontaminação química. Imagem cedida por Maria Cecília de Toledo Damasceno.

Com o conhecimento do que são as zonas de risco, o porquê delas existirem, qual é o local certo de entrada e de saída da zona quente, para que serve o corredor de descontaminação, quais os cuidados com tudo e todos que foram expostos ao contaminante ou PP, é fácil entender que somente podem acessar a zona quente as pessoas autorizadas pelo comandante a fazê-lo. Assim, todo o pessoal de apoio deve permanecer em local destinado para tal, sendo que as equipes médicas devem ter atenção redobrada para os sintomas de intoxicação dos técnicos que trabalham na zona quente, estando sempre que necessário em condições de intervir nos limites da zona fria, que é o local onde deve ser montado o aparato de APH.

✳ COMO LIDAR COM AS VÍTIMAS?

Sempre há a possibilidade de que haja vítimas em acidentes de qualquer natureza, e não é diferente em ocorrências envolvendo PP. A preservação da vida é a maior preocupação do Comandante da emergência, mas em certas situações há a necessidade de segurar o ímpeto de logo socorrer pessoas feridas, se elas se encontram em local de difícil acesso e/ou na zona quente, e seu salvamento e socorro pode demandar mais tempo que o normal e/ou não pode ser realizado sem a devida descontaminação, sob pena de se aumentar o número de vítimas por conta da contaminação secundária, que ocorre quando se leva material contaminante para fora da zona quente, contaminando assim outras pessoas, equipamentos, viaturas, ferramentas e até hospitais.

A contaminação secundária geralmente ocorre inadvertidamente, ou seja, sem que o agente da contaminação secundária saiba o risco que está oferecendo aos demais, por meio de completa ignorância do fato de que está contaminado, ou por não acreditar estar contaminado, ou ainda por uma descontaminação errada ou ineficaz. A contaminação secundária é tão ou mais séria que a primária, pois se pode perder o controle do material contaminante.

Por isso, nunca se deve socorrer uma pessoa que tenha tido contato com o PP sem a devida e apropriada descontaminação.

Para incrementar a segurança dos socorristas e para diminuir o risco de uma contaminação secundária, é importante que o hospital para o qual esteja sendo levada a vítima tenha condições de efetuar nova descontaminação antes da entrada dela nas instalações. Lembrando que são quatro as formas de contaminação ou vias de ingresso: injeção, contato, ingestão e aspiração.

Apenas para se ter uma ideia da gravidade e complexidade que um incidente com PP envolve, temos o exemplo de uma vítima que inalou amônia. A amônia em contato com o suor reage e se transforma em amoníaco. Então, se as roupas dessa vítima estiverem com o gás amônia, é provável que ela passe a produzir amoníaco, que certamente irá contaminar a viatura e o pessoal que a estiver socorrendo. Uma das formas de proteção da viatura é a colocação de uma cobertura de policloreto de vinila (PVC), que resiste a ácidos e bases. Outra situação é a de uma vítima que ingeriu um peróxido, que em contato com o sistema digestivo irá produzir gases, tão perigosos quanto o próprio produto

Seção 6 | Ambiente hostil, APH tático e atividades esportivas

e fará com que a vítima passe a liberá-los, sendo então necessário que o socorro seja feito com as janelas da viatura abertas para se obter ventilação da cabine.

O tempo é fator crítico para o salvamento de vítimas, mas a segurança das equipes de salvamento também é. Deve-se ter muito cuidado para que durante o atendimento da emergência não se tenha um aumento do número de pessoas vitimadas por falta de cautela nas operações.

O trecho do MTB 21 a seguir discorre acerca do salvamento e retirada de vítimas:

> O salvamento de pessoas envolvidas num acidente envolvendo PP pode ser descrito em três categorias gerais:
>
> **– Salvamento e retirada de pessoas que estarão imediatamente expostas e atingidas por PP:** consiste em pessoas dentro da zona quente que não estão usando roupas e equipamentos de proteção adequados contra os riscos. O grupo pode ser formado por cidadãos e empregados que deixaram por conta própria a área inicial de perigo e acreditam que agora estão a salvo, como também os curiosos, os "autorizados" e os totalmente ignorantes. Também inclui pessoas que precisam ser resgatadas, mas que ainda não sabem disso. Normalmente é preciso apenas um pouco de organização e direção para conduzi-las longe da área de perigo. Esse grupo pode também incluir pessoas que foram inicialmente expostas, mas ainda não mostram os sinais ou sintomas de exposição.
>
> **– Resgate de vítimas que foram atingidas e incapacitadas pelo material perigoso:** neste grupo estão incluídos os indivíduos ou grupos de pessoas que foram expostos ao material perigoso e estão sofrendo os efeitos danosos. Exemplos desse grupo incluem vítimas que foram queimadas, envenenadas, que ficaram cegas, etc. Normalmente o resgate consiste em abordar a pessoa e retirá-la segundo Procedimento Operacional Padrão (POP) específico.
>
> **–Vítimas cujo salvamento exige técnicas especializadas:** neste grupo estão incluídas as pessoas que foram atingidas e se encontram em locais de difícil acesso, exigindo da equipe de salvamento a utilização de técnicas específicas além das relacionadas com os produtos perigosos envolvidos no acidente. Esta situação é extremamente perigosa e deve ser planejada adequadamente, usando indivíduos altamente treinados (MTB 21, p. 119).

Para exemplificar as situações acima pode-se citar as vítimas incapacitadas presas em locais elevados ou buracos, vítimas prensadas ou presas a entulhos ou ainda em áreas confinadas.

Para atender as vítimas de PP, deve-se ter em mente que a atuação no organismo de somente uma pequena parte dos PP foi estudada e que os antídotos e meios de diminuição de absorção, bem como os meios de excreção e retirada do produto, diferem de um produto para outro.

No calor da ocorrência, no ímpeto de socorrer as vítimas, deve-se sempre lembrar de que há a real necessidade de prévia descontaminação.

Os antídotos mais comuns e as formas mais utilizadas de tratamento para os casos mais recorrentes de intoxicação serão mostrados e discutidos a seguir.

 FONTES DE CONSULTA

Como o assunto aqui abordado é extremamente técnico, aliado à especificidade que envolve cada tipo de PP, seria impossível saber de cor todas as medidas a serem tomadas no caso de acidentes, todas as características físico-químicas e todas as reações que causam no organismo e no ambiente quando intoxicados por PP, então lançamos mão de subterfúgios para a pesquisa, sendo que o *Manual da Abiquim*[2] é a ferramenta mais utilizada para esse fim.

O *Manual da Abiquim* é a tradução do *Guia Norte-americano de Atendimento a Emergências com Produtos Perigosos*, adaptado à realidade no Brasil, desenvolvido para que pudesse ser utilizado pelas agências governamentais, pelos Corpos de Bombeiros, Polícias Rodoviárias, etc.

Trata-se de um guia para identificação rápida de produtos, mostrando inclusive procedimentos para a definição de ações de proteção da equipe de contingência, bem como da população. Cabe salientar que se trata de um guia, e que seu uso deve ser feito por pessoas que estejam aptas tecnicamente para atuar no cenário da emergência.

Conforme mostra o MTB 21:
É dividido em 5 seções coloridas, conforme descrição abaixo:
Seção branca (inicial): traz informações sobre como proceder na emergência, como identificar o produto, as classes de risco, a tabela dos Rótulos de Risco e a Relação dos Códigos de Risco.
Seção amarela: traz a relação numérica dos produtos elencados na Resolução n. 420/04 da ANTT. A lista contém, além de alguns sinônimos, produtos que podem utilizar as designações não especificadas. A tabela da relação numérica traz quatro colunas: a primeira contendo o número ONU de identificação do produto, o segundo contendo a Classe de Risco principal, a terceira contendo o número do Guia de Procedimentos de Emergência e a quarta contendo o nome do produto.
Seção azul: relação alfabética dos produtos, contendo quatro colunas com os mesmos dados da seção amarela, porém com a ordem das colunas alteradas da seguinte forma:

---

[2] A Associação Brasileira de Indústrias Químicas (Abiquim), entidade sem fins lucrativos, congrega indústrias químicas de grande, médio e pequeno porte, bem como prestadores de serviços ao setor nas áreas de logística, transporte, gerenciamento de resíduos e atendimento a emergências.

a primeira com o nome dos produtos, a segunda com o número ONU, a terceira com a Classe de Risco e a quarta com o Número do Guia de Emergência.

Seção laranja: traz os guias de atendimento inicial em casos de emergência, que dão suporte para os primeiros **30 minutos** de atendimento. Cada um dos guias numerados fornece, de forma simples e objetiva, as informações mais relevantes, indica os riscos potenciais mais significativos, descreve os procedimentos a serem inicialmente adotados, contemplando os produtos perigosos isoladamente. Nos casos em que diversos produtos apresentam riscos similares, sugerindo procedimentos emergenciais semelhantes, um guia único abrange todos esses produtos. Cada guia está dividido em itens e subitens com os seguintes títulos:

– "Riscos Potenciais", subdividido em "fogo e explosões" e "riscos à saúde";

– "Segurança Pública", subdividido em "vestimentas de proteção" e "evacuação";

– "Ações de Emergência", subdividido em "fogo", "vazamento ou derramamento" e "primeiros socorros".

Seção verde: traz a Tabela de Isolamento e Proteção Inicial, com as explicações de como proceder para utilizar corretamente essa seção. A tabela referenciada corresponde aos produtos constantes na relação de produtos perigosos das seções amarela e azul, cujos números e/ou nomes estão sombreados em verde.

Seção branca (final): traz as explicações sobre o uso do Painel de Segurança e da correta sinalização dos veículos transportadores de produtos perigosos. Esclarece ainda os itens e subitens da seção laranja, aborda sobre a Pró-Química e seu serviço de plantão emergencial e ainda contém um glossário de termos constantes no Manual.

Como vimos, o *Manual da Abiquim* é uma rica fonte de consulta sobre os PP, dando uma vasta gama de informações pertinentes ao atendimento de emergências, porém não é o único. Quem tem fluência na língua inglesa e é possuidor de um *smartphone* pode baixar um aplicativo chamado WISER, que significa *Wireless Information System for Emergency Responders*. Esse aplicativo traz, assim como o *Manual da Abiquim,* uma imensidão de produtos catalogados, classificação NFPA e acesso ao guia de emergência do DOT[3], distância de proteção, EPI necessário ao atendimento, além de dar informações sobre riscos e agentes biológicos, radiológicos, armas de destruição em massa, agentes de bioterrorismo, etc.

Outra fonte de consulta é o website da CETESB, que conta com planilhas em Excel, em que de acordo com as características observadas no local chega-se ao produto. Está disponível em: http://www.cetesb.sp.gov.br/gerenciamento-de-riscos/emergencias-quimicas/259-home.

Pode-se ainda citar o CEATOX-SP, que é o Centro de Assistência Toxicológica do Instituto da Criança do Hospital das Clínicas da Faculdade de Medicina da Universidade

---

[3] Department of Transportation, órgão controlador dos EUA.

Capítulo 50 | Atendimento de vítimas de produtos perigosos **601**

de São Paulo, sendo que "Seu objetivo principal é fornecer informações específicas em caráter de urgência, a profissionais de saúde e população em geral, nas eventualidades de envenenamento, exposição a substâncias tóxicas, contaminação com defensivos agrícolas, acidentes com animais venenosos e reações adversas a medicamentos, via telefone, auxiliando no diagnóstico e tratamento" (fonte: site do CEATOX).

O telefone de contato do CEATOX é: 0800-0148110.

Finalmente, há ainda a possibilidade de contato com o Centro de Operações do Corpo de Bombeiros da Polícia Militar do Estado de São Paulo (COBOM), pelo número de emergência 193, no qual também se poderá obter informações acerca dos PP e dos procedimentos em caso de ocorrência.

É de extrema importância o preparo técnico-operacional para o atendimento de ocorrências envolvendo PP e, assim sendo, faz-se necessário o contínuo aperfeiçoamento das técnicas, o aprendizado de novos procedimentos, o treinamento de técnicas já conhecidas e também o uso do bom senso, evitando assim que um acidente se transforme em uma catástrofe.

✳ SÍNDROMES TÓXICAS

Síndromes tóxicas representam o conjunto de sinais e sintomas que caracteriza a intoxicação decorrente de diversos PP. São classificadas em: asfixiantes, corrosivas, dos gases irritantes, dos inibidores da anticolinesterase e provocadas por hidrocarbonetos e hidrocarbonetos halogenados.

Síndrome dos gases irritantes

- De alta solubilidade em água:
  - Forma de exposição principal: inalatória, absorção por pele e/ou mucosas.
  - Sinais e sintomas principais: efeitos tóxicos irritantes e corrosivos em mucosas expostas e nas vias aéreas superiores. Inflamação, edema e corrosão das mucosas expostas e da via aérea superior. Pode haver necrose liquefativa e de coagulação. Conjuntivite, rinite, faringite, disfonia, estridor, laringoespasmo, afonia.
  - Principal órgão acometido: via aérea superior.
  - Exemplos: amônia, formaldeído, cloreto de hidrogênio, etc.
- De moderada solubilidade em água:
  - Forma de exposição principal: inalatória, absorção por pele e/ou mucosas.
  - Sinais e sintomas principais: efeitos tóxicos irritantes e corrosivos em mucosas expostas e nas vias aéreas superiores e inferiores. Inflamação, edema e corrosão das mucosas expostas e da via aérea superior e inferior.

- Principal órgão acometido: via aérea superior e inferior (ventilação).
- Exemplos: cloro, etc.
- De pouca solubilidade em água:
  - Forma de exposição principal: inalatória, absorção por pele e/ou mucosas.
  - Sinais e sintomas principais: efeitos tóxicos irritantes e corrosivos na membrana alveolocapilar. Presença de edema de pulmão não cardiogênico.
  - Principal órgão acometido: via aérea inferior (ventilação).
  - Exemplos: fosfogênio, dióxido de nitrogênio, etc.
- Tratamento: ABCDE, descontaminação, oxigênio a 100%. Não há antídoto específico.

Síndromes asfixiantes

- Simples:
  - Forma de exposição principal: inalatória.
  - Sinais e sintomas principais: são gases que reduzem a disponibilidade de oxigênio no ambiente, ocupando o lugar deste na via aérea inferior. Estertores, taquipneia, alteração de SNC, sudorese, etc.
  - Principal órgão acometido: sistemas cardiovascular e nervoso.
  - Exemplos: dióxido de carbono, metano, butano e propano, etc.
- Sistêmicas:
  - Forma de exposição principal: inalatória (para compostos formadores de meta--hemoglobinemia, cianetos, cianogênicos, sulfetos e azidas, também ocorre via absorção da pele e/ou mucosas e ingestão).
  - Sinais e sintomas principais: interferem no transporte de oxigênio pela hemoglobina, impedindo a utilização normal do oxigênio pelos tecidos.
  - Principal órgão acometido: sistemas cardiovascular e nervoso.
  - Exemplos: monóxido de carbono, cianetos, gás sulfídrico, compostos cianogênicos, sulfetos, azidas, compostos formadores de meta-hemoblobinemia, etc.
- Tratamento: ABCDE, descontaminação, oxigênio a 100%. Para meta-hemoglobinemia, o antídoto é o azul de metileno. Para cianetos e compostos cianogênicos: hidroxicobalamina, tiosulfato de sódio, nitrito de amila inalante, nitrito de sódio.

Síndrome colinérgica

- Forma de exposição principal: inalação, absorção por pele e/ou mucosas, ingestão.
- Sinais e sintomas principais: acúmulo de acetilcolina nos receptores colinérgicos, sejam muscarínicos ou nicotínicos, no sistema nervoso periférico e central, pela inibição da acetilcolinesterase. Diarreia, miose, bradicardia, broncoespasmo, vômitos, lacrimejamento, salivação, taquicardia, fraqueza muscular, fasciculação.

Capítulo 50 | Atendimento de vítimas de produtos perigosos **603**

- Principal órgão acometido: sistema nervoso (Tabela 3).
- Exemplos: pesticidas organofosforados, pesticidas carbamatos, agentes nervosos, etc.
- Tratamento: ABCDE, descontaminação, oxigênio a 100%. Antídotos: atropina, pralidoxima.

Tabela 3   Sistema nervoso

Sistema nervoso central
Confusão mental
Convulsão
Coma
Sistema nervoso periférico
Muscarínicos: diarreia, perda motora, miose, bradicardia, broncoespasmo, vômitos, lacrimejamento, salivação, sudorese, aumento das secreções
Nicotínicos: midríase, taquicardia, fraqueza muscular, hipertensão, hiperglicemia, fasciculação

Síndrome corrosiva

- Forma de exposição principal: absorção por pele e/ou mucosas, ingestão ou inalação.
- Sinais e sintomas principais: irritante e corrosivo em pele e membranas, causando queimaduras. Necrose de coagulação ou de liquefação.
- Principal órgão acometido: via aérea e cardiovascular.
- Exemplos: ácido hidroclorídrico, sulfúrico e nítrico, e bases como hidróxido de amônia, hidróxido de potássio e de sódio, etc.
- Tratamento: ABCDE, descontaminação, oxigênio a 100%. Sem antídotos para os ácidos e as bases, assim como para os oxidantes. Para fósforo, eventualmente pode ser usado cálcio endovenoso, no caso de haver manifestações como tetania, *torsade de pointes*, convulsão, etc.

Síndrome dos hidrocarbonetos e hidrocarbonetos halogenados

- Forma de exposição principal: inalação de gases e vapores, ingestão e absorção por pele e/ou mucosas.
- Sinais e sintomas principais: a inalação causa sonolência até o ponto de narcose e coma, além de irritabilidade cardíaca.
- Principal órgão acometido: sistemas cardiovascular e nervoso central.
- Exemplos: propano, gasolina, tolueno, clorofórmio, etc.
- Tratamento: ABCDE, descontaminação, oxigênio a 100%.

Agentes nervosos

São: sarin (agente G, sem cor e odor), soman (agente G, em geral sem cor), tabun (agente G, sem cor e odor) e VX (agente N, cor âmbar, sem odor ou gosto). Inicialmente desenvolvidos como pesticidas. Atualmente, risco de utilização como armas químicas. Podem ser inalados, ingeridos ou absorvidos pela pele e/ou mucosas.

- Principais efeitos:
  - Exposição leve: miose, dor nos olhos, visão turva, irritação conjuntival, cefaleia, náusea, rinorreia, dispneia, agitação, excesso de salivação, fraqueza muscular localizada, etc.
  - Exposição moderada: miose, prostração, dispneia, tosse, náusea, vomito, fasciculação e fraqueza muscular, espirros, irritação conjuntival, tontura, confusão mental, diarreia, liberação esfincteriana, etc.
  - Exposição severa: hipersalivação, miose, agitação, perda da consciência, convulsão, coma, paralisia flácida, parada respiratória, PCR, arritmia cardíaca, etc.
- Tratamento: ABCDE, descontaminação, oxigênio a 100%.
- Antídotos: atropina, pralidoxima, diazepam.

Outros

- Hidrazidas: via inalatória, absorção por pele e/ou mucosas e ingestão. Causa irritação das vias áreas e do pulmão, podendo haver queimadura química. Também comprometimento do sistema cardiovascular (hipoxemia, hipovolemia por queimaduras, isquemia miocárdica), convulsão, coma, náusea e vômitos. Em pele e mucosas causa queimaduras graves, através de corrosão. Tratamento: ABCDE, descontaminação, oxigênio a 100%, piridoxina (vitamina B6) nos casos de comprometimento neurológico.
- Ácidos hidrofluorídrico e fluorídricos: via inalatória, absorção por pele e/ou mucosas e ingestão. Causam irritação e queimadura de vias aéreas e pulmão. Também comprometimento do sistema cardiovascular (hipoxemia, hipovolemia por queimaduras, isquemia miocárdica), convulsão, coma, náusea e vômitos. Em pele e mucosas causam queimaduras graves, através de corrosão. Tratamento: ABCDE, descontaminação, oxigênio a 100%, gluconato de cálcio em gel ou solução para queimaduras de pele, intra-arterial para queimaduras em mãos e dedos, subcutânea para alívio da dor.
- Piretrinas e piretroides (ex.: ácido crisantêmico): via inalatória, absorção por pele e/ou mucosas e ingestão. Causa irritação das vias aéreas, com tosse e espirros. Na pele pode haver irritação e coceira. Acometimento do SNC causa tremor, convulsão, movimentos espasmódicos, etc. Tratamento: ABCDE, descontaminação, oxigênio a 100%.

Capítulo 50 | Atendimento de vítimas de produtos perigosos **605**

- Herbicidas (ex.: paraquat): via inalatória, absorção por pele e/ou mucosas e ingestão. Causa irritação das vias aéreas, com tosse, rinorreia, insuficiência respiratória, hipoxemia, confusão, coma, convulsão, cianose, etc. Tratamento: ABCDE, descontaminação, oxigênio a 100%.
- Óxido de etileno: via inalatória e absorção por pele e/ou mucosas. Acometimento das vias aéreas (broncoespasmo, rinorreia, laringoespasmo, edema agudo de pulmão, etc.) por corrosão. Também aparecem convulsão, coma, dermatite, queimaduras de pele. Tratamento: ABCDE, descontaminação, oxigênio a 100%.
- Mercúrio: via inalatória, ingestão, injeção, absorção por pele e/ou mucosas. Acometimento do SNC. Também há descamação da pele, gengivoestomatite e comprometimento das vias aéreas, em função da forma de exposição. Tratamento: ABCDE, descontaminação, oxigênio a 100%, ácido dimercapol nos casos graves.

✳ ANTÍDOTOS

Antídotos são substâncias ou misturas que neutralizam os efeitos de um veneno ou uma droga cujo mecanismo de ação é capaz de modificar a cinética e a dinâmica de um veneno, trazendo benefícios à vítima intoxicada. Em casos de PP, existem vários antídotos que podem ser utilizados e estão listados abaixo.

Tabela 4   Antídotos

Antídoto	Intoxicação	Dose para adultos	Dose para crianças
Atropina	Organofosforado, carbamatos, agentes nervosos	1-2 mg EV, podendo ser repetida se necessário de forma titulada	0,02- 0,04 mg/kg EV, podendo ser repetida se necessário de forma titulada. Não utilizar dose menor que 0,1 mg
Azul de metileno	Compostos que formam meta-hemoglobulinemia	1-2 mg/kg EV lentamente em pelo menos 5 minutos, podendo ser repetida se necessário	1-2 mg/kg EV em pelos menos 5 minutos, podendo ser repetida se necessário
Cloreto de cálcio 10%	Intoxicação sistêmica por ácido hidrofluorídrico ou fluoretos	5-10 mL EV, podendo ser repetida	0,1-0,2 mL/kg EV, podendo ser repetida se necessário
Gluconato de cálcio 10%	Intoxicação sistêmica por ácido hidrofluorídrico ou fluoretos	10-20 mL, EV, podendo ser repetida	0,2-0,3 mL/kg EV, podendo ser repetida se necessário

(continua)

606 Seção 6 | Ambiente hostil, APH tático e atividades esportivas

Tabela 4 Antídotos *(continuação)*

Antídoto	Intoxicação	Dose para adultos	Dose para crianças
Gluconato de cálcio gel 2,5%	Queimaduras em pele por ácido hidrofluorídrico	Tópico	Tópico
Gluconato de cálcio solução 10%	Queimaduras em pele e oculares por ácido hidrofluorídrico	Tópico	Tópico
Hidroxicobalamina 5 g	Cianetos	5 g EV, podendo ser repetida se necessário até 10 g	70 mg/kg, podendo ser repetida se necessário, não excedendo 5 g
Nitrito de sódio 30%	Cianetos, nitrilas, sulfetos	10 mL EV lentamente, em ao menos 5 minutos	0,12-0,33 mL/kg EV lentamente, em ao menos 5 minutos
Oxigênio	Asfixiantes simples e sistêmicos, cianetos, compostos que formam meta-hemoglobulinemia, monóxido de carbono, etc.	100%	100%
Pralidoxima	Organofosforados, agentes nervosos	1-2 g EV, em ao menos 10 minutos. Depois devem ser mantido 500 mg/h EV de forma contínua	20-40 mg/kg EV, em ao menos 10 minutos. Depois devem ser mantidos 5-10 mg/kg/h EV de forma contínua
Tiossulfato de sódio	Cianetos, nitrilas	50 mL EV lentamente, em 10-20 minutos	1,6 mL/kg EV lentamente, em 10-20 minutos, até no máximo 50 mL

Outros antídotos

Álcool 99,5% (ampola com 10 mL)

- Indicação: intoxicação por metanol e etilenoglicol.
- Posologia: dilui-se numa proporção de 1:10 (100 mL de álcool em 900 mL de soro glicosado), dose inicial de 10 mL da solução por kg de peso. Dose de manutenção: 1 a 2 mL por kg de peso por hora. Manter o álcool até que as concentrações estejam em níveis seguros, sendo o etilenoglicol < 10 mg/dL e o metanol < 10 mg/dL.

Carvão ativado

- Indicação: intoxicações diversas, de forma a prevenir sua absorção sistêmica.
- Posologia: 1 g de carvão ativado por kg de peso (24 a 100 g). Dilui-se em água, soro fisiológico ou catárticos, como o manitol. Normalmente dilui-se em 8 mL das soluções para cada grama de carvão ativado. Usualmente, faz-se uso de uma dose apenas, em casos mais graves pode ser usado de 4/4 horas.
- Contraindicação: ingestão de hidrocarbonetos, substâncias corrosivas, como ácidos e bases. Se rebaixamento de nível de consciência, realizar a intubação orotraqueal antes de utilizar o carvão ativado.

Fisostigmina

- Indicação: intoxicações que causem síndrome anticolinérgica aguda.
- Posologia em adultos: 1 a 2 mg via endovenosa em 2 a 5 minutos. Pode ser repetida em 40 minutos.
- Posologia em crianças: 0,5 mg via endovenosa em 2 a 5 minutos.

Nitrito de amila inalante (USP 0,3 mL)

- Quebra-se a ampola ou pérola, podendo ser inalado com ou sem diluição. Por ser um nitrato, é necessário verificar o uso de inibidores da fosfodiesterase (sildenafil e outros). Inala-se uma unidade a cada 3 minutos enquanto o nitrito de sódio é administrado.
- Indicação: cianetos, sulfetos e nitrilas.
- Posologia em adultos e crianças: via inalatória.
- É ineficaz para as azidas.
- Contraindicação: alergia.
- Efeitos colaterais: cefaleia, hipotensão, taquicardia reflexa, choque.

N-acetilcisteína

- Indicação: intoxicação por acetaminofen.
- Posologia: usar via oral em *bolus* de 140 mg/kg de peso. A manutenção é de 70 mg/kg de peso de 4/4 horas, até um total de dezessete doses. Tem maior eficácia se usado nas primeiras 10 horas após a ingestão.

608 Seção 6 | Ambiente hostil, APH tático e atividades esportivas

Piridoxina

- Indicação: hidrazidas.
- Posologia em adultos: 25 mg/kg via endovenosa. Pode ser repetido.
- Posologia em crianças: 25 mg/kg via endovenosa.
- Efeito colateral: neuropatia periférica.

Lentes de Morgan

- Podem ser utilizadas para descontaminação ocular juntamente com um anestésico oftalmológico, como proparacaine.

✳ BIBLIOGRAFIA

1. AHLS. Advanced Hazmat Life Support – provider edition. 3rd ed. Tucson: University of Arizona Emergency Medicine Reseach Center; 2003.
2. Companhia Ambiental do Estado de São Paulo – CETESB. Disponível em: cetesb.sp.gov.br.
3. Briggs SM, Brinsfield KH. Advanced disaster medical response – manual for providers. Boston: Harvard Medical International Trauma & Disaster Institute; 2003.
4. Koenig K, Schultz C. Disaster medicine. New York: Cambridge University Press; 2010.
5. Greaves I, Hunt P. Responding to terrorism. A medical handbook. Churchill Livingstone/Elservier; 2011.
6. Core disaster life support. Course manual 3.0. American Medical Association. Radiation Emergencies. 2010. 1-34 1-35.

CAPÍTULO **51**

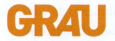

Atendimento pré-hospitalar tático

Johnny Mascarenhas de Queirós
Jorge Michel Ribera

✱ INTRODUÇÃO

O atendimento pré-hospitalar (APH) tático é aquele que objetiva o específico suporte médico a situações emergenciais em operações táticas, como casos de terrorismo, roubo e assaltos, com ou sem refém e/ou vítima; invasões de cativeiro de vítima de sequestro; extração de policiais e/ou outras vítimas em situações de perigo; situações com artefatos explosivos; aquelas em que é necessário o emprego progressivo da força (ver Capítulo "Uso progressivo da força – emprego de armas não letais"); e situações diversas de combate militar, entre outros exemplos. É baseado em princípios de medicina militar, medicina de ambiente hostil e no próprio APH urbano, por meio de técnicas e táticas voltadas a minimizar os danos já existentes nas vítimas, assim como garantir atendimento imediato ao grupo operacional que realiza a operação, *in loco*, caso se faça necessário.

Esse tipo de atendimento rompe a primeira lei do APH, justamente por não oferecer uma cena segura. Pelo risco durante as atividades, esse atendimento é feito, em geral, por grupos de operações especiais, militares e/ou paramilitares, e equipes técnicas com potencial de exposição a esse tipo de adversidade em seu dia a dia, habitualmente não contando com membros com formação em saúde. Igualmente, pelo potencial de risco apresentado, nem sempre as soluções propostas são convencionais ou habitualmente executadas no dia a dia e por isso, são denominadas táticas. Fica fácil compreender que, sob fogo cruzado ou mesmo em um espaço confinado entre escombros, manobras de intubação orotraqueal ou até um simples acesso venoso podem ser impraticáveis.

A atuação nesse cenário requer o uso de equipamentos de proteção individual (EPI) específicos para cada situação, sendo fundamental minimizar os riscos e a potencial gravidade das lesões. Hoje a tecnologia e o desenvolvimento de materiais melhores e mais leves auxiliam bastante a atuação dos profissionais. Em contrapartida, o desenvolvimento de armamentos mais letais, bem como a facilidade de aquisição, o aumento da violência nos aglomerados urbanos, as guerras e guerrilhas, pesam no outro lado da balança.

Também há aumento da frequência de desastres naturais e não naturais, acidentes automobilísticos e o grande trânsito de cargas de perigo potencial, que aumentam a vulnerabilidade, fazendo que estas equipes de operações especiais sejam cada vez mais requisitadas.

O APH tático também compreende o desenvolvimento de estratégia específica diante de determinado evento já conhecido ou ainda em eminência de ser deflagrado, como, por exemplo, uma ocorrência envolvendo artefatos explosivos ou diante de uma tomada de refém. O correto posicionamento de uma equipe de APH, já treinada para esses eventos, com conhecimento dos protocolos e condições técnicas e emocionais, pode abreviar o tempo de atendimento da ocorrência.

✳ CONCEITOS

- Crise é definida pela Academia Nacional do FBI como "um evento ou situação crucial, que exige uma resposta especial da polícia, a fim de assegurar uma solução aceitável".
- Gerenciamento de crises é definido pela mesma academia como "o processo de identificar, obter e aplicar os recursos necessários à antecipação, prevenção e resolução da mesma".
- Objetivos do gerenciamento de crises:
  1. Preservar vidas.
  2. Aplicar a lei.
  3. Restabelecer a normalidade da situação.
- Critérios de ação para o gerenciamento de crises são os referenciais que servem para nortear a tomada de decisão em qualquer evento crítico.

✳ MEDIDAS INICIAIS DE CONTROLE E CONDUÇÃO DA CRISE

- Conter: utilizando-se o entendimento voltado às situações com reféns, significa mantê-las em área controlada e impossibilitar que o(s) causador(es) da crise consiga(m) aumentar o número de reféns, tenha(m) acesso a mais armamentos ou consiga(m) um posicionamento de vantagem em relação aos policiais militares interventores.
- Isolar: com o mesmo fundamento do conceito "conter", concerne em impedir o acesso de terceiros curiosos, da imprensa ou mesmo de policiais estranhos à operação ao ponto crítico. Pretende-se, destarte, organizar o local da crise de forma que permaneçam no interior da área isolada apenas os policiais e equipes de apoios necessários à condução da ocorrência (teatro de operações).

ATORES

- Gerente da crise: é aquele profissional capacitado e imbuído no processo de identificar, obter e aplicar os recursos necessários à resolução de um evento crítico. Ele deverá dirigir-se ao local dos fatos e organizar, com base em recursos técnicos e planejados, a linha de ação mais adequada para a consecução do objetivo.
- Relações públicas: é aquele profissional competente e treinado para relacionar-se com os órgãos da mídia e mecanismos de comunicação presentes no local da crise, e que será o responsável por transmitir as informações relevantes acerca do trabalho dos profissionais. Porém, tem a ressalva de não comprometer a segurança da operação. Em razão da peculiaridade, disponibilidade e tecnicidade necessárias no contato com a mídia, esse profissional não poderá confundir-se com o gerente da crise.

TIPOLOGIA DOS PRINCIPAIS CAUSADORES DE EVENTOS CRÍTICOS

- Profissional do crime: é o indivíduo que se mantém através de repetidos furtos e roubos e de vida dedicada ao crime. Essa espécie de criminoso geralmente provoca uma crise por acidente, devido a um confronto inesperado com a polícia, na flagrância de alguma atividade ilícita. Com a chegada da polícia, o elemento apodera-se da primeira pessoa ao seu alcance como refém e passa a utilizá-la como garantia para a fuga, neutralizando, assim, a ação inicial dos policiais.
- Emocionalmente perturbado: pode ser um psicopata ou simplesmente alguém que não conseguiu lidar com seus problemas de trabalho ou de família e que esteja completamente divorciado da realidade.
- Terrorista: apesar de não ostentar liderança estatística na prevalência geral, esse tipo de causador de eventos críticos é, de longe, o que causa maior tumulto. Pela própria essência desses eventos, geralmente cuidadosamente planejados por grupos com motivação política e/ou ideológica, a repercussão e a divulgação constituem, na maioria das vezes, o principal objetivo da crise, que se revela como uma oportunidade valiosa para críticas às autoridades constituídas e para revelação dos propósitos ou programas do grupo causador da crise.

ATENDIMENTO AO EVENTO CRÍTICO DO TIPO COM TOMADA DE REFÉNS

No Brasil, como regra, os agentes de segurança pública não atuam com outras forças, a não ser aquelas pertencente à própria segurança pública. No Estado de São Paulo, quem tem a prerrogativa de atuação nesse tipo de cenário é o Grupo de Ações Táticas Especiais

(GATE), pertencente à Polícia Militar do Estado. O GATE, quando necessário, aciona o GRAU para atuar conjuntamente, visto ser o mesmo responsável por realizar suporte avançado em urgência e emergência nesse tipo de ação. Cabe ressaltar que o GRAU realiza treinamentos feito pelo próprio GATE, que orienta a equipe de médicos e enfermeiros quanto à forma de atuar nestes cenários.

✳ TEATRO DE OPERAÇÕES (FIGURA 1)

Quando fala em zonas, na realidade o gerenciamento de crises refere-se ao que chamamos de teatro de operações. Com a organização do local podemos de forma técnica controlar o cenário, realizando o atendimento à crise conforme o grau de risco apresentado. Abaixo, segue breve explanação sobre o teatro de operações em eventos críticos, os quais serão divididos em duas categorias.

- Zona quente ou vermelha: para que possamos ter um melhor entendimento, utilizaremos neste capítulo conceitos adotados pelo FBI com relação ao gerenciamento de crises. Dizemos que zona quente ou vermelha é o ponto crítico, local onde encontra-se o causador da crise. A atuação operacional do GRAU em conjunto com o GATE é feita da seguinte forma quando se está no ponto crítico. Havendo a necessidade da intervenção tática, a equipe do GRAU permanece no ponto crítico em local abrigado e protegido. A equipe do GATE realiza a intervenção, transformando a área vermelha ou quente em área segura para atuação dos médicos e enfermeiro, permitindo, no interior do ponto crítico, a estabilização da vítima e/ou a remoção da mesma para a área amarela ou morna para se dar continuidade ao atendimento.
- Zona morna: área com relativa proteção. Considera-se neste local a sequência de atendimento XABCDE, sendo o "X" o controle de hemorragias exsanguinantes, com torniquetes, curativos compressivos e hemostáticos. A letra "A" representa a liberação da via aérea. O PHTLS militar sugere o uso de cânula nasofaríngea ao invés da cânula de Guedel, por ser mais tolerável. O "B" é relativo às dificuldades respiratórias secundárias a ferimentos que podem ser tratados com curativos especiais. Já as punções para alívio de pneumotórax hipertensivo exigem treinamento técnico específico e dificilmente são aplicados, embora possam ser medida salvadora. Vítimas que necessitam de intervenção ventilatória podem se beneficiar de dispositivos supraglóticos, por apresentarem fácil manuseio, embora exijam treinamento da equipe. A intubação orotraqueal e os procedimentos cirúrgicos dificilmente têm sua realização considerada nesta zona, geralmente pela falta de profissional habilitado e pelo risco do cenário. A letra "C" nos lembra da possibilidade de ocorrência de choque hipovolêmico, cujo tratamento é de difícil realização nesta zona. A realização da punção intraóssea pode-

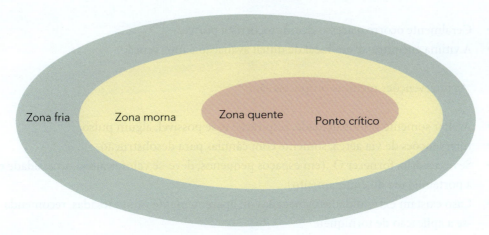

Figura 1   Esquema referente ao teatro de operações.

ria ser considerada, assim como o uso de soluções hipertônicas (facilidade no transporte), nas situações em que o apoio de equipe avançada ou recursos hospitalares encontram-se distantes, porém são raras as ocasiões em que tais técnicas podem ser em empregadas. O "D" trata de imobilizações aplicadas somente para fraturas maiores ou de região cervical quando há grande suspeita de sua ocorrência. E finalmente a letra "E" refere-se à avaliação da real necessidade de se realizar nesta zona a exposição da vítima e a prevenção da hipotermia. Deve ser considerada apenas nos casos em que existe a possibilidade de contaminações por "bomba suja". A realização desta etapa de descontaminação, com a retirada das vestes, implica em diminuição de aproximadamente 90% da descontaminação.

- Zona fria: é a área de evacuação tática. Não há risco! Nesta zona, os serviços pré-hospitalares locais podem ter acesso como o habitual e iniciar seus protocolos, complementando o que já foi feito nas zonas vermelha e amarela. Logo após, executa-se o transporte para o hospital.

Na sequência, seguem alguns exemplos de atuação do GRAU nestas situações táticas.

Resgate em estruturas colapsadas

Neste tipo de evento, existem as seguintes peculiaridades:

- A estrutura pode ainda não plenamente estável, apesar do escoramento.
- Os acessos podem ser estreitos e de baixa altura.
- Há necessidade de se realizar deslocamento por rastejamento.
- Iluminação e ventilação, em geral, são precárias.

614 Seção 6 | Ambiente hostil, APH tático e atividades esportivas

- Geralmente ocorre o acesso de um socorrista por vez.
- A vítima encontra-se em local de difícil avaliação e intervenção.

As intervenções médicas propostas são:

- Avaliar somente responsividade, respiração e, se possível, algum pulso.
- Intervenções de via aérea, somente com cânulas para desobstrução.
- Se necessário, fornecer O_2 (em espaços pequenos, deve-se valorar a real necessidade e a portabilidade do equipamento).
- Caso existam extremidades esmagadas ou aparentemente muito lesadas, recomenda-se a aplicação de torniquete.
- Imobilizações são, em geral, impraticáveis.
- A evacuação deve ser a mais rápida possível, por arrasto.

Atendimento ao evento crítico que envolve artefatos explosivos

Localização de artefato suspeito

Neste tipo de atuação o médico do GRAU não entra na zona quente ou vermelha, permanecendo na zona morna ou amarela, aguardando a intervenção contra-bomba, realizada por profissional operacional tático com especialização nesse tipo de ação, utilizando EPI especial.

Ação em local de explosão

Neste tipo de atuação o médico do GRAU permanece na zona morna ou amarela. Após vistoria do profissional operacional tático, se for liberada a área considerada epicentro da operação, a equipe de socorro pode adentrar o local e realizar o resgate em segurança.

Desativação de artefatos e bombas:

- Operação ocorre em área isolada.
- Necessidade de uso de EPI adequado.
- Considerar que há risco de explosão inoportuna.

As intervenções médicas propostas são:

- Posicionamento da equipe de APH em área segura.

Capítulo 51 | Atendimento pré-hospitalar tático **615**

- Conhecimento prévio de peculiaridades clínicas do profissional que atua na cena (medicações em uso, antecedente de asma, etc.).
- Conhecimento da desmontagem do EPI utilizado.
- O hospital de referência deve ser informado sobre o andamento da ocorrência.

Sequestros e/ou ocorrência envolvendo pessoas em cárcere privado

- Há imprevisibilidade da evolução.
- Conhecimento do posicionamento da equipe policial.
- Desenvolvimento de estratégia para realização de intervenção rápida.

As intervenções médicas propostas são:

- Posicionamento da equipe a critério do gerente da crise.
- Levantamento de informes da saúde da vítima, sejam pregressos ou relacionados à ocorrência.
- Preparar material e equipamento para atendimento imediato.
- Informar hospital de referência sobre a andamento da ocorrência.

✳ BIBLIOGRAFIA

1. NAEMT. PHTLS – Prehospital trauma life support – military edition. Elsevier; 2011.
2. PHTLS Committee of The National Association of Emergency Medical Technicians. Atendimento pré-hospitalar ao traumatizado, PHTLS. 7ª ed. Rio de Janeiro: Elsevier; 2011.
3. Governo Federal. Ministério da Justiça, Secretaria Nacional de Segurança. Estado do Rio Grande do Sul. Secretaria da Justiça e da Segurança – Brigada Militar. Resolução da Secretaria de Segurança Pública de 13 de fevereiro de 2010. Programa de treinamento de especialistas e instrutores policiais – curso de controle e resolução de conflitos e situações de crise.
4. Secretaria Nacional de Segurança Pública. Ministério da Justiça. Curso de gerenciamento de crises.
5. National Fire Protection Association (NFPA). 1521 Standard for Fire Department Safety Officer. 1992.
6. National Fire Protection Association (NFPA). 1470 standard on search and rescue training for structural collapse incidents. 1994.

CAPÍTULO 52

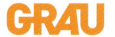

Uso progressivo da força – emprego de armas de menor potencial ofensivo

Fábio de Almeida Gomes
Maria Cecília de Toledo Damasceno

❋ INTRODUÇÃO

Dentro da atual filosofia da mais ampla garantia dos direitos individuais do cidadão, o emprego de armas de fogo com potencial letal, sobretudo nos cenários urbanos, tem sido desencorajado.

O emprego das chamadas *armas de menor potencial ofensivo* passou a ser disseminado a partir do ano de 1990, por ocasião do 8º Congresso da ONU, sediado em Havana, Cuba.

No Brasil, a partir da Portaria n. 1, de 5 de janeiro de 2009, do DLOG/Exército Brasileiro e também da Portaria n. 387, de 28 de agosto de 2006, da DG do Departamento de Polícia Federal, ficou regulamentado o uso das *armas de menor potencial ofensivo*, inclusive por empresas de segurança privada.

Podemos definir como não letais todos aqueles armamentos que provocam dor ou um incômodo forte o bastante para interromper um comportamento agressivo do perpetrador, sem que isso venha a proporcionar grande perigo à vida do mesmo (Figura 1). Seu emprego fundamenta os princípios da doutrina do chamado *uso progressivo da força*, o qual só deve ser utilizado da maneira minimamente necessária para fazer cessar a hostilidade do agressor.

No entanto, quando se trata de controle de distúrbios urbanos, especialmente quando há necessidade de controle de aglomerados humanos, essa modalidade de força por parte das equipes de segurança pública não tem sido muito bem empregada, por não se valorizar o poder da negociação e do diálogo prévios.

Apesar de se tratarem de armas com pequeno potencial letal, tal modalidade de recursos de armamento não se mostra totalmente isenta de danos à saúde dos alvos. Por isso, pode promover lesões corporais que podem vir a comprometer a integridade dos atingidos e, por vezes, chegar ao êxito letal.

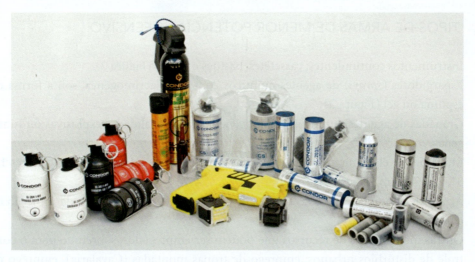

Figura 1 Armas não letais (granadas, *sprays* de pimenta, *taser*, munição de elastômero). Todas as fotos deste capítulo foram cedidas por Carlos Lira, com o apoio do Batalhão de Operações Especiais (BOPE) da Polícia Militar do Estado da Paraíba.

✱ USO PROGRESSIVO DA FORÇA – PRINCÍPIOS

Na avaliação do emprego da força em situações de preservação legal da ordem pública, o agente de segurança deverá sempre ponderar sobre a real necessidade para cada caso, sua legalidade, optar sempre pelo diálogo e tentativa de negociação até se chegar ao emprego da força em seu grau máximo. Por fim, esse agente deve ter a devida noção sobre os meios disponíveis, suas técnicas de emprego e possíveis complicações.

Quanto à sua proporcionalidade, o emprego progressivo da força pode ser classificado em seis níveis:

- Nível 1: presença física do agente de segurança.
- Nível 2: negociação verbal, cuja finalidade é, por meio de mediações, agindo pelo poder da persuasão, resolver os conflitos.
- Nível 3: controle físico, por meio do emprego unicamente das mãos (técnicas de imobilização e de condução).
- Nível 4: são acrescidos agentes químicos.
- Nível 5: emprego de força sobre as articulações, gases fortes e equipamentos de impacto. Nesse grupo também podem ser incluídos os disparos de arma de fogo, sem intenção letal.
- Nível 6: emprego da força letal, a qual dependerá de três fatores – oportunidade, habilidade e risco.

TIPOS DE ARMAS DE MENOR POTENCIAL OFENSIVO

- Instrumentos contundentes: cassetetes, bastões e tonfas (Figura 2).
- Espargidores (*sprays*) de agentes químicos com ação lacrimogênea, sob a forma de espuma ou gel (Figura 3).
- Granadas de agentes químicos lacrimogêneos, nas modalidades explosivas ou fumígenas.
- Munições de elastômero macio, nas formas de plástico ou borracha, nos calibres 12, 37, 38 e 40 mm (Figura 4).
- Armas de choque elétrico nas formas de contato direto ou por meio da projeção de dardos energizados.
- Outras modalidades de recursos que podem ser empregados, sobretudo para o controle de distúrbios urbanos: emprego de tropas montadas (Cavalaria), emprego de carros com canhões de jato d'água sob pressão, emprego de tropas acompanhadas de cães (Canil), entre outras.

MECANISMOS DE AÇÃO

a. No grupo dos instrumentos contundentes, as lesões provocadas serão geradas pela ação mecânica, especialmente pela ação contundente, podendo levar a contusões, equimoses, hematomas, feridas cortocontusas ou até fraturas.

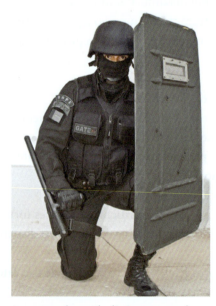

Figura 2 Militar com capacete e escudo antibalísticos, armado com tonfa.

Capítulo 52 | Uso progressivo da força – emprego de armas de menor potencial ofensivo 619

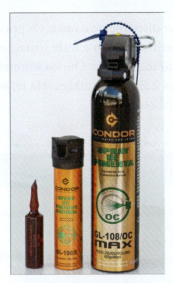

Figura 3 Compostos lacrimogêneos sob as formas de ampola volátil, *sprays* de espuma e líquido.

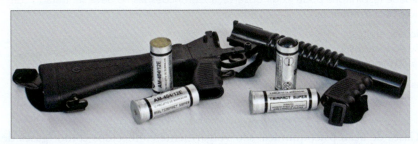

Figura 4 Lançador calibre 37/38,1 com munição de elastômero em bolas de látex.

b. No grupo das lesões promovidas pelos gases, os efeitos dependerão da natureza do agente empregado. Seu uso de maneira ilegal é passível de punição prevista no art. 252 do Código Penal Brasileiro. Tipos de gases:

I. Gases lacrimogêneos: nesse grupo encontramos basicamente dois tipos de gases: o ortoclorobenzalmalononitrila (CS) e o oleoresin capsicum (OC), este último derivado da pimenta do gênero *Capsicum* e vulgarmente conhecido como "*spray* de pimenta" (Figura 5). Esses agentes podem ser empregados sob a forma líquida, de espuma ou gel, por meio de espargidores, granadas ou projéteis do tipo *pepperballs* (bolinhas de plástico, semelhantes àquelas de *paintball*). O emprego ideal dos gases lacrimogêneos deve ser em ambientes abertos, para uso individual ou em pequenos grupos de pessoas, com alcance máximo eficaz de 1 metro, com aplicação ideal na parte anterior do tórax, já que a dispersão do agente se faz de modo ascendente (isso para a forma líquida). Se a forma empregada for espuma

620 Seção 6 | Ambiente hostil, APH tático e atividades esportivas

ou gel, o foco deverá ser diretamente o rosto. Os principais efeitos desses gases são intensa sensação de lacrimejamento e forte irritação ocular, além de sensação de sufocação e desconforto respiratório. Outros sintomas previstos são: náuseas, vômitos, corrimento nasal e ardência cutânea. Há relatos de intolerância grave para indivíduos alérgicos (Tabela 1).

Tabela 1 Indivíduos alérgicos a gases lacrimogêneos

Spray químico incapacitante (CS – ortoclorobenzalmalononitrila; OC – *Oleoresin capsicum* – de pimenta)
Orientações gerais: – Retirar roupas (que devem ser lavadas em água fria e/ou descartadas).   – Lavar a pele afetada com água abundante e corrente.   – Queimaduras devem ser tratadas como tal.   – Corticoide tópico pode ser utilizado em determinadas regiões da pele com sinais de inflamação.   – Irrigação ocular deve ser copiosa. Avaliação oftalmológica pode ser necessária.   – Lentes de contato devem ser retiradas imediatamente e descartadas.   – Dificuldade respiratória pode exigir observação. Broncoespasmo deve ser tratado com oxigênio e beta-2-agonista.
Duração dos efeitos: – OC: 30-45 minutos.   – CS: 15-30 minutos.
Equipes de saúde: devem estar de máscara, luvas, avental, etc.

II. Gases de ação psicoquímica: são vulgarmente conhecidos como "gases de efeito moral" (Figura 6). Na prática, são de pouca utilização em nosso meio. Alguns agentes podem ser citados, como BZ (benzilato), LSD (ácido lisérgico) e 3-metilanfetamina; todos são agentes indutores do sono, alucinógenos, delirantes e proporcionam alterações na coordenação motora e força muscular.

c. O emprego de munições de impacto constitui o nível 5 de emprego do uso progressivo da força. Nesse grupo de agentes podem ser empregadas munições de elastômero, que geralmente são confeccionadas à base de látex, podendo ser projéteis fragmentados ou singulares (Figura 7). Semelhantemente à munição letal, sua cápsula possui uma carga de pólvora e, geralmente, é arremessada com espingardas calibre 12. Promovem lesões cortocontusas na pele, não devendo ser lançadas a curta distância e no rosto, pelo risco de lesões letais ou sério comprometimento ao globo ocular. A orientação é que o alvo seja preferencialmente atingido nas pernas, a uma distância de segurança de 20 metros, podendo alcançar uma velocidade de 240 m/s. Deve-se sempre considerar a possibilidade de lesões mais graves, especialmente quando não é observada a distância de segurança, sobretudo na nuca, rosto, pescoço, tórax e abdome. Ainda deve-se estar atento à possibilidade de ricocheteio dos projéteis.

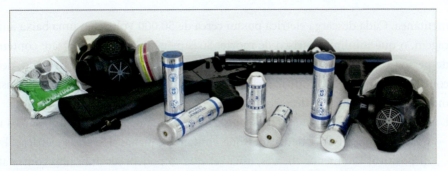

Figura 5 Conjunto com lançador calibre 37/38, 1 mm, máscaras de proteção com filtro, munição química de emissão lacrimogênea à base de CS – alcance de 5 metros.

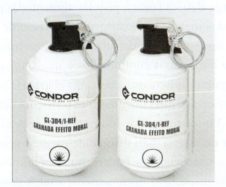

Figura 6 Granadas de efeito moral.

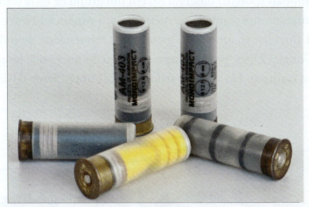

Figura 7 Munição de elastômeros cilíndricos e em bolas de látex.

d. Armas de choque elétrico são dispositivos de pequeno risco letal, cujo princípio é a utilização de energia armazenada sob a forma de bateria, com o objetivo de atingir alvos vivos, provocando descarga elétrica com tempo médio de 5 segundos, suficientemente capaz de derrubar o agressor, a partir de uma paralisia neuromuscular momentânea. Cada descarga elétrica possui cerca de 50.000 Volts com uma baixa amperagem, o que minimiza o risco de morte. Suas principais indicações são: contenção de pessoa com grande potencial agressivo, contenção de suicida desarmado, defesa contra agressor armado com arma branca e defesa contra animais ferozes. Há basicamente duas modalidades dessas armas:

I. Armas elétricas de contato (*stun guns*): sob a forma de pequenos dispositivos manuais ou sob a forma de bastões que emitem pequenas descargas elétricas. Esses dispositivos são menos eficazes, uma vez que só podem ser utilizados contra alvos aproximados, além de não permitirem a ação paralisante e de submissão do agressor, pois só conseguem produzir um pequeno choque com alguma dor local na pele.

II. Pistolas de descarga elétrica (*taser*): pistolas alimentadas por baterias, cuja ação é a emissão de dardos metálicos descartáveis, por meio de disparos a uma distância de segurança de 35 pés (aproximadamente 11 metros), que conduzem eletricidade através de finos cabos condutores, os quais, uma vez espetados na pele, transmitem aos grupos musculares a descarga elétrica (Figura 8). Esse modelo, ao contrário do anterior, age diretamente sobre o sistema nervoso central, levando o agressor ao chão. Em casos de indivíduos de grande peso ou sob efeito de psicotrópicos, pode ser necessária mais de uma descarga. A grande polêmica sobre esse tipo de armamentos não letais é se podem, num ser humano, levar à morte. Apesar de ser considerado dispositivo minimamente letal, a possibilidade de morte por fibrilação das células miocárdicas não está descartada. Estudos experimentais em modelos animais (porcos) observaram em um grupo de onze porcos que dois deles apresentaram morte imediata. Além disso, a American Heart Association, em seu jornal *Circulation*, através do estudo da Universidade de Indiana produzido pelo Dr. Douglas Zipes, provou que o emprego do *taser* pode levar à morte súbita por ataque cardíaco. Em contrapartida, o fabricante (Taser INC) afirma que no

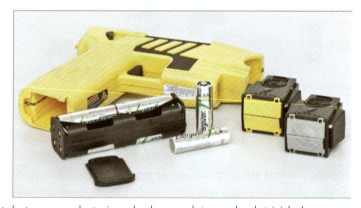

Figura 8 Pistola *taser* com bateria e dardos condutores de eletricidade.

mundo há mais de três milhões de usuários do equipamento e que a possibilidade de morte é ínfima. Já o movimento da Anistia Internacional relata que, desde o ano de 2001, ao longo de todo o mundo, cerca de 500 pessoas já faleceram de morte súbita após o uso do *taser*. Outro estudo interessante em relação ao tema foi o relato de um indivíduo de 53 anos de idade, portador de marca-passo cardíaco e que sofreu um disparo de *taser*, não tendo apresentado qualquer alteração no ritmo cardíaco. Essa controvérsia nos leva à seguinte conclusão: apesar do *taser* pertencer ao grupo dos armamentos minimamente letais, a possibilidade de morte cardíaca existe e os socorristas que eventualmente venham a atender tais tipos de vítimas deverão estar atentos à possibilidade de parada cardíaca. Discute-se ainda a possibilidade de efeito incendiário em vítimas que foram submetidas à descarga elétrica logo após exposição a gases não letais.

e. Canhões de jato d'água sob pressão: seu principal objetivo é dispersar e/ou controlar a população (Figura 9). O jato d'água é liberado sob pressão, em torno de 15 L/segundo, podendo ter fluxo contínuo ou em pulso. Pode eventualmente causar fraturas e lesões intra-abdominais. Cuidado deve ser tomado no contato da água com equipamentos energizados.

✱ FUNDAMENTOS TÁTICOS PARA O ATENDIMENTO

Inicialmente, o socorrista deve saber exatamente qual sua real função no teatro de operações da crise vigente: se faz parte do time tático, cuja função é exclusivamente o

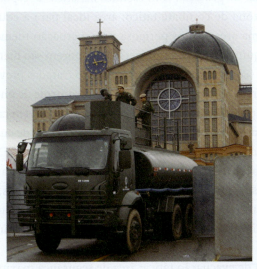

Figura 9 Canhão de jato d'água sob pressão. Imagem cedida por Maria Cecília de Toledo Damasceno.

trauma combat casualty care (TCCC), ou, por outro lado, se sua função é a de atendimento à população em geral, que, no caso, representaria os *potenciais agressores*. Em um caso mais genérico, o socorrista poderá atender ambos os grupos.

Uma das características do cenário urbano, além da diversidade dos ambientes, é a desproporção entre agressores e forças armadas. No campo de batalha militar, geralmente a proporção é de 1:3 (forças amigas x forças inimigas), enquanto nos cenários urbanos a proporção entre forças de segurança e agressores é de 1:5. De acordo com o armamento utilizado, as vítimas podem apresentar traumas fechados, queimaduras e trauma abertos, não se esquecendo dos danos psicológicos.

Hoje, nos cenários urbanos, há uma tendência ao emprego de tropas convencionais, num primeiro momento, e de times táticos (menor número, com armamentos de controle, EPI específicos, etc.) com o acirramento da crise.

Inicialmente, deve ser reforçada a importância dos EPI, como óculos de proteção, macacões de mangas longas, luvas de látex, máscaras com filtro e calçados fechados com solado espesso. Há possibilidade de atuação em três fases e situações:

- Zona quente ou zona de combate sob fogo: área de perigo extremo, devendo preferencialmente ser empregados combatentes com treinamento em APH tático. Nesse momento, há risco real e o ferido deve receber os primeiros atendimentos, ainda sob o risco de outras lesões. Um dos focos é a contenção de hemorragias graves (compressão direta e torniquetes), inclusive com a possibilidade do autoatendimento por parte do ferido. Nessa fase, caso se faça premente a atuação dos socorristas, o time tático deverá cuidar da proteção com escudos balísticos e resposta adequada ao fogo.
- Zona morna ou zona de combate tático: área ideal para a equipe de socorristas, já que se trata de uma área menos perigosa para a atuação médica. Aqui, os riscos de agressão para a equipe do APH ainda persistem, porém são menores. Deve ser seguida a sequência: X (contenção de hemorragias não tratadas previamente), A (desobstrução das vias aéreas com cânulas faríngeas), B (controle de pneumotórax hipertensivo, com descompressão por agulha ou curativo fechado, em casos de pneumotórax aberto), C (cuidados com o choque hemorrágico, revisão de curativos e torniquetes, além de possibilidade da parada cardíaca, principalmente se foi utilizado o *taser*, com ressuscitação cardiopulmonar – RCP – e desfibrilador automático esternal – DEA, se for o caso), D (imobilização cervical e de membros, controle de vítimas desorientadas, com retirada de armas) e E (controle da hipotermia, inclusive com primeiros procedimentos em desintoxicação de produtos químicos, como no caso de gases tóxicos).
- Zona fria ou zona de evacuação tática: área de segurança máxima, onde se pode empregar o Suporte Avançado de Vida, inclusive com a revisão da avaliação inicial, rea-

Capítulo 52 | Uso progressivo da força – emprego de armas de menor potencial ofensivo

lização de procedimentos médicos, além da avaliação secundária. Aqui se decide pela evacuação da vítima, se for o caso. Apesar de ser uma zona segura, a ação agressora pode ser retomada. Nessa fase pode ser montada uma base física fixa para a retaguarda de segurança ao time tático.

✳ ATENDIMENTOS ESPECÍFICOS

De acordo com o mecanismo de lesão pelo qual a vítima foi atingida, pode haver vários graus e tipos de lesões.

Pequenos ferimentos contusos por pedradas ou lesões provocadas por cassetetes requerem apenas compressas locais com gelo. Já ferimentos contusos/perfurocontusos, que podem advir de tiros de elastômeros, por exemplo, requerem limpeza local com antissépticos e curativos oclusivos.

Em casos de deformidades, seja por entorses, luxações articulares ou até mesmo fraturas, as técnicas de imobilização convencionais com tala maleável e faixa de crepom resolvem o problema até o tratamento definitivo no hospital de referência.

Mordeduras de cães geralmente provocam ferimentos cortocontusos com bordas irregulares e pequeno sangramento local; há que se fazer vigorosa limpeza local com soro fisiológico e PVPI, com ulterior curativo oclusivo. O importante é se fazer o devido encaminhamento para a cobertura vacinal antirrábica, não devendo esse tipo de ferimento ser suturado.

Ferimentos contusos na região ocular devem ser tratados com curativo oclusivo em ambos os olhos e avaliação oftalmológica.

Para os casos de hemorragias externas importantes, a compressão local, ou preferencialmente a aplicação do torniquete antichoque (CAT), deve ser empregada, já na zona quente. Reposição volêmica e imobilização de fraturas devem ser tratadas nas zonas morna ou fria.

Para os casos de contaminação por gases tóxicos, especialmente os lacrimogêneos à base de OC, uma medida inicial é colocar-se a vítima em local arejado e evitar esfregar os olhos. Secar o rosto e o pescoço com compressa seca. Evitar colocar qualquer tipo de líquidos neutralizadores do tipo éter, clorofórmio ou benzeno, os quais, apesar de neutralizarem a ação do gás, podem desencadear reações cutâneas próprias. Para contaminações mais extensas em pescoços e tórax, com importante reação ocular e respiratória, pode-se lançar mão de uma solução tópica à base de bicarbonato de sódio a 10%. Colírios à base de NaCl a 0,9% podem ser empregados para descongestionar a hiperemia ocular. Nos casos em que a vítima desenvolver angústia respiratória, impõe-se oferta suplementar de oxigênio a 100%, 12 L/minuto, por meio de máscara com reservatório. Observar a presença de broncoespasmo, que exigirá o uso de broncodilatadores e até corticoides intravenosos. Sempre estar atento à possibilidade de edema de mucosa oral, bem como edema de glote, o que poderá requerer via aérea definitiva, com a utilização de intubação em sequência rápida (auxílio de sedativos e relaxantes).

Para os casos de indivíduos que foram atingidos por choques pelas pistolas *taser*, especialmente se sofreram mais de uma descarga, ou com antecedentes de cardiopatia, deve-se verificar a possibilidade de parada cardíaca ou outras arritmias. A verificação de pulso central, a princípio pulso carotídeo, e o monitoramento cardíaco, se necessário, são de suma importância. Em casos de inconsciência e ausência de pulso, iniciar imediatamente RCP por dois minutos e, após verificação do ritmo cardíaco, se o mesmo for compatível com FV ou TV sem pulso, está indicado o uso de choque, por meio do DEA ou mesmo pelo desfibrilador convencional (uso médico), segundo protocolo específico vigente pela American Heart Association. Tais procedimentos devem, preferencialmente, ser executados na zona morna.

Por fim, em caso de queimaduras, as quais podem advir de granadas, fogos de artifício do tipo rojões, ou explosivos caseiros do tipo coquetel Molotov, deve-se fazer uma avaliação rápida da extensão e da profundidade das lesões. A chamada *regra dos nove* é uma boa alternativa. Para queimaduras localizadas, de primeiro e segundo graus, deve-se proceder à lavagem com soro fisiológico, seguido de curativo úmido local. Para grandes queimados, de preferência na zona fria, onde toda a roupa da vítima deve ser removida, deve ser aplicado curativo estéril seco e proteção com manta térmica, além da reposição de volume com Ringer lactato, de preferência aquecido a 39°C, segundo a fórmula de Parkland. Na zona fria, após medidas complementares, como analgesia com derivados morfínicos, encaminha-se à evacuação para hospital com Centro de Tratamento de Queimados (CTQ).

✳ BIBLIOGRAFIA

1. Alexander JB. Armas não-letais – alternativas para os conflitos do século XXI. Rio de Janeiro: Editora Welser-Itage; 2003.
2. Maddarena GL et al. Curso de extensão em equipamentos não letais I. Brasília: Departamento de Polícia Federal; 2009.
3. Cao M, Shinbane JS, Gillberg JM, Saxon LA, Swerdlow CD. Taser-induced rapid ventricular myocardial capture demonstrated by pacemaker intracardiac electrograms. J Cardiovasc Electrophysiol. 2007 Aug;18(8):876-9.
4. Dennis AJ, Valentino DJ, Walter RJ, Nagy KK, Winners J, Bokhari F, et al. Acute effects of Taser X26 discharges in a swine model. J Trauma. 2007 Sep;63(3):581-90.
5. Zipes DP. Sudden cardiac arrest and death associated with application of shocks from a TASER eletronic control device. Circulation. 2012 May 22;125(20):2417-22.
6. NAEMT. PHTLS – Prehospital trauma life support – military edition. Elsevier; 2011.

CAPÍTULO 53

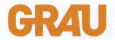

Atividades esportivas

Jorge Michel Ribera
Maria Cecília de Toledo Damasceno
Milton Mizumoto
Pedro J. Rozolen Jr.

INTRODUÇÃO

As atividades esportivas envolvem grande preparação da organização e das equipes que fazem os atendimentos. Princípios de Sistema de Comando de Operações e Emergências são sempre utilizados. A seguir, exemplificamos os eventos de Fórmula 1, Rali dos Sertões, corridas de rua e maratonas.

FÓRMULA 1

A Fórmula 1 (F1) é a mais conhecida competição de carros monopostos sancionada pela Federação Internacional de Automobilismo (FIA). Um Grande Prêmio de F1 consiste em treinos, classificação e corrida, distribuídos em três dias de eventos, sempre em circuitos aprovados pela FIA.

Os carros chegam a velocidades de até 350 km/h, com capacidade de aceleração lateral em curvas em torno de 5 G (5 vezes a força gravitacional da Terra), graças à altíssima tecnologia utilizada na construção desses equipamentos.

A condução desses carros exige pilotos com um nível de preparo físico e técnico incomparável, para suportarem altas velocidades, acelerações e desacelerações bruscas. Essas peculiaridades exigem, para segurança dos envolvidos na competição, uma organização de atendimento médico único.

Na década de 50, com a criação do Campeonato Mundial de Pilotos da Fórmula 1, vários foram os acidentes envolvendo pilotos e espectadores. Em comum, a falta de condições adequadas para o atendimento na pista (Figura 1) ou fora dela. A atenção médica era de responsabilidade dos proprietários do circuito que, muitas vezes, disponibilizavam apenas uma tenda com equipe médica servindo como posto médico. No final da década de 60, as sucessivas fatalidades nas provas fizeram com que a Associação de Pilotos, juntamente a outros envolvidos no esporte, desenvolvesse um veículo de atendimento para as etapas europeias da F1 (Figura 2). Mais tarde, pilotos, construtores (equipes) e a FIA se uniram para a organização de um atendimento médico padronizado e estruturado em todas as etapas.

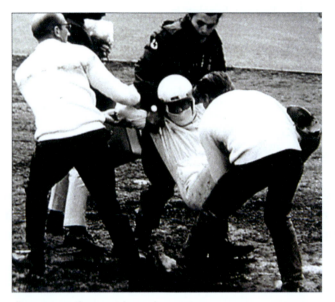

Figura 1   Atendimento a piloto acidentado na pista.

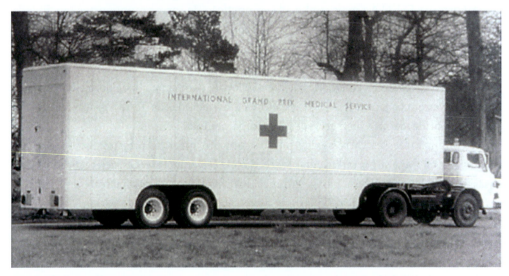

Figura 2   Veículo de atendimento para as etapas europeias da F1 na década de 60.

Na F1, após os anos 80, nenhuma outra área se desenvolveu tanto como a área médica. Nesse período, foi instituída a obrigatoriedade de Centros Médicos permanentes, bem como a necessidade de um serviço médico aprovado pela FIA em todos os circuitos. Até então, a estrutura de atendimento era muitas vezes precária, e pelos padrões atuais, sempre abaixo do nível de excelência que a própria categoria representa.

Considera-se que o princípio básico do atendimento médico é o de fornecer recursos para que, habilmente implantados, assegurem a gestão otimizada das vítimas, a fim de garantir o melhor resultado possível, que consiste em: reduzir o tempo entre o trauma e o tratamento definitivo; dar suporte à vida; e não adicionar lesões às já existentes. Isso requer um planejamento minucioso, desenvolvimento e administração que garantam a presença de pessoal qualificado e experiente, com equipamento adequado, incluindo veículos e comunicação. Este é o papel do Diretor Médico da Prova (DM).

A formação da equipe é um grande desafio. Ter à mão profissionais que, do ponto de vista técnico, são comprovadamente habilitados, e que possuam o perfil para uma atividade tão específica, exige tempo e treinamento. Os médicos que atuam no automobilismo devem estar aptos a trabalhar com a limitação da estrutura, quando comparada ao ambiente hospitalar. Embora a FIA ofereça orientação, por meio de suas diretrizes, para o estabelecimento de condições de trabalho adequadas à equipe médica, na prática, encontrar as soluções ideais para a prestação do atendimento médico nesse ambiente diverso muitas vezes exige muito empenho. Os materiais utilizados na construção dos carros de F1 são altamente desenvolvidos para esse fim, no entanto, oferecem riscos à equipe, ainda que o carro não esteja em movimento. Altíssimas temperaturas de pneus, discos de freios, motor e componentes lubrificantes; materiais altamente cortantes, como a fibra de carbono, de que são feitos vários elementos do carro; dispositivos de armazenamento de energia que podem provocar choque de alta voltagem (KERS); e alto risco de incêndio são alguns dos riscos que envolvem a equipe e que exigem equipamentos de proteção, cuidado e tranquilidade que se adquire com o longo programa de treinamento e com a experiência.

Atuação na corrida de Fórmula 1

Durante a prova, o DM permanece no Controle de Corrida (*Race Control*), onde estão o Diretor de Prova e os vários Delegados Esportivos da FIA, com recursos de vídeo que fornecem imagens em alta definição de todo o circuito. No momento do acidente, após a liberação do Diretor de Prova, o DM aciona os recursos necessários para que se desloquem ao local da ocorrência.

A natureza das lesões que se seguem após um acidente exige um tempo-resposta curto com o intuito de agir rápida e assertivamente. Para tal, são dispostos em posições estratégicas do circuito três Veículos de Intervenção Médica, que são tripulados por 2 médicos e 1 bombeiro. Esses veículos são, de modo geral, o primeiro recurso a ser acionado e encaminhado ao local do acidente, podendo chegar a qualquer ponto da pista em 30 segundos (Figura 3). Após avaliação inicial da equipe, as informações são passadas ao DM. No caso do piloto estar inconsciente e/ou preso na estrutura do carro, dois veículos de extração estão dispostos no circuito. São tripulados por dois médicos e seis bombeiros. Também são equipados com materiais de desencarceramento e de extinção de incêndio. Toda a equipe é altamente especializada na retirada rápida e segura do piloto, caso ele não tenha condições para sair sozinho (por exemplo, um piloto inconsciente). Em todas as corridas, um DM da FIA tripula o *Medical Car* (Figura 4), posicionado em prontidão

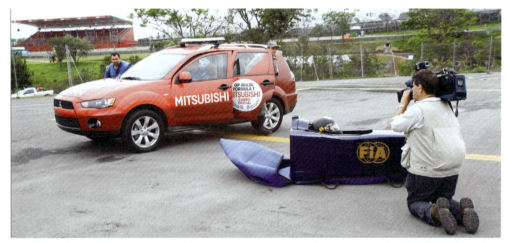

Figura 3   Veículo de Intervenção Médica. Foto fornecida pela Rede D'Or São Luiz.

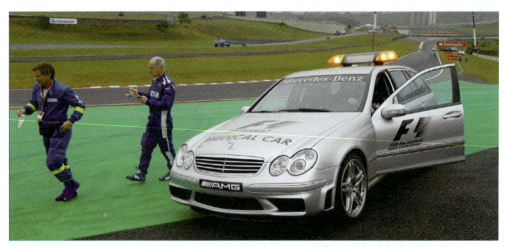

Figura 4   Dr. Garry Hartestein, Delegado Médico da FIA. Foto fornecida pela Rede D'Or São Luiz.

durante os treinos e a corrida no final do *Pit Lane* (área dos boxes), e após comunicação do Diretor de Prova e/ou DM, desloca-se até o local do acidente.

No *Pit Lane* há sempre grande risco de acidentes, principalmente durante a parada dos carros para troca de componentes. Duas equipes, com médicos e enfermeiros, devidamente equipadas para o atendimento de pilotos e componentes de equipes, estão dispostas na entrada e na saída desse setor.

Uma vez atendido o paciente, uma das onze ambulâncias dispostas em todos os pontos estratégicos do circuito é enviada ao local para o transporte ao Centro Médico. As ambulâncias são tripuladas por um médico, um enfermeiro e um motorista (Figura 5).

No Centro Médico

O Centro Médico (Figura 6) é uma estrutura permanente construída no local e no formato a cumprir as exigências da FIA para realização do evento. Visa, sobretudo, avaliar, estabilizar e proceder com a monitorização do paciente, para que o transporte seja feito de maneira mais segura e sem comprometer a rapidez da transferência para o tratamento definitivo. Deve ficar no interior do circuito, com acesso fácil e rápido à pista, e possuir os mais recentes equipamentos médicos de reanimação, podendo também contar com alguns equipamentos de diagnóstico, como ultrassom, aparelho de raio X e laboratório. Deve possuir área apropriada para o cuidado e a estabilização de pacientes críticos, bem como de pacientes queimados, e acesso limitado e controlado ao pessoal que não está diretamente envolvido no atendimento (imprensa, familiares e componentes da equipe), até que seja autorizado pelo responsável local. Os profissionais médicos (incluindo cirurgião do trauma, ortopedistas, anestesistas e clínicos) e de enfermagem devem ter o trei-

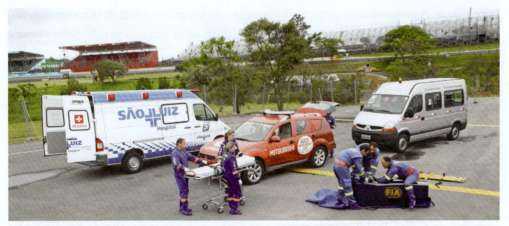

Figura 5   Equipe de intervenção, extração e ambulância em treinamento. Foto fornecida pela Rede D'Or São Luiz.

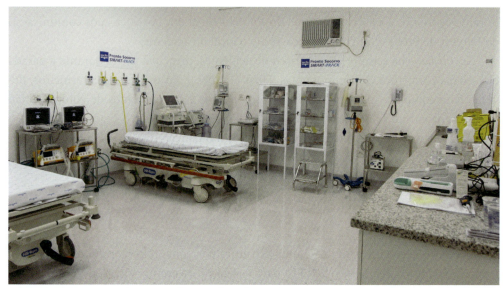

Figura 6   Centro Médico. Foto fornecida pela Rede D'Or São Luiz.

namento e a experiência no atendimento ao politraumatizado. Após um acidente grave ou por determinação do DM da FIA, o piloto deve ser encaminhado ao Centro Médico.

Na necessidade de transferência ao hospital de retaguarda, seja para o tratamento definitivo ou para avaliação mais detalhada, o deslocamento deverá ser feito por helicóptero, que deve estar disponível durante todo o evento. O hospital (ou hospitais) de retaguarda não poderá estar a mais de 20 minutos de deslocamento do autódromo, seja por meio terrestre ou aéreo. Um segundo helicóptero é mantido de prontidão caso haja necessidade. A comunicação entre toda a equipe é o elemento central de um atendimento médico eficiente. Essa é a razão pela qual ter à disposição um sistema de rádio eficaz e confiável é de extrema importância.

Assim como a cada temporada na F1 o avanço tecnológico aumenta a eficiência e a velocidade dos carros, também o suporte médico tem melhorado. A evolução do esporte passa pela evolução constante do atendimento médico, principalmente em uma categoria em que um pequeno detalhe pode fazer toda a diferença.

✳ RALLY DOS SERTÕES

É o segundo maior rally do planeta, com aproximadamente 5.000 quilômetros percorridos em 9 dias. Inclui carros, motos e caminhões. A prova é realizada em diferentes tipos de terreno e em localidades pouco habitadas (para minimizar riscos).

Ao se planejar a logística médica de um evento desta grandeza, há de se atentar, previamente, às seguintes variáveis:

- Qual o trajeto?
- Quais os recursos hospitalares presentes no trajeto ou nas proximidades?
- Quais os recursos presentes nessas unidades hospitalares?
- Há equipe médica especializada?

As localidades por onde passa o rally são geralmente muito carentes em todos os sentidos, inclusive em recursos hospitalares, ou seja, mesmo que o atendimento pré-hospitalar ocorra em tempo e com intervenção adequada, o resultado final ainda dependerá da variável hospitalar envolvida.

Para uma prova dessas é fundamental que os participantes tenham ciência dos riscos, potencializados pelo ambiente hostil e pela insuficiência de recursos.

O transporte inter-hospitalar aéreo nem sempre é possível em tempo hábil, seja pela falta de pistas com condições para operações noturnas, seja pela impossibilidade de pouso de jatos.

Logística médica

No Rally dos Sertões, os trechos são realizados em trajetos lineares, da cidade A para a cidade B, em área rural, algumas vezes com extensão de até 500 quilômetros. Isso significa que a área de cobertura é muito grande, e a segurança para que não haja veículos e animais na pista deve ser intensa. Para isso existem quatro equipes técnicas, que com 40 carros e 3 componentes em cada carro, determinam o controle na pista. Cada equipe técnica possui dois socorristas bombeiros e um médico de APH.

Sobrevoam a prova duas aeronaves de asa fixa, que se revezam o tempo todo, mantendo a comunicação e policiando a prova.

São dois os helicópteros aeromédicos, com médico e enfermeiro (Figura 7). Boa parte dos pousos é realizada em área restrita, não por postes ou casas, mas, sim, pela vegetação alta, pela população, em algumas localidades, bem como pela presença de animais e areia (Figura 8).

Existem algumas peculiaridades a serem destacadas, no tema aeromédico. As aeronaves devem evitar ficar próximas durante a corrida. Para isso, geralmente divide-se a prova em três partes, com as aeronaves intercalando-se entre elas, melhorando assim o tempo-resposta. Como mais de 90% dos acidentes graves ocorrem com as motos, a tendência é seguir esse grupo de maneira mais próxima.

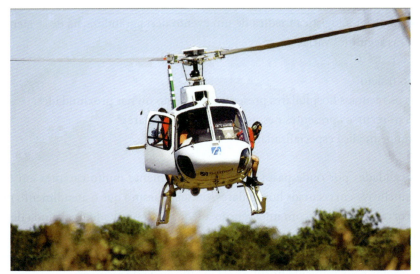

Figura 7   Helicóptero aeromédico.

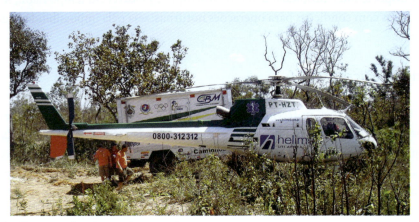

Figura 8   Pouso realizado em área restrita.

No dia anterior, a cada uma das etapas é estudada e definida a logística do abastecimento das aeronaves, que na maioria das vezes é realizado por autos-bomba do próprio rally, pois não há combustível para aeronaves nas diversas localidades.

Também há o cálculo do peso e balanceamento, levando em conta a altitude e a temperatura do local. Tais variáveis podem ser limitadores operacionais, e devem sempre ser levadas em consideração.

Além das equipes aeromédicas, compõem o suporte médico da prova as equipes dos postos médicos, que se deslocam por via terrestre enquanto a prova se desenvolve, sempre na direção da próxima cidade a ser alcançada ao final de cada etapa (cidade B), para receber as primeiras motos e vítimas, caso surjam.

A equipe médica costuma ser composta por ortopedista, neurocirurgião, cirurgião do trauma e anestesista. Caso haja recursos hospitalares disponíveis, com centro cirúrgico e raio X, podem ser realizadas cirurgias de emergência pela equipe. Se a infraestrutura não estiver disponível, será feito apenas o primeiro atendimento, e a equipe do hospital de destino se encarregará do procedimento hospitalar.

Tabela 1 Agentes de risco, agentes de proteção e dificuldades do APH no Rally dos Sertões

Agentes de risco
Velocidade
Topografia e clima
Poeira – suspensão
Estresse prolongado
Calor e desidratação
Desorientação
Sono
Animais

Agentes de proteção
– Moto:
  Capacete
  Roupa, joelheiras, colete de fibra e botas
  "Leatt Brace®" (protetor cervical)
– Carros:
  Capacete
  Cinto de quatro pontas
  Gaiola

Dificuldades do APH
Tempo-resposta
Comunicação
Acesso terrestre
Área de pouso
Língua estrangeira
Hospitais-destino

Acionamento

Ao ocorrer um acidente na pista, a equipe técnica aciona um dos componentes da equipe médica para que se aproxime da vítima, faça uma avaliação inicial e determine os sinais vitais e recursos necessários para o atendimento (Figura 10). A aproximação poderá ser a pé, em cavalo, bicicleta ou até com o próprio veículo, a depender da autorização da coordenação da prova.

Diante da gravidade, é acionado o helicóptero aeromédico, que determina a necessidade de transporte imediato, bem como o destino, sempre tendo-se em mente que a aeronave deve estar disponível o mais rápido possível, caso ocorra um segundo acionamento.

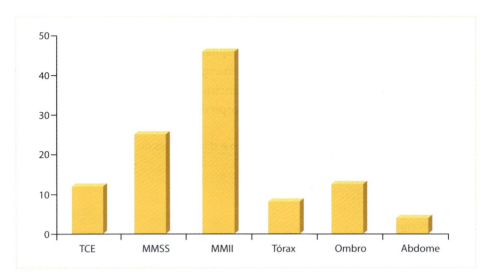

Figura 9 Distribuição do trauma no Rally dos Sertões. TCE: trauma cranioencefálico; MMSS: membros superiores; MMII: membros inferiores.

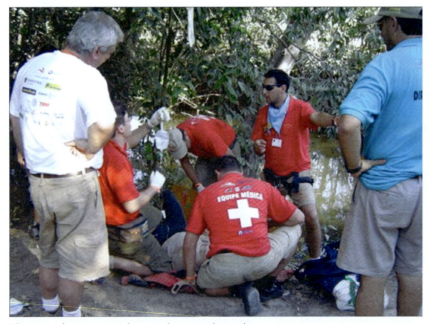

Figura 10 Atendimento pré-hospitalar a acidentado.

Além dos atendimentos prestados aos participantes da prova (Figura 11), a população moradora das regiões próximas ao percurso costuma procurar as equipes médicas, buscando auxílio para problemas de saúde pessoais ou de seus familiares (Figura 12). Na medida do possível, essa demanda local é atendida, sendo procuradas soluções imedia-

Capítulo 53 | Atividades esportivas 637

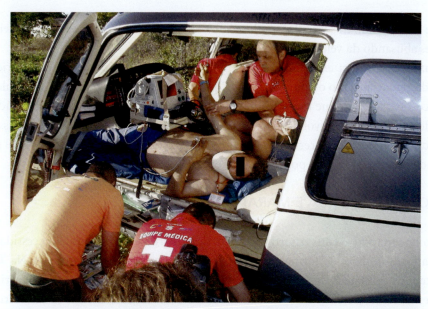

Figura 11 Acionamento do helicóptero aeromédico para atendimento de participante do rally.

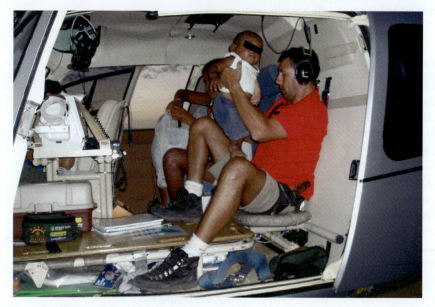

Figura 12 Atendimento de moradores de regiões próximas ao percurso do rally.

tas, orientações ou mesmo transporte para atendimento médico especializado em uma cidade próxima.

Os casos mais graves e óbitos geralmente ocorrem fora da prova, devido ao descaso com a segurança. Outra parte dos acidentes ocorre com as equipes de apoio, que passam

638 Seção 6 | Ambiente hostil, APH tático e atividades esportivas

a noite trabalhando nos veículos e pela manhã saem para a próxima cidade, sonolentos e às vezes abusando da velocidade.

Enfim, essa prova exige uma equipe médica com alto nível técnico e experiência, capaz de gerenciar tanto os agravos à saúde que possam surgir, bem como as dificuldades logístico-operacionais que invariavelmente acontecem. O desafio de cuidar da saúde das mais de 1.500 pessoas envolvidas no evento diariamente, no meio do sertão, passando por localidades de poucos recursos, é recompensado com os cenários fascinantes e peculiaridades que só quem está por lá tem a oportunidade de conhecer.

✳ CORRIDAS DE RUA E MARATONAS

Como em todo evento esportivo, nas corridas de rua e maratonas há necessidade de planejamento prévio, de forma que os riscos inerentes sejam minimizados. Na Tabela 2 constam os principais dados a serem analisados antes da realização de uma corrida de rua ou maratona, havendo a necessidade de se fazer a combinação entre as características da prova e as prováveis ocorrências, o que permite uma melhor organização do evento em termos de logística e de atendimento médico.

Tabela 2 Principais dados a serem analisados antes da realização de uma corrida de rua

Característica da prova	Prováveis ocorrências
Distância - Endurance (capacidade aeróbica) - 10 km (potência aeróbica)	Câimbra
Perfil altimétrico - Plano - Subidas ou descidas	Desidratação
Perfil do corredor - Iniciante (treinado ou destreinado) - Experiente (competitivo ou recreativo)	Hipertermia
Temperatura - Calor irradiante (sol e solo) - Calor por convecção (ar e chuva)	Hipoglicemia
Terreno - Irregular, terra, grama, asfalto	Hiponatremia
Umidade - Alta - Baixa	Lesões de órgãos nobres
Ventilação - Em local aberto, fechado, estação do ano	Lesões traumáticas

Uma vez feita a combinação dos prováveis eventos naquele percurso proposto, cabe a realização da logística de atendimento médico, com treinamento da equipe – conhecimento das principais ocorrências, treinamento para reconhecimento facial de cianose, dor, etc.; separação de materiais e equipamentos; orientação ao corredor – feita previamente à prova –, explicando as prováveis complicações médicas e sugerindo formas de prevenção, como tipo de alimentação antes da prova, hidratação durante a mesma, etc. Na sequência, com base no total de corredores inscritos, estabelece-se o total de ambulâncias a ser utilizado como apoio durante o percurso, a localização da tenda de chegada – responsável pelo atendimento emergencial durante a prova –, a verificação das estruturas hospitalares fixas mais próximas para realização de tratamento definitivo dos eventos caso seja necessário, e finalmente as rotas de fuga das ambulâncias estabelecidas no percurso (Figura 13).

Também são montados perfis de temperatura, umidade, índice de estresse térmico, perfil altimétrico (Figura 14), velocidade do vento, etc. Todas as informação devem ser de conhecimento amplo da equipe de saúde.

A CORPORE é uma entidade sem fins lucrativos que realiza corridas de rua desde 1982 e trabalha com um cálculo de aproximadamente uma ambulância UTI para cada 1.000 corredores. Sua tenda de chegada é devidamente equipada com equipamentos de suporte a vida, incluindo uma piscina para tratamento de hipertermia (Figura 15) e apa-

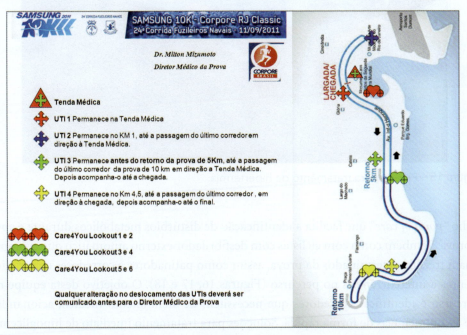

Figura 13 Exemplo de logística de atendimento médico em corrida de 10 km.

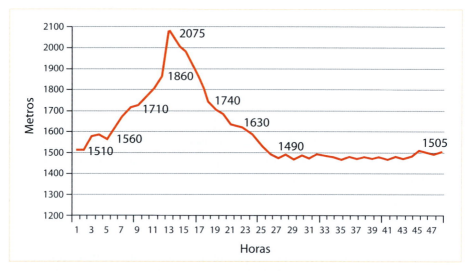

Figura 14   Perfil altimétrico do Desafio Pico do Itapeva.

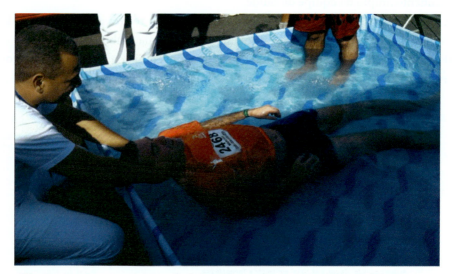

Figura 15   Piscina para tratamento de hipertermia.

relho "*point of care*", que facilita a identificação de distúrbios metabólicos durante e após a prova. Também conta com ciclistas com desfibrilador externo automático que acompanham trechos determinados da prova, assim como patinadores e corredores com rádios atentos a intercorrências no percurso (Figuras 16, 17 e 18). O objetivo desta equipe no percurso é identificar corredores que necessitem de atendimento médico, acionando-se as ambulâncias de forma rápida. Soluções para tratamento imediato de hipoglicemia (maltodextrina) e hiponatremia (caldo de galinha/sal) também são usadas.

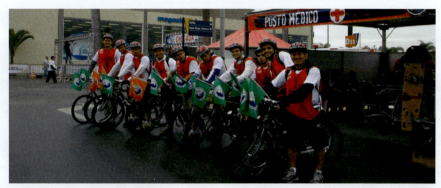

Figura 16 Ciclistas com desfibrilador externo automático que acompanham trechos determinados da prova.

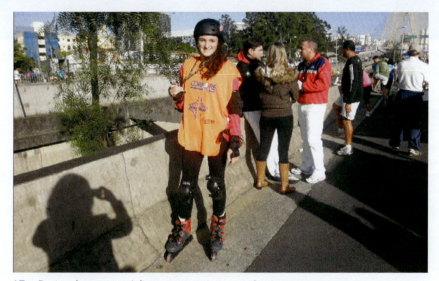

Figura 17 Patinadora com rádios atenta a intercorrências no percurso.

Toda essa estrutura é montada para garantir a segurança dos corredores e para que o evento de fato seja um momento de diversão para todos.

❋ CONCLUSÃO

Atividades esportivas requerem um olhar apurado sobre a atividade a ser desenvolvida.

A equipe médica de apoio deve identificar os riscos de cada etapa na atividade, propondo soluções de segurança, assim a diversão dos participantes será completa.

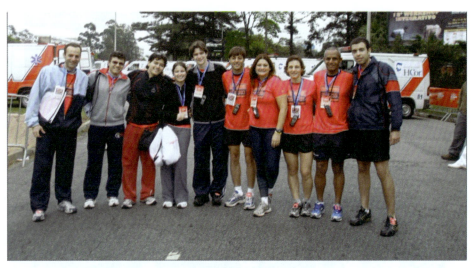

Figura 18 Corredores que acompanham o percurso munidos de rádios para comunicação de ocorrências.

❋ BIBLIOGRAFIA

1. Mizumoto M, Damasceno MCTD. Apostila Equipe Médica Corpore. 2009.
2. Briggs S, Mackenzie C. Outdoor medical emergency handbook. Ontario: Firefly Books; 2010.
3. International Association of Athletics Federations. Competition medical handbook, a practical guide. 2012.

CAPÍTULO 54

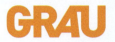

Doenças relacionadas à altitude

Eduardo Nogueira Garrigós Vinhaes

❋ INTRODUÇÃO

O desenvolvimento tecnológico e a expansão do turismo possibilitam a um número crescente de pessoas a exposição a ambientes de altitude elevada, muitas vezes sem o conhecimento básico sobre os tipos de problemas médicos que ela pode provocar. O ambiente de altitude elevada tem como características principais a hipóxia hipobárica, temperaturas muito baixas principalmente à noite, umidade relativa do ar muito baixa e exposição aumentada à radiação ultravioleta. Cada um desses fatores pode de forma isolada levar ao aparecimento de situações de risco à saúde, mas geralmente é a interação entre essas características que deve ser sempre observada e evitada.

❋ PRIMEIRA AVALIAÇÃO, CUIDADOS INICIAIS E TRATAMENTO

A hipóxia da altitude, ou hipóxia hipobárica, é resultado da diminuição da pressão atmosférica local. À medida que nos elevamos de altitude há uma diminuição exponencial da pressão atmosférica e, portanto, da pressão parcial do oxigênio no ar (Figura 1). A porcentagem de oxigênio no ar, entretanto, permanece a mesma (20,9%).

A exposição a um ambiente hipobárico pode ocorrer de duas maneiras. Uma exposição aguda, como na descompressão inadvertida em uma aeronave ou em uma ascensão rápida em um balão, pode levar à perda rápida da consciência, particularmente em altitudes superiores a 6 mil metros. O tempo necessário para que essa perda de consciência ocorra, conhecido como tempo de consciência útil, depende da intensidade da exposição, de fatores individuais e do trabalho físico realizado. Basicamente, quanto mais intensa (mais alta e mais rápida) for a hipóxia, menor será o tempo de consciência útil. Essa per-

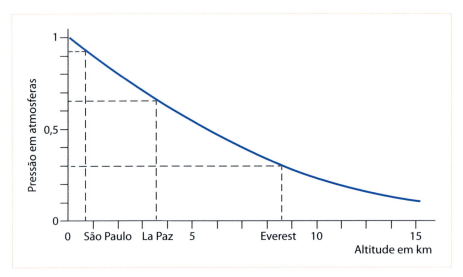

Figura 1 Variação da pressão atmosférica em relação à elevação da altitude.

da de consciência pode ocorrer sem nenhum sintoma ou queixa prévios e deve ser tratada imediatamente com oxigênio suplementar. A oferta imediata de uma fração inspirada de oxigênio (FiO_2) bem elevada pode corrigir o déficit desse gás no ambiente e recuperar a vítima sem sequelas.

Na exposição crônica e gradativa à exposição hiperbárica, como em indivíduos que sobem às grandes montanhas, há o desenvolvimento de processos de compensação por parte do organismo, possibilitando a permanência prolongada e o trabalho físico, mesmo em altitudes muito elevadas. O conjunto desses processos é conhecido como aclimatação à altitude e inclui desde reações imediatas, como os aumentos da frequência e da incursão ventilatórias, até alterações teciduais tardias, como o aumento do número de mitocôndrias nas células musculares e da quantidade de hemoglobina circulante. Todo esse processo pode levar algumas semanas para ocorrer, porém mesmo em indivíduos sadios há sempre a possibilidade de que problemas de saúde relacionados à exposição crônica à hipóxia de altitude possam aparecer.

Os principais problemas que ocorrem pela exposição crônica à hipóxia hipobárica são, em ordem de prevalência, o mal agudo de montanha e os edemas pulmonar e cerebral de altitude.

O mal agudo de montanha, ou simplesmente mal de altitude, tem sido relatado desde as primeiras viagens de europeus a áreas elevadas na Ásia e nas Américas, e afeta entre 25 e 50% dos indivíduos que se expõem a essa situação. Caracteriza-se principalmente por cefaleia geralmente difusa e não localizada, alterações do sono, cansaço, perda de apetite, edema periférico, náuseas e vômitos. Os fatores predisponentes ao mal de altitude estão citados na Tabela 1.

Capítulo 54 | Doenças relacionadas à altitude **645**

Tabela 1 Fatores de risco para o mal agudo de montanha

Ascensão rápida à altitude	Desidratação
Idade (mais frequente em crianças e jovens)	História prévia de mal agudo de montanha
Vítima ignorou sintomas iniciais de mal agudo de montanha	

O diagnóstico é basicamente clínico, levando-se em conta o tempo de exposição – ocorre entre as primeiras quatro horas e até 24 horas após o início da exposição em altitude – e do quadro clínico. Como a aclimatação é influenciada por fatores individuais, algumas pessoas podem apresentar esse quadro com frequência sempre que são expostas à altitude, de modo que o histórico prévio é muito importante no diagnóstico. O mal agudo de montanha pode ocorrer em altitudes acima dos 2.500 metros, mas geralmente é considerado um quadro benigno.

O tratamento deve ser direcionado principalmente para não se intensificar ainda mais a exposição à altitude, não subindo a uma maior altura. Estimular a deambulação leve, sem carga e a ingestão de grande quantidade de líquidos não alcoólicos e de alimentos à base de carboidratos também pode ajudar no tratamento. Em casos mais intensos pode haver a necessidade de oferecer oxigênio suplementar por máscara e de medicações. Sintomas como cefaleia, náuseas e vômitos podem ser tratados com paracetamol, ibuprofeno e dimenidrato. A acetazolamida é um inibidor da anidrase carbônica e pode ajudar com um aumento discreto na quantidade de CO_2 no plasma, elevando a frequência respiratória e, consequentemente, compensando pelo menos em parte a hipóxia da altitude. Deve ser administrada em dose de 250 mg, via oral, de 12 em 12 horas, nas primeiras 24 horas de exposição à altitude. Em casos raros em que não há melhora com esses procedimentos deve ser administrada dexametasona 8 mg, via oral, podendo-se repetir essa dose após 6 horas e estando indicada a descida a altitudes mais baixas, para melhorar a oferta contínua de oxigênio.

Outro problema sério decorrente da hipóxia de altitude é o desenvolvimento de um quadro de edema pulmonar. Nesta situação há uma vasoconstrição importante do leito capilar-pulmonar por causa da hipóxia, levando ao aumento da pressão da artéria pulmonar, o que possibilita o edema pulmonar. O quadro clínico está relatado na Tabela 2. Os fatores predisponentes são basicamente os mesmos do mal agudo de montanha,

Tabela 2 Sinais e sintomas do edema pulmonar de altitude

Dispneia progressiva incluindo em repouso (FR > 30/min. em 69% dos casos)	Roncos e estertores na ausculta pulmonar
Tosse	Cianose
Taquicardia	Expectoração sanguinolenta (casos severos)
Desconforto torácico	Febre moderada

ocorrendo com mais frequência em indivíduos que realizam um trabalho físico intenso para atingir a altitude elevada, geralmente acima dos 3 mil metros de altitude.

O tratamento do edema pulmonar de altitude deve priorizar a retirada do paciente para altitudes mais baixas. Repouso absoluto e uso de oxigênio suplementar por máscara são recomendados. Pode-se utilizar nifedipina de liberação lenta 20 mg, via oral, repetindo essa dose após 15 a 20 minutos caso não ocorra melhora dos sintomas, mas deve-se evitar o uso de diuréticos como a furosemida, pois frequentemente o indivíduo está desidratado. Em algumas situações, como em condições climáticas adversas, pode-se usar uma câmara hiperbárica portátil com o objetivo de simular uma descida a altitudes menores propiciando à vítima uma recuperação pelo menos parcial, para que ela possa ser retirada posteriormente para altitudes mais baixas, com mais segurança.

A exposição prolongada a altitudes muito elevadas pode levar, ainda, ao desenvolvimento de um quadro de edema cerebral. De ocorrência mais rara, desenvolve-se em indivíduos que atingem altitudes muito elevadas, acima dos 4 mil a 5 mil metros de altitude, e é considerado por alguns autores uma forma mais grave de um mal agudo de montanha que não foi adequadamente tratado. Caracteriza-se por alterações de comportamento, cefaleia persistente e refratária a medicações, náuseas, vômitos, alterações da marcha (ataxia) e vertigens. Podem ocorrer alucinações, confusão mental e morte nos estágios finais.

Assim como o edema pulmonar de altitude, o edema cerebral é considerado um quadro grave e tem o seu tratamento direcionado para a retirada imediata da vítima para altitudes mais baixas. Os cuidados iniciais a serem ministrados são semelhantes aos do edema pulmonar, mas as drogas utilizadas são a dexametasona (8 mg, via oral, de 6 em 6 horas até melhora dos sintomas) e a acetazolamida (250 mg, via oral, de 12 em 12 horas). Assim como o edema pulmonar, o edema cerebral pode levar ao óbito caso o diagnóstico e o início do tratamento sejam realizados tardiamente.

Um fluxograma para o tratamento desses problemas de altitude, proposto pela Comissão Médica da União Internacional de Associações de Alpinismo (UIAA), pode ser consultado no Algoritmo 1.

✳ AVALIAÇÃO SECUNDÁRIA E TRATAMENTO

Em relação à exposição à temperatura baixa normalmente registrada em ambientes de altitude elevada, os principais problemas que podem ocorrer são o congelamento de extremidades e a hipotermia. No congelamento, a exposição de partes do corpo, geralmente dedos de mão e/ou pés, nariz e orelhas, mesmo que por curto período de tempo, em temperaturas muito baixas pode levar à formação de cristais de gelo dentro das células dos tecidos, incluindo as células endoteliais. Esse fenômeno, associado à hemoconcen-

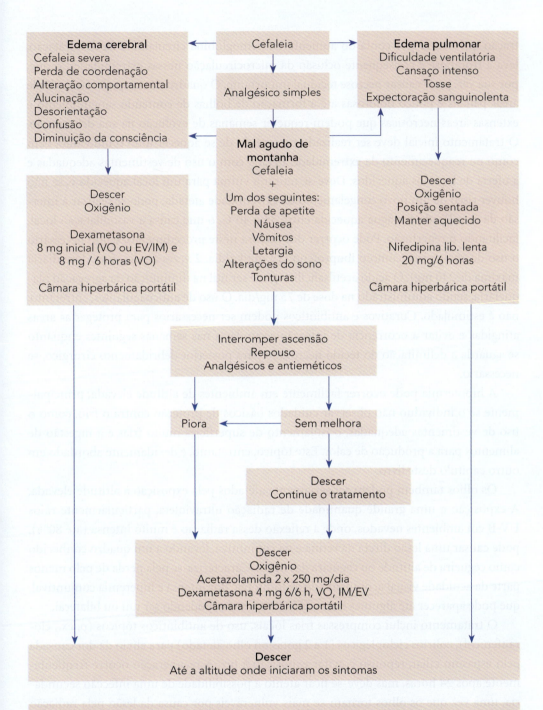

Algoritmo 1 Fluxograma de atendimento de problemas causados pela exposição crônica à hipóxia hipobárica.

tração que ocorre por conta do aumento da hemoglobina circulante e da desidratação, leva a trombose e consequente oclusão da microcirculação nessas extremidades, o que, por sua vez, pode causar necrose tecidual importante. O quadro clínico pode variar desde áreas pálidas e pouco dolorosas até a formação de bolhas de conteúdo sanguinolento e extensas áreas necróticas que podem requerer semanas de evolução na sua delimitação. O tratamento inicial deve ser realizado no sentido de se aquecer todo o indivíduo, bem como no reaquecimento da extremidade afetada com o uso de vestimentas adequadas e a oferta de líquidos aquecidos. Deve-se retirar a vítima para um local aquecido e, se não houver risco de um novo congelamento da extremidade afetada, pode-se realizar a imersão da área lesada em água aquecida entre 38 e 40°C, o que causa a vasodilatação local, facilitando o reperfusão. Pode ocorrer dor intensa neste procedimento, sendo necessário o uso de analgésicos como o ibuprofeno (12 mg/kg/dia, 2 vezes ao dia, com dose diária máxima de 240 mg). O ácido acetilsalicílico pode ser útil na diminuição da agregação plaquetária, sendo administrado na dose de 75 mg/dia. O uso de anticoagulantes, entretanto, não é estimulado. Curativos e antibióticos podem ser necessários para proteger as áreas atingidas e evitar a ocorrência de infecção secundária nas semanas seguintes enquanto se aguarda a delimitação do tecido necrosado para posterior debridamento cirúrgico, se necessário.

A hipotermia pode ocorrer facilmente em ambientes de altitude elevada, principalmente se o indivíduo não observar cuidados básicos de proteção contra o frio, como o uso de vestimentas adequadas, o isolamento de superfícies muito frias e a ingestão de alimentos para a produção de calor. Este tópico, entretanto, é devidamente abordado em outro capítulo deste livro.

Os olhos também podem ser seriamente afetados pela exposição à altitude elevada. A exposição a uma grande quantidade de radiação ultravioleta, particularmente raios UV-B em ambientes nevados, onde a reflexão dessa radiação é muito intensa (até 80%), pode causar uma lesão direta na retina e na conjuntiva, levando a um quadro conhecido como cegueira de altitude ou cegueira das neves. Caracteriza-se pela perda de pelo menos parte da acuidade visual acompanhada de fotofobia, dor intensa e hiperemia conjuntival, que pode aparecer até algumas horas após a exposição, podendo ser uni ou bilateral.

O tratamento inclui compressas frias locais, uso de antibióticos tópicos (p. ex., cloranfenicol), colírios cicloplégicos (1 a 2 gotas no olho afetado) para alívio da dor causada pelo espasmo ciliar, repouso e evitar exposição à luz. A recuperação ocorre frequentemente após 24 horas, mas deve-se ficar atento à possibilidade de uma infecção secundária, uma vez que os olhos tornam-se mais vulneráveis por causa da lesão pela radiação ultravioleta. O uso de óculos protetores adequados para esse tipo de ambiente pode prevenir a ocorrência dessa situação.

Em relação à baixa umidade relativa do ar encontrada em altitude, os problemas mais comuns são a desidratação e rachaduras de pele, principalmente em dedos e lábios. A ingestão frequente de líquidos (3 a 4 litros de água livre/dia) e o uso de cremes hidratantes e proteções térmicas adequadas diminuem a probabilidade de ocorrência desses problemas. Em casos mais graves, pode ser necessária a reposição fluida endovenosa com SF 0,9% ou Ringer lactato.

✳ BIBLIOGRAFIA

1. Küpper T, Gieseler U, Angelini C, Hillebrandt D, Milledge J. UIAA MedCom Consensus Statement No.2: Field Management of AMS, HAPE, HACE. Switzerland: The International Mountaineering and Climbing Federation; 2009.
2. Low EV, Avery AJ, Gupta V, Schedlbauer A, Grocott MPW. Identifying the lowest effective dose of acetazolamide for the prophylaxis of acute mountain sickness: systematic review and meta-analysis. BMJ. 2012;345.
3. Sylvester JT, Shimoda LA, Aaronson PI, Ward JPT. Hypoxic pulmonary vasoconstriction. Physiol Rev. 2012;92:367-520.
4. Bhagi S, Srivastava S, Singh SB. High-altitude pulmonary edema: review. J Occup Health. 2014;56:235-43.
5. Jones BE, Stokes S, McKenzie S, Nilles EJ, Stoddard GJ. Management of HAPE in the Himalaya: a review of 56 cases presenting at Pheriche Medical Aid Post (4240 m). Wilderness Environ Med. 2013 March;24(1):32-3.
6. Sward DG, Bennett BL. Wilderness medicine. World J Emerg Med. 2014;5(1).
7. McIntosh SE, Hamonko M, Freer L, Grissom CK, Auerbach PS, Rodway GW, et al. Wilderness Medical Society: Wilderness Medical Society practice guidelines for the prevention and treatment of frostbite. Wild Environ Med. 2011;22(2):156-66.
8. Handford C, et al. Frostibe: a practical approach to hospital management. Extreme Physiology & Medicine. 2014;3:7.
9. Ellerton JA, Zuljan I, Agazzi G, Boyd V. Eye problems in mountain and remote areas: prevention and on site treatment. Switzerland: International Commission for Alpine Rescue Commission for Mountain Emergency Medicine (ICAR MEDCOM); 2009.
10. Morris DS, Mella S, Depla D. UIAA MedCom Standard No.20: eye problems on expeditions. Switzerland: The International Mountaineering and Climbing Federation; 2010.

CAPÍTULO 55

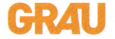

Busca e resgate em estruturas colapsadas (BREC)

Jefferson de Mello
Jorge Michel Ribera
Ricardo Galesso Cardoso

Durante muitos anos, grupos de socorristas e a população em geral não sabiam como se organizar para atender e resgatar vítimas de estruturas colapsadas, resultantes de grandes sinistros como terremotos ou desabamentos estruturais isolados em todo o mundo, colocando em risco os socorristas ou aqueles que se aventurassem a resgatar vítimas ou recuperar corpos.

O terremoto ocorrido na Armênia em 1988, considerado um dos mais desastrosos para as equipes de resgate, onde, em um raio de 50 quilômetros do epicentro, todos os prédios com mais de dois andares desabaram e muitos hospitais foram atingidos, resultou em 55 mil mortos, 15 mil feridos e 500 desabrigados, mas o que chamou mais a atenção foi que 80% dos profissionais da saúde morreram, fazendo com que muitos feridos não pudessem ser tratados e acabassem também morrendo. Após esse episódio, a Organização das Nações Unidas (ONU) se viu obrigada a criar uma metodologia para disciplinar os atendimentos nessas grandes emergências, para poder controlar e organizar as equipes de busca, tendo sido criado em 1991 o INSARAG (*International Search and Rescue Advisory Group*), Grupo Consultor Internacional de Busca e Salvamento, que, por meio de Guias de Ações, passou a padronizar e organizar as operações, definindo também as equipes USAR (*Urban Search and Rescue*), de Busca e Salvamento Urbano, que com quantidades e funções predefinidas atuam de forma coordenada e interligadas a um posto de comando e sob a orientação de um comandante de incidente, com tudo centralizado no Escritório de Assuntos Humanitários (OCHA).

As atividades do INSARAG são regidos pela Resolução n. 57/150 de 16 de dezembro de 2002, com os seguintes objetivos:

- Melhorar a eficácia e eficiência das equipes de busca e salvamento urbano nos trabalhos de resposta a desastres.
- Criar uma metodologia comum nos trabalhos de busca e salvamento.
- Padronizar, em nível internacional, as ações operacionais nos grandes desastres.

Atualmente, o Corpo de Bombeiros do Estado de São Paulo utiliza a metodologia INSARAG para atendimento das emergências que envolvam as equipes de busca nas ocorrências diárias, por meio da capacitação das equipes nas ações de busca e salvamento, priorizando a segurança das equipes e o revezamento nos trabalhos para descanso, alimentação e hidratação.

No Brasil, apesar de não ocorrerem desastres naturais que resultem em colapsos estruturais, várias emergências têm acontecido anualmente nas grandes metrópoles, como:

- Desabamento de edificação no bairro de São Matheus em 2013, que deixou 26 feridos e oito mortos, em São Paulo (Figura 1).
- Desabamento em Guarulhos em 2013, em São Paulo (Figura 2).
- Desabamento em São Bernardo do Campo, em 2012 (Figura 3).

EQUIPAMENTOS DE PROTEÇÃO INDIVIDUAL

As operações em estruturas colapsadas são consideradas de alto risco não só para as vítimas que se encontram presas, mas também para os socorristas que atuarão na área de risco, que estão sujeitos a perigos como quedas, escuridão, acidentes com eletricida-

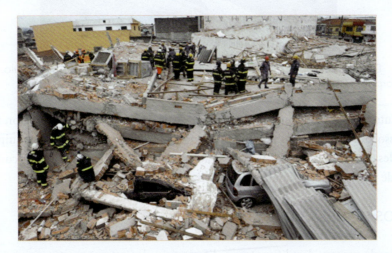

Figura 1 Desabamento ocorrido no bairro de São Matheus, em São Paulo, em 2013. Fonte: Corpo de Bombeiros do Estado de São Paulo.

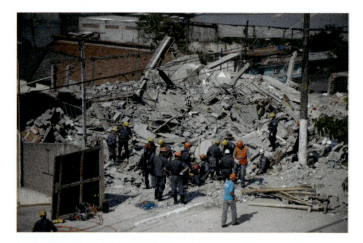

Figura 2 Desabamento em Guarulhos, no Estado de São Paulo, em 2013. Fonte: Corpo de Bombeiros do Estado de São Paulo.

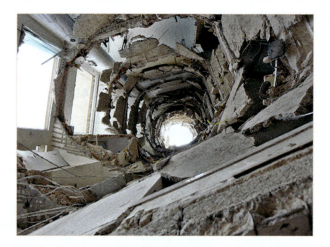

Figura 3 Desabamento em São Bernardo do Campo, no Estado de São Paulo, em 2013. Fonte: Corpo de Bombeiros do Estado de São Paulo.

de, produtos perigosos, claustrofobia, umidade, hipotermia, excesso de calor, impactos. Além disso, durante o trabalho também pode haver excesso de ruído dos equipamentos, risco de lesão ocular etc., e por isso deverão estar totalmente paramentados com equipamentos de proteção individual, conforme demonstrado na Figura 4.

✳ TIPOS DE DESABAMENTOS

Os desabamentos de edificações se diferenciam dos soterramentos porque nos desabamentos formam o que se chama de espaços vitais, que são espaços entre as estruturas

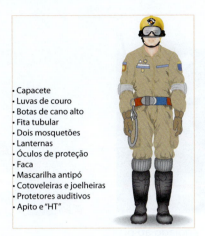

Figura 4 Equipamentos de proteção individual.

colapsadas que proporcionam uma sobrevida para a vítima, que mesmo estando presa nas estruturas pode respirar, diferentemente do que ocorre nos soterramentos, onde as vítimas ficam totalmente envolvidas por terra, lama ou qualquer outro material em partículas que impedem que a vítima respire.

Os tipos de desabamentos mais comuns são:

- Colapso suspenso (Figura 5).
- Colapso do tipo "apoiado ao piso" (Figura 6).
- Colapso em "V" (Figura 7).
- Colapso em camadas ou empilhamento (Figura 8).

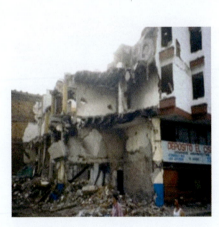
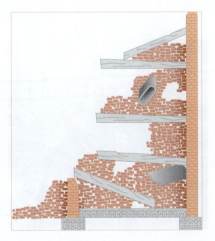

Figura 5 Colapso suspenso.

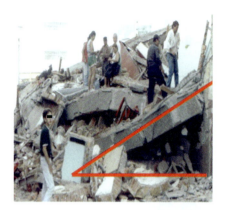

Figura 6   Colapso do tipo "apoiado ao piso".

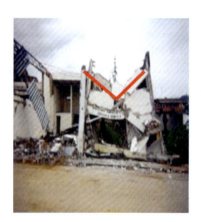

Figura 7   Colapso em "V".

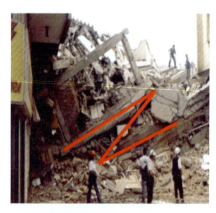
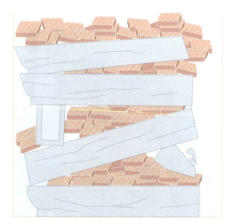

Figura 8   Colapso em camadas ou empilhamento.

✳ SEGURANÇA

A segurança nas ações de busca e salvamento em espaços confinados é de suma importância, devido ao alto grau de risco para os socorristas nessas áreas, uma vez que ainda se encontram instáveis, além de existirem outros riscos, como:

- ar e água contaminados;
- levantamento de peso excessivo, fadiga, estresse;
- condições meteorológicas adversas;
- cenários de trabalhos desconhecidos;
- trabalho em espaços confinados;
- presença de produtos perigosos;
- excesso de ruído, poeira, fumaça e/ou fogo, etc.

Diante da situação insegura, as equipes têm de estar preparadas para deixar o local com rapidez caso apareça alguma adversidade que coloque o grupo em risco. Sendo assim, todos os integrantes de uma equipe de busca devem estar equipados com apitos para efetuar o sinal sonoro de emergência da seguinte forma:

- 1 silvo longo: todos deverão parar de trabalhar, desligar todos os equipamentos e fazer silêncio, pois algum socorrista ouviu algo, uma batida, um pedido de socorro, uma tosse etc.
- 1 silvo longo e 1 curto: todos podem voltar a trabalhar, pois não é mais necessário o silêncio.
- 3 silvos curtos: é o sinal mais importante, pois siginifica que a equipe deve abandonar o local o mais rapidamente possível, sem levar nada para não correr riscos, pois algo de inseguro está acontecendo ou vai acontecer.

Para que a equipe não se separe no momento do abandono do local ou haja o risco de algum integrante correr na direção de um local inseguro, antes de se iniciar os trabalhos o líder da equipe de busca deve fazer uma avaliação completa do local e definir uma rota de fuga e um ponto de reunião, ou seja, em caso de ser dado o sinal de abandono, todos devem fazer o mesmo caminho e parar no ponto de reunião para se realizar a conferência da equipe, verificando se ninguém ficou para trás ou sofreu alguma lesão. Caso alguém não tenha chegado ao ponto de reunião, as buscas por esse integrante deverão ser feitas inicialmente na área da rota de fuga.

Outro item importante em uma área de escombros é como se locomover sobre uma estrutura colapsada. Nunca se deve ficar somente em dois apoios em uma área de escombros, ou seja, de pé; deve-se estar sempre no mínimo em três apoios, por isso a necessidade da joelheira, pois será preciso se locomover ajoelhado, e conforme a instabilidade do local, caso o socorrista venha a se apoiar em algum ponto que esteja instável, ele não cairá, pois terá outro apoio (Figura 9).

A comunicação entre o líder da equipe e todos os integrantes deve ser constante. Mesmo que algum socorrista esteja em um local confinado, não poderá ficar totalmente isolado sem comunicação, pois caso ocorra algum acidente com ele, uma providência imediata deverá ser tomada (Figura 10).

As técnicas de busca e salvamento são ações específicas dos bombeiros, cabendo aos médicos e enfermeiros atuar na vítima depois que ela for encontrada. Por isso, o ideal é que os profissionais da saúde também estejam com equipamentos de proteção individual e, caso necessitem, se desloquem da forma correta sobre os escombros.

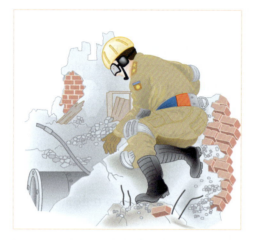

Figura 9   Bombeiro se locomovendo em mais de dois apoios.

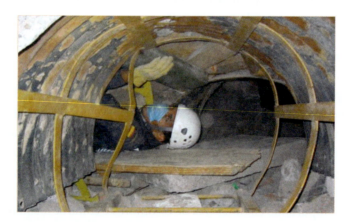

Figura 10   Socorrista em local confinado.

Caso seja necessário, a vitima deverá ser retirada em maca, mas o deslocamento individual sobre escombros transportando uma maca torna-se muito difícil, sendo necessário utilizar o passa-maca, ou a técnica chamada de "*caterpillar*", em que o socorrista fica parado e a maca com a vítima vai passando, e aquele socorrista que soltou a maca se desloca para a frente do grupo para pegar a maca novamente e passá-la, podendo-se utilizar uma escada como trilho, se possível (Figura 11).

A atividade de busca e resgate em estruturas colapsadas geralmente é um trabalho longo e que exige um grande esforço físico, por isso os socorristas devem estar muito bem preparados física e psicologicamente, pois caso contrário o próprio socorrista e o grupo a que pertence estarão em risco. Devem sempre agir sob coordenação e em organização integrada com todos os órgãos que participarem do evento.

❋ ATENDIMENTO PRÉ-HOSPITALAR EM BREC

A vítima envolvida em uma situação de colapso estrutural pode apresentar vários tipos de trauma, além de inúmeras condições que levam a comprometimento metabólico. Tais condições podem se dever a diversos fatores: privação alimentar e de líquidos, exposição a gases e produtos perigosos, imobilização, hipotermia e lesões por esmagamento, entre outras. Deve-se levar em conta também, como fator agravante, o contexto psicológico, lembrando que essas vítimas costumam ficar confinadas por horas ou dias, aguardando o salvamento.

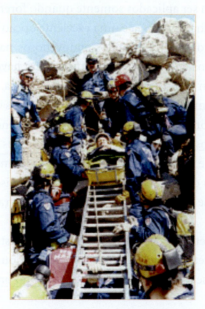

Figura 11   Passa-maca ou "*caterpillar*".

O trabalho da equipe médica USAR (*Urban Search and Rescue* – Busca e Resgate em Ambiente Urbano) é realizado em espaço confinado, o que muitas vezes não permite uma avaliação plena de toda a vítima. Aferição de sinais vitais e avaliação clínica são extremamente dificultadas, pois o acesso é restrito, a visão é parcial (muitas vezes o ambiente é escuro) e não há como portar equipamentos e nem como aplicá-los, devido ao espaço reduzido. Realiza-se a avaliação dos sinais vitais da maneira mais simples possível: nível de consciência, pulso (periférico, se estiver ao alcance, caso contrário, qualquer sítio acessível), aspecto da pele, perfusão periférica, frequências respiratória e cardíaca. Com essa avaliação buscam-se sinais de comprometimento das vias aéreas e ventilação, choque e disfunção neurológica.

Como a equipe médica USAR realiza seu trabalho em ambiente confinado, sem ergonomia e com muitas restrições para qualquer intervenção ou procedimento, deve-se ponderar ao máximo as ações e riscos dentro da cena.

O cilindro de oxigênio portátil é de difícil transporte e manuseio nessas situações, e deve-se avaliar a sua real necessidade de utilização. A manutenção das vias aéreas em condições extremas também é um desafio: às vezes a posição em que se encontra o paciente só permitirá a utilização de dispositivos supraglóticos. A intubação orotraqueal pode ser realizada, desde que haja condições técnicas para a boa execução deste procedimento, lembrando sempre que o transporte de qualquer equipamento (laringoscópio, por exemplo) até o local do atendimento pode aumentar significativamente a dificuldade da operação como um todo.

Acessos venosos devem ser aplicados somente quando forem extremamente necessários, lembrando que a agulha intraóssea é uma excelente opção nessas situações. Deve-se evitar ministrar grandes volumes de líquidos endovenosos na cena, caso não se tenha completo controle dos focos de sangramento, pois poderá haver piora das hemorragias parcialmente contidas, bem como surgimento de coagulopatia.

Para a retirada da vítima dos escombros, pode ser necessária a elevação de objetos pesados (como vigas ou troncos), e como muitas vezes não temos controle ou mesmo ciência de lesões em membros que se encontram presos por esses objetos, preventivamente pode-se tentar posicionar e ajustar um torniquete nesses membros, a fim de evitar sangramentos ou recirculação de catabólitos nocivos (síndrome isquemia-reperfusão) após sua liberação, situações que podem levar a uma hipotensão grave, de instalação súbita e difícil controle.

A movimentação e a retirada de vítimas de um espaço restrito geralmente são feitas por arrasto, o que pode determinar a extubação acidental ou perda do acesso venoso, cabendo à equipe atentar-se a essa possibilidade, executando uma boa fixação e proteção desses dispositivos.

A amputação de membros na cena é uma situação de exceção, cuja decisão deve ser norteada pela incapacidade de elevação da carga (objeto) que compromete o membro, bem como por sua inviabilidade, e/ou quando houver risco imediato de morte caso a vítima permaneça no local. Esse procedimento é sempre crítico e controverso, por isso recomenda-se que haja mais de um médico (se possível na cena, senão, via telemedicina) capaz de avaliar a situação e compartilhar a responsabilidade da definição dessa conduta.

Particularidades – mecanismos de trauma e lesões

Esmagamento ou compressão

A queda de elementos estruturais sobre os membros é mais frequente do que sobre cabeça ou tronco, geralmente promovendo traumas contusos diretos, fraturas, compressões prolongadas ou esmagamento propriamente dito.

São situações de gravidades distintas, que podem gerar quadros de isquemia muscular importante, com distúrbio metabólico subsequente, bem como quadros hemorrágicos que às vezes podem se agravar após a retirada da vítima.

Compressão em tórax ou abdome causa restrição ventilatória, e pode gerar diminuição do retorno venosos. As lesões de crânio, tórax e abdome são extremamente graves, principalmente quando o salvamento tarda horas ou dias, geralmente causando óbito nesse tipo de mecanismo de trauma.

Tanto a síndrome compartimental como a síndrome do esmagamento são muito frequentes nos sobreviventes desse tipo de ocorrência, e a equipe deve estar preparada para lidar com essas intercorrências e familiarizada com o tratamento dessas patologias.

Queda de altura

Pode determinar fraturas múltiplas, trauma de coluna, TCE, hemorragias e contusões.

Temperaturas extremas

Podem haver temperaturas muito altas ou baixas, a depender do local e da época do ano. Hipotermia ou hipertermia podem ocorrer com as vítimas.

Atmosferas poluídas e/ou tóxicas

Frequentemente é encontrada grande quantidade de pó, e em algumas situações há presença de gases tóxicos e/ou inflamáveis. Podem desencadear broncoespasmo e outros

660 Seção 6 | Ambiente hostil, APH tático e atividades esportivas

problemas respiratórios. Na presença de incêndio, atentar para os sinais de intoxicação por monóxido de carbono e cianeto.

Privação de alimentos e líquidos

Pode provocar desidratação, hipoglicemia, insuficiência renal, inanição e choque.

Isolamento prolongado

Determina estresse traumático e claustrofóbico. Pode cursar com hiperventilação e aumento do metabolismo.

Ataque de roedores

As vítimas ficam restringidas pelas estruturas, e assim podem sofrer ataque de roedores, que provocam feridas por mordidas, infecções e leptospirose.

✳ BIBLIOGRAFIA

1. Briggs SM, Coimbra R. Manual de resposta médica avançada em desastres. Bogotá: Distribuna Editorial; 2010
2. Coban YK. Rhabdomyolysis, compartment syndrome and thermal injury. World Journal of Critical Care Medicine. 2014 Feb 4;3(1):1-7.
3. Genthon A, Wilcox SR. Crush syndrome: a case report and review of the literature. Journal of Emergency Medicine. 2014 Feb;46(2):313-9.
4. Gibney RT, Sever MS, Vanholder RC. Disaster nephrology: crush injury and beyond. Kidney International. 2014 May;85(5):1049-57.
5. INSARAG. INSARAG guidelines 2015. Disponível em: http://www.insarag.org/en/methodology/guidelines.html.
6. Zimmerman JL, Shen MC. Rhabdomyolysis. Chest. 2013 Sep;144(3):1058-65.

CAPÍTULO **56**

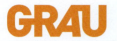

Salvamento em altura

Rodrigo Thadeu de Araújo

❋ INTRODUÇÃO

Este capítulo apresenta de maneira genérica aspectos de salvamento em altura com enfoque basicamente organizacional. A literatura mundial é rica em detalhes sobre técnicas, equipamentos e certificações. A natureza perigosa dos trabalhos em altura e, por consequência, seus procedimentos emergenciais requerem grande atenção de capacitação para os profissionais que realizam intervenção em altura.

A atividade em altura é todo e qualquer trabalho executado em ambiente exposto em que há o risco inerente de queda em desnível, com altura suficiente para ser considerado potencialmente perigoso.[3] A maioria das Normas Internacionais considera um desnível mínimo em torno de 1,8 a 2 m uma altura de risco. No Brasil, a Norma Regulamentadora 35 – Trabalho em Altura – do Ministério do Trabalho e Emprego considera 2 m uma altura de risco.[4]

Portanto, pode-se categorizar diversas situações em construção civil, torres treliçadas, estruturas provisórias de metal, andaimes, balancins, chaminés, linhas de transmissão de energia, fachadas e vãos em prédios, pontes, viadutos, instalações industriais, entre muitas outras que podem ser classificadas como ambiente de risco de queda.

❋ AMBIENTE DE TRABALHO E SALVAMENTO EM ALTURA

Existe uma vasta gama de situações de trabalho e salvamento em altura em que os riscos de acidentes para os envolvidos nessas atividades são significativos. Portanto, cabe a cada um dos envolvidos reduzir ou eliminar esses riscos utilizando técnicas e equipamentos adequados (Figura 1).

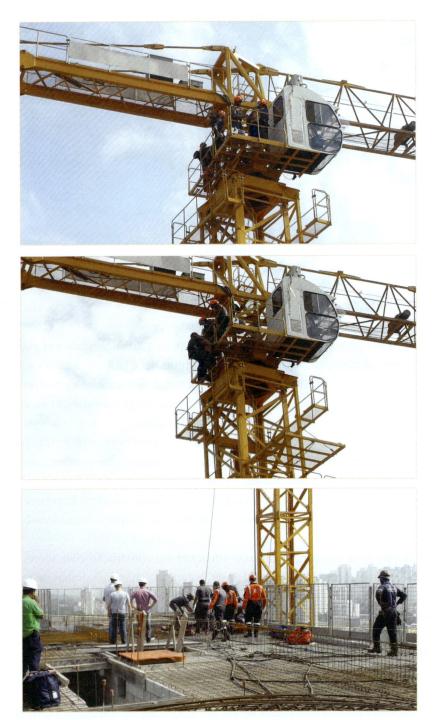

Figura 1   Salvamento em altura. Fotos: Raphael G. Caggiano.

Equipe de salvamento em altura

Um trabalho eficiente e eficaz somente será alcançado se forem cumpridos os fundamentos de segurança previstos, reduzindo ou anulando os riscos inerentes a tais atividades.

É importante estabelecer o *formato da equipe de resposta* às emergências envolvendo risco vertical:

- *Líder* (comandante, chefe): é escolhido por sua liderança, habilidade, experiência e conhecimento para a segurança do grupo. Portanto, é quem toma as decisões finais, também posicionado o mais antigo em uma estrutura militar.
- *Imediato* (subcomandante, subchefe): com habilidades de liderança forte e extenso conhecimento. Deve garantir a segurança, eficácia e eficiência dos procedimentos.
- *Pessoal de saúde* (médicos e enfermeiros): devem ter amplo conhecimento em procedimentos de resgate, mas sua principal função é garantir a estabilização e a manutenção da vida do paciente ao ser removido da área de risco. Na equipe, sugere-se haver dois profissionais de saúde.
- *Técnicos em salvamento em altura:* com proficiência, ou seja, técnica e experiência nos trabalhos em ambiente vertical. Devem ter habilidades para montagens de sistemas, sua operação e manejo de emergências. A equipe ideal deve ter três técnicos, porém há condições especiais em que opera-se em menor número.
- *Logística*: responsável por gerenciar e fornecer equipamentos necessários à equipe. Ela também deve buscar o bem-estar do grupo, garantindo alimentação e hidratação. É responsável por manter a área de trabalho limpa e reunir informações do ambiente e da(s) vítima(s).

Trauma de suspensão – intolerância ortostática

Após uma queda usando equipamento de segurança, este pode ocasionar graves consequências circulatórias. No caso de vítimas conscientes, a intervenção deve ser rápida a fim de atenuar a pressão dos tirantes de pernas, utilizando o apoio imediato dos membros inferiores diminuindo as alterações circulatórias.[5] O trauma de suspensão causada pela intolerância ortostática talvez ocorra e resulte em graves privações sanguíneas para o cérebro, rins e outros órgãos, podendo ser agravado pelo calor e desidratação. Grandes vasos sanguíneos passam pelos músculos dos membros, e o movimento destes músculos auxilia a circulação fazendo com que o sangue volte para o coração. Com essas alterações, pode ocorrer o desmaio. Cabe esclarecer que, nessa condição de perda de consciência, em situações normais a tendência seria a pessoa cair no chão por ação da gravidade e

664 Seção 6 | Ambiente hostil, APH tático e atividades esportivas

recobrar a consciência. Porém, quando em suspensão, mantendo uma posição verticalizada, em decorrência do uso do cinto paraquedista, o retorno venoso é ainda mais prejudicado por causa da ação da força citada e pela compressão das tiras de sustentação de pernas fixadas à vítima. Com os fatores mencionados, a circulação fica gravemente comprometida, requerendo uma intervenção rápida e segura. A maioria dos usuários de equipamentos de proteção contra quedas não está ciente desses riscos de trauma de suspensão.

A morte por trauma de suspensão pode ocorrer a qualquer momento.

✳ SALVAMENTO

Quando o indivíduo está suspenso após uma queda, sua vida está em risco. É importante compreender plenamente as implicações de uma queda, ou seja, o impacto no equipamento e, em seguida, a suspensão por um cinto de segurança.

Fases críticas do salvamento

Basicamente, quatro fases críticas estão presentes no salvamento em altura:

a. Antes da queda.
b. Restrição da queda.
c. Suspensão.
d. Após a retirada do ambiente vertical.

Cada fase apresenta desafios de segurança exclusivos.

O trauma de suspensão pode ser influenciado por todos os aspectos da queda, por isso eles são igualmente importantes.

Antes da queda

Um ponto importante na proteção contra queda, que consequentemente irá influenciar no salvamento, é a configuração do equipamento. Há tipos de cinto de segurança já projetados para uma intervenção de emergência, talabartes adequados ao tipo de exposição, absorvedores de choque a fim de reduzir a quantidade de energia de impacto transferida para o usuário, entre outros. As boas normas internacionais e nacionais se preocupam com tal situação. Deve haver cuidado para que equipamentos certificados não sejam alterados, mudando sua reação no caso de uma queda. Outro fator importante é a distância de queda. Quanto maior ela for, maior será o impacto sobre o corpo do usuário.

Restrição de queda

A cinemática da queda e a posição do corpo no momento do impacto são imprevisíveis. O tipo e a configuração do cinto de segurança têm grande influência no evento, além de sua geometria e seu material de fabricação que poderá deformar, transferindo parte da energia de impacto. A transferência dessa energia em uma maior área de contato no corpo do usuário é um fator de grande interferência no resultado da queda.

Diante desses fatores, a simples restrição, ou seja, a interrupção da queda livre, não garante total proteção. Uma grande quantidade de energia de impacto transferida ao corpo da vítima, impactos contra estruturas existentes e a própria desaceleração brusca podem causar efeitos danosos.

Suspensão

Após a fase da interrupção de queda, verifica-se a fase de suspensão. Há grande interesse nesse momento por conta das possibilidades do trauma de suspensão. Se o usuário estiver consciente e com capacidade funcional, ele mesmo poderá realizar ações preventivas do trauma ou intolerância ortostática. Alguns cintos de segurança possuem dispositivos na forma de fitas ou pedaleiras para que o usuário consiga apoiar seus pés e alterar sua posição enquanto suspenso. Essa ação pode ser prejudicada pela diminuição do nível de consciência ou mesmo por traumatismos que gerem a perda de capacidade funcional.

Salvamento em ambiente vertical

O salvamento deve ser realizado de forma rápida e segura a fim de minimizar os efeitos do trauma de suspensão.

Para vítimas conscientes, recomenda-se, sempre que possível, que o indivíduo em suspensão mantenha suas pernas em movimento para manter o fluxo do sangue e reduzir o risco de acúmulo venoso.

Procedimentos de primeiros socorros

Não há necessidade de mudança de protocolos convencionais de trauma na abordagem do acidentado conforme verificado nas orientações do HSE (Health and Safety Executive/Reino Unido)[5] e OSHA (Occupational Safety & Health Administration/Estados Unidos).[6]

A vítima em suspensão deve ser retirada do ambiente vertical da maneira mais segura e rápida possível. Se a equipe de salvamento não for capaz de liberar imediatamente o acidentado consciente a partir de uma posição suspensa, apoio ou elevação das pernas, quando possível, pode-se prolongar a tolerância de suspensão. Os componentes da equipe de salvamento devem reconhecer sinais e sintomas do trauma de suspensão. Estes incluem tonturas; náuseas; formigamento ou dormência nos braços ou pernas; ansiedade; perturbação visual; ou a sensação de que estão prestes a desmaiar.

Hierarquia do salvamento em altura

a. Autorresgate.
b. Auxílios mecânicos (plataformas de trabalho em altura).
c. Resgate manual.

A situação mais comum observada é o autorresgate, ou seja, quando não há necessidade de equipe externa. Obviamente a pessoa que executa tal modalidade precisa estar consciente e minimamente treinada. O conceito de autorresgate é importantíssimo aos técnicos em salvamento em altura, pois evita a exposição de componentes de sua equipe ao mesmo risco que está vinculado.

O uso de equipamentos aéreos é comum no meio urbano, sobretudo nos acidentes mais rotineiros no Brasil, que são vinculados à construção civil. Guindastes, pás carregadeiras, empilhadeiras, PTA (Plataforma de Trabalho em Altura) e andaimes são exemplos de tais ferramentas. Não há exclusão dos equipamentos aéreos dos Corpos de Bombeiros como escadas e plataformas aéreas. Com tais equipamentos é possível, dentro de condições seguras, apoiar minimamente o acidentado visando minimizar a intolerância ortostática e, eventualmente, realizar o resgate completo com tais equipamentos.

O resgate manual é utilizado quando as alternativas anteriores não tiveram efeito. Existem várias metodologias para essa modalidade. Mudanças de sistemas ou mesmo transferência de linha podem ser observadas nesse tipo de salvamento. Tais ações têm um alto grau de complexidade e requerem do pessoal envolvido na operação grande proficiência em salvamento em altura. Equipamentos específicos são mandatórios, e seu correto funcionamento depende de um grande tempo de capacitação. Há uma tendência grande no uso de sistemas pré-prontos de salvamento, diminuindo a quantidade de tarefas que a equipe faz em uma operação normal. Um exemplo dessa metodologia são os sistemas de vantagem mecânica acoplados a freios centrífugos, que reduzem de maneira significativa a quantidade de tarefas executadas pelos técnicos em salvamento em altura. Tais equipamentos não requerem a confecção de nós, pois suas fixações já estão prontas, cabendo somente seu posicionamento e operação. Sugere-se o uso de tais ferramentas em ambiente urbano e industrial. Para operações rurais ou particularmente de montanha, tornam-se ineficientes por causa de seu peso e volume.

✳ LEITURA ADICIONAL

1. Worsing R. Basic Rescue and Emergency Care: Instructor Workbook (Emergency Medical Services) Hardcover. Dec 1990.
2. Guzmán CPP, Neves JTC. Manual de Planejamento de Emergências – Como Desenvolver e Redigir um Plano de Emergências. 2000.
3. Roop MR, Wright R, Thomas, Vines V. Confined Space and Structural Rope Rescue Paperback. Jul 8, 1998.
4. NR-35 Trabalho Em Altura. Portaria SIT n.º 313, de 23 de março de 2012.
5. Health and Safety Executive (HSE). Evidence-based review of the current guidance on first aid measures for suspension trauma. 2009.
6. Occupational Safety & Health Administration (OSHA). Suspension Trauma/Orthostatic Intolerance. SHIB 03-24-2004, updated 2011.

Seção 7

Grandes eventos e desastres

CAPÍTULO 57

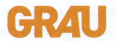

Atendimento de desastres e incidentes com múltiplas vítimas

Alexandre Gonçalo Pereira Reche
Jorge Michel Ribera
Maria Cecília de Toledo Damasceno

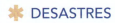 DESASTRES

Desastres são eventos que causam um enorme impacto na comunidade afetada, seja pelo número de vítimas mortas ou feridas, seja pela interrupção dos serviços básicos necessários à salubridade e economia do perímetro exposto.

Os desastres podem ser de origem natural (terremotos, chuvas intensas, furacões) ou humana (acidentes ferroviários, aéreos, acidentes de trânsito). O denominador comum é o elevado número de vítimas que ambos os tipos produzem e a dificuldade de atuação das equipes de intervenção na mitigação dos danos, sejam eles humanos ou materiais.

Em eventos nos quais a quantidade de recursos disponíveis é desproporcional à real necessidade, é necessária muita organização. Em uma emergência com dezenas ou até centenas de vítimas é muito comum se encontrar um cenário de desorganização na resposta inicial. Viaturas policiais, bombeiros, ambulâncias, agentes de trânsito e imprensa, entre outros atores, fazem deste cenário uma enorme confusão que normalmente conduz à demora no socorro às vítimas prioritárias.

Este capítulo tem como objetivo mostrar como um Sistema de Comando de Incidentes pode propiciar uma resposta mais eficiente, rápida e organizada.

SISTEMA DE COMANDO DE INCIDENTES

Na década de 1970, uma série de incêndios florestais assolou o Estado da Califórnia nos Estados Unidos, ceifando vidas e causando um enorme prejuízo econômico. Nas operações de combate constatou-se a falta de uma estrutura de comando, a falta de objetivos e prioridades, problemas com terminologia, falta de padrão nas comunicações e

672 Seção 7 | Grandes eventos e desastres

ausência de planos aprovados pelas agências respondentes. Foi esse cenário que motivou os bombeiros a criarem em 1973 a primeira versão do sistema, conhecido até então como FIRESCOPE. Passou a ser utilizado gradativamente em incêndios urbanos e desastres por outras corporações de bombeiros até que em 1982 passou a ser empregado em todo o território americano, após ser revisado pelo National Interagency Incident Management System (NIIMS). Em 2003 foi padronizado pela Agência Federal de Gerenciamento de Emergências (FEMA) e atualmente sua aplicação é obrigatória em todos os eventos catastróficos nos Estados Unidos.

No Brasil, os Estados de Santa Catarina e São Paulo implantaram em seus serviços sistemas com os mesmos princípios, todavia utilizaram denominações diferentes: Sistema de Comando em Operações (SCO) e Sistema de Comando em Operações de Emergência (SICOE), respectivamente. O Estado do Rio de Janeiro e o Distrito Federal adotaram o sistema americano.

Ocorre hoje no cenário nacional um nivelamento entre os Estados no que se refere ao sistema. Isso porque a Secretaria Nacional de Segurança Pública (SENASP) adotou na integralidade o modelo estadunidense e vem difundindo seus princípios por meio de ensino a distância (EAD) e cursos presenciais. A Copa do Mundo de 2014 e os Jogos Olímpicos de 2016 também fomentaram a necessidade de sua viabilização.

Em 2012, a Guarda Costeira dos Estados Unidos capacitou um grupo de oficiais do Corpo de Bombeiros do Estado de São Paulo em diversos níveis dentro do sistema e em 2013 os bombeiros paulistas treinaram médicos que atuam no Estado para operarem funções do sistema.

Princípios do Sistema de Comando de Incidentes

* Terminologia comum: os respondentes dos diversos órgãos envolvidos devem conhecer os nomes dados pelo sistema a recursos, instalações, funções e níveis do Sistema Organizacional.
* Alcance de controle: um líder deve coordenar um grupo de no máximo sete pessoas. O ideal é que se trabalhe com cinco, para que haja uma supervisão mais efetiva.
* Organização modular: módulos são criados para cuidar de tarefas ou áreas específicas de atendimento (exemplos: atendimento médico, isolamento, trânsito etc.), sejam elas operacionais ou de suporte. Esses módulos podem ser desmobilizados de acordo com a necessidade do evento. Em uma ocorrência com múltiplas vítimas, o organograma se expande de baixo para cima a partir das primeiras equipes e corporações que acessam o cenário. Os módulos podem ser desmobilizados no momento em que o comandante do incidente entenda não haver mais sua necessidade.

Capítulo 57 | Atendimento de desastres e incidentes com múltiplas vítimas

- Comunicação integrada: não deve haver dificuldade de comunicação entre as organizações respondentes. Um plano de comunicações é criado e caso não seja possível a utilização de uma frequência única de rádio, deve haver uma integração para que todos possam se comunicar.
- Cadeia de comando: cada respondente se reporta a e informa somente um líder.
- Instalações padronizadas: localização, denominação e sinalização que todos conheçam.
- Plano de ação da emergência: trata-se do planejamento feito para a resposta pautado nos objetivos definidos pelo comando do incidente.

Funções do Sistema de Comando de Incidentes em ocorrências com múltiplas vítimas

- Comandante do Incidente (CI): é o responsável pelo emprego dos recursos na cena apresentada. São de sua responsabilidade a definição dos objetivos de resposta e a segurança dos respondentes.
- Chefe da Seção de Operações: recebe os objetivos do CI e gerencia as operações de forma que atendam esses objetivos.
- Chefe da Seção de Planejamento: é o responsável pela elaboração e difusão do plano de ação do incidente. É ele quem controla os recursos disponíveis.
- Chefe da Seção de Logística: provê suporte para que o trabalho de campo possa ser executado. Sob sua responsabilidade estão as instalações, materiais, alimentação, atendimento médico aos respondentes etc.
- Chefe de Seção de Finanças: em eventos complexos e de longa durabilidade é responsável pela gestão dos recursos financeiros disponibilizados para viabilizar a resposta.
- Diretor da Rama de Atendimento Médico: é o responsável pelo atendimento médico das vítimas. Recebe orientações do Chefe da Seção de Operações.
- Supervisor do Grupo de Triagem: é o responsável pela triagem das vítimas. Recebe orientações do Diretor da Rama de Atendimento Médico.
- Supervisor do PMA: é o responsável pelo Posto Médico Avançado e pelo atendimento das vítimas após a sua triagem. Recebe orientações do Diretor da Rama de Atendimento Médico.
- Supervisor do Grupo de Transporte: ele assegura que todas as vítimas sejam transportadas para o hospital designado. Recebe orientações do Diretor da Rama de Atendimento Médico.
- Recurso único: ambulância, viaturas policiais etc. e seus tripulantes designados para uma tarefa.

- Equipe de intervenção: conjunto de recursos únicos do mesmo tipo com uma única liderança e comunicação integrada destinada a uma tarefa.
- Força-tarefa: combinação de recursos diferentes para uma única tarefa (exemplo: ambulância com equipe de bombeiros).

✳ INSTALAÇÕES

Em ocorrências de grande magnitude se faz necessária a montagem de algumas instalações para dar suporte à gestão do incidente. Essas instalações são padronizadas em um Sistema de Comando de Incidentes. As principais instalações são o Posto de Comando, a área de espera e o Posto Médico Avançado.

Posto de Comando

Em qualquer intervenção, independentemente do seu grau de complexidade, em que seja estabelecido um Sistema de Comando de Incidentes, o Posto de Comando deve ser estabelecido (Figura 1). O comando do incidente vai exercer sua função a partir dessa instalação e é de onde serão emanadas todas as ordens, designações e orientações aos respondentes. O símbolo internacional é uma bandeira bipartida diagonalmente em azul e branco, porém alguns Estados utilizam a sigla "PC".

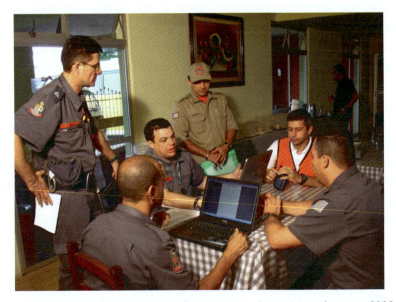

Figura 1 Posto de Comando – força-tarefa de São Paulo no Maranhão em 2009. Imagem cedida por Alexandre Gonçalo Pereira Reche.

Área de espera

É a área destinada à recepção dos recursos quando da chegada à área impactada. Nessa área deve ser realizado o *check in* das equipes, que devem aguardar ali até serem designadas para uma tarefa pelo comando. Internacionalmente ela é identificada pela letra "S", todavia alguns Estados da Federação utilizam a letra "E".

Posto Médico Avançado

Também conhecido como "área de concentração de vítimas", é a instalação para onde são levadas as vítimas que forem removidas da área de risco após a triagem inicial para que se inicie ainda em campo o tratamento médico compatível.

Outras instalações importantes são a base (B), onde são realizadas funções de logística, o acampamento (C), onde se encontram os recursos de alojamento, alimentação e instalações sanitárias e as helibases (H) ou helipontos (H1) (Figura 2).

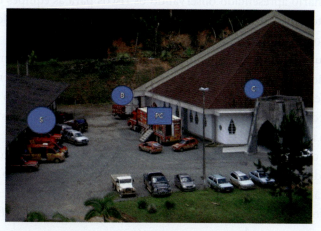

Figura 2   Instalações – força-tarefa de São Paulo em Santa Catarina em 2008. Imagem cedida por Alexandre Gonçalo Pereira Reche.

✲ ATUAÇÃO DO PROFISSIONAL DE SAÚDE DENTRO DO SISTEMA DE COMANDO DE INCIDENTES (SICOE, SCI, SCO)

Qualquer desastre, seja ele de origem natural ou não, requer uma grande quantidade de recursos para atender o elevado número de vítimas decorrente de seus efeitos.

Os centros de atendimento telefônico são os primeiros a receber informações sobre o evento e de imediato despacham recursos para o atendimento das vítimas resultantes dos danos.

O que fazer quando se é o primeiro ao chegar ao local?

A primeira equipe que chega num cenário com grande número de vítimas tem um papel muito importante. Sua atuação pode favorecer um atendimento mais rápido e objetivo. Vejamos algumas ações importantes:

- Estacionar o veículo em um local seguro e informar sua central de comunicações sobre a chegada no local, reportando uma breve descrição e a localização exata do evento, tipo(s) de estrutura(s) envolvida(s), focos de incêndio, número estimado de feridos e necessidade de evacuação da área.
- Assumir o comando das ações, ainda que provisoriamente, e estabelecer um Posto de Comando (pode ser uma viatura, uma casa, um estabelecimento etc.). Repassar à central de comunicações a exata localização do PC. Solicitar apoio de recursos adicionais (esquadrão de bombas, produtos perigosos, bombeiros, trânsito etc.). Identificar o local da área de espera.
- Avaliar o cenário apresentado observando os riscos para as equipes que estejam em deslocamento, a necessidade de evacuação do local, a possibilidade de contaminação em massa e o tipo de contaminante.
- Estabelecer um perímetro de segurança a fim de evitar que pessoas sem equipamentos e qualificação ingressem na zona de risco. Se as equipes de atendimento médico não puderem acessar a área onde se encontram as vítimas em virtude do risco potencial, deve ser obedecido o perímetro de segurança (100 metros para riscos químicos e 300 metros para risco de explosão ou o protocolo local).
- Estabelecer os objetivos mais importantes a serem alcançados (socorro às vítimas, isolamento do local, extinção de incêndios etc.). Caso o ambiente não ofereça risco de contaminação ou explosão, iniciar pela triagem de vítimas.
- Preparar informes para passar o comando quando alguém mais qualificado chegar no local e assumir o comando.

Todas essas ações deverão ser revisadas e aperfeiçoadas com a chegada de mais recursos e a criação de novos módulos ou ramas.

✳ OPERACIONALIZAÇÃO DO SISTEMA EM OCORRÊNCIA COM MÚLTIPLAS VÍTIMAS

Todo incidente começa com os recursos da Seção de Operações e a estrutura do sistema vai aumentando à medida que equipes de diferentes corporações venham se incorporando à resposta.

Para podermos entender melhor o desenvolvimento das ações de resposta dentro de um Sistema de Comando de Incidentes, vamos utilizar o exemplo a seguir: quarenta mil pessoas estão reunidas em um estádio de futebol para assistir um show de rock. Uma bomba explode embaixo de uma das arquibancadas, deixando milhares de vítimas e parte da estrutura do estádio fica comprometida. Há um princípio de incêndio e muitas vítimas estão sob os escombros. Todos os serviços de emergências foram acionados.

Com a chegada das primeiras equipes, a configuração do sistema pode ser aquela demonstrada no Algoritmo 1.

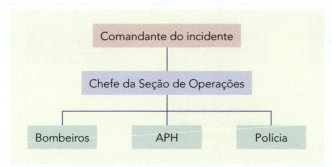

Algoritmo 1 Organograma do SCI – primeira resposta.

O comandante do incidente pode ser o profissional mais experiente pertencente à equipe que tenha maior afinidade com as ações em andamento (bombeiro, policial, médico, enfermeiro, engenheiro químico etc.) ou um grupo com representantes de mais de um órgão (Comando Unificado). No Brasil, dada a afinidade com a matéria, os militares normalmente assumem essa função, mas o sistema é flexível e pessoas com *expertise* compatível com o evento e investidas de função pública podem fazer parte do comando.

Como vimos no Algoritmo 1, o primeiro desenho da seção de operações é criado automaticamente.

Os policiais propiciam segurança, controlando os acessos e isolando o perímetro; os bombeiros são responsáveis pelas ações de salvamento; e as equipes de atendimento pré-hospitalar são responsáveis pela estabilização e pelo transporte dos acidentados.

Com o início do trabalho de socorro às vítimas e a avaliação feita pelas primeiras equipes, percebe-se a necessidade de se montar um PC para gerenciar a crise e uma área de espera para organizar a chegada do socorro.

Na área de espera um profissional designado pelo comandante do incidente faz o *check in* de todas as equipes que ingressam no cenário e repassa imediatamente ao Posto de Comando.

O comando do incidente percebe que há dezenas de ambulâncias, viaturas policiais e veículos do Corpo de Bombeiros.

Alguns objetivos são definidos pelo Comando, como o socorro às vítimas feridas e o controle do perímetro afetado.

No socorro às vítimas temos ações de bombeiros, médicos e enfermeiros. Em uma ocorrência com essa complexidade é necessário então remodelar a rama de atendimento médico.

A emergência passa então a ter a configuração demonstrada no Algoritmo 2.

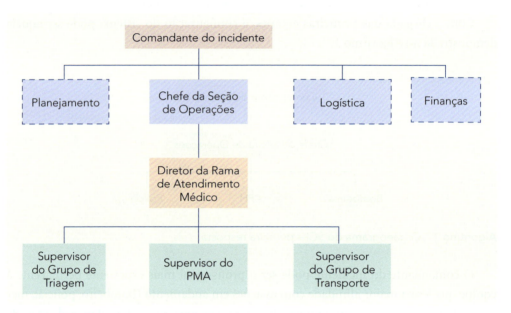

Algoritmo 2   Organograma do SCI – atendimento médico.

- Diretor da Rama de Atendimento Médico: é o responsável por todas as ações médicas de emergência durante o incidente. Ele recebe designações de trabalho diretamente do chefe da Seção de Operações e em ocorrências da magnitude da estudada ele deve delegar atribuições a outros profissionais de saúde, em especial a alguém que cuide da triagem das vítimas, alguém que cuide do atendimento ou tratamento das vítimas e alguém que organize o transporte. Ele deve ter o controle do número de vítimas e deve reportar necessidade de recursos ao chefe da Seção de Operações.
- Supervisor do Grupo de Triagem: é o responsável pela organização das equipes designadas para a triagem e categorização das vítimas. O método mais utilizado no país é o START. Esse trabalho deve ser realizado antes da remoção das vítimas ao PMA.
- Supervisor do PMA: é o responsável pela organização das equipes incumbidas do atendimento médico e tratamento em cena das vítimas que chegam ao PMA.
- Supervisor do Grupo de Transporte: é o responsável pelas equipes destinadas a transportar os pacientes aos hospitais adequados para cada caso.

Com novas responsabilidades, o sistema propicia um melhor controle de tarefas de relevante valor.

Quando bombeiros, esquadrão de bombas ou especialistas em produtos perigosos redefinirem o perímetro de segurança ou permitirem o acesso às vítimas, as equipes de triagem começam a realizar a triagem das vítimas identificando-as com os cartões de triagem. As vítimas recebem então uma categorização de prioridade que, com a utilização do método START, se traduz em cores (verde, amarelo, vermelho e preto). Finalizado o processo de triagem, essas vítimas devem, por ordem de prioridade, ser deslocadas ao PMA.

No PMA as vítimas recebem um tratamento médico que propicie a sua estabilização e são disponibilizadas para o transporte (Figura 3).

O transporte deve ser orientado por uma regulação médica que pode ser feita na cena ou em uma central de comunicações. As vítimas devem ser deslocadas para um hospital compatível com sua evolução.

Na medida em que a emergência evolui e finalizado o processo de triagem, o Grupo de Triagem deve ser desmobilizado e o pessoal pode ser empregado em outras funções. Isso só deve acontecer quando todas as vítimas estiverem identificadas de forma visível e todas as equipes tiverem reportadas suas ações ao supervisor do Grupo de Triagem.

Todas as necessidades de recursos humanos e materiais necessários à estabilização dos pacientes devem ser reportadas ao Diretor da Rama de Atendimento Médico. O PMA só é desmobilizado após o atendimento e a remoção do último paciente e com autorização do PC.

O ideal é que as ambulâncias e equipes que forem designadas para o Grupo de Transporte permaneçam na área de espera e só se desloquem ao PMA após o acionamento.

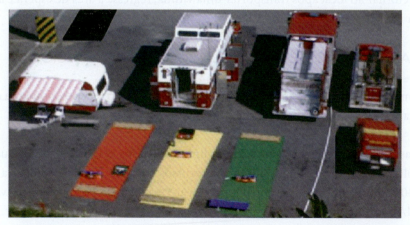

Figura 3 Posto Médico Avançado (Corpo de Bombeiros do Estado de São Paulo).

Uma planilha de controle de saída de vítimas do PMA, evolução e hospital de destino deve ser preenchida para controlar o fluxo de pacientes. Esses dados devem ser atualizados com frequência junto ao PC.

Com a desmobilização do Grupo de Transporte, está terminado o trabalho da Rama de Atendimento Médico.

O que não pode ser esquecido pelas equipes médicas para que o sistema realmente funcione

- Ao chegar ao local, desloque sua equipe para a área de espera. Se a ambulância estiver estacionada em local inadequado, ela vai atrapalhar o acesso de outras equipes.
- Conheça o seu supervisor imediato e só se reporte a ele após sua designação de trabalho.
- Execute somente a tarefa para a qual for designado.
- Conheça o canal de comunicação estabelecido.
- Respeite o perímetro de segurança estabelecido.
- Utilize o equipamento de proteção individual compatível com a área de trabalho e a tarefa designada.
- Ao realizar a triagem de vítimas, assegure-se de que todas as vítimas estejam identificadas com o cartão e que este esteja visível.
- Obedeça a prioridade estabelecida na triagem para transportar vítimas ao PMA.
- Obedeça aos horários de descanso e alimentação determinados pelo seu líder imediato.
- Reporte a necessidade de equipamentos e materiais para seu líder. No PMA isso é bastante comum.
- Ao transportar vítimas para os hospitais, assegure-se de que foi registrada sua saída da cena e o hospital de destino.
- Ao retornar ao local após transportar uma vítima, regresse à área de espera e aguarde uma nova designação.

✳ CLASSIFICAÇÃO DEFINIDA PELA LOGÍSTICA OPERACIONAL

Com base nos diversos cenários vivenciados pelo GRAU, o serviço criou uma classificação para melhor organizar a dinâmica do atendimento nestas situações.

- Desastres grau I: incidente em área de limites precisos e abordagem habitual, pois o volume de vítimas é suportado pelos recursos enviados. Rede hospitalar a menos de 30 minutos do foco, geralmente não há necessidade de Posto Médico Avançado (PMA). Exemplos: incidentes com ônibus, vários veículos, deslizamentos, etc.
- Desastres grau II: incidente único ou múltiplo, porém com tempo comprometido, para chegada ao local e principalmente ao hospital (> 30 minutos), determinado pela

distância, trânsito ou insuficiência de ambulâncias. Neste caso é importante realizar a montagem de um ou vários PMA, ou área de concentração de vítimas, centralizando a observação e aplicando as intervenções necessárias. Em incidentes com trens ou aviões, múltiplos focos de trabalho poderão se fazer necessários. A utilização de transporte aeromédico por asa rotativa tem grande valia, diminuindo o tempo de transporte dos pacientes graves. Exemplos: incidentes veiculares com múltiplas vítimas, colapsamento estrutural, incidentes terroristas, incidentes metroviários, etc.

- Desastres grau III: desastres naturais de grande dimensão, como inundações, deslizamentos e terremotos, determinam múltiplos incidentes críticos e não próximos, gerando situações agudas (soterramentos, colapso estrutural e afogamentos). Impõem dispersão de equipes médicas junto aos bombeiros (múltiplas áreas de trabalho). A rede hospitalar pode ter dificuldade de acesso ou ter a sua estrutura comprometida, havendo necessidade de um período de atuação mais prolongado por parte das equipes de APH, junto às populações remanescentes ou ilhadas. Estabelecem-se Prontos Atendimentos e/ou Hospitais de Campanha, iniciados pelas equipes de APH e/ou pela rede de saúde local. Essa situação gera insuficiência geral de recursos as populações (alimentação, comunicação, medicações crônicas e energia).
- Desastres grau IV: desastres de proporções catastróficas, gerando vítimas em massa e determinando comprometimento da rede hospitalar, por dano estrutural ou por excessiva demanda. O transporte aeromédico para encaminhar vítimas com patologias de alta complexidade a outros centros, mais distantes, é uma ferramenta importante para mitigar o evento. Pode se fazer necessária a criação de hospitais de campanha e MASH (*mobile army surgery hospital*), nas situações mais críticas. Exemplos: terremotos de alta magnitude, tsunamis, armas de destruição em massa.

✳ TRIAGEM

A triagem no local tem como objetivo selecionar rapidamente todas as vítimas para priorizar a retirada das mais graves. No jargão das ruas: "Fazer o melhor para o maior número de vítimas". No Brasil, como já citado, utilizamos o START (*Simple Triage and Rapid Treatment*), de metodologia simples, que consiste em parâmetros clínicos rápidos a serem pesquisados em segundos.

Utiliza-se a classificação por cores (Figura 4):

- Vermelha: pacientes que apresentam comprometimento respiratório (qualquer nível), determinado por taquipneia ou bradipneia ou comprometimento hemodinâmico, avaliado pela lentificação da perfusão tecidual e alteração do nível de consciência.

Necessitam de suporte de vida imediata e rápido transporte para o hospital, respeitando a *golden hour*. Devem ingressar no hospital em menos de 1 hora do incidente.
- Amarela: são aquelas vítimas que necessitam de algum atendimento médico no local e posterior transporte hospitalar, porém não possuem risco à vida imediato. Apresentam fraturas, queimaduras de pequena monta, etc.
- Verde: são as vítimas que apresentam lesões leves, sem gravidade, e geralmente estão sentadas ou andando, sem risco à vida e que podem ser avaliadas por último e/ou podem dirigir-se aos recursos hospitalares por meios próprios.
- Preto: vítimas inviáveis.

A ficha utilizada é padrão, permanecendo uma parte com a equipe de pré-hospitalar, permitindo a conferência numérica com cada um dos hospitais que receberam vítimas. A triagem na cena é preferencialmente realizada por bombeiros, com equipamento de proteção individual (EPI) adequado, pois se realiza em área instável, que devido ao recente incidente, raramente pode ser considerada segura para permitir a entrada de pessoal de saúde. Além de que é preferível que os profissionais da saúde aguardem fora, para que possam realizar o seu trabalho mais efetivamente, como em um PMA ou ou no próprio transporte, já que a função de triagem deve ser extremamente rápida, sem intervenções, apenas com a retificação da via aérea, para distinguir uma vítima preta de uma vermelha. Excepcionalmente, em situações em que há falta de pessoas para triagem, o pessoal da saúde poderá entrar na cena, desde que com EPI adequado e/ou treinamento para ponderar sobre os riscos e não transformar-se em mais uma vítima. Outra exceção para entrada de equipe médica

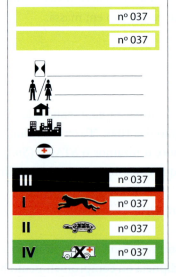 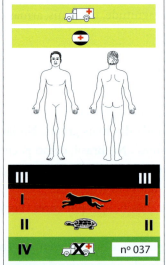

Figura 4   Classificação da triagem por cores.

na cena é a situação de vítimas presas em estruturas colapsadas e/ou com esmagamento de membro, que necessitarão de intervenção médica durante o procedimento de retirada, que às vezes tarda horas, porém deve ser realizada sempre com a cena mais segura possível.

A sinalização é feita por meio de cartão, pulseira ou algo que possa identificar a cor.

As falhas na triagem podem ocorrer pelos seguintes motivos:

- Visibilidade comprometida no local.
- EPI e equipamento de resgate (EPR) podem afetar a percepção durante a avaliação da vítima (luvas e máscara).
- Estresse do avaliador.
- Emocional das vítimas (hiperventilação).
- Tempo entre a realização da triagem e a retirada da vítima pode ser longo, agravando--se o estado da vítima.

Mesmo assim, é um método que até o momento tem se mostrado útil e único para uma rápida identificação dos pacientes mais graves. A evacuação da cena é preferencialmente executada com pranchas e a devida imobilização, sem perder o objetivo dessa etapa, que é a retirada rápida do maior número de vítimas no menor espaço de tempo. Nem sempre haverá pranchas e/ou tempo para realizar o transporte com as devidas imobilizações, principalmente quando há riscos locais.

✳ POSTO MÉDICO AVANÇADO

O Posto Médico Avançado (PMA) deve operar com radiocomunicação, com escuta auricular (excessivo barulho), em faixa exclusiva para o PMA. Ele deve ser montado quando houver a probabilidade de um volume grande de vítimas, determinando a necessidade de um ambiente onde se possa adiantar procedimentos para suporte de vida prévios ao transporte, enquanto não se alcança o tratamento definitivo no hospital. Confirma-se a classificação antes do embarque das vítimas, priorizando as vítimas mais graves que se beneficiarão do tratamento mais imediato (Algoritmo 3).

O PMA deve ser posicionado sempre na zona fria:

- Próximo ao bolsão das ambulâncias.
- Na rota de fuga.
- Com fácil aproximação para as vítimas oriundas da cena.
- Sem travessia de veículos entre a cena e o PMA.
- Com visualização fácil dos pontos.
- Com o sentido do vento do PMA para a zona quente (evitando gases e fumaça sobre as vítimas).

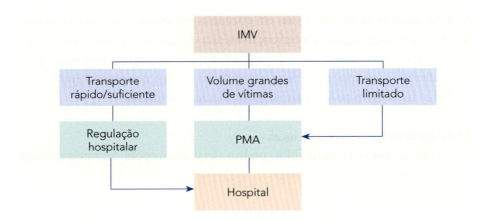

Algoritmo 3   Posto Médico Avançado.

Posicionamento dos postos

Os postos vermelho e amarelo devem ficar próximos para facilitar a reclassificação e o reposicionamento das vítimas, se necessário, e devem ser os mais próximos do acesso às ambulâncias.

O verde deverá estar distante desses, para evitar desvio de atenção da equipe que atende.

É importante a percepção visual dos postos a distância, por meio de lonas ou bandeiras (Figura 6).

Da mesma forma, o *staff* que trabalha no PMA deverá ser identificado em médicos e enfermeiros. O colete pode ser a maneira mais prática para diferenciar a equipe.

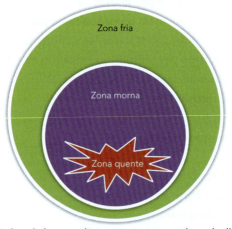

Figura 5   Delimitação do local de atendimento em zonas de trabalho.

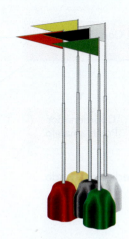

Figura 6   Bandeiras para sinalização dos postos.

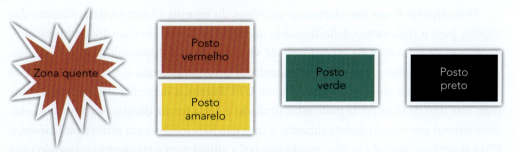

Figura 7   Posicionamento dos postos.

Os coordenadores dos postos devem ser diferenciados por coletes, capacetes ou bonés, que propiciam diferenciação de forma mais evidente.

O posto preto é o último a ser montado e deve estar bem afastado do campo visual das vítimas e da zona quente.

Hierarquia do Posto Médico Avançado

O supervisor do PMA:

- Destina as ambulâncias, conforme a sua Central de Regulação.
- Solicita aos chefes dos postos que identifiquem e preparem as vítimas mais graves para o embarque.
- Solicita as ambulâncias ao supervisor do grupo de transporte, uma a uma.
- Distribui os recursos médicos no PMA, conforme a necessidade do momento.

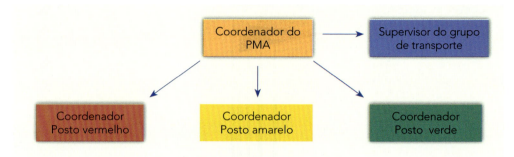

Algoritmo 4   Hierarquia do posto médico avançado.

✳ TRANSPORTE PARA O HOSPITAL

O transporte é um dos elementos decisivos do sucesso. O tempo de evacuação das vítimas para o tratamento definitivo dependerá da distância, do trânsito, de obstáculos, do tempo de retorno e da quantidade de vítimas *versus* a disponibilidade de veículos. As vítimas vermelhas deverão ser transportadas prioritariamente, e sempre que possível acompanhadas por médico em ambulância UTI. Porém, a depender do volume de vítimas, esse tipo de transporte pode estar limitado e dessa forma deverão ser transportadas duas vítimas por veículo, habitualmente. E caso não haja médicos em número suficiente, o PMA deverá preparar do melhor modo possível a vítima para o transporte, passando uma via aérea segura ou tratando um pneumotórax, por exemplo. Helicópteros aeromédicos são uma opção de transporte eficiente para as vítimas mais graves, por minimizarem em muito o tempo de chegada no hospital. Têm a propriedade de transportar para hospitais mais distantes do foco, aliviando a sobrecarga de atendimento de vítimas críticas nos hospitais da região. As vítimas amarelas são preferencialmente transportadas por ambulâncias simples e aos pares, se possível, para que os recursos sejam primariamente otimizados. Os hospitais de destino, o nome da vítima embarcada e/ou características da mesma, e a ambulância deverão ser registrados por um anotador antes da saída do veículo, para compilação desses dados posteriormente. As vítimas verdes poderão ser transportadas por qualquer tipo de veículo coletivo, furgões etc. O momento da evacuação dependerá da disponibilidade e não deve ser prioritário, a não ser que a presença dessas vítimas seja maciça e de difícil controle. Deve-se ter em conta que não se deve transferir os pacientes para um único hospital, mas, sim, distribuí-los ao máximo para vários hospitais, lembrando que os hospitais mais próximos podem ficar rapidamente saturados pelas vítimas encaminhadas por leigos e pela demanda espontânea nas salas dos hospitais, chamamos isso de efeito geográfico. A equipe poderá proceder a descontaminação das vítimas caso isso seja necessário, em função do cenário existente.

✳ ATENDIMENTO HOSPITALAR

Cada estrutura hospitalar deverá ter um plano para atuação em cenários de desastres e incidentes com múltiplas vítimas, previamente estabelecido e amplamente divulgado. Os primeiros planos de desastres para hospitais foram elaborados antes do início da Segunda Guerra Mundial em hospitais ingleses (1920). Nos dias de hoje, apesar de sua extrema importância, são ainda vistos como de baixa prioridade. O hospital precisa definir em que circunstâncias o plano será ativado, incluindo sua capacidade estimada de atendimento, número de leitos (incluindo os de terapia intensiva), número de salas cirúrgicas, número de respiradores, capacidade de funcionamento dos geradores em horas, capacidade do serviço radiológico e do laboratório etc.

O hospital deve estar preparado tanto para realizar atendimento decorrente de eventos traumáticos, em geral, com pico de chegada de pacientes em 1 hora após início da ocorrência, como para eventos biológicos, por exemplo, a epidemia de Ebola, que exige do serviço uma organização de atendimento por vários meses seguidos. Os hospitais devem ter chuveiros de descontaminação.

✳ NÍVEIS DE ACIONAMENTO DE HOSPITAIS PARA EVENTOS DE ORIGEM TRAUMÁTICA

Na cidade de São Paulo, trabalha-se com três níveis de criticidade para acionamento dos hospitais.

Os hospitais universitários da Grande São Paulo, de nível terciário trabalham com os seguintes critérios:

- Criticidade 1: evacuação do PS, sem acionamento adicional de equipes. Conforme acordado com o Centro de Operações do Corpo de Bombeiros (COBOM – São Paulo), trabalha-se com a informação inicial de menos de 50 vítimas.
- Criticidade 2: evacuação do PS, com acionamento parcial das equipes. Conforme acordado com o COBOM, trabalha-se com a informação inicial de 50 a 100 vítimas. É necessária a criação de um Gabinete de Crise.
- Criticidade 3: evacuação do PS, com acionamento completo das diversas equipes. Conforme acordado com o COBOM, trabalha-se com a informação inicial de mais de 100 vítimas. É necessária a criação de um Gabinete de Crise.

688 Seção 7 | Grandes eventos e desastres

Os hospitais de menor porte na Grande São Paulo devem trabalhar com os seguintes critérios:

- Criticidade 1: evacuação do PS, sem acionamento adicional de equipes. Conforme acordado com o COBOM, trabalha-se com a informação inicial de menos de 20 vítimas.
- Criticidade 2: evacuação do PS, com acionamento parcial das equipes. Conforme acordado com o COBOM, trabalha-se com a informação inicial de 21 a 30 vítimas.
- Criticidade 3: evacuação do PS, com acionamento completo das diversas equipes. Conforme acordado com o COBOM, trabalha-se com a informação inicial de mais de 30 vítimas. É necessária a criação de Gabinete de Crise.

Os hospitais localizados fora da região da Grande São Paulo têm fluxos locais estabelecidos.

Em casos de eventos epidemiológicos, recomenda-se a criação de Gabinete de Crise.

✳ NÍVEIS DE ACIONAMENTO PARA EVENTOS EPIDEMIOLÓGICOS NO ESTADO DE SÃO PAULO

O(s) paciente(s) deverá(ão) ser identificado(s) inicialmente pelo(s) sintoma(s), já que o diagnóstico definitivo pode exigir a realização de exames complementares para confirmação.

Sintomas

- Febre: brucelose, cólera, coqueluche, *E. coli*, difteria, doença meningocócica, ebola, febre tifoide, hepatite A, H7N9, Malburg, ricina, salmonelose, sarampo, shigelose, varicela.
- Gastrointestinais: antraz, botulismo, cólera, *E. coli*, ebola, febre tifoide, hepatite A, malária, Marburg, micotoxina T2, ricina, salmonelose, shigelose, varicela.
- Neurológicos: botulismo, brucelose, doença meningocócica, febre tifoide, malária.
- Pele e/ou mucosas: antraz, doença meningocócica, peste, Malburg, micotoxina T2, sarampo.
- Respiratórios: antraz, coqueluche, difteria, doença meningocócica, ebola, H7N9, peste, micotoxina T2, ricina, sarampo.

Para eventos epidemiológicos, o GRAU trabalha com níveis. Foi desenvolvida uma classificação (Figura 8) onde as patologias mais graves ou "novas" (ex.: coronavírus) são identificadas com a cor vermelha, definindo diversas prioridades de atendimento. Trabalha-se com risco de transmissão pessoa a pessoa e severidade. Os níveis de acionamento estabelecem medidas como quarentena, vacinação, etc. O GRAU trabalha, nestes casos,

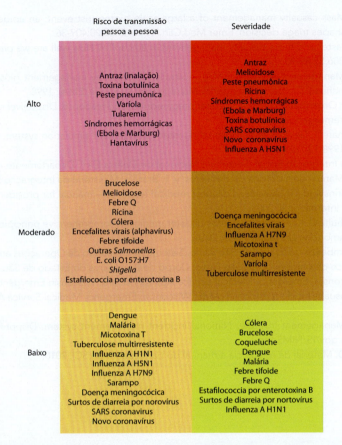

Figura 8 Matriz de risco biológico para a saúde pública relacionado às ameaças bioterroristas. Obs.: a categorização do risco de transmissão pessoa-pessoa se refere às ameaças bioterroristas definidas pelo CDC/Atlanta. Na categoria "baixo", foram elencadas doenças que, apesar da transmissão pessoa-pessoa ser importante, não são consideradas ameaças bioterroristas. A severidade está relacionada à gravidade e ao risco de morte.

em conjunto com o Centro de Vigilância Epidemiológica da Secretaria de Estado da Saúde.

❋ BIBLIOGRAFIA

1. Ribera JM, Damasceno MCTD. Incidentes de múltiplas vítimas e desastres. Pronto-socorro – medicina de emergência. Barueri: Manole; 2013. p.10-9.
2. Secretaria da Saúde do Governo do Estado de São Paulo. Preparação hospitalar para atendimento de desastres e incidentes com múltiplas vítimas e preparação hospitalar para abandono. São Paulo: Secretaria da Saúde; 2012. Disponível em: http://www.saude.sp.gov.br/ses/perfil/profissional-da-saude/homepage/destaques/direita/preparacao-hospitalar-para-atendimento-de-desastres-e-incidentes-com-multiplas-vitimas-e-preparacao-hospitalar-para-abandono.

690   Seção 7 | Grandes eventos e desastres

3. Burkle FM. Mass casualty management of a large-scale bioterrorist event: an epidemiological approach that shapes triage decision. Emer Med Clin N Am. 2002;20:409-36.
4. Mehta S. Disaster and mass casualty management in a hospital: How well are we prepared? J Postgrad Med. 2006;52:89-90.
5. Emergency Management Australia (EMA). Australian emergency management glossary (australian emergency manual). Canberra: Emergency Management Australia (EMA); 1998.
6. World Health Organization (WHO). Disaster preparedness and response. Disponível em: http://www.euro.who.int/emergencies.
7. Levi L, Bregman D, Geva H, et al. Hospital disaster management simulation system. Prehospital Disaster Med. 1998;13(1):29-34.
8. Ministério da Integração Social. Secretaria Nacional de Defesa Civil. Departamento de Atenção Especializada. Manual de medicina de desastres. v. 1. Brasília: Ministério da Integração Social; 2007.
9. Briggs SM, Brinsfield KH. Advanced disaster medical response – manual for providers. Boston: Harvard Medical International; 2003.
10. Koenig K, Schultz C. Koenig and Schultz's disaster medicine: comprehensive principles and practice. New York: Cambridge University Press; 2010.
11. Corpo de Bombeiros do Estado de São Paulo. Sistema de Comando de Operações em Emergências. Manual técnico de bombeiros 37. São Paulo: Corpo de Bombeiros do Estado de São Paulo; 2006.
12. State of Wisconsin, Emergency Medical Service Advisory Board. Wisconsin Emergency Medical Services mass casualty incident response guide. Wisconsin: Emergency Medical Service Advisory Board; 2010.
13. Emergency Management Institute. National incident management system. Disponível em: http://training.fema.gov/IS/NIMS.asp.
14. OFDA/USAID. Material de referência e manual do participante do SCI. 2010.

CAPÍTULO 58

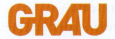

Desastres naturais

Amaro Nunes Duarte Neto
Maria Cecília de Toledo Damasceno

Uma das premissas do atendimento pré-hospitalar é o socorro às vítimas de desastres naturais, seja no momento agudo do impacto, seja nos dias e semanas subsequentes. O desalojamento de um grande número de pessoas e a desestruturação dos serviços de saúde podem tornar o ambiente caótico.

Desastres naturais não carreiam doenças infecciosas em si, mas exacerbam fatores de risco para infecções presentes em uma área antes do evento. No momento agudo de impacto, as principais causas de morte são os traumas físicos secundários a soterramentos, afogamentos, queimaduras e lesões por escombros, etc. A transmissão e os surtos de infecções são imprevisíveis e ocorrem geralmente após alguns dias, semanas e meses do desastre. O principal fator predisponente para o surgimento de doenças após um desastre natural é o deslocamento em massa da população para acampamentos e abrigos mal planejados e superlotados, com carência de alimentos, água potável e latrinas, associado à ruptura local do ecossistema e da infraestrutura de saúde/higiênico-sanitária, do fornecimento de energia elétrica e gás, além de danos às estradas e vias de acesso. A natureza e a magnitude do desastre, as condições sanitárias, o estado nutricional e a cobertura vacinal prévios ao desastre e a capacidade e eficiência de resposta da sociedade local perante o evento são também determinantes para a explosão epidêmica ou não de infecções causadas por agentes emergentes, reemergentes e endêmicas na região afetada. É calculada uma taxa de mortalidade sessenta vezes acima do esperado entre refugiados e desabrigados, com três quartos das mortes atribuíveis a doenças notificáveis. Países e regiões pobres com poucos recursos são os mais afetados. Ao contrário, em países desenvolvidos, com um sistema de saúde bem estruturado e com rápida e eficiente resposta após furacões e enchentes, ocorrem apenas pequenos aumentos na incidência de infecções comunitárias,

692 Seção 7 | Grandes eventos e desastres

como as respiratórias (Algoritmo 1). A Tabela 1 relaciona os principais desastres naturais ocorridos entre 2000 e 2014 e os surtos de doenças ocorridos após o evento.

Os desastres naturais podem ser hidrometeorológicos (tufões, tempestades, furacões, tornados, ciclones), geomorfológicos (avalanches, deslizamentos) ou geofísicos (terremotos, tsunamis e erupções vulcânicas). As enchentes e inundações são os desastres naturais mais comumente associados a aumento do número de casos ou surtos de doenças infecciosas, uma vez que levam à contaminação da água potável com dejetos tóxicos,

Tabela 1 Desastres naturais ocorridos entre 2000 e 2014 e os surtos de doenças infecciosas surgidos após o evento

Ano	País	Desastre natural	Surto de doença infecciosa após o desastre
2000	El Salvador	Terremoto	Diarreia, infecções respiratórias agudas
	Tailândia	Enchentes	Leptospirose
	Moçambique	Enchentes	Diarreia
	Índia	Enchentes	Leptospirose
2001	Taiwan	Tufão Nali	Leptospirose
	China	Tufão Nali	Leptospirose
	EUA	Furacão Alison	Diarreia
	Indonésia	Enchente	Diarreia
2003	Irã	Terremoto Bam	Diarreia, doenças respiratórias
	Indonésia	Enchente	Diarreia
2004	Tailândia	Tsunami	Diarreia
	Indonésia	Tsunami	Diarreia, hepatites A e E, doenças respiratórias, sarampo, meningites, tétano
	Bangladesh	Enchentes	Diarreia
	República Dominicana	Enchentes	Malária
2005	Paquistão	Terremoto	Diarreia, hepatite E, doenças respiratórias, sarampo, meningites, tétano
	EUA	Furacão Katrina	Diarreia, tuberculose
2008	Brasil	Enchente	Dengue
2010	Haiti	Terremoto	Cólera
	Costa do Marfim	Enchente	Dengue
2011	EUA	Tornado	Mucormicose cutânea
	Japão	Terremoto	Diarreia por norovírus, *Influenza*
2012	Guatemala	Terremoto	Diarreia
2013	Filipinas	Tufão Haiyan	Diarreia, doenças respiratórias
2014	Índia	Ciclone Hudhud	Conjuntivite

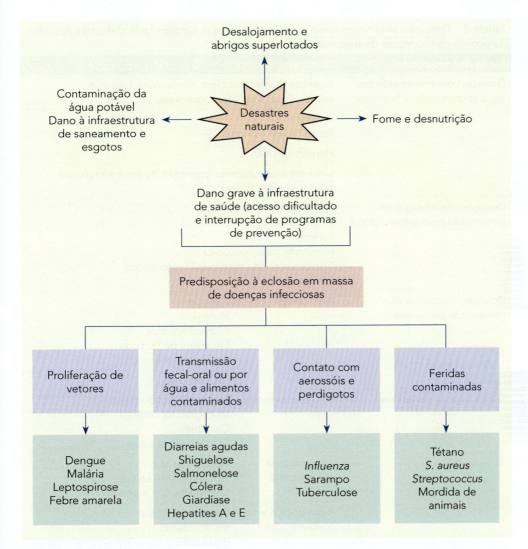

Algoritmo 1 Mecanismos determinantes para a eclosão de diferentes doenças infecciosas, veiculadas por diferentes modos de transmissão, após catástrofes naturais.

debris e material fecal, além de favorecerem a proliferação de diferentes espécies de vetores. Os terremotos são o segundo tipo de desastre mais comumente relatado na literatura médica, ocorrendo em áreas com grande atividade sísmica como a América Central, Ásia Central e Sudoeste Asiático. A principal causa de morte nos terromotos é o trauma por desabamentos. Terremotos e erupções vulcânicas podem causar os tsunamis.

As principais síndromes infecciosas relatadas na literatura desencadeadas por catástrofes naturais ocorridas nas últimas décadas estão expostas na Tabela 2.

694 Seção 7 | Grandes eventos e desastres

Tabela 2 Principais síndromes infecciosas e agentes que surgem após desastres naturais, de acordo com o modo de transmissão

Modo de transmissão	Doenças e agentes comuns após desastre natural	
Doenças com transmissão por água contaminada e fecal-oral	Doenças diarreicas (cólera, noroviroses, rotavírus, salmonelose, shiguelose, giardíase)	
	Leptospirose Febre tifoide e paratifoide	
	Hepatites A e E	
	Sinusites e pneumonias (aspiração de água e materiais sólidos contaminados)	
Doenças infecciosas com transmissão pelo ar/perdigotos	Pneumonia pneumocócica *Influenza* Sarampo Meningite meningocócica Outras viroses de transmissão respiratória Tuberculose	
Doenças infecciosas com transmissão por vetores	Artrópodes	Dengue Malária Filaríase linfática Encefalite de St. Louis Outras arboviroses
	Roedores	Leptospirose
Contaminação de feridas	Solo contaminado	Tétano (*Clostridium tetani*) Mucormicose cutânea Celulites Fasciite necrotizante
	Água salgada contaminada	*Aeromonas* spp *Vibrio* spp (não cólera) *Mycobacterium marinum*
	Água doce e lama contaminadas	*Pseudomonas* spp Micobactérias *Burkholderia pseudomalei* (melioidose)
	Mordidas de animais como cães e gatos	Infecções causadas por *Capnocytophoga canimorsus* e *Pastereulla multocida* Raiva

A gastroenterite é a principal síndrome infecciosa após desastres naturais, incidindo em locais pobres com pouca estrutura ou em áreas bem desenvolvidas, afetando entre 1,6 a 85% dos sobreviventes. As doenças diarreicas são a principal causa de morte por doenças infecciosas após desastres em campos de refugiados e podem assumir proporções epidêmicas em países subdesenvolvidos, como os surtos de cólera em Bangladesh, na capital Dhaka, após o tsunami de 2004, e no Haiti, após o terromoto de 2010. Por outro lado, no Japão, após o terremoto de 2011, houve um discreto aumento do número de casos de diarreias, causadas por norovírus em locais de abrigo. A contaminação da água potável, pela ruptura de sistemas de esgotos, a falta de gás e refrigeração para o preparo e a conservação dos alimentos e a falta de água limpa para a higiene pessoal (por exemplo, lavagem das mãos), são fatores que contribuem para a eclosão de doenças diarreicas após catástrofes.

As doenças respiratórias são precipitadas pela superlotação de abrigos e acampamentos, com pouca ventilação, sem aquecimento. Entre os agentes etiológicos mais comuns estão os vírus respiratórios, destacando-se o vírus *Influenza*. No grupo de crianças abaixo de cinco anos de idade, em abrigos após catástrofes, 20% das mortes são decorrentes de infecções respiratórias. Outras infecções transmitidas por via respiratória incluem o sarampo e meningites.

As feridas cutâneas e de partes moles são comuns após catástrofes, dos tipos escoriada, cortocontusa, perfurada ou por esmagamento. As causas são o desabamento de estruturas (vigas, tetos, automóveis, etc.), lesões por estilhaços, debris ou por mordida de animais. A contaminação das feridas ocorre pelo solo, água suja, concreto e metais, favorecida pela falta de limpeza local e pelo retardo do início de tratamento antibiótico, devido ao difícil acesso à água limpa e aos serviços de saúde. Podem levar à formação de extensamente infectadas, com má evolução (por gangrena, tétano, amputações e óbito por sepse de foco cutâneo).

Surtos de doenças transmitidas por vetores são bem relatadas na literatura após catástrofes, principalmente as enchentes. No entanto, esses surtos são imprevisíveis, dependendo da situação epidemiológica local antes do evento, do impacto da catástrofe sobre a manutenção dos programas de controle vetorial nas áreas atingidas e da adaptação de vetores ao nicho ecológico após a catástrofe. Por exemplo, para as doenças transmitidas por mosquitos, o ecossistema após uma enchente pode ser favorável ou não à proliferação de criadouros, pois algumas espécies de vetores adaptam-se e procriam apenas em água limpa, outros em água salgada, outros em água rica em compostos orgânicos, além da influência dos níveis pluviométricos, da umidade do ar e temperatura local. Fatores que também influenciam surtos de doenças transmitidas por insetos são o acesso a abrigos com telas para janelas e mosquiteiros. A principal arbovirose causadora de surtos relatada na última década após enchentes é a dengue, em países como Índia, Tailândia, Brasil, Indonésia e Venezuela. Surtos de leptospirose são bem descritos em áreas tropicais após enchentes, pela proliferação de roedores associada a precárias condições sanitárias locais. Além disso, aumento da infestação por triatomíneos transmissores da doença de Chagas foi relatado no México em 2002, após a passagem do furacão Isidoro.

Outra questão de extrema importância para a saúde pública na fase de impacto de uma catástrofe é a manipulação e o destino dos corpos de vítimas. Existe uma crença antiga, supervalorizada pela população e mídia, de que doenças são geradas ou transmitidas pelos corpos em decomposição. No entanto, em um desastre natural, não é provado na literatura que corpos aumentam o risco de transmissão de doenças. Bactérias do estado putrefativo não são patogênicas, porém alguns agentes de alta virulência podem permanecer viáveis por um tempo maior no corpo morto, como o vírus Ebola, Marburg, da febre Lassa, da febre da Crimeia-Congo e o *Vibrio cholerae* toxigênico. Orientações detalhadas sobre os procedimentos a serem tomados com cadáveres e enterros em casos de epidemias com agentes de alta virulencia podem ser encontradas nos *sites* da WHO e do CDC.

Uma catástrofe pode afetar, a longo prazo, a saúde coletiva se a infraestrutura da saúde for comprometida a ponto de interromper programas de saúde de tratamento e prevenção. Essa situação é mais provável em áreas pobres com poucos recursos, em que a resposta e a recuperação do sistema de saúde após a catástrofe são demoradas. Entre as doenças infecciosas, cita-se como modelo, a tuberculose, em que o grande temor, com a interrupção dos programas de tratamento após uma catástrofe natural, é a emergência de casos multirresistentes ao tratamento convencional. Além disso, programas de vaci-

Alojamentos adequados
Abrigos com 3,5 m²/pessoa
Fornecimento e reservatórios de água para beber, banho e lavagem de mãos e roupas: 20 L/dia/pessoa
Uso de desinfetantes da água: hipoclorito de sódio é o melhor custo/benefício
Alimentação adequada e prevenção da desnutrição entre desalojados: mínimo de 2.100 Kcal e 46 g de proteína
Recipientes e panelas adequados para armazenamento e preparo de alimentos
Eliminação adequada de dejetos: 1 latrina/20 pessoas, a 30 m dos abrigos e a 100 m das fontes de água
Educação para a higiene pessoal, por exemplo, como e quando lavar as mãos
Descarte do lixo sólido

Vacinação
Manter programas de vacinação (como tétano, pólio e hepatites)
Vacinação para o sarampo (ou a tríplice sarampo-caxumba-rubéola) assim que iniciar a aglomeração de refugiados é eficaz

Manuseio de corpos
Máximos esforços para identificação e enterro dos corpos segundo tradições culturais locais. Evitar cremação e enterros sem identificação dos corpos e em covas coletivas
Fornecer meios adequados para conservação de corpos e enterros/cremação. Uso de sacos adequados para colocar os corpos
Uso de luvas durante manuseio de corpos
Descarte adequado das luvas e lavagem de mãos após:
– Desinfecção de veículos e equipamentos
– Desinfecção dos corpos em caso de cólera, febres hemorrágicas e shiguelose
Covas acima de 1,5 m do leito de água

Controle de vetores
Eliminação de criadouros de larvas (principalmente na dengue): eliminar corretamente o lixo sólido. Cuidado com latas, pneus e vasos. Cobrir reservatórios de água
Inseticidas com ação residual dentro das casas
Uso de mosquiteiros ou mosquiteiros impregnados com inseticida de ação prolongada (eficaz na malária)

Quadro 1 Medidas gerais para prevenção de doenças infecciosas entre desabrigados após catástrofes naturais.

nação interrompidos podem fazer eclodir surtos de doenças preveníveis como sarampo, meningites, pólio e influenza, sendo uma prioridade reiniciar a vacinação da população após catástrofes. As medidas a serem tomadas para a prevenção de doenças infecciosas estão no Quadro 1.

✳ BIBLIOGRAFIA

1. Kouadio IK, Aljunid S, Kamigaki, et al. Infectious diseases following natural disasters: prevention and control measures. Expet Rev Anti Infect Ther. 2012;10(1):95-104.
2. Ivers LC, Ryan ET. Infectious diseases of severe weather-related and flood-related natural disasters. Curr Opin Infect Dis. 2006;19:408-14.
3. Bissell RA. Delayed-impact infectious disease after a natural disaster. J Emerg Med. 1983;1:59-66.
4. Connolly M, Gayer M, Ryan M, et al. Communicable diseases in complex emergencies: impact and challenges. Lancet. 2004;364:1974-83.
5. Centers for Disease Control and Prevention. Tuberculosis control activities after hurricane Katrina-New Orleans, Louisiana, 2005. MMWR Morb Mortal Wkly Rep. 2006;55(12):332-5.
6. Guzman-Tapia, Ramirez-Sierra, Escobedo-Ortegon J, Dumonteil E. Effect of hurricane Isidore on Triatoma dimidiata and Chagas disease transmission risk in the Yucatan península of Mexico. Am J Trop Med Hyg. 2005;73:1019-25.
7. Sack RB, Siddique AK. Corpses and the spread of cholera. Lancet. 1998;352:1570.
8. Morgan O. Infectious diseases risk from dead bodies following natural disasters. Rev Panam Salud Publica. 2004;15:307-12.
9. Watson JT, Gayer M, Connolly MA. Epidemics after natural disasters. Emerg Infect Dis. 2007;13:1-6.
10. Fanfair RN, Benedict K, Bos J, et al. Necrotizing Cutaneous mucormycosis after a tornado in Joplin, Missouri, in 2011. N Engl J Med. 2012;367:2214-25.
11. Centers for Disease Control and Prevention. Medical examiners, coroners, and biologic terrorism – a guidebook for surveillance and case management. MMWR. 2004;53(RR08);1-27.

CAPÍTULO 59

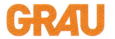

Bioterrorismo

Amaro Nunes Duarte Neto
Maria Cecília de Toledo Damasceno

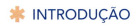 INTRODUÇÃO

O bioterrorismo é a utilização proposital de agentes infecciosos para causar doenças e mortes em seres humanos, ou mesmo em plantações e animais de criação, prejudicando a produção de alimentos, com o intuito de espalhar o pânico, alterando a ordem social e econômica de uma determinada população, para fazer prevalecer ideologias políticas ou religiosas de determinados grupos. No bioterrorismo, aplicam-se agentes infecciosos virais, bacterianos, fungos e toxinas, através da contaminação do ar, da água, de alimentos ou por contato com objetos contaminados.

A prática do bioterrorismo é antiga na história da humanidade, remontando à Antiguidade, sendo a população americana a mais afetada nas últimas décadas, em ações notificadas e reconhecidas como bioterrorismo. A Tabela 1 mostra as principais ações bioterroristas registradas na história.

Tabela 1 Relatos do bioterrorismo na história da humanidade

1346	Cadáveres infectados do exército tártaro disseminam a peste em Kaffa (Crimeia). Início da Peste Negra na Europa, dizimando um terço da população.
1763	Exército britânico dissemina varíola entre indígenas americanos.
1914-1918	Alemães infectam animais com *B. anthracis* e *Burkholderia mallei* com o objetivo de causar baixas nas tropas inimigas.
1932-1942	Japão testa na Manchúria *B. anthracis, N. meningitidis, Shiguella* sp, *V. cholerae, Salmonella* sp e *Y. pestis*, com mais de 10.000 mortes.

(continua)

Tabela 1 Relatos do bioterrorismo na história da humanidade (*continuação*)

1940-1942	Japão emprega *Y. pestis* contra a China por meio de pulgas infectadas, causando mais de 120 mortes.
1940-1945	Alemães testam em campos de concentração vírus da hepatite A, *Plasmodium* spp, *Rickettsia* spp.
1950-1960	EUA e URSS produzem bioarmas com *B. anthracis*.
1979	Acidente em fábrica militar de bioarmas com Antrax inalatório em Sverdlovsky (Rússia).
1995	Tentativa frustrada de ataque com aerossol de Antrax em Tóquio (Japão) pelo Aum Shinrikyo, grupo terrorista local.
2001	Ataque a Nova York (EUA) com esporos de *Bacillus anthracis* via correio. São 22 casos, com 5 mortes. Alta repercussão do ataque, gerando plano de ação do governo americano em diversos níveis.

✳ RECONHECIMENTO DO BIOTERRORISMO

A identificação de um caso decorrente da ação do bioterrorismo, pelo menos inicialmente, pode levar tempo. O retardo para o diagnóstico etiológico dos casos iniciais e para a confirmação da ação bioterrorista deve-se à complexidade da situação, que requer a atuação de diferentes profissionais da saúde, como clínicos e epidemiologistas, além de áreas administrativas e militares do governo, de uma forma integrada, em diferentes níveis de hierarquia (local, estadual e federal). Isso porque as doenças causadas pelo bioterrorismo podem ser raras e infrequentes, de difícil diagnóstico pela baixa suspeição pelos médicos, nos casos iniciais. Além disso, agentes etiológicos que corriqueiramente causam doenças, incluindo surtos ocasionais, podem ser utilizados no bioterrorismo, porém a ação criminosa é mascarada inicialmente. Por fim, antes de anunciar à população de que há um ataque bioterrorista, instituições governamentais precisam fazer uma intensa investigação epidemiológica e criminal para caracterizar a ação, evitando alardes desnecessários, sensacionalismo e pânico social.

Médicos (médicos de família, emergencistas, intensivistas, dermatologistas, infectologistas e cirurgiões) e enfermeiros estão na linha de frente da assistência aos casos e para a construção das primeiras suspeitas diagnósticas de bioterrorismo. São esses profissionais que ouvirão as histórias clínicas, os antecedentes de viagens e de contato etc., examinarão os suspeitos, além de serem os responsáveis pela solicitação e obtenção de amostras biológicas que fornecerão o diagnóstico etiológico. Médicos patologistas e legistas têm uma importância fundamental no esclarecimento diagnostico de óbitos de causas desconhecidas, mesmo quando não ha suspeita clínica de bioterrorismo. Amostras de múltiplos órgãos devem ser coletadas para diagnosticar doenças e determinar a via de contaminação e infecção pelos agentes infecciosos utilizados no bioterrorismo.

Microbiologistas têm papel fundamental no isolamento e na manutenção das cepas de agentes etiológicos, encaminhando-as para laboratórios de referência para a confirmação final. Epidemiologistas atuam a partir do momento em que ocorrem surtos de doenças graves, de diagnóstico desconhecido, ou mesmo quando o agente etiológico já foi isolado, definindo as fontes de infecção, rede de contactantes, fatores associados ao processo de adoecer, determinando medidas para a prevenção de uma epidemia/pandemia (p. ex., divulgação e informações sobre doenças para a comunidade médica, vacinação etc.). Soma-se à ação da área da saúde, a atuação de forças de segurança que farão a investigação criminal, caracterizando legalmente o bioterrorismo como responsável por um surto/epidemia.

Nos Estados Unidos da América, casos suspeitos atendidos em hospitais comunitários são encaminhados para centros de referência local, que contam com equipes treinadas para a realização do diagnóstico e tratamento, conectados com a rede estadual e federal. O principal papel das instituições estaduais e federais americanas é relacionada à necessidade de isolamento de suspeitos e identificação dos agentes etiológicos a partir de amostras biológicas de pacientes, além da confirmação criminal da natureza de um surto. Dois laboratórios nos EUA são capazes de identificar e autorizados a dar o diagnóstico final dos agentes isolados em uma ação do bioterrorismo, o United States Army Medical Research Institute of Infectious Diseases (USAMRIID) e o Center for Disease Control

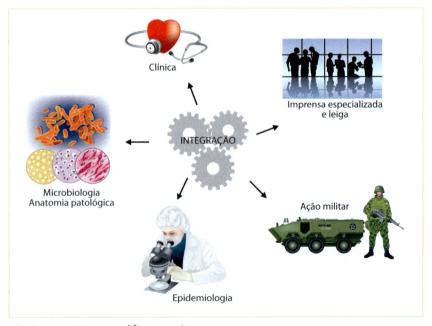

Figura 1 Integração entre diferentes áreas.

Capítulo 59 | Bioterrorismo **701**

(CDC). O site do CDC fornece extensa informação sobre o bioterrorismo (agentes, quadro clínico, tratamento e prevenção), com fotos de lesões clínicas, radiografias, peças de macroscopia de órgãos obtidos em autopsia e de histopatologia das lesões de casos. Está disponível no endereço www.bt.cdc.gov.

✳ AGENTES E DOENÇAS

Os microrganismos empregados no bioterrorismo podem ter alta virulência, provocando infecções com alta taxa de letalidade. Além disso, agentes com virulência intermediária podem causar infecções de baixíssima letalidade, de morbidade transitória, porém suficiente para provocar desestabilização social pelo grande número de pessoas afetadas, com sobrecarga aos serviços de saúde, absenteísmo ao trabalho e pânico social.

Os agentes do bioterrorismo são classificados em três categorias de acordo com o CDC, mostradas na Tabela 2.

Tabela 2 Agentes etiológicos empregados no bioterrorismo e classificação deles em categorias segundo o Center of Disease of Control (EUA). Os agentes das categorias A, B e C são de alta prioridade, de segunda prioridade e de terceira prioridade à segurança nacional americana, respectivamente

Categoria	Agentes	Características
Categoria A	Bacillus anthracis Yersinia pestis Francisela tularensis Varíola Clostridium botulinum Vírus Ebola, Marburg e Lassa	Facilmente disseminados ou altamente transmissíveis pessoa a pessoa Morbi/mortalidade Impacto na saúde e social Podem causar pânico na população Requerem preparo especial para a resposta ao ataque
Categoria B	Burkholderia mallei Burkholderia pseudomallei Brucella spp. Coxiella burnetii (febre Q) Rickettsia prowazekii Salmonella spp. Shigella dysenteriae Escherichia coli O157:H7 Vibrio cholerae Crysptosporidium parvum Toxina épsilon do Clostridium perfringens Toxina do Ricinus communis Enterotoxina B estafilocócica Encefalites virais	Agentes moderadamente fáceis de disseminar, de morbidade moderada e de baixa mortalidade Requerem diagnóstico específico Requerem métodos e recursos para a vigilância e prevenção de casos

(continua)

Tabela 2 Agentes etiológicos empregados no bioterrorismo e classificação deles em categorias segundo o Center of Disease of Control (EUA). Os agentes das categorias A, B e C são de alta prioridade, de segunda prioridade e de terceira prioridade à segurança nacional americana, respectivamente *(continuação)*

Categoria	Agentes	Características
Categoria C	Hantavírus Vírus Nipah *Mycobacterium tuberculosis* MR	Patógenos emergentes de fácil manipulação, aquisição e disseminação Têm potencial para alta morbidade e mortalidade

ANTRAZ

O antraz é uma doença causada pelo *Bacillus anthracis*, ocorrendo naturalmente como uma zoonose quando o homem infecta-se com as secreções contaminadas do gado bovino ou de carneiros. A utilização de *B. anthracis* no bioterrorismo tem como destaques o acidente de trabalho na fábrica de bioarmas do exército russo, em Sverdlovsky (Rússia) em 1979, e o ataque à cidade de Nova Iorque (EUA) em 2001, por meio de envelopes enviados via correios contendo pó contaminado com esporos do bacilo. Em ambos os eventos ocorreram casos fatais de antraz inalatório e autópsias foram realizadas, fornecendo os parâmetros patológicos para a definição do caso de antraz secundário ao bioterrorismo.

O antraz pode se apresentar sob três formas: (1) antraz cutâneo, secundário à inoculação de bacilos na pele, que é a forma mais comum (mais de 95%), com cerca de 2000 casos relatados no mundo ao ano; (2) antraz inalatório, decorrente da inalação de esporos e associado ao bioterrorismo; e (3) antraz gastrointestinal, forma mais rara, que se segue à ingestão de esporos do *B. anthracis*.

Após a inoculação do bacilo na pele, o antraz cutâneo tem um período de incubação de 1-14 dias (tempo de germinação dos esporos), surgindo pápula indolor, discretamente pruriginosa, que em 24-36 horas evolui com vesiculação. Após ruptura da vesícula, forma-se úlcera indolor. Após 2-6 dias, forma-se escara enegrecida, com edema e vesículas ao redor. Os locais mais afetados são os braços, mãos, dedos, face e pescoço. A lesão seca e cai em 1-3 semanas, deixando cicatriz em 80-90% dos casos. Febre é ausente na maioria dos acometidos, e mais comum quando há infecção secundária por *S. aureus* ou *Streptococcus* spp.

O diagnóstico pode ser feito por meio da coleta de hemoculturas ou cultura por *swab* estéril da secreção de vesículas ou da base da úlcera cutânea. A biópsia de pele deve ser feita quando os resultados das culturas foram negativos, principalmente após uso de antibióticos. A histologia mostra ulceração e necrose da epiderme, bolha subepidérmica, infiltrado inflamatório agudo intenso na derme, associado a necrose, vasculite e hemorragias. É característico o edema intenso em todas as camdas da pele, incluindo o subcutâneo. Linfadenomegalia com necrose e hemorragia são outros achados. O bacilo é visto nas lesões por meio das colorações especiais como Brown-Brenner (bacilos gram-positivos), métodos com prata ou demonstração de antígenos pela imuno-histoquímica (mostra a forma de bacilos ou fragmentos deles em área de necrose e inflamação).

Sem tratamento, a bacteremia por *B. anthracis* ocorre em 20% dos casos, sendo que a presença de adenomegalia dolorosa, cefaleia e febre deve fazer suspeitar de disseminação sistêmica. A mortalidade geral com tratamento é de menos de 1% e de até 20% nos casos não tratados, com sepse associada. O antraz cutâneo é tratado com antibióticos, como penicilina, doxiciclina, amoxicilina e ciprofloxacino.

O antraz inalatório é uma doença de apresentação bifásica, que requer alta suspeição clínica. Durante o período de incubação de 4 dias (de 2 a 43 dias, proporcional à dose infectante de esporos, que varia de de 8.000-50.000 esporos), o *B. anthracis*, na forma de esporos de 2-3 mm, alcança as vias aéreas inferiores, ocorrendo germinação e replicação em macrófagos alveolares, que os transportarão aos linfonodos mediastinais. Sobrevém a primeira fase da doença, que dura de dois a três dias, com sinais e sintomas inespecíficos, semelhantes aos de influenza, com febre moderada, sudorese profusa, tosse não produtiva, mialgias, cefaleia, dor abdominal e torácica, vômitos e ausculta pulmonar com raros crepitantes. O hemograma mostra leucocitose discreta com desvio à esquerda ou mesmo leucometria normal. O radiograma ou a tomografia (método mais sensível) do tórax mostram alargamento mediastinal, congestão hilar, infiltrado pulmonar intersticial e derrame pleural. Nessa fase febril, o agente é isolado facilmente em hemoculturas. Toracocentese do derrame pleural com envio de amostra para cultura deve ser realizada. O tratamento nesse periodo pode diminuir a mortalidade significativamente.

Se não tratado, o antraz inalatório evolui para a segunda fase da doença, após um breve período de melhora dos sintomas. O quadro clinico dessa fase é caracterizado por febre, diaforese e dor retroesternal intensa secundária a mediastinite hemorrágica, com derrame pericárdico e compressão de vasos do mediastino, levando à insuficiência respiratória. A disseminação sitêmica do bacilo leva à meningite e ao choque séptico. A mortalidade da doença, mesmo com tratamento, é alta nessa fase, chegando a mais de 50%, como observado nos casos do acidente de Sverdlovsky e do ataque de Nova Iorque. O diagnóstico é feito com culturas de sangue de secreções pulmonares e biópsias pulmonares transbrônquicas. Em caso de requisição de autópsia, o patologista deve observar a intensa linfadenomegalia hemorrágica mediastinal, a pneumonia e a meningite, coletando amostras para definir a via de transmissão bacilo. Os principais achados patológicos são: mediastinite aguda e hemorrágica; linfadenite edematosa, necrotizante e hemorrágica; pulmões congestos, edemaciados e hemorrágicos, com formação de membranas hialinas, sem as características inflamatórias de uma broncopneumonia típica. Bacilos são vistos nos alvéolos e linfonodos mediastinais por meio das colorações de HE, Brown-Brenner

704 Seção 7 | Grandes eventos e desastres

(gram-positivos), colorações com prata ou pelo método imuno-histoquímico. O cito-patológico do derrame pleural exibe células mesoteliais reativas a um intenso processo inflamatório agudo.

Na meningite por antraz, o quadro clínico é de uma meningite aguda, com cefaleia, torpor, meningismo e febre. O liquor mostra celularidade e proteinorraquia aumentada. A tomografia de crânio mostra, em caos graves, hemorragia subaracnóidea e do córtex. Na autópsia, observam-se meninges congestas e hemorragia subaracnóidea. O parênquima cerebral apresenta o típico sinal do *capuz de cardeal*, formado por congestão, edema e hemorragia de meninges e do córtex cerebral. À microscopia, a resposta inflamatória é mínima ou ausente, com bacilos gram-positivos no espaço perivascular.

Na sepse pelo antraz observam-se hemorragias em órgãos abdominais, meningite com hemorragia meníngea e cerebral, peritonite secundária à perfuração intestinal, células de Kupffer com fagocitose de bacilos gram-positivos, baço volumoso e congesto, com bacilos gram-positivos. Úlceras e hemorragias na mucosa do estômago, íleo terminal, ceco e cólon ascendente, além de linfadenite mesentérica, são achados do trato gastrointestinal.

A profilaxia do antraz inalatório deve ser administrada aos expostos, com ciprofloxa-cino ou doxiciclina por até 60 dias (período máximo para germinação dos esporos do *B. anthracis* em linfonodos mediastinais). Vacinação em geral é oferecida para militares nos Estados Unidos, não sendo disponibilizada para a população geral.

O antraz gastrointestinal tem como quadro clínico dor abdominal difusa, náuseas, vômitos, constipação e diarreia após 2-5 dias de ingestão de carne contaminada com esporos do *B. anthracis*. Forma-se uma lesão ulcerativa em qualquer nível do tubo diges-tivo (incluindo orofaringe), mais comumente no cólon, que leva a hematêmese, melena e perfuração intestinal nos casos mais graves.

Tabela 3 Tratamento e profilaxia do antraz. A profilaxia medicamentosa apresenta dosagens para adultos

Tratamento em adultos	Tratamento em crianças	Profilaxia
Ciprofloxacino 400 mg IV, 2x/dia Ciprofloxacino 500 mg, VO, 2x/dia Doxiciclina 200 mg IV, depois 100 mg IV, 2x/dia, por 60 dias Penicilina cristalina 4 milhões unidades IV, a cada 4 horas, por 14 dias	Ciprofloxacino 10 a 15 mg/kg, IV, 2x/dia, (máximo 1 g/dia) Doxiciclina (> 8 anos de idade) 2,5 mg/kg IV ou VO, 2x/dia por 60 dias	Ciprofloxacino 500 mg VO, 2x/dia, 60 dias. Iniciar vacinação Amoxicilina 500 mg, VO, 3x/dia Doxiciclina 100 mg, VO, 2x/dia, por 60 dias. Iniciar vacinação Vacina de cepa atenuada: Bioport 0,5 mL subcutâneo nas semanas 0, 2 e 4, nos meses 6, 12 e 18, e em seguida reforço anual

A detenção em ambiente pré-hospitalar do antraz e de outras ameaças bioterroristas pode ser feita rapidamente por meio de equipamentos do tipo *point of care*, como visto na Figura 2. A sensibilidade e a especificidade variam de acordo com o tipo de equipamento utilizado, mas são, em geral, maiores que 85%.

O uso de EPI pode se fazer necessário, lembrando os diversos graus de proteção que essas roupas e equipamentos podem oferecer. Também o uso de macas de isolamento pode ser indicado (Figura 3).

Durante a Copa do Mundo de 2014, na cidade de São Paulo, o GRAU atuou em conjunto com o Exército Brasileiro, numa ocorrência em que uma carta com ameaças e pó branco foi enviado a uma loja de um dos patrocinadores do evento (Figura 4).

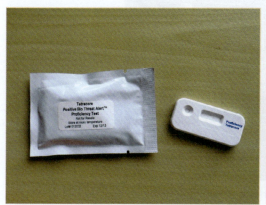
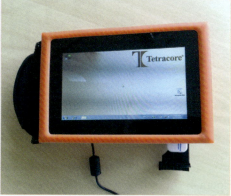

Figura 2 Equipamento de detecção do tipo *point of care*. Imagens cedidas por Maria Cecília de Toledo Damasceno.

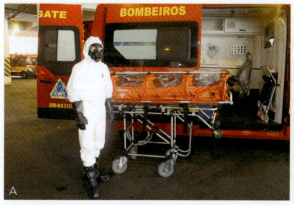
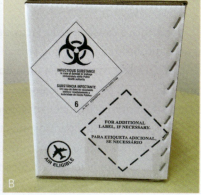

Figura 3 A. Maca de isolamento. B. Caixa para transporte de exames laboratoriais. Imagens cedidas por Maria Cecília de Toledo Damasceno.

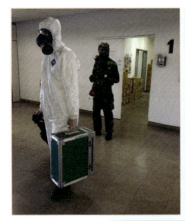
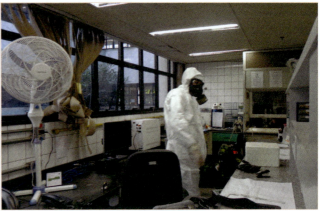
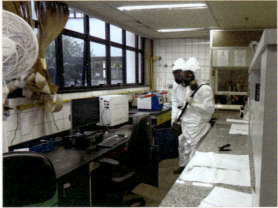

Figura 4   Abordagem de carta com pó branco suspeito. Imagens cedidas por Maria Cecília de Toledo Damasceno.

✳ VARÍOLA

A varíola é causada pelo vírus da Varíola, da família dos Poxvírus, causando doença aguda, autolimitada, mas que tem alta contagiosidade. A taxa de letalidade pode chegar a 30%. A varíola é considerada uma doença erradicada no mundo, com o último caso relatado em 1977 e, por isso, qualquer caso novo, a princípio, é considerado como resultante da ação de bioterrorismo. O vírus pode ser introduzido em uma população através de aerossolização ou por indivíduos infectados, que podem deslocar-se no período de incubação para diversas regiões, transmitindo a doença por meio de perdigotos e por mãos contaminadas. O grande temor, no tocante à varíola, é que uma pandemia possa ser iniciada a partir de um único caso, devido à alta contagiosidade do vírus, associada à suscetibilidade geral da população em diversos continentes, com formas clínicas graves e hemorrágicas, uma vez que a vacinação para varíola foi interrompida no início dos anos 1970.

A varíola apresenta duas formas clínicas: (1) a varíola *major*, que pode apresentar quadros de hemorragias profusas (trato gastrointestinal, pulmonar, cutanea, adrenal etc.), sendo considerada também uma febre hemorrágica, e (2) a varíola *minor*, também chamada de alastrim, de quadro clínico discreto em indivíduos com imunidade parcial.

O período de incubação da varíola é de 12 a 14 dias (variação de 7 a 17 dias), seguindo-se uma fase prodrômica, com aparecimento subito de febre, cefaleia, fraqueza e dores musculares, por um a dois dias, antes do início do exantema cutâneo. O exantema é sempre monomórfico em todas as suas fases e afeta inicialmente face, orofaringe e antebraços, espalhando-se para o tronco e as pernas. Comumente as lesões cutâneas afetam regiões palmares e plantares. Em 48 horas, o exantema maculopapular torna-se vesicular ou pustular. A formação de crostas ocorre em uma a duas semanas após o início da doença, caindo em cerca de duas a quatro semanas de doença. A contagiosidade vai desde a fase prodrômica febril até o caimento de todas as crostas. As complicações na varíola *major* incluem ceratite, sangramento cutâneo e gastrointestinal intenso, edema e hemorragia pulmonar (também no tipo *flat-type*), miocardite, encefalite, osteomielite, orquite, ooforite e hepatite. Infecção secundária das lesões cutâneas por bactérias piogênicas (impetigo) é uma complicação comum.

O principal diagnóstico diferencial da varíola é com a varicela. Não é improvável que funcionários de embaixadas estrangeiras busquem serviço médico de urgência, em nossos hospitais, devido a doença exantemática vesicular febril, com suspeita de varíola (e ataque bioterrorista), quando na verdade trata-se de caso de varicela. A distinção é feita pelo exame clínico e as principais diferenças entre as duas doenças estão na Tabela 4.

Tabela 4 Parâmetros clínicos a serem observados para o diagnóstico diferencial entre varíola e varicela

Parâmetros clínicos	Varíola	Varicela
Período de incubação	12-14 dias	14-21 dias
Período de pródromo	Febre, cefaleia, dor no dorso e fraqueza por 2-4 dias antes do exantema	Poucos sintomas. Febre no mesmo dia do exantema
Evolução do exantema	Início é lento Formação de crostas em 10-14 dias após início do exantema Queda das crostas em 14-28 dias após início do exantema	Início rápido Formação de crostas em 4-7 dias após início do exantema Queda das crostas dentro de 14 dias após início do exantema

(continua)

708 Seção 7 | Grandes eventos e desastres

Tabela 4   Parâmetros clínicos a serem observados para o diagnóstico diferencial entre varíola e varicela *(continuação)*

Parâmetros clínicos	Varíola	Varicela
Características do exantema	Vesículas → pústulas → umbilicação → crostas Evolução sincrônica das lesões Distribuição craniocaudal para extremidades (centrífuga) Afetadas regiões palmares e plantares Infectividade: desde o início do exantema até a queda de todas as crostas	Vesículas com eritema na base → pústulas → crostas Evolução assincrônica das lesões (polimorfismo das lesões) Distribuição centrípeta das lesões (principalmente no tronco) Raramente acomete regiões palmares e plantares Infectividade: um dia antes do início do exantema até o desaparecimento de vesículas, com todas as lesões em fase de crosta
Evolução	Até 30% de mortalidade	Benigna. Raros óbitos. Complicações mais comum em adultos (artrite e visceralização)

O diagnóstico laboratorial da varíola é feito pelo isolamento do vírus a partir de secreções das vesículas e pústulas, ou por meio do estudo histopatológico. A histologia de amostras de pele exibe epiderme com degeneração balonizante, inclusões virais citoplasmáticas paranucleares (corpúsculos de Guarnieri) em queratinócitos da camada basal e alterações citopáticas nucleares. A derme apresenta edema, hemorragia e infiltrado inflamatório linfomononuclear.

O tratamento da varíola é de suporte e sintomático. Cidofovir tem ação antiviral *in vitro* e tem sido estudado experimentalmente. A prevenção pode ser feita com a administração de dose única de vacina de vírus vivo da vacina atenuado), dentro de quatro dias após a exposição. A imunoglobulina imune da vacina pode ser administrada após exposição na dose de 0,6 mL/kg intramuscular dentro de 3 dias de exposição (melhor dentro de 24 horas). Isolamento de doentes e busca ativa de contactantes são medidas importantes.

✳ PESTE

A peste é causada pela bactéria *Yersinia pestis*, responsável pela morte de cerca de um terço da população europeia no século XIV. A peste é transmitida por pulgas infectadas pela bactéria ou por via inalatória. As formas clínicas da infecção incluem a peste bubônica, a pneumonia e a sepse. A transmissão pessoa a pessoa só ocorre em caso de pneumonia, com eliminação de perdigotos de alta contagiosidade. Estima-se que a dispersão pelo ar de 50 kg de material biológico contaminado com o bacilo gram-negativo da peste possa causar doença em 150.000 pessoas com 36.000 mortes, em uma cidade com 5 milhões de habitantes.

A peste bubônica é a forma clínica mais comum da peste. Entre 2000-2009, a Organizacao Mundial de Saude registra cerca de 1.000-2.000 casos por ano, a maioria concentrados na África (>10.000 casos no período), com taxa de mortalidade em torno de 10%, sendo mais alta em áreas endêmicas rurais e empobrecidas. Também são registrados nesse período casos na Ásia, nos EUA (10 a 15 casos/ano, principalmente na região oeste do país). No Brasil, foram registrados menos de 10 casos, na região central do país. Após a picada da pulga infectada, com um período de incubação de dois a quatro dias, segue-se a fase clínica da doença, caracterizada por febre, calafrios, fraqueza, mal-estar e linfadenomegalia. Os linfonodos mais afetados são os da virilha, axila e região cervical. Esses linfonodos apresentam-se elásticos, extremamente dolorosos, limitando a movimentação de membros, sendo chamados de bubos (ou bulbos). Fistulização é rara. Se não tratada, a *Y. pestis* invade a corrente sanguínea, causando pneumonia secundária e sepse.

A pneumonia (primária ou secundária) é a forma clínica mais grave da doença, com uma taxa de mortalidade virtualmente de 100% para os casos não tratados ou para aqueles tratados com retardo. Após a inalação de material contaminado pelo agente, com período de incubação de dias, sobrevém a fase clínica com febre alta, calafrios, mialgias intensas, tosse produtiva, com hemoptoicos e dispneia. Sintomas gastrointestinais como náuseas, vômitos, diarreia e dor abdominal são comuns na sepse da *Y. pestis*. Sinal marcante da sepse e do choque da peste é a gangrena acral (daí a denominação "peste negra"). Meningite decorre de disseminação sistêmica para o sistema nervoso central. A pneumonia e a sepse pela peste ocorrem sem a formação de bulbos, na forma primária (via inalatória de transmissão).

O diagnóstico é feito por meio da identificação de bacilos gram-negativos, com coloração bipolar por Gram, Wright e Giemsa, em amostras obtidas da aspiração de linfonodos, escarro, lavado broncoalveolar e sangue periferico. A cultura permite isolar definitivamente a *Y. pestis* no sangue e em secreções. O exame histopatológico de linfonodos, pulmões e outros órgãos revela intenso processo inflamatóio neutrofílico, hemorragia e necrose, com abundantes bacilos gram-negativos (*Y. pestis*). Na sepse, primária ou secundária, as lesões purpúricas e a gangrena acral apresentam necrose e trombose de pequenos vasos, associadas a processo inflamatório agudo. A imuno-histoquímica, a imunofluorescência direta e PCR auxiliam no diagnóstico específico.

O tratamento antibiótico deve ser instituído imediatamente na suspeita clínica, sendo eficazes doxiciclina, ciprofloxacino, gentamicina e estreptomicina. O tratamento é administrado IV por 10 dias, ou até dois dias após a febre cessar. A troca por medicação oral ocorre quando o paciente melhora. Contactantes de paciente com pneumonia pela peste ou aqueles que tiveram contato direto com fluidos ou tecidos devem receber anti-

710 Seção 7 | Grandes eventos e desastres

bioticoprofilaxia por sete dias. Não há vacinas até o momento para a prevenção da peste. Pacientes com pneumonia e sepse pela peste devem permanecer em isolamento respiratório enquanto houver sintomatologia.

Tabela 5 Tratamento e profilaxia da peste

Peste	Adultos	Crianças
Tratamento	Estreptomicina 30 mg/kg, IV ou IM divididos em duas doses ao dia, por 10-14 dias Gentamicina 5 mg/kg/dia, IV ou IM, 1x/dia, por 10-14 dias Ciprofloxacino 400 mg IV, 2x/dia até melhora, trocando para 750 mg VO, 2x/dia, completando 10-14 dias Doxiciclina 200 mg IV ataque, 100 mg IV 2x/dia até melhora, depois 100 mg VO, 2x/dia, por um total de 10-14 dias Cloranfenicol 25 mg/kg de 6/6 horas IV Gestantes: gentamicina (categoria C) é a primeira escolha. Se gentamicina for indisponível, doxiciclina (categoria D) ou ciprofloxacino (categoria C)	Estreptomicina 15 mg/kg, IM, 2x/dia por 10 dias (máximo 2 g/dia) Gentamicina 2,5 mg/kg, IM ou IV, 3x/dia por 10 dias Doxiciclina para crianças a partir de 8 anos de idade (< 45 kg), 2,2 mg/kg, IV, 2x/dia (até 200 mg/dia), por 10 dias Crianças a partir de 45 kg: dose igual à de adultos Ciprofloxacino 15 mg/kg, 2x/dia (máximo de 1 g/dia), IV
Profilaxia	Doxiciclina 100 mg, VO, 2x/dia, por 7 dias, ou durante o período de exposição Tetraciclina 500 mg VO, 4x/dia, por 7 dias Ciprofloxacino 500 mg VO, 2x/dia, 7 dias Gestantes: doxiciclina 100 mg 2x/dia VO; ciprofloxacino 500 mg 2x/dia, VO	Doxiciclina para crianças a partir de 8 anos de idade (< 45 kg), 2,2 mg/kg, VO, 2x/dia (até 200 mg/dia). Crianças a partir de 45 kg: dose igual à de adultos Ciprofloxacino 20 mg/kg, 2x/dia (máximo de 1 g/dia), VO

✳ TULAREMIA

A tularemia é uma zoonose causada pela *Franscisella tularensis*, um cocobacilo gram-negativo, aeróbio, intracelular facultativo, não formador de esporos, que sobrevive em temperaturas baixas, charcos, palha, vegetações e matéria pútrida. A *F. tularensis* é considerada um dos agentes de maior contagiosidade, uma vez que menos de 10 bacilos podem causar doença ao homem. A doença tem incidência subestimada no mundo, sendo encontrada na América do Norte, no Leste Europeu e na Ásia. Nos EUA, ocorrem menos de 200 casos/ano, concentrados principalmente nas regiões centro-sul e oeste (o Mississipi concentra 75% dos casos do país).

O homem adquire a tularemia por meio da contaminação ambiental (contato direto com solo ou ingestão de água e alimentos contaminados), picadas de artrópodes (carrapatos, mosquitos) ou inalação de aerossóis infectados. Os reservatórios da *F. tularensis* na natureza são pequenos mamíferos silvestres como coelhos (tambem chamada de "febre do coelho"), lebres, gatos, esquilos, ratos, camundongos e outros roedores. Os artrópodes são vetores. Contaminação ocorre também ao lidar com tecidos e fluidos infectados desses animais, sendo aqueles que trabalham com coelhos, paisagismo, manutenção de gramados, fazendeiros, caçadores, abate de animais e técnicos de laboratório os mais suscetíveis. A transmissão pessoa a pessoa não acontece. A tularemia ocorre principalmente no verão no Hemisfério Norte (junho-setembro), quando a transmissão por artrópodes é maior.

Como agente etiológico da ação de bioterrorismo, a *F. tularensis* pode ser utilizada de diversas formas, porém o aerossol é certamente aquele que causa maior dano, com a expectativa de provocar numerosos casos de doença febril aguda, pleuropneumonia e sepse dentro de 3-5 dias (período de incubação de 1-21 dias). Estima-se que 50 kg de *F. tularensis*, disseminada em forma de aerossol em uma área com com 50 milhões de habitantes, causem 19.000 mortes e 250.000 casos graves.

A tularemia ocorre sob diversas formas, de acordo com a via de infecção, dose do inóculo e virulência da cepa. Após o período de incubação, iniciam-se subitamente febre, calafrios, cefaleia, coriza, dor de garganta, mialgias, atralgias, fadiga e dissociação pulso-temperatura (em 42% dos casos). A bactéria tem predileção pelos linfonodos (daí o termo "glandular"), pulmões, pleura, baço, rins e fígado. São descritos classicamente seis tipos de síndromes clínicas na tularemia, que podem se combinar e sobrepor-se. A saber, as formas ulceroglandular, glandular, oculoglandular, orofaringe, tifoidal e pneumonia. A disseminação hematogênica e a visceralização podem ocorrer, a partir de qualquer foco, causando meningite, pericardite, pneumonia, hepatite, peritonite, endocardite, osteomielite, rabdomiólise, insuficiência renal e sepse.

A forma ulceroglandular é o quadro mais comum (75-85% dos casos), decorrente de picadas de artrópodes. No sítio de inoculação, forma-se pápula pruriginosa ou discretamente dolorosa, que evolui dentro de 2-7 dias para úlcera com crosta. Linfadenopatia regional elástica está associada, com aumento progressivo, flutuação e drenagem, levando a bacteremia. O quadro glandular (5-10% dos casos) é uma linfadenopatia generalizada, de aspecto elástico e discretamente dolorosa, associada ao quadro febril sistêmico, sem lesão cutânea. A forma oculoglandular decorre da inoculação ocular a partir de mãos e objetos contaminados, causando conjuntivite purulenta e dolorosa, com linfadenopatia cervical e pré-auricular associada. A tularemia orofaríngea decorre da ingestão de alimentos mal-cozidos ou mesmo gotículas contaminadas, causando faringite, estomatite ou tonsilite e adenopatia cervical. O tubo digestivo pode ser afetado nessa forma, com dor abdominal, diarreia, vômitos, ulcerações, sangramentos e adenopatia mesentérica. A pneumonia pode ser primária (adquirida por inalação) ou secundária (por disseminação sistêmica

712 Seção 7 | Grandes eventos e desastres

da *F. tularensis*, a partir de foco distante), de caráter atípico: febre, tosse não produtiva, dor pleurítica e dispneia. A radiografia de tórax mostra infiltrados interstício-alveolares segmentares ou lobares, cavitação e adenopatia hilar. A forma tifoide é rara, com doença multissistêmica (febre, fadiga intensa, acometimento do sistema reticuloendotelial), sem lesões de pele, mucosas ou de linfonodos, que, se não diagnosticada, evolui para sepse, coagulação intravascular disseminada, lesão pulmonar e falência de múltiplos órgãos. A fonte de inoculação dificilmente é identificada nessa forma.

O diagnóstico da tularemia é feito por meio do isolamento do agente em sangue e secreções (incluindo aspirado linfonodal, *swab* de orofaringe, escarro, lavado broncoalveolar e tecidos), sorologias (ELISA e microaglutinação). A histopatologia mostra processo inflamatório misto, com formação de granulomas epitelioides, exibindo necrose supurativa ou caseosa (que simula tuberculose) central. A coloração de Gram mostra os cocobacilos gram-negativos em meio à necrose. Imunofluorescência, imuno-histoquímica e PCR podem ser empregadas no diagnóstico tecidual.

A taxa de mortalidade da doença endêmica é de cerca de 1,4% nos EUA.

O tratamento de primeira escolha é com estreptomicina e gentamicina, pela maior eficácia, por 10-14 dias.

Ao cuidar de pacientes com tularemia, utilizam-se as precauções universais. Não há necessidade de isolamento do paciente. Vacina de bactéria viva atenuada (*F. tularensis biovar palaeartica*) é oferecida apenas a técnicos de laboratórios que lidam com o agente, nos EUA.

Tabela 5 Tratamento e profilaxia da tularemia

Tularemia	Adultos	Crianças
Tratamento	Estreptomicina 7,5-10 mg/kg, IM, 2x/dia por 10-14 dias Gentamicina 5 mg/kg/dia, IM ou IV, 1x/dia, por 10-14 dias Doxiciclina 100 mg, IV, 2x/dia Cloranfenicol 15 mg/kg, IV, 4x/dia Ciprofloxacino 400 mg, IV, 2x/dia	Estreptomicina 15 mg/kg, IM, 2x/dia por 10 dias (máximo 2 g/dia) Gentamicina 2,5 mg/kg, IM ou IV, 3x/dia por 10 dias Doxiciclina (< 45 kg) 2,2 mg/kg, IV, 2x/dia Cloranfenicol 15 mg/kg, IV, 4x/dia Ciprofloxacino 15 mg/kg, IV, 2x/10 dias (máximo 1 g/dia)
Profilaxia	Doxiciclina 100 mg, VO, 2x/dia, por 14 dias Tetraciclina 500 mg, VO, 4x/dia, por 14 dias Ciprofloxacino 500 mg, VO, 2x/dia, por 14 dias	Doxiciclina: – Se ≥ 45 kg, 100 mg, VO, 2x/dia – Se < 45 kg, 2,2 mg/kg, VO, 2x/dia Ciprofloxacino, 15 mg/kg, VO, 2x/dia

✳ BOTULISMO

O botulismo é uma doença aguda e grave, secundária aos efeitos da toxina produzida pelo *Clostridium botulinum*, bactéria anaeróbia bacilar, encontrada no solo na forma de esporos. A toxina botulínica é considerada a mais potente toxina, atuando nas sinapses de nervos periféricos, combinando-se irreversivelmente com colinesterases, impedindo a degradação de acetilcolina, resultando em estado colinérgico aumentado, levando a neuroparalisia. Existem oito tipos de toxinas (A, B, C1,C2, D, E e F), sendo A, B, E e F patogênicas ao homem e as mais comuns. A toxina botulínica é 100.000 mais letal que o gás sarin. Estima-se que 1 g da toxina cristalina inalável tenha o potencial de matar mais de 1 milhão de pessoas.

Naturalmente, adquire-se o botulismo pela ingestão de alimentos mal-cozidos, vegetais, enlatados, defumados e conservas contaminadas com a toxina. O botulismo por inoculação é uma forma rara, em que a doença é adquirida pela contaminação de feridas e soluções de continuidade da pele e mucosas (fissuras, lesões necróticas, uso de agulhas e lesões nasais em usuários de drogas) pela toxina. O bioterrorismo pode empregar a toxina por meio da contaminação intencional de alimentos ou por aerossolização, atingindo mucosas, pele lesionada ou o trato gastrointestinal.

O período de incubação é de poucas horas a oito dias. O quadro clínico do botulismo é caracterizado inicialmente por dores abdominais em cólica e diarreia aquosa, e logo em seguida (ou em paralelo), surgem as manifestações clínicas neurológicas, em sentido craniocaudal e simétricas. Primeiramente observam-se alterações de nervos cranianos bulbares (diplopia, disfagia, disartria) e, na sequência, paralisia flácida em membros superiores e da musculatura respiratória, causando insuficiência respiratória, que é a principal causa do óbito.

O diagnóstico do botulismo é clínico e não se deve retardar a administração da antitoxina botulínica às custas de exames laboratoriais confirmatórios. A antitoxina neutraliza a toxina circulante, antes da ligação irreversível com as unidades pré-sinápticas das junções neuromusculares. São disponíveis antitoxinas trivalentes (A, B e E) ou hexavalentes (A-G). Um frasco-ampola deve ser diluído em 1:10 de solução salina, administrada IV em 30-60 minutos. Reações alérgicas e anafiláticas são possíveis efeitos colaterais, uma vez que a antitoxina é preparada a partir de soro equino. O tratamento do botulismo requer também o suporte de ventilação mecânica invasiva para aqueles em insuficiência respiratória, fluidos e suporte nutricional. Sem tratamento, a mortalidade do botulismo alcança 60%.

A vacinação é oferecida para trabalhadores em laboratórios que manipulam tal bactéria e necessita de esquema com múltiplas doses, uma vez que a imunidade não é duradoura. A melhor prevenção do botulismo é o preparo adequado de alimentos e de líquidos (cozimento a 85°C, por pelo menos 5 minutos).

O botulismo é doença de notificação compulsória e de investigação obrigatória no Brasil, sendo que qualquer caso é considerado surto e emergência de saúde pública.

✳ BIBLIOGRAFIA

1. Kortepeter M, Christopher GW. USAMRIID's medical management of biological casualities handbook. 4th ed. Frederick, Md: USAMRIID; 2001.
2. O'Brien KK, Higdon ML, Halverson JJ. Recognition and management of bioterrorism infections. Am Fam Physician. 2003;67:1927-34.
3. Henderson DA. Smallpox: clinical and epidemiologic features. Med Health RI. 2002;85:107-8.
4. Inglesby TV, Dennis DT, Henderson DA, Barlett JG, Ascher MS, Eitzen E et al. Plague as biological weapon: medical and public health and management. Working group on civilian biodefense. JAMA. 2000;283: 2281-90.
5. Dennis DT, Inglesby TV, Henderson DA, Bartlett JG, Ascher MS, Eitzen , et al. Tularemia as a biological weapon: medical and public health management. JAMA. 2001;285:2763-73.
6. Hornick R. Tularemia revisited. N Engl J Med. 2001;345:1637-9.
7. Arnon SS, Schechter R, Inglesby TV, Henderson DA, Barlett JG, Ascher Ms, et al. Botulinum toxin as a biological weapon: medical and public health management. JAMA. 2001;285:1059-70.
8. Kman NE, Nelson RN. Infectious agents of bioterrorism: a review for emergency physicians. Emerg Med Clin N Am. 2008;2:517-47.

CAPÍTULO 60

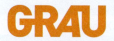

Emergências radiológicas

Gustavo Buzzoni
Maria Cecília de Toledo Damasceno

✱ INTRODUÇÃO

A radiação está presente em nosso dia a dia. Ela pode ser classificada como ionizante, podendo afetar os diversos tecidos celulares, ou não ionizante, a cujos efeitos estamos sujeitos continuamente, sendo encontrada nas ondas de televisão, rádio, celulares e na luz solar visível. A chamada "radiação natural" (raios solares, raios cósmicos, minerais radioativos, p. ex. urânio, etc.) responde por 80% das fontes de radiação.

A radiação ionizante é ainda dividida em eletromagnética (raios X e raio gama) e em partículas ou radiação (α, β e nêutrons) (Tabela 1). A energia eletromagnética passa pelos tecidos celulares, mas não deixa radioatividade. As partículas α são perigosas quando inaladas, absorvidas, ingeridas e/ou absorvidas pelos tecidos. As partículas β têm comportamento parecido, embora os EPI formem uma barreira à sua absorção pela pele. Os nêutrons liberados durante uma explosão e/ou acidente nuclear têm grande poder de penetração em tecidos e mucosas, trazendo grande risco ao ser humano. Sua capacidade de penetração é baixa em locais com paredes espessas de concreto e/ou com água (ricas em hidrogênio). Os raios gama e X apresentam grande capacidade de penetração no corpo humano.

Tabela 1 Características das radiações ionizantes

Nocividade	Externa	Interna
	α, β, γ, raio X, nêutrons	α, β

(continua)

716 Seção 7 | Grandes eventos e desastres

Tabela 1 Características das radiações ionizantes *(continuação)*

Alcance no ar	cm	m
	α	β, γ, raio X, nêutrons
Penetração tissular	mm	cm
	β	γ, raio X, nêutrons

α 50 a 10^{-3} mm.

Uma outra característica dos átomos radioativos é que mediante a absorção de energia, eles podem se separar em dois pedaços desiguais, liberando uma grande energia. Esse processo é conhecido como fissão nuclear.

Os efeitos da radiação ionizante no corpo humano são variados, pois há transferência de energia para as células, criando átomos instáveis, liberando radicais livres, o que pode ocasionar morte celular, mutação genética e desenvolvimento de cânceres a longo prazo. Esses efeitos dependem de:

- Tipo de radiação.
- Dose (alta/baixa).
- Taxa de exposição (crônica/aguda).
- Forma de exposição (corpo inteiro/localizada).

Os incidentes radiológicos podem ocorrer durante a utilização dos isótopos radioativos (uso, transporte, armazenagem), em processos em que não envolvam fissão nuclear. A contaminação com Césio 137 que ocorreu em Goiânia em 1985 é um exemplo. O dispositivo radioativo pertencia a uma clínica de radioterapia, que durante uma mudança deixou o aparelho desativado, mas com material radioativo, dentro de um prédio que servia de abrigo a indigentes. Eles abriram o invólucro e o atrativo pó azul contaminou diversos locais e pessoas. Ao todo, 249 pessoas foram contaminadas, havendo quatro casos fatais. Os acidentes nucleares podem ser esperados em processos que envolvam fissão nuclear, como o acidente que ocorreu no núcleo do reator nuclear de Chernobyl e no uso de armas nucleares, como em Hiroshima. Já as chamadas bombas sujas que misturam explosivos convencionais com material radioativo, cujo objetivo é espalhar material radioativo por toda uma determinada área, inutilizando-a por décadas, são consideradas como incidentes radiológicos, já que não ocorre fissão nuclear.

Na ocorrência de eventos com exposição de material radioativo ou nuclear, o serviço local especializado nesse tipo de emergência deverá ser imediatamente acionado (Comissão Nacional de Energia Nuclear – CNEN – www.cnen.gov.br). No Estado de São Paulo, o grupo de Atendimento a Emergências Radiológicas e Nucleares do Instituto de Pesquisas Energéticas e Nucleares (IPEN) deverá ser acionado. A equipe está de sobreaviso 24 horas

Capítulo 60 | Emergências radiológicas **717**

por dia, nos telefones (11) 3133-9000 e (11) 99982-3860 (*site*: www.ipen.br). O símbolo relacionado aos materiais radioativos é ☣. É fundamental que tal serviço seja contatado em virtude da necessidade imediata de isolamento do local e controle de acesso a fim de minimizarem-se os efeitos da exposição à radiação da equipe de socorro e da(s) vítima(s).

Os pacientes radioacidentados devem ser removidos o mais rapidamente possível da área quente (contaminada), e o seu atendimento baseado no ATLS deve priorizar em um primeiro momento os aspectos não radiológicos. Em um segundo momento, tendo-se estabilizado o paciente, a equipe irá se ater aos aspectos radiológicos.

A regra de ouro para proteção em caso de radiação ionizante dá-se através das variáveis: tempo (quanto menor, melhor), distância (quanto maior, melhor) e uso de roupas de proteção/dosímetros. Cabe ao órgão responsável a determinação da radiação máxima permitida aos socorristas naquele momento.

A exposição à radiação ionizante ocorre quando se fica exposto ao material ionizante, sem que ocorra necessariamente o contato com o material radioativo. A contaminação, por sua vez, acontece quando debris (líquidos ou em forma de poeira) são depositados no corpo ou nas roupas. A contaminação radiológica pode ser dividida em externa, quando o corpo todo ou parte dele entra diretamente em contato com o material radioativo através de uma fonte não selada, e interna, quando o material radioativo é inalado, absorvido ou ingerido. No caso de contaminação com material radioativo, a remoção das roupas elimina em torno de 90% da contaminação. Se não houver lesão, a lavagem com água e sabão facilita a descontaminação, lembrando que a pele não deve ser esfregada, pois a presença de pele intacta favorece um melhor prognóstico. Havendo qualquer lesão, o atendimento inicial à vítima tem prioridade frente à etapa de descontaminação. Devemos ainda atentar ao fato de que devemos ter o máximo de cuidado para não produzirmos grande quantidade de rejeito radioativo durante este procedimento de descontaminação.

Incidentes radiológicos

A síndrome de radiação aguda é composta de vários sintomas que aparecem após a exposição à radiação ionizante, podendo manifestar-se em poucos minutos a vários dias. A dose geralmente encontra-se acima de 2 Sievert. Um Gy equivale a 1 Joule/kg de peso, representando a energia absorvida. O total de radiação pode ser mensurado em RAD, e os efeitos biológicos em REM, embora atualmente o padrão internacional recomendado seja em Gray (Gy) e em Sievert (Sv), sendo 100 RAD iguais a 1 Gy e 100 REM iguais a 1 Sv. A mensuração da radioatividade também pode ser feita em becquerels, sendo 1 Bq o equivalente a uma desintegração por segundo.

As manifestações clínicas variam conforme o total de radiação recebido (Tabelas 2 e 3). Quanto maior a exposição, pior o prognóstico, assim como quanto mais precoce for

Seção 7 | Grandes eventos e desastres

o aparecimento dos sintomas. Essa síndrome tem quatro estágios. O primeiro é chamado prodrômico, variando com o total de radiação absorvida, o segundo é o período de latência, o terceiro é o de doença manifesta e o quarto, o de recuperação ou morte.

Os sintomas gerais mais frequentes nos quadros de exposição a doses baixas são náusea, vômitos e leucopenia. Os casos com exposição entre 1 e 2 Sv têm como principais manifestações: náusea, vômitos, inapetência, prostração, leucopenia, trombocitopenia, sangramentos, infecções e queda de cabelo. Nas exposições acima de 6 Sv, podemos identificar, além dos sintomas acima descritos, dor abdominal, sangramento abdominal, febre, distúrbios hidroeletrolíticos e acidobásicos, aplasia medular. Em casos com exposição acima de 20 Sv, há grande comprometimento do sistema nervoso central (convulsão, coma) e cardiovascular (hipotensão, choque).

Tabela 2   Manifestações clínicas mais frequentes relacionadas a dose de exposição

Dose	Sistema hematopoiético	Sistema gastrointestinal	Sistema cardiovascular	Sistema nervoso	Pele e anexos	Sintomas gerais
< 1 Sv	X				X	X
1 a 2 Sv	X	X			X	X
2 a 4 Sv	X	X			X	X
4 a 6 Sv	X	X	X		X	X
6 a 8 Sv	X	X	X	X	X	X
Letal (> 8 Sv)	X	X	X	X	X	X

Tabela 3   Alterações no sistema hematopoiético

Linfócitos em 48 horas pós-exposição	> 1.200 mm³	Bom prognóstico
	300 a 1.200 mm³	Potencialmente letal
	< 300 mm³	Crítico

O tratamento segue a regra do ABCDE, ferimentos abertos devem ser fechados, fraturas reduzidas e/ou operadas, e queimaduras devem ser cobertas. Muitas vezes as complicações hematopoiéticas inviabilizam a realização de quaisquer procedimentos em fase tardia, aumentando em muito a morbimortalidade. Vítimas com risco de morte devem ser tratadas antes da realização de quaisquer procedimentos de descontaminação. A simples remoção das roupas já diminui em 90% este risco. O uso de dispositivos que mensuram a radiação é obrigatório, assim como o fato da vítima exposta ser considerada contaminada até prova em contrário (Figura 1). Tratamento sintomático deve ser instituído (antiemético, analgésico). No caso de comprometimento do sistema nervoso central recomenda-se o uso de dexametasona. Todos os derivados de sangue administrados em

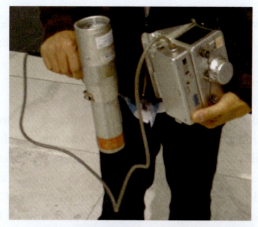
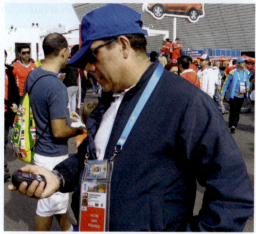

Figura 1   Detectores de radiação.

caso de necessidade devem ser irradiados e leucorreduzidos, a fim de evitar-se o aparecimento de doença *versus* hospedeiro, que pode confundir-se com os sintomas decorrentes da radiação. No caso de aparecimento de neutropenia severa, fatores de crescimento hematopoiético podem ser prescritos. No caso de neutropenia severa, a profilaxia contra fungos e bactérias também deve ser aventada. Existem relatos na literatura da realização de transplante de medula óssea. Pacientes neutropênicos devem receber antibióticos, medicações antifúngicas e antirretrovirais conforme a necessidade.

Dispositivos de dispersão radiológica improvisados – "bombas sujas"

Podem ser feitas, mais frequentemente, com fontes radioativas industriais ou médicas, utilizando-se césio e cobalto, entre outros, em combinação com explosivos conven-

720 Seção 7 | Grandes eventos e desastres

cionais. Além de provocarem pânico e medo, podem causar os efeitos já conhecidos da radiação ionizante e contaminar o meio ambiente (ver Capítulo "Explosões").

Incidentes nucleares

Podem ser causados por bombas nucleares ou em reatores nucleares, gerando níveis bastante elevados de radiação. Como efeito da explosão nuclear, além da radioatividade, temos a geração de calor, provocando queimaduras, liberação de ondas eletromagnéticas (com comprometimento de equipamentos elétricos, incluindo os de uso médico), todas as etapas de uma explosão e suas consequências traumáticas (ver Capítulo "Explosões"), além do "*flash*" que pode causar cegueira temporária ou definitiva. Pode ocorrer também abalo sísmico, em função do grau de energia liberada. A irradiação pode acometer parte ou todo o corpo, lembrando que vítimas irradiadas não representam risco para os socorristas. Já a contaminação dá-se através da deposição de material sobre a pele, ferimentos ou se for ingerido ou inalado.

Descontaminação e decorporação

- Colocar uma máscara na vítima, para prevenir eventual inalação do material contaminante (apenas este procedimento deve ser feito como APH).
- Remover todas as roupas da vítima, incluindo as íntimas. As roupas devem ser acondicionadas em sacos plásticos grossos que devem ser lacrados.
- Lavar o corpo da vítima com água aquecida com ou sem o uso de sabão neutro. Evitar esfregar, para que não apareçam escoriações. Eventualmente, se houver persistência da contaminação, usar escova de cerdas macias. Limpeza nas narinas e nos ouvidos pode ser necessária. Assim que possível, prevenir o aparecimento de hipotermia.
- Em caso de inalação ou ingestão, realizar o procedimento de decorporação, que é a remoção da contaminação interna. Realização de lavagem brônquica e/ou intestinal pode ser necessária em casos graves. Existem agentes específicos para serem utilizados em função do radioisótopo responsável pela contaminação (p. ex., em caso de contaminação por cobalto usa-se penicilamina, se for césio usa-se azul da Prússia, etc.). Este tipo de procedimento só deve ser feito em ambiente hospitalar.
- Para os casos de contaminação por urânio e plutônio, recomenda-se a utilização de iodeto de potássio (170 mg para adultos, 42,5 mg para crianças menores de 3 anos e 85 mg para crianças entre 3 e 12 anos). O objetivo é minimizar o risco de desenvolvimento de câncer de tireoide.

Triagem

O socorrista deverá permanecer pelo menor tempo possível perto da fonte de radiação e manter a maior distância possível desta fonte. Se possível, deve ficar atrás de barreiras, como muros ou dentro de edificações. Roupas com maior espessura aumentam o grau de proteção. Boca e nariz devem estar protegidos por máscara. Não tome água e/ou consuma alimentos no local. Pacientes com maior grau de contaminação devem ter o atendimento priorizado. Todo material utilizado na descontaminação deverá ser armazenado em recipientes plásticos e depois destinado sob supervisão de equipe especializada. Nos casos de explosão, lembre-se que frequentemente há associação de traumatismos. Os critérios a serem utilizados são os médicos, de risco à vida, e não os radiológicos. Estabelecer uma zona contaminada e outra limpa para realização dos atendimentos.

✳ BIBLIOGRAFIA

1. Nouailhetas Y. Radiações ionizantes e a vida. Disponível em: www.cnen.gov.br.
2. Cardoso EM. Radioatividade. CNEN. Disponível em: www.cnen.gov.br.
3. Instituto de Pesquisas Energéticas –IPEN. www.ipen.br.
4. Hatchett RJ, Kamisinski JM, Goasns RE. Nuclear and radioactive events. In: Koenig K, Schultz C. Koenig and Schultz's disaster medicine: comprehensive principles and practice. New York: Cambridge University Press; 2010. p. 477-510.
5. Valverde N, Leite T, Maurmo A. Manual de ações médicas em emergências radiológicas. Rio de Janeiro: Eletrobras; 2010.

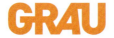

CAPÍTULO 61

Grandes eventos

Luciano Luiz de Souza

❊ INTRODUÇÃO

Planejar os recursos humanos e materiais necessários à operacionalização da segurança de um grande evento, esportivo ou não, requer o desenvolvimento de parâmetros consolidados que otimizem o emprego desses recursos, que pressuponham a minimização do dispêndio de recursos financeiros, sem contudo perder a eficiência, eficácia e efetividade da segurança.

Essas operações de segurança são revestidas de complexidade tanto em sua fase de planejamento como em sua fase de execução, pois muitas vezes contam com o emprego extraordinário de agências/instituições públicas/privadas atuando simultaneamente.

O assunto é vasto e requer um estudo mais aprofundado. O objetivo deste capítulo é colaborar com aqueles profissionais que atuam no planejamento e na execução de segurança em grandes eventos (entenda-se aqui todos os serviços responsáveis pelo bom andamento dos mesmos e, em caso de emergência, de resposta, tendo como maior foco o atendimento pré-hospitalar).

❊ CONCEITOS

A complexidade do planejamento e da execução das ações de segurança é diretamente proporcional à complexidade do evento. Nessa esteira, o *EU-SEC Manual* (p. 11) define um grande evento como um evento previsível que deve ter pelo menos uma das seguintes características ou significado:

- Histórico-político ou popularidade.

Capítulo 61 | Grandes eventos **723**

- Grande cobertura da mídia e/ou atendimento internacional aos meios de comunicação.
- Participação de cidadãos de diferentes países e/ou possível grupo-alvo.
- Participação de VIPs e/ou dignitários.
- Grande número de pessoas.
- Representa um potencial de ameaças e, portanto, pode requerer uma cooperação internacional e grande assistência.

Após as Olimpíadas de Munique (1972) e Atlanta (1996) e os fatos do 11 de setembro, a realização de eventos esportivos passou a ter cada vez mais cuidados sob o aspecto segurança em virtude do terrorismo. Segundo Woloszyn, "existem atualmente em torno de 160 (cento e sessenta) definições para o termo terrorismo por conta de sua constante evolução e diversidade de consequências" (p. 68). Será utilizada aqui a definição da Agência Brasileira de Informações (ABIN), que entende como terrorismo o ato premeditado ou a sua ameaça, com o uso de violência, por motivação política e/ou ideológica que visa influenciar, coagir ou atingir o Estado e/ou a sociedade. Outros fatores bastante relevantes no planejamento da segurança e na realização de um megaevento esportivo são a importância, magnitude, complexidade, amplitude, criticalidade e visibilidade do país ou cidade-sede, no período da sua realização.

✱ PLANEJAMENTO

Um bom começo para planejar a segurança de um evento esportivo é a utilização da ferramenta 5W2H (O quê? Quem? Quando? Onde? Por quê? Onde? Com quais recursos?), que evitará que pontos relevantes sejam esquecidos e que haja transversalidade entre eles.

A boa gestão de um evento esportivo sob o aspecto da segurança requer que na fase de planejamento tenham sido observadas e cumpridas as exigências das Legislações Federal, Estadual e Municipal, no que couberem, além de normas específicas ao evento, como, por exemplo, as normas da FIFA (Fédération Internationale de Football Association) e da FIA (Fédération Internationale de l'Automobile).

A FIFA disponibiliza em seu *website* os regulamentos gerais para a realização de uma Copa do Mundo, e entre eles estão o "FIFA safety regulations" e o "Football stadiums: Technical recommendations and requirements". Nesses regulamentos estão constituídos os requisitos mínimos a serem adotados sob o aspecto da segurança do evento que estiver sob a direta administração da FIFA, exceto se a segurança estipulada pelas respectivas confederações for mais rigorosa ou mais exaustiva em relação a alguns ou todos os itens mencionados nos mesmos.

A Lei n. 10.671/2003 dispõe sobre o Estatuto de Defesa do Torcedor, uma legislação inovadora que, a exemplo do Código de Defesa do Consumidor, coloca o torcedor brasileiro na condição de consumidor de um serviço de entretenimento chamado esporte. Em seu art. 2º, define-se torcedor como "toda pessoa que aprecie, apoie ou se associe a qualquer entidade de prática desportiva do País e acompanhe a prática de determinada modalidade esportiva". Quanto à segurança do torcedor, o estatuto deixa claro no art. 16 quais são os deveres e as responsabilidades da entidade responsável pela organização do evento ("Art. 16. É dever da entidade responsável pela organização da competição: [...] III – disponibilizar um médico e dois enfermeiros-padrão para cada dez mil torcedores presentes à partida; IV – disponibilizar uma ambulância para cada dez mil torcedores presentes à partida; [...]").

No Estado de São Paulo, o Decreto Estadual n. 56.819, de 10 de março de 2011, instituiu o Regulamento de Segurança contra Incêndio das Edificações e Áreas de Risco no Estado de São Paulo. Com base em várias informações sobre a edificação, são verificadas as medidas de segurança contra incêndio necessárias à prevenção de incêndio e pânico em caso de emergência.

Além da observância dos requisitos apontados, os responsáveis pelo projeto técnico de prevenção e combate a incêndio e pânico deverão ainda observar a Instrução Técnica n. 12/2011, onde está detalhada uma série de medidas imprescindíveis para a segurança do público em locais de grande concentração de pessoas, como: as capacidades máximas de cada setor, sua separação, barreiras antiesmagamento, altura das arquibancadas, altura e largura dos degraus, inclinação das arquibancadas, assentos individuais, dimensionamento das saídas de emergências (escadas e rampas), espaços livres no exterior, acesso de viaturas, proteções passivas, equipamentos de segurança contra incêndio, sonorização e instalações elétricas, entre outras medidas.

De acordo com o tipo de evento ou esporte objeto desse megaevento e o(s) local(is) onde será(ão) realizado(s), deve haver a aprovação das autoridades locais competentes, cada qual dentro da sua esfera de atribuição, como, por exemplo, Corpo de Bombeiros, Polícia Militar, Polícia Civil, CETESB, Prefeitura, Vigilância Sanitária, Exército Brasileiro e Marinha do Brasil.

Planejar com base nos riscos

Entender a interação entre megaeventos esportivos e os riscos para os seus espectadores nos locais de competição é primordial para a eficácia, efetividade e eficiência da segurança.

O USDHS (2008, p. 68) conceitua risco como uma medida do dano potencial que abrange ameaça, vulnerabilidade e consequência. No contexto do Plano Nacional de In-

Capítulo 61 | Grandes eventos **725**

fraestrutura de Proteção, risco combina a magnitude esperada de perda devido a um ataque terrorista, desastre natural ou outro incidente, com a probabilidade de que tal evento esteja ocorrendo e cause essa perda.

A fim de identificar os riscos, o responsável pelo planejamento da operação, antes do evento, e o coordenador geral do evento, já no local das competições, deverão analisar os riscos e as vulnerabilidades, o que propiciará a elaboração e a execução de um plano de contingência baseado em cenários probabilísticos. Um evento planejado, um megaevento, pela sua grandiosidade representa e atrai riscos que deverão ser identificados, analisados, monitorados, tratados ou mitigados no planejamento das operações de segurança nos locais da competição.

Entre os riscos naturais que devem ser verificados pelo encarregado do planejamento da segurança, relacionam-se, por exemplo, os meteorológicos (ventos fortes, altas ou baixas temperaturas, chuvas torrenciais, chuva com raios ou granizo) e os sismológicos.

Entre os riscos tecnológicos a serem verificados relacionam-se, por exemplo, desmoronamento e/ou colapso de estrutura, queda de balão, instalações e infraestruturas críticas do local do evento, incêndio, pânico, queda de aeronave ou choque acidental/intencional contra o local do evento, hooliganismo e violência entre torcedores e, por fim, o terrorismo.

Entre os riscos tecnológicos de terrorismo que devem ser verificados pelo encarregado do planejamento da segurança encontram-se os riscos que se relacionam a CBRNE – *Chemical, Biological, Radiological, Nuclear and Explosives*[1](químicos, biológicos, radiológicos, nucleares e explosivos), que são assim divididos:

a. Agentes químicos.
b. Bioterrorismo.
c. Radiológico – RDD[2] (dispositivo de dispersão radiológica).
d. Radiológico – IND[3] (dispositivo nuclear improvisado).
e. IED (dispositivo explosivo improvisado).

Os eventos CBRNE têm dimensões adicionais que complicam todos os aspectos da gestão das emergências no local, pois são destinados para maximizar o medo, podendo

---

[1] Segundo o *Public Safety Canada*, um evento CBRNE envolve um ato ou o potencial percebido ou real com envolvimento de produtos químicos, biológicos, radiológicos, nucleares ou materiais explosivos, suspeitos ou não de serem utilizados de forma deliberada ou intencional para causar danos.
[2] Segundo o CDC (2007, p. b-4), bomba suja é um dispositivo utilizado para espalhar materiais radioativos projetados por explosivos convencionais quando a bomba explode. Uma bomba suja mata ou fere pessoas por meio da explosão inicial do explosivo e depois espalha contaminação radioativa convencional sobre uma grande área.
[3] Segundo o CDC (2007, p. 7), IND é uma forma improvisada de arma nuclear. Materiais físseis, como urânio 233, urânio 235 ou plutônio 239, são projetados de tal forma que, quando detonados, liberam quantidades significativas de energia, criando calor e onda de choque intensos, e uma nuvem de material radioativo.

ter elementos concebidos para dirigir os danos aos primeiros socorristas, o que no caso de especialistas pode ter consequências significativas sobre a capacidade de lidar com o evento emergencial em si. Ainda nesse caso, deve-se considerar o tipo de público, a estimativa de público, o horário e a topografia do terreno, em virtude da dispersão das vítimas que tais ações provocam. Haverá a necessidade de conhecimento sobre descontaminação de pessoas em massa, tendo em vista que todas as vítimas, antes de serem encaminhadas aos hospitais da região, deverão ser descontaminadas.

Sullivan, em "Mass decontamination: why reinvent the wheel?", discorre sobre os princípios gerais de descontaminação de pessoas em massa, que resumidamente são:

[..] d) Considere na triagem médica a privacidade, hipotermia e transporte; [...] f) Utilize de 1 a 3 minutos por vítima; [...] h) Os socorristas devem se autodescontaminar e o mais rápido possível; i) Espere uma relação de 5:1 de vítimas contaminadas *versus* não contaminadas; [...] m) Mantenha os pacientes em área segura para observação.

Analisando a relação apresentada por Sullivan de 5:1 de vítimas contaminadas:não contaminadas, um público de 65.000 pessoas e o tempo de 1 minuto de descontaminação por vítima, o número de pessoas que deverão ser atendidas e encaminhadas aos hospitais será de 13.000 pessoas. Utilizando apenas um corredor de descontaminação em massa, seriam necessárias 216,66 horas, ou pouco mais de 9 dias, para descontaminar todas essas pessoas, encaminhando 60 vítimas por hora aos hospitais. Em outra hipótese, utilizando quatro corredores de descontaminação em massa, seria necessário um pouco mais de 2 dias de trabalho, encaminhando 240 vítimas por hora aos hospitais.

No caso de uma emergência envolvendo radiação ionizante, os procedimentos de descontaminação e socorro às vítimas deverão seguir o exposto na Figura 1.

Os riscos que foram relacionados nesta seção geram emergências de pânico na população, incêndios, salvamentos, atendimentos com produtos perigosos e atendimentos pré-hospitalares de forma geral.

Ainda na fase do planejamento deverá ser confeccionado um plano de abandono e um plano de emergência para o evento. A IT n. 12/2011 define que para centros esportivos e de exibição há a necessidade de elaboração de plano de abandono e plano de emergência. Essa instrução define ainda "plano de abandono como o conjunto de normas e ações visando à remoção rápida, segura, de forma ordenada e eficiente de toda a população fixa e flutuante da edificação em caso de uma situação de sinistro" e plano de emergência como "o documento estabelecido em função dos riscos da edificação, que encerra um conjunto de ações e procedimentos a serem adotados, visando à proteção da vida, do meio ambiente e do patrimônio, bem como a redução das consequências de sinistros".

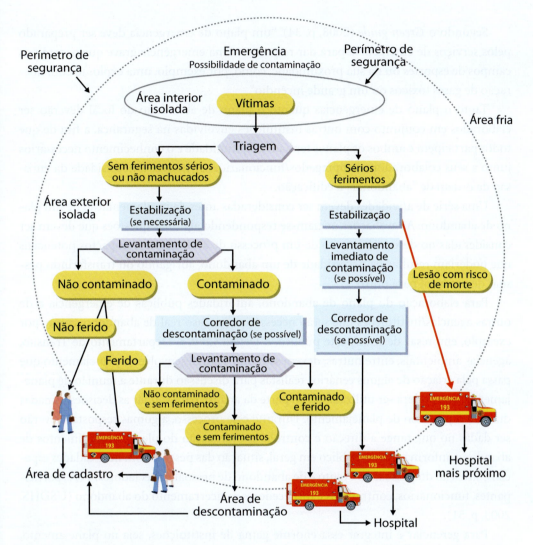

Figura 1 Fluxograma de descontaminação para radiação ionizante. Adaptada de U.S. Department of Health & Human Services.

Planos de emergência e abandono

A elevada probabilidade de emergências envolvendo a massa de espectadores de um megaevento esportivo torna necessária a elaboração de planos que documentem as atribuições de cada instituição, pública ou privada, envolvida na segurança, pormenorizando as ações de cada pessoa envolvida dentro de um planejamento global, com base em cenários prováveis que descrevam o alcance potencial e a magnitude plausíveis para grandes eventos que irão requerer coordenação entre diferentes circunscrições e níveis de governo, além do apoio das comunidades vizinhas.

Segundo o *Green guide* (2008, p. 34), "um plano de emergência deve ser preparado pelos serviços de emergência para dar resposta a uma emergência grave que ocorra nos campos de esportes ou na sua proximidade, como, por exemplo, uma explosão com liberação de gases tóxicos ou um grande incêndio".

Tanto o plano de emergências quanto o plano de abandono do local deverão ser elaborados em conjunto com outras instituições envolvidas na segurança, a fim de que todos participem e ambos os planos tenham a legitimidade e o conhecimento necessários junto a seus colaboradores/empregados/funcionários, se houver a necessidade da emissão da ordem de "abandonar" a edificação.

Uma série de atividades devem ser consideradas antes da implementação de um plano de abandono. As avaliações iniciam-se respondendo algumas questões que devem ser consideradas no desenvolvimento de um processo de avaliação dos impactos potenciais que poderiam resultar na necessidade de um abandono, abrigando ou transferindo pessoas de um local para outro.

Para elaboração do plano de abandono, autoridades públicas de emergência e de outras agências/instituições que serão necessárias em caso real de abandono, como, por exemplo, empresas de transporte público, a Defesa Civil, o Departamento de Trânsito, agências ambientais, entre outras, devem se reunir para desenvolver o planejamento que passa pela criação de alguns cenários realistas para discussão durante a reunião de planejamento, que poderá ser utilizada como parte da análise para validar as decisões tomadas durante o processo de planejamento. Durante esse processo, algumas respostas deverão ser dadas no que tange a direção e controle, comunicação do plano, procedimentos de abandono, informações ao público em geral, situação das pessoas com necessidades especiais, situação do pessoal do evento e de abandono de pessoal, espectadores, VIPs, participantes, funcionários, contratados e fornecedores e encerramento do abandono (USDHS, 2008, p. 51).

Para gerenciar e integrar essa enorme gama de instituições, seja no planejamento, seja nas operações no local do evento, há a necessidade de que o trabalho seja executado sob a égide da doutrina e filosofia de um sistema de comando. No Brasil, todos os sistemas de comando existentes utilizados por muitos órgãos públicos de emergências são baseados no SCI (Sistema de Comando de Incidentes), SCO (Sistema de Comando de Operações) ou SICOE (Sistema de Comando de Operações e Emergências). Sobre esse aspecto, Restivo (p. 66) afirma que "hoje em dia, o que se observa é cada órgão trabalhando individualmente durante os eventos atendidos. Cada um faz a sua parte sem a preocupação de que se o 'outro' não fizer, consequências poderão advir para todos".

O Corpo de Bombeiros de São Paulo utiliza o SICOE há 16 anos, e o sistema pode ser instalado para gerenciar quaisquer emergências ou eventos, por se tratar de um conceito de gestão padronizado de ocorrências, para dar resposta a qualquer tipo de emergência, e permite que as instituições adotem uma estrutura organizacional integrada ajustada às complexidades e às demandas das emergências simples ou complexas, além de possuir uma organização modular e flexível, para gerenciar por objetivos, utilizando uma terminologia comum e comunicação integrada, com base em uma cadeia de comando e unidade de comando, com áreas pré-designadas e formulários padronizados.

O comando pode se depositar sobre o ombro de uma só pessoa ou de várias pessoas simultaneamente. O comando unificado é uma aplicação do SICOE que é utilizada quando mais de uma agência/instituição tem circunscrição sobre a emergência/evento, e em relação a esse aspecto nos grandes eventos esportivos há inúmeras agências/instituições, cada qual desempenhando suas respectivas funções, e o comando dessas operações deverá ser unificado, tendo em vista o risco de que a transversalidade dos impactos de ações isoladas possa acarretar problemas nas ações de outras instituições/agências e impactar a operação como um todo. Nesse caso, a USCG (2006) ensina que para composição do Comando Unificado cada agência/instituição, governamental ou particular, irá disponibilizar um representante que será a pessoa designada com autoridade para tomar decisões que afetem a participação da agência ou organização nas atividades de gestão após consultas apropriadas com a liderança da referida agência.

✱ A PARAMETRIZAÇÃO DOS SERVIÇOS DE ATENDIMENTO PRÉ-HOSPITALAR

A atuação do serviço de atendimento pré-hospitalar (APH) será baseada em um plano de atendimento médico, previamente elaborado, que deve incluir as características do evento, estrutura de comando, equipamentos e materiais, quantidade e localização dos veículos de atendimento e transporte, procedimentos emergenciais e inclusive procedimentos em caso de morte.

Para Richmont e Poore (p. 13, tradução nossa), o pré-evento deve verificar as seguintes etapas:

- O clima (temperatura e umidade).
- Duração do evento (período operacional).
- Se o local do evento é predominantemente ao ar livre ou interno.
- Se a participação no evento é predominantemente sentada ou móvel dentro do local.
- Se o evento está contido (definiu perímetros, por exemplo, ou área fechada, como um estádio) ou incontido.
- O tipo de evento.
- O humor da multidão e a disponibilidade de acesso a álcool e drogas.
- Densidade da multidão, geografia do local (ou terreno/localidade).

- A idade média da multidão.

Richmont e Poore (p. 133) ainda ensinam que o "pré-planejamento é sempre importante, mas é absolutamente crucial em um evento em estádio ou nos megaeventos".

Não se pode atribuir arbitrariamente um número de ambulâncias e pessoal para um evento, devendo os gestores serem capazes de analisar as necessidades, elaborando um plano de resposta, adotando novas tecnologias e justificando todos os recursos e despesas (Richmont e Poore, p. 6).

No SICOE o líder da Unidade Médica é o profissional responsável em elaborar o plano médico tanto para as equipes que trabalham no evento quanto para o atendimento dos atletas e VIPs (se for o caso) e do público em geral.

O líder da Unidade Médica também poderá ser o responsável em gerenciar o Posto Médico Avançado (PMA) em caso de uma grande emergência para atendimento de múltiplas vítimas. O PMA é uma área pré-designada que deve ser instalada na área fria, em local seguro e de fácil acesso para a saída da área quente e para os veículos de socorro e, se possível, ser coberta e iluminada. Deve possuir somente uma entrada e uma saída e todas as vítimas devem ser conduzidas inicialmente ao PMA (Figura 2).

Para o caso de emergências envolvendo um número grande de vítimas, o Estado de São Paulo editou em 2012 um Plano de Atendimento de Preparação Hospitalar para Desastres e Incidentes com Múltiplas Vítimas que estabeleceu regras de bom funcionamento hospitalar em desastres e incidentes, respeitando as particularidades de cada instituição, com o objetivo de minimizar os problemas e a confusão que normalmente se estabelecem durante esse tipo de ocorrência, trazendo grande vulnerabilidade ao sistema de saúde.

A Tabela 1 demonstra como exemplo uma simulação de tempo de deslocamento, confeccionada a partir do Google Maps, partindo do Estádio de Itaquera, que será palco dos jogos da Copa do Mundo de 2014 em São Paulo, até os hospitais da região e o Hospital das Clínicas.

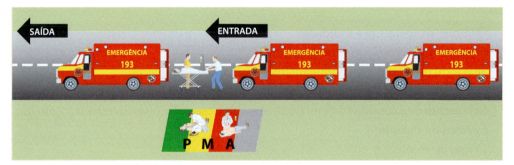

Figura 2 Croqui do Posto Médico Avançado. Adaptada de: Seção de Operações do Corpo de Bombeiros do Estado de São Paulo.

Tabela 1 Distância e tempo de deslocamento entre o Estádio de Itaquera e hospitais (São Paulo - capital). Fonte: Google Maps, 2012

Distância do estádio	Hospital	Tempo aproximado do estádio
2 km	Hospital Geral Santa Marcelina	5 minutos
3,9 km	Hospital Municipal Planalto	9 minutos
10,9 km	Hospital da Penha	19 minutos
8,2 km	Hospital Municipal Tide Setúbal	19 minutos
9,1 km	Hospital Geral São Mateus	21 minutos
12 km	Hospital Municipal Tatuapé	22 minutos
15,1 km	Hospital Sapopemba	27 minutos
15,3 km	Hospital e Maternidade Leonor Barros	28 minutos
18,2 km	Hospital Municipal Ignácio Gouveia	34 minutos
25,5 km	Hospital das Clínicas	41 minutos

Observa-se que, nesse caso concreto, os tempos de deslocamento de ambulâncias entre o estádio e alguns hospitais podem ser considerados altos, e sobre esse aspecto Richmont e Poore (p. 126) ainda ensinam que "o tempo de resposta do serviço pré-hospitalar é um fator que se deve considerar ao decidir quantas ambulâncias serão necessárias no local. A distância do hospital é também uma questão que não pode ser negligenciada, pois o percurso de ida e volta da ambulância pode ensejar a necessidade de mais unidades estritamente por causa do tempo que leva para voltar ao local do evento".

Por fim, o *Green guide* (2008, p. 177) sugere que haja "desfibriladores suficientes nos locais de competição, com equipes de profissionais treinados adequadamente para seu uso".

✳ CONCLUSÕES

Os profissionais que atuam no planejamento e na execução de segurança em eventos esportivos devem, com tempo hábil e o método proposto, elaborar um bom planejamento, que seja sistemático e aborde todas as faces do evento, sem esquecer de detalhes mínimos que possam comprometer toda a operação de segurança no local do evento, aumentando as chances de sucesso.

Todas as pessoas que atuam em operações de segurança em megaeventos devem seguir as seguintes orientações:

a. As ações, sejam positivas e/ou negativas, também refletirão, respectivamente, positiva ou negativamente sobre a instituição/empresa/evento.

b. Não devem demonstrar simpatia ou antipatia por determinada equipe ou pessoa que se apresente em competição.

c. Não devem fumar enquanto nos seus postos de serviço, devendo verificar em qual local será apropriado fazê-lo em seu horário de descanso.

d. Não devem pedir autógrafos para celebridades, convidados e membros das equipes participantes.

e. Não devem aceitar quaisquer tipos de presentes ou agrados materiais.

f. Não devem tirar fotografias de celebridades e membros das equipes participantes, principalmente dos atletas.

g. Devem tratar todas as pessoas com educação e cortesia.

Especial ênfase ao atendimento pré-hospitalar foi dada, já que é uma importante atividade realizada durante um evento esportivo. A parametrização desse serviço deve ser sempre baseada na estimativa de público, nas condições metereológicas e do local de realização, gerando a elaboração de uma matriz de riscos, estabelecendo o quantitativo de socorristas, médicos e ambulâncias que serão empregados na operação, utilizando-se a metodologia do SICOE.

✳ BIBLIOGRAFIA

1. UNICRI. Coordinating national research programmes on security during major events in Europe. EU-SEC manual. 2008.
2. Woloszyn AL. Terrorismo global – Aspectos gerais e criminais. Porto Alegre: Editora Est; 2009.
3. Agência Brasileira de Informações – ABIN. Revista Brasileira de Inteligência. 2007;3(4).
4. Secretaria de Estado dos Negócios da Segurança Pública. Polícia Militar do Estado de São Paulo. Corpo de Bombeiros. Instrução Técnica n. 12/2011 – Centros esportivos e de exibição – requisitos de segurança contra incêndio.
5. Department for Culture, Media and Sport. Guide to safety at sports grounds (Green Guide). 5th ed. United Kingdom: TSO; 2008.
6. FIFA. FIFA football stadiums technical recommendations and requirements. Switzerland: FIFA; 2008.
7. FIFA. FIFA safety regulations. Switzerland: FIFA; 2007.
8. National Fire Protection Association – NFPA. NFPA 101 - Code for Safety to Life from Fire in Buildings and Structures. Quincy, MA: NFPA, 2012.
9. Secretaria de Estado dos Negócios da Segurança Pública. Polícia Militar do Estado de São Paulo. Corpo de Bombeiros. Decreto n. 56.819, de 10 de março de 2011. Institui o Regulamento de Segurança contra Incêndio das edificações e áreas de risco no Estado de São Paulo e estabelece outras providências.
10. Restivo NC. Perspectivas estratégicas para a Polícia Militar em face da realização do Campeonato Mundial de Futebol – FIFA 2014. Tese apresentada como parte dos requisitos para a aprovação no Programa de Doutorado em Ciências Policiais de Segurança e Ordem Pública. São Paulo: Centro de Altos Estudos de Segurança "Cel PM Nelson Freire Terra"; 2011.
11. Richmond C, Poore D. Special events medical services. Burlington, MA: Jones & Barlett Learning; 2011.

12. Souza LL. Modelo de emprego do Corpo de Bombeiros em estádios de futebol do Estado de São Paulo na Copa do Mundo de 2014. Monografia apresentada no Programa de Mestrado Profissional em Ciências Policiais de Segurança e Ordem Pública. São Paulo: Centro de Altos Estudos de Segurança da Polícia Militar do Estado de São Paulo; 2012.
13. Sullivan DK. Mass decontamination: why re-invent the wheel?. Journal of Emergency Management. 2004. Disponível em: http://www.ehss.vt.edu/HazWasteConf/PresentationsPDFs/PRESENTATION-MassDecontamination_Dennis Sullivan_UnivLouisville.pdf. Acesso em 25 jul. 2012.
14. U.S. Department of Homeland Security. U.S. Coast Guard. Incident management handbook. Washington, DC; USCG; 2006.
15. U.S. Department of Homeland Security. Evacuation planning guide for stadiums. Fall 2008. Disponível em: http://www.dhs.gov/sites/default/files/publications/Evacuation%20Planning%20Guide%20for%20Stadiums.pdf.

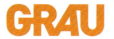

CAPÍTULO **62**

O papel da defesa civil

Homero de Giorge Cerqueira
José Roberto Rodrigues de Oliveira
Marcelo Vieira dos Santos
Marcos de Paula Barreto

❉ INTRODUÇÃO

A Defesa Civil é uma organização de autodefesa da sociedade, que, por meio de ações de prevenção, mitigação, preparação, resposta e recuperação, tem como finalidade a proteção e a defesa de todos. Diante de um desastre, uma comunidade treinada e bem preparada tem mais chances de enfrentar quaisquer situações adversas.

Apresentaremos um breve histórico da Defesa Civil, a sua composição, o seu papel e, ao final, a responsabilização.

❉ CONTEXTUALIZAÇÃO HISTÓRICA

Proteção e Defesa Civil no Brasil

Com a participação do Brasil na Segunda Guerra Mundial, e principalmente após o afundamento, na costa brasileira, dos navios de passageiros Arará e Itagiba, totalizando 56 vítimas, o Governo Federal Brasileiro, em 1942, preocupado com a segurança global da população, princípio básico no tratamento das ações de Defesa Civil, estabelece entre outras medidas a criação do Serviço de Defesa Passiva Antiaérea e a obrigatoriedade do ensino da defesa passiva em todos os estabelecimentos de ensino, oficiais ou particulares, existentes no país.

Em 1943, a denominação "Defesa Passiva Antiaérea" é alterada para "Serviço de Defesa Civil", sob a supervisão da Diretoria Nacional do Serviço da Defesa Civil, do Ministério da Justiça e Negócios Interiores, sendo posteriormente extinto em 1946, assim como as Diretorias Regionais do mesmo Serviço, criadas no Estado, Territórios e no Distrito Federal.

Como consequência da grande enchente no Sudeste no ano de 1966, foi criado, no então Estado da Guanabara, um Grupo de Trabalho com a finalidade de estudar a mobilização dos diversos órgãos estaduais em casos de catástrofes. Esse grupo elaborou o Plano Diretor de Defesa Civil do Estado da Guanabara, definindo atribuições para cada órgão componente do Sistema Estadual de Defesa Civil.

Proteção e Defesa Civil no Estado de São Paulo

Em razão dos deslizamentos em Santos, na encosta do Monte Serrat, em 1928, e no Morro do Marapé, em 1956, além da acentuada precipitação pluviométrica ocorrida em 1967, no Município de Caraguatatuba, e dos incêndios urbanos de grandes proporções, como os dos edifícios Andraus (1972) e Joelma (1974), o Governo do Estado de São Paulo resolveu instituir, por meio do Decreto n. 7.550, de 9 de fevereiro de 1976, o Sistema Estadual de Defesa Civil.[1]

O decreto citado atribuiu à Casa Militar do Gabinete do Governador a competência de organizar e coordenar o Sistema de Defesa Civil do Estado de São Paulo, objetivando prevenir a ocorrência de desastres e, na impossibilidade da prevenção, minimizar os seus efeitos.

 SISTEMA DE PROTEÇÃO E DEFESA CIVIL

As legislações federais que tratam de Defesa Civil são: a Lei n. 12.340 de 1º de dezembro de 2010 e a Lei n. 12.608 de 10 de abril de 2012, que passa a chamá-la de Sistema Nacional de Proteção e Defesa Civil (SINPDEC).

A Lei Federal n. 12.608/12 dispõe que o Sistema Nacional de Proteção e Defesa Civil é constituído pelos órgãos e entidades da administração pública federal, dos Estados, do Distrito Federal e dos Municípios e pelas entidades públicas e privadas de significativa atuação na área de proteção e defesa civil.

No Brasil, a Defesa Civil está presente nas três esferas de governo. Em âmbito federal existe a Secretaria Nacional de Proteção e Defesa Civil no Ministério da Integração Nacional. Nos Estados do país existem as Defesas Civis Estaduais e, em São Paulo, a Defesa Civil se localiza na Secretaria da Casa Militar, sendo que o Secretário é o Coordenador Estadual da Defesa Civil. Nos Municípios do país existem as Coordenadorias Municipais de Proteção e Defesa Civil.

---

[1] Informação disponível em: http://www.al.sp.gov.br/repositorio/legislacao/decreto/1976/decreto-7550-09.02.1976.html. Acessada em: 13 out. 2013.

A competência da Coordenadoria Estadual de Proteção e Defesa Civil (CEPDEC), a fim de dirigir a Defesa Civil no Estado de São Paulo, bem como articular-se junto ao SINPDEC, está descrita nos arts. 4º, 5º e 6º do Decreto n. 40.151, de 16 de junho de 1995.

A estrutura do Sistema Estadual de Proteção e Defesa Civil está descrita no art. 10º do Decreto n. 40.151, de 16 de junho de 1995, a saber: Órgão Central (Coordenadoria Estadual de Proteção e Defesa Civil), Órgãos Regionais (Coordenadorias Regionais de Proteção e Defesa Civil), Órgãos Municipais (Coordenadorias Municipais de Proteção e Defesa Civil), Órgãos Setoriais (órgãos e entidades da Administração Pública Estadual) e Órgãos de Apoio (entidades públicas e privadas, organizações não governamentais – ONGs, clubes de serviços e associações diversas).

A CEPDEC é integrada por um representante de cada Secretaria de Estado, com poderes para mobilizar recursos humanos e materiais administrados pelos representados para emprego em ações de defesa civil em situações de desastres, conforme o art. 11 do Decreto n. 40.151 de 16 de junho de 1995.

O Sistema Estadual de Proteção e Defesa Civil do Estado de São Paulo possui, além do quadro de efetivo da Coordenadoria de Proteção e Defesa Civil do Estado de São Paulo, mais 19 coordenadores regionais distribuídos nas regiões administrativas do Estado, sendo 15 no interior, e mais 4 na região metropolitana.

A Figura 1 mostra as áreas das Coordenadorias Regionais de Proteção e Defesa Civil no Estado de São Paulo.

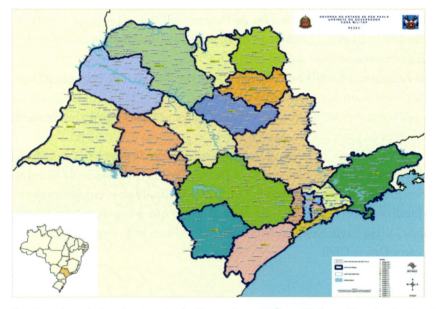

Figura 1   Coordenadorias Regionais de Proteção e Defesa Civil no Estado de São Paulo.
Fonte: Coordenadoria Estadual de Proteção e Defesa Civil de São Paulo.

O PAPEL DA DEFESA CIVIL

As ações de Defesa Civil têm a função básica de proteger a vida por meio de ações de prevenção, mitigação, preparação, resposta e recuperação voltadas à proteção e defesa civil.

A Lei Federal n. 12.608/2012 impôs ao Estado – em sentido lato, envolvendo as três esferas federativas – o poder de sensibilizar e conscientizar a sociedade, visando à identificação e à busca de soluções e alternativas eficazes e eficientes para seus problemas. Assim, a implementação de políticas públicas direcionadas à prevenção, mitigação, preparação, resposta e reconstrução em proteção e Defesa Civil é o desafio que precisa ser enfrentado e concretizado.

É oportuno explicar cada um dos termos referidos: prevenção (ações destinadas a avaliar e reduzir os riscos); mitigação (medidas estruturais e não estruturais realizadas para limitar os impactos adversos das ameaças naturais); preparação (atividades que contribuem para que a resposta ao desastre ocorra de forma oportuna e eficaz, focando nos indivíduos e comunidades a fim de reduzir os impactos de uma ameaça natural e lidar com as consequências de um potencial desastre); resposta (é o conjunto de ações tomadas após desastres para reabilitar o funcionamento de serviço básico, reparar danos físicos e equipamentos comunitários, restaurar a atividade econômica e dar suporte psicológico e bem-estar social aos atingidos); e reconstrução (decisões e ações tomadas após os desastres para reabilitar ou melhorar as condições de vida existentes na comunidade afetada antes do desastre).

Entre as atribuições e a competência legal da Defesa Civil Estadual está a de coordenar as ações de defesa civil em articulação com a União e os Municípios, conforme prescrito no inciso II, art. 4º da Lei Federal n. 12.608/12, e no inciso I, art. 7º do Decreto Estadual n. 40.151/95.

É importante ressaltar que, de acordo com a previsão contida no art. 17 do Decreto Estadual, em situações de desastres as atividades assistenciais e de recuperação serão da responsabilidade do Governo do Município, cabendo posteriormente ao Estado as ações supletivas quando comprovadamente esgotada a capacidade de atendimento da administração local.

Apresentaremos a seguir dois casos práticos em que fica clara a coordenação das ações do desastre pela Defesa Civil no Estado de São Paulo. São eles as inundações de janeiro de 2014 no município de Itaoca (Figura 2) e a falta de abastecimento de água no município de Tambaú em agosto de 2014 (Figura 3).

Em ambas as situações a Defesa Civil Estadual montou um gabinete de crise com o objetivo de organizar as ações de resposta, assistência e reconstrução, tendo em vista as inundações em Itaoca e a crise hídrica em Tambaú.

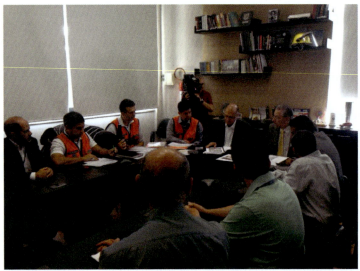

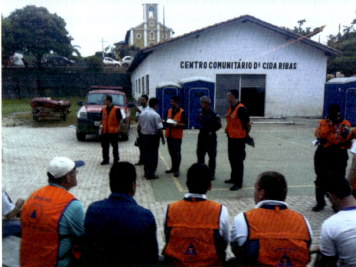

Figura 2 Gestão e reunião do Gabinete de Crise no município de Itaoca/SP. Fonte: Coordenadoria Estadual de Proteção e Defesa Civil de São Paulo.

❊ RESPONSABILIDADE CIVIL DIANTE DA LEI N. 12.608/2012

As questões de Proteção e Defesa Civil vêm sendo objeto de intensa discussão pela sociedade, perante fenômenos naturais como deslizamentos, inundações, subsidências, estiagem e erosões, mas o desastre noticiado com veemência pela mídia – e que gerou forte comoção nacional – foi o conjunto de deslizamentos e enchentes que afetaram a região serrana fluminense em janeiro de 2011, provocando 905 mortes.

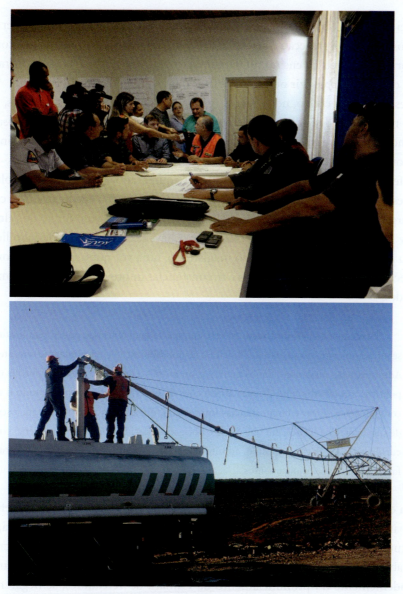

Figura 3 Reunião do Gabinete de Crise no Município e ações de resposta de Tambaú/SP.
Fonte: Coordenadoria Estadual de Proteção e Defesa Civil de São Paulo.

Os desastres naturais, a exemplo do mencionado, são responsáveis por expressivos danos e perdas, de caráter social, econômico e ambiental, e sua recorrência e impactos sucessivamente mais intensos – sugerem os cientistas – resultam das mudanças climáticas sofridas por nosso planeta.

A Lei n. 12.608/12 assegura a profissionalização e a qualificação, em caráter permanente, dos agentes de proteção e defesa civil; e também a inclusão do tema nos conteúdos obrigatórios nos níveis de ensino fundamental e médio, além da adoção de outras medidas com o escopo de reduzir ou mesmo evitar danos provenientes de desastres.

Na esfera do Executivo, nos eventos resultantes dessas catástrofes naturais, pode-se imputar responsabilidade civil ao prefeito em face de conduta culposa ou dolosa no desempenho do cargo, desde que esta cause danos materiais ou morais à Administração Pública ou a terceiros.

Chefe do Executivo, o prefeito não pode ser equiparado ao funcionário público para fins de responsabilização civil, pois não é funcionário, mas sim agente político, conduzido ao cargo por meio de um processo político-eleitoral e pelo voto direto dos eleitores.

Hely Lopes Meirelles (2003, p. 145) afirma haver certa margem de falibilidade do Governo Municipal ao compará-lo ao magistrado, uma vez que ambos se defrontam de forma recorrente com situações novas e circunstâncias imprevistas, devendo tomar prontas atitudes:

> Desde que o chefe do Executivo erre em boa-fé, sem abuso de poder, sem intuito de perseguição ou favoritismo, não fica sujeito à responsabilização civil, ainda que seus atos lesem a Administração ou causem danos materiais ou morais a terceiros. E assim é porque os agentes políticos, no desempenho de suas atribuições de governo, defrontam-se a todo o momento com situações novas e circunstâncias imprevistas, que exigem pronta solução, à semelhança do que ocorre na Justiça, em que o juiz é obrigado a decidir ainda que na ausência ou na obscuridade da lei. Por isso mesmo, admite-se para essas autoridades uma margem razoável de falibilidade nos seus julgamentos.

Essa exposição frequente a contexto tão delicado explicaria por que o prefeito não se equipara aos servidores públicos para fim de responsabilidade civil. Todavia, o chefe do Executivo também responderá ao Decreto-lei n. 201/1967, que define os crimes de responsabilidade dos prefeitos municipais, sujeitos ao julgamento do Poder Judiciário, independentemente do pronunciamento da Câmara de Vereadores, se negarem a execução da lei federal, estadual ou municipal sem explicitarem o motivo da recusa ou da impossibilidade.

Posto isso, retoma-se a questão tratada para, com esteio na Lei Maior, no direito positivo nacional e na legislação atual de Proteção e Defesa Civil (Lei n. 12.608/2012), salientar que os governos municipais são responsáveis pelas perdas e danos causados, devendo na mitigação mapear e reduzir as áreas de risco e, juntamente com a comunidade, desenvolver os simulados, monitorar e alertar os eventos naturais; na preparação, criar sistema de alerta, realizar o plano de contingência, planejar e construir infraestrutura em áreas de risco; na resposta, criar e planejar os abrigos temporários, criar plano de contingência para atendimento médico e alimentação; e na reconstrução, planejar a limpeza de vias públicas, o saneamento básico e a reconstrução da infraestrutura afetada, criar medidas de desempenho para infraestrutura e planejamento, criar planos de reconstrução no curto e longo prazos, bem como a reconstrução de moradias em áreas de risco.

Esses conceitos encontram respaldo na Estratégia Internacional para Redução de Desastres e na Política Nacional de Proteção e Defesa Civil. Dessa forma, essas ações ocorrem de forma multissetorial e nos três níveis de Governo (federal, estadual e muncipal), exigindo ampla participação comunitária.

A responsabilidade do Governo Municipal diante da Redução de Risco de Desastre dispensa, assim, a prova de culpa no serviço, porque apresenta os três elementos: conduta estatal, dano e nexo de causalidade (art. 37, § 6º, da CF). Infere-se, pois, que o ente estatal tem o dever de atuar na formulação e na operacionalização de Planos Preventivos de Proteção e Defesa Civil.

✳ CONCLUSÃO

A Política Estadual de Proteção e Defesa Civil tem por objetivo construir um caminho que incorpore gestão de risco e se adapte às mudanças climáticas e ao desenvolvimento sustentável. O grande desafio será como abordar, com os novos prefeitos, esses conceitos e a relação entre eles.

Será preciso conscientizá-los do dever de integrar as políticas de ordenamento territorial, desenvolvimento urbano, saúde, meio ambiente, mudanças climáticas, gestão de recursos hídricos, geologia, infraestrutura, educação, ciência e tecnologia e as demais políticas setoriais, tendo em vista a promoção do desenvolvimento sustentável.

Os desastres sempre estiveram presentes na história da humanidade; logo, faz-se necessária a integração das políticas públicas de Proteção e Defesa Civil, diretrizes e estratégias de planejamento na área de proteção e defesa civil de abrangência nacional, estadual e municipal, pois uma sociedade preparada e treinada torna-se menos vulnerável aos desastres e mais resiliente aos eventos naturais e tecnológicos.

É sabido que os desastres são motivo de crescente preocupação mundial, pois a vulnerabilidade exacerbada pela evolução da urbanização sem planejamento, o subdesenvolvimento, a degradação do meio ambiente, as mudanças climáticas, a concorrência pelos recursos escassos, assim como o impacto de epidemias pressagiam um futuro de ameaças gravosas para a economia global, para a população do planeta e para o desenvolvimento sustentável.

Cabe ressaltar que as ações de proteção e defesa civil devem estar acima de qualquer interesse político. Em uma situação de anormalidade, momento em que as pessoas estão

742 Seção 7 | Grandes eventos e desastres

totalmente vulneráveis, o mais importante é fornecer o mínimo de dignidade humana independentemente do Estado, do país e do partido.

❋ BIBLIOGRAFIA

1. Barreto MP. Criação dos escritórios regionais de defesa civil: uma estratégia para fortalecer o sistema estadual, prevenir desastres e minimizar seus efeitos, nos municípios paulistas. 2012. [Dissertação (Curso de Aperfeiçoamento de Oficiais)]. São Paulo: Centro de Altos Estudos Superiores, Polícia Militar do Estado de São Paulo; 2012.
2. Brasil. Constituição da República Federativa do Brasil. Brasília: Imprensa Oficial; 1988.
3. Brasil. Decreto n. 7.257, de 4 de agosto de 2010. Regulamenta a Medida Provisória n. 494 de 2 de julho de 2010, para dispor sobre o Sistema Nacional de Defesa Civil – SINDEC. Brasília: Imprensa Oficial; 2010.
4. Brasil. Histórico da Defesa Civil no Brasil. Brasília; 2013. Disponível em: http://www.defesa civil.gov. br/historico/brasil.asp. Acessado em: 7 set. 2013.
5. Brasil. Lei n. 12.608, de 10 de abril de 2012. Institui a Política Nacional de Proteção e Defesa Civil – PNPDEC; dispõe sobre o Sistema Nacional de Proteção e Defesa Civil – SINPDEC e o Conselho Nacional de Proteção e Defesa Civil – CONPDEC. Brasília: Imprensa Oficial; 2012.
6. Estado de São Paulo. Constituição do Estado de São Paulo. São Paulo: Imprensa Oficial; 1989.
7. Estado de São Paulo. Decreto n. 7.550, de 9 de fevereiro de 1976. Dispõe sobre o Sistema Estadual de Defesa Civil. São Paulo: Imprensa Oficial; 1976. Disponível em: http://www.al.sp.gov.br/reposito-rio/legislacao/decreto/1976/decreto-7550-09.02.1976.html. Acessado em: 13 out. 2013.
8. Estado de São Paulo. Decreto n. 40.151, de 16 de junho de 1995. Reorganiza o Sistema Estadual de Defesa Civil e dá outras providências. São Paulo: Imprensa Oficial; 1995.
9. Meirelles HL. Direito municipal brasileiro. 12. ed. São Paulo: Malheiros; 2003.
10. Paiva RP. Regulamentação dos critérios para homologação das situações de anormalidade no Estado de São Paulo. 2013. [Dissertação (Curso de Aperfeiçoamento de Oficiais)]. São Paulo: Centro de Altos Estudos de Segurança, Polícia Militar do Estado de São Paulo; 2013.
11. Santos MV. Mapas de ameaças múltiplas no Estado de São Paulo: o geoprocessamento como ferramenta de Gestão do Sistema Estadual da Defesa Civil. [Dissertação de Mestrado Profissional em Ciências Policiais de Segurança e Ordem Pública]. São Paulo: Polícia Militar do Estado de São Paulo; 2014.

Anexos

ANEXO 1

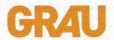 Consulta rápida de fármacos utilizados no pré-hospitalar

Carmen Lúcia Pereira
Fernando dos Santos Paulo

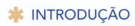 INTRODUÇÃO

Este Anexo tem como objetivo principal auxiliar os profissionais do atendimento pré-hospitalar (APH) na posologia de fármacos habitualmente utilizados em situações de urgências e emergências.

Ressaltamos aqui que foram selecionados medicamentos cujo tempo de latência (início de ação) favorece seu uso no ambiente pré-hospitalar, pois deve-se utilizar fármacos de ação e resposta rápidas. Cabe ao profissional de saúde reavaliar precocemente a vítima a fim de propor uma nova intervenção caso não tenha obtido êxito com a terapêutica realizada.

No APH, o tempo de resposta é um dos pilares de sua qualidade, portanto, fármacos que necessitam de uma infusão muito lenta para o resultado proposto não são adequados, principalmente quando existem outros que podem ser aplicados naquela situação.

746 Anexos

Fármaco	Indicações	Posologia	Considerações
Ácido acetilsalicílico AAS 100 mg (Aspirina®)	Suspeita de SCA	160-325 mg VO (mastigar preferencialmente)	CI em portadores de úlcera ativa ou asma brônquica. CI absoluta em pacientes com hipersensibilidade à aspirina
Adenosina Ampola: 3 mg/mL (2 mL)	TPSV, convertendo-a ao ritmo sinusal, incluindo a taquicardia associada à síndrome de Wolff-Parkinson-White	Inicial: 6 mg, administrados rapidamente como *bolus* IV em 1 a 2 s. Administração subsequente: se a primeira dose não resultar na suspensão da taquicardia supraventricular em 1 a 2 min, administrar 12 mg rapidamente como *bolus* IV.	Administrar em *bolus* rápido (1 a 3 s) seguido de um *flush* com 20 mL de SF. Efeitos adversos: rubor facial, em geral de curta duração, cefaleia, sudorese, palpitação, dor torácica, hipotensão, pressão torácica, hiperventilação e dispneia. Mais raramente: assistolia prolongada, taquicardia e fibrilação ventricular, hipertensão transitória, bradicardia, fibrilação atrial e broncoespasmo
Adrenalina Ampola: 1 mg/mL (1:1.000)	PCR (FV, TV sem pulso, assistolia e AESP)	1 mg, IV ou IO, a cada 3-5 min no adulto 10 μg.kg^{-1} na criança 2 a 2,5 mg, via traqueal	Após cada dose, administrar 20 mL de solução cristaloide em *bolus* Na criança, diluir adrenalina 1 mg + água destilada 9 mL, aplicar 1 mL da solução para cada 10 kg
	Choque anafilático	50 μg no adulto 1 μg.kg^{-1} na criança	Titular a dose até o resultado clínico esperado, associar com infusão de fluidos, corticoide e anti-histamínico
Amiodarona Ampola: 50 mg/mL (3 mL)	Tratamento de FV/TV sem pulso refratárias ao choque Utilizada para uma ampla variedade de taquiarritmias atriais e ventriculares	PCR: *bolus* de 300 mg, considerar uma segunda dose de 150 mg, IV ou IO, após 3-5 min (dose máxima 2,2 g IV/24 h). Na criança: 5 mg.kg^{-1}	Para o tratamento das taquiarritmias, atentar à velocidade de infusão. Deverá ser administrada diluída em 100 mL, preferencialmente em soro glicosado, em no mínimo 10 min. Risco de hipotensão arterial

(continua)

Anexo 1 | Consulta rápida de fármacos utilizados no pré-hospitalar **747**

Fármaco	Indicações	Posologia	Considerações
Atropina Ampola: 0,25 mg/mL (1 mL)	Bradicardia sintomática	0,5 mg no adulto, até máximo de 3 mg 0,02 mg/kg, máximo de 0,5 mg para criança e 1 mg para adolescente Dose mínima de 0,1 mg	CI rotineiramente na PCR. Hipoxemia, hipotermia, acidose, hipotensão, hipoglicemia, insultos do SNC e estimulação vagal excessiva podem produzir bradicardia sintomática e assistolia em pacientes pediátricos. Assistolia pode ser exacerbada por tônus vagal excessivo e a administração de atropina é razoável nessa situação por seus efeitos fisiológicos Na criança, diluir 0,5 mg com água destilada 3 mL, cada mL corresponderá a 0,1 mg, ou seja, fazer 2 mL da solução para cada 10 kg
	Intoxicação por carbamato/organofosforado/agentes nervosos (agente G: Sarin, Soman, Tabun, Ciclosarin; agente N: VX e Novichock)	Doses iniciais de 2 a 4 mg	Podem ser necessárias altas doses do fármaco até os efeitos de atropinização. Prevenir exposição adicional. Retirar vestimentas. Lavar a pele com água e sabão. Retirar lentes de contato e realizar irrigação por 5 a 10 minutos. Suporte de vida, com suplementação de oxigênio, e abordagem da via aérea se necessário
Azul de metileno	Compostos que formam meta-hemoglobulinemia	1-2 mg.kg^{-1} IV em pelo menos 5 minutos, podendo ser repetida se necessário	
Bicarbonato de sódio 8,4% (1 mL = 1 mEq)	Correção da acidose metabólica e alcalinização urinária, tratamento adjunto de hiponatremia sintomática aguda, parada cardiorrespiratória, cetoacidose diabética e hiperpotassemia	1 mEq.kg^{-1}	CI na ICC ou outros estados edematosos ou retentores de sódio, assim como em pacientes com oligúria ou anúria
Brometo de ipratrópio (Atrovent®)	Broncoespasmo	500 mg (40 gotas), diluídas em SF 0,9%, a cada 20 min	Associar a β_2-agonista para sinergismo
Captopril Comprimido de 25 mg	Urgência hipertensiva	Dose inicial de 25 mg, VO	CI em estenose bilateral de artéria renal ou rim único

(continua)

748 Anexos

Fármaco	Indicações	Posologia	Considerações
Cetamina S Ampola: 50 mg/mL (2 mL) ou frasco 50 mg/mL (10 mL)	Indicada como hipnótico dissociativo e analgésico. Devido ao seu efeito dilatador brônquico, tem particular indicação nos pacientes com asma brônquica	Cautela no uso em pacientes com doença coronariana, insuficiência cardíaca direita, doenças psiquiátricas e trauma cranioencefálico com hipertensão intracraniana suspeita ou instalada. A cetamina continua a ser popular para a indução de pacientes traumatizados, porque é um estimulante do sistema nervoso central. No entanto, pode levar a depressão direta do miocárdio. Em pacientes normais, o efeito da liberação de catecolaminas resulta em hipertensão e taquicardia, no entanto, em pacientes hemodinamicamente instáveis a depressão cardíaca pode ser mascarada e levar ao colapso cardiovascular, principalmente com altas doses	
	Analgesia	$0,1$ a $0,5$ mg.kg^{-1}, IV	
	Indução	1 a 2 mg.kg^{-1}, IV 2 a 4 mg.kg^{-1}, IM	
Cetorolaco Ampola: 30 mg/mL (1 mL)	Dor moderada a intensa	$0,5$ a 1 mg.kg^{-1} IV até no máximo 30 mg no adulto e 15 mg na criança	**Atenção!** As prostaglandinas renais têm um papel importante na manutenção da perfusão renal. Todos os AINH devem ser evitados nos pacientes politraumatizados com hipovolemia suspeita ou estabelecida, pois podem causar diminuição das prostaglandinas protetoras e precipitar a descompensação renal, acarretando insuficiência renal aguda
Cloreto de cálcio 10%	Intoxicação sistêmica por ácido hidrofluorídrico. Fluoretos	5-10 mL IV, podendo ser repetida	0,1-0,2 mL/kg IV, podendo ser repetida se necessário.
Clorpromazina Ampola: 25 mg/5 mL (5 mL)	Surto psicótico	25 a 50 mg, por via IM (preferível), repetida a cada 15 min	Atentar a complicações respiratórias, sintomas extrapiramidais e síndrome neuroléptica maligna
	5-10 mL IV, podendo ser repetido.	$0,01$ a $0,1$ mg.kg^{-1}	Hipotensão, sonolência, letargia, ataxia, cefaleia, fadiga, insônia, perda de memória, depressão, *rash* cutâneo, náusea, mudanças na salivação, constipação, incontinência e retenção urinária, icterícia, agranulocitose, trombocitopenia, anemia megaloblástica, dor no local injetado, flebite, visão borrada, diplopia e apneia. Os efeitos adversos dos benzodiazepínicos são antagonizados pelo flumazenil. Reduzir a dose em pacientes idosos, de alto risco ou hipovolêmicos, em pacientes com baixa reserva funcional pulmonar e quando houver o uso concomitante de outros depressores do SNC, em especial os opioides. Não misturar ou diluir com outras soluções
	0,1-0,2 mL/kg IV, podendo ser repetido se necessário.	$0,3$ a $0,6$ mg.kg^{-1}	
	Nas crises convulsivas é o agente de escolha, pelo rápido início de ação, e no tratamento das crises por abstinência ao álcool. Diazepam é o fármaco de escolha para o tratamento do *status epilepticus* ou episódio agudo de convulsão por intoxicação por anestésicos locais	$0,05$ a $0,2$ mg.kg^{-1} a cada 15 min até o controle da crise ou dose máxima de 30 mg	

(continua)

Anexo 1 | Consulta rápida de fármacos utilizados no pré-hospitalar **749**

Fármaco	Indicações	Posologia	Considerações
Dimenidrinato, cloridrato de piridoxina, glicose, frutose Ampola: 3 mg/mL (10 mL) (Dramin B6 DL®)	Náusea e vômito	1 a 1,25 mg.kg^{-1}, dose máxima de 30 mg, IV, diluída e infundida lentamente	Sonolência, sedação, turvação visual, tontura, secura na boca e garganta. Na superdosagem podem ocorrer convulsões, coma e depressão respiratória
Dinitrato de isossorbida Comprimido SL 5 mg	SCA	Dose 5 mg, SL, até 3 vezes	Contraindicado em pacientes com PAS < 90 mmHg. Não utilizar em pacientes que usaram inibidores da fosfodiesterase para tratamento de disfunção erétil (sildenafil, tadalafil, vardenafil)
Dipirona Ampola: 500 mg/ mL (2 mL)	Tratamento sintomático da dor aguda de intensidade leve a moderada; febre	30 mg.kg^{-1}	Em pacientes sensíveis, as reações de hipersensibilidade podem se manifestar com qualquer dose. Cardiovascular: hipotensão arterial, instabilidade circulatória e choque; pulmonar: dispneia e asma; SNC: cefaleia, sudorese, sonolência, tontura; GI: ulceração, sangramento, dispepsia, náusea, vômito, diarreia, disfunção hepática; GU; disúria, nefrite intersticial, proteinúria, oligúria, anúria; dermatológico: reações leves cutâneas como urticária e prurido ou reações mais intensas como exantemas, síndrome de Stevens-Johnson ou de Lyell; hematológico: tempo de sangramento prolongado, leucopenia, trombocitopenia, agranulocitose. Embora grave, a discrasia sanguínea é rara
Etomidato Ampola: 2 mg/mL (10 mL)	Indução	0,3 a 0,4 mg.kg^{-1}	Movimentos clônicos espontâneos, que são mais comuns nos pacientes sem medicação pré-anestésica (fentanila, midazolam, etc.), dor durante a injeção, soluços, náuseas, vômitos e supressão adrenal transitória
Fenoterol (Berotec®)	Broncoespasmo	10 a 20 gotas, diluídas em SF 0,9%, a cada 20 min	Associar ao brometo de ipratrópio para sinergismo. Tremores e taquicardia são frequentes
Fentanil Ampola: 50 µg.mL (2 mL, 5 mL) Frasco: 10 mL	Analgesia	0,5 a 3 µg/kg^{-1}	Náusea e vômito, sedação, prurido, retenção urinária, hipotensão, rigidez torácica, broncoespasmo e depressão respiratória
	Indução	1 a 5 µg/kg^{-1}	
Flumazenil Ampola: 0,1 mg/ mL (5 mL)	Reversão dos efeitos adversos dos benzodiazepínicos	Dose de 0,2 mg a cada min, até a reversão da sedação. A dose total habitual é de 0,6 a 1,0 mg por via IV	Atentar a risco de ressedação

(continua)

Fármaco	Indicações	Posologia	Considerações
Furosemida Ampola: 10 mg/ mL (2 mL)	Insuficiência ventricular esquerda. Edema agudo de pulmão. Situações de hipervolemia	0,5 a 1 mg.kg^{-1}, em 1 a 2 min. Se não houver resposta, dobrar a dose para 2 mg.kg^{-1}	Podem ocorrer desidratação, hipovolemia, hipotensão, hipocalemia ou outro distúrbio hidroeletrolítico. Avaliar fluxo urinário. Sondar os pacientes com distensão aguda da bexiga, decorrente de diurese excessiva
Glicose 50%	Hipoglicemia sintomática Glicemia < 60 mg	Glicose 50%, 60 a 100 mL	Administrar diluída para evitar dor e flebite química. Na criança. 1 a 2 mL/kg
Gluconato de cálcio 10% 10 mL = 1 g	Hipocalcemia, *overdose* de bloqueador dos canais de cálcio, hipermagnesemia ou hipercalemia documentadas	15 a 30 mg.kg^{-1}, IV	Classe III, não recomendado de rotina na PCR. Pode causar bradicardia e arritmia, sobretudo quando o paciente está em uso de digitálicos
	Intoxicação sistêmica por ácido hidrofluorídrico ou fluoretos.	10-20 mL, IV, poden- do ser repetida	Em crianças: 0,2-0,3 mL.kg^{-1}, IV, podendo ser repetida se necessário
Gluconato de cálcio gel 2,5%	Queimaduras em pele por ácido hidrofluorídrico	Tópico	
Gluconato de cálcio solução 10%	Queimaduras em pele e ocular por ácido hidrofluorídrico.	Tópico	
Haloperidol Ampola: 5 mg/mL (1 mL)	Ansiolítico, antipsicótico, antiemético	5 a 10 mg, a cada 15 min até máximo de 3 doses	Atentar a complicações respiratórias, sintomas extrapiramidais e síndrome neuroléptica maligna. É CI em afecções neurológicas acompanhadas de sintomas piramidais ou extrapiramidais; estados comatosos e depressivos tóxicos graves do SNC causados por álcool ou outros depressores do SNC; mal de Parkinson; encefalopatia orgânica grave; formas graves de nefro e cardiopatia; depressão endógena; primeiro trimestre de gestação; hipersensibilidade à droga; lesão dos gânglios da base

(continua)

Anexo 1 | Consulta rápida de fármacos utilizados no pré-hospitalar **751**

Fármaco	Indicações	Posologia	Considerações
Hidrocortisona Frasco: 100 e 500 mg	Quadros alérgicos e de broncoespasmo	2 a 5 mg.kg^{-1}, IV	O risco de que sejam provocadas reações adversas com doses farmacológicas aumenta com a duração do tratamento ou com a frequência da administração, e em menor grau com a dose. Podem ocorrer: úlcera péptica, pancreatite, acne ou problemas cutâneos, síndrome de Cushing, arritmias, alterações do ciclo menstrual, debilidade muscular, náuseas ou vômitos, estrias avermelhadas, hematomas não habituais, osteoporose, feridas que não cicatrizam, etc.
Hidroxicobala-mina 5 g	Cianetos	5 g, IV, podendo ser repetida se necessário até 10 g	Na criança: 70 mg.kg^{-1}, podendo ser repetida se necessário, não excedendo 5 g
Lidocaína 2% sem vasoconstritor Ampola: 20 mg/mL (5 mL) Frasco: 20 mg/mL (20 mL)	Anestesia regional; tratamento de arritmias ventriculares, atenuação da resposta autonômica à intubação; tratamento de dor	Antiarrítmico: *bolus* 1 mg.kg^{-1} IV lento, máximo de 3 mg.kg^{-1}. Atenuação da resposta autonômica: 1-2 mg.kg^{-1}, 3 a 4 min antes da laringoscopia. Anestesia local – infiltração/bloqueio de nervo periférico, 0,5-5 mg.kg^{-1} (0,5-2%)	Reações alérgicas raras, como urticária, prurido, edema laríngeo, broncoespasmo, náuseas e vômitos. Reações adversas: depressão respiratória e cardiovascular (bradicardia e hipotensão), arritmias, euforia, letargia, agitação, diplopia, convulsões e coma quando atingidos elevados níveis plasmáticos
Manitol 20% (100 mL= 20 g) Frasco 250 mL = 50 g	Tratamento do edema cerebral com hipertensão intracraniana aguda	0,25 a 1 g.kg^{-1} Exemplo: indivíduo com 70 kg receberá de 17,5 a 70 g, ou seja, de 87,5 a 350 mL da solução	CI nos pacientes com ICC e em urêmicos, pode causar edema pulmonar por expansão rápida do intravascular
Metoprolol Ampola: 1 mg/mL (5 mL)	Insuficiência coronariana. Aneurisma dissecante de aorta	IV: 1,25-5 mg/dose, até 20 mg (uso sem diluição)	Os betabloqueadores podem precipitar uma crise respiratória em pacientes com doença obstrutiva crônica ou asma, sendo portanto CI para esses pacientes.
Midazolam Ampola: 5 mg/mL (3 mL)	Sedação	0,01 a 0,1 mg.kg^{-1}	Relacionado às reações paradoxais com hiperatividade e comportamento agressivo, amnésia anterógrada, depressão respiratória e hipotensão (idosos, crianças, uso concomitante de opioides). Usar com cautela em obesos, em caso de IRC e ICC
	Indução	0,1 a 0,4 mg.kg^{-1}	

(continua)

Fármaco	Indicações	Posologia	Considerações
Morfina Ampola: 10 mg/mL (1 mL)	Tratamento de dor aguda ou crônica de intensidade moderada a intensa, alívio da dor do infarto do miocárdio; alívio da dispneia, da insuficiência aguda do ventrículo esquerdo e do edema pulmonar	30 a 50 μg/kg^{-1}, IV, ou dose inicial de 1 a 2 mg. Doses para titulação: 1 a 3 mg/4-5 min	As doses devem ser tituladas para uso individual. Efeito dose-dependente. Os sintomas dos efeitos adversos incluem depressão do SNC, depressão respiratória ou apneia, broncoespasmo, edema pulmonar, hipotensão, bradicardia, constipação, cólica GI e miose
Naloxona Ampola: 0,4 mg/mL (1 mL)	Reversão completa ou parcial da depressão respiratória e do SNC causada pelos agonistas e agonistas/antagonistas opioides. Tratamento de intoxicação aguda pelo opioide	0,04 mg a 0,08 mg EV com repetições de 0,04 mg em intervalos regulares quando necessário para um total até acima de 0,8 mg	Monitorar continuamente o paciente quanto à reversão dos efeitos tóxicos do opiáceo, especialmente quanto aos parâmetros respiratórios e do SNC
Nitrito de sódio 30%	Cianetos. Nitrilas. Sulfetos	10 mL IV lentamente, em ao menos 5 minutos	Na criança: 0,12-0,33 mL.kg^{-1} IV lentamente, em ao menos 5 minutos
Ondansetrona Ampola: 2 mg/mL (2 mL)	Náuseas e vômitos	0,05 a 0,1 mg.kg^{-1}, IV	Administrar diluída lentamente em 15 min. Podem ocorrer hipotensão arterial, bradicardia, taquicardia, angina, bloqueio cardíaco de 2° grau
Pralidoxima	Organofosforados. Agentes nervosos	1-2 g IV, em ao menos 10 minutos. Depois devem ser mantidos 500 mg/h IV de forma contínua	Na criança: 20-40 mg. kg^{-1} IV, em ao menos 10 minutos. Depois deve ser mantido 5-10 mg/kg/h IV de forma contínua
Prometazina Ampola: 25 mg/mL (2 mL)	Anti-histamínico, antiemético, hipnótico/sedativo	Dose 0,5 mg.kg^{-1}, no máximo 25 mg, IM	Sedação, sintomas extrapiramidais, icterícia, excitação acompanhada de insônia e palpitação, boca seca, borramento da visão, midríase, náuseas, retenção urinária, impotência e constipação
Salbutamol Aerolin® *spray*	Broncodilatador usado na reversão do broncoespasmo e na melhora dos sintomas da asma	Adultos: 100 ou 200 μg (1 ou 2 doses). Crianças: 100 μg (1 dose), podendo ser aumentada para 200 μg (2 doses), caso necessário	Deve ser administrado apenas por via oral de inalação

(continua)

Anexo 1 | Consulta rápida de fármacos utilizados no pré-hospitalar 753

Fármaco	Indicações	Posologia	Considerações
Succinilcolina Frasco (100 mg)	Relaxamento da musculatura esquelética especialmente para intubação traqueal na indução de sequência rápida. Tratamento ou prevenção de episódios convulsivos resultantes de toxicidade de drogas ou eletroconvulsoterapia	1 a 2 mg.kg^{-1}, IV	CI em indivíduos com hipersensibilidade à succinilcolina, história familiar de hipertermia maligna, doenças musculares com CPK elevada, distrofias musculares, glaucoma de ângulo agudo, lesões traumáticas oculares, hiperpotassemia ou suscetibilidade (paraplegia, hemiplegia recente, síndrome de denervação, queimadura extensa, tétano). Efeitos adversos: bradicardia ou outras arritmias cardíacas, liberação de histamina, hiperpotassemia, fasciculações musculares, mioglobinemia, mioglobinúria e salivação excessiva, hipertermia, hipertermia maligna, apneia prolongada com progressão para bloqueio fase II (frequentemente resultado de administração repetida ou prolongada)
Sulfato de magnésio 10%: 1 g/mL – ampola de 10 mL 50%: 5 g/mL – ampola de 10 mL	Pré-eclâmpsia ou eclâmpsia	4-6 g IV em 15-20 min (5 min em casos graves)	É CI em bloqueio cardíaco ou lesão miocárdica extensa, insuficiência renal grave, hepatite e doença de Addison. Reações adversas podem ocorrer, como hipotensão, colapso circulatório, bloqueio cardíaco, paralisia respiratória, diminuição dos reflexos, hipocalcemia, rubor, sudorese e hipotermia
	Torsades de pointes – arritmia	Sem pulso: 1-2 g IV em 5-20 min Com pulso: 1-2 g IV em 5-60 min	
	Broncoespasmo grave	Dose 1,2 a 2 g diluídos em SF 0,9% 100 mL ou 25 mg.kg^{-1} em crianças, IV, em 20 a 30 min	
Tenoxicam Frasco (20 mg)	Dor leve a moderada	20 mg, IV, no adulto	**Atenção!** As prostaglandinas renais têm um papel importante na manutenção da perfusão renal. Todos os AINH devem ser evitados nos pacientes politraumatizados com hipovolemia suspeita ou estabelecida, pois podem causar diminuição das prostaglandinas protetoras e precipitar a descompensação renal, acarretando insuficiência renal aguda
Terbutalina Ampola: 0,5 mg/mL (1 mL)	Tratamento de emergência da asma grave, na forma de injeção subcutânea	Adultos: 0,5 a 1 mL por via SC Crianças: 1/4 a 1/2 da dose do adulto, a critério médico	As reações adversas relatadas são todas características das aminas simpatomiméticas, por exemplo, tremor, cefaleia, cãibras musculares, palpitações e discreta taquicardia
Tiossulfato de sódio	Cianetos. Nitrilas	50 mL IV lentamente, em 10-20 minutos	1,6 mL. kg^{-1} IV lentamente, em 10-20 minutos, até no máximo 50 mL

(continua)

Fármaco	Indicações	Posologia	Considerações
Vasopressina Ampola: 20 U/mL (1 mL)	Ressuscitação cardiorrespiratória, no tratamento da fibrilação ventricular ou taquicardia ventricular refratária à desfibrilação elétrica, na assistolia e atividade elétrica sem pulso	IV ou IO: 40 unidades em dose única. Substitui a primeira ou segunda dose de adrenalina na RCP. Não é recomendada em crianças. Endotraqueal: 40 unidades diluídas em 10 mL de solução salina	Após cada dose, administrar 20 mL de solução cristaloide em *bolus*

AESP: atividade elétrica sem pulso; AINH: anti-inflamatório não hormonal; CI: contraindicação, contraindicado(a); FV: fibrilação ventricular; GI: gastrointestinal(is); GU: genitourinário(s); ICC: insuficiência cardíaca congestiva; IM: intramuscular; IO: intraóssea; IRC: insuficiência renal crônica; IV: intravenoso; PCR: parada cardiorrespiratória; SCA: síndrome coronariana aguda; SF: soro fisiológico; SL: sublingual; SNC: sistema nervoso central; TPSV: taquicardia paroxística supraventricular; TV: taquicardia ventricular; VO: via oral.

✳ BIBLIOGRAFIA

1. Secretaria de Estado da Saúde do Governo do Estado de São Paulo. Disponível em: http://www.saude.sp.gov.br.
2. Flower O, Hellings S. Sedation in traumatic brain injury. Emerg Med Int. 2012;2012:637171. Acesso em 30/11/2012. Disponível em: em http://www.ncbi.nlm.nih.gov/pmc/articles/PMC3461283/.
3. Herroeder S, Schönherr MA, De Hert SG, Hollmann MW. Magnesium – essentials for anesthesiologists. Anesthesiology. 2011;114:971-93.
4. Kleinman ME, et al. Pediatric basic and advanced life support: 2010 International Consensus on Cardiopulmonary Resuscitation and Emergency Cardiovascular Care Science With Treatment Recommendations. Circulation. 2010 Oct 19;122(16 Suppl 2):S466-515.
5. Longnecker DE, Brown DL, Newman MF, Zapol WM. Anesthesiology. New York: McGraw Hill Medical; 2008.
6. Martins HS, Damasceno MCT, Awada SB. Pronto-socorro: medicina de emergência. Barueri: Manole; 2013.
7. Miller RD, Eriksson LI, Fleisher LA, Wiener-Kronish JP, Young WL. Miller's anesthesia. 7th ed. Philadelphia; Churchill Livingstone; 2010.
8. Neumar RW, et al. Part 8: adult advanced cardiovascular life support: 2010 American Heart Association Guidelines for Cardiopulmonary Resuscitation and Emergency Cardiovascular Care. Circulation. 2010 Nov 2;122(18 Suppl 3):S729-67.
9. Nolan J, Soar J. Oxford specialist handbooks in anaesthesia: anaesthesia for emergency care. oxford: Oxford University Press; 2012.
10. Strayer RJ, Nelson LS. Adverse events associated with ketamine for procedural sedation in adults. Am J Emerg Med. 2008 Nov;26(9):985-1028.
11. Yeung JK, Zed PJ. A review of etomidate for rapid sequence intubation in the emergency department. Can J Emerg Med. 2002;4(3):194-8.

ANEXO 2

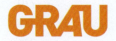

Escores para consulta rápida no pré-hospitalar

Gustavo Feriani
Maria Cecília de Toledo Damasceno

SUMÁRIO

Cálculo de gotejamento	756
Capacete – Retirada	756
Capurro somático	757
Choque hipovolêmico	757
Comunicação	758
CRAMP (método de triagem)	760
Dermátomos	761
Diâmetro do tubo endotraqueal e profundidade de inserção por peso e idade gestacional	762
Dispositivos de oferta de oxigênio	762
Encefalopatia hepática	763
Escala de Apgar	763
Escala de coma de Glasgow	763
Escala de Ramsey	764
Escala pré-hospitalar de AVC de Cincinatti	764
Extintores de incêndio	765
Fórmula de Parkland	766
Infarto agudo do miocárdio (IAM)	766
Insuficiência cardíaca	767
Laringotraqueíte aguda em crianças	767
Medidas de comprimento	767
Parâmetros pediátricos	767

Pediatric Trauma Score 769

Produto perigoso – Reconhecimento 770

Pupilas – Classificação 771

Queimaduras 771

Reanimação neonatal 773

RTS (Revised Trauma Score) 774

Sangramentos externos 774

Sedação 775

START (método de triagem) 775

Transporte aeromédico – Considerações fisiológicas. 775

Ventilação 777

Ventilação mecânica 777

✳ CÁLCULO DE GOTEJAMENTO

1 mL = 20 gotas = 60 µgotas

mL/h	5	10	15	20	25	30	35	40	45	50
gotas/min	2	3	5	7	8	10	12	13	15	17
µgotas/min	5	10	15	20	25	30	35	40	45	50
mL/h	55	60	65	70	75	80	85	90	95	100
gotas/min	18	20	22	23	25	27	28	30	32	33
µgotas/min	55	60	65	70	75	80	85	90	95	100

✳ CAPACETE – RETIRADA

A vítima deve estar em DDH

↓

Abrir a viseira para melhorar ventilação

↓

Socorrista 1 estabiliza a coluna cervical

↓

Socorrista 2 abre o capacete pelas aletas laterais, apoiando os polegares no mesmo

↓

Fazer movimentos de vai e vem até a retirada do capacete

↓

Colocar o colar cervical

Anexo 2 | Escores para consulta rápida no pré-hospitalar

❋ CAPURRO SOMÁTICO

Cálculo do tempo gestacional (em dias): tempo gestacional = soma da pontuação + 204

Parâmetro	Características	Pontos
Textura da pele	Muito fina, gelatinosa	0
	Fina e lisa	5
	Algo mais grossa, discreta descamação superficial	10
	Grossa, gretas superficiais, descamação nas mãos e nos pés	15
	Grossa, pergaminhada, gretas profundas	20
Pregas plantares	Ausentes	0
	Marcas mal definidas sobre a metade anterior da planta	5
	Marcas mal definidas sobre a metade anterior e sulcos no terço anterior	10
	Sulcos na metade anterior da planta	15
	Sulcos além da metade anterior da planta	20
Glândulas mamárias	Não palpáveis	0
	Menores que 5 mm	5
	Entre 5 e 10 mm	10
	Maiores que 10 mm	15
Formação do mamilo	Apenas visível	0
	Aréola pigmentada, diâmetro menor que 7,5 mm	5
	Aréola pigmentada, pontiaguda, borda não levantada, diâmetro menor que 7,5 mm	10
	Borda levantada, diâmetro maior que 7,5 mm	15
Formato da orelha	Chata, disforme, pavilhão achatado	0
	Pavilhão parcialmente encurvado na borda	5
	Pavilhão parcialmente encurvado em toda a parte superior	10
	Pavilhão totalmente encurvado	15

❋ CHOQUE HIPOVOLÊMICO

Classificação do choque hipovolêmico

	Classe I	Classe II	Classe III	Classe IV
Perda volêmica em %	< 15%	15-30%	30-40%	> 40%
Perda volêmica em mL*	< 750	750-1.500	1.500-2.000	> 2.000
Frequência cardíaca	< 100/min	> 100/min	> 120/min	> 140/min

(continua)

Classificação do choque hipovolêmico (*continuação*)

	Classe I	Classe II	Classe III	Classe IV
Pressão arterial	Sem alterações	Sem alterações	Hipotensão	Hipotensão
Enchimento capilar	Sem alterações	Reduzido	Reduzido	Reduzido
Frequência respiratória	< 20/min	20-30/min	30-40/min	> 35/min
Débito urinário (mL/h)	> 30	20-30	5-20	Desprezível
Nível de consciência	Pouco ansioso	Ansioso	Ansioso-confuso	Confuso-letárgico
Reposição volêmica	Cristaloides	Cristaloides	Cristaloides + CH**	Cristaloides + CH**

*Estimativa para paciente com 70 kg; **concentrado de hemácias.
Cálculo da pressão arterial média: PAM = (PAS + 2 x PAD)/3.

✳ COMUNICAÇÃO

Código Q	
QAR	Folga, interrupção da atividade
QAP	Na escuta
QRA	Nome do operador
QRL	ID ocupado
QRM	Entrecortado, muita interferência
QRS	Transmitir mais lentamente
QRU	Chamado urgente
QRV	À disposição
QRX	Aguarde na frequência
QRZ	Prossiga, quem chamou
QSA	Intensidade do sinal, 1 fraco a 5 ótimo
QSG	Transmitir sem interrupção
QSJ	Dinheiro
QSL	OK, compreendido
QSM	Devo repetir a mensagem?
QSN	Você me ouviu?
QSO	Contato
QSP	Solicitação de transmissão com
QSQ	Tem médico? (de plantão no local)

(continua)

Anexo 2 | Escores para consulta rápida no pré-hospitalar **759**

Código Q (*continuação*)

QSY	Mudar para outra ID. Qual?
QTA	Cancelar o chamado
QTH	Endereço, posição
QTI	Destino, rumo
QTO	W.C.
QTQ	Comunicar rapidamente
QTR	Horário
QTY	A caminho do local da ocorrência
QUA	Informação ou notícia no local
QUC	N° de ordem
TKS	Obrigado, grato

Alfabeto fonético

A	Alfa
B	Bravo, beta
C	Charlie
D	Delta
E	Eco
F	Fox
G	Golf
H	Hotel
I	Índia
J	Juliet
K	Kilo
L	Lima
M	Mike
N	November
O	Oscar
P	Papa
Q	Quebec
R	Romeu
S	Sierra
T	Tango
U	Uniform
V	Victor

(continua)

Alfabeto fonético (*continuação*)	
W	Whisky
X	Xingu
Y	Yankee
Z	Zulu

Exemplo: fogo = Fox, Oscar, Golf, Oscar.

Números	
0	Negativo
1	Primeiro
2	Segundo
3	Terceiro
4	Quarto
5	Quinto
6	Sexto
7	Sétimo
8	Oitavo
9	Nono

Exemplo: 2303 = segundo, terceiro, negativo e terceiro.

✳ CRAMP (MÉTODO DE TRIAGEM)

	C	R	A	M	P
Pontos	Circulação	Respiração/tórax	Abdome	Motor	Palavra
2	Pulso 60-100 EC normal PAS > 100	Respiração normal Tórax não comprometido FR 10-36	Não comprometido	Normal (obedece ordens)	Normal
1	Pulso > 100 ou < 60 EC lento PAS 100-85	Respiração anormal Tórax comprometido FR > 36 ou < 10	Comprometido	Resposta motora só a dor	Confuso Incoerente
0	Sem pulso Sem EC PAS < 85	Respiração ausente ou agônica	Aberto ou rígido	Sem resposta	Sem palavra

Para obter a pontuação e classificar as vítimas segundo as cores, é necessário que se atribuam pontos aos parâmetros da vítima, lembrando que sempre devemos considerar o pior parâmetro encontrado. Após atribuir a pontuação para cada item, devemos somar todos os pontos e, com o total em mãos, seguir a tabela abaixo para atribuir as cores:

CRAMP	Cor
0-1	Preto
2-6	Vermelho
7-8	Amarelo
9-10	Verde

❋ DERMÁTOMOS

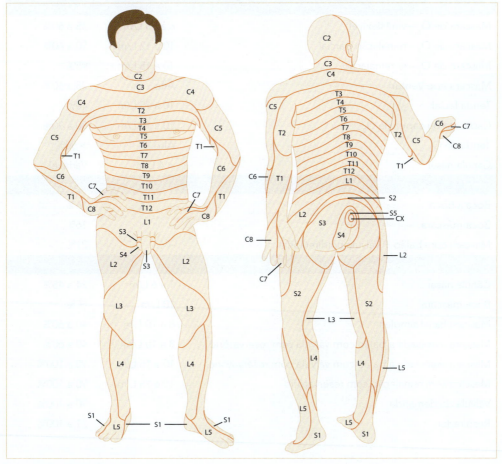

Figura 1   Dermátomos.

✳ DIÂMETRO DO TUBO ENDOTRAQUEAL E PROFUNDIDADE DE INSERÇÃO POR PESO E IDADE GESTACIONAL

Diâmetro do tubo	Profundidade de inserção (cm)	Peso (g)	Idade gestacional (semanas)
2,5	6	< 1.000	< 28
3,0	7-8	1.000-2.000	28-34
3,5	8-9	2.000-3.000	34-38
3,5-4,0	> 9	> 3.000	> 38
4,0	10	4.000	> 38

✳ DISPOSITIVOS DE OFERTA DE OXIGÊNIO

Pediatria	Fluxo	% O_2
Máscara de O_2 – vinil flexível	6 a 10 L/m	35 a 60%
Máscara de O_2 – reinalação parcial	10 a 12 L/m	50 a 60%
Máscara de O_2 – s/ reinalação	10 a 15 L/m	95%
Máscara tipo Venturi	Alto	25 a 60%
Tenda facial	10 a 15 L/m	40%
Capacete ou capuz de O_2	10 a 15 L/m	80 a 90%
Tenda de O_2	Alto	> 50%
Cânula nasal	< 4 L/m	Variável
Geral		
Boca a boca	–	16%
Boca-máscara	–	16%
Máscara com balão + válvula unidirecional	–	21%
Geral + O_2 suplementar		
Cânula nasal	1 a 6 L/m	24 a 45%
Boca-máscara	10 L/m	50%
Máscara facial simples	8 a 10 L/m	40 a 60%
Máscara associada a balão com válvula sem reservatório	8 a 10 L/m	40 a 60%
Máscara associada a balão com válvula com reservatório	10 a 15 L/m	90 a 100%
Máscara sem reinalação com reservatório	10 a 15 L/m	90 a 100%
Válvula de demanda	–	90 a 100%
Respirador	–	21 a 100%

Anexo 2 | Escores para consulta rápida no pré-hospitalar **763**

✳ ENCEFALOPATIA HEPÁTICA

Graduação clínica

Grau	Clínica
I	Alteração do padrão sono/vigília, euforia ou depressão, irritabilidade, déficit de atenção, incoordenação motora, mudança de personalidade
II	Asterix e hiper-reflexia, prostração, letargia, alteração do padrão sono/vigília, deficiências grosseiras na capacidade de realizar tarefas mentais, desorientação intermitente
III	Sonolência, desorientação espacial e temporal, confusão, amnésia
IV	Coma profundo com ausência de resposta a estímulos

✳ ESCALA DE APGAR

Pontos	0	1	2
Frequência cardíaca	Ausente	< 100/minuto	> 100/minuto
Respiração	Ausente	Fraca, irregular	Forte/choro
Tônus muscular	Flácido	Flexão de pernas e braços	Movimento ativo/boa flexão
Cor	Cianótico/pálido	Cianose de extremidades	Rosado
Irritabilidade reflexa	Ausente	Algum movimento	Espirros/choro

✳ ESCALA DE COMA DE GLASGOW

Abertura ocular		Melhor resposta motora		Melhor resposta verbal		Melhor resposta verbal pediátrica	
Espontânea	4	Obedece comandos	6	Orientado	5	Palavras apropriadas ou sorriso social, fixa e segue	5
Comando verbal	3	Localiza dor	5	Confuso	4	Chora, mas é consolável	4
À dor	2	Retira à dor	4	Palavras inapropriadas	3	Persistentemente irritável	3
Sem resposta	1	Flexão à dor (decorticação)	3	Sons incompreensíveis	2	Inquieto, agitado	2
		Extensão à dor (descerebração)	2	Sem resposta	1	Sem resposta	1
		Sem resposta	1				

TCE leve: 15-13.
TCE moderado: 12-9.
TCE grave: 8-3.

✳ ESCALA DE RAMSEY

Resposta	Pontos
Ansiedade, agitação	1
Cooperativo, orientado e tranquilo	2
Responde a comandos	3
Resposta a estímulo auditivo baixo	4
Resposta lentificada ao estímulo	5
Ausência de resposta aos estímulos	6

✳ ESCALA PRÉ-HOSPITALAR DE AVC DE CINCINATTI

Identifica o acidente vascular cerebral (AVC) com base em três achados físicos, descritos abaixo:

1. Desvio de rima bucal: pedir para a vítima sorrir ou mostrar os dentes.
   - Normal: ambos os lados da face movem-se igualmente.
   - Anormal: um dos lados move-se menos ou não se move, desviando a rima para o lado oposto.
2. Queda do membro superior: vítima sentada, com os olhos fechados, pedir para levantar os braços à mesma altura e mantê-los estendidos na horizontal, com as palmas das mãos para cima, por 10 segundos.
   - Normal: os dois membros movem-se igualmente e assim se mantêm.
   - Anormal: um dos membros não se move ou cai, em comparação ao outro.
3. Alteração na fala: pedir para que a vítima repita a frase "O rato roeu a roupa do rei de Roma".
   - Normal: repete usando as palavras corretamente e pronunciando-as sem fala pastosa.
   - Anormal: mistura as palavras, usa palavras inarticuladas ou erradas ou é incapaz de falar.

Interpretação: na presença de uma das ocorrências anormais, deve-se suspeitar de AVE (72% de probabilidade de ser um AVE). Na presença dos três achados, a probabilidade é superior a 85%.

✳ EXTINTORES DE INCÊNDIO

Equipamento a utilizar

Material a apagar	Água	Pó químico "BC"	CO_2 (gás carbónico)	Espuma mecânica
Materiais sólidos (A)	Sim (excelente)	Não (só para pequenos incêndios de superfície)	Sim (excelente)	Sim (excelente)
Líquidos inflamáveis e hidrocarbonetos (B)	Não (o líquido incentiva o fogo)	Sim (excelente, inclusive para gases liquefeitos)	Sim (excelente)	Sim (excelente)
Fogo de origem elétrica (C)	Não (condutor de eletricidade)	Sim (excelente; a única desvantagem é que deixa resíduos)	Sim (excelente)	Não (eletricidade)

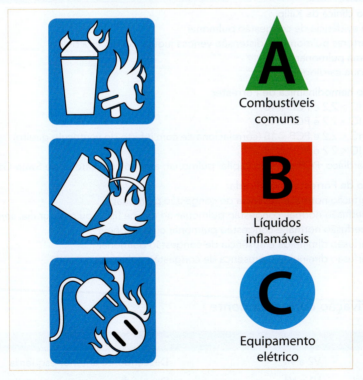

Figura 2   Tipos de extintores de incêndio.

766 Anexos

✱ FÓRMULA DE PARKLAND

Volume (SF) = 4 mL x peso x % superfície queimada – nas primeiras 24 horas.

Aplicar 50% nas primeiras 8 horas e outros 50% nas próximas 16 horas.

Fórmula de Carvajal (crianças): 5.000 mL x m² SCQ + 2.000 mL x m² SCT

Cálculo de superfície corpórea (m²) para crianças – SCT = [peso (kg) x 4 + 7]/[90 + peso (kg)]

Cálculo da superfície corporal queimada (SCQ) em m² = % SCQ x SCT

Cálculo da superfície corporal total em m² para adultos = raiz quadrada [altura (cm) x peso(kg)/3600) – (cálculo de Mosteller, *square root method*)

✱ INFARTO AGUDO DO MIOCÁRDIO (IAM)

Classificações do IAM
Classificação clínica de Killip Killip 1: sem evidência de congestão pulmonar Killip 2: estertores pulmonares, distensão venosa jugular ou terceira bulha Killip 3: edema pulmonar Killip 4: choque cardiogênico
Classificação hemodinâmica de Forrester Forrester 1: IC > 2,2 e PCP < 18 Forrester 2: IC > 2,2 e PCP > 18 Forrester 3: IC < 2,2 e PCP < 18 (correlaciona-se com infarto do ventrículo direito) Forrester 4: IC < 2,2 e PCP < 18 (IC: índice cardíaco, PCP: pressão capilar pulmonar; aferido com cateter de Swan-Ganz)
Classificação de Forrester modificada Classe 1: perfusão normal e ausência de congestão pulmonar Classe 2a: perfusão normal, congestão pulmonar ao exame físico ou radiografia, sem dispneia Classe 2b: perfusão normal e congestão pulmonar com dispneia Classe 3: perfusão diminuída e ausência de congestão pulmonar Classe 4: perfusão diminuída e presença de congestão pulmonar

IAM e derivação correspondente

Localização	Derivação	Coronária envolvida
Anterior	V2 a V4	Descendente anterior esquerda
Anterosseptal	V1 a V4	Descendente anterior esquerda
Anterolateral	V1 a V6, I, aVL	Descendente anterior esquerda, diagonal
Inferior	II, III, aVF	Direita, circunflexa
Lateral	I, aVL, V5, V6	Circunflexa
Posterior	R alargado em V1, V2, V3, imagem em espelho	Direita

Anexo 2 | Escores para consulta rápida no pré-hospitalar **767**

✳ INSUFICIÊNCIA CARDÍACA

Classificação funcional pela New York Heart Association

Classe funcional	Clínica
Classe I	Pacientes com doença cardíaca sem limitações para atividades físicas habituais
Classe II	Pacientes assintomáticos em repouso, mas com pequena limitação para atividades habituais (dispneia, fadiga, palpitação ou angina)
Classe III	Pacientes assintomáticos em repouso, mas com marcada limitação para atividades habituais
Classe IV	Pacientes sem condições de realizar qualquer atividade física sem desconforto (dispneia, fadiga, palpitação ou angina em repouso)

✳ LARINGOTRAQUEÍTE AGUDA EM CRIANÇAS

Escore clínico

Sinal/escore	0	1	2	3
Estridor	Ausente	Surge com agitação	Leve em repouso	Intenso em repouso
Retração	Ausente	Leve	Moderada	Acentuada
Entrada de ar	Normal	Normal	Diminuída	Muito diminuída
Cor	Normal	Normal	Cianótica com agitação	Cianótica em repouso
Consciência	Normal	Agitação sob estímulo	Agitação	Letárgico

Escore total: até 6 = quadro leve; 7 a 8 = moderado; > 8 = grave.
Fonte: adaptado de Baracat ECE, Abramovici S. Emergências pediátricas. São Paulo: Atheneu; 2005. p. 42.

✳ MEDIDAS DE COMPRIMENTO

1 metro	=	39,37 polegadas	=	1,09 jarda	=	3,28 pés

✳ PARÂMETROS PEDIÁTRICOS

Cálculo aproximado do peso

- Até os 8 anos: peso (kg) = idade (anos) x 2 + 8.
- Dos 9 aos 16 anos: peso (kg) = idade (anos) x 3 + 3.

Hipotensão em crianças

Significa que a pressão sistólica é menor do que o percentil 5% (limite inferior da normalidade). Os limites são:

Anexos

- < 60 mmHg em recém-nascidos (0 a 28 dias).
- < 70 mmHg em crianças de 1 a 12 meses.
- < 70 mmHg + (2 x idade em anos) para crianças de 1 a 10 anos.
- < 90 mmHg nos adolescentes (> 10 anos).

Sinais vitais

Frequência cardíaca (bpm)

Idade	Acordado	Média	Durante o sono
Recém-nascido até 3 meses	85 a 205	140	80 a 160
3 meses a 2 anos	100 a 190	130	75 a 160
2 a 10 anos	60 a 140	80	60 a 90
> 10 anos	60 a 100	75	50 a 90

Frequência respiratória (respirações/minuto)

Idade	Frequência
< 1 ano	30 a 60
1 a 3 anos	24 a 40
Pré-escolar (4-5 anos)	22 a 34
Escolar (6-12 anos)	18 a 30
Adolescente (13-18 anos)	12 a 16

Parâmetros pediátricos

Equipamento	RN/bebê (3-5 kg)	< 1 ano (6-9 kg)	1-2 anos (10-11 kg)	Criança pequena (3-4 anos) (12-14 kg)	Criança (5-6 anos) (15-18 kg)	Criança (7-8 anos) (19-22 kg)	Criança (9-10 anos) (23-29 kg)	Adolescente (> 30 kg)
AMBU	Infantil	Infantil	Infantil	Infantil	Infantil	Infantil	Infantil/ adulto	Adulto
Máscara O_2	Neonatal	Neonatal	Pediátrica	Pediátrica	Pediátrica	Pediátrica	Adulta	Adulta
Lâmina do laringoscópio	Reta 0-1	Reta 1	Reta 1	Reta 2	Reta/ curva 2	Reta/ curva 2	Reta/curva 2-3	Reta/curva 3
Cânula traqueal	Ver Protoc 32	3,5 s/ cuff	4,0 s/ cuff	4,5 s/ cuff	5,0 s/ cuff	5,5 s/ cuff	6,0 c/ cuff	6,5 c/ cuff
Comprimento da cânula (cm do lábio)	10-10,5	10-10,5	11-12	12,5-13,5	14-15	15,5-16,5	17-18	18,5-19,5
Sonda de aspiração	6-8	8	8-10	10	10	10	10	12

(continua)

Equipamento	RN/bebê (3-5 kg)	< 1 ano (6-9 kg)	1-2 anos (10-11 kg)	Criança pequena (3-4 anos) (12-14 kg)	Criança (5-6 anos) (15-18 kg)	Criança (7-8 anos) (19-22 kg)	Criança (9-10 anos) (23-29 kg)	Adolescente (> 30 kg)
Jelco	22-24	22-24	20-24	18-22	18-22	18-20	18-20	16-20
Sonda nasogástrica	5-8	5-8	8-10	10	10-12	12-14	14-18	18
Pás do desfibrilador	Infantil	Infantil até 1 ano ou 10 kg	Adulto quando ≥ 1 ano ou ≥ 10 kg	Adulto	Adulto	Adulto	Adulto	Adulto
Dreno de tórax	10-12	10-12	16-20	20-24	20-24	24-32	28-32	32-40

✳ PEDIATRIC TRAUMA SCORE

Componente	+ 2	+ 1	- 1
Tamanho	Criança/adolescente > 20 kg	Lactente 11 a 20 kg	Lactentes < 10 kg
Via aérea	Normal	Assistida: máscara de O_2, cânula	Intubação: TET, cricotireoidotomia
Consciência	Acordado	Embotamento, perda de consciência	Coma, não responsivo
Pressão sanguínea sistólica	90 mmHg, bons pulsos periféricos e perfusão	51- 90 mmHg, pulsos carotídeo e femoral palpáveis	< 50 mmHg, pulso fraco ou ausente
Fratura	Não observada ou suspeitada	Fratura não exposta única em qualquer localização	Fraturas expostas ou múltiplas
Cutâneo	Nenhuma lesão visível	Contusão, abrasão, laceração < 7 cm, sem acometimento de fáscia	Perda tecidual, qualquer ferimento por arma de fogo ou por arma branca com comprometimento de fáscia

Crianças com escores menores que 8 devem ser transportadas para centros de trauma, pois têm maior risco de morbidade e mortalidade evitáveis.

PRODUTO PERIGOSO – RECONHECIMENTO

Número de risco	Significado
1	Explosivo
2	Gás
3	Líquido inflamável
4	Sólido inflamável
5	Substância oxidante ou peróxido orgânico
6	Substância tóxica ou infectante
7	Substância radioativa
8	Substância corrosiva
9	Substância perigosa diversa
X	Reage perigosamente com água

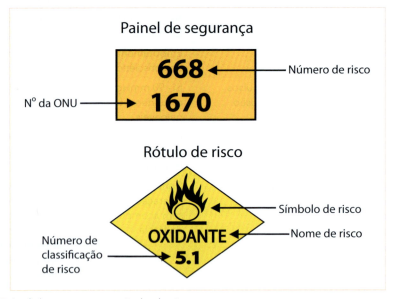

Figura 3 Painel de segurança e rótulo de risco.

❋ PUPILAS – CLASSIFICAÇÃO

Denominação	Clínica	Causas mais comuns
Mióticas		Intoxicação exógena, alta luminosidade
Médias		
Midriáticas		Intoxicação exógena, hipóxia, uso de atropina, baixa luminosidade
Anisocóricas		Traumatismo craniano, lesão ocular, sequela cirúrgica prévia

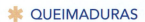

❋ QUEIMADURAS

Determinação da área queimada

Regra dos nove (Figura 4)

Área corporal	% adulto	% criança e bebê
Cabeça e pescoço	9	18
Membros superiores	9 cada	9 cada
Tronco anterior	18	18
Tronco posterior	18	18
Membros inferiores	18 cada	13,5 cada
Genitais	1	1
Total	100	100

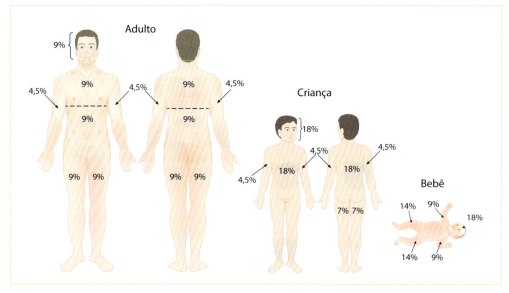

Figura 4 Regra dos nove.

Queimaduras em crianças

Determinação da superfície corporal (SC) queimada de acordo com o diagrama de Lund e Browder

- Pescoço: anterior, 1%; posterior, 1%.
- Tronco: anterior, 13%; posterior, 13%.
- Cada braço: anterior, 2%; posterior, 2%.
- Cada antebraço: anterior, 1,5%; posterior, 1,5%.
- Cada mão: anterior, 1,25%; posterior, 1,25%.
- Genitália: 1%.
- Cada nádega: 2,5%.
- Dorso de cada pé: 1,75%.
- Planta de cada pé: 1,75%.
- Demais áreas: ver tabela, de acordo com a idade.

Área	& SC				
Idade (anos)	< 1	1 a 4	5 a 9	10 a 14	15
Cada face da cabeça	9,5%	8,5%	6,5%	5,5%	4,5%
Cada face da coxa	2,75%	3,25%	4%	4,25%	4,5%
Cada face da perna	2,5%	2,5%	2,75%	3%	3,25%

Para o cálculo da superfície corporal queimada, são consideradas as áreas de queimadura de 2º, 3º e 4º graus.

✱ REANIMAÇÃO NEONATAL

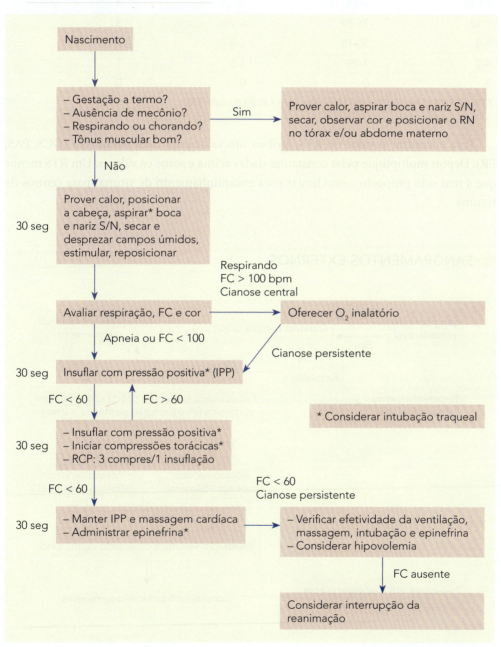

❋ RTS (REVISED TRAUMA SCORE)

Escala de coma de Glasgow (GCS)	Pressão arterial sistólica (PAS)	Frequência respiratória (FR)	Valor numérico atribuído
13-15	> 89	10-29	4
9-12	76-89	> 29	3
6-8	50-75	6-9	2
4-5	1-49	1-5	1
3	0	0	0

RTS = (0,9368 x valor GCS) + (0,7326 x valor PAS) + (0,2908 x valor FR).

Para encontrar o valor do RTS, atribua um valor para cada parâmetro (GCS, PAS, FR). Depois multiplique pelas constantes dadas acima e some os valores. Um RTS menor que 4 tem sido proposto como limiar para encaminhamento de vítimas para centros de trauma.

❋ SANGRAMENTOS EXTERNOS

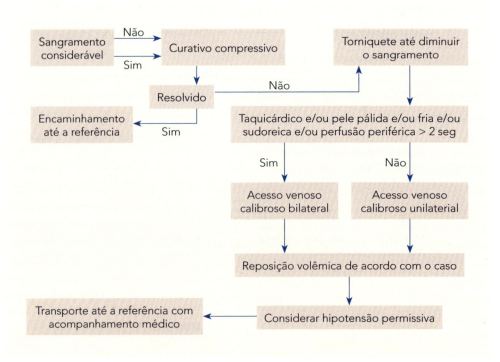

SEDAÇÃO

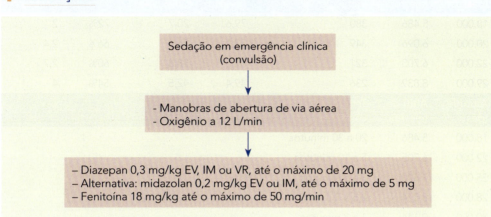

START (MÉTODO DE TRIAGEM)

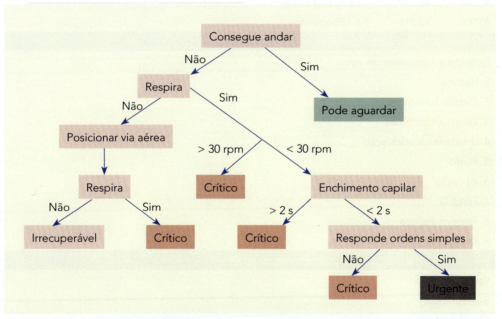

TRANSPORTE AEROMÉDICO – CONSIDERAÇÕES FISIOLÓGICAS

Altitude (pés)	Altitude (metros)	Pressão barométrica (mmHg)	PO_2 (mmHg)	Temperatura (Celsius)	$SatO_2$	Expansão gasosa
0	0	760	159,2	15	98%	1
8.000	2.438	565	118,4	-0,9	93%	1,3
10.000	3.048	523	109,6	-4,8	87%	1,5
15.000	4.572	429	89,9	-14,7	84%	1,7

(continua)

Altitude (pés)	Altitude (metros)	Pressão barométrica (mmHg)	PO_2 (mmHg)	Temperatura (Celsius)	$SatO_2$	Expansão gasosa
18.000	5.486	380	79,6	-20,7	72%	2
20.000	6.096	349	73,1	-24,6	66%	2,4
22.000	6.705	321	67,2	-28,6	60%	2,7
29.000	8.839	236	49,4	-42,5	54%	4

Altitude (pés)	Altitude (metros)	Tempo de consciência
18.000	5.486	20 a 30 minutos
22.000	6.705	5 a 10 minutos
25.000	7.620	3 a 5 minutos
28.000	8.534	2,5 a 3 minutos
30.000	9.144	1 a 2 minutos
35.000	10.668	30 a 60 segundos
40.000	12.192	15 a 30 segundos
45.000	13.716	9 a 15 segundos

Association of Airmedical Services

Considera 9 estresses de voo

1. Hipóxia
2. Pressão barométrica
3. Variações térmicas
4. Umidade/desidratação
5. Ruído
6. Vibração
7. Força G
8. Terceiro espaço
9. Fadiga

Pressão barométrica (atentar previamente ao voo)*

Barotitis média

Barossinusitis

Barodentalgia

Pneumotórax

Pneumoencéfalo

Distensão abdominal

Barobariotrauma (obesos)

* Cateteres e sondas com balonetes (trocar ar por água).

✲ VENTILAÇÃO

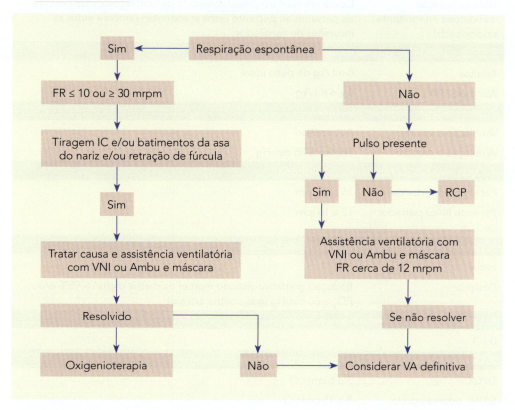

✲ VENTILAÇÃO MECÂNICA

1. Determinação do modo ventilatório	
Volume controlado	Libera um volume preestabelecido de gás para cada incursão respiratória
Pressão controlada	O volume de ar corrente liberado é dependente do limite de pressão preestabelecido, da mecânica pulmonar e do esforço do paciente
Assistido controlado	Libera um número mínimo de respirações fixadas a volume, permitindo ao paciente que respire espontaneamente entre as incursões do ventilador
Pressão de suporte	Libera um nível de pressão constante que influencia diretamente o fluxo gerado pelo ventilador, reduzindo o trabalho ventilatório do doente. Permite ao paciente determinar a frequência respiratória, bem como o volume de ar corrente

(continua)

1. Determinação do modo ventilatório (*continuação*)

SIMV (ventilação mandatória intermitente sincronizada)	Libera um número preestabelecido de ventilações, mas permite ao paciente ao paciente respirar espontaneamente entre as incursões do ventilador

2. Determinação do volume de ar corrente

Adultos	8 mL/kg de peso ideal
Asma e SARA	4 a 6 mL/kg

3. Determinação do limite pressórico

Ventilação a volume	Automático
Ventilação a pressão	Inferior a 35 mmHg

4. Determinação da frequência respiratória

Paciente portador de TCE	16 a 20 ipm
Paciente NÃO portador de TCE	12 a 16 ipm

5. Determinação da FiO_2 (fração inspirada de oxigênio)

Inicial	100%
Posterior	Redução gradativa visando manter oximetria digital > 95% e/ou PO_2 > 60 mmHg (gasometria arterial)

6. Determinação do nível de sensibilidade

0 a 3

7. Determinação da PEEP (pressão positiva expiratória final)

DPOC	3 a 5 cmH_2O
SARA, edema agudo de pulmão, contusão pulmonar	8 a 15 cmH_2O

8. Oximetria periférica

> 95%

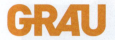

ANEXO 3

Nós

Allan Muniz de Andrade

✱ INTRODUÇÃO

O nó é o entrelaçamento de parte de uma ou mais cordas formando uma massa uniforme. Pode ter diversas finalidades, como servir para ancoragem, emenda de cordas, realizar cadeiras improvisadas, entre outras. Os nós constituem o ponto mais frágil de um sistema, e por essa razão, devemos escolher nós que apresentem pequena perda de resistência da corda e que sejam simples de fazer e desfazer.

Volta do fiel

Nó de ancoragem que tem por característica ajustar-se à medida em que é submetido a tração. Pode ser feito pelo seio (Figura 1) ou pelo chicote (Figura 2).

Execução pelo seio: faça dois anéis simultâneos no mesmo sentido, cruze-os e "vista" o objeto. Execução pelo chicote: passe o chicote pelo objeto, cruzando-o à frente, formando um anel em torno do ponto de ancoragem. Passe o chicote novamente, no mesmo sentido, e retorne-o, de trás para frente, pelo espaço entre os anéis formados.

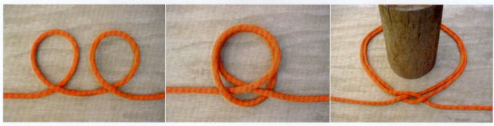

Figura 1   Volta do fiel pelo seio.

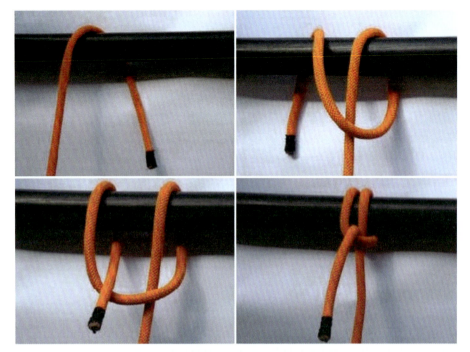

Figura 2   Volta do fiel pelo chicote.

Trapa

Existem vários tipos de trapas. Sua característica é de serem realizadas a partir de voltas sucessivas e um arremate. Sua grande vantagem consiste em preservar a carga da ruptura original da corda (Figura 3).

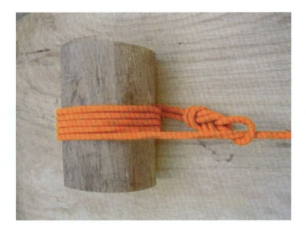

Figura 3   Trapa.

Execução: efetue voltas sucessivas (quatro a cinco) e arremate com volta de fiel, oito duplo ou oito duplo e mosquetão. Eficiência: 100%.

Lais de guia

Nó de ancoragem usado para formar uma laçada não corrediça. É de grande confiabilidade, pois além de não estrangular sob pressão, é de fácil execução e fácil de desatar (Figura 4).

Execução: faça um pequeno seio deixando um chicote. Se o chicote estiver passando na parte superior do seio, introduza a extremidade do chicote no seio vindo por baixo; passe o chicote por baixo do vivo e o introduza novamente no seio, agora vindo por cima; ajuste o nó.

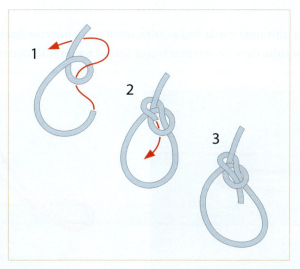

Figura 4   Lais de guia.

Oito duplo

Utilizado para encordamento. É mais resistente que o volta de fiel, no qual obtemos uma alça fixa (Figura 5).

Execução pelo seio: com a corda dupla, forme o anel e então passe a alça pelo anel no mesmo sentido em que foi formado. Execução pelo chicote: com a corda simples, faça um anel, envolvendo-o com o chicote e, passando por ele no mesmo sentido (volta do fiador), envolva o objeto com o chicote, e retorne-o seguindo o caminho inverso da corda para formar o nó.

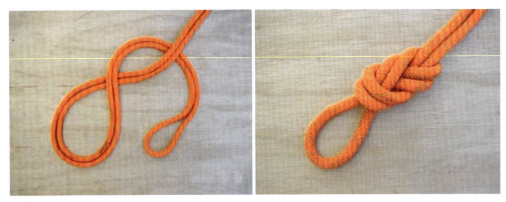

Figura 5 Oito duplo.

Sete

Utilizado para unir uma corda fixa a outra ancoragem intermediária. Para direcioná-lo no sentido desejado, deve-se orientar o cote inicial na direção oposta (Figura 6).

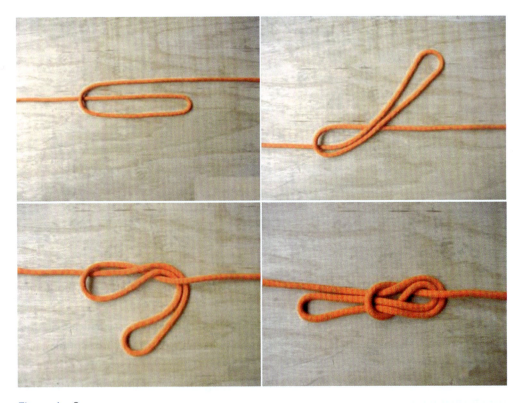

Figura 6 Sete.

Direito

Nó para emenda de cordas de mesma bitola. Atente para não realizar o nó torto nem o esquerdo. Pode ser feito pelo seio ou pelos chicotes (Figura 7).

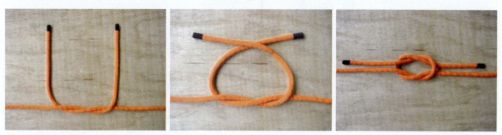

Figura 7   Direito.

Pescador duplo

Permite a emenda de cordas, sendo comumente utilizado para fechamento de cordins (Figura 8). Embora possa ser simples ou duplo, em salvamento utiliza-se somente o pescador duplo. Eficiência: 79%.

Execução: mantenha as cordas a serem unidas paralelas entre si e com os chicotes desencontrados entre si. Faça um anel duplo em torno da corda e passe o chicote por ele. Repita o procedimento com o outro chicote.

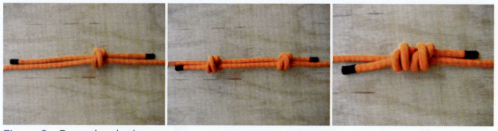

Figura 8   Pescador duplo.

Nó de fita

Também chamado nó de água, é indicado para fechamento de fitas tubulares (Figura 9). Eficiência: 64%.

Execução: faça um nó simples e, com a outra extremidade, refaça o nó no sentido contrário. Deixe chicotes suficientes de cada lado.

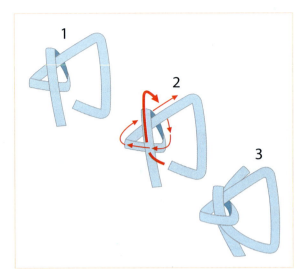

Figura 9 Nó de fita.

Prussik

Possui a característica de, submetido a tensão, bloquear ou travar e, aliviada a tensão, ficar livre. Pode ser aplicado em cordas de maior diâmetro ou superfícies cilíndricas (Figura 10).

Execução (pelo seio): passe a alça por dentro da alça que envolve o objeto pelo menos duas vezes, de forma que os chicotes terminem unidos e paralelos entre si.

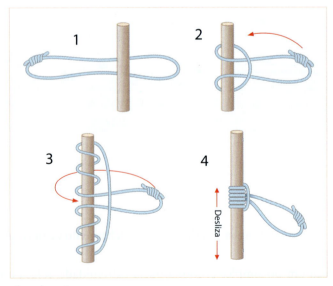

Figura 10 Prussik pelo seio.

Meia volta do fiel

O nó meia volta do fiel ou UIAA ou meio-fiel é chamado de nó dinâmico por não ficar preso à ancoragem e tem a característica de operar nos dois sentidos do chicote, servindo de nó de segurança (tanto para a descida quanto para a subida) (Figura 11).

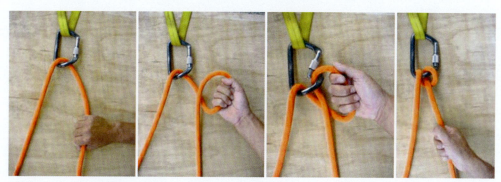

Figura 11   Meia volta do fiel.

✱ BIBLIOGRAFIA

1. Corpo de Bombeiros da Polícia Militar do Estado de São Paulo. Coletânea de Manuais Técnicos de Bombeiros – MTB-26. Manual de salvamento em altura.
2. Net Knots. Disponível em: www.netknots.com.

Índice remissivo

192 495
193 9, 495

A

AAS 383, 746
Abafamento de bulhas 141
ABCD 106
ABCDE 96, 215, 216, 258, 298, 339, 718
Abdome agudo 359
  aferição de sinais vitais 360
  ausculta 361
  avaliação 360
  definições 359
  exame físico 360
  início 360
  inspeção 361
  intensidade 360
  localização 360
  palpação 361
  patologias pregressas 360
  percussão 361
  progressão 360
  sintomas concomitantes 360
  tratamento 361
Abelhas 540
Ablação 375
Abordagem a tentativa de suicídio 415, 423
  princípios básicos de uma abordagem segura e eficaz 424
  procedimentos da abordagem técnica 424
Abrasões 51

Abrigos temporários 741
Abscesso
  cerebral 435
  subdiafragmático 362
Abstinência 420, 422
  por álcool 421
Abuso sexual 32
Academia Nacional do FBI 610
Ação lacrimogênea 618
Acarbose 399
Acatisia 422
Acesso
  intraósseo 183
  venoso 458, 658
    venoso central 184
Acetaminofen 607
Acetazolamida 645
Acetona 446
Acidente isquêmico transitório 466
Acidente nuclear 715
Acidentes automobilísticos 5, 51, 453
Acidentes de trânsito 454, 671
Acidentes ferroviários 671
Acidentes por animais peçonhentos 535
  bloqueio anestésico troncular 538
  efeitos neurotóxico e miolítico 536
  fácies de bêbado 536
  fenômenos alérgicos 540
  incoagulabilidade sanguínea 536
  infecção secundária 536
  lâminas de vidro 540
  lâminas retas 540
  paralisia muscular 536

  peçonha neurotóxica 537
  ptose palpebral 536
  torniquete 537
Acidente vascular cerebral 408, 417, 418, 420
Acidente vascular encefálico 465
Ácido(s) 339, 340
  acetilsalicílico 522, 746
  crisantêmico 604
  fluorídricos 604
  hidroclorídrico 603
  hidrofluorídrico 604
  lisérgico 447, 620
  nítrico 603
  peracético 251
  sulfúrico 603
  valproico 422
  zoledrônico 406
Acidose 401
  metabólica 404, 507, 747
Aclimatação 645
Acostamento 54
Acuidade auditiva 530
Adenosina 371, 376, 380, 746
Adrenalina 441, 503, 746
Advanced Trauma Life Support 7
Aerocinetose 88
Aerocolia 90
Aerodilatação 90
Aerodontalgia 90
Aerogastria 90
Aerolin® 752
Aeronaves 567
  de asa fixa 94
    vantagens 94

789

790 Pré-hospitalar

de asas rotativas 90
  vantagens 94
Aerossinusite 90
Aerotite 90
Afogamento 31, 52, 132, 454, 489
  adipócera 31
  antibióticos profiláticos 506
  cadeia de sobrevivência 493
  cardiovascular 507
  classificação da gravidade 503
    grau 1 504
    grau 2 504
    grau 3 504
    grau 4 504
    grau 5 504
    grau 6 503
  cogumelo de espuma 31
  complicações 508
  consciente 495
  fisiopatologia 492
  flutuação dos afogados 31
  gases da putrefação 31
  Grupamento de Radiopatrulha
    Aérea da Polícia Militar do
    Estado de São Paulo 500
  imersão 31, 492
  inconsciente 496
  indicações de internação 505
  lesão neurológica 508
  maceração 31
  mortalidade 491
  no Brasil 491
  no mundo 490
  pneumonia 506
  posicionamento 496
  prevenção 494
  prognóstico 509
  reconhecimento e alarme do inci-
    dente 495
  resgate 492
  resgate aeromédico do CBMERJ
    (Corpo de Bombei-
    ros Militar do Estado do
    Rio de Janeiro) 500
  salvamento 492
  submersão 492
  Suporte Avançado de Vida 489,
    497
  Suporte Básico de Vida 489
  Suporte Básico de Vida ao afoga-
    do em terra 496
  Suporte Básico de Vida na água e
    resgate 495
  temperaturas 509
  transporte 496

Agência Brasileira de Informações
  (ABIN) 723
Agência Federal de Gerenciamento de
  Emergências (FEMA) 672
Agência Nacional de Aviação Civil
  (ANAC) 58, 86
Agência Nacional de Transportes
  Terrestres (ANTT) 584
Agências ambientais 728
Agente(s)
  G 604
  N 604
  nervosos 603, 604
  químicos 617, 725
  térmico 30
Agitação 459
  psicomotora 173, 415, 421
Água doce 493
Água salgada 493
Águas-vivas 540
Air Medical Physician Association
  (AMPA) 92
Ajinomoto® 422
Alavanca 51
Alcalinização urinária 747
Álcalis 339, 340
Alcalose metabólica 404
Álcool 413, 420, 422, 446, 448
Álcool 70% 249
Álcool 99 606
Álcool etílico 249
Álcool isopropílico 249
Aldeídos 247
Alergias 410, 441
Alfabeto fonético 39
Algor 27
Alicates especiais 51
Alinhamento de fraturas 260
Alprazolam 419
Alteração(ões)
  da consciência 418
  de segmento ST 526
  difusionais 141
  gastrointestinais 416
  hidroeletrolíticas 420
  no comportamento 459
  respiratória 459
Altitude 643
Alucinações 413
Alucinógenos 420, 422
Alvéolo 493
Ambiente de trabalho 661
Ambientes hostis 353
Ambroise Paré 3
Ambulâncias Voadoras 4

American College of Surgeons 7,
  323
American College of Surgeons Committee on Trauma 130
American Heart Association 105
Aminas adrenérgicas 401
Amiodarona 124, 369, 376, 381, 446,
  746
Amnésia dissociativa 417, 418
Amônia 601
Ampicilina 435
AMPLA 262
Amputações 351, 695
  traumáticas 324, 332
Anafilaxia 132, 139, 420, 440
  causas 440
  cuidados iniciais 440
  diagnóstico 441
  fase crônica 440
  manifestações 440
  manifestações clínicas 440
  primeira avaliação 440
  reação aguda 440
  reação tardia 440
  segunda avaliação 441
  tratamento 441
Analgesia 163, 411
  AINE 170
  anestesia geral 164
  avaliação 166
  classificação 163
  cronificação 168
  definição 163
  dor aguda 164
  dor crônica 164
  drogas hipnoanalgésicas 172
  efeitos adversos 166
  efeitos respiratórios 171
  escala analógica visual 167
  escala de faces de Wong Baker 167
  fármacos 164
  fentanil 170
  fisiopatologia 164
  fisiopatologia da dor 168
  função cardiocirculatória 174
  função respiratória 174
  hiperalgesia 168
  monitorização 174
  naloxona 170
  opioides 170
  tratamento 169
Analgésico 422, 431
  simples 169
Análise de gases arteriais 269
Ancoragem das cordas 52

Índice remissivo 791

Anel pélvico 218, 325
Anemia 29, 420, 465
 falciforme 364
Anestesia regional 751
Anestésicos 422
 locais 169
Aneurisma
 de aorta 364
 dissecante de aorta 751
 ventricular 200
Anfetaminas 420, 422, 448
Angina 420
 instável 201, 382
 pectoris 382
Angioedema 440
Angioplastia
 de resgate 386
 primária 384
Anilinas 28
Animal(is)
 aquáticos 552
 selvagens 551
 venenosos 535
 peçonhento 535
Ansiedade 163, 168, 413, 415, 521
Ansiolíticos 421, 750
Antagonistas da vitamina K 449
Antagonistas de receptores NMDA
 169
Anticoagulantes 170, 468
Anticolinérgicos 420, 422
Anticonvulsivantes 422, 448
Anticorpo antidigoxina 449
Antidepressivos
 inibidores seletivos de recaptura
  de serotonina (ISRS) 420,
  421, 422
 tricíclicos 403, 443, 447
Antídotos 605
 n-acetilcisteína 449
Antieméticos 431, 750
Antiespasmódicos 443
Anti-hipertensivos 420, 422, 468
Anti-histamínicos 443, 752
Anti-inflamatório não hormonal
 169
Anti-inflamatórios não esteroidais
 404, 422
Antiparkinsonianos 422, 443
Antiplaquetários 468
Antipsicótico 421, 750
Antissépticos 251, 625
Antitérmicos 431
Antitrombóticos 468
Antraz 430, 702

Apatia 459
Apendicite 363
APH tático 353
Apis 540
Apneia 504, 518
Apresentação pélvica 473
Aranhas 535
Aranhas-armadeiras 537
Aranhas caranguejeiras 537
Aranhas-marrons 537
Arco costal 300
Arco voltaico 339
Ar deglutido 458
Ardência cutânea 620
Áreas de risco 740
Aritenoides 147
Arma branca 351
 primeira avaliação 352
Arma de fogo 49, 132
Armamentos 616
Arma nuclear 725
Armas de choque elétrico 618
Armas de fogo 354
 cavidade 355
 contusão 355
 energia cinética 355
 fragmentação 356
 hidra shock 356
 hollow point 355
 laceração 355
 queimadura 355
Armas elétricas de contato 622
Armas não letais 616
Arraias 542
Arranhadura 436
Arritmias
 cardíacas 344, 367
 ventriculares 751
Artefatos 201
 explosivos 609
Artéria(s)
 braquial 107
 femoral 107
 coronárias 308
 ilíacas 326
Arterite temporal 420
Articulações metacarpofalangeanas
 226
Ascite volumosa 141
Asfixias 28, 30, 132, 344
 carboxiemoglobina 30
 cogumelo de espuma 30
 congestão da face 30
 criminosa 31
 exoftalmia 30

mecânicas 30
Asma 132, 139, 143, 420, 753
Aspectos éticos em atendimento
 pré-hospitalar 22
Aspectos médico-legais 27
 arma de fogo 32
 cápsulas 32
 conceitos 28
 desenho 32
 esquema 32
 facadas 32
 fuligem 32
 lesões *in vitam* e *post mortem* 32
 manchas 32
 orifícios de projétil 32
 poças 32
 projéteis 32
 roupas 32
 sangue 32
 tatuagem 32
Aspirina® 746
Assaltos 609
Assistolia 105, 493, 503, 517, 518,
 524, 526
Assoalho
 da boca 146
 pélvico 325
Associação Internacional para Estudo da Dor (IASP) 163
Astenia 368
Ataque isquêmico transitório 388
Ataques de pânico 416, 419
Atelectasias 344, 493
Atendimento inicial 257
Atendimento obstétrico 470
Atendimento pré-hospitalar 3, 257,
 408
Atendimento pré-hospitalar da criança 453
Atendimento pré-hospitalar tático
 609
 armamentos letais 610
 artefatos explosivos 614
 atores 611
 cargas de perigo potencial 610
 cena segura 609
 conceitos 610
 crise 610
 emocionalmente perturbado 611
 equipamentos de proteção individual 609
 escombros 609
 espaço confinado 609
 fogo cruzado 609
 gerenciamento de crises 610

792 Pré-hospitalar

grupo operacional 609
isolamento 610
medidas iniciais de controle e condução da crise 610
objetivos 610
operações especiais 609
profissional do crime 611
psicopata 611
relações públicas 611
sequestros 615
teatro de operações 610
terrorista 611
tipologia dos principais causadores de eventos críticos 611
tomada de reféns 611
Aterosclerose 464
Atividade elétrica do coração 188
Atividade elétrica sem pulso (AESP) 108, 493
Atividades esportivas 551, 627, 722
acesso de viaturas 724
ameaças 723
barreiras antiesmagamento 724
cadeia de comando 729
CBRNE 725
conceitos 722
equipamentos de segurança contra incêndio 724
ferramenta 5W2H 723
Fórmula 1 627
informações ao público 728
megaeventos 724
pessoas com necessidades especiais 728
planejamento 723
plano de abandono 726
plano de contingência 725
plano de emergência 726
Plano Nacional de Infraestrutura de Proteção 724
pré-evento 729
procedimentos de abandono 728
riscos 725
meteorológicos 725
sismológicos 725
tecnológicos 725
vulnerabilidades 725
ATLS – Advanced Trauma Life Support 323
Atmosfera 86
Atmosferas poluídas e/ou tóxicas 659
Átrio
direito 188
esquerdo 188

Atropelamentos 77, 131, 454
Atropina 369, 447, 604, 607, 747
Atrovent® 747
Ausculta em 5 pontos 122
Autópsia 27
Autoridade sanitária 38
Auxiliar de enfermagem 231
Avalanches 692
Avaliação oftalmológica 625
AVC isquêmico 467
Aventais 51
Azitromicina 435
Azul de metileno 747

B

Baço 362
Bagres 542
Baiacus 535
Baixo débito pulmonar 207
Balonete 153
Bandagem triangular 226
Bandeiras 53
Banhista 495
Barão Dominique-Jean Larrey 4
Barotrauma 160, 344, 529
Bastões 618
Batimento de asa de nariz 457
BCG 430
Becquerels 717
Benzilato 620
Benzodiazepínicos 172, 269, 403, 419, 420, 421, 422, 448, 749
Besouros 540
Beta$_2$-agonista 143
Betabloqueador
Betabloqueadores 260, 374, 378, 380, 409, 421, 422, 446, 447, 468
Bexiga 276
Bicarbonato de sódio 336, 405, 443, 747
Bigeminismo 387
Biomecânica do trauma 70
transferência de energia 70
Bioterrorismo 429, 698, 725
Biperideno 422
Blast effect 577
Bloqueador de canal de cálcio 378, 446, 447, 750
Bloqueadores alfa e beta 449
Bloqueadores de canal de cálcio 449
Bloqueadores esofágicos 153
Bloqueio atrioventricular 198, 526
primeiro grau 199

segundo grau 199
terceiro grau 199
total 199
Bloqueio de nervos 170
Bloqueios de ramo 526
esquerdo e direito 201
Bochechas 146
Bolhas 346, 536
Bolsa amniótica 471
Bolsa-válvula-cânula 159
Bolsa-válvula-máscara 107, 159
Bomba suja 613, 725
Borda esternal
direita 192
esquerda 192
Botas 558
Bothrops 535
Botulismo 430, 713
Bradiarritmias 465
Bradicardias 198, 309, 368, 409, 459, 493, 518, 747
BAV 1º grau 368
BAV 2º grau Mobitz I 368
BAV 2º grau Mobitz II 368
BAV 3º grau ou BAV total 368
critérios de instabilidade 368
marca-passo 369
sinusal 368
Bradicininas 168
Bradipneia 408, 518
BREC 650
Bromento de ipratrópio 143, 747
Broncoaspiração 82, 112, 466, 506
Broncodilatadores 625
Broncoespasmo 141, 207, 440, 493, 625, 747
Broncoscópios portáteis 206
Bupivacaína 169
Butano 602
Butirofenona 173
Bylaws 333

C

Cabeceira do leito elevada 508
Cadáver 28, 503
Cadeiras de salvamento em altura 52
Cafeína 422
Caiçacas 535
Câimbra 638
Calça de salvamento 558
Calcâneo 183
Calcinação 24
Cálcio

Índice remissivo 793

elementar 405
iônico 405
sérico 405
total 405
Calcitonina 406
Cálculo
de gotejamento 756
ureteral 363
Calor 340, 577
Calota craniana 459
Câmara hiperbárica 646
CAMEESP (Comissão de Atendimento Médico às Emergências do Estado de São Paulo) 7
CAMU – Centro de Acompanhamento Médico das Urgências 11
Canalização de tráfego 53
Câncer de tireoide 720
Canhões de jato d'água sob pressão 623
Canil 618
Cânula(s) 158
de Guedel 151, 456
nasofaríngea 151, 456, 504
orofaríngea 456
orotraqueal 259
sem cuff 457
traqueal 456
Capa 558
Capacete 51, 216, 558, 756
Capnografia 120, 174, 207, 269, 299
Capnógrafos 206, 267
Capnometria 174, 299
Capnômetros 206
Capotamento 75
Capsicum 619
Captopril 393, 747
Capurro somático 757
Caravelas 541
Carbamato 446, 447, 747
Carbamazepina 422
Carbonização 24, 117
Carboxiemoglobina 28, 344
Cárcere privado 615
Cardiodesfibriladores externos 503
Cardiomiopatia 104, 464
de Takotsubo 201
dilatada 104
hipertrófica 104
isquêmica 104
Cardioversão 100
elétrica 371, 375

Cardioversor-desfibrilador implantável 114
Cartilagem
cricoide 455
tireoide 157
Carvão ativado 444, 447, 607
Cascavéis 536
Cassetetes 618
Catástrofes 417, 735
Catecolaminas 463
Caterpillar 575
Cateter de bulbo jugular 267
Cavalaria 618
Cavidade(s)
oral 146, 455
dentárias 530
Caxumba 430
CEATOX-SP 600
Cefaleia 411, 459
Ceftriaxone 435
Cegueira 418
Células hemáticas 301
Cena 259
Centrais de Regulação 19, 36, 257, 263, 236
Sistemas Estaduais de Urgência e Emergência 36
Central de comunicação 8, 116
Central de Regulação Médica 337
Centro de Assistência Toxicológica 600
Centro de Operações do Corpo de Bombeiros 601
Centro de Tratamento de Queimados 626
Centro regulador 461
Centro respiratório (bulbo) 141
Ceraunoparalisia 526
Cesárea pós-morte 480
Cetamina 349, 379
Cetamina S 169, 748
CETESB 600
Cetoacidose diabética 364, 408, 409, 747
Cetorolaco 169, 748
Chamas 30
Chapéu 61
Checagem do pulso 109
Chin lift 150, 259
Choque 143, 178, 215, 440, 175
anafilático 178, 746
analgesia 183
avaliação 179
cardiogênico 178, 368
cateter 183

classificação 179
compressão direta 181
distributivo 178
elétrico 454
hemorrágico 260
hipovolêmico 178, 282, 308, 368, 612, 757
sinais precoces 180
lençol 182
sedação 183
séptico 178, 368, 437, 508
terapia de reposição de fluidos 183
torniquete 181
tratamento 180
Choro 458
Chuvas intensas 671
Cianetos 28, 344, 444, 446, 602
Cianose 141
perioral 457
Cilindro de oxigênio portátil 658
Cinemática do trauma 70
Cinetoses 82
Cininas 168
Cinto de segurança 73, 453
Cintura pélvica 260
Ciproeptadina 522
Ciprofloxacino 430
Circulação 209, 260, 282, 458
colateral 361
extracorpórea 519
Citocinas 168
Clampeamento 294
Classificação
de Braunwald 383
de Tile 326
Clonazepam 419
Clonidina 449
Clopidogrel 383
Clorados 28
Cloreto de cálcio 607, 748
Cloreto de hidrogênio 601
Cloridrato de piridoxina 749
Cloro 602
Clorpromazina 173, 438, 748
Clorpropamida 399
Clostridium tetani 438
Coagulação sanguínea 535
Coagulopatia 185
precoce 320
COBOM 601
Cobras-corais 537
Cocaína 420, 422, 447, 448
Codeína 448

794 Pré-hospitalar

Código de Defesa do Consumidor 724
Código de Ética dos Profissionais de Enfermagem 26, 231
Código de Ética Médica 25, 38
  princípios fundamentais 25
  sigilo profissional 25
Código de Processo Penal 24, 27
  responsabilidade profissional 25
Código de Trânsito Brasileiro 21
Código Penal 23, 619
Colapso 653
Colar cervical 259, 459
Cold-packs 541
Colecistite 362
Cólera 430, 693
Colete
  imobilizador dorsal 52
  tipo KED 563
  salva-vidas 52
Cólica 362
Colírios 625
Colisão
  automobilística 72
  ciclística (ou motociclística) 76
Coloides 184, 269
Cólon sigmoide 317
Coluna cervical 73, 215, 408
Coma 412, 521
Comando de Área 563
Combate militar 609
Combitube 105, 153
Comissão Nacional de Energia Nuclear 716
Commotio cordis 309
Companhia de Tecnologia de Saneamento Ambiental (CETESB) 584
Complexo QRS 188
Compressão(ões) 529, 659
  cardíacas 503
  da veia cava 472
  de sangramentos 260
  medular 275
Compressas de água 541
Comprometimento neurovascular 227
Comunicação 38, 257
  coordenadas geográficas 39
  local da ocorrência 39
  natureza da ocorrência 39
  rádio 39
Condução 518
Cones 53
Confusão mental 421, 518

Congelamento 646
Congestão pulmonar 208
Conselho Federal de Medicina 29, 37, 370
Constatação de óbito 27
Constituição da República Federativa do Brasil 15, 22
Consumo de oxigênio cerebral 493
Contaminação radioativa 725
Contração
  muscular 369, 537
  uterina 471
Contratilidade miocárdica 210
Controle
  da coluna cervical 258
  da dor 336
  da hemorragia 260
  da hemorragia externa 216
  das vias aéreas 146
    anatomia 146
    aspiração 147
    avaliação inicial 148
    equipamentos 149
    técnicas de intubação 156, 158
  de dano 326
Contusão 280, 618
  abdominal 524
  cardíaca 524
  miocárdica 178, 201, 308
  ortopédica 524
  pulmonar 208, 303, 457, 524
  timpânica 524
Convecção 518
Convulsão 402, 440, 521
Coordenadoria Estadual de Proteção e Defesa Civil 736
Co-oxímetros 444
Coqueluche 430
Coquetel molotov 578, 626
Cordão umbilical 475
Cordas 52
  flutuantes 51
  vocais 147
Cornagem 298
Corniculadas 147
Corno posterior da medula espinhal 168
Corpo de Bombeiros 495, 724
  do Estado de São Paulo 591
Corpos estranhos 31, 141, 206, 258
Corredor de descontaminação 595, 726
Corrente galvânica 247
Corridas de rua 638
  distância 638

endurance 638
  perfil altimétrico 638
  perfil do corredor 638
  temperatura 638
  terreno 638
  umidade 638
  ventilação 638
Corrimento nasal 620
Corrosivos 339, 449
Cortadores 51
Corticosteroides 422, 441
Cortisol 421
Coxim 455, 459
CPAP 142
CPK 313
CPK-MB 313
Crânio 264
CRAPS (Comissão de Coordenação de Recursos Assistenciais de Pronto-Socorro) 6
Crepitação 142, 259
  laríngea 298
Cricoide 147
Cricotireoidostomia 129, 157, 457, 525
Cricotireoidotomia 295
Criptoviolência 29
Crise
  convulsiva 390, 459, 748
  epiléptica 411, 418
  psicótica 173
  reentrante 411
Crista ilíaca 183
Cristaloides 507
  isotônicos 184
Cristas ilíacas 325
Critério de Brugada 376
  de EGSYS 388
  de São Francisco 388
CRM (Corporate Resource Management) 58
Crocodilianos 552
Cronotanatognose 28
  algor mortis 28
  Calendário da Morte 29
  esqueletização 29
  livores 29
  livor hipostático 28
  mancha verde abdominal 29
  presença de insetos 29
  putrefação 28
  rigidez 29
  rigor 28
  tempo de morte 28
Crotalus 536

Índice remissivo

Cuneiformes 147
Curativo
de três lados ou três pontas 260, 299
estéril 226
oclusivo com fixação em três lados 353
compressivo 612
hemostático 181, 612
Cyanokit® 444

D

Dandrolene 522
Dano neurológico 493
Dardos
energizados 618
metálicos 622
Débito cardíaco 210, 367, 521
Decapitação 24, 117, 351
Decomposição 24
corporal 503
Decorporação 720
Decorticação 409
Decreto Estadual n. 56.819 724
Decreto Federal n. 5.055 de 27/04/2004 20
Decreto n. 38.432 10
Decúbito lateral 533
Defesa Civil 57, 728, 734
Deficiência de vitamina B12 420
Déficit neurológico 411, 459
hemorrágico 411
isquêmico 411
Degeneração rostrocaudal 267
Deiscências 82
Delirium 173, 412, 420, 464, 521
Dengue 429, 430, 693
tratamento específico 431
Dentes soltos e quebrados 258
Dentição 148
Departamento de Polícia Federal 616
Departamento de Trânsito 728
Depressão respiratória 170, 269, 526
Derivados
da ergotamina 448
de petróleo 578
de sangue 718
Dermátomos 761
Derrame pleural 141, 143, 208
Derrapagem 71
Desabamentos 31
estruturais 650

Desaceleração 71
Desastres 671, 734
área de espera 675
atendimento hospitalar 687
atuação do profissional de saúde 675
bombeiros 679
canal de comunicação 680
capacidade estimada de atendimento 687
cenário 676
Central de Regulação 685
centros de atendimento telefônico 675
classificação logístico-operacional x área 680
classificação por cores 681
Comando Unificado 677
delimitação do local de atendimento em zonas de trabalho 684
desorganização na resposta inicial 671
escuta auricular 683
esmagamento de membro 683
especialistas em produtos perigosos 679
esquadrão de bombas 679
evacuação das vítimas 686
grau I 680
grau II 680
grau III 681
grau IV 681
helicópteros 686
hierarquia do Posto Médico Avançado 685
instalações 674
interrupção dos serviços básicos 671
isolamento do perímetro 677
níveis de acionamento de hospitais 687
número de leitos 687
operacionalização do sistema 676, 688
organização 671
origem humana 671
origem natural 671
perímetro de segurança 676
policiais 677
posicionamento dos postos 684
Posto de Comando 674
primeiro no local 676
profissional mais experiente 677
regulação médica 679

salvamento 677
Sistema de Comando de Incidentes 671
START 681
transporte para o hospital 686
triagem 681
via aérea 682
Desastres naturais 610
água contaminada 694
mordidas de animais 694
solo contaminado 694
Descarga de corrente elétrica 558, 578
Descerebração 409
Descolamento prematuro de placenta 479
Descompressão 529, 643
torácica 142
com agulha 300
Desconforto respiratório agudo (SDRA) 139, 506, 620
Descontaminação 246, 595, 720
Desencarceradores hidráulicos 558
Desencarceramento 51, 259, 556
Desfibrilação 5, 378
elétrica 105
Desfibrilador externo automático (DEA) 18, 107, 624
Desidratação 638
Desinfecção e limpeza 245
agentes físicos 246
agentes químicos 246
artigos críticos 246
artigos não críticos 246
artigos semicríticos 246
artigos termossensíveis 248
conceitos 245
grau de risco 246
imersão 246
limpeza concorrente 252
limpeza terminal 253
níveis de desinfecção 246
objetivos 251
produtos mais utilizados 247
riscos do reprocessamento 253
situações especiais 253
sujidade 245
Desinfetante 245
Deslizamentos 692, 738
Desmaios 418
Desmoronamento 31, 49
Despersonalização 417
Despostejamento 117
Desproporção
craniofacial 455

796 Pré-hospitalar

do tamanho da língua 455
Desrealização 417
Desvio
  de traqueia 298, 310
  do tráfego 53
Dexametasona 645
Diabetes 420, 471
  insipidus 403
  mellitus 464
Diáfise 227
Diafragma 142
Diálise 449
Diamante de Hommel 592
Diâmetro do tubo endotraqueal 762
Diarreia 403, 693
  aguda 432
Diazepam 172, 269, 411, 419, 422, 438, 443, 604
Dicloroisocianurato de sódio 250
Difenidramina 441
Difteria 430
Digital 369, 378, 446
Digitálicos 422
Diltiazem 380
Diminuição
  da oferta de oxigênio 168
  do nível de consciência 164
Dinitrato de isossorbida 749
Dióxido
  de carbono 602
  de nitrogênio 602
Dipiridamol 380
Dipirona 169, 522, 749
Diplopia 285, 418
Disfagia 153
Disfunção
  autonômica 526
  diastólica 464
Disglicemias 269, 398
  hiperglicemias 398
  hipoglicemias 398
Dispepsia 362
Dispneia 131, 416, 440
Dispositivo
  bolsa-valva-máscara 456
  de compressão 218
  de dispersão radiológica 725
  de imobilização 336
  de oferta de oxigênio 762
  de ventilação supraglótico 457
  explosivo improvisado 725
  I-gel 153
  nuclear improvisado 725
  supraglóticos 105, 152, 266, 612

Dissecção venosa 184
Dissincronose 88
Dissociação ventricular 199
Distância R-R 370
Distensão gástrica 112, 458, 507
Distopias oculares 285
Distrofia muscular 141
Distúrbio entre ventilação e perfusão 141
Distúrbio metabólico 261
Distúrbios da condução intraventricular 200
Distúrbios de coagulação 168, 320, 471
Distúrbios de memória 526
Distúrbios do cálcio 405
  hipercalcemia 405
  hipocalcemia 405
  tratamento 405
Distúrbios do potássio 404
  hipercalemia 404
  hipocalemia 404
  tratamento 404
Distúrbios do sódio 402
  hipernatremia 403
  hiponatremia 403
  tratamento 403
Distúrbios eletrolíticos 201
Distúrbios hidroeletrolíticos 265, 412
Distúrbios psicomotores conversivos 415
  apreensão 415
  preocupação 415
  primeira avaliação 415
  segunda avaliação e tratamento 419
  sinais vegetativo-autonômicos 415
  sintomas de medo 415
  tensão 415
  vigília 417
Diuréticos tiazídicos 403
Divers Alert Network (DAN) 534
Diverticulite 363
DLOG/Exército Brasileiro 616
Dobutamina 438
Doença arterial coronariana 104, 464
Doença de Addison 420
Doença de Chagas 695
Doença descompressiva 529
Doença de Weil 434
Doença de Wilson 420
Doença febril 431

Doença hipertensiva da gravidez 477
Doença inflamatória 363
  pélvica 363
Doença meningocócica 435
Doença pulmonar obstrutiva crônica (DPOC) 139, 466
Doença renal 471
Doenças disbáricas 529, 533
  aeronautas 529
  avaliação 530
  construção civil 529
  cristaloides 533
  cuidados iniciais 530, 533
  medula espinal 531
  mergulhadores 529
  oxigênio 533
  procedimentos de descompressão 531
  respiração subaquática 532
  sinais e sintomas 531
  tratamento 530
Doenças infecciosas 429, 691
  estação climática 429
  período de chuvas 429
  região endêmica 429
Doenças infectocontagiosas 51
Doenças respiratórias 695
Doença terminal 144
Doença *versus* hospedeiro 719
Dopamina 369, 394
Dor 163, 215, 748
  abdominal 359, 440
  osteoarticular 531
  parietal 360
  referida 360
  somática 360
  torácica 382, 416
    antecedentes pessoais e familiares 383
    fatores de risco 383
    do tipo pleurítica 143
  visceral 359
Dourados 542
Doxiciclina 430, 435
DPOC 144, 206
Dramin B6 DL® 749
Drenagem de tórax 353
Dreno
  torácico 297
  tubular 300
Drive ventilatório 143
Drogas 201, 412
  antiarrítmicas 124
  vasoativas 127

Índice remissivo **797**

vasopressoras 124

E

Easytube 153
Ebola 696
ECG 371, 404
Eclâmpsia 477, 753
Ecocardiograma 507
 transesofágico 375
 transtorácico 210
Ecodopplercardiograma 313
Ecstasy 420
Edema 456, 536
 agudo de pulmão 391, 493, 504,
  506, 518, 526, 538, 644, 750
  falência do ventrículo esquerdo, 391
 cerebral 644, 751
 citotóxico 264
 de glote 259, 440
 iônico 269
 vasogênico 264
Efeitos beta-adrenérgicos 124
Elastômeros 585
Elemento radioativo 593
Eletrocardiograma (ECG) 188, 312
 American Heart Association 194
 análise 195
 artefato 201
 ativação atrial 195
 ativação elétrica do coração 188
 ativação septal 188
 ativação ventricular 195
 calibração 192
 complexos QRS de baixa voltagem 199
 condução atrioventricular 195,
  198
 derivações do plano frontal 189
 derivações do plano horizontal
  189
 derivações eletrocardiográficas
  189
 derivações periféricas 189
 derivações precordiais 189
 frequência cardíaca 195
 International Engineering Consortium 194
 lentificação da condução elétrica
  188
 onda de despolarização 188
 onda Q anormal ou patológica
  199
 registro 192

repolarização ventricular 188, 195
ritmo 195
sequência de análise 195
sistemas de monitorização 194
velocidade padrão 192
Elevação do mento 259
Embolia 466
 arterial gasosa 532
 gasosa 581
 pulmonar 139, 144, 420
 traumática pelo ar 490
Embuás 541
Emergências
 aquáticas 490
 do mergulho 490
 metabólicas 398, 412
Emprego progressivo da força 609
Enalapril 393
Encarceramento
 absoluto 556
 relativo 556
Encefalite 435
 herpética 435
Encefalopatia hepática 412, 763
Enchentes 692
Enchimento capilar 472
Encordamento 567
Energia cinética 71, 265
Enfaixamento de Velpeau 226
Enfermagem no atendimento pré-
 -hospitalar 230
 composição da equipe 230
 diagnóstico 231
 protocolos assistenciais 232
 responsabilidade 230
 responsabilidade ética 237
 responsabilidade legal 237
Enfisema
 de mediastino 532
 de tecido subcutâneo 532
 subcutâneo 259, 285, 295, 298
Enforcamento 31
Enoftalmo 285
Entubação orotraqueal 503, 504
Envelhecimento 463
Enxadas 51
Enxaqueca 420
Enzima cicloxigenase 169
Enzima constitutiva COX-1 169
Epidemias 429
Epiglote 147
Epilepsia 388, 408, 411, 420, 421,
 490
Epinefrina 124, 369
Epistaxe 431

Equilíbrio acidobásico 398, 406, 412
Equimose 285, 536, 618
 órbito-palpebral 459
 periorbital 285
Equinos 551
Equipamento de proteção individual 558
 capacete 586
 descartáveis 585
 linha de ar mandado 586
 níveis de proteção 586
 permanentes 585
 rádio 586
 roupa contra respingos químicos
  585
Equipamento de proteção respiratória 585
Equipamentos de proteção individual 50, 651
Equipe
 de resposta 663
 multiprofissional 231
 de reanimação 5
 de resgate 48
Eritema 536
Erosões 738
Erupções vulcânicas 692
Escada analgésica da OMS 169
Escala AVPU 409
Escala de agitação-sedação de Riker
 165
Escala de Apgar 763
Escala de coma de Glasgow 259,
 260, 266, 283, 299, 409, 459,
 460, 467, 510, 763
Escala de coma modificada 459
Escala de faces de Wong Baker 167
Escala de Ontário 467
Escala de Ramsay 164, 764
Escala de sedação e agitação de Ri-
 chmond 165
Escala pré-hospitalar de AVC de
 Cincinatti 411, 467, 764
Escala RASS 164
Escala SAS 164
Escara 341
Escarotomias 344
Escarros carbonáceos 342
Esclerose múltipla 418, 420
Escore para consulta rápida 755
Escore TIMI 383
Escorpiões 535, 539
Esganadura 32
Esmagamento 324, 330, 551, 659,
 695

798 Pré-hospitalar

completo da cabeça e/ou tórax 24

Espaço
  intercostal 300
  intracraniano 265
  pleural 299
Espargidores 618
Espasmo(s) 438
  coronariano 526
  musculares 538
Espícula óssea 227
Espingardas 620
Esportes aquáticos 490
Estabilização
  da coluna cervical 259
  manual 282
Estado de mal epiléptico 411
Estado de necessidade 23
Estado de putrefação 24
Estado hemodinâmico 216
Estado mixedematoso 412
Estado neurológico 260
Estado pós-convulsivo 390
Estados confusionais 173
Estatuto de Defesa do Torcedor 724
Esterno 183
Estertores 142
Estiagem 738
Estimulação cardíaca artificial 200, 201
Estrangulamento 31
Estreptococo do grupo B 435
Estreptomicina 436
Estresse 415
Estridor 310, 440
Estridores 258, 457
Estruturas colapsadas 581, 650
Etanol 446
Etilenoglicol 446, 606
Etilistas 269
Etomidato 172, 268, 378, 749
EU-SEC Manual 722
Evacuações 432
Evaluation of Guidelines in Syncope Study (EGSYS-2) 389
Evaporação 518
Evisceração 352
  abdominal 320
Exantema 431
Excreções 245
Execução judicial 31
Exército Brasileiro 724
Expansão volêmica 266
Expansibilidade torácica 160
Explosivos 725

Explosões 49, 78, 114, 342, 344, 577, 715
  altos explosivos 578
  ambientes aquáticos 581
  baixos explosivos 578
  caos 581
  conceitos 577
  deslocamento de gases 577
  detonação 577
  elétrica 577
  evacuação 581
  expansão gasosa por centelhamento 578
  explosivo 577
  gases comprimidos 577
  lesão de árvore traqueobrônquica 581
  lesões 579
    classificação 580
  mecânica 577
  nuclear 577
  onda de choque 577
  onda explosiva 577
  quatro fases de atendimento 581
  química 577
  reação 577
  reorganização 581
  triagem 581
  velocidade supersônica 577
Exposure/environmental control 261
Extintor de pó químico seco (PQS) 51
Extintores de incêndio 765
Extração 557
  de policiais 609
Extrassístoles ventriculares 387
Extremidades frias 437
Extricações 219, 223

F

Facões 51
Faísca 339
Falência de órgãos 333
Falso trajeto paratraqueal 294
Falta de ar 139
Faringe 147
Farmacocinética 163
Farmacodinâmica 163
Fármacos 745
  ação e resposta rápidas 745
  início de ação 745
  tempo de resposta 745
Fasciotomia 526
FAST 183, 210, 313

FAST (Avaliação Focada com Ultrassonografia para Trauma) 44
Fatores contrarreguladores 401
Febre 519
Febre amarela 429, 433, 693
Febre da Crimeia-Congo 696
Febre Lassa 696
Febre tifoide 433
Federação Internacional de Automobilismo (FIA) 627
Feixe
  anômalo 371
  de His 188
  vasculonervoso subcostal 300
Felinos selvagens 551
Fêmur 183
Fenciclina 447
Fenitoína 422, 447
Fenobarbital 447, 448
Fenômeno(s)
  R sobre T 387
  meteorológicos 87
Fenoterol 405, 749
Fenotiazinas 443
Fenotiazínico 173
Fentanil 169, 269, 349, 379, 448, 749
Feocromocitoma 201, 420
Ferida(s)
  aspirativa 298, 299
  cortocontusas 618
Ferimentos
  de partes moles 324
  penetrantes 78
  por arma branca 264
  por arma de fogo 264
  por armas brancas 351
Ferragens 51
Feto 470
FIA (Fédération Internationale de l'Automobile) 723
Fibrilação atrial 197, 309, 375
Fibrilação ventricular 104, 200, 344, 378, 387, 503, 517, 526
  fases 113
    elétrica 113
    metabólica 113
    prognóstico 113
Fibrinólise 384
Ficha de Informação de Segurança de Produto Químico (FISPQ) 594
FIFA (Fédération Internationale de Football Association) 723
FIFA safety regulations 723

Figuras de Lichtenberg 526
Filtro 51
Fio energizado 49
FIRESCOPE 672
First Responder 7
Fisiologia aeroespacial 86
Fisostigmina 443, 607
Fissão 577
Fístula
  liquórica 459
  entérica 403
Flacidez 413
  torácica 298
Flash 720
Flictenas 347
Flumazenil 172, 448, 749
Flutter 309
  atrial 197, 375
Flutuadores 51, 52
Fluxo sanguíneo 367
  cerebral 264
Fogo 51
Fomepizol 446
Fontanelas 459
Football stadiums: Technical recommendations and requirements 723
Força G 81
Formação do mamilo 757
Formaldeído 247, 446, 601
Formato da orelha 757
Fórmula 1 627
  acelerações 627
  altas velocidades 627
  atendimento médico padronizado e estruturado 628
  atuação 629
  Centros Médicos 629
  choque 629
  comunicação 632
  Controle de Corrida (Race Control) 629
  desacelerações 627
  desencarceramento 630
  Diretor Médico da Prova 629
  formação da equipe 629
  hospital de retaguarda 632
  KERS 629
  Medical Car 630
  Pit Lane (área dos boxes) 631
  transferência 631
  tratamento definitivo 631
  veículos de extração 630
  Veículos de Intervenção Médica 630

Fórmula de Bazett 202
Fórmula de Parkland 626, 766
Fosfodiesterase 607
Fosfogênio 602
Fração inspirada de oxigênio (FiO$_2$) 142, 160, 504, 644
Fraqueza 526
  muscular 413
Frasco de selo d´água 301
Fratura(s) 618
  da base do crânio 259, 285
  da pelve 324
  de arcos costais 302
  de bacia 74, 325
  de cartilagem cricotireóidea 294
  de Chance 317
  de clavícula 74
  de costela 141
  de fêmur 74, 217, 227
  de ombro 74
  de ossos longos 260, 324
  de pelve 215
  de tíbia 217
  de úmero 217
  em "livro aberto" 76
  exposta da pelve 325
  exposta de fêmur 227
  óssea 30, 298
  pélvica 217, 324
  de vértebras 345
Fraturas-luxações 324
Fraude processual 23
Freios convencionais 71
Frêmito interescapular 310
Frequência
  atrial 199
  cardíaca 262, 367
  respiratória 262
  ventilatória 160
  ventricular 199
Frutose 749
Fumaça 53
Furacões 671
Fúrcula esternal 457
Furosemida 393, 405, 646, 750
Fusão nuclear 577

G

Gabinete de crise 737
Galeno 3
Gap osmolar 269
Gases 30
  de efeito moral 620
inertes 531

lacrimogêneos 619
  sulfídricos 602
Gasping 106
Gastroenterite 364
Gengivorragia 431
Gentamicina 436
GEPRO/Emergência (Grupo Especial de Programas de Emergências) 7
Giardíase 693
Glândulas mamárias 757
Glibenclamida 399
Glicemia 398, 750
  capilar 269, 360, 464
Gliclazida 399
Glicose 399, 749, 750
Glimepirida 399
Globo ocular 620
Glote 147
Glucagon 399, 442, 447
Gluconato de cálcio 405, 447, 607
Gluconato de cálcio 10% 750
Glutamato 168
  monossódico 422
Glutaraldeído 247
Golpe da gravata 32
Gongolôs 541
Granadas 618
Grande queimado 526
Grandes eventos
  acesso de viaturas 724
  ameaças 723
  barreiras antiesmagamento 724
  cadeia de comando 729
  CBRNE 725
  conceitos 722
  equipamentos de segurança contra incêndio 724
  ferramenta 5W2H 723
  Fórmula 1 627
  informações ao público 728
  pessoas com necessidades especiais 728
  planejamento 723
  plano de abandono 726
  plano de contingência 725
  plano de emergência 726
  Plano Nacional de Infraestrutura de Proteção 724
  pré-evento 729
  procedimentos de abandono 728
  riscos 725
    meteorológicos 725
    sismológicos 725
    tecnológicos 725

800 Pré-hospitalar

vulnerabilidades 725
GRAU 11
Gravidez 470
  atendimento 473
  cesárea 476
  complicações decorrentes do parto 470
  complicações fetais 471
  data de última menstruação 471
  fatores de risco 479
  fundo uterino 471
  manobras de tração 475
  modificações fisiológicas 472
  posicionamento da gestante 472
  prolapso do cordão umbilical 477
  trabalho de parto 474
  tratamento 479
Gravidez ectópica rota 363
Gray (Gy) 717
Gripe 430
Grupamento de Radiopatrulha Aérea (GRPAe) 58
Grupo de Ações Táticas Especiais (GATE) 611
Guarda-vidas 494
Guerra da Coreia 4
Guerra do Vietnã 4
Guia Norte-americano de Atendimento a Emergências com Produtos Perigosos 599

H

Haloperidol 173, 750
Hands only 116
Hantavirose 429, 433
Heimlich 497
Helicóptero 57, 90, 632
Hematêmese 431
Hematoma 618
  da mucosa orofaríngea 153
  de escroto 324
  de mastoide 285
  de períneo 324
  de retroperitônio 217
  periorbital 285
  retroauricular 459
Hematúria 431
Hemoconcentração 333
Hemodiálise 519
Hemófilos 435
Hemólise 537
Hemoptise 144, 299

Hemorragia(s) 215, 216, 260, 324, 458
  cerebral 408
  compressíveis e não compressíveis 181
  exsanguinantes 612
  intra-abdominal 317
  maciça 308
  retiniana 454
  subconjuntival 285
Hemostasia 3
Hemotórax 208, 526
Heparina 383
Hepatite 430, 433, 693
Herbicidas 605
Herniação 409
Hérnia inguinal 363
Heroína 448
Herpes-zóster 362
Hertz 82
Hidratação oral 431
Hidrazidas 604, 608
Hidrocarbonetos 449
Hidrocefalia 265
Hidrocortisona 143, 421, 751
Hidroxicobalamina 751
Hidróxido
  de amônia 603
  de potássio 603
  de sódio 603
High explosive 578
Hiperatividade autonômica 413
Hipercalcemia 333, 405
Hipercalemia 750
Hipercapnia 142, 506
Hipercarbia 265
Hiperglicemias 400
  cetoacidose diabética 400
  cetonúria 401
  estado hiperosmolar hiperglicêmico 400
  hidratação 400
  insulina 400
  não complicada 400
Hipermagnesemia 750
Hipernatremia 403
Hiperoxia 126
Hiperparatireoidismo 405
Hiperpirexia 519
Hiperpotassemia 747
Hipersecreção 447
Hipertensão 420, 459, 471
Hipertensão arterial 409, 413, 538
Hipertensão arterial sistêmica 464

Hipertensão intracraniana 264, 408, 411
  aguda 751
Hipertermia 270, 413, 509, 517, 638
  achados clínicos 521
  clássica 520
  dissipação do calor 519
  etiopatogenia 520
  induzida por esforço 521
  induzida por esforço físico 520
  maligna 521
  PCR 523
  receptores térmicos 520
  síndrome serotoninérgica 522
  tratamento 522
Hipertireoidismo 420
Hipertrigliceridemia 403
Hiperventilação 120, 160, 267, 405, 420
Hipervolemia 750
Hipnótico 752
Hipocalcemia 405, 750
Hipocalemia 401, 404
Hipoclorito de sódio 249
Hipocondria 415
Hipócrates 3
Hipofaringe 147
Hipoglicemiantes 399, 464
Hipoglicemias 265, 269, 398, 408, 413, 420, 464, 638, 660, 750
  açúcar 399
  álcool 398
  glicemia capilar 399
  glicose 399
  glucagon 400
  medicações 398
  neuroglicopenia 399
  sacarose 399
  sintomas adrenérgicos 399
Hipomagnesemia 126
Hiponatremias 403, 638, 747
  dilucionais 403
Hipoparatireoidismo 420
Hipoperfusão
  celular 178
  cerebral 414
  tecidual periférica 260
Hipóstases 28
Hipotálamo 517
Hipotensão 178, 260, 261, 308
  arterial 265, 269, 310, 409
Hipotermia 185, 201, 262, 270, 409, 413, 460, 493, 509, 517, 613
  achados 517
  diagnóstico 518

Índice remissivo 801

ECG 518
leve 517
moderada 517
onda J 518
profunda 517
respostas ao resfriamento 517
tratamento 518
tremor 517
Hipotermia terapêutica 126
indução 126
Hipotonia 413
Hipoventilação 141
Hipovolemia 175, 179, 352, 408, 458
Hipoxemia 440, 493
Hipóxia 88, 265, 267, 368, 457
anêmica 265
cerebral 492
hipobárica 643
Histamina 168
Histórico 3
HIV/SIDA 433
Homem-bomba 580
Homicídio 29, 454
Hormônios tireoidianos 422, 448
Hospitais militares 3

I

Ibuprofeno 522
Icterícia colestática 434
Idoso 463
acuidade auditiva 464
acuidade visual 464
alterações fisiológicas 463
barorreflexo 463
comorbidades 463
considerações farmacológicas 468
débito cardíaco 463
descompensação 464
eventos cardiovasculares agudos 466
função cardíaca 463
insuficiência respiratória 466
nível de consciência alterado 464
pressão arterial 463
queixas inespecíficas 465
reserva fisiológica 463
trauma 467
Íleo terminal 317
Ilhotas 65
Imersão 492
em água quente 340
Imobilizações 215, 455
alinhamento 215

analgesia 225
aplicação da prancha à vítima em pé 222
aplicação do colar cervical 215
avaliação dos membros 225
cervicais 568
cor da extremidade 225
da coluna vertebral 567
decúbito dorsal 218
decúbito ventral 220
desvios de rotação 226
elevação a cavaleiro 221
estabilização manual 220
extricação 223
imobilização lateral 216
inspeção 225
maca em concha 223
movimentação lateral 218
padiola articulada 223
palpação 225
princípios 224
realinhamento de fraturas 225
rolamento de 90° 219
rolamento de 180° 220
talas acolchoadas 226
técnica de zigue-zague 223
técnicas 215
tração a cavaleiro 220
Imobilizador 218
lateral 219
Imunização 430
antitetânica 554
Imunoglobulina
antitetânica humana 438
tipo E (IgE) 440
Imunossupressão 168
Inalação de fumaça 340
Inanição 660
Inapetência 368
Incapacidade 260
física 323
Incêndio 52, 340, 557, 581, 660
Inchaço cerebral 264
Incidentes com múltiplas vítimas (ver Desastres) 671
Incidentes radiológicos e nucleares
controle de acesso 717
dose 716
forma de exposição 716
isolamento 717
manifestações clínicas 717
remoção das roupas 718
símbolo 717
taxa de exposição 716
triagem 721

Índice de Apgar 475
Índice de estresse térmico 639
Indiferença 459
Infarto agudo do miocárdio 200, 382, 420, 419, 104
com supradesnivelamento do segmento ST 382, 467
tratamento 384
Infecção 411
Inflamação 411
Influenza 429
Infortúnio de trabalho 29
Inibidor da alfaglicosidase 399
Inibidores da monoaminoxidase 448
Inibidores de enzima de conversão 393
Injúrias elétricas
ocupacionais 525
primeira avaliação 525
segunda avaliação 526
tratamento 526
INSARAG 650
Insônia 413
Instabilidade de solo 49
Instituto de Pesquisas Energéticas e Nucleares (IPEN) 716
Instrução de Aviação Civil (IAC) n. 3134 86
Instrumentos contundentes 618
Insuficiência adrenal 404, 466
Insuficiência cardíaca 139, 144, 767
congestiva 420
sistólica 464
Insuficiência coronariana 751
Insuficiência de múltiplos órgãos 315
Insuficiência hepática 403
Insuficiência renal 324, 399, 536, 537
anúrica 333
crônica 464
Insuficiência respiratória 139, 299, 342, 457, 537
achados clínicos 141
aguda 466
anamnese 139
avaliação inicial 142
avaliação primária 140
avaliação secundária 143
cauda de cometa 143
comorbidades 139
cuidados iniciais 142
exame físico 139
gravidade 143
oxigênio suplementar 142
perfusão pulmonar 140

802 Pré-hospitalar

tipos 140
   hipercápnica 140
   hipoxêmica 140
tratamento 143
ventilação 140
Insulina 399
International Liaison Committee on Resuscitation (ILCOR) 106
Interpretação rápida do ECG (ver Ecocardiograma) 188
Intervalo QRS prologado 448
Intestinos 530
Intolerância ortostática 663
Intoxicação 132, 261, 421
Intoxicação alcoólica 408
Intoxicação exógena 412, 413, 443
   síndrome anticolinérgica 443
   síndrome asfixiante 444
   síndrome colinérgica 447
   síndrome com acidose metabólica 446
   síndrome com bradicardia 446
   síndrome com convulsão 447
   síndrome com hiperatividade adrenérgica 448
   síndrome com hipoatividade 448
   síndrome com sangramento 449
   síndrome dissociativa 447
   síndrome simpatolítica 449
Intoxicação por digital 449
Intoxicação por drogas 408
Intoxicação por opioides 408, 409
Intoxicação por salicilato 408
Intoxicação por tricíclicos 408
Intrusão 556
Intubação 142, 156, 259, 457
   orotraqueal 105, 119, 147, 260, 266, 393, 612
   por sequência 172
   seletiva 455
   traqueal 455, 456, 753
Inundações 49, 692, 738
Invasões de cativeiro 609
Iodeto de potássio 720
Irrigação peritoneal e pleural 519
Irritabilidade 459
Irritação ocular 620
Isolamento
   do local 560
   prolongado 660
Isquemia
   coronariana 466
   miocárdica 168
   neurovascular 324
ISS 316

ISS – *Injury Severity Score* 326

J

Jararacas 535
Jararacuçus 535
Jato d'água sob pressão 618
Jaw thrust 107, 150, 259

K

Kendrick Extrication Device 218

L

Lacerações 153, 551
   de bexiga 317
   do mesentério 317
Lacrimejamento 620
Lagartas 540
Lajes 65
Lâmina
   de Macintosh 155
   de Miller 155
   de Oxford 155
   de Wisconsin 155
Lanternas 53
Laparotomia de urgência 315
Laringe 147
Laringoespasmo 151, 405, 492
Laringoscópio 154, 253
Laringotraqueíte aguda 767
Latrodectus 537
Lavagem gástrica 444, 447
Legislação em atendimento pré-hospitalar 15
   ambulâncias 16
   centrais de regulação 19
   Centro de Vigilância Sanitária da Secretaria de Estado da Saúde do Estado de São Paulo 16
   Corpos de Bombeiros Militares 15
   desfibrilador externo automático 18
   direito à vida 23
   Divisão de Resgate do Corpo de Bombeiros 16
   Grupamento de Radiopatrulha Aérea da Polícia Militar 16
   Polícia Rodoviária Federal 15
   processo administrativo 23
   processo civil 23
   sistemas estaduais de urgência e emergência 18
   Sistema Único de Saúde 18

Lei da conservação e troca de energia 71
Lei da difusão dos gases 87
Lei de Boyle 529
Lei de Dalton 87
Lei de Henry 529
Lei de Joule 342
Lei do Exercício Profissional da Enfermagem 230
Lei n. 10.671/2003 724
Leis de Newton 71
Leptospirose 429, 434, 660, 693
   profilaxia 435
Lesão anorretal 326
Lesão cerebral hipóxico-isquêmica 506
Lesão cerebral secundária 185
Lesão cortante 351
Lesão de artéria subclávia 294
Lesão de cintura escapular 74
Lesão de valva aórtica 309
Lesão instável de coluna cervical 215
Lesão perfurante 351
Lesão vascular 332
Lesões arteriais 324
Lesões cervicais 294
Lesões cortocontusas 620
Lesões da coluna cervical 496
Lesões da valva tricúspide 308
Lesões de baço 74
Lesões de estruturas vasculares 218
Lesões de fígado 74
Lesões de ligamentos 215
Lesões de tecidos moles 289
Lesões do SNC 454
Lesões encefálicas 264
Lesões faciais 280
Lesões musculoesqueléticas 323
Lesões na bacia 76
Lesões oculares 287
   fechadas 289
Lesões palpebrais 287
Lesões por esmagamento 333
Lesões traumáticas 638
Lesões vasculares 324
Lesões viscerais 217
Liberação esfincteriana 410
Lidocaína 124, 169, 268, 422, 751
Limpeza (ver Desinfecção e limpeza) 245
Linguagem "Q" 39
Linha axilar
   anterior 192
   média 192

Índice remissivo   803

Líquidos escaldantes 30
Liquorreia 285
Lise tumoral 405
Lítio 403, 449
Livor 27
Livores 503
Logística 663
Lonomia 540
Lorazepam 419
Low explosive 578
Loxosceles 537
Lúpus eritematoso sistêmico 420
Luvas 50
  de couro 558
  de látex 50
  de procedimento 558
  de vinil 50
  nitrílicas 51
Luxações 225
Luzes de advertência 559

M

Macas 567
Machados 51, 53
Maconha 420, 422
Magnésio 269
Mal
  agudo de montanha 644
  asmático 175
Malária 429, 693
Maléolo medial 183
Males da descompressão 529
Mandíbula 286
Mandorovás 540
Mandril 253
Manitol 269, 607, 751
Manobra
  de Trendelemburg 293
  de Valsalva 508
  de reanimação cardiorrespiratória 24
Manobras de rolamento 219
Manta térmica aluminizada 261
Manual da Abiquim 599
Manual Técnico de Bombeiros 583
Maratonas 638
  distância 638
  endurance 638
  perfil altimétrico 638
  perfil do corredor 638
  temperatura 638
  terreno 638
  umidade 638
  ventilação 638

Marburg 696
Marca-passo 114, 199, 447, 468
  artificial 201
Marias-fedidas 541
Marinha do Brasil 724
Marretas 51
Máscara 438
  com reservatório 625
  com válvulas de Venturi 142, 206
  de não reinalação 444
  facial 51, 111, 149, 206, 504
  laríngea 105, 206, 457
Mastoidite 435
Matagais 65
Materiais de sapa 51
Material Safety Data Sheet (MSDS) 594
Maus-tratos 32, 454, 459
Maxila 285
Mecanismos
  de reentrada 371
  de trauma 72
Medicina
  de ambiente hostil 609
  militar 609
Médico regulador 36, 392
Medidas de comprimento 767
Medula sacra 276
Melena 431
Membrana
  alvéolo-capilar 493
  cricotireóidea 157
  timpânica 530
Memória 418
Meningite 420, 429, 435
  meningocócica 413
Meningococemia 410
Meningococo 435
Mensuração da temperatura 212
Meperidina 448
Mercúrio 605
Metabolismo anaeróbio 178
Metaemoglobina 28, 209
Metais pesados 420
Metano 602
Metanol 446, 606
Metástases ósseas 405
Meteorologia 63
Metformina 446
Metilprednisolona 441
Método de triangulação visual 514
Metoprolol 751
Metrorragia 431
Miastenia 141
Micotoxina T2 436

Microdiálise 269
Micrurus 537
Midazolam 172, 269, 379, 438, 751
Midríase 409
Miglitol 399
Minerais radioativos 715
Miocárdio 308
Miocardiopatia 367
Miocardite 200, 201
Mioglobina 334, 536
Mioglobinemia 333
Miose 409
Mitigação 734
Mobitz 1 199
Mobitz 2 199
Módulos ventilatórios 143
Molho *shoyu* 422
Monitorização 354
  cardíaca 142, 205
  da temperatura central 509
Mononucleose infecciosa 436
Monóxido de carbono 28, 344, 444, 446, 447, 602
Monro-Kellie 267
Morcegos 554
Mordedura 436
  de cães 625
Morfina 169, 269, 384, 393, 752
Morros 65
Morte 453
  celular 178, 265
  encefálica 29, 270
  evidente 117
  natural 29
  súbita 29, 104
  suspeita 29
  violenta 29
Mosquetões 52
Motocicleta 21
Motolância 21
Motricidade 262
Movimentação em local de difícil acesso 567
  aclive 574
  alta inclinação 570
  amarração para mudança no sentido de deslocamento 568
  análise do terreno 570
  ancoragem 568
  blocagem mecânica 573
  cabos-guias 572
  corda de segurança 570
  corda simples 571
  cotes 568
  declive 574

804 Pré-hospitalar

descida controlada 572
encordamento 568
evacuação vertical 570
faces de edifícios 570
freio "*rack*" 573
içamento 569
inclinação de 15° até 40° 571
inclinação de 40° até 60° 572
inclinação de até 15° 571
lagarta 575
maca-cesto 567
maca de ribanceira 569
morros 570
nó volta do fiel 568
obstáculos 567
paredões 570
pinos-travas 568
prussicados 573
revezamento de posições 575
salvamento em terrenos de alta
inclinação 572
salvamento em terrenos de baixa
e média inclinação 571
salvamento vertical 572
sistema de multiplicação de força 572
sistemas de vantagem mecânica
573
socorristas 571
terrenos acidentados 567
vãos livres 570
Movimentos respiratórios 259
Mulinhas 541
Múltiplas vítimas 579
Munições de elastômero 618
Muscarínicos 603
Musculatura acessória 141, 143
Músculo cricoaritenóideo 147
Músculos laríngeos 147

N

N-acetilcisteína 607
Naloxona 448, 752
Napoleão 4
Nariz 285
National Association of Emer-
gency Medical Technicians
(NAEMT) 323
National Fire and Protection Asso-
ciation (NFPA) 586
National Interagency Incident Ma-
nagement System (NIIMS)
672
Náuseas 82, 413, 416, 538, 620, 749

Necrose 535
de liquefação 341
por coagulação 341
Nervo
glossofaríngeo 147
laríngeo recorrente 147
laríngeo superior 147
óptico 211
vago 147
Neurocinina A 168
Neurolépticos 422
Nêutrons 715
Neutropenia 719
Nicotina 420
Nicotínicos 603
Nifedipina 646
Nitrato 28, 392
sublingual 384
Nitrilas 607
Nitrito
de amila inalante 444, 607
de sódio 607, 752
Nitrobenzenos 28
Nitrogênio 531
Nitroglicerina 448, 578
Nitroprussiato 393
Nível de consciência 141, 215, 259,
261
Nó atrioventricular 188
Nociceptores 164
Noradrenalina 438
Norma da ABNT – NBR n.
14.561/2000, de julho de
2000 17
Normoventilação 267
Nós
alça fixa 781
ancoragem 779
anéis 779
bitola 783
cadeiras improvisadas 779
chicote 779
cordas 779
cote 782
direito 783
emenda de cordas 779
entrelaçamento 779
fitas tubulares 783
lais de guia 781
massa uniforme 779
meia volta do fiel 785
nó de água 783
nó de fita 783
nó dinâmico 785
oito duplo 781

pescador duplo 783
Prussik 784
resistência 779
seio 779
sete 782
superfícies cilíndricas 784
tração 779
trapa 780
volta do fiel 779
Nó sinusal 188
Notificação compulsória 430

O

Óbito 27
evidente 24
Obstrução
das vias aéreas 141, 280, 352, 456
intestinal 364
Oclusão das vias aéreas 31
Óculos de proteção 51, 558
Oleoresin capsicum (OC) 619
Oligúria 333, 437
Omissão de socorro 23
Onda
de choque 344, 725
de despolarização 188
de Osborn 518
P 188, 189
Q 188
R 188
S 188
T 188
T atrial 189
U 188
Ondansetrona 752
ONU 583
Operação aérea 57
Operações
aeromédicas (ver Segurança de
voo) 57
de segurança 722
noturnas 633
táticas 609
Opioides 169, 269, 403, 420, 422,
448
Opressão 416
Órbitas 285
Organização Mundial de Saúde
(OMS) 323
Organofosforados 446, 447, 747
Orifício de penetração 352
Ortoclorobenzalmalononitrila (CS)
619
Osmolaridade 402, 403

Índice remissivo

Osteonecrose 526
Otite média 435
Otorragia 530
Otoscopia 530
Ouvidos 530
Overbagging 126
Óxido
 de etileno 605
 nítrico 168
Oxiemoglobina 28, 88
Oxigenação tecidual 178
Oxigênio 411, 608
Oximetria
 cerebral 267
 de pulso 142, 174, 205
Oximetria transcutânea 212

P

Paciente pediátrico 453
 atendimento primário e secundário 454
 epidemiologia 453
 exposição 460
 frequência de pulso 455
 frequência respiratória 455
 particularidades anatômicas e fisiológicas 453
Pá de escota 51
Palato
 duro 146
 mole 146
Palidez 141, 260
Palpitações 416
Pamidronato 406
Pancreatite 362, 405
Panela de pressão 578
Paracetamol 522
Parada cardíaca 104, 623
Parada cardiorrespiratória 27, 104, 200, 352, 440, 503, 524, 525, 746, 747
Parada respiratória 344, 504
Paralisia 413, 418, 526
 descendente 430
 flácida aguda 413
 neuromuscular 621
Paramédicos 5
Paraquat 449, 605
Parecer n. 44/2001 do CFM à Consulta 1.040/2000 18
Parestesia 418
Parkinsonismo 464
Parkland 349
Paroxetina 421

Partes fetais 473
Partículas
 alfa 715
 beta 715
Parto 470
PASG 224
Passagem da corrente 342
Passa-maca 657
Pavilhão auricular 289
Peçonha 535
Pediatric Trauma Score 769
Pedradas 625
PEEP 394
Peixes 540
 bola 535
 tóxicos 535
Penicilina cristalina 435
Pentatomidae 541
Pepperballs 619
Peptídeo geneticamente relacionado a calcitonina 168
Perda
 de autorregulação 270
 de consciência 440, 518, 526
 de peso 400
Perfil altimétrico 639
Perfusão 331
Pericárdio 308, 310
Pericardiocentese 260, 302, 310
Pericardite 200, 201
Perícia 29
 médico-legal 27
Perinecroscopia 29
Peristaltismo 361
Permeabilidade das vias aéreas 353, 411
Peste 436, 708
 bubônica 436
 pneumônica 436
 septicêmica 436
Pesticidas 604
 carbamatos 603
 organofosforados 603
Petéquias 131, 431
pH 402
Phoneutria 537
PHTLS – *Prehospital Trauma Life Support* 323
Picaretas 51
Pilocarpina 447
Pimenta 619
Pintados 542
Piolhos-de-cobra 540
Piranhas 542
Piretrinas 604

Piretroides 604
Piridoxina 608
Pistolas de descarga elétrica 622
Placenta 475
 prévia 479
Plano de Atendimento de Preparação Hospitalar para Desastres e Incidentes com Múltiplas Vítimas 730
Plaquetopenia 431
Plegia 413
Plexos venosos 218
 lombossacrais 326
Pneumococo 435, 436
Pneumocystis jiroveci 434
Pneumonia 139, 344, 709
 adquirida na comunidade 144, 436
 comunitária 466
Pneumoperitônio 458
Pneumotórax 139, 207, 208, 344, 508, 532
 aberto 260, 298, 299, 353
Pneumotórax hipertensivo 178, 260, 300, 457, 612
Polícia Civil 724
Polícia Militar 724
 do Estado de São Paulo 58, 612
Polidipsia 400
Política Nacional de Atenção às Urgências 34
Politrauma 338
Politraumatismo 470
Politraumatizado 257, 259
 AMPLA 262
 ausculta pulmonar 259
 avaliação do estado neurológico 260
 avaliação inicial 257
 avaliação primária 257
 avaliação secundária 258, 262
 estabilização da coluna cervical 258
 manobras manuais 259
 obstrução das vias aéreas 258
 percussão 259
 protocolos 257
 respiração 259
 ressuscitação 258
 ventilação 259
Politraumatizados 217
Poliúria 400
Polo cefálico 474
Pólvora 620
 negra 578

806 Pré-hospitalar

Portaria CVS-SP n. 9 16
Portaria GM/MS n. 20.483 230
Portaria n. 1 616
Portaria n. 387 616
Portaria n. 824 de 1999 do Ministério da Saúde 17
Portaria n. 1.010 de 21/05/2012 do Ministério da Saúde 22
Portaria n. 1.600 de 7/7/2011 do Ministério da Saúde 22
Portaria n. 1.863 de 29/9/2003 do Ministério da Saúde 20
Portaria n. 1.864 de 29/9/2003 do Ministério da Saúde 20
Portaria n. 2.048 de 5/11/2002 do Ministério da Saúde 10, 18, 37, 86, 232
Portaria n. 2.657 de 16/12/2004 do Ministério da Saúde 20
Portaria n. 2.971 de 8/12/2008 do Ministério da Saúde 21
Pós-carga 392
Posição da viatura de emergência 559
Possibilidade de morte 27
Posto Médico Avançado (PMA) 594
Potássio 401
Potós 541
Pralidoxima 448, 604, 752
Prancha 564
  longa 218, 324, 567
  rígida 455
Precauções universais 430
Prednisona 442
Pré-eclâmpsia 477, 753
Pré-excitação ventricular 201
Pregas plantares 757
Pré-hospitalar móvel 230
Pre Hospital Trauma Life Suport (PHTLS) 130
Preservação do local 24
Preso em ferragens 175, 333
Pressão arterial 262
  não invasiva 205
Pressão atmosférica 643
  ambiental 529
Pressão de perfusão cerebral (PPC) 172, 269
Pressão de suporte ventilatório (PSV) 506
Pressão expiratória final positiva (PEEP) 504
Pressão intracraniana 81, 172, 283, 457, 459

Pressão positiva contínua nas vias aéreas (CPAP) 506
Prevenção
  de incêndios 51
  do choque 458
  respiratória 435
Priapismo 538
Primeira Grande Guerra 4
Princípio
  da dinâmica 71
  da inércia 71
Princípios doutrinários do SUS 35
  equidade 35
  integralidade 35
  universalidade 35
Privação de alimentos e líquidos 660
Procainamida 376
Processo inflamatório 168
Produtos perigosos 53, 583, 584, 584, 770
  altamente inflamável 590
  antídotos 605
  áreas confinadas 598
  armazenamento 584
  cheiros 588
  como atender uma ocorrência 586
  como lidar com as vítimas 597
  estacionamento das viaturas 587
  explosivos 591
  fumaças coloridas 588
  gás 588, 591
  inflamável 590
  líquidos inflamáveis 588, 591
  muito inflamável 590
  números de risco 591
  painel de segurança 588
  peróxidos orgânicos 591
  produção 584
  produto letal 593
  retirada de pessoas 598
  risco principal do produto 589
  riscos subsidiários 589
  rótulos de risco 590
  salvamento 598
  sinalizações 588
  sólidos inflamáveis 588, 591
  sons de vazamento 588
  substância corrosiva 588, 591
  substância oxidante ou peróxido orgânico 588, 591
  substância radioativa 588
  substâncias infectantes 591

  substâncias perigosas diversas 591
  substâncias radioativas 591
  substâncias tóxicas 588, 591
  técnicas especializadas 598
  transporte 584
  zonas de risco 594
Produtos químicos 583
Projéteis de armas de fogo 354
Projeto Resgate 8
Prolapso
  de cordão umbilical 473
  de válvula mitral 420
Prometazina 422, 752
Prontuário médico 26
Propafenona 381
Propano 602
Propedêutica armada 205
  barulho 205
  eletrólitos 209
  equipamentos portáteis 205
  evacuação 205
  falta de iluminação 205
  fluidorresponsividade 210
  função cardíaca 210
  gases 209
  gasometria arterial e venosa 209
  hematócrito 209
  hemoglobina 209
  hemoglobina oxigenada 209
  hemorragias 210
  lactato 209
  locais perigosos 205
  marcadores de necrose miocárdica 205
  monitores multiparamétricos 209
  monitorização ventilatória 207
  peptídeo natriurético atrial 209
  perfusão tecidual 205
  point-of-care 209
  prognóstico 208
  questões ambientais 205
  tempo de protrombina 209
  trocas gasosas 205
  troponina I 209
  ureia 209
Propofol 379
Proptose 285
Prostaglandinas 168, 169
Proteção da coluna cervical 259, 282
Próteses dentárias 258
Prurido 170
Pseudo-hiponatremia 403
Ptose 430

Índice remissivo **807**

Puerpério 470
Pulso
  paradoxal 143, 310
  radial 184
Punção
  de Marfan 310
  intraóssea 612
  percutânea 183
  pericárdica 353
Pupilas 262, 283, 409, 771

Q

Quadrilátero de Ziedler 307
Quadros psicóticos 415
Queda da língua 141, 259
Queda de altura 659
Queda do nível de consciência 459
Quedas 30, 77, 454, 467
  distância do corpo ao prédio 30
  precipitação 30
  trajetória parabólica 30
Queimados 175, 631
Queimaduras 30, 131, 338, 454, 626, 771
  acesso venoso 345
  agressões pelo calor 338
  analgesia 349
  ar quente 342
  asfixia 344
  atendimento inicial 339
  avaliação primária 342
  barreira cutânea 338
  cálculo de volume 345
  choque 345
  circulação e controle das grandes hemorragias 344
  classificação 346
    por área comprometida 348
  coagulação direta 338
  colar cervical 343
  controle da perda de calor 346
  cristaloide 345
  da "moldura da face" 342
  definição 338
  elétrica 342
  escarotomias 344
  exposição 346
  fatores 338
    elétricos 338
    químicos 338
    térmicos 338
  fórmula de Wallace 348
  gravidade 338

inalação de produtos químicos 342
lesão da pele 338
mecanismo de trauma 339
neurológico 345
obstrução da via aérea 342
oxigênio suplementar 342
prevalência 338
pulmonar 345
química 340
radiação 338
radiação nuclear 341
reposição volêmica 345
retirada de objetos de adorno 346
roupas aderidas à pele 346
segurança 339, 350
térmica 340
tipo de substância 340
tratamento 349
ventilação 344
Quimioterápicos 422

R

Rabdomiólise 333, 404, 526
RAD 717
Radiação 518, 577, 715
  ionizante 715, 726
    eletromagnética 715
  não ionizante 715
  natural 715
  nuclear 339
  ultravioleta 648
Radioatividade 715
Radiocomunicação 86
Raio(s) 524
  cósmicos 715
  gama 715
  solares 715
  X 631, 635
Raiva 554
  humana 436
Rally dos Sertões 632
  agentes de risco 635
  comunicação 633
  dificuldades 635
  logística 633
  motos 633
  tempo-resposta 633
Rapel 67
  treinamento de descida 68
Ratinidina 441
Raylight 559
Reação aguda ao estresse 417, 421

Reação físico-química 578
Reação paradoxal 422
Reanimação
  cardiopulmonar 392, 493
  hipotensiva 185
  neonatal 773
Reaquecimento 648
Reatividade pupilar 266
Rebaixamento de nível de consciência 144, 398, 408
  primeira avaliação e cuidados iniciais 408
  segunda avaliação 411
Recém-nascido 470, 475
Receptores
  colinérgicos 171
  do ácido gama-aminobutírico (GABA) 172
  muscarínicos 171
  nicotínicos 171
Refém 609
Reflexos 413
  bulbocavernosos 276
  miccionais 276
Região occipital 455
Regra dos nove 626
Regulação 34
  das Urgências 34
  Médica 37
    atribuições 37
Regulamentação aeronáutica brasileira 57
REM 717
Repolarização precoce 200
Reposição volêmica 261, 354, 459, 507
Resfriamento 443, 448, 522
Resgate
  aeromédico 57
  em estruturas colapsadas 613
Resistência
  à insulina 168
  periférica 392
Resolução COFEN n. 389 de 2011 20
Resolução Conjunta SS-SSP-42 8
Resolução CONTRAN n. 168 de 14/12/2004 21
Resolução n. 1.529 de 1998 do Conselho Federal de Medicina 16
Resolução n. 1.671 de 2003 do Conselho Federal de Medicina 19

808 Pré-hospitalar

Resolução n. 1.672 de 09/07/2003 do CFM 20
Resolução n. 300 de 16/03/2005 do COFEN 21
Resolução n. 354 de 20/09/2000 do Conselho Federal de Farmácia 17
Resolução n. 1480/97 29
Resoluções ns. 375 e 379 de 2011 do Conselho Federal de Enfermagem 22
Respiração 259
  agônica 106
  de Cheyne-Stokes 408
  de Kussmaul 408
  paradoxal 298
Respirador mecânico 143
Responsabilidade civil 738
Responsividade 408
Ressuscitação cardiopulmonar 104, 308
  acesso venoso 120
  acionamento do serviço médico de emergência 105
  artefatos 114
  atenuador de carga pediátrico 113
  capnografia 122
  choque 113
  circulação espontânea 105
  compressões torácicas com alta qualidade 105
  Corrente de Sobrevivência 106
  desfibrilador manual 113
  dispositivos de compressão torácica mecânica 123
  forma assincrônica 122
  manobras 121
  manobras de ressuscitação cardiopulmonar 105
  medicamentos 123
  pás convencionais 120
  passos para utilização do DEA 113
  protocolo da linha reta 123
  pulso central 107
  quando interromper os esforços 127
  recoil 109
  registro do ritmo 104
  retorno à circulação espontânea (RCE) 113
  sinais evidentes de morte 118
  sinais vitais 132
  situações especiais para o uso do DEA 114

sofrimento celular 119
transporte da vítima 114
ventilação 105
Ressuscitadores 159
Restrição
  hídrica 403
  ventilatória 458
Revised Trauma Score 774
Rickettsia rickettsii 437
Rifampicina 435
Rigidez
  cadavérica 24, 28, 117
  muscular 521
Rigor 27
  mortis 503
Ringer lactato 184, 269, 459
Rinoconjuntivite 440
Riquetsioses 437
Risco 725
  à vida 230
  elétrico 49
  iminente de morte 259
Roedores 660
Roncos 142, 298, 457
Ropivacaína 169
Rotura de miocárdio 526
Roubo 609
Roupa
  de encapsulamento completo 585
  não encapsulada 585
Rouquidão 148, 258, 342
Rubéola 430, 437
Ruídos 82
  hidroaéreos 361
Ruptura
  da membrana timpânica 530
  de aorta torácica 303
  diafragmática 303
  do intestino delgado 317
  traqueobrônquica 303

S

Saco pericárdico 302
Salbutamol 143, 752
Salicilatos 446, 447, 449
Salina hipertônica 184
Salivação 148
Salvamento
  aquático 52, 511
  em altura 661
  em ambiente vertical 665
  terrestre 567
  veicular 563
Sambutamol 405

SAMU 22, 495
Sangramento 215, 411, 468, 536
  generalizado paradoxal 535
  genital 471
  externos 774
  uretral 324
Sangue 217, 258
Sapos 535
Sarampo 430, 693
Sarin 604
Scoop-style stretcher 223
Secção medular 277
Seccionamento de tronco 24
Secreções 245
Secretaria de Estado da Saúde 8
Secretaria de Segurança Pública 8
Secretaria Nacional de Segurança Pública (SENASP) 672
Sedação (ver Analgesia) 163, 267, 775
Segmento ST 188
Segunda Grande Guerra 4
Segurança 453, 655
Segurança aeromédica 48
Segurança da cena 257, 263
Segurança de voo 57, 67
  alça do cinto de segurança 67
  antenas 62
  área homologada 57
  área registrada 57
  autoridade aeronáutica 57
  baixas altitudes 62
  baixa visibilidade 64
  balões 62
  cabine da aeronave 65
  cabos de alta tensão 62
  cauda do helicóptero 61
  comandante de aeronave 57
  condições meteorológicas 57
  condições visuais 64
  corpo levemente curvado à frente 61
  decolagens em áreas não preparadas 57
  desembarque de tripulantes 67
  distância segura da aeronave 62
  embarque/desembarque a baixa altura 65
  encostas 65
  Esquilo 58
  extração ou infiltração de efetivo 65
  fraseologia operacional 62
  gerenciamento do risco 57
  maca 58

Índice remissivo **809**

manutenção das aeronaves 57
meteorologia 63
nuvem *cumulonimbus* 64
nuvens de poeira 65
obstáculos em voo 62
operação com helicópteros 61
pássaros 62
peso da aeronave 57
pipas 62
pouso em área restrita 57, 65
pousos 57
pressão autoimposta 57
quantidade de combustível 57
rotor de cauda 67
rotor traseiro 61
segurança da aeronave 57, 60
sistema horário 62
tipo de solo 65
treinamento 57
tripulantes lançadores 68
turbulência 64
visibilidade reduzida 64
voo a baixa altura 57
voo visual 64
Segurança em operações terrestres 48
procedimentos operacionais padrão 57
Segurança na cena 48
Segurança no local 48
acesso às vítimas 51
avaliação da cena 49
cuidados especiais em locais de ocorrência 56
espaços confinados 52
incêndios 52
integridade física 50
locais elevados 52
medidas preliminares 48
meio líquido 52
natureza da ocorrência 49
neutralização dos riscos 48, 51
número de vítimas 49
perigo iminente 49
poços 52
risco 48
segurança pessoal 50
sinalização 48
Segurança pública 57
Seios da face 530
Selante de Asherman 303
Sensação de morte iminente 416
Sepse 144, 437, 695
grave 437
Septo interventricular 188

Sequência
do ABC 496
rápida 268, 753
Sequestro 609
Serotonina 168
Serpentes 535, 552
Serras 51
Sertralina 421
Service d'Aide Médicale Urgente 9
Serviço de Atendimento Móvel de Urgência e Reanimação 5
Shaken baby syndrome 454
Shiguelose 693
Shunt 141
Sibilos 142, 298, 440
Sievert 717
Sildenafil 383, 607
Sinais de choque 260
Sinais luminosos 559
Sinal de Battle 285
Sinal de Blumberg 361
Sinal de Brudzinski 435
Sinal de Chvostek 405
Sinal de Kernig 435
Sinal de Murphy 361
Sinal de Rovsing 361
Sinal de Trousseau 405
Sinal do guaxinim 285
Sinalização com cones 559
Sinal sonoro de emergência 655
Síncope 387, 414, 440
cardíaca (cardiovascular) 389
critérios de Boston 388
definição 387
do seio carotídeo 389
escore OESIL 390
fisiopatologia 388
por hipotensão ortostática 389
pré-sincope 387
síncope reflexa 389
situacional 389
vasovagal 389
Síndrome anterior medular 276
Síndrome anticolinérgica 443
aguda 607
Síndrome asfixiante 444
oxigênio 444
Síndrome carcinoide 420
Síndrome centromedular 276
Síndrome colinérgica 447, 602
Síndrome com acidose metabólica 446
Síndrome com bradicardia 446
Síndrome com convulsão 447

Síndrome com hiperatividade adrenérgica 448
Síndrome com hipoatividade 448
Síndrome compartimental 324, 333, 526
Síndrome com sangramento 449
Síndrome coronariana 376
Síndrome corrosiva 603
Síndrome da cauda equina 276
Síndrome da classe econômica 91
Síndrome da criança maltratada 32
Síndrome da resposta inflamatória sistêmica 437
Síndrome de abstinência 413
de álcool 417
Síndrome de Brown-Sequard 276
Síndrome de Brugada 104, 201
Síndrome de Caffey Kemp 32
Síndrome de Cushing 420
Síndrome de esmagamento 324
Síndrome de Guillain-Barré 141, 413
Síndrome de hiperdistensão pulmonar 529
Síndrome de hipertensão intracraniana 435
Síndrome de Horner 409
Síndrome de radiação aguda 717
Síndrome de reação inflamatória sistêmica (SIRS) 508
Síndrome de resposta inflamatória sistêmica 270
Síndrome de Silverman 32
Síndrome de transecção da medula 276
Síndrome de Wolff-Parkinson-White 746
Síndrome dissociativa 447
Síndrome do bebê sacudido 454
Síndrome do choque tóxico 438
Síndrome do cone medular 276
Síndrome do esmagamento 333
Síndrome do estresse pós-traumático 453
Síndrome do QT longo 104
Síndrome dos gases irritantes 601
Síndrome dos hidrocarbonetos 603
halogenados 603
Síndrome HELP 478
Síndrome hemorrágica pulmonar 434
Síndrome neuroléptica maligna 522
Síndrome pré-menstrual 420
Síndromes asfixiantes 602
Síndromes demenciais 464

810 Pré-hospitalar

Síndrome serotoninérgica 522
Síndrome simpatolítica 449
Síndromes induzidas por calor 519
Síndromes tóxicas 599
Síndrome toxêmica 435
Síndrome vertiginosa 530
Sinusite 435
Sistema cardiovascular 464
Sistema de Comando de Incidentes 671, 728
  alcance de controle 672
  cadeia de comando 673
  Chefe da Seção de Logística 673
  Chefe da Seção de Operações 673
  Chefe da Seção de Planejamento 673
  Chefe de Seção de Finanças 673
  Comandante do Incidente 673
  comunicações 671
  Diretor da Rama de Atendimento Médico 673
  equipe de intervenção 674
  força-tarefa 674
  funções 673
  instalações padronizadas 673
  organização modular 672
  organograma 672
  plano de ação da emergência 673
  Posto Médico Avançado 673
  princípios 672
  recurso único 673
  Sistema Organizacional 672
  Supervisor do Grupo de Transporte 673
  Supervisor do Grupo de Triagem 673
  Supervisor do PMA 673
  terminologia 671
  terminologia comum 672
Sistema de Comando de Operações 728
Sistema de Comando de Operações em Emergências (SICOE) 587, 672, 728
Sistema Estadual de Defesa Civil 735
Sistema Integrado de Atendimento às Emergências do Estado de São Paulo 8
Sistema nervoso central 408, 622
Sistema nervoso periférico 168
Sistema periférico central 168
Sistema Resgate 8
Sistemas de Gestão de Acreditação 234

Sistemas de Gestão de Qualidade 234
Sistemas Estaduais de Urgência e Emergência 230
Sistematização da Assistência de Enfermagem 231
Sistema Único de Saúde (SUS) 34
Sistema vestibular 82
SLMA 153
SOBRASA 511
Sobrecargas ventriculares direita e esquerda 201
Sobrecarga ventricular esquerda 200
Sociedade Brasileira de Medicina Hiperbárica 534
Sociedade Brasileira de Salvamento Aquático 511
Socorrista 19
Sódio sérico 269
Sólidos metálicos 30
Solução desinfetante 246
Solução fisiológica 184
Solução polarizante 405, 447
Soluções hipertônicas 613
Soluções hipotônicas 269
Soman 604
Sonda
  de Foley 293
  nasogástrica 403
Sopro 310
  cardíaco 141
  diastólico 309
Soro
  antiaracnídeo 538
  antiescorpiônico 539
  antiofídico 537
  antiveneno 536
  glicosado a 5% 269, 443
  hipertônico 403
Sotalol 376
Soterramento 31, 333
Splint 227
Spray de pimenta 619
SRIS 437
Staphylococcus aureus 438
START 129, 678, 775
Stoke-Adams 368
Streptococcus pyogenes 438
Stun guns 622
Submersão 492, 503
Substância P 168
Substâncias psicoativas 419
Succinilcolina 268, 753
Sudorese 260, 413, 416, 521

Sufocação 31, 620
Suicídio 29, 622
Sulfato de magnésio 124, 143, 382, 478, 753
Sulfonilureias 399
Suporte Avançado de Vida 104, 232, 489
Suporte Avançado de Vida no Trauma 323
Suporte Básico de Vida 104, 232, 489
Suporte de vida 218
Suporte respiratório 413
Surdez 418
Surtos 429
Swiss Staging System of Hypotermia 518

T

3-metilanfetamina 620
Tabaco 422
Tabun 604
Tadalafil 383
Talas acolchoadas 226
Tamponamento
  agudo 308
  cardíaco 139, 178, 260, 310
Tanatologia 29
Taquiarritmias 201, 465, 746
Taquiarritmias com QRS largo 200
Taquiarritmias ventriculares 104
  sem pulso 104
Taquicardia 198, 260, 308, 309, 409, 413, 493
Taquicardia atrial paradoxal 420
Taquicardias (com pulso) 370
  avaliação primária 370
  medicamentos 380
  ortodrômica 371
  pseudo-r 371
  sedação e analgesia para cardioversão 378
  taquicardia com QRS estreito 370
    irregular 375
    regular 370
  taquicardia paroxística supraventricular (TPSV) 370
  taquicardia por pré-excitação 371
  taquicardias de complexo largo 376
    irregulares 376
    regulares 376

Índice remissivo 811

taquicardia sinusal 370
taquicardias ventriculares mono-
    mórficas 376
TV polimórfica 376
Taquicardias supraventriculares
    200
Taquicardias ventriculares 126, 200
Taquipneia 408
Taser 622
Taturanas 540
Teatro de operações 612, 623
    evacuação tática 613
    exposição da vítima 613
    zonas 612
Técnico auxiliar de regulação médi-
    ca (TARM) 392
Técnico de enfermagem 231
Técnico em emergência médica 19
Técnicos em salvamento em altura
    663
Telemedicina 42
    aplicações 43
    rede sem fio 45
    tecnologias de telecomunicação
        43
    transmissão de dados 44
    wi-fi 45
Temperaturas 82, 639
    extremas 659
Tempestades 692
Tempo de enchimento capilar 437
Tempo porta-agulha 384
Tenoxicam 169, 753
Teofilina 420, 447
Terapia de reposição
    de fluidos 181
    oral 433
Terbutalina 753
Termômetro 518
Terremotos 650, 671, 692
Terrorismo 609, 723
Terrorista 611
Teste da mesa inclinada 388
Tétano 430, 438, 693, 695
    acidental 438
    complementação vacinal 438
    neonatal 438
Tiamina 413
Tíbia 183, 458
Tilt test 388
Times táticos 624
Tiossulfato de sódio 444, 608, 753
Tipoias 226
Tiragem intercostal 457
Tirantes 567

Tireoide 147
Tireotoxicose 104
Tityusserrulatus 539
TNT 578
Tonfas 618
Tonometria gástrica 210
Tontura 414, 416
Tônus simpático 178
Toque
    retal 324
    vaginal 324
Toracocentese 260
Toracostomia 301
Toracotomia de emergência 302,
    312
Tórax instável 260, 298, 303
Torniquete 181, 260, 335, 612, 625
Torsades de pointes 378, 753
Tosse 342
Toxina antibotulínica 430
Trabalho de parto 474
Tração da mandíbula 107, 259
Trajetória do veículo 71
Transfusão sanguínea maciça 326
Transmissão oral-fecal 433
Transporte 411, 553, 567
Transporte aeromédico 85, 531, 775
    acelerações 90
    aerocinetose 90
    altitude 87, 97
    aproximação 98
    ar rarefeito 87
    bombas de infusão 100
    compatibilidade 97
    comunicação 97
    cortes do motor 98
    crise labiríntica reflexa 90
    decolagem 98
    disbarismo 90
    dissincronose 91
    embarque 97
    equipamentos médicos 97
    estratosfera 87
    fases da missão 96
    fatores de acesso 95
    hipóxia 88
    histórico 85
    homologação da aeronave 97
    imobilização prolongada 91
    indicação 91
    nível do mar 87
    paciente agitado 99
    pacientes neurológicos 100
    pacientes obstétricos 101
    pacientes pediátricos 101

    pacientes psiquiátricos 101
    pacientes queimados 101
    pneumopatas 100
    politraumatizado 99
    posição no solo 97
    posting 98
    pouso 98
    ritmo circadiano 91
    situações de emergência 98
    temperatura 91, 97
    tráfego aéreo 97
    troposfera 87
    umidade 87
    variações da pressão 87
    vibração 97
    vibrações 90
Transporte de pacientes 81
Transporte inter-hospitalar 633
Transporte terrestre 81
    acelerações e desacelerações 81
    forças de aceleração-desacelera-
        ção 81
    implicações fisiopatológicas 81
    posição estática 81
    posições do paciente 83
    ruídos 81
    velocidade 81
    vibrações 81
Transtorno de estresse pós-traumá-
    tico 417, 420
Transtorno de somatização 415
Transtornos ansiosos 415, 417, 421
Transtornos conversivos 415, 418,
    422
Transtornos da menopausa 420
Transtornos dissociativos 415, 418,
    423
Transtornos fóbicos 415
Transtornos somatoformes 415
Traqueia 147, 342
Trauma 179, 257, 477
Trauma abdominal e pélvico 74
Trauma cardíaco 306
    fechado 308
    não penetrante 308
    penetrante 307
    tratamento 311
Trauma cervical 292
    hemorragia maciça 292
    primeira avaliação 292
Trauma combat casualty care
    (TCCC) 624
Trauma craniano 215
Trauma cranioencefálico 81, 172,
    175, 261, 413

812 Pré-hospitalar

Trauma de abdome 315, 316
  abrasões por cinto de segurança 317
  avaliação inicial 316
  biomecânica 317
  fator prognóstico 316
  fechado 315
  lesões pélvicas 315
  penetrante 315
  sistemas de retenção 317
Trauma de base de crânio 286
Trauma de diafragma 141
Trauma de extremidades 330
  primeira avaliação 331
  segunda avaliação 331
  tratamento 334
Trauma de maxila 286
Trauma de nariz 286
Trauma dentário 289
Trauma de suspensão 663
Trauma de tórax 74, 141
Trauma maxilofacial 215
Trauma pélvico 323
  adução dos membros 327
  avaliação 324
  bandagens pélvicas 327
  deformidades 324
  espículas ósseas 325
  exame físico 324
  forças cinéticas 324
  hemorragias 324
  imobilização 327
  imobilização da pelve 325
  infecção 325
  lençol amarrado 327
  rotação interna dos membros 327
  tratamento 327
Trauma raquimedular 141, 259, 273, 459, 490
Traumas cardíacos
  não penetrantes 308
  penetrantes 308
Traumas de órbita 286
Traumatismo cranioencefálico 148, 185, 264, 456, 459
  abordagem inicial 266
  agressões 265
  lesões primárias 264
  lesões secundárias 265
  mecanismo de trauma 266
  monitorização 265
  morte encefálica 270
  normotermia cerebral 270
  temperatura central 270
  trauma direto 265

traumatismos fechados 265
Traumatismo de face 280
  arma de fogo 280
  estridor 281
  exame específico da face 285
  fragmentos ósseos 281
  fraturas da mandíbula 282
  fraturas da maxila 282
  fraturas do arcabouço ósseo subjacente 280
  fraturas maxilomandibulares 282
  lesões penetrantes 280
  mecanismo do trauma 280
  objetos cortantes 280
  primeira avaliação 281
  rebaixamento do nível de consciência 281
  rouquidão 281
  segunda avaliação 283
  tamponamentos 285
  tecidos moles 282
  tratamento 283
  ventilação 282
  vias aéreas 281
Traumatismo laringotraqueal 294
Traumatismo torácico 457
Trauma torácico 259, 297
  avaliação primária 297
  contusão 297
  curativo de três pontas ou lados 299
  desaceleração 297
  dispositivo bolsa-valva-máscara 299
  dreno tubular 300
  ferimento penetrante 302
  linha hemiclavicular 300
  manobras avançadas 299
  manobras básicas 299
  monitorização 299
  onda de choque 297
  perfuração 297
  procedimentos cirúrgicos 300
  prognóstico 297
  toracostomia 300
  zona precordial (ou Ziedler) 302
Tremores 416, 517
Tríade de Beck 310
Triagem 4, 257, 263
Triagem médica 726
Triângulos refletivos 53
Tromboembolismo pulmonar 91, 201, 375
Trombólise pré-hospitalar 386
Trombos 375

Trombose 465
Tropas montadas 618
Troponina 383
Tsunamis 692
Tuberculose 438, 693
Tuberculostáticos 422
Tuberosidade tibial 183
Tubo
  endotraqueal 299
  laríngeo 105, 153
Tularemia 710
Turismo ecológico 551
Turvação visual 414

U

Úlcera
  crônica 537
  duodenal 362
  péptica 170, 362
Ultrassom 143, 631
  doppler transcraniano 211, 270
Ultrassonografia 208, 320
Úmero 183
Umidade 639
Unidade de Suporte Avançado 563
Unidade de Transporte de Emergência 6
Urban Search and Rescue 658
Uremia 333, 420
Urgência hipertensiva 747
Urgências cardiológicas 367
  arritmias cardíacas 367
  bradicardias 368
  edema pulmonar agudo 391
  infarto agudo do miocárdio 382
  síncope 387
  taquicardias (com pulso) 370
Urticária 440
Urutus 535
Uso progressivo da força 616
  ação psicoquímica 620
  agente de segurança 617
  aglomerados humanos 616
  atendimentos específicos 625
  danos à saúde 616
  diálogo 616
  êxito letal 616
  forças de segurança 624
  garantia dos direitos individuais 616
  mecanismos de ação 618
  negociação 616
  ordem pública 617
  princípios 617

Índice remissivo **813**

segurança privada 616

V

Vacinação 696
Vaga zero 6
Valetudinarium 3
Válvulas
  cardíacas 308
  de escape 160
  pop-off 160
  unidirecionais 111
Vapores 30
Vaqueta 558
Vardenafil 383
Varicela 430, 439
Varíola 706
Vasopressina 124, 438, 754
Vazamento de combustível 49
Veia
  basílica 183
  cava superior 188
  cefálica 183
  jugular interna 184
  subclávia 184
Velocidade 71
Ventilação 159, 207, 259, 282, 457,
    777
  boca a boca 119
  com pressão positiva 504
  mecânica 504, 506
  não invasiva 142, 393
Verapamil 380
Vertigem 414
Vesícula biliar 362

Via aérea 146, 205, 215, 258, 281
  cirúrgica 457
  pérvia 455
Via intraóssea 121, 458
Viatura 567
  de resgate 563
Vibrações 82
Vibrio cholerae 696
Videolaringoscópico 44, 206
Vigilância Sanitária 724
Violência
  definida 29
  doméstica 454
  indefinida 29
Vitamina
  B1 269
  D 405
Vítima presa entre as ferragens
  amputação 564
  Comando de Área 563
  desencarceramento 557
  extração 557
  salvamento veicular 563
  segurança da vítima 561
  trem de socorro 563
  unidade de suporte avançado
    563
  viatura de resgate 563
  vistoria e segurança do local 562
  zona fria 560
  zona morna 560
  zona quente 560
Vítima presa nas ferragens 49
Viúvas-negras 537
Volemia 217

Voltas (ver Nós) 779
Volume corrente 112
Vômito 749
Vômitos 82, 258, 413, 440, 444, 459,
    538, 620
VX 604

W

Warfarina sódica 449
Wernicke-Korsakoff 414
*Wireless Information System for
  Emergency Responders* 600
WISER 600
Wolff-Parkinson-White 201, 371

X

Xarope de ipeca 449

Y

Yersinia pestis 436

Z

Zigomático 285
Zona
  de combate 624
  de evacuação 624
  fria 560, 624
  morna 560, 624
  quente 560, 624
Zumbidos 531